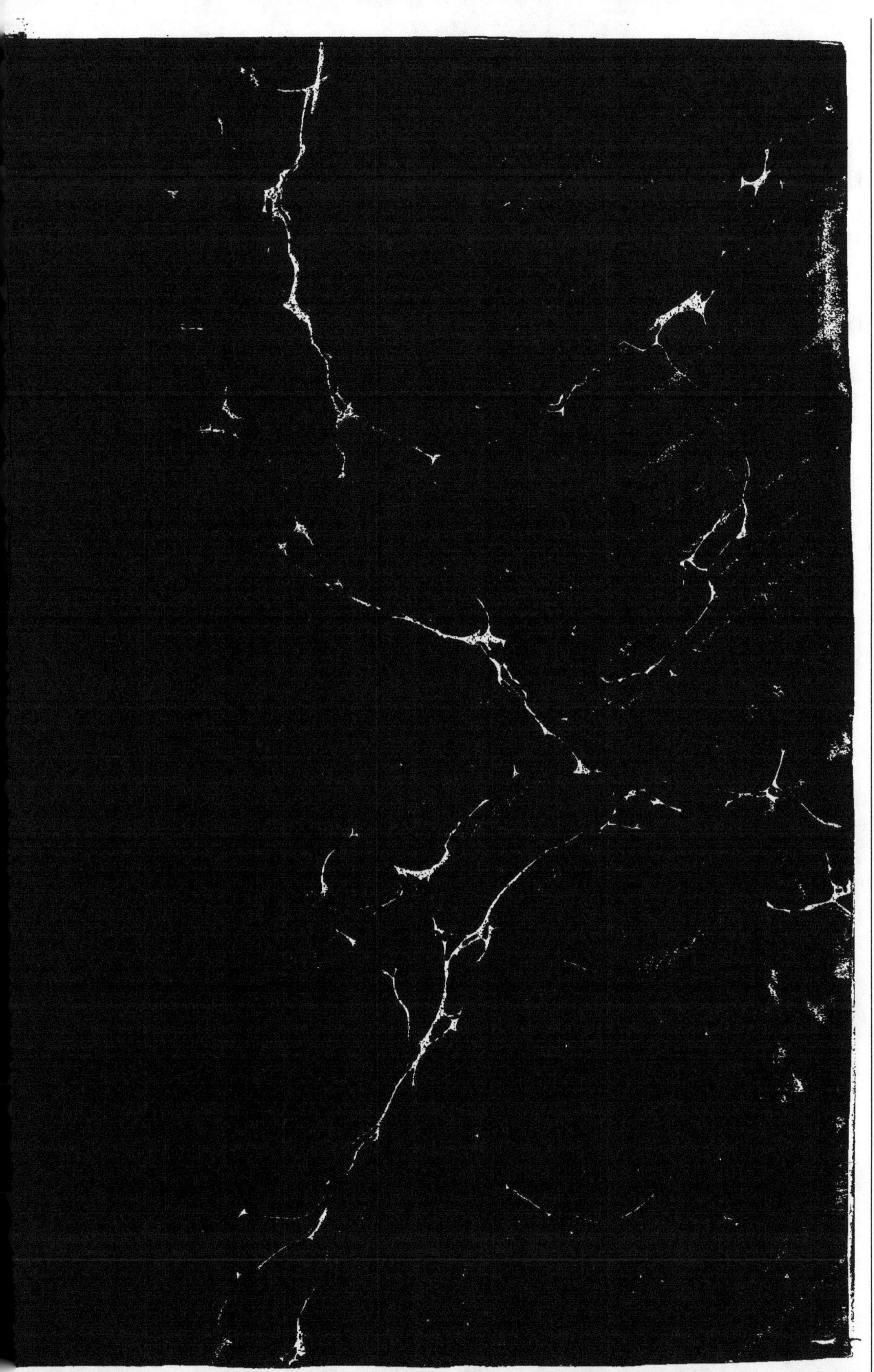

TRAITÉ ÉLÉMENTAIRE

DE

PHYSIOLOGIE

4121-81.— CORBEIL. Typ. et stér. CRÉTÉ.

TRAITÉ ÉLÉMENTAIRE

DE

PHYSIOLOGIE

COMPRENANT

LES PRINCIPALES NOTIONS DE LA PHYSIOLOGIE COMPARÉE

PAR J. BÉCLARD

DOYEN ET PROFESSEUR DE PHYSIOLOGIE A LA FACULTÉ DE MÉDECINE DE PARIS
SECRÉTAIRE PERPÉTUEL DE L'ACADÉMIE DE MÉDECINE, ETC.

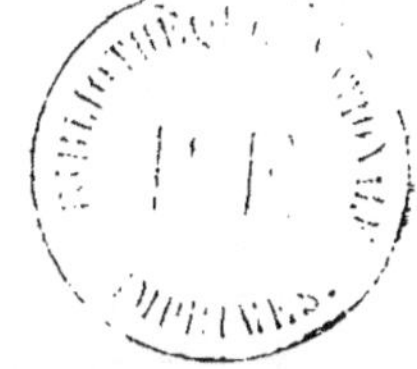

SEPTIÈME ÉDITION
ENTIÈREMENT REFONDUE

OUVRAGE
ACCOMPAGNÉ DE 378 FIGURES INTERCALÉES DANS LE TEXTE

DEUXIÈME PARTIE

Fonctions de Relation; Fonctions de Reproduction

LES MUSCLES (mouvements, voix, parole)
LES ORGANES DES SENS (vue, ouïe, odorat, goût, toucher)
LE SYSTÈME NERVEUX (nerfs, moelle, encéphale, grand sympathique)
LA GÉNÉRATION (ovulation, spermatogénèse, fécondation, développement de l'œuf, gestation, lactation)

PARIS
ASSELIN ET Cie, ÉDITEURS
LIBRAIRES DE LA FACULTÉ DE MÉDECINE.
Place de l'École-de-Médecine.

1884

LIVRE II

FONCTIONS DE RELATION

CHAPITRE Ier

MOUVEMENTS

§ 215.

Des diverses sortes de mouvements. — Les mouvements qui s'accomplissent dans l'économie animale sont nombreux et variés. Les mouvements les plus étendus et les plus saisissants sont les mouvements de totalité ou d'ensemble, c'est-à-dire les mouvements de locomotion en vertu desquels l'homme et les animaux changent leurs rapports avec les corps environnants et se meuvent dans les milieux qui les contiennent (marche, course, vol, natation). Un autre ordre de mouvements, qu'on pourrait appeler mouvements partiels ou mouvements sur place, et qu'on observe chez l'homme avec un degré de fréquence et de complexité varié presque à l'infini, consiste dans le changement de rapports respectifs des divers segments mobiles qui composent le squelette ; changements de situation en vertu desquels le corps peut prendre les attitudes les plus diverses, et dans lesquels les membres jouent le principal rôle, quoique cependant le tronc lui-même n'y reste presque jamais étranger.

Alors que l'homme ou les animaux n'exécutent pas les mouvements étendus dont nous venons de parler, ils sont loin encore d'être immobiles. La cage thoracique est à chaque instant soulevée et abaissée, et détermine par l'ampliation du poumon et par son retour à ses dimensions premières l'entrée et la sortie de l'air nécessaire à la respiration (Voy. §§ 116 et suiv., 122 et suiv.). Le tube digestif, l'estomac, se meuvent sur les aliments contenus dans leur cavité (§§ 29, 33, 34). A certains moments qui correspondent avec le sentiment de la faim et de la soif, l'aliment est amené à la bouche ou saisi par elle ; la langue, les lèvres, les mâchoires, le pharynx se meuvent chacun à leur manière pour diviser l'aliment, pour le mâcher, l'avaler, etc. (§§ 21 et suiv.) ; et lorsque la digestion est achevée, le résidu de la digestion est expulsé par les puissances actives de la défécation (§ 35). A chaque moment, le cœur se contracte sur le sang qui y afflue, et le fait progresser dans les artères (Voy. §§ 86 et suiv.). Les artères, les capillaires et les veines se meuvent sur ce liquide par un mouvement en retour, dû à l'élasticité de leurs parois, et aussi, dans certaines conditions, en vertu de la puissance contractile inhérente à leurs parois (Voy. §§ 96, 99, 102).

Les canaux excréteurs des glandes se meuvent sur les liquides de sécrétion pour les faire progresser du côté des surfaces cutanées ou muqueuses sur lesquelles le produit sécrété doit être déposé. Les diverses fonctions des organes des sens qui nous restent à passer en revue, la production du son de la voix, celle de la parole, nécessitent aussi des mouvements variés et plus ou moins complexes, non-seulement dans la position de l'organe du sens pris en masse, mais encore dans les rapports réciproques des diverses parties qui le constituent. Dans les fonctions de reproduction, enfin, la liqueur fécondante doit être portée dans l'intérieur des organes femelles ; ces organes font progresser par leurs mouvements la semence du côté des ovaires, et l'ovule du côté de l'utérus. On peut dire d'une manière générale que toutes les fonctions de l'économie sont accompagnées de mouvements [1].

Les mouvements sont sous la dépendance du système musculaire ; ils résultent, en d'autres termes, de la contraction des muscles. Dire que la contraction musculaire *détermine* le mouvement, cela ne veut pas dire toutefois que les parties pourvues de muscles soient les seules qui *se meuvent*. Lorsque la colonne vertébrale, inclinée en avant par le jeu des muscles abdominaux et par ceux du cou, par exemple, se redresse sous l'influence des ligaments jaunes élastiques étendus entre les lames des vertèbres, ce mouvement de retour n'est point sous l'influence immédiate des muscles, et cependant il a *sa source* dans la contraction de flexion qui a bandé le tissu élastique : celui-ci revient sur lui-même avec une énergie proportionnée à la force de distension. Il en est de même dans le retrait rhythmique des artères. Elles reviennent par élasticité sur le sang, après la distension excentrique due à la contraction musculaire du cœur. Nous aurons occasion de revenir sur le rôle important que joue l'élasticité des tissus dans les phénomènes du mouvement.

Les muscles sont les agents *actifs* du mouvement. Dans les mouvements de la locomotion, les os sur lesquels les muscles s'insèrent en sont les leviers *passifs*. Ces leviers, articulés entre eux de manières diverses, changent de rapport les uns avec les autres, lorsqu'ils sont mus par la contraction musculaire, et déterminent les attitudes et les divers mouvements. En mouvant les leviers osseux sur lesquels ils s'insèrent, les muscles de la locomotion meuvent d'ailleurs en même temps toutes les parties qui, groupées autour des leviers, constituent avec l'os lui-même les résistances que doit vaincre la puissance contractile. Lorsque, le bras étant pendant, on soulève, par exemple, l'avant-bras sur le bras, la partie soulevée ou mise en mouvement est représentée par l'avant-bras et par la main pris dans leur ensemble (os, muscles, tissu conjonctif, vaisseaux, nerfs, peau) ; la force motrice ou la puissance contractile est représentée par les muscles fléchisseurs de l'avant-bras sur le bras, c'est-à-dire le biceps et le brachial antérieur.

C'est donc par l'intermédiaire des leviers passifs (les os) que les muscles changent les rapports des parties dans les mouvements de la locomotion. Cependant il n'en est pas toujours ainsi. L'ampliation de la poitrine dans les mouvements de la respiration s'opère, il est vrai, en grande partie, par l'intermédiaire des côtes soulevées par les muscles ; mais déjà nous voyons ici un muscle qui, *par lui-même*, et en changeant de forme (diaphragme), contribue à l'augmentation de la cavité pectorale. Les mouvements de la tunique musculaire du tube digestif, les changements de dimensions qui en résultent et la pro-

[1] L'absorption elle-même ne fait pas exception, puisqu'elle est subordonnée à la fois aux *courants* de la diffusion, de l'osmose, et à la pression due à la contraction musculaire (Voy. §§ 75 et suiv.).

gression du bol alimentaire qui en est la conséquence, s'accomplissent directement aussi et sans l'intervention de leviers osseux. Le cœur agit de même d'une manière directe, pour faire progresser le sang dans l'arbre circulatoire. Les contractions de la vessie (miction), celles du rectum (défécation), celles de l'utérus (accouchement), agissent directement aussi sur leur contenu; et s'il est vrai de dire que, la plupart du temps, les muscles de l'abdomen interviennent pour favoriser leur action, ce n'est point en mouvant les leviers osseux auxquels ces muscles s'insèrent qu'ils agissent alors, mais c'est surtout en changeant de forme, c'est-à-dire en tendant à devenir plans de convexes qu'ils sont.

§ 216.

Mouvements volontaires. — Mouvements involontaires. — Les muscles qui mettent les parties en mouvement par le jeu des leviers osseux, en d'autres termes, les muscles de la locomotion, sont pour la plupart soumis à l'empire de la volonté : on les désigne généralement sous le nom de muscles du *mouvement volontaire*, ou, avec Bichat, sous le nom de muscles de la *vie animale*. Les muscles dont la contraction est soustraite à l'empire de la volonté (muscles de l'intestin, de la vessie, de l'utérus, etc.) ont été désignés sous le nom de muscles du *mouvement involontaire*, ou, avec Bichat, sous le nom de muscles de la *vie organique*. Les premiers de ces muscles sont surtout en rapport avec le jeu des fonctions de relation; les seconds, avec celui des fonctions de nutrition. Cette distinction des muscles en muscles volontaires et muscles involontaires a été souvent critiquée depuis Bichat. Il est aisé, en effet, de se convaincre qu'un certain nombre de muscles sont tour à tour volontaires ou involontaires. Les muscles du thorax et de l'abdomen agissent sans cesse dans les phénomènes mécaniques de la respiration, et pendant la veille et pendant le sommeil, sans que nous en ayons conscience. Or, nous pouvons aussi, à tout instant, mouvoir ces mêmes muscles dans des directions et avec une intensité subordonnées à notre caprice ou à nos besoins. Dans l'acte si compliqué de l'accouchement, ne voyons-nous pas un grand nombre de muscles, tour à tour, volontaires et involontaires? Nous pourrions encore citer d'autres exemples. Mais, malgré ses imperfections, nous pensons que cette classification doit rester dans la science. Outre qu'elle repose sur une vue d'ensemble d'une haute portée, elle est simple et vraie d'une manière générale. D'ailleurs, toutes les classifications qu'on a cherché à substituer à celle-là sont loin d'être plus rigoureuses, et elles ont généralement le défaut d'être beaucoup moins claires.

La composition intime de la fibre musculaire est-elle en rapport avec la nature de la contraction? Oui, d'une manière générale ; non, d'une manière absolue.

Chez l'homme et les vertébrés, les muscles de la locomotion, ou les muscles volontaires, sont rouges, et généralement composés de *faisceaux striés ;* les muscles involontaires, moins colorés, sont généralement composés de *fibres lisses* (Voy. § 219). Il y a toutefois une exception remarquable. Ainsi, le cœur, quoique soustrait à l'influence de la volonté, est composé de faisceaux striés. Au reste, en descendant l'échelle animale, on voit de la manière la plus manifeste que la striation ou la non-striation de la fibre musculaire n'est pas nécessairement en rapport direct avec le mode involontaire de la contraction.

Les muscles de la locomotion d'un grand nombre d'invertébrés, en effet, sont composés de fibres lisses, et, d'autre part, les cœurs lymphatiques des reptiles sont composés de parois musculaires à faisceaux striés.

Beaucoup d'animaux inférieurs (infusoires, polypes, etc.) sont constitués à leur intérieur par une masse contractile, demi-transparente, sans trace de fibres distinctes [1]. Dans son état de plus grande simplicité, la substance contractile, n'offre donc rien d'analogue ni aux faisceaux striés ni aux fibres lisses du tissu musculaire. Ces deux ordres d'éléments musculaires n'apparaissent que dans les animaux plus compliqués, où se dessine en même temps un système nerveux.

On peut dire que la nature volontaire ou involontaire de la contraction dépend bien moins de la structure intime des muscles que de la nature des nerfs qu'ils reçoivent. Chez l'homme, en particulier, ainsi que chez les vertébrés, les muscles volontaires sont en relation avec les nerfs qui se détachent directement de l'axe cérébro-spinal, tandis que les muscles involontaires sont généralement animés par le système ganglionnaire du grand sympathique.

Ce chapitre sera principalement consacré à l'étude des mouvements volontaires. Les mouvements involontaires ont été déjà examinés en partie dans le premier livre, aux diverses fonctions de nutrition, ou le seront plus tard (au chapitre de l'*innervation*) ; nous ne nous en occuperons ici qu'en ce qui concerne le mécanisme de la contraction musculaire.

Indépendamment des mouvements volontaires ou involontaires dont nous venons de parler, mouvements visibles et mesurables à l'œil, on peut encore observer chez les animaux, à l'aide du microscope, sur quelques points des surfaces muqueuses et dans les éléments de quelques tissus, un certain ordre de mouvements qui paraissent complètement indépendants du système nerveux. Ces mouvements, observables seulement au microscope, persistent dans les tissus séparés du corps de l'animal vivant, et se rattachent évidemment aux fonctions de nutrition. Ces mouvements ne peuvent être observés chez l'homme et dans les animaux supérieurs que dans un petit nombre de tissus ; dans quelques animaux inférieurs, ils sont beaucoup plus répandus : c'est par leur étude que nous débuterons.

SECTION I

Mouvements élémentaires.

(MOUVEMENTS VISIBLES AU MICROSCOPE)

§ 247.

Mouvements du protoplasma. — Mouvements des granulations élémentaires. — Dans beaucoup d'animaux et de plantes microscopiques, et aussi dans le sein des tissus de beaucoup d'animaux et de plantes d'un ordre plus élevé, on rencontre une substance demi-solide, transparente, presque toujours incolore, non miscible à l'eau, d'une élasticité médiocre, réfractant la lumière plus que

[1] Cette substance on la désigne sous des noms divers : *protoplasma*, *blastème*, *sarcode*, etc.

l'eau et moins que l'huile ; tantôt homogène, tantôt offrant dans sa masse des vacuoles ou des granulations ; tantôt limitée par une portion plus solide ou par une véritable membrane, tantôt présentant sur ses confins une matière molle à limites confuses. Cette substance, qui ne se distingue par aucun caractère saisissable du *protoplasma* inerte, jouit de la propriété de se mouvoir avec plus ou moins de vivacité ; elle est donc contractile.

Cette substance, très vraisemblablement de nature albuminoïde, présente la plus grande variété de mouvements. Souvent on voit se développer sur les confins de la petite masse protoplasmique un certain nombre de prolongements ou cylindriques, ou coniques, ou membraniformes, qui changent de forme et de place, et qui tantôt demeurent non ramifiés, tantôt se ramifient, et peuvent même former des réseaux (amibes, monères, œufs des hydres et des spongiaires, leucocytes ou globules blancs du sang de la plupart des animaux). On désigne communément ces mouvements sur place, ou plutôt ces changements de forme, sous le nom de *mouvements amiboïdes*.

Parfois on voit, autour du protoplasma, se développer rapidement une grande quantité de filaments très grêles et très longs qui se meuvent à la manière d'un fil qui serpenterait dans un courant rapide (rizopodes, monères, etc.). M. Engelmann, qui a étudié d'une manière toute particulière les mouvements du protoplasma, donne à ce mouvement le nom de *filiforme*.

Lorsqu'on place sous le microscope les cellules végétales d'une *characée*, ou les cellules des tentacules de la méduse, ou les cellules des couches profondes de l'épiderme, ou les cellules prises dans les mailles de la choroïde, on constate que les granulations contenues dans ces cellules sont animées de mouvements variés. Les unes décrivent des trajets plus ou moins sinueux, d'autres tournent sur elles-mêmes ou autour d'un centre fictif. Si le mouvement dont nous parlons s'observe plus facilement dans les cellules pigmentaires des animaux et dans les cellules vertes des végétaux, cela dépend sans doute de la *coloration* des molécules, qui facilite l'observation microscopique. Il est probable qu'il a lieu dans toutes les jeunes cellules (contenant un liquide non solidifié).

Ce mouvement n'est pas dû à la *position* des objets examinés, car il n'a pas lieu nécessairement dans un seul sens, mais bien dans les sens les plus divers ; dans les cellules des *charas*, il y a d'ailleurs un mouvement *circulaire* parfaitement défini, qui ne permet pas cette interprétation. On a quelquefois attribué ce mouvement à un phénomène d'évaporation *inégale* qui, changeant la température de certaines molécules par rapport aux autres, entraînerait dans la masse du contenu liquide les mêmes mouvements moléculaires qu'on observe au sein d'un liquide chauffé dans un vase. Il est possible que les molécules suspendues dans le liquide des cellules organiques obéissent, dans leurs mouvements, à des changements partiels de température, car des mouvements analogues s'observent dans toutes les molécules suspendues au milieu des masses liquides en repos : la température, quelque fixe qu'elle paraisse, étant dans un état d'oscillation perpétuelle. Mais il est certain que les mouvements qu'on observe dans les cellules organiques obéissent encore à une autre cause. Il est vraisemblable que ces mouvements intérieurs sont déterminés aussi par les *courants d'entrée et de sortie* qui sont l'essence même de la vie des cellules végétales et animales. Cela est d'autant plus probable que ces mouvements acquièrent toute leur intensité, lorsqu'on ajoute un peu d'eau aux cellules en observation et qu'on augmente ainsi l'énergie des courants d'osmose.

Il faut remarquer que les mouvements dont nous parlons sont des mouvements généralement très lents. Ils ne nous paraissent vifs au microscope que parce que les instruments grossissants en augmentent considérablement l'étendue. Si la molécule organique qu'on observe décrit, par exemple, dans son mouvement, en une seconde, un espace linéaire qui nous paraît être de 2 millimètres pour un grossissement de 400 diamètres, il est évident que dans le même temps elle n'a réellement parcouru qu'un espace quatre cents fois moindre, c'est-à-dire 1/200e de millimètre.

§ 217 *bis*.

Des conditions qui influent sur les mouvements du protoplasma et des granulations élémentaires. — La température modérée favorise ces mouvements ; aussi peut-on dire que, dans une certaine limite, leur activité augmente avec elle. Vers + 40° environ, les mouvements atteignent leur maximum de rapidité, mais ce maximum n'est séparé que par quelques degrés du point où les mouvements cessent de se produire. En effet, vers + 45° ou + 46° tout mouvement cesse. Il semble que de même que pour les muscles proprement dits le protoplasma subisse une sorte de rigidité thermique (Voy. § 168, p. 174). Quand ce point n'a pas été atteint ou quand il n'a été atteint qu'un instant, le mouvement qui s'est ralenti ou qui a cessé peut reprendre lorsqu'on abaisse de nouveau la température.

Lorsqu'on refroidit l'objet en observation, le mouvement se ralentit, mais il ne s'arrête tout à fait qu'à des températures relativement basses, au voisinage de 0°. Lorsqu'on réchauffe la préparation le mouvement reparaît. Il faut que le refroidissement soit porté à — 10°, — 15° et parfois à — 20° pour que le mouvement ne réapparaisse plus avec le réchauffement.

Lorsque la préparation se dessèche le mouvement se supprime peu à peu. Il y a donc un *minimum* d'imbibition nécessaire au mouvement ; mais il y a aussi un *maximum* qui peut le détruire. Si la préparation est maintenue pendant un certain temps dans de l'eau distillée le mouvement disparaît pour toujours. Lorsque la pièce a été soumise à une dessiccation lente, par une température modérée, elle peut reprendre son mouvement lorsqu'on l'humecte. Lorsqu'on la conserve desséchée, à l'abri de l'humidité, elle peut reprendre le mouvement au bout d'un temps considérable, au bout de plusieurs années par exemple.

Lorsqu'on change le milieu gazeux qui entoure la préparation, c'est-à-dire si on supprime le contact de l'air (pour parler plus exactement, si on supprime l'oxygène), le mouvement dure encore quelque temps, mais il cesse généralement au bout de moins d'une minute. On peut le ranimer en fournissant de nouveau de l'oxygène. De même que les divers éléments anatomiques, les protoplasmas contractiles ne jouissent de leurs propriétés que dans un milieu neutre, ou très faiblement alcalin ou acide, un excédant même léger d'alcalinité ou d'acidité le suspend, une alcalinité ou une acidité plus prononcée le détruit à jamais. M. Engelmann a remarqué qu'une faible proportion de vapeur d'éther ou de chloroforme dans l'air ambiant suffit à arrêter le mouvement. L'air pur peut encore le faire réapparaître, à la condition que la proportion de vapeur d'éther ou de chloroforme n'ait pas été trop considérable ; dans ce dernier cas, le mouvement est anéanti pour toujours. M. Engelmann a observé, comme l'avait fait M. Kühne, qu'une trace de vératrine à peine appréciable aux réactifs suffit à anéantir tout mouvement Il a encore observé que le sulfate de quinine, qui suspend le mouvement, le laisse réapparaître quand on transporte le protoplasma dans son milieu normal, alors même que le sulfate de quinine a été appliqué à forte dose.

Tout ce qui est de nature à troubler l'équilibre moléculaire peut exciter les mouvements du protoplasma, tels sont : les variations de température, les excitants mécaniques, chimiques et électriques modérés.

§ 218.

Mouvement vibratile. — On désigne sous ce nom le mouvement dont sont animés de petits appendices capillaires ou *cils* qui surmontent beaucoup de cellules animales et végétales.

Chez l'homme, on peut observer les cils vibratiles sur l'épithélium à cylindres qui tapisse quelques membranes muqueuses.

Les cils vibratiles (voy. fig. 113) n'existent, chez l'homme et chez les grands

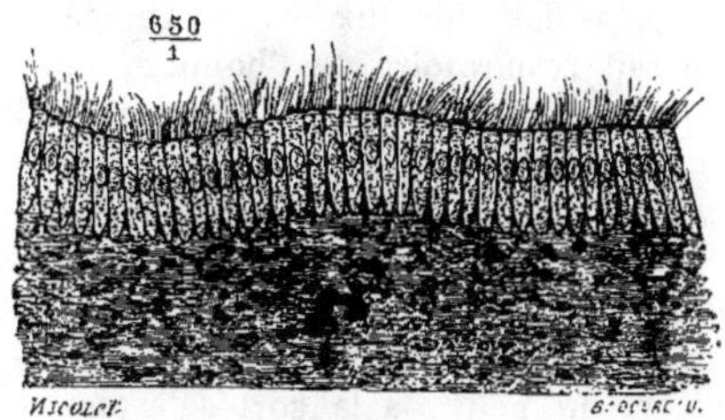

Fig. 113.

ÉPITHÉLIUM A CILS VIBRATILES.

Les cils vibratiles sont placés à la surface libre de la muqueuse, c'est-à-dire à la base des cylindres de l'épithélium.

mammifères, que sur l'épithélium du sac lacrymal, du canal lacrymal, des cavités nasales (y compris la cloison, les sinus frontaux, ethmoïdaux, maxillaires), de la trompe d'Eustache, au sommet du pharynx, à la face supérieure du voile du palais, dans le larynx, dans les bronches, aux lèvres et au col de l'utérus, à la face interne de cet organe et dans les trompes, dans les ventricules du cerveau, à l'origine des canalicules urinifères, et aussi, mais d'une manière transitoire, sur la surface de divers éléments de l'œuf dans les premières phases du développement.

L'épithélium vibratile est plus répandu chez les animaux inférieurs. Dans beaucoup de reptiles, on trouve cet épithélium, non-seulement à la surface des muqueuses de la respiration et de la génération, mais aussi à la surface des muqueuses de la bouche, de l'œsophage et du cloaque. Les invertébrés présentent aussi des cils vibratiles sur divers points des surfaces muqueuses, et souvent à la surface tégumentaire externe.

Chez les êtres microscopiques, les *infusoires ciliés* par exemple, les cils vibratiles deviennent de véritables organes de locomotion. On ne peut pas dire cependant que la présence ou l'absence de ces appendices mobiles soit en rapporavec le degré d'élévation ou d'abaissement de l'animal dans l'échelle des êtres. Beaucoup d'invertébrés ne présentent point, en effet, de cils vibratiles.

On rencontre aussi des cils vibratiles dans les plantes, principalement dans les cryptogames. Les spores des algues d'eau douce et des conferves, par exemple, sont couvertes de cils à l'aide desquels elles s'agitent vivement dans l'eau, au moment où elles se séparent de la plante mère et au moment où débutent les premières phases de leur développement.

Les cils vibratiles sont de petits appendices hyalins situés sur la surface libre des cellules de l'épithélium à cylindre. Chaque cellule en porte plusieurs : chez l'homme leur nombre varie entre dix à vingt par cellule. Leur longueur moyenne est, chez l'homme, d'environ $0^{mm},003$ à $0^{mm},005$. Leur diamètre, à peine mesurable, est le dixième ou le vingtième de leur longueur. Ils se présentent quelquefois, mais rarement, sous forme de petits rubans aplatis (membranes ondulatoires de quelques infusoires). Les cils vibratiles des animaux inférieurs ont souvent des dimensions beaucoup plus considérables. Sur les lamelles branchiales de quelques mollusques, on peut les apercevoir avec une simple loupe et même à l'œil nu. Chez les cténophores ils ont plus de un millimètre.

Les cils vibratiles peuvent être facilement observés sur les membranes muqueuses extraites du corps des animaux vivants. On peut les examiner dans la profondeur de l'appareil respiratoire de l'homme, après la mort; chez les suppliciés, par exemple. On peut aussi se procurer de l'épithélium vibratile chez l'homme vivant. Il suffit pour cela de promener assez doucement l'extrémité d'une plume sur la partie profonde de la cloison nasale. On enlève ainsi un peu de mucus, qui entraîne avec lui des cellules d'épithélium vibratile, qu'on peut alors placer sous le microscope. La membrane muqueuse détachée de la voûte palatine d'une grenouille est surtout très convenable pour bien étudier ce mouvement; on peut, de la sorte, l'examiner sur des lambeaux étendus de membranes.

Les cils vibratiles sont lisses, incolores, composés d'une substance homogène, transparente, élastique, et sont implantés sur la base de la cellule de l'épithélium. Cette base, plus épaisse que les autres parois de la cellule, forme une sorte de plateau transparent comme la matière du cil lui-même. Ce plateau ne paraît pas contractile. La substance qui le constitue est si intimement liée à celle des cellules voisines qu'elle forme comme une sorte de cuticule continue [1].

Les cils vibratiles sont en mouvement pendant toute la vie de l'animal. Si on examine l'épithélium vibratile au microscope, on voit les cils qui le surmontent agités d'un mouvement continu, qui consiste dans une succession d'inclinaisons et de redressements. En général, un grand nombre de cils s'inclinent ensemble, se relèvent de même, et se meuvent dans le même sens; on a comparé leur mouvement à celui que déterminerait un coup de vent sur les tiges d'un champ de blé.

Pendant ce mouvement d'abaissement et de relèvement des cils dans un sens déterminé, les liquides et les molécules suspendues dans les liquides placés à

[1] Chez les mollusques les cils traversent manifestement le plateau et leurs racines se mettent en rapport avec le protoplasma de la cellule. M. Ranvier a constaté la même disposition dans l'épithélium vibratile de la pituitaire de l'homme.

la surface des membranes muqueuses sont entraînés, par le relèvement successif des cils, dans un sens opposé à celui de leur abaissement. Si on place des poussières colorées (de la poussière de charbon par exemple), dans le liquide dont on imbibe la pièce observée, on peut remarquer que les molécules de la matière colorante sont entraînées par le mouvement de l'épithélium vibratile de la grenouille avec une vitesse de $0^{mm},1$ à $0^{mm},2$ par seconde. La vitesse du mouvement imprimé au liquide est, d'ailleurs, subordonnée à sa densité : la vitesse des ondulations des cils vibratiles étant modifiée, on le conçoit, par le degré de résistance du liquide qui les baigne.

Quand rien ne trouble le mouvement des cils, il affecte une périodicité régulière, surtout chez les animaux inférieurs, chez lesquels on observe les cils sans faire subir à l'animal aucune mutilation. Les cils d'une même cellule ont tous les mouvements isochrones. Le nombre des mouvements ou des inclinaisons des cils vibratiles en un temps donné est des plus variables. Dans l'état qu'on peut considérer comme normal, ils sont extrêmement rapides, il y en a peut-être 100 et même plus par seconde. On ne peut les compter que quand leur mouvement est très ralenti. Sur le polype d'eau douce on peut les compter quand il y en a de 6 à 8 à la seconde (le polype d'eau douce porte des cils vibratiles à la surface tégumentaire). Sur la membrane palatine de la grenouille il arrive un moment où il n'y en a plus guère que 2 par seconde, ce qui permet d'examiner les détails du mouvement. On constate nettement alors que ce mouvement est rythmé et *coordonné*, c'est-à-dire que la direction de l'onde de vibration est constante.

L'amplitude du mouvement n'est pas toujours la même. Il est rare que l'inclinaison se fasse à angle droit, c'est-à-dire à 90° ; la plupart du temps elle ne dépasse pas 20 à 25°, c'est-à-dire le quart de l'angle droit. Le siège de la force qui les meut n'est pas en eux-mêmes, mais dans la cellule sur laquelle ils sont implantés, et ces appendices mobiles ne sont pas eux-mêmes excitables. Ils ne se meuvent, en effet, qu'autant qu'ils font partie de la cellule, et quand un cil est brisé en partie, la portion qui tient encore à la cellule peut seule se mouvoir.

Le mouvement d'élévation et d'abaissement des cils, mouvement analogue à celui d'un doigt qui s'abaisse et se relève alternativement dans son articulation métacarpienne, est le mouvement le plus commun. MM. Valentin et Purkinje, qui ont étudié d'une manière toute spéciale ce point curieux d'anatomie microscopique, distinguent encore trois autres sortes de mouvements des cils : 1° un mouvement d'*entonnoir*, ou mouvement infundibuliforme, dans lequel la pointe libre du cil décrit une circonférence, et, par conséquent, le cil tout entier un véritable cône ; 2° un mouvement d'*oscillation*, dans lequel le cil décrit un mouvement de va-et-vient, comme un pendule dont le point fixe serait à l'insertion du cil sur la cellule d'épithélium qui le supporte ; 3° un mouvement *ondulatoire* dans lequel le cil décrit, en s'inclinant, des sinuosités analogues à celles que présenterait une banderolle abandonnée au vent ou au courant de l'eau.

Mais ces derniers mouvements, et en particulier les mouvements d'*entonnoir* et les mouvements d'*oscillation*, se remarquent surtout sur les cellules isolées, alors que la cellule ciliée nage dans le liquide et tourbillonne au hasard.

Bien que le mouvement vibratile soit coordonné, on remarque souvent que le sens suivant lequel s'inclinent les cils change au bout d'un certain temps, pour s'opérer dans un sens opposé ; et ainsi de suite plusieurs fois, d'une manière rythmée, et à des intervalles à peu près réguliers. C'est ce qu'on observe très facilement sur les branchies des moules.

M. Wymann et M. Bowditch ont cherché à apprécier la valeur de l'action mécanique du mouvement vibratile, c'est-à-dire la mesure de son effet utile. Leurs recherches ont été faites sur la grenouille dont la muqueuse du gosier a été chargée avec des poids divers. D'après M. Wymann un poids de 48 grammes pouvait être mû horizontalement par une surface vibratile de 14 millimètres carrés. Quant à M. Bowditch, il traduit en grammillimètres la force vibratile de la muqueuse palatine de la grenouille, et il l'estime, en moyenne, à 5 grammillimètres par minute et par centimètre carré de superficie[1].

De même que les mouvements du protoplasma, les mouvements vibratiles disparaissent vers la température de + 45° ; ils disparaissent également quand on substitue à l'air, c'est-à-dire à l'oxygène, de l'hydrogène ou de l'acide carbonique, et ils reparaissent quand la pièce est replacée dans l'air. L'éther et le chloroforme agissent sur les cils comme sur le protoplasma (voy. § 217 *bis*).

Si, chez les animaux inférieurs, les mouvements vibratiles paraissent n'être pas absolument indépendants des actions nerveuses d'ordre réflexe, on peut affirmer que chez les animaux supérieurs (chez tous les vertébrés), ces mouvements sont complètement en dehors de l'influence du système nerveux. Ce mouvement est lié à l'ensemble des actes de nutrition, et il se manifeste encore avec d'autres actes nutritifs élémentaires quand toute excitabilité nerveuse et musculaire ont depuis longtemps disparu. On peut encore le constater, quand les conditions extérieures sont favorables, dans l'appareil respiratoire de l'homme, 3 jours après la mort; et lorsqu'on place des cellules vibratiles isolées, extraites des fosses nasales de l'homme vivant, dans du sérum, le mouvement peut y persister plus de vingt-quatre heures. Ce mouvement s'éteint plus vite dans l'eau pure, parce que le courant d'osmose qui se fait vers la cellule épithéliale agit sur elle en la dénaturant. Chez les reptiles, le mouvement spontané des cils dure bien davantage encore. Si l'on a soin de préserver les cellules de l'épithélium vibratile de la tortue contre les effets du dessèchement et d'une température élevée, le mouvement des cils se prolonge pendant *plus d'une semaine* après la mort de l'animal. On l'a même vu quelquefois sur la muqueuse de palais de grenouille en pleine putréfaction.

Le rôle physiologique des cils vibratiles, dans les espèces inférieures, paraît surtout en rapport avec la nutrition. Leur rôle consiste vraisemblablement à renouveler le liquide à la surface des membranes absorbantes. De cette manière le liquide modifié par les produits excrémentitiels de l'animal se trouve repoussé et le liquide voisin se trouve attiré. On retrouve le mouvement vibratile dans l'appareil respiratoire des animaux supérieurs, mais il n'a plus ici qu'un rôle fort obscur. On peut dire cependant que le mouvement des cils, partout où on l'observe, est capable de faire progresser lentement le mucus et les autres substances déposées à la surface des membranes muqueuses. Il n'est pas impossible que le mouvement des cils vibratiles des trompes, dans l'espèce humaine, contribue à diriger l'ovule du côté de l'utérus, et que les cils qui se meuvent

[1] C'est-à-dire que chaque centimètre carré de surface de l'épithélium vibratile développerait, en une minute, une force qui serait capable d'élever un poids de 5 grammes à un millimètre de hauteur.

dans les petites bronches facilitent l'expulsion des mucosités pulmonaires. La direction de leur mouvement permet au moins de le supposer. Dans les ventricules du cerveau de l'homme, qui sont tapissés non par une membrane muqueuse, mais par une simple couche de cellules d'épithélium à cylindres pourvues de cils vibratiles, on ignore absolument quel rôle ils sont appelés à jouer.

Le mouvement des filaments mobiles qui existent dans la semence, et auxquels on donne le nom de *spermatozoïdes*, offre avec le mouvement des cils vibratiles une grande analogie (Voy. *Sperme*, § 392). Cette analogie est frappante surtout, quand on examine des cellules d'épithélium vibratile isolées de leur support et nageant au milieu d'un liquide. L'action des cils sur le liquide détermine, dans la cellule qui les supporte, une réaction en sens inverse, et on voit alors la cellule se mouvoir dans le liquide par une sorte de mouvement giratoire ou de translation.

§ 218 *bis*.

Mouvement des parties élémentaires. — Mouvement vibratile. — Indications bibliographiques.

Purkinje et Valentin, De phenomeno generali et fundamentali motus vibratorii, etc. *Breslau*, 1835.

Dutrochet, La circulation dans les cellules des Chara, *dans* Comptes rendus, Ac. des sc. *Paris*, 1837.

Valentin, Flimmerbewegung, *dans* Wagner's Handwörterbuch der Physiol. I, p. 513, 1842.

Biermer, Die Richtung und Wirkung der Flimmerbewegung, etc. (*De la direction et de l'action du mouvement des cils vibratiles*). *Recherches faites sur l'homme, le chien et le lapin, dans* Verhandlungen d. phys-med. Gesellschaft. Würzburg, 1851.

Gosselin, Sur la durée des mouvements des cils vibratiles chez un supplicié, *dans* Gazette médicale de Paris, n° 26, 1851.

R. Virchow, Ueber die Erregbartkeit der Flimmerzellen (*Sur la cause du mouvement vibratile*), *dans* Archiv für pathologische Anat. und. Physiol., t. VI, 1853.

A.-F.-J.-C. Mayer, Ueber spontane Bewegung der Muskelfibrillen der niedern Thiere (*Sur le mouvement spontané des fibres musculaires des animaux inférieurs*), *dans* Müller's Archiv, 1854.

R. Wirchow, Ueber die Erregbarkeit der Flimmerzellen, *dans* Arch. f. path. Anat. 1854.

Heidenhain, Notizen über Bewegungserscheinungen in den Pflanzenzellen, *dans* Physiol. Inst. zu Breslau 2 Heft, 1863.

Max Schulze, Das Protoplasma der Rhizopoden, etc. *Leipzig*, 1863.

Cl. Bernard, Leçons sur les tissus vivants, p. 147. *Paris*, 1866.

W. Kühne, Ueber den Einfluss der Gase auf die Flimmerbewegung, *dans* Arch. f. micros. Anat. 1866.

Hofmeister, Die Lehre von der Pflanzenzelle. *Leipzig*, 1867.

A. Stuart, Ueber die Flimmerbewegung. Dissert. *Dorpat*, 1867.

W. Engelmann, Ueber die Flimmerbewegung, *dans* Jenaische Zeitschr. für Med. und Naturwiss. IV, 1868.

Huizinga, Ueber die Einwirkung einiger Gase auf Flimmerblut und Eiter-Zellen, *dans* Centralblatt f. d. med. Wiss. 1868.

V. Czerny, Einige Beobachtungen über Amöben, *dans* Arch. f. Micros. Anat. 1869.

W. Engelmann, Beiträge zur Physiologie der Protplasma, *dans* Arch. für d. ges. Physiologie, 1869 et Zool. Anzeiger. 1873.

W. Engelmann, Zwei Apparate zum Registriren der Flimmerbewegung, *dans* Arch. f. d. gesam. Physiologie, 1877.

W. Engelmann, Ueber die Bewegungen der Oscillarien, etc., *dans* Arch. f. d. ges. Physiologie, 1878.

W. Engelmann, Ueber Reizung contractilen Protoplasmas durch Beleuchtung, *dans* Arch. f. d. ges. Physiol. 1878.

W. Engelmann, Flimmer und Protoplasma-Bewegung, *dans* Hermann's Handbuch der Physiologie, 1er vol. *Leipzig*, 1879.

Lüchsinger, Zur Allgemeinen Physiologie der irritabeln Substanzen. *Bonn*, 1879.

SECTION II

Des phénomènes de la contraction musculaire.

§ 219.

Des muscles. — Les muscles de l'homme et de la plupart des animaux vertébrés peuvent être divisés, eu égard à leur structure intime, en deux classes qui correspondent à peu près à celles des muscles volontaires et involontaires. Les éléments des muscles volontaires ou extérieurs sont *striés* transversalement, c'est-à-dire perpendiculairement à leur longueur; les muscles intérieurs ou involontaires sont, à l'exception du cœur, composés de fibres *lisses*.

A. *Composition élémentaire des muscles extérieurs.* — Quel que soit le volume d'un muscle de la vie animale, quel que soit celui des faisceaux (visibles à l'œil) de l'assemblage desquels il résulte, toujours les faisceaux du muscle peuvent être divisés en un certain nombre de parties élémentaires *bien définies*, visibles seulement au microscope, se rencontrant partout à peu près sous les mêmes dimensions, et auxquelles on donne le nom de *faisceaux primitifs*. Ces faisceaux primitifs ont reçu le nom de *faisceaux striés* [1], parce qu'ils présentent une disposition que n'offre aucun autre tissu de l'économie. Ces faisceaux sont striés, c'est-à-dire marqués en travers, et perpendiculairement à leur longueur, de lignes horizontales très rapprochées (Voy. fig. 114). Par l'analyse microscopique on arrive à reconnaître que ces faisceaux primitifs renferment dans une enveloppe commune des éléments plus fins, auxquels on réserve le nom de *fibres primitives* ou *fibrilles musculaires*.

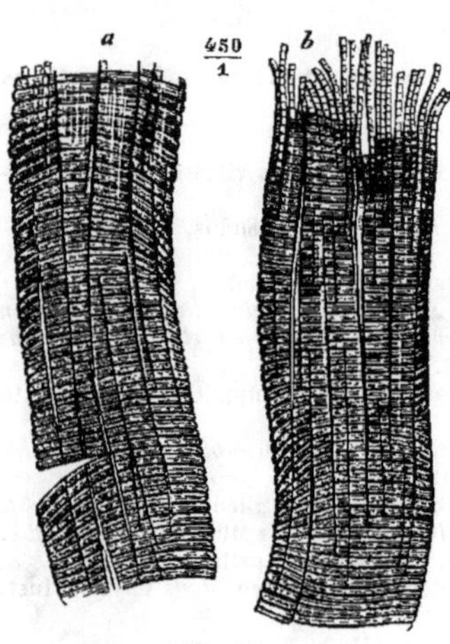

Fig. 114.
FAISCEAUX MUSCULAIRES STRIÉS.

Les faisceaux primitifs sont des parties bien définies, contenues dans une enveloppe spéciale (myolemme ou sarcolemme), très fine, homogène, transparente, élastique, d'une épaisseur de $0^{mm},001$, et constituent un petit système élémentaire au même titre que le tube nerveux qui résulte aussi de la réunion de parties constituantes. Les *fibrilles* qui entrent dans la constitution du faisceau primitif se traduisent, au travers de la transparence du myolemme ou gaîne commune, par des lignes *longitudinales* (Voy. fig. 114), correspondantes à leur accolement. Les fibrilles sont réunies entre elles par une substance amorphe. La section transversale du faisceau primitif offre un dessin assez régulier, une sorte de mosaïque composée de la coupe des fibrilles et des espaces interfibrillaires à laquelle on donne, en micrographie, le nom de *champs de*

[1] C'est M. Schwann qui, le premier en 1838, les a désignés ainsi.

Conheim. L'acide chromique et les dissolutions de chromate peuvent dissocier les éléments du faisceau primitif (Voy. fig. 114 *b*).

Le diamètre des faisceaux striés oscille entre $0^{mm},1$ et $0^{mm},03$. Ces faisceaux ne sont presque jamais tout à fait rectilignes sur le fragment du muscle qu'on observe : ils sont plus ou moins infléchis. C'est à ces inflexions que la chair musculaire doit de présenter à l'œil nu cet aspect *ridé* ou *ondé* qu'offre la surface d'un muscle lorsqu'on l'examine dans la direction des fibres charnues ; cette disposition est surtout remarquable sur le filet de bœuf.

Les stries des faisceaux primitifs apparaissent au microscope, sous la forme de lignes transversales se détachant sur la transparence des espaces interlinéaires. La *striation* transversale des faisceaux primitifs n'appartient pas à l'enveloppe, mais à ce qui est contenu dans la gaîne commune, par suite de la transparence du myolemme. Lorsqu'on isole les fibrilles, on constate que ce sont bien elles qui sont striées en travers. Les fibrilles musculaires ont environ $0^{mm},001$ de diamètre ; d'où il suit que dans un faisceau primitif de $0^{mm},1$ de diamètre, il y a environ 10,000 fibrilles.

Lorsqu'on traite le faisceau primitif par l'acide chromique ou lorsqu'on l'abandonne à un commencement de décomposition spontanée, on remarque que les fibrilles musculaires peuvent, par suite de la résistance inégale de la matière qui les compose, apparaître comme constituées par de petits éléments (*sarcous elements* de Bowmann), superposés les uns sur les autres (Voy. fig. 114 *b*).

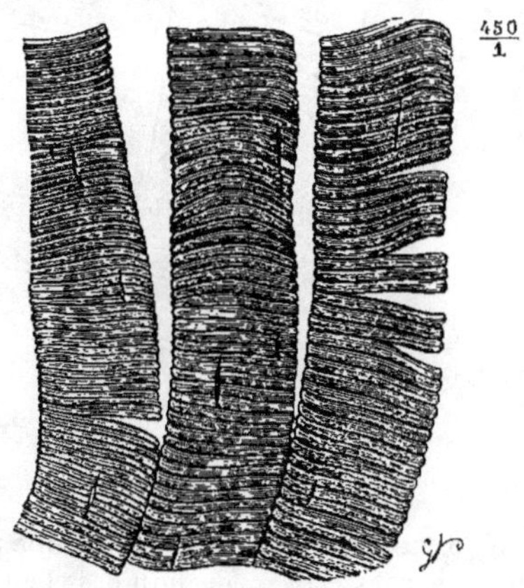

Fig. 115.
FAISCEAUX STRIÉS
(Dissociés en travers par les acides ou les alcalis).

Lorsque les faisceaux primitifs sont altérés par un commencement de putréfaction, ou lorsqu'on les traite par les acides dilués ou par les dissolutions alcalines, les éléments du faisceau primitif se dissocient parfois, non pas dans le sens longitudinal, mais dans le sens horizontal, suivant la direction des stries transversales. On obtient ainsi des disques horizontaux (*Disques de Bowmann*) qui mesurent toute l'épaisseur du faisceau primitif et qui contiennent un ensemble d'éléments de fibrilles correspondant à un même plan horizontal (Voyez fig. 115).

Ces divisions des fibrilles en *sarcous elements* ou en *disques* de Bowmam ne sont que des divisions artificielles et ne correspondent point, comme on l'a cru pendant quelque temps, à des éléments anatomiques réels. Ce ne sont que des altérations dans lesquelles certaines portions de la fibrille plus délicates ont cédé plus facilement que les autres à l'action des agents destructeurs.

Des recherches les plus récentes, faites sur les muscles des insectes et aussi sur les muscles des animaux supérieurs (pris sur l'animal vivant, c'est-à-dire à l'état tout à fait frais), par MM. Merkel, Hensen, Krause, Ranvier, Engelmann Frédéricq, etc., il résulte que la *fibrille musculaire* peut être considérée comme un cylindre constitué par deux substances qui se succèdent alternativement : l'une plus foncée et l'autre plus transparente ou plus claire.

En étudiant ces deux parties (zone foncée et zone claire) à l'aide de très forts grossissements [1], on constate que la zone claire est partagée en deux parties égales par une ligne transversale ou sorte de strie noire (Voy. fig. 116 et 117) [2]. La strie noire divise la zone claire de telle sorte que chaque moitié de cette zone est limitrophe de la bande foncée contiguë.

La strie noire (ou disque mince) peut être envisagée comme une cloison, et l'intervalle compris entre deux de ces cloisons considéré comme une sorte d'individualité anatomique (*case musculaire* de M. Krause).

La fibrille musculaire serait composée par une série superposée de segments

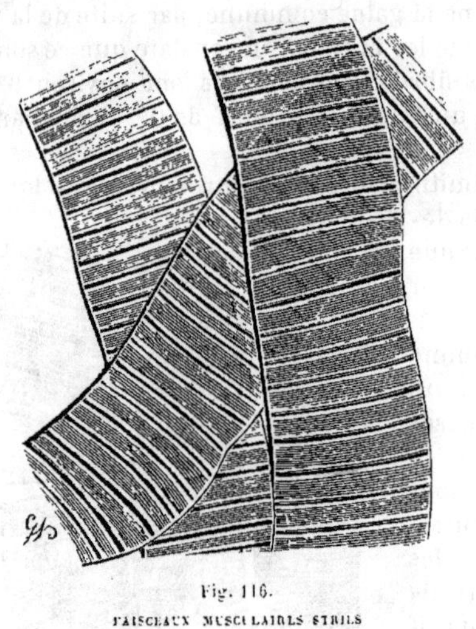

Fig. 116.
FAISCEAUX MUSCULAIRES STRIÉS (des insectes).

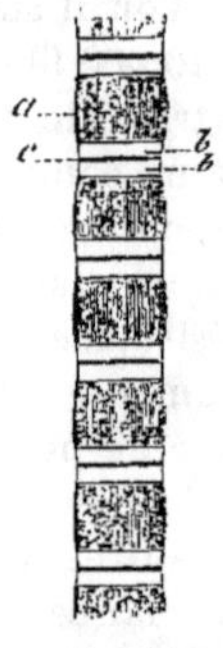

Fig. 117.
UNE FIBRILLE MUSCULAIRE
a, bande (ou zone) obscure.
bb, bande (ou zone) claire.
c, strie noire au milieu de la bande claire.

ou de cases comprenant chacune une portion obscure, demi-solide, placée entre deux parties claires, ou liquides. La partie obscure et solide serait la substance contractile proprement dite, composée d'une sorte de petit cylindre plein, isolé. En sorte que la substance contractile se trouverait ainsi, dans chaque case musculaire, limitée en haut et en bas par un liquide, au milieu duquel elle se trouverait en quelque sorte suspendue.

Les faisceaux striés qui composent les muscles de la vie animale mesurent-ils toute la longueur de la portion charnue du muscle ? Remarquons d'abord que les muscles dans lesquels les fibres charnues ont une direction rigoureusement parallèle à l'axe longitudinal peuvent être considérés comme des exceptions. Examiné à la simple vue, le plus grand nombre des muscles offre des faisceaux de fibres à directions plus ou moins obliques relativement à la direction générale suivant laquelle agit la force contractile, laquelle n'est ainsi qu'une résultante composée de forces obliques. Dans ces conditions on conçoit que les fibres

[1] Notamment sur le *telephorus melanurus* (insecte coléoptère).
[2] Cette ligne ou strie noire, on l'appelle quelquefois le *disque mince*.

musculaires qui entrent dans la composition d'un muscle ont la plupart du temps des dimensions moindres que celles du corps charnu pris dans son ensemble, et qu'elles commencent et se terminent à des hauteurs diverses sur les éléments fibreux qui servent de charpente au muscle, ou à l'aide desquels le muscle se fixe sur les os.

En tenant compte de ces dispositions générales, on peut se demander si le faisceau primitif d'un muscle à fibres striées s'étend sans interruption du tendon ou de l'aponévrose sur lesquels il commence jusqu'au tendon ou à l'aponévrose sur lesquels il se termine? La question est encore indécise [1].

La disposition striée des muscles de la locomotion n'existe pas seulement chez l'homme et les mammifères; on l'observe aussi dans les oiseaux, dans les poissons, et aussi dans les muscles de la locomotion d'un grand nombre d'invertébrés.

Chez l'homme, les faisceaux musculaires striés existent dans tous les muscles soumis à l'empire de la volonté ou muscles de la vie animale; parmi les muscles intérieurs, il en est un cependant qui est constitué aussi par des faisceaux striés : ce muscle c'est le *cœur*.

Les faisceaux striés du cœur de l'homme sont composés de fibrilles analogues à celles qu'on observe dans tous les muscles striés. Les faisceaux striés du cœur diffèrent cependant sur deux points des faisceaux primitifs qui composent les muscles de la locomotion ; ils ne sont pas entourés de myolemme, c'est-à-dire d'une membrane d'enveloppe nettement distincte du tissu conjonctif interstitiel, de plus, ils s'anastomosent de distance en distance (c'est-à-dire que des trousseaux de fibrilles passent d'un faisceau à l'autre) de manière à former comme des réseaux musculaires.

B. *Composition élémentaire des muscles intérieurs.* — Les muscles intérieurs, tels que la tunique musculeuse de l'intestin, de la vessie, de l'utérus, de la trachée-artère, des bronches, des canaux excréteurs des glandes, etc., présentent une composition élémentaire différente.

Les fibres primitives des muscles intérieurs ne sont pas groupées, comme les précédentes, en *faisceaux primitifs*. En divisant un muscle de la vie *végétative* et en le poursuivant dans ses éléments constitutifs, on arrive, par des décompositions successives, jusqu'à la fibre primitive, sans passer par le *faisceau primitif*. En d'autres termes, les fibres primitives des muscles intérieurs ne sont pas réunis en groupes *définis* entourés par une membrane spéciale ; mais elles sont simplement accolées entre elles dans la masse du muscle.

Ces fibres sont *lisses*, c'est-à-dire qu'elles ne présentent point de striation en travers. Les fibres musculaires lisses sont répandues dans des points très nombreux de l'économie, entremêlées avec le tissu conjonctif, et donnent aux tissus dans lesquels on les rencontre la puissance contractile. Les muscles intérieurs circonscrivent presque tous des cavités ou des canaux (muscles de l'intestin, de la vessie, etc.). Elles ont besoin, pour exercer leur action contractile sur ces parties, de se fixer, par leurs extrémités, à la membrane fibreuse (ou conjonctive condensée) qui forme la charpente de ces organes. C'est par l'ensemble

[1] D'après M. Rollet et M. Krause les faisceaux striés des muscles ne dépasseraient pas 4 centimètres dans leur plus grande longueur. Il en résulterait que la plupart des muscles à faisceaux striés seraient constitués par plusieurs segments reliés entre eux par des intersections fibreuses qui échappent à la vue.

combiné de leur contraction simultanée que les fibres lisses amènent le rétrécissement des cavités. C'est peut-être à cela, en partie, qu'est dû le mode spécial de contraction de ces parties, laquelle est lente et successive.

Les fibres musculaires lisses sont généralement moins rouges que les fibres striées ; dans quelques organes elles sont tout à fait incolores.

Indépendamment des organes cités plus haut, les fibres musculaires lisses se rencontrent dans beaucoup de parties qui, par leur apparence, n'offrent pas les caractères du tissu cellulaire, et auxquelles on a pendant longtemps refusé la contractilité. Ces fibres s'y trouvent répandues en quantité très variable et entremêlées avec les éléments d'autres tissus, tels que les tissus conjonctifs et élastiques. Les fibres contractiles de l'iris; les fibres contractiles des vaisseaux (artères, veines et lymphatiques), les fibres contractiles du sac lacrymal, des canaux lacrymaux, des vésicules séminales, de la vésicule biliaire, des canaux excréteurs des glandes ; les fibres contractiles du dartos ; les fibres contractiles qu'on rencontre dans l'épaisseur du derme (elles y déterminent la chair de poule), appartiennent aux fibres musculaires lisses.

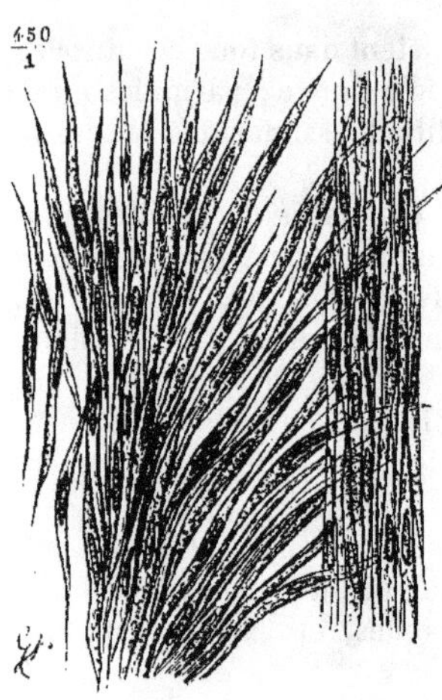

Fig. 118.

MUSCLES A FIBRES LISSES.

(A droite un fragment de muscle dans lequel les *fibres cellules* sont groupées. — A gauche des fibres cellules dissociées.

Les muscles à fibres lisses sont essentiellement composés de *fibres cellules* (Voyez fig. 118) , c'est-à-dire d'éléments fusiformes de petites dimensions, groupés entre eux et formant soit des faisceaux, soit des membranes musculaires reliés avec le tissu conjonctif, et souvent doublés et avoisinés par le tissu élastique. Les fibres-cellules sont de deux ordres : les unes, très allongées avec un ou deux noyaux étroits et longs vers la partie moyenne, mesurent de $0^{mm},05$ à $0^{mm},5$ dans leur long diamètre ; les autres plus courtes, plus larges, sont pourvues d'un noyau plus arrondi. La première forme se rencontre surtout dans l'intestin et dans la vessie ; la seconde est plus commune dans les artères ; on rencontre les deux formes dans l'utérus, etc.

Il n'y a dans les muscles à fibres lisses rien qui ressemble au myolemme.

Les limites qui séparent le territoire des fibres musculaires lisses du territoire des fibres musculaires striées ne sont pas nettement tranchées. A l'entrée des voies digestives, les faisceaux striés se prolongent jusque dans l'œsophage et ne font place que peu à peu aux fibres lisses. De même, à la partie inférieure du rectum, la tunique musculeuse de l'intestin présente, au milieu des fibres lisses, des fibres striées dans ses portions les plus déclives.

Si l'on trouve des muscles striés chez beaucoup d'invertébrés, on peut dire cependant que les muscles lisses y sont beaucoup plus répandus. La couleur des muscles est d'ailleurs un caractère tout à fait accessoire : les poissons, qui ont des muscles blancs, ont cependant des muscles striés, et il en est de même de la plupart des insectes ; presque tous les invertébrés ont des muscles peu ou point colorés.

§ 219 *bis*.

Terminaisons des nerfs dans les muscles[1]. — Le mode de terminaisons des nerfs dans les éléments des muscles à faisceaux striés est assez bien connu ; on n'en peut pas dire autant de la terminaison des nerfs dans les muscles à fibres lisses qui n'a guère été qu'entrevue dans les muscles de quelques animaux inférieurs.

Lorsque les filets nerveux (nerfs cérébro-rachidiens) qui pénètrent dans les muscles de la locomotion ne présentent plus qu'un diamètre de $0^{mm},07$ à $0^{mm},05$ environ ils se séparent en rameaux qui ne contiennent plus que quelques tubes nerveux, et ces tubes ne tardent pas à aborder un faisceau musculaire primitif, généralement par sa partie moyenne. Chaque faisceau primitif strié ne reçoit, généralement, qu'un seul tube nerveux [2]. Au point où le tube nerveux pénètre le faisceau strié, la gaîne de Schwann se confond avec le myolemme (ou sarcolemme), la myéline disparaît, le cylindre-axe seul pénètre sous le myolemme, et se jette dans une petite masse de substance granuleuse parsemée de 5 à 10 noyaux. Cette substance a la forme d'un cône très aplati (cône de Doyère) dont la base ovalaire est appliquée sur la substance musculaire du faisceau strié (c'est-à-dire sur le faisceau des fibrilles musculaires) et dont le sommet reçoit le cylindre axe. Le diamètre de cette petite masse aplatie, désignée aussi sous le nom de *plaque terminale* ou de *plaque motrice* (Rouget), est d'environ $0^{mm},08$ (sur la limite des objets visibles à l'œil nu). A l'aide des réactifs (nitrate d'argent et chlorure d'or), on a cherché à pénétrer plus avant et on a cru un instant avoir démontré que de la plaque motrice sortait tout un *buisson* de filaments nerveux destiné aux éléments du faisceau strié (c'est-à-dire aux fibrilles) ; mais on peut dire que les connexions des *fibrilles* musculaires avec les éléments nerveux, si tant est qu'elles existent, sont encore à démontrer.

Tout ce qu'on a pu voir distinctement c'est que le cylindre-axe, quand il a pénétré dans le sommet du cône, se divise en deux branches principales lesquelles se divisent elles-mêmes un grand nombre de fois et forment ainsi des arborisations nerveuses qui paraissent se terminer en pointe effilée. Ces divisions peuvent être suivies assez loin chez certains insectes, beaucoup moins chez d'autres. Les noyaux paraissent en connexion avec les branches de ces arborisations. Quant à la matière granuleuse au sein de laquelle sont contenus les arborisations et les noyaux, elle paraît avoir moins d'importance ; elle manque à peu près complètement dans les muscles de quelques insectes.

[1] M. Doyère, en 1840 (sur le milnesium tardigradum) et M. Rouget, en 1862 (sur les muscles du lézard gris, et plus tard sur les muscles des oiseaux et des mammifères) ont, les premiers, constaté le mode de terminaison des nerfs dans les muscles à fibres striées. Jusque là on admettait d'après MM. Valentin et Emmert, que les nerfs offraient dans les muscles, non des extrémités libres, mais des anses terminales.

Parmi les travaux qui ont contribué à éclairer ce point d'histologie physiologique, il faut citer encore ceux de M. Margo (muscles du dytisque), de M. Engelmann (m. du Trichode, Alvearius et Apiarius), de M. Trinchese (m. du Luciola italica et Apis mellifica), de M. Kühne, de M. Ranvier, de M. Fœttinger (muscles de l'hydrophile), de M. Viallanes (muscles des larves ou vers de la tipule et du stratiomys), etc.

[2] Un tube nerveux complet se compose : 1° d'un tube ou *gaîne de Schwann* ; 2° d'une substance demi-solide, la *myéline* ; 3° d'un filament placé au centre de la myéline, le *cylindre-axe* (partie essentielle de l'élément nerveux).

Les nerfs des muscles à fibres lisses viennent soit directement, soit indirectement, du système du grand sympathique. Leurs terminaisons dans les muscles sont très difficiles à suivre. On suppose que les éléments nerveux réduits à un état de finesse extrême abordent *chaque fibro-cellule* et se terminent par un renflement punctiforme à la surface ou sur le noyau même de la fibre-cellule [1].

§ 220.

Contractilité musculaire. — Excitabilité musculaire. — Les excitants du mouvement et leur mode d'application. — La fibre musculaire est *contractile*, c'est-à-dire que, dans certaines conditions déterminées, elle rapproche ses deux extrémités et diminue ainsi de longueur. La contractilité d'un muscle a besoin, pour entrer en jeu, d'un *excitant*. La propriété contractile se manifeste parceque le muscle est *excitable;* mais il ne faut pas confondre, comme on le fait quelquefois, la *contractilité* avec l'*excitabilité*. La contractilité est la propriété spéciale et caractéristique du muscle; l'excitabilité [2] en vertu de laquelle elle se révèle, est une propriété plus générale qui appartient non seulement aux muscles mais à tous les tissus capables d'entrer en action (de quelque manière que cette action se révèle) quand ils reçoivent l'impression d'un stimulant.

Tantôt l'excitant du mouvement est la volonté, comme, par exemple, dans la plupart des mouvements de la locomotion; tantôt le stimulus agit localement sur des points sensibles et voisins du muscle, comme lorsque l'aliment excite de proche en proche par sa présence la contraction successive de la tunique musculaire de l'intestin. Dans ces divers cas, le système nerveux est l'intermédiaire obligé de la contraction. Les nerfs sont, en effet, les conducteurs de la volonté, et, sans eux, celle-ci est frappée d'impuissance; de même, le stimulus aliment n'agit, ainsi que nous le verrons, que par une *action réflexe* (Voy. *Innervation*, § 344) en vertu de laquelle la sensation obscure déterminée sur la muqueuse intestinale est transmise par des conducteurs nerveux vers le système nerveux central et est renvoyée, sous forme d'incitation motrice, vers le muscle sous-jacent, par d'autres nerfs. Lorsque les conducteurs nerveux sont interrompus, la paralysie musculaire survient.

La volonté est l'excitant par excellence de la contraction musculaire dans les actes de la vie animale, et c'est elle qui entraîne les contractions les plus étendues et les plus soutenues; mais on peut éveiller la contractilité musculaire, à l'aide des excitants de toute sorte, *mécaniques*, *chimiques*, *thermiques*, *électriques*. Enfin on peut mettre en jeu la contractilité musculaire de deux manières différentes : soit en appliquant l'agent excitable sur la fibre musculaire elle-même, soit en l'appliquant aux nerfs qui vont se rendre dans les muscles.

L'*électricté*, sous toutes ses formes (décharges instantanées de l'électricité statique, courant de la pile, courant d'induction [3]), constitue l'excitant expé-

[1] M. Gscheidlen a récemment figuré les terminaisons nerveuses dans les fibres musculaires lisses des culs-de-sac de l'estomac de la sangsue. On voit sur cette figure que les éléments nerveux réduits à un état de finesse extrême se terminent, après quelques sinuosités, sur la surface de la portion renflée des fibres-cellules qui représentent les éléments des muscles lisses.

[2] On dit quelquefois aussi l'*irritabilité*.

[3] On désigne sous le nom de *courants d'induction* les courants qui se développent dans des *circuits conducteurs fermés*, lorsque ces circuits *commencent* ou *cessent* de recevoir l'influence

rimental le plus énergique, le plus délicat, et en même temps le plus facile à manier. Comme on en peut graduer à volonté la puissance et la durée, c'est celui qu'on peut doser avec le plus de rigueur.

Parmi les *excitants chimiques*, figurent un grand nombre de substances *acides*, *alcalines* et même *neutres*. Les propriétés du muscle étant liées à l'intégrité de sa constitution, beaucoup de substances chimiques sont capables d'augmenter, de diminuer ou de suspendre l'excitabilité musculaire. Les acides et les alcalis minéraux sont des excitants des propriétés du muscle, même à un grand état de dilution ; mais cette excitation est en quelque sorte mortelle pour le muscle : Ils éveillent la contractibilité mais en la détruisant. Les acides organiques agissent de même, mais à la condition d'être plus concentrés.

Presque tous les liquides ou les gaz (autres que l'air et l'oxygène) sont des excitants nuisibles pour les muscles. Il n'y a guère de liquides inoffensifs ou indifférents que le sérum du sang, l'eau additionnée de 1 p. 100 de sel marin, ou encore les liquides qui ne sont pas miscibles avec les humeurs de l'économie, l'huile par exemple. L'eau distillée décolore les muscles, et atténue promptement leurs propriétés [1]. Le dessèchement des muscles entraîne rapidement aussi la perte de leur excitabilité.

La *température* exerce une grande influence sur la propriété contractile des muscles. Mais il faut distinguer entre l'*énergie* et la *durée* de la contractilité. Avec leur température relativement basse, les animaux dits à *sang froid* ont des mouvements généralement lents, et une contractilité peu énergique ; mais cette propriété est beaucoup plus durable dans leurs muscles que dans ceux des animaux à sang chaud. L'excitabilité des muscles d'un animal à sang chaud peut être prolongée si on refroidit lentement l'animal (ce refroidissement, nous l'avons vu, peut être de 15 à 18 degrés. V. § 164) de manière à en faire, avant sa mort, une sorte d'animal à sang froid. Des lapins refroidis dans la glace et qui succombent quand leur température propre est descendue à + 20°, présentent des muscles dont la contractilité persiste deux fois plus longtemps que quand on les met à mort en pleine santé, c'est-à-dire avec leur température normale de 38°. On comprend, dès lors, que la température du milieu dans lequel l'animal a vécu avant sa mort influe sur la durée de la contractilité musculaire *post mortem*. Ajoutons, que l'excitabilité des muscles enlevés sur des animaux à sang froid est d'autant plus durable que la température est plus basse (Voy. § 229).

Quant à l'*énergie* de la propriété contractile, elle est au maximum aux limites de la température *propre* que l'animal ne peut dépasser sans danger pour son existence, c'est-à dire vers + 30° à + 32° pour les animaux à sang froid, et vers + 40° pour les mammifères et pour l'homme. Au delà elle décroît, et

d'un courant. Les courants d'induction sont, par leur nature, des courants *presque instantanés* ; mais on peut les rendre continus en multipliant considérablement, par des artifices mécaniques, le nombre des ruptures du courant inducteur. Les courants induits qui se développent dans le circuit fermé sont successivement de sens différent ; mais on peut donner au *courant induit* une direction déterminée, à l'aide d'un commutateur. Le courant inducteur peut être, soit un courant, soit un aimant ; car le courant dynamique de la pile et l'électricité statique de l'aimant ont, à l'intensité près, les mêmes propriétés quand ils *commencent* ou *cessent* d'agir sur les circuits fermés. Les appareils d'induction sont très variés. Tous ces appareils sont nécessairement *actionnés* ou par le courant d'une pile, ou par des aimants en mouvement.

[1] Cette altération est précédée d'une action excitante qui se manifeste par des contractions. C'est ainsi qu'on observe généralement des contractions irrégulières quand on injecte rapidement de l'eau distillée dans les vaisseaux d'un animal vivant.

bientôt il survient brusquement dans les muscles des phénomènes de rigidité qui la détruisent [1].

En dehors de ces limites extrêmes la température est un excitant de la contractilité musculaire. Lorsqu'on plonge dans un liquide refroidi (et indifférent au point de vue chimique) un muscle préalablement échauffé, ce muscle se contracte ; il se contracte également quand on opère en sens contraire.

On peut dire d'une manière générale que l'énergie de l'action musculaire est dans un rapport direct avec l'intensité de l'excitation. Avec une excitation qui va progressivement et uniformément croissant, l'énergie contractile croît d'abord rapidement, puis plus lentement et atteint bientôt un maximum qui n'est pas dépassé [2]. L'énergie musculaire, bien que subordonnée à l'intensité de l'excitation, ne croît donc pas d'une manière proportionnelle et le rapport qui existe entre l'excitant et la contraction n'est pas un rapport simple. Le facteur qui peut surtout modifier ce rapport, c'est l'état présent du muscle. La fibre musculaire renferme en elle, c'est-à-dire dans les éléments de son tissu, une puissance latente qui n'est pas la même à chaque instant, et qui est liée à l'état de repos ou de fatigue (Voy. § 227 *ter*). Il suffit de rapprocher ou d'espacer les excitations qu'on applique à un muscle pour faire varier l'énergie de ses réponses contractiles.

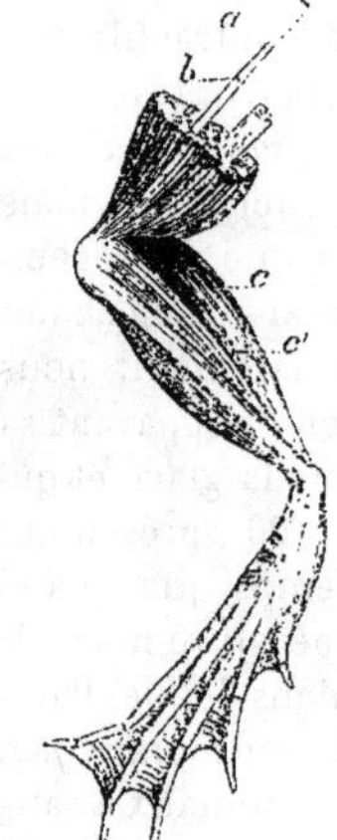

Fig. 119.
UNE PATTE DE GRENOUILLE DÉNUDÉE.
ab, nerf.
cc', les muscles du mollet.

Non seulement les muscles se contractent sur l'animal *vivant*, lorsque l'excitant est appliqué sur la fibre musculaire ou sur les nerfs qui s'y rendent, mais les mêmes phénomènes se reproduisent pendant un certain temps sur l'animal pendant les quelques heures qui suivent la mort. Les mêmes phénomènes se reproduisent par conséquent aussi sur les muscles séparés du corps de l'animal vivant, sur les muscles d'un membre amputé, par exemple.

Pour étudier les phénomènes de la contraction musculaire, on peut se servir (et on se sert le plus souvent) d'une patte de grenouille excisée sur l'animal vivant [3]. On peut donc, sur une patte de grenouille (Voy. fig. 119), déterminer des contractions dans les muscles, en excitant soit le nerf *a*, soit la cuisse *c*.

Si l'on emploie le courant d'une pile ou celui d'un appareil d'induction, les deux pôles excitateurs (qu'on désigne sous le nom d'*électrodes*) peuvent être appliqués de trois manières différentes sur la patte. On peut appliquer ces deux pôles seulement sur les muscles, c'est-à-dire en *c* et en *c'*; on peut les appliquer seulement sur le nerf, c'est-à-dire en *a* et en *b*; on peut enfin les appliquer à la fois sur le nerf et sur les muscles, en *a* et en *c*, par exemple. Dans ces trois positions, les muscles se contracteront;

[1] Chez les animaux à sang froid l'anéantissement de la propriété contractile des muscles se produit entre + 34° et + 36° ; chez les mammifères entre + 43° et + 45° ; chez les oiseaux entre + 48° et + 50° (Voy. § 168).

[2] L'excitant électrique est le seul qui se prête rigoureusement au dosage.

[3] Chez les animaux à *sang froid*, la contractilité persiste beaucoup plus longtemps, après la mort, que chez les animaux à *sang chaud* (Voy. § 229). Il en est pour les muscles des animaux à sang froid comme pour la vie elle-même, laquelle persiste beaucoup plus longtemps lorsqu'on plonge ces animaux dans des gaz irrespirables ou lorsqu'on leur fait subir des mutilations.

mais la contraction sera le plus énergique lorsque les deux électrodes seront appliqués sur le nerf lui-même. Nous verrons comment on peut interpréter ces résultats (§ 224).

§ 221.

Du degré de raccourcissement des muscles pendant la contraction. — Lorsqu'on met en jeu la contractilité musculaire, le raccourcissement du muscle est le phénomène le plus saillant. Les deux extrémités se rapprochent l'une de l'autre. Lorsque l'une d'elles est fixée, l'extrémité mobile se rapproche de la précédente, entraînant avec elle les parties auxquelles elle adhère [1].

Le degré du raccourcissement musculaire pendant la contraction n'est pas le même lorsqu'on l'étudie sur des muscles qui font corps avec l'animal, ou sur des muscles séparés du corps ; il est proportionné, en effet, au poids à mouvoir et à la disposition des leviers sur lesquels s'insèrent les muscles, ainsi que nous le verrons. De plus, la direction des fibres d'un muscle n'étant pas toujours parallèle à celle du tendon sur lequel les fibres viennent se fixer, le raccourcissement du muscle *pris en masse* n'est pas toujours égal à celui de chacune des fibres qui le composent.

Il n'est question, en ce moment, que du raccourcissement des muscles envisagés dans l'ensemble de leurs éléments et dans leurs connexions naturelles.

L'étendue du raccourcissement des muscles sur l'animal vivant peut être appréciée par mensuration directe sur des muscles rectilignes, en prenant sur leur continuité la distance de leurs deux points d'insertion, avant et après la flexion *maximum* des parties mobiles auxquelles ils s'insèrent. Ces mesures ont été prises avec soin par MM. Valentin et Gerber sur un grand nombre de muscles du cheval, du lapin et de l'homme.

Lorsque sur un animal vivant on coupe l'une des insertions d'un muscle et qu'on fait contracter ce muscle en sollicitant la contraction énergique du membre auquel le muscle appartient, ce muscle peut réaliser le maximum de raccourcissement dont il est susceptible. On constate que ce raccourcissement est d'au moins la moitié du muscle et souvent la dépasse. On peut aborder la question d'une autre manière et les résultats qu'on obtient ainsi sont plus directement applicables à l'homme et aussi aux conditions physiologiques du mouvement. C'est ainsi qu'a procédé dernièrement M. Eugène Fick. Sur des pièces fraîches, dont les articulations sont garnies de leurs ligaments, on attache des bandelettes élastiques à de petits crochets fixés aux points qui correspondent exactement aux insertions musculaires. Puis, donnant à l'homme vivant (d'une taille semblable à celle du sujet qui a fourni les pièces d'expérience) les diverses positions d'extension, de flexion, d'adduction, d'abduction, etc., compatibles avec l'intégrité des parties, on mesure en reproduisant ces positions

[1] Un muscle peut aussi se contracter sans se raccourcir, c'est-à-dire sans rapprocher ses deux extrémités. Exemple : l'avant-bras étant étendu sur le bras, vous pouvez contracter le biceps brachial et le brachial antérieur, sans que l'avant-bras soit fléchi, si en même temps les muscles extenseurs (triceps brachial) se contractent pour s'opposer au mouvement. On voit souvent ce mode de contraction survenir dans les maladies des centres nerveux, alors que les extenseurs et les fléchisseurs entrent *simultanément* en contraction, sous l'influence de l'irritation nerveuse. C'est ce qu'on décrit généralement en pathologie sous le nom de contraction tétanique ; c'est ce que nous avons décrit sous le nom de *contraction statique* (Voyez chap. *Chaleur animale*).

sur les pièces de comparaison, les dimensions correspondantes des muscles c'est-à-dire des bandelettes qui les représentent [1]. De ces recherches on peut

Mouvements dans l'articulation de l'épaule. (M. Eug. Fick).

NOMS des muscles.	SITUATION DE L'HUMÉRUS quand le muscle est aussi raccourci que possible.	SITUATION DE L'HUMÉRUS quand le muscle est aussi allongé que possible.	DIFFÉRENCE de longueur du muscle dans les deux états.
Coraco-brachial..	Fléchi dans l'adduction, rotation en dedans........	Extension. — abduction. — trace de rotat. en dehors.	7centim,1
Sous-épineux...	Fléchi (peu), abduction maximum, rotation en deh.	Extension (faible), abduction (faible), rotation en dedans.................	6 ,6
	Fléchi (peu), abduction moyenne, rotation en deh.	Extension, abduction, rotation en dedans..........	6 ,5
	Fléchi (peu), abduction à environ 35°...........	Abduction, rotat. en dedans.	6 ,4
Sus-épineux.....	Fléchi (maxim.), abduction.	Extension (maxim.), adduct.	5 ,4
Sous-scapulaire.	Rotation en dedans........	Rotation en dehors........	5 ,8
	Rotation en dedans	Extension, abduction (faible) rotation en dehors......	5 ,7
	Extension, abduction à environ 30°, rotation en dedans....................	Fléchi, abduction (90°), rotation en dehors.........	7 ,3
Longue portion du biceps.	Fléchi, rotation en dehors.	Extension, adduction, rotation en dehors..........	4 ,0
Courte portion du biceps.......	Fléchi, adduction, rotation en dedans..............	Extension, abduction, rotation en dehors..........	6 ,4
Longue portion du triceps........	Extension.................	Flexion, abduction (faible), rotation en dehors (faible).	6 ,8

Mouvements dans l'articulation du conde (M. Eug. Fick).

NOM des muscles.	RACCOURCISSEMENT possible entre l'extension et la flexion du coude.		RACCOURCISSEMENT possible entre la pronation et la supination.		
	RADIUS en pronation.	RADIUS en suppination.	AV. BRAS étendu.	AV. BRAS fléchi à angle droit.	AV. BRAS fléchi au maxim.
Courte portion du biceps............	7 c. 7	8 c. 1	0 c. 2	1 c. 3	0 c. 8
Longue portion du biceps......... ..	7 c. 7	8 c. 2	0 c. 3	1 c. 6	1 c. 1
Longue partie du triceps............	4c,3				

conclure que, sur le vivant, les muscles, dans leurs plus grands mouvements, peuvent diminuer de la moitié de leur longueur environ.

Il ne faut pas oublier que ces évaluations sont relatives à la différence qui peut exister entre la *flexion* et l'extension *maximum* d'un muscle. Si le départ du mouvement était compté à partir de la position moyenne d'équilibre entre la flexion et l'extension [2], il y aurait alors seulement 1/4 environ pour la di-

[1] On peut voir dans les deux tableaux suivants que nous empruntons aux recherches de M. Eugène Fick, que la différence entre la plus grande et la plus petite longueur possible d'un muscle, dépendent de la situation relative des leviers osseux au moment du mouvement.

[2] Cet état moyen entre les fléchissures et les extensures correspond à l'état de demi-flexion.

minution de longueur des fléchisseurs au moment de la flexion, et également seulement 1/4 pour la diminution des extenseurs au moment de l'extension. C'est en additionnant ces deux quantités qu'on arrive au changement de longueur de la moitié.

On peut dire que l'étendue du raccourcissement d'un muscle est proportionnelle à sa longueur. Cela ne veut pas dire que les fibres charnues se raccourcissent plus quand elles sont longues que quand elles sont courtes. Cela veut dire simplement que si un faisceau musculaire de 18 centimètres perd, par exemple, 6 centimètres de longueur pendant sa contraction, un faisceau de 9 centimètres perdra seulement 3 centimètres. Mais il n'en est pas moins vrai que l'un et l'autre se sont raccourcis, par rapport à leur longueur, d'une quantité identique, c'est-à-dire d'un tiers dans l'exemple que nous avons choisi.

§ 221 *bis*.

Du gonflement des muscles pendant la contraction. — En même temps que le muscle se raccourcit, il augmente d'épaisseur. Cette augmentation d'épaisseur est bien évidente au moment de la contraction du biceps brachial, laquelle suffit pour changer complètement la forme du bras ; elle ne l'est pas moins dans un grand nombre d'autres parties, et elle entraîne, dans la configuration des formes extérieures, des changements en rapport avec les diverses attitudes dont la connaissance exacte est indispensable au peintre et au sculpteur.

Lorsqu'un muscle se raccourcit, il devient plus dur, plus résistant sous la main qui le presse ; *il gagne en épaisseur ce qu'il perd en longueur;* en d'autres termes, son volume *absolu* ne change pas, ou du moins extrêmement peu. Les parties organiques pénétrées de liquides étant comme les liquides eux-mêmes, presque incompressibles.

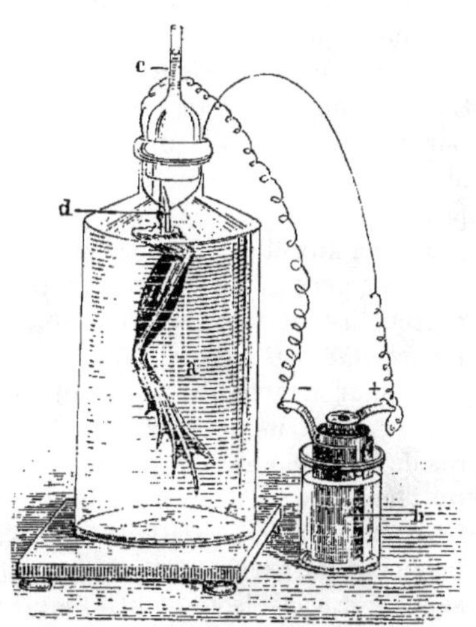

Fig. 120.

On peut démontrer par expérience qu'il y a une très légère diminution de volume du muscle pendant la contraction, et non pas une augmentation de volume, comme on l'a quelquefois soutenu. L'expérience qui consiste à plonger le bras dans un vase plein d'eau, et à examiner si le niveau de l'eau varie pendant la contraction, ne peut pas conduire à des évaluations précises, parce qu'il est impossible de fixer d'une manière convenable le bras dans le liquide. Un procédé beaucoup plus exact consiste à renfermer dans un vase complètement fermé, et rempli d'eau, la partie qu'on veut faire contracter (Voy. fig. 120). On prend un flacon à large ouverture *a*, on le remplit d'eau, on y introduit une patte de grenouille récemment préparée, puis on ferme hermétiquement le flacon avec un bouchon de verre à l'émeri, terminé supérieurement par un tube étroit *c*. On remplit d'eau le bouchon (qui est creux) et le tube *c*. On conçoit que la moindre variation dans le volume des parties contenues dans le flacon devra se traduire dans le tube *c* par une élévation ou un abaissement du niveau de l'eau. Le calibre du tube *c* étant très étroit, relativement à la capacité du flacon, toute différence de volume dans le contenu du flacon *a* sera très visible dans le tube *c*. Les choses étant dans cet état, deux fils métalliques préalablement fixés au nerf *d* de la patte de grenouille sont mis en communication avec une pile *b*. La patte se contracte, et le niveau de l'eau du tube *c* s'abaisse très légèrement [1]. D'après les expériences de M. Valentin le muscle ne diminue dans ces expériences que de 1/1400 de son volume primitif; c'est-à-dire d'une quantité tout à fait négligeable.

§ 222.

La contractilité est-elle inhérente à la fibre musculaire ? — La *contractilité*, nous l'avons dit, est le pouvoir que présentent les muscles de se contracter sous l'influence d'un excitant, quel qu'il soit.

Mais, lorsqu'un excitant quelconque, appliqué directement sur un muscle, détermine la contraction du muscle, on peut supposer deux choses : ou bien l'excitant éveille directement la contraction musculaire, parce que la contractilité est une propriété de tissu inhérente à la fibre musculaire vivante ; ou bien les nerfs sont la condition nécessaire de la contraction, et la liaison du muscle avec le système nerveux est la condition *sine quâ non* de la contractilité dans le muscle lui-même. Dans cette dernière supposition, l'excitation appliquée directement sur le muscle ne serait suivie de contraction que parce qu'elle agirait sur les filets nerveux répandus dans les interstices des fibres musculaires. En d'autres termes, la question est celle-ci : Le muscle possède-t-il en lui-même la propriété contractile, ou bien emprunte-t-il cette propriété aux éléments nerveux qui le pénètrent ?

Haller pensait que la contractilité était une propriété inhérente à la fibre musculaire, et il est souvent question dans les ouvrages de physiologie de l'*irritabilité hallérienne*. Voici les deux principaux arguments de Haller : 1° le cœur arraché de la poitrine d'un animal vivant continue encore à se contracter spontanément ; 2° des lambeaux de chair *isolés* (par conséquent séparés de leurs connexions avec le système nerveux) continuent à palpiter pendant un temps qui varie avec l'espèce à laquelle appartient l'animal, pour peu qu'on les irrite à l'aide d'excitants directs. Mais ces expériences ne sont pas concluantes ; elles ne prouvent point que les éléments nerveux que conserve dans son sein un muscle isolé n'entretiennent pas dans le muscle le pouvoir qu'il a de se contracter encore pendant quelque temps.

On a souvent cherché depuis Haller, surtout depuis l'introduction du microscope dans l'étude des phénomènes biologiques, à distinguer l'action

[1] Pour rendre le phénomène plus sensible, il est bon de placer 5 ou 6 membres de grenouilles dans le flacon.

M. L. Fasce a mesuré sur les muscles de la tortue la diminution due à la contraction. Une masse musculaire de 30 grammes a diminué de 12 millimètres cubes. M. Valentin est arrivé à des résultats analogues sur les muscles de la marmotte. Son procédé consiste à placer les muscles dans une solution albumineuse et à prendre leur *pesanteur spécifique* pendant l'état de repos et pendant la contraction ; la pesanteur spécifique, qui était de 1,061 pendant le repos, est devenue 1,062 pendant le mouvement.

nerveuse de l'action musculaire. Lorsqu'après avoir pris un muscle sur le corps d'un animal vivant, on sépare avec soin quelques faisceaux striés de ce muscle et qu'on les place sous le microscope, en les maintenant humectés avec du sérum pour s'opposer au dessèchement, on peut, à l'aide des excitants, faire contracter ces faisceaux pendant quelques minutes. Mais peut-on affirmer que tous les éléments nerveux ont été détruits ? Il n'est pas possible, en procédant ainsi, d'obtenir la contraction dans les éléments d'un muscle, sans agir en même temps sur les éléments nerveux qui le pénètrent.

La pensée que l'excitant n'agit pas directement sur la fibre musculaire pour la faire contracter, mais qu'il agit sur les éléments nerveux qui la pénètrent, a été longtemps entretenue par ce fait d'expérience vulgaire rapporté plus haut (§ 220), à savoir que, de toutes les manières de faire entrer en contraction un muscle, la plus efficace est d'appliquer l'excitant non sur le muscle même, mais sur le nerf qui s'y rend. En effet, quand, à l'aide de l'excitant mécanique ou électrique, on excite *directement* un muscle, on ne produit dans la masse du muscle qu'un mouvement partiel de contraction incapable d'imprimer un mouvement étendu aux leviers auxquels le muscle est fixé ; l'excitation du nerf qui va au muscle, au contraire (et alors même que l'excitant est appliqué très loin du muscle), fait contracter le muscle assez énergiquement pour déplacer les leviers de la locomotion, et simuler ainsi les mouvements déterminés par la volonté. Mais cette différence, qui est réelle, n'est pas essentielle : elle tient à ce que dans le premier cas l'excitant n'agit que sur les points voisins du lieu d'excitation, et ne fait entrer en jeu qu'un nombre de fibres musculaires insuffisant pour mettre complètement en jeu les leviers osseux, tandis que, les nerfs se distribuant à *tous les éléments du muscle*, tous ces éléments se trouvent excités du même coup par l'excitation du nerf, et éveillent ainsi la force totale du muscle. Si l'excitant employé localement sur le muscle était le courant électrique, on pourrait croire que la différence observée tient à une différence de conductibilité des deux tissus ; mais ce serait là une fausse idée, car les nerfs ne conduisent pas mieux l'électricité que tout autre tissu, et les muscles conduisent même mieux le courant de la pile que les nerfs. D'ailleurs, les mêmes faits se produisent quand on remplace l'excitant électrique par l'excitant mécanique.

Les faits que nous venons de rappeler ne sont pas de nature à résoudre le problème qui fait l'objet de ce chapitre. La question de savoir si la fibre musculaire possède ou ne possède pas en elle-même le pouvoir contractile reste entière : il faut en chercher ailleurs la solution.

Ce qui est certain d'abord, c'est que le muscle doit communiquer avec les centres nerveux par l'intermédiaire des nerfs, pour qu'il puisse se contracter *sous l'influence de la volonté*. Lorsque les nerfs d'un membre sont divisés, l'action musculaire volontaire est suspendue. Le membre est dit *paralysé*, et toute excitation portée sur les centres nerveux laisse ce membre immobile ; toute influence des centres nerveux est à l'instant anéantie, et elle l'est pour toujours, si le nerf ne rétablit pas plus tard sa continuité par cicatrice.

Mais la *volonté*, c'est-à-dire l'incitation motrice venue de l'encéphale, n'est que l'un des modes d'excitation de la contraction musculaire. Elle est un excitant ; mais il en est d'autres. Le muscle peut encore se contracter sous l'influence d'excitants mécaniques, chimiques ou électriques qui agissent *sur lui ou sur le nerf auquel il tient encore*, et nous rentrons dans les phénomènes décrits et analysés au paragraphe 220.

Les muscles qui ne renfermeraient pas de nerfs pourraient-ils se contracter ? Quelques physiologistes font remarquer que certaines parties de l'embryon, en particulier le cœur, se meuvent dans l'origine (cœur de l'embryon de poulet du deuxième jour), alors qu'il n'existe pas encore de nerfs nettement dessinés établissant la communication avec le système nerveux central en voie de développement. Mais il faut dire qu'à l'époque dont nous parlons, les muscles eux-mêmes ne sont pas plus nettement constitués que les éléments nerveux eux-mêmes. Cet argument, invoqué pour douer la fibre musculaire de la propriété contractile, est analogue à celui qui consiste à comparer les muscles des animaux supérieurs aux tissus des animaux élémentaires doués de contractilité. Cette comparaison est forcée. Dans les animaux supérieurs, il n'y a pas seulement *un tissu*, mais beaucoup de tissus différents, lesquels présentent des caractères propres. Représentés, dans les animaux élémentaires contractiles, par une seule et même substance douée de propriétés complexes, les tissus nerveux, conjonctif, musculaire, sont constitués ici à l'état d'isolement et de tissus distincts. Les propriétés s'isolent comme les tissus eux-mêmes, à mesure qu'on s'élève dans l'échelle des êtres. L'examen des animaux inférieurs ne peut donc nous apprendre quelles sont les propriétés qui se concentrent dans tels ou tels tissus en particulier : l'expérience seule peut nous instruire sur ce point.

Est-il possible de faire entrer directement en contraction un muscle dont tous les nerfs auraient été détruits, ou dont les nerfs auraient perdu tout pouvoir incitateur ? Nous avons dit plus haut que la destruction de tous les éléments nerveux qui entrent dans la constitution d'un muscle est chose impossible, même en poursuivant le nerf jusque dans ses éléments microscopiques. On ne peut donc priver directement un muscle des éléments nerveux qui pénètrent dans son sein. Mais si l'on parvenait, par un autre moyen, à anéantir l'action des éléments nerveux qui pénètrent dans le muscle, il serait alors possible d'exciter directement la fibre charnue, et d'isoler ainsi les propriétés du système musculaire des propriétés du système nerveux.

De nombreuses tentatives ont été faites en ce genre par MM. Valli et Ritter, Müller, Sticker, Schön, Günther, Nasse, Stannius, Longet, etc. Ces expériences ont consisté à couper sur un animal vivant le nerf ou les nerfs qui se rendent à un muscle ou à un groupe de muscles, et à rechercher comment se comportent les muscles séparés de leurs liens avec le système nerveux central, quand on les interroge avec des excitants divers, à des époques plus ou moins éloignées de l'opération. Mais ces expériences, quelque nombreuses qu'elles aient été, ont toujours laissé la question indécise. Lorsque l'on coupe, par exemple, le nerf sciatique sur les animaux et qu'on excite le bout périphérique [1] du nerf, on détermine, pendant quelques jours encore, des contractions dans les muscles auxquels ce nerf se distribue ; après quoi l'excitation du nerf cesse de faire contracter les muscles. Le pouvoir que possède le nerf de faire contracter le muscle dans lequel il se répand se perd de proche en proche, et du bout coupé vers la profondeur du muscle. Au bout de quatre à huit jours, l'excitation du

[1] Le bout périphérique du nerf est celui qui envoie ses filets dans les muscles, c'est-à-dire à la périphérie. Il correspond à la portion du nerf séparée du centre nerveux.

nerf et même celle des rameaux principaux (poursuivis par la dissection jusque dans l'épaisseur du muscle) est incapable de réveiller la contractilité musculaire. La contractilité, cependant, n'est pas éteinte dans le muscle, et on peut la réveiller encore pendant longtemps, en excitant *directement* la fibre charnue. Il est vrai qu'alors elle est extrêmement faible, ce qui tient vraisemblablement à ce que l'excitant n'agit plus alors que sur le point touché. La contractilité musculaire, bien que très affaiblie, peut persister ainsi pendant cinq, six ou sept mois. Mais, comme elle ne persiste pas indéfiniment, il était permis de l'attribuer, comme beaucoup l'ont fait, aux ramifications terminales des fibres nerveuses dans les muscles, alors surtout qu'on avait constaté que l'excitabilité des nerfs musculaires s'éteignait peu à peu du centre à la périphérie.

Les expériences précédentes ont toujours laissé un certain doute dans l'esprit des physiologistes, jusqu'au jour où M. Bernard, en étudiant les effets du *curare*[1] sur les animaux, eut constaté que cette substance a le singulier effet d'anéantir la propriété *excito-motrice* des nerfs, tout en laissant aux muscles la propriété de se contracter sous l'influence des excitants *directs*. La question de l'indépendance de la contractilité musculaire, débattue depuis Haller, a donc été jugée au moyen de cette sorte d'analyse physiologique spéciale qu'opère le curare. Voici les principaux faits observés par M. Bernard, répétés depuis par beaucoup de physiologistes. Pratiquez sur une grenouille une incision à la peau du dos et introduisez dans la plaie un petit fragment de curare sec ou quelques gouttes d'une dissolution concentrée. Au bout de trois ou quatre minutes, l'empoisonnement est complet. Préparez alors la grenouille selon le procédé de Galvani, c'est-à-dire dépouillez les membres postérieurs et isolez les nerfs lombaires. Appliquez un excitant quelconque sur les troncs nerveux et sur les ramuscules nerveux, aussi près des muscles qu'on puisse les prendre, les membres postérieurs n'éprouveront aucune contraction; appliquez l'excitant sur les muscles eux-mêmes, ceux-ci se contractent à l'instant. Autre expérience : on découvre sur une certaine longueur le nerf sciatique à la partie supérieure de la cuisse d'une grenouille, et on coupe le nerf ; on pratique ensuite la ligature des vaisseaux du même membre postérieur; après quoi on empoisonne l'animal, en plaçant un fragment de curare dans une incision faite à la peau du dos. Quand l'animal est sous l'influence du poison, on constate que les excitants appliqués sur les nerfs de l'animal sont incapables de susciter des contractions dans les muscles. Un seul nerf conserve ce pouvoir, c'est le bout périphérique du nerf sciatique du membre en expérience.

M. Bernard, et en même temps que lui M. Kölliker, ont constaté en outre que non seulement le curare anéantit l'action excito-motrice des nerfs, sans nuire à la contractilité musculaire, mais que l'action du poison ne s'exerce que sur les éléments nerveux excito-moteurs et non sur les éléments nerveux sensitifs. Dans une grenouille partiellement empoisonnée, si l'on excite la peau du corps sur un point quelconque (même sur la peau des parties où a pénétré le poison), on fait naître des mouvements réflexes (Voy. § 344) uniquement dans le membre non empoisonné. Il est évident que les mouvements réflexes observés dans le membre non empoisonné, par irritation des parties empoisonnées, ne peu-

[1] *Curare*, poison végétal avec lequel les indigènes de l'Amérique méridionale empoisonnent leurs flèches. C'est un extrait solide, d'un brun très foncé, d'aspect résineux, soluble dans l'eau. Le curare est le suc réduit du *Strychnos toxifera* (famille des Logoniacées).

vent être éveillés que par les nerfs sensitifs restés intacts. Si l'on n'obtient pas de mouvement réflexe en pinçant la peau quand l'animal est *complètement* empoisonné, ce n'est donc pas parce que l'animal est insensible, mais seulement parce que les nerfs moteurs sont partout devenus impropres à actionner les muscles, tout aussi bien que la volonté. L'animal *sent* et *veut* le mouvement, mais les conducteurs des incitations motrices (nerfs moteurs) sont frappés d'inertie. C'est ce que l'expérience suivante démontre encore plus clairement. Sur une grenouille, on pratique une incision au bas du dos et on isole les nerfs lombaires. On pose ensuite au même niveau une ligature à l'aide de laquelle on serre énergiquement tout le corps de l'animal, sauf les nerfs lombaires. La ligature étreignant l'aorte, il en résulte que la moitié postérieure du corps ne communique plus avec la moitié antérieure que par les nerfs lombaires. L'animal est alors empoisonné à l'aide d'un fragment de curare placé sous la peau du dos. Au bout de trois ou quatre minutes, les effets toxiques se sont étendus à toutes les parties de l'animal situées en avant de la ligature. Si l'on excite alors un point quelconque de la peau de la partie empoisonnée. Le train de devant reste immobile; le *train de derrière* exécute des mouvements énergiques.

Il y a quelques années, M. Schiff a appelé l'attention des physiologistes sur un phénomène auquel il a donné le nom de contraction *idio-musculaire*. Voici en quoi consiste ce phénomène. Lorsque, sur le muscle d'un animal vivant ou d'un animal récemment tué, on pratique perpendiculairement à sa longueur une friction un peu forte ou si on le frappe (il suffit de frapper le muscle biceps à l'aide de la tranche de la main), il survient en ce point une élévation ou tuméfaction qui se développe en peu d'instants et qui dure quelque temps. Très visible chez l'homme vivant, même à distance, et au travers de la peau, quand on le sollicite à l'aide d'un choc violent sur la partie moyenne d'un muscle épais comme le biceps, le phénomène dont nous parlons (observé et considéré d'abord par M. Stokes et par M. Lawson comme un signe pathologique) peut se produire sur tous les muscles, même sur les muscles membraniformes (le grand pectoral par exemple). Percutée par le choc du doigt qui se détend comme un ressort (ce qu'on nomme vulgairement une chiquenaude), la surface sous-cutanée du muscle présente une petite élévation caractéristique. On peut ainsi (surtout chez les sujets maigres chez lesquels le phénomène n'est pas masqué par le tissu adipeux sous-cutané), parsemer pour ainsi dire le thorax de ces petites élévations localisées.

M. Schiff voit dans ce phénomène une des expressions les plus manifestes de la propriété contractile du tissu musculaire. La contraction dite idio-musculaire ne peut être obtenue que par les excitants mécaniques et chimiques appliqués au muscle lui-même; l'excitation variée du système nerveux ne la produit jamais. D'où M. Schiff tire cette conclusion légitime, que quand ce mode de contraction se produit, ce qui a été excité ce n'est pas le nerf mais le muscle. M. Bennet-Dowler et M. Brown-Séquard ont constaté que, dans le mode de contraction dite idio-musculaire, non seulement le muscle se tuméfiait au point percuté, mais qu'il pouvait s'en suivre encore une contraction générale du muscle, assez puissante pour déterminer des mouvements étendus. Quinze minutes après la mort, M. Brown-Séquard, en percutant les muscles fléchisseurs de l'avant-bras (biceps), a vu l'avant-bras se soulever à angle droit avec le bras. Le mouvement de flexion et celui d'abaissement, ou de retour, étaient lents l'un et l'autre (1/2 minute). Sur un autre cadavre mort depuis une heure, le choc des muscles de la région antérieure du bras souleva la main chargée d'un poids de 1 kilogramme à 1k,5. Lorsque la contractilité musculaire (essayée par l'électricité) avait disparu, le choc n'était plus capable de faire mouvoir les parties, mais la tuméfaction caractéristique se développait encore à l'endroit percuté. MM. Brown-Séquard, Vulpian, Panum, etc., ont constaté pareillement que l'excitation mécanique est encore capable de provoquer des contractions dans les muscles d'un animal mort, alors que l'excitation électrique des nerfs n'avait plus ce pouvoir, c'est-à-dire à un moment où l'action nerveuse ne pouvait plus être invoquée.

En résumé, on peut conclure de tous ces faits que la contractilité musculaire est une propriété *inhérente* à la fibre musculaire, et qu'elle peut être mise en jeu soit par l'intermédiaire des nerfs (volonté, excitation sensitive réflexe, excitation des nerfs moteurs), soit sous l'influence d'agents qui agissent directement sur les muscles, tels que l'action mécanique, l'action chimique, l'action électrique[1].

[1] M. Wundt, en reproduisant les expériences de MM. Bernard et Kölliker et en constatant leur justesse, lorsqu'on emploie comme excitant le courant électrique, nie que les excitants chimiques aient le pouvoir de faire contracter les muscles d'un animal empoisonné par le curare ou la conicine. Voici sa principale expérience : on empoisonne une grenouille avec la substance toxique, après avoir préalablement lié les vaisseaux cruraux d'un côté. Après la mort de l'animal, les muscles des deux membres postérieurs se contractent également sous l'influence de l'application locale de l'électricité, tandis que le sel marin, appliqué sur les muscles mis à nu, ne fait contracter que les muscles du membre dont les vaisseaux ont été liés. D'autres expériences lui ont encore montré que le sel marin appliqué sur un muscle (chez l'animal sain) entraîne plus lentement la contraction, que lorsqu'il est appliqué sur le même muscle, dans le voisinage du nerf qui le pénètre; d'où il tire cette conclusion, que le sel marin n'est pas capable d'exciter directement la contractilité musculaire, et qu'il n'agit que par l'intermédiaire du nerf qui se répand dans le muscle. Puis généralisant sa conclusion, M. Wundt suppose que le muscle n'est *directement* excitable que par l'électricité, et que les excitants chimiques, mécaniques et thermiques n'agissent sur le muscle que par l'intermédiaire du système nerveux.

En réponse aux idées de M. Wundt sur la contractilité musculaire, M. Kühne a entrepris un grand nombre d'expériences, surtout au point de vue de l'action chimique envisagée comme excitants de la contractilité musculaire. Il fait remarquer d'abord que si le sel marin, appliqué à la surface d'un muscle, excite la contraction plus lentement que quand on place le sel dans le voisinage du nerf qui le pénètre, cela tient à ce que la fibre musculaire est plus à *découvert* dans ce point, tandis qu'ailleurs il faut que le sel traverse une couche plus ou moins épaisse de tissu conjonctif. Puis il tire d'un grand nombre d'expériences tentées à l'aide d'acides, d'alcalis, de sels neutres et de corps indifférents, cette conclusion, que la plupart de ces corps agissent aussi bien sur les muscles que sur les nerfs, et même que le muscle est plus excitable que le nerf. L'acide chlorhydrique et l'acide azotique très dilués, par exemple, n'agissent plus sur les nerfs (pour faire contracter le muscle) alors qu'ils agissent encore sur les muscles eux-mêmes. Il en est de même de l'acide acétique, de l'acide lactique, de l'acide gallique, du sel marin, du chlorure de potassium. D'autres substances ont paru agir à peu près également sur les muscles et sur les nerfs. Quelques autres, telles que les huiles et l'eau ordinaire à la température du corps, se sont montrées sans action aussi bien sur les muscles que sur les nerfs. M. Kühne a répété ses expériences à l'aide des excitants chimiques, sur les muscles des animaux empoisonnés par le curare, et il a constaté que quand les nerfs avaient perdu tout pouvoir excito-moteur, les muscles avaient néanmoins conservé leur pouvoir contractile sous l'influence des mêmes doses de l'agent chimique excitateur.

M. Kühne a constaté que, quand on paralyse l'action excito-motrice des ramifications nerveuses qui se distribuent dans le muscle, par le procédé de M. Eckhard (procédé qui consiste à rendre le nerf inexcitable en le faisant traverser par un courant énergique, constant et ascendant, appliqué au tronc du nerf), on peut mettre encore en évidence l'excitabilité du muscle sous l'influence des agents chimiques.

M. Kühne a encore recherché s'il n'y avait pas, parmi les agents chimiques, une substance capable d'agir sur le muscle, et qui fût sans action sur les nerfs; il croit l'avoir trouvée dans l'ammoniaque. Il aurait aussi reconnu que les dissolutions de sels métalliques, qui, appliqués sur les

Il est vrai, ainsi que nous le faisions remarquer, que la propriété contractile qu'on peut constater dans un muscle séparé de ses liens avec le système nerveux central par la section des nerfs qui s'y rendent n'y persiste pas indéfiniment, et qu'elle disparaît vers le sixième mois, après cette séparation. Dès le troisième ou le quatrième jour après la section des nerfs, on constate que l'excitabilité du muscle est un peu diminuée ; elle augmente ensuite (surtout pour les excitations électriques) jusque vers la sixième semaine, puis l'excitabilité du muscle diminue de nouveau et s'éteint enfin définitivement. Mais il faut remarquer qu'à ce moment le muscle n'est plus un muscle proprement dit, car son tissu a subi des modifications profondes. Les changements qui s'accomplissent en lui sont déjà morphologiquement visibles au bout d'une semaine après la séparation nerveuse, et vont sans cesse en croissant. Le muscle n'est pas mort, car il reçoit du sang et continue à vivre et à se nourrir, mais il a éprouvé des modifications trophiques qui lui ont enlevé son caractère essentiel, la contractilité. Les muscles d'ailleurs ne sont pas les seuls tissus qui éprouvent des troubles dans leur nutrition, et partant dans leurs propriétés, après la section des nerfs, ainsi que nous le verrons plus tard.

Avant la disparition finale de l'excitabilité, on peut observer dans les muscles dont les nerfs sont coupés, divers phénomènes sur lesquels M. Schiff a appelé le premier l'attention, et qui paraissent en rapport avec les modifications musculaires qui préparent l'extinction de la contractilité. Après la section de l'hypoglosse on voit souvent des mouvements fibrillaires dans les muscles de la langue et aussi dans les poils des moustaches (muscles annexés aux follicules pileux) du chat. Ces mouvements commencent à se montrer après la première semaine, et durent quelquefois plusieurs mois.

§ 223.

De l'influence de la circulation sur la contractilité musculaire. — L'influence du sang sur les muscles dépend de l'espèce à laquelle appartient l'animal en expérience. La suspension de la circulation n'influe que d'une manière très lente sur la contractilité des muscles des animaux à sang froid, des grenouilles, par exemple. Le train de derrière des grenouilles, séparé du corps, et même une cuisse de grenouille, séparée du bassin, ne reçoivent plus de sang ; ces parties, cependant, conservent pendant vingt-quatre heures et même plusieurs jours (quand on les place dans un lieu froid et humide, qui s'oppose au dessèchement) la propriété de se contracter sous l'influence des excitants.

Sur les animaux à sang chaud, l'interruption complète de la circulation est bientôt suivie d'un abaissement de température dans la partie où se distribuait le vaisseau qui a été lié ; elle s'accompagne plus tard de la dégénérescence des tubes nerveux primitifs, et d'altérations de structure des fibres musculaires.

La ligature de l'artère principale d'un membre (chien, chat, lapin), n'amène pas, la plupart du temps, des désordres bien notables dans la contractilité musculaire; elle n'est guère suivie, ordinairement, que d'un peu d'engourdissement

nerfs, entraînent la mortification du nerf sans amener la contraction des muscles animés par ces nerfs, déterminent, au contraire, la contraction quand on les applique sur les muscles eux-mêmes. Mais ces derniers résultats qui ne sont pas nécessaires pour compléter la démonstration de l'indépendance de la contractilité musculaire, ont été contestés.

et d'une certaine faiblesse dans l'énergie des contractions volontaires, faiblesse qui disparaît à la longue. La stimulation directe de la fibre musculaire prouve, d'ailleurs, que celle-ci a conservé sa contractilité. La circulation collatérale qui s'établit après la ligature entretient ou rétablit les fonctions de nutrition dans le membre.

Lorsqu'au lieu de lier l'artère d'un membre, on porte la ligature sur le tronc même de l'artère aorte (chien, chat, lapin), on suspend d'une manière à peu près complète la circulation dans les membres postérieurs de l'animal[1]. Lorsqu'à la ligature de l'aorte on joint celle de l'artère crurale et de l'épigastrique, d'un côté, pour s'opposer aux circulations collatérales, la circulation du membre postérieur du même côté est tout à fait suspendue. Dans ce cas, les muscles de ce membre perdent rapidement leur contractilité. Lorsqu'on cherche à mettre en jeu la contractilité en excitant les nerfs qui vont aux muscles, c'est-à-dire par voie indirecte, on constate qu'elle a généralement disparu au bout de 30 à 50 minutes ; si on l'interroge *directement*, c'est-à-dire en appliquant l'excitant mécanique ou électrique sur le muscle lui-même on peut encore éveiller le pouvoir contractile du muscle pendant 4 ou 5 heures, après quoi il a complètement disparu. Lorsque la contractilité musculaire a disparu, on peut (si l'on n'attend pas trop longtemps), la faire reparaître en enlevant la ligature et en rétablissant le cours du sang.

Dans les expériences de ce genre, la nutrition des parties, aussi bien celle des nerfs, que celle des muscles, est profondément troublée. Il arrive ici ce qui a lieu dans les muscles des animaux à sang chaud qui viennent de succomber (§ 229), ou dans les muscles des animaux, *séparés* du corps de l'animal vivant. La contractilité dure encore quelques heures, puis elle s'éteint peu à peu avec la nutrition, c'est-à-dire avec la vie des organes. C'est bien la suppression de circulation[2] qui entraîne la perte de la contractilité des muscles, puisqu'il suffit de rétablir le cours du sang pour la voir réapparaître; puisque sur un muscle *extrait du corps* d'un animal à sang chaud, et quand la contractilité y a disparu, on peut la faire réapparaître en rétablissant *artificiellement* la circulation de ce muscle, c'est-à-dire en injectant dans ces vaisseaux du sang artériel à la température du corps de l'animal.

Ces dernières expériences sur les muscles séparés du corps ont été faites autrefois par M. de Humboldt et reprises par M. Brown-Séquard, Stannius et beaucoup d'autres physiologistes. Les injections de sang artériel dans les muscles peuvent même ramener temporairement la contractilité des muscles déjà envahis par la rigidité cadavérique (v. § 230). M. Brown-Séquard a vu la contractilité réapparaître par injection de sang artériel, sur des pigeons et sur des lapins, 1 heure et 1 heure et demie après qu'elle avait disparu ; sur l'homme, 3 heures après sa disparition, et sur le chien après 6 heures.

[1] La ligature de l'artère aorte (expérience dite de Stenson) entraîne ordinairement la mort des animaux. Dans quelques cas, cependant, la circulation s'est rétablie peu à peu dans la partie postérieure du tronc et jusque dans les membres, en se frayant des voies collatérales, et la vie s'est maintenue. Ce sont ces résultats qui ont porté Astley Cooper à pratiquer la ligature de l'artère aorte chez l'homme. Cette tentative hardie a trouvé depuis des imitateurs. Elle n'a pas encore été suivie de succès.

[2] Quand la circulation est suspendue dans un muscle, non seulement le muscle ne reçoit plus les matériaux nécessaires à son existence physiologique, mais il ne peut plus se débarrasser des produits nuisibles que la contraction musculaire engendre (V. § 227 *bis*).

Les expériences de MM. Ludwig et A. Schmidt ne sont pas moins démonstratives. Les muscles biceps et demi-tendineux de la cuisse enlevés sur un chien vivant avec leurs vaisseaux, sont soumis à une circulation artificielle continue, à l'aide de sang artériel de chien défibriné et entretenu à la température de 35° à 40°. Dans ces conditions la contractilité musculaire a pu être maintenue dans ces muscles pendant plus de 20 heures consécutives.

Chez les animaux à sang froid les actions nutritives qui s'accomplissent dans les muscles n'ont pas, à beaucoup près, la même activité que chez les animaux à sang chaud, aussi l'influence circulatoire n'est pas aussi aisée à mettre en évidence. Mais les phénomènes pour être plus lents à se produire, n'en sont pas moins les mêmes. MM. Harley et Ettinger ont constaté (sur des grenouilles auxquelles ils avaient, d'un côté, lié les vaisseaux cruraux en les conservant pleins de sang, tandis que, de l'autre côté, ces vaisseaux ouverts avaient été vidés par expression), que sur le membre qui avait conservé son sang, la contractilité musculaire durait plus longtemps que sur celui qui l'avait perdu. Ils ont constaté, en outre, qu'un muscle vide de sang se fatigue plus vite, et n'est pas capable du même travail (apprécié en grammètres) qu'un muscle maintenu dans le cercle circulatoire.

§ 224.

La contraction musculaire. — Myographes. — Myographie. — La secousse musculaire. — L'onde musculaire. — Durée et périodes de la contraction musculaire. — Lorsqu'un muscle se contracte et qu'il se raccourcit par le rapprochement de ses extrémités, la masse musculaire, envisagée dans son ensemble, gagne en épaisseur ce qu'elle perd en longueur. Mais, bien que les muscles soient élastiques (Voy. § 225), ils ne se comportent pas pour amener cet effet comme de simples lanières de caoutchouc ; les éléments qui les composent présentent une série de phénomènes à peu près inconnus il n'y a pas longtemps encore, et qu'on est parvenu, de nos jours, à analyser avec beaucoup de précision [1].

Lorsqu'on isole un muscle de manière à le soustraire à toute excitation physiologique (cet isolement peut être obtenu soit en enlevant le muscle sur un animal vivant, soit en annihilant sur l'animal vivant l'action que le système nerveux peut exercer sur le muscle laissé en place), ce muscle ainsi isolé, peut être soumis à des excitations expérimentales qu'on mesure et qu'on dose à volonté. On arrive ainsi à constater que la contraction musculaire, telle qu'elle se montre au toucher et à la vue, n'est en réalité qu'une résultante, ou que la fusion de phénomènes élémentaires qu'on peut mettre en évidence à l'aide des appareils enregistreurs. A l'aide de cette méthode expérimentale on peut encore étudier et représenter par des tracés graphiques les phases ou périodes de la contraction, sa durée, ainsi que l'influence qu'exercent la nature et le degré de l'excitant. Mais avant d'exposer les résultats, quelques mots sur les appareils d'expérience rendront beaucoup plus clair ce que nous aurons à dire ensuite.

Myographes. — Myographie. — Les premières recherches de ce genre ont été faites par M. Helmholtz. Il s'est tout d'abord proposé de rechercher *le temps qui s'écoule entre le moment où un muscle est excité, et le moment précis où débute la*

[1] Parmi les physiologistes qui ont porté la lumière dans ces régions jusque-là inexplorées, il faut citer en première ligne MM. Helmholtz, A. Fick et Marey.

contraction. L'appareil dont il s'est servi est représenté fig. 121. Il se compose de deux parties essentielles : l'une W (perfectionnée par M. du Bois-Reymond et que M. Hemholtz a substituée à celle dont il se servait d'abord) qui porte à la

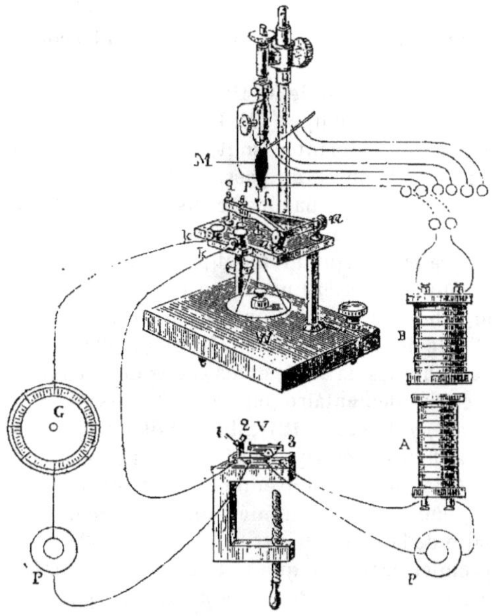

Fig. 121.

APPAREIL POUR MESURER LE TEMPS QUI S'ÉCOULE ENTRE L'EXCITATION DU MUSCLE ET LA CONTRACTION MUSCULAIRE (Du Bois-Reymond et Helmholtz).

W. INTERRUPTEUR (Unterbrecher) de M. du *Bois-Reymond*. — *kk*, bornes métalliques destinées à recevoir et à fixer les fils métalliques conducteurs. — *aa'*, deux supports d'axe. — *aa'hpq*, levier de forme triangulaire très mobile sur les supports à tourillons *a*,*a'*. — Au point *h* (à peu près au milieu du levier triangulaire) existent deux crochets métalliques, l'un en haut pour le *muscle*, l'autre en bas pour recevoir le fil de suspension du plateau de balance, fil de suspension qui passe par une ouverture de la tablette. — *pq*, deux vis bien fixées par leur écrou sur le levier triangulaire. La première, *p* se termine par une pointe de platine, laquelle pointe repose sur une lame de platine fixée sur la tablette au moyen d'une substance isolante; la lame de platine sur laquelle repose *p* s'appelle la *lamelle d'appui ;* elle peut être mise en communication avec une des bornes *k ;* la vis *q* placée à l'extrémité du levier triangulaire est terminée par une pointe en cuivre qui baigne dans une petite masse de mercure contenue dans un godet en fer également isolé et fixé dans la tablette (ce godet peut être mis en communication avec l'autre borne *k*).

Sur la tablette, qui porte le levier triangulaire, s'élève une tige de laiton, également isolée dans son contact avec la tablette; cette tige porte un bras qui peut monter et descendre à l'aide d'un curseur. Ce bras supporte une pince-tenseur destinée à fixer le muscle. Cette pince peut aussi monter et descendre à l'aide d'une vis micrométrique placée à la partie supérieure.

V. BASCULE (Wippe) de M. *Helmholtz*. — 1, poignée de la bascule. Quand on soulève cette poignée, 2 s'abaisse et produit deux effets : il *ferme* le courant mesureur du temps (courant galvanométrique) et il *ouvre* au point 3 le circuit inducteur de l'appareil d'induction AB dont le circuit *induit* est lié avec le muscle M.

En conséquence, le muscle reçoit, au moment de la fermeture du courant mesureur du temps, une décharge induite produite par rupture du courant inducteur; et c'est la contraction du muscle qui amène la rupture du courant mesureur du temps.

M, muscle.

G, galvanomètre.

A, bobine du courant *inducteur*.

B, bobine du courant *induit*.

P, P, piles.

fois le muscle en expérience M et le levier triangulaire mobile *aa'hpq*, que ce muscle met en mouvement, au moment où il est traversé par le courant d'induction qui l'actionne; l'autre V, destinée à rompre le circuit inducteur (bobine A) de l'appareil d'induction (à produire, par conséquent, une décharge *induite* qui traverse le muscle), et à fermer en même temps le courant *mesureur du temps* qui traverse le galvanomètre G.

Il en résulte que le muscle reçoit au moment même de la fermeture du courant *mesureur du temps*, une décharge induite produite par la rupture du courant inducteur. C'est la contraction du muscle lui-même qui rompt ensuite le *courant mesureur du temps*. La légende de la figure 121 suffit à compléter ces courtes explications.

Il est aisé de voir que l'appareil de M. Helmholtz n'est que la mise en pratique de la méthode de la mesure du temps de M. Pouillet, basée sur ce principe : « que les déviations de l'aiguille aimantée sont, pour des courants de très faible durée, proportionnelles à la durée du passage du courant, si bien que la durée de ce passage peut être mesurée par les écarts de l'aiguille. » La méthode de M. Helmholtz consiste en effet à faire en sorte que le courant qui agit sur l'aiguille du galvanomètre *se ferme* au moment précis ou commence l'excitation du muscle, et que ce courant *se rompe* par l'intermédiaire du muscle lui-même au moment précis où débute la contraction musculaire.

Plus tard, et à l'aide du même appareil, M. Helmholtz a cherché à apprécier, à l'aide de tracés graphiques, la *durée* et les *phases* de la contraction musculaire elle-même (contraction élémentaire ou *secousse* musculaire). A cet effet, au levier triangulaire *aa'hpq* (Voy. fig. 121), il ajoutait un style inscripteur (il n'est pas représenté sur la figure) ; ce style, fixé au point *q*, se mouvait avec le levier (lequel était lui-même mis en mouvement par le muscle M), et inscrivait par sa pointe, sur un cylindre enfumé animé d'un mouvement circulaire uniforme, la courbe musculaire de la contraction.

En dehors du premier problème que s'était posé M. Helmholtz (la recherche de ce qu'on désigne sous le nom de *temps perdu*), on peut considérer que le principe même de la myographie consiste (tout mouvement musculaire étant un raccourcissement du muscle suivi du retour à sa longueur première), à se servir du mouvement musculaire pour imprimer un mouvement de va-et-vient à un levier inscripteur. Ce levier terminé par un style peut être de longueurs diverses. Comme l'étude myographique peut porter sur des animaux de petite taille, il importe souvent d'*amplifier* ces mouvements pour pouvoir les inscrire, ce qu'on obtient facilement en augmentant beaucoup la longueur du bras de levier qui porte le style par rapport au bras de levier qui reçoit le mouvement.

En partant du principe des transmissions à l'aide d'ampoules élastiques fermées et remplies d'air, principe sur lequel nous avons précédemment insisté [1], M. Marey a construit de nombreux et ingénieux appareils d'une grande simplicité, d'un maniement facile, et qui sont aujourd'hui entre les mains de tous les physiologistes. Ajoutons que dans la plupart des recherches qui ont précédé les siennes, les muscles sur lesquels on expérimentait étaient enlevés du corps de l'animal, tandis que la méthode qu'il emploie permet beaucoup plus facilement de laisser le muscle en place sur l'animal vivant, en prenant seulement certaines précautions pour se mettre en garde contre l'intervention intempestive des mouvements musculaires d'ordre volontaire ou réflexe.

Le mouvement d'un muscle se traduit de deux manières : ou par son *raccour-*

[1] Voyez 1re partie, chapitre Circulation, page 219.

cissement, ou par son *gonflement;* de là, deux sortes de myographes : les uns, destinés à inscrire les phases du raccourcissement, les autres qui inscrivent les phases du gonflement. Le raccourcissement et le gonflement du muscle n'étant que l'expression d'un seul et même phénomène, on peut indifféremment étudier les phases de la contraction par l'un ou par l'autre procédé[1], la figure 122 représente l'*ampoule* ou *tambour explorateur* destiné à l'inscription des phases du *raccourcissement* des muscles. L'une des extrémités du muscle est fixée au levier du tambour explorateur; l'autre extrémité (adhérente à l'os, ou détachée), est fixée par un procédé quelconque. Au moment où le muscle est sollicité à la contraction, il tire sur le levier ; celui-ci comprime la petite masse d'air contenue dans le tambour explorateur. Les changements survenus dans le ressort élastique de cette masse d'air sont transmis, par un tube, à un tambour polygraphe muni de son levier enregistreur (Voy. fig. 44, 1re partie, page 222)

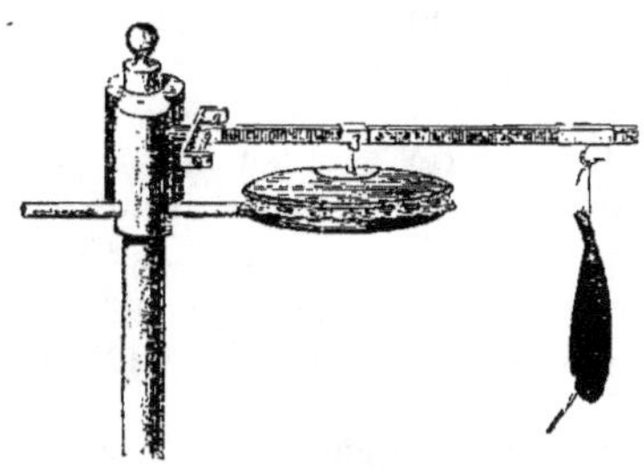

Fig. 122.
Myographe indiquant les phases du raccourcissement du muscle (fig. théorique Marey).

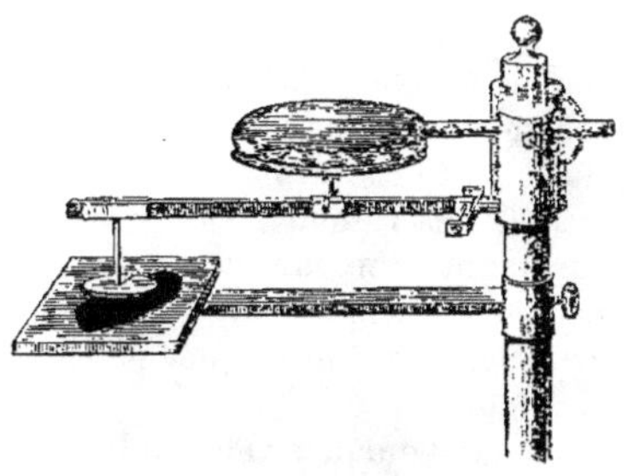

Fig. 123.
Myographe indiquant les phases du gonflement du muscle (fig. théorique Marey).

et s'inscrivent, sous forme d'une courbe continue, sur un cylindre enfumé mû d'un mouvement circulaire uniforme[2].

La figure 123 représente le tambour explorateur destiné à l'inscription des phases du *gonflement* du muscle. Le corps du muscle, soutenu par un plan résistant, soulève au moment, où il se contracte (c'est-à-dire au moment où il se gonfle), le levier du tambour explorateur muni à son extrémité d'une petite plaque métallique qui pèse mollement sur lui[3]. Les changements dans le ressort élastique de la masse d'air emprisonnée dans le tambour explorateur sont transmis au tambour polygraphe muni de son levier enregistreur et inscrits sur le cylindre tournant.

La méthode exploratrice appliquée à l'étude du gonflement des muscles pré-

[1] Quand on recueille simultanément les phases d'une même contraction musculaire à l'aide de deux myographes, l'un donnant le tracé du raccourcissement, l'autre celui du gonflement, on constate qu'ils fournissent des indications identiques, non pas, bien entendu, quant à la grandeur du déplacement, mais quant à la *forme* de la courbe inscrite. C'est ainsi, par exemple, que les phases du *gonflement* et du *dégonflement* des muscles pectoraux de l'oiseau sont identiques avec les phases de l'abaissement et de l'élévation de l'aile que ces muscles commandent.

[2] M. Fick enregistrait dans le principe la courbe myographique non sur un cylindre tournant, mais sur une plaque animée d'un mouvement pendulaire. Le cylindre, d'un emploi beaucoup plus commode, est à peu près seul employé aujourd'hui.

[3] Le tambour explorateur pouvant glisser le long de la tige qui le supporte, on comprime plus ou moins le muscle exploré, c'est-à-dire qu'on *sensibilise* plus ou moins l'instrument, ce qui peut être utile pour étudier certaines particularités du mouvement.

sente cet avantage qu'elle peut être employée sur l'animal vivant sans lui faire subir aucune mutilation. A l'aide de cette méthode, on peut donc étudier les phases de la contraction musculaire chez l'homme. Analogue à celui des appareils précédents, le tambour explorateur est formé d'une ampoule de caoutchouc soutenue par une gouttière métallique (Voy. fig. 124). L'ampoule, à l'intérieur de laquelle existe un petit ressort à boudin destiné à faire saillir la membrane, s'applique par sa face élastique sur le muscle qu'on veut explorer (le biceps du bras par exemple, le muscle le plus accessible et le plus facile à mettre en expérience)[1], et la gouttière métallique, qui se moule sur le membre, est maintenue en place à l'aide d'une bande roulée et convenablement serrée. La masse d'air emprisonnée dans l'ampoule est mise en communication à l'aide du tube de caoutchouc (qu'on voit au bas de la figure), avec le tambour polygraphe inscripteur. Ajoutons qu'à l'aide du bouton métallique applati qui surmonte l'ampoule et du fil métallique qui s'y rend, on peut, au besoin, exciter électriquement le muscle et étudier comparativement la contraction artificiellement provoquée par les excitants avec la contraction déterminée par la volonté.

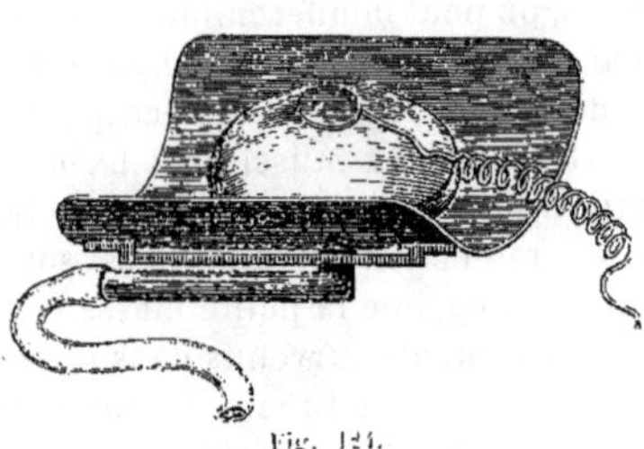

Fig. 124.
Myographe indiquant les phases du gonflement du muscle; applicable à l'homme. Marey.

Le tambour à levier explorateur, tel qu'il est représenté fig. 122 et 123, pourrait suffire à toutes les expériences de myographie, et remplacer tous les autres dispositifs. Toutefois, lorsqu'il s'agit d'animaux de petit volume, sur lesquels on n'est pas obligé d'agir à distance, et qu'on peut fixer sur le myographe lui-même, l'appareil peut être simplifié.

S'agit-il, par exemple, de la grenouille, et veut-on se procurer le tracé des phases du raccourcissement des muscles du mollet (gastrocnémiens); voici comment on dispose l'expérience (Voy. fig. 125).

Le tambour à levier explorateur est supprimé ainsi que le tambour polygraphe ; c'est le muscle lui-même qui agit directement sur le levier inscripteur. Ce levier inscripteur est articulé sur une plaque métallique, qui se continue avec une planche doublée de liège. Sur la planche de liège on fixe la grenouille avec des épingles, et notamment l'os auquel s'insère le muscle en expérience. L'autre extrémité du muscle, c'est-à-dire le tendon du muscle gastrocnémien, détaché de ses connexions naturelles, et solidement attaché soit à l'aide d'un fil métallique fin, soit à l'aide d'un cordonnet de soie, est lié à un petit bouton que porte le levier inscripteur. Celui-ci, mobile dans le plan horizontal, est attiré vers la grenouille quand le muscle se raccourcit, et ramené dans sa position primitive par un ressort très doux quand la contraction cesse. De même que dans tous les myographes, la pointe du levier trace sur un cylindre enfumé les ondulations correspondantes au mouvement de va-et-vient du levier. Comme à chaque tour du cylindre enfumé le levier inscripteur risquerait de passer dans les traits produits par les excitations antécédentes, la plan-

[1] On peut aussi l'appliquer sur la jambe ou sur la cuisse pour explorer les muscles de ces régions.

chette qui supporte l'animal fait partie d'un ensemble (lié au support à trois pieds de la figure) qui, porté sur un chariot, se meut dans le sens horizontal par un mouvement lent et continu, de manière qu'à chaque tour du cylindre, le trait du style inscrivant se trouve déplacé suivant une hélice à pas très fins. Comme c'est le plus souvent à l'aide de l'excitant électrique qu'on provoque la secousse musculaire dont on se propose d'enregistrer la courbe, il y a sur la planchette du myographe un support auquel sont fixés les réophores destinés à actionner le muscle (Voy. fig. 125).

Lorsqu'on opère sur les animaux, à l'aide de muscles laissés en place, il importe que les mouvements expérimentalement provoqués ne se compliquent

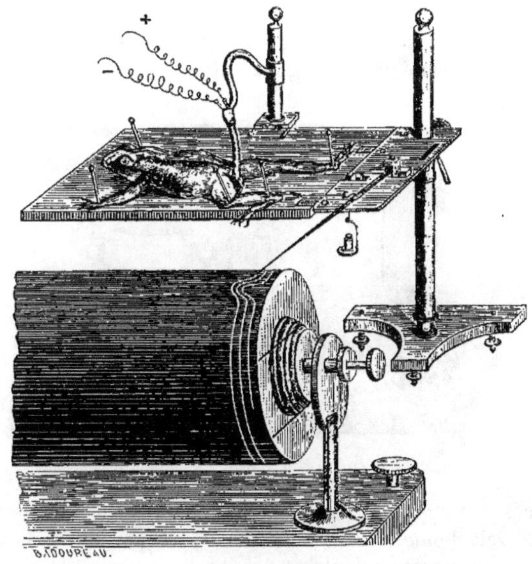

Fig. 125 (d'après M. Marey).

pas des mouvements d'ordre volontaire ou réflexes; aussi, avant de fixer la grenouille sur la planchette de la figure 125, on commence par détruire la moelle épinière à l'aide d'une petite tige métallique.

S'agit-il d'enregistrer les mouvements du cœur, on peut aussi au tambour explorateur à levier substituer un petit appareil d'un usage commode, la *pince myographique* de M. Marey (Voy. fig. 126, page suiv.). L'animal (la grenouille) est fixé sur une planchette, le ventre en haut; et son cœur, mis à nu, est saisi au niveau de la région ventriculaire à l'aide d'une pince à cuillers portée sur deux bras coudés. L'un de ces bras est fixe; l'autre, mobile, porte un levier horizontal qui lui est perpendiculairement implanté et qui par son autre extrémité, munie d'un style inscripteur, peut tracer sur un cylindre enfumé. Le bras mobile de la pince est sans cesse ramené à sa position initiale par un fil de caoutchouc agissant comme un ressort et fixé sur la planchette à l'aide d'une épingle (Voy. fig. 126). A chaque contraction (systole) le ventricule, qui devient plus globuleux, écarte le mors mobile de la pince et tend le fil élastique. A chaque repos (diastole) du ventricule le fil élastique ramène la pince à sa position du départ. C'est donc la traction du fil élastique qui applique le mors mobile de la pince sur le ventricule ; elle doit être assez faible pour ne pas empêcher le sang d'affluer dans le ventricule au repos ; elle doit être suffisante pour ramener la cuiller au contact du cœur.

Dans toutes les expériences de myographie, surtout quand elles portent sur des muscles de petit volume (ce sont celles qui comportent le plus de précision), il convient de se mettre en garde contre la dessiccation des muscles mis à nu. On pourrait opérer dans une pièce dont l'air serait saturé ; on peut aussi couvrir l'animal par une chambre humide, c'est-à-dire à l'aide d'une petite caisse que l'on construit soi-même à l'aide de plaques de verre, de mica, ou de corne transparente.

Il importe aussi que le style inscripteur qui trace sa courbe sur le cylindre enfumé ne soit pas formé par une tige métallique dont les frottements toujours

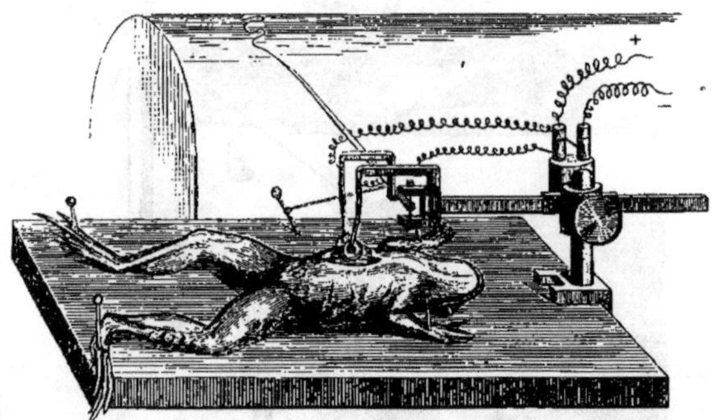

Fig. 126.

trop prononcés allongent la phase de descente des courbes au moment qui correspond au relâchement du muscle. C'est pour cette raison qu'on choisit des substances suffisamment résistantes et d'une grande flexibilité, de petites lamelles de baleine ou de plumes, par exemple, amincies à la lime.

La secousse musculaire. — Une grenouille étant placée sur la planchette du myographe (Voy. fig. 125), si on excite la contraction du gastrocnémien par une décharge électrique instantanée, la décharge d'un courant d'induction par exemple (en appliquant l'excitant électrique soit sur le nerf qui anime le muscle, soit sur le muscle lui-même), aussitôt se produit une *secousse* dans le muscle. C'est-à-dire qu'une excitation instantanée provoque un mouvement de *courte durée*, mouvement qui n'est pas la contraction musculaire ordinaire, telle que nous la connaissons, et telle que la volonté la commande, mais un mouvement *court*, *brusque*, qui mérite bien le nom de *secousse* qu'on lui a donné (*Zückung* des physiologistes allemands). La secousse, n'est que l'*élément* de la contraction proprement dite. Quand sur l'homme, ou sur l'animal vivant, le muscle se contracte, il exécute une *série de secousses* extrêmement rapides, fusionnées entre elles, et qui disparaissent dans la résultante générale, de même que les vibrations sonores disparaissent dans le son qu'elles engendrent.

La secousse isolée, c'est-à-dire la vibration élémentaire de la contraction, est représentée sur le cylindre enfumé du myographe par la courbe représentée fig. 127 A. Le moment de l'application de l'excitant répond au point *a*. La distance qui sépare le point *a* du point *b* (sur la ligne des abscisses [1]), exprime le temps qui s'écoule entre le moment où l'excitant a commencé à agir et le moment où la contraction commence à se manifester (ce qu'on appelle la période d'*excitation latente* ou la période du *temps perdu*). La distance qui sépare le point *b* du point *c* représente la période d'ascension ou la période active de la secousse. En comptant cette période suivant la verticale, c'est-à-dire sur la ligne des ordonnées, on a l'amplitude; en comptant cette période suivant l'horizontale, c'est-à-dire sur la ligne des abscisses, on a sa durée. La distance qui sépare le point *c* du point *d* représente la période de descente ou de retour au repos. La durée de cette période se compte naturellement sur la ligne des abscisses. En somme, la courbe de la secousse musculaire comprend une période ascensionnelle à laquelle succède une période de descente. L'*amplitude* de la courbe étant en rapport avec les dimensions des bras du levier enregistreur, deux courbes ne peuvent être comparées sous le rapport de l'amplitude qu'autant

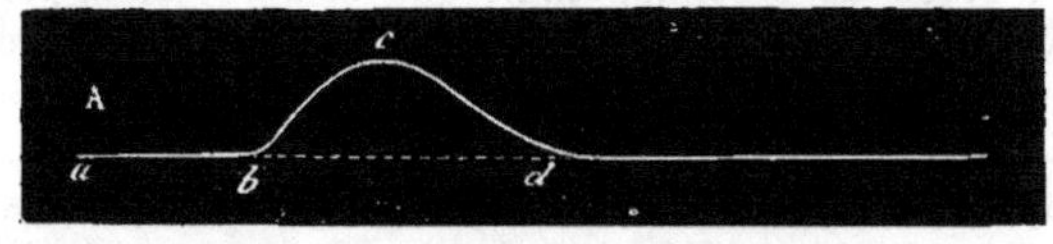

Fig. 127.

que la longueur des bras du levier enregistreur du myographe est connue. On comprend aussi que la *durée* des phases de la secousse se déduit du diamètre du cylindre enfumé et de la durée de sa révolution [2].

Lorsqu'on étudie attentivement le tracé de la secousse, on constante que le raccourcissement se développe avec une vitesse d'abord croissante, puis décroissante, atteint son maximum, et cesse ensuite d'une manière analogue.

Le muscle est actif pendant toute la période ascendante de la secousse, mais il n'est pas complètement inactif pendant la période de descente. Le levier en effet ne descend pas avec une liberté absolue ; il est encore retenu par la force contractile qui va sans cesse en s'éteignant et qui ralentit sa descente. L'amplitude de la secousse (dégagée de l'accroissement artificiel que peuvent lui donner les leviers enregistreurs) dépend du muscle qui la produit. On peut dire, d'une manière générale, que cette amplitude dépend de la longueur des fibres musculaires et de leur direction dans l'ensemble du muscle. Les recherches

[1] La ligne *horizontale* sur laquelle se comptent les divisions du temps (ou la durée d'un phénomène) s'appelle en géométrie la *ligne des abscisses*. — La ligne *verticale* sur laquelle se compte le degré d'intensité d'un phénomène s'appelle la *ligne des ordonnées*.

[2] La méthode de Young, qui consiste dans l'emploi du diapason pour l'estimation des phénomènes très courts, permet, dans la pratique, de mesurer avec une grande rigueur les fractions infiniment petites du temps, sans qu'il soit besoin de se préoccuper du diamètre du cylindre enregistreur ou même de la durée précise de sa révolution, pourvu qu'il se meuve avec une vitesse suffisante. Le diapason, on le sait, donne des vibrations isochrones dont la *tonalité* répond à un nombre connu de vibrations dans l'unité de temps (la *seconde*). On munit l'une des branches du diapason d'un style léger qui vibre avec elle et qui inscrit ses vibrations sur le cylindre enfumé du myographe sur lequel s'inscrit, en même temps, la secousse musculaire. Chaque vibration du diapason comptée sur la ligne des abscisses, répond à la fois à une fraction de temps connue, et à une fraction de la secousse.

de MM. Fick et Marey prouvent aussi que l'amplitude croît avec l'énergie de l'excitant, jusqu'à un maximum à partir duquel l'amplitude ne croît plus malgré l'énergie toujours croissante de l'action excitatrice.

Lorsqu'un muscle est sollicité à diverses reprises, à l'aide d'excitations brusques et suffisamment espacées, la *durée* de la secousse s'accroît sans cesse pendant toute la durée de l'expérience en même temps que son amplitude diminue. L'allongement de la courbe porte sur les deux périodes, mais surtout sur la période de descente. Ce phénomène caractéristique de la *fatigue* du muscle dépend de ce que la modification qu'entraîne la contraction dans le tissu du muscle n'a pas été réparée par la nutrition. Par contre, l'état de *repos* du muscle correspond au retour à l'état chimique normal du tissu musculaire.

La secousse musculaire peut être étudiée directement sur l'homme à l'aide des ampoules ou tambours à leviers explorateurs, dont nous avons parlé. Il suffit, pour obtenir le tracé de cette secousse, de faire passer une décharge instantanée (décharge d'induction) à travers le muscle sur lequel est appliqué le bouton du tambour explorateur (Voy. fig. 124, p. 36). L'examen de la courbe ainsi obtenue montre que la durée de l'excitation latente (de *a* en *b*, fig. 127) varie de 1/50 à 1/100e de seconde, tandis que la durée de la période d'ascension est d'environ 0sec,07 à 0sec,08. Quand à la durée de la période de descente, elle égale ou dépasse un peu la période ascensionnelle [1].

On conçoit comment ce mode de constatation pourrait être transporté dans le domaine de la myographie clinique. Certaines maladies paralysent la faculté qu'ont les muscles de déterminer les grands mouvements de la locomotion, sous l'influence de la volonté (ce sont surtout les maladies du système nerveux), d'autres attaquent le tissus musculaire lui-même et anéantissent la contractilité même. A l'aide de la myographie on peut distinguer les muscles restés sains des muscles qui ont perdu leur propriété fondamentale, suivre les phases de la disparition, ou le retour graduel de la contractilité.

Le froid produit sur la secousse musculaire des effets analogues à ceux que produisent les excitations répétées ; c'est-à-dire qu'il en augmente rapidement la durée. Deux gastrocnémiens d'une même grenouille mis simultanément en expérience donnent des secousses dont les tracés se superposent ; si on entoure l'un de ces muscles de glace, en peu de temps des différences considérables se produisent. La chaleur produit un effet inverse, mais à une condition, c'est qu'elle ne dépasse pas un certain degré, car on arrive rapidement par l'élévation de la température (chez les animaux à sang froid entre 30° et 35°, chez les animaux à sang chaud vers 45°), à la diminution et à la destruction de l'action musculaire (Voy. § 68).

Quand le muscle est soumis à une charge qui va croissant, l'amplitude de la secousse croît un instant, puis décroît rapidement d'une manière continue, tandis que sa durée augmente. Il se produit quelque chose d'analogue à ce qui se passe dans un muscle qu'on excite et auquel on oppose un obstacle insurmontable au raccourcissement.

[1] Chez les animaux à sang froid les phases de la secousse ont une plus longue durée ; au contraire, chez les oiseaux, la période d'ascension et de descente de la secousse ne mesure guère chacune que 0sec,03 de seconde.

Si l'excitation ne portait pas sur le muscle lui-même, mais sur le nerf qu'il reçoit, le stade de l'excitation latente serait augmenté de toute la durée du stade de l'excitation latente du nerf (Voy. *Innervation*).

L'onde musculaire. — Le raccourcissement passager qui produit la *secousse* est dû à la formation d'une *ondulation* ou d'une vibration longitudinale qui parcourt le muscle dans toute son étendue avec une grande rapidité. C'est M. Aeby (1862) qui, en inscrivant simultanément le gonflement d'un muscle sur divers points de sa longueur, a reconnu l'existence d'une onde assez analogue à celle qui se produirait dans le mouvement d'un liquide à l'intérieur d'un tube élastique [1].

Voici ses deux expériences fondamentales. Supposons un muscle serré sur deux points de sa longueur, voisins l'un de l'autre, entre les mors de deux pinces myographiques analogues à celle de la figure 126, et dont les leviers enregistreurs peuvent tracer sur un cylindre enfumé. Si on applique à l'une des extrémités du muscle une excitation instantanée, on obtient les deux tracés représentés fig. 128 A, qui indiquent que le gonflement des muscles ne s'est pas produit simultanément sur tous les points en même temps, mais qu'il a cheminé le long du corps charnu à partir du point excité. Le levier le plus rapproché du bout du muscle qui a reçu l'excitation s'est levé le premier et l'autre ensuite. La distance des deux points maximum d'élévation des courbes

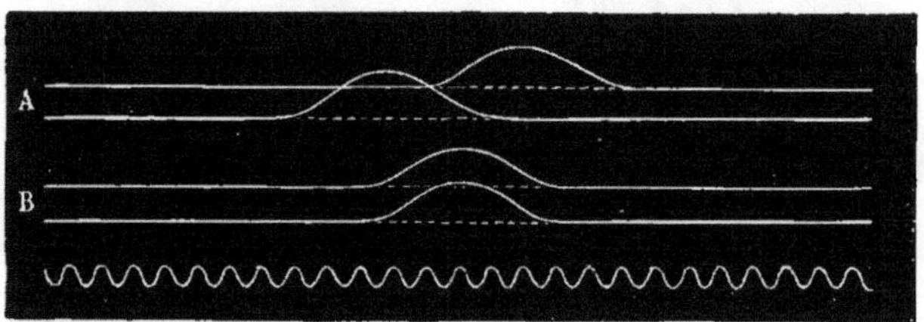

Fig. 128.

(calculée sur la ligne des abscisses) indique le temps qu'a mis l'ondulation à passer d'une pince à l'autre. A chaque mouvement de contraction il y a donc un gonflement local qui progresse le long du muscle à la manière d'une vague, et cette progression ondulatoire est d'autant plus lente et par conséquent l'écart entre le soulèvement des deux leviers d'autant plus grand que le muscle est plus fatigué et plus près de perdre ses propriétés [2].

Les deux pinces myographiques étant aux mêmes points que dans l'expérience précédente, si on excite le muscle, non par un bout, mais dans toute son étendue, en mettant chacune de ses extrémités en rapport avec les fils du courant induit, les deux leviers se soulèvent simultanément et on obtient les deux courbes du gonflement du muscle représentées fig. 128, B. Dans cette seconde expérience le muscle a été excité en même temps sur tous les points de son étendue, les fibres musculaires se sont raccourcies simultanément sur tous les points, l'onde n'est plus saisissable ; les mouvements ondula-

[1] Quand on observe les muscles des insectes au microscope, on remarque souvent des espèces de mouvements ondulatoires analogues aux mouvements des vagues.

[2] La vitesse de l'onde musculaire de la grenouille est, d'après M. Aeby, de $1^m,8$ à $1^m,6$ par seconde : elle décroît rapidement. M. de Bezold l'estime à $1^m,2$; MM. Valentin et Bernstein à 3 ou 4 mètres ; M. Hermann à 3 mètres.

La contraction qu'on obtient par l'excitation des *nerfs* des muscles paraît aussi se propager sous forme d'ondes, dans des directions opposées, à partir du point innervé.

toires s'emparant simultanément de tous les éléments du muscle, se composent et se confondent[1].

Toutes les conditions qui agissent en augmentant la durée de la secousse : le temps écoulé depuis le moment où le muscle a été détaché de ses connexions naturelles, les excitations répétées, l'abaissement de la température augmentent également la durée de transmission de l'onde musculaire. Dans les conditions physiologiques normales, alors que l'excitation motrice est transmise aux muscles par la volonté, c'est-à-dire par les nerfs moteurs, l'onde musculaire prend naissance au point où le tube nerveux entre en contact avec le faisceau musculaire primitif, au niveau de la plaque nerveuse terminale, c'est-à-dire en des points multiples et très divers de la masse d'un même muscle, et de ces points se propage vers les extrémités du faisceau musculaire; on conçoit que dans ces conditions l'onde musculaire soit insaisissable.

Contraction musculaire proprement dite (*tétanos physiologique*). — Lorsqu'au lieu d'exciter un muscle à l'aide d'une décharge électrique instantanée, on en sollicite la contraction à l'aide d'excitations de plus en plus rapprochées, il arrive un moment où la première secousse produite n'a plus le temps d'ac-

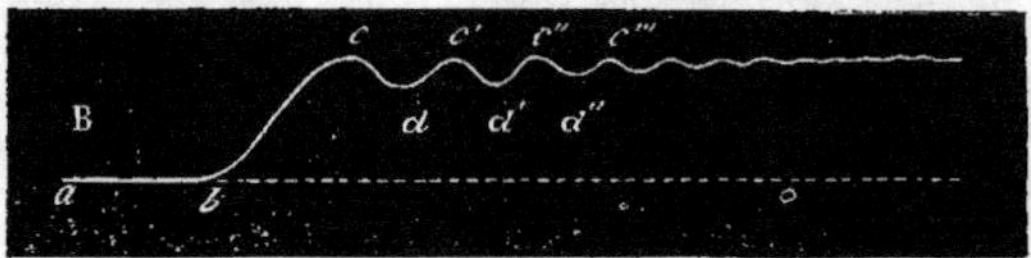

Fig. 129.

complir sa période de descente, la fibre musculaire se trouve saisie par la seconde excitation au moment où cette période allait se produire; la troisième excitation se comporte comme la seconde et ainsi de suite. Il en résulte que le levier ne *redescend plus* et continue son tracé pendant tout le temps de l'expérience à une hauteur correspondante à l'énergie de l'excitation multiple. Lorsque les excitations répétées ne sont pas suffisamment rapprochées, la courbe produite sur le cylindre enfumé se présente comme l'indique la figure 129. La distance *ab* répond à la période d'excitation latente ; la distance *bc* exprime la période d'ascension de la première secousse; la distance *cd* la période de descente; si cette secousse était provoquée par un excitant instantané *unique*, elle aurait continué sa période de descente suivant la ligne *cd*. Mais la seconde excitation et par conséquent la seconde secousse s'empare du muscle avant que la descente ait pu s'accomplir entièrement et le levier se relève vers c'. De même le levier se relève successivement vers c'', c''' avant que les descentes dans le sens d', d'' aient eu le temps de se produire et le levier tend de moins en moins à redescendre.

Si, dès le principe, les excitations sont très rapprochées, si elles sont par

[1] Sur l'homme l'onde musculaire peut être constatée et mesurée par la méthode des deux leviers, et par l'excitation *localisée à l'une des extrémités du muscle*. Sur le biceps brachial, M. Hermann estime que sa vitesse est de 10 à 15 mètres par seconde. Si le courant d'excitation (décharge induite) était appliqué non à l'une des extrémités du muscle, mais à chacune des extrémités, c'est-à-dire si la cause excitatrice le saisissait ainsi dans son entier, le phénomène du transport ne serait plus saisississable.

exemple de 20 à 30 par seconde, le mouvement acquiert de suite une assez grande amplitude, le levier s'enlève rapidement à une certaine hauteur (Voy. fig. 130), qu'il conserve pendant toute la durée du mouvement, n'accusant plus que de faibles oscillations. Le muscle est pendant tout ce temps dans un état de raccourcissement permanent analogue à ce que nous appelons le tétanos, raccourcissement qui ne fait que reproduire ce qui se passe pendant la contraction volontaire des muscles de la locomotion. On peut donc dire que

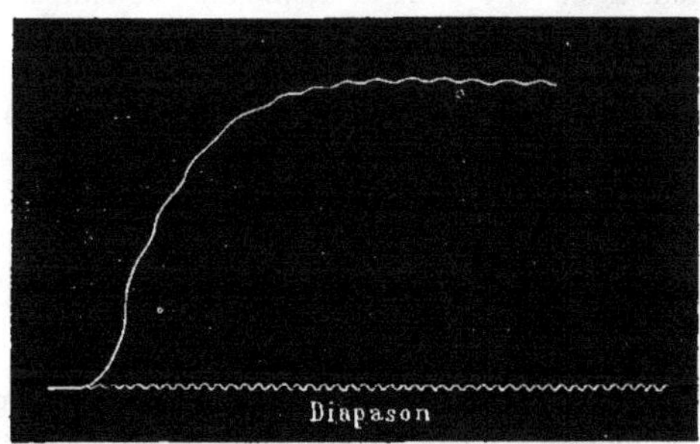

Fig. 130.

la contraction volontaire n'est autre chose qu'une sorte de *tétanos physiologique*[1], produit par une série d'excitations multiples parties de l'encéphale et par conséquent coordonnées.

Pour obtenir sur le cylindre enfumé du myographe un tracé analogue à celui de la figure 130, il faut que les excitations qui se succèdent soient au moins de 4 par seconde pour la tortue, de 15 pour la grenouille, de 30 environ pour les mammifères et pour l'homme, de 70 pour l'oiseau. Quand la fréquence des excitations, et par conséquent des secousses élémentaires, est plus grande encore, on ne peut plus les distinguer sur le tracé (comme on le voit encore sur la fig. 130); et celui-ci devient une ligne, non plus onduleuse, mais tout à fait droite.

Si l'excitant qui produit la secousse est un excitant mécanique (la percussion du nerf moteur que reçoit le muscle par exemple), les phénomènes observés sont les mêmes; c'est-à-dire qu'une percussion rapide et isolée produit une secousse ; une série de percussions produit une série de secousses qui se fusionnent en tétanos. La percussion peut s'exercer sur le muscle à l'aide d'un marteau très léger mis en mouvement par une roue dentée (*tétano-moteur* de M. Heidenhain). C'est à l'aide d'une série d'excitations mécaniques ou de chocs transmis aux muscles de l'avant-bras par les vibrations

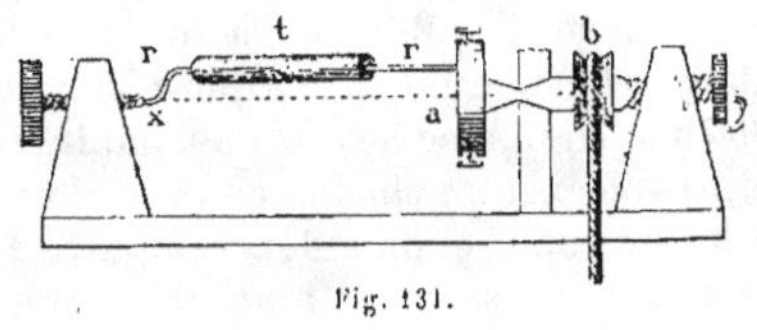

Fig. 131.

MACHINE DE BOOD.

ax, axe de rotation de l'appareil.
b, poulie mise en mouvement par une courroie de transmission.
rr, tige excentrique placée à environ 4 millimètres du centre de l'axe de rotation.
t. cylindre de laiton pouvant tourner facilement autour de la tige excentrique.

[1] Le tétanos *pathologique* est soustrait à la volonté, et la contraction permanente qui le caractérise s'empare la plupart du temps et *simultanément des muscles antagonistes*, quelquefois même de tous les muscles du corps en même temps.

de la machine représentée fig. 131 que M. Rood détermine la tétanisation de ces muscles, laquelle se traduit (quand la rotation du cylindre saisi par la main est de 40 ou 60 tours par seconde), par une contraction involontaire et continue en vertu de laquelle les fléchisseurs des doigts ne peuvent plus abandonner le cylindre, tant qu'il tourne.

A mesure que les secousses fusionnées qui produisent la contraction soutenue se succèdent, le muscle se fatigue, la durée propre des secousses augmente, et moins il en faut, dans le même laps de temps, pour produire ce qu'on appelle le tétanos physiologique [1].

Sous son apparente immobilité, le muscle en contraction *soutenue* est le siège de secousses élémentaires ou de vibrations dont chacune est provoquée par une excitation. Le muscle de l'homme, lorsqu'il est à l'état de contraction volontaire soutenue, donne à l'auscultation un son (le bruit musculaire) qui correspond à 32 vibrations par seconde [2]. Tel est donc le nombre des vibrations latentes de la contraction des muscles de l'homme dans les conditions ordinaires, et tel est aussi le nombre des incitations nerveuses qui provoquent les secousses élémentaires qui la composent.

Si telle est l'origine du bruit musculaire, on doit pouvoir, dans les expériences de myographie, modifier à volonté la tonalité de ce bruit en augmentant le nombre des excitations qui traversent le muscle. C'est en effet ce qui arrive. M. Helmholtz a démontré qu'en augmentant progressivement le nombre des excitations électriques, le muscle qui se contracte donne à l'auscultation un son de plus en plus élevé.

Ainsi que le fait remarquer M. Marey, dans la contraction musculaire qui résulte de la fusion des secousses élémentaires, l'élasticité du muscle emmagasine une partie du mouvement qui s'engendre au moment où l'onde se produit, et contribue ainsi à son uniformité. Aussi, dans les conditions physiologiques, la contraction musculaire s'accomplit suivant un mouvement sensiblement uniforme et se traduit graphiquement par un tracé régulier et continu.

Quant à la vitesse maximum de la contraction volontaire, on peut la mesurer directement à l'aide d'un procédé très simple qui consiste à placer une feuille de papier blanc devant soi et à la frapper de coups répétés, et le plus rapidement possible, à l'aide de la pointe d'un crayon qu'on tient entre ses doigts. Chaque point marqué sur la feuille correspond à une contraction des fléchisseurs. Avec beaucoup d'habitude, et en élevant à peine la main au-dessus du papier, entre chaque choc, on peut tracer environ 10 points par seconde. Chaque contraction a donc employé 1/10e de seconde. C'est un peu plus que la durée d'une secousse musculaire simple (mesurée chez l'homme comme nous l'avons précédemment indiqué à l'aide des vibrations du diapason), et on conçoit qu'on ne puisse guère réduire la contraction musculaire à une durée moindre.

Quant à la durée possible d'une contraction musculaire soutenue, il est diffi-

[1] Il y a longtemps déjà que M. E. Weber avait comparé les mouvements de la locomotion à des tétanos *localisés* et *ordonnés* que la volonté commande.

[2] C'est le son musculaire qu'on entend quand on introduit le bout du doigt dans le conduit auditif externe et qu'on contracte énergiquement les muscles du membre supérieur. C'est encore le son produit par les vibrations musculaires qu'on entend quand on s'est bouché les oreilles avec du papier mâché ou de la cire et qu'on contracte le muscle masséter.

cile de la fixer, même d'une manière approximative; et on conçoit qu'elle peut varier dans des limites très étendues, dans l'état physiologique et dans l'état pathologique, parce qu'elle est intimement liée et à l'état du système nerveux et aux conditions de la nutrition musculaire. L'expérience de tous les jours montre qu'il est difficile de tenir le membre supérieur horizontalement étendu dans un état de contraction musculaire active, permanente, pendant plus de 15 à 20 minutes, et il faut que les nerfs du mollet et des fesses soient puissants pour soutenir aussi longtemps le poids du corps sur la pointe du pied.

La contraction dite *idio-musculaire*, qu'on désigne souvent sous le nom de *myodème* (Voy. § 222), pouvant être provoquée par *une seule* excitation mécanique (un choc par exemple), pourvu que cette excitation ait une suffisante énergie, on la regarde généralement comme une *secousse* musculaire. Comme cette contraction a une assez longue durée, on la compare à ces secousses relativement lentes qu'on observe sur les muscles dans lesquels la contractilité est sur le point de s'éteindre, ou sur les muscles fatigués par des excitations successives.

Mais il faut dire que cette contraction singulière et spéciale, caractérisée par le gonflement du muscle dans un point circonscrit, ressemble beaucoup plus à une sorte de tétanos localisé, comprenant le point touché et les points les plus voisins sur lesquels la tuméfaction se propage comme une série d'ondes dont le point de départ est au centre même du choc. Ce qui différencie surtout le myodème de la secousse simple, c'est que sa durée est relativement considérable. Quand avec un couteau à papier ou avec la tranche de la main on frappe un coup sec vers la partie moyenne du biceps du bras mis à nu, on voit un soulèvement arrondi se produire qui peut durer une demi-minute à une minute, quand le choc est énergique. Ce qui différencie encore la secousse musculaire simple du myodème, c'est que la durée de la secousse va en augmentant à mesure que le muscle se fatigue. Quand, au contraire, on cherche à reproduire plusieurs fois, au même lieu, le myodème, on constate que le phénomène diminue d'intensité et de durée à chaque excitation mécanique nouvelle. Il semble donc qu'un seul choc soit le point de départ d'une série d'excitations qui se succèdent et s'éteignent en s'irradiant à une distance plus ou moins grande du point excité, et qu'on se trouve en présence d'une sorte de contraction musculaire complète, mais localisée en un point circonscrit. Les faits signalés par MM. Bennet-Bowler et par M. Brown-Séquard (Voy. § 222), tendent également à le démontrer.

Ce qui est certain c'est que le myodème n'est pas un fait d'ordre réflexe, mais un fait d'excitabilité propre de la fibre musculaire, et qu'il peut se produire après la mort, tant que les muscles conservent leur contractilité.

§ 224 *bis.*

Les phénomènes intimes de la contraction musculaire. — La contraction musculaire observée au microscope. — Lorsqu'on excite sous le microscope, à l'aide d'un grossissement moyen, un muscle strié d'un animal de petit volume, d'un insecte par exemple, on peut apercevoir les secousses ondulatoires par-

[1] *Myodème*, de μῦς muscle, οἴδημα gonflement.

tant du point excité et d'autant plus facilement qu'elles deviennent plus lentes à mesure que les propriétés du muscle s'amoindrissent. On ne constate, il est vrai, ainsi, *de visu*, que ce que le myographe révèle d'une manière beaucoup plus complète et beaucoup plus précise. Mais le microscope permet de pénétrer plus avant, à l'aide de forts grossissements, dans le mécanisme du raccourcissement musculaire. On sait que les faisceaux striés primitifs sont composés d'éléments très fins, c'est-à-dire de fibrilles. Or, que se passe-t-il dans la *fibrille* musculaire au moment de la contraction ? tel est le problème. Beaucoup de recherches ont été faites pour le résoudre, notamment par MM. Krause, Engelmann, Ranvier, Merkel, Fredericq, etc.

Rappelons d'abord qu'une fibrille (Voy. fig. 132) est composée de disques ou bandes obscures *a* qui paraissent de nature demi-solide, et qui représentent probablement l'élément essentiel de la fibrille. Ces disques sont compris entre deux bandes claires *b* qui sont probablement un liquide dans lequel le corps obscur demi-solide est en quelque sorte suspendu. La strie noire *c* peut être considérée comme une sorte de membrane ou de plan de séparation qui partagerait le tube membraneux allongé que représente la fibrille en un certain nombre de cases superposées (cases musculaires de M. Krause) contenant chacune un disque demi-solide entre deux couches liquides.

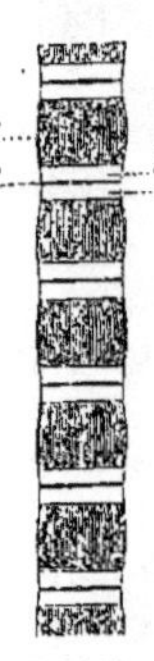

Fig. 132.

L'étude microscopique de la contraction musculaire a été faite, à l'aide de forts grossissements, sur les muscles striés de la mouche, sur les larves du cousin, sur l'hydrophile, sur les pieds de l'araignée d'eau. Une autre méthode, très employée par les micrographes, consiste à fixer à l'aide de réactifs le phénomène fugitif de la secousse musculaire, c'est-à-dire à solidifier la fibrille musculaire au moment de la contraction et à l'étudier sous cette forme nouvelle [1].

D'après M. Krause, le phénomène du raccourcissement du muscle au moment de la contraction dépendrait de ce que le liquide contenu dans la case musculaire éprouverait un déplacement en vertu duquel il irait se loger *autour* du disque ou cylindre solide qui occupe la partie moyenne de la case; les cloisons supérieures et inférieures de la case s'appliqueraient sur les faces supérieures et inférieures du disque solide. De cette disposition nouvelle résulterait : 1° un épaississement de la fibrille (et par conséquent le gonflement général du muscle); 2° une différence dans les propriétés optiques de la fibrille, c'est-à-dire la disparition des zones claires (Voy. *b*, fig. 132), et un certain éclaircissement des zones obscures (*a*, fig. 132) désormais entourées sur leur contour d'une couche liquide, et, par conséquent, une tendance générale à l'homogénéité.

M. Engelmann pense que pendant la contraction ce n'est pas par le *déplacement* du liquide (qui viendrait occuper la circonférence des disques ou cylindres

[1] Les muscles striés des animaux vertébrés ne laissent pas facilement pénétrer le mystère de la contraction. Il faut avoir recours à des muscles dans lesquels les éléments des fibrilles représentent des compartiments plus étendus, comme par exemple les muscles de l'aile de l'hydrophile, ou les muscles cutanés du *telephorus melanurus* (petit coléoptère très commun). M. Engelmann tue l'animal par immersion en le plongeant soit dans l'acide osmique (à 1 p. 100), soit dans l'alcool (à 5 p. 100). La solidification des éléments musculaires saisit l'animal au milieu des mouvements violents qu'il exécute en mourant, et on a ainsi un choix de fibrilles à tous les états de contraction.

demi-solides) que les propriétés optiques des fibrilles sont changées, mais parce que le liquide des zones claires *pénètre* et *gonfle* graduellement les cylindres demi-solides des zones obscures. En somme, pendant la contraction, le volume absolu de chaque compartiment ou case musculaire ne change pas, mais le compartiment diminue de hauteur et par conséquent s'élargit, et le liquide pénètre et gonfle les petits cylindres demi-solides qui représentent l'élément essentiel de la fibrille musculaire [1].

M. Merkel, se basant sur les recherches histologiques de M. Hensen (qui à l'aide de très forts grossissements a trouvé une nouvelle strie claire au milieu de la zone obscure, c'est-à-dire au milieu même de l'élément musculaire), admet que l'élément musculaire est composé de deux demi-éléments. Au moment de la contraction, et dans un premier stade, les deux demi-éléments se dissolveraient dans le liquide de la demi-case correspondante, et la fibrille musculaire paraîtrait alors homogène (stade de *dissolution* et d'*homogénéité*) ; dans un second stade la matière solide des demi-éléments se rassemblerait vers la strie de séparation des cases musculaires, et prendrait la place du liquide de la zone claire. Le liquide occuperait alors la place de chaque demi-élément, en sorte qu'il y aurait inversion des apparences optiques de la fibrille (stade *d'inversion*).

Dans ses recherches sur les muscles de l'aile de l'hydrophile, M. Ranvier reconnaît que les propriétés optiques des fibrilles musculaires se modifient pendant la contraction ; que les parties fragmentées dont la fibrille se compose, se tassent, mais que le mécanisme précis de ce tassement nous échappe [2].

Ce qui est certain, c'est que la contraction ne peut s'effectuer sans échanges nutritifs corrélatifs ; nous le verrons plus loin. La segmentation extrême de l'élément musculaire paraît en rapport avec ces échanges lesquels peuvent ainsi s'opérer en même temps sur tous les points à la fois de la substance contractile.

[1] M. Engelmann admet, en outre, que le *stade d'homogénéité* dont nous avons parlé peut être dépassé, quand le raccourcissement de la fibre musculaire est de 50 p. 100 de sa longueur ; et il se produirait alors ce qu'il appelle le *stade d'inversion*. Les rides du sarcolemme qui accompagnent souvent le raccourcissement considérable des faisceaux primitifs permettaient de fixer exactement le point où se produisent les inversions. Les parties *rentrantes* des rides du sarcolemme correspondent en effet aux zones claires, et les parties *saillantes* à la substance musculaire principale ; or dans le stade d'inversion ce seraient bien les zones claires qui deviennent foncées. M. Engelmann désigne les zones claires sous le nom de disques *isotropes*, et les zones obscures sous le nom de disques *anisotropes*. Il admet qu'au fur et à mesure du raccourcissement de la fibre les disques isotropes et anisotropes diminuent de hauteur, les premiers plus vite que les derniers, surtout au début. Quand les premiers (isotropes) sont réduits au septième de leur hauteur primitive, les autres (anisotropes) ne sont encore réduits que de moitié. Cette différence dans la diminution relative des deux substances tiendrait à ce que la substance anisotrope se gonfle peu à peu aux dépens de l'eau de la substance isotrope.

[2] L'examen de M. Ranvier a porté aussi sur des muscles d'animaux supérieurs (sur le demi-tendineux du lapin) qu'il injectait tantôt à l'état de repos, tantôt à l'état de contraction, à l'aide de l'acide osmique. Son procédé avait quelque chose de tout à fait spécial. Le muscle qu'on injectait *à l'état de contraction* avait été préalablement placé dans des conditions telles qu'il ne pouvait pas se raccourcir, il était *tendu* et fixé (on sait en effet qu'un muscle peut se contracter alors même qu'il ne se raccourcit pas ; exemple : tension volontaire du biceps sans flexion de l'avant-bras). Le muscle qu'on injectait à l'*état de repos* était également *tendu*. Ils ne différaient donc l'un de l'autre que par la contraction. Or, au moment de la contraction, les disques ou éléments contractiles proprement dits (zones obscures) étaient diminués de hauteur ; les autres (zones claires), comme conséquence nécessaire, avaient augmenté de hauteur (tout raccourcissement étant impossible). Ces expériences tendent à démontrer que dans les phénomènes de la contraction les véritables éléments actifs sont les bandes ou zones obscures, c'est-à-dire les disques demi-solides.

§ 225.

Élasticité musculaire. — Extensibilité musculaire. — Force élastique des muscles. — Sous ces diverses expressions, il règne encore aujourd'hui, en physiologie, une confusion que nous nous efforcerons de dissiper. Tout d'abord, il convient de remarquer que l'élasticité est une propriété de l'ordre mécanique, bien différente de la contractilité qui est la propriété d'un tissu vivant. Inhérente aux tissus organiques, l'élasticité se retrouve dans tous, à des degrés très divers, et existe au maximum dans un tissu spécial, le *tissu élastique*. La plupart des substances inorganiques jouissent aussi, on le sait, de la propriété élastique. Il importe toutefois de remarquer que, si l'élasticité des substances organiques offre avec l'élasticité des substances inorganiques la plus grande ressemblance, elle en diffère néanmoins par ce caractère, à savoir que le coefficient d'élasticité [1] des substances organiques change sans cesse *et va en diminuant* avec la puissance de distension (en d'autres termes avec la charge), tandis que dans les corps inorganiques l'allongement *est proportionnel* à la force de distension, tant que la limite d'élasticité n'a pas été dépassée [2].

Un corps élastique peut se déformer sous l'influence d'une pression, on dit alors qu'il est *compressible ;* ou bien il peut se laisser distendre par une traction, on dit alors qu'il est *extensible.* Dans l'un et l'autre cas sa forme se trouve modifiée et c'est par le retour à sa forme primitive que se manifeste son pouvoir élastique.

Un corps élastique ne manifeste donc sa propriété qu'à la condition d'être dérangé de sa position d'équilibre par une force étrangère. La force avec laquelle le corps élastique tend à reprendre sa forme dépend de la grandeur de la force qui a été employée pour la lui faire perdre. S'il suffit, pour amener l'*extension* d'un corps élastique, d'un très faible effort, on pourra dire qu'il est très *extensible* (un mince ruban de caoutchouc, par exemple) ; mais on ne pourra pas dire qu'il jouit d'une grande force élastique, puisque l'énergie avec laquelle il reprendra sa forme première dépend de la force qui a été employée pour amener sa distension. On dit souvent d'une substance très facilement extensible qu'elle est très élastique ; mais cela ne veut pas dire qu'elle jouisse d'une grande *force élastique.* Au contraire, un ressort métallique à boudin qu'on ne peut étendre que très difficilement peut développer, en revenant sur lui-même, une *force élastique* considérable.

Ce ne sont donc pas les corps les plus facilement extensibles qui jouissent de la *force élastique* la plus grande. Une élasticité puissante implique une grande force déployée par le corps pour reprendre sa forme, et suppose par là même qu'une grande force a été employée pour la lui faire perdre.

En somme, l'*extensibilité* musculaire est la propriété que possède le muscle, en sa qualité de tissu élastique, de se laisser étendre ; et la *force élastique* d'un muscle exprime l'effort développé par le muscle pour reprendre sa posi-

[1] Le coefficient d'élasticité d'un corps, c'est le *rapport* de l'allongement du corps avec la charge qui le produit.

[2] Les nombreuses expériences de M. Wertheim sur le coefficient d'élasticité des substances organiques ont depuis longtemps établi ce principe.

tion première, quand il a été allongé, cette force n'est en définitive que la restitution de la force qui lui a été communiquée pour l'allonger.

Lorsqu'un corps élastique est soumis à une extension qui dépasse son pouvoir élastique, il devient incapable de reprendre ses dimensions, c'est-à-dire sa forme première. La *limite d'élasticité* d'un muscle, c'est par conséquent, comme pour tout corps élastique, le degré de distension que le muscle ne peut dépasser sans perdre sa forme primitive.

Ces quelques mots suffisent pour montrer que l'élasticité musculaire doit jouer dans les phénomènes du mouvement un rôle des plus importants ; mais ce rôle est d'autant plus difficile à analyser dans les muscles, que cette propriété complique tous les actes contractiles, les muscles étant tout ensemble doués d'élasticité et de contractilité.

M. Ed. Weber est le premier qui ait institué des expériences précises dans

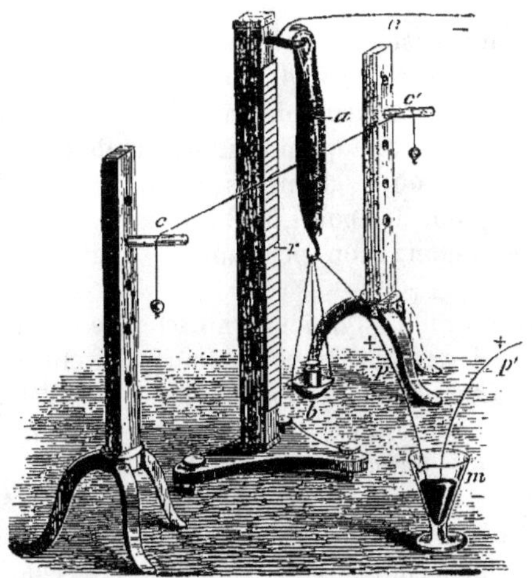

Fig. 133.

le but de mesurer l'élasticité des muscles. Ces expériences ont été faites sur un muscle dont les fibres sont sensiblement parallèles dans toute sa longueur (disposition qui n'est pas très commune dans les muscles), c'est-à-dire sur le muscle hyoglosse de la grenouille. L'appareil dont il a fait usage, représenté fig. 133, est disposé de telle sorte que l'élasticité du muscle peut être mesurée quand le muscle, chargé de poids, est à l'*état de repos*, ou quand il est à l'*état d'activité ou de contraction*.

Le muscle figuré en *a* (hyoglosse de grenouille) peut être chargé de poids variés qu'on dépose dans le plateau *b*. Le fil *cc'* qui passe au travers du muscle vers sa partie moyenne s'abaisse ou se relève suivant l'extension ou le retour élastique du muscle et permet de noter la valeur de l'extension et celle du retour élastique en rapportant les excursions du fil à l'échelle graduée *r* fixée sur la tige montante de l'appareil. Quand on veut mesurer l'élasticité du muscle pendant sa période d'activité, on excite le muscle chargé de poids, en le faisant traverser par un courant à l'aide des fils métalliques *p*, *n*. En plongeant ou en retirant le fil *p'* du verre *m* rempli de mercure on établit ou on rompt le circuit de l'appareil excitateur qui n'est pas représenté sur la figure. M. Harless a répété ces expériences en substituant au fil qui sert à mesurer les extensions du muscle, un style fixé au bout inférieur du muscle et qui inscrit ses excursions sur un cylindre enregistreur.

La force élastique du muscle est mesurée par le poids employé, tant que le muscle allongé par la charge reprend ses dimensions premières quand on le décharge. Or l'expérience apprend que si l'on suspend à l'extrémité du muscle frais des poids successivement croissants, qu'on enlève ensuite, le muscle qui reprenait ses dimensions pour des poids faibles ne revient plus à ses dimensions premières pour des poids plus forts ; le muscle allongé conserve une partie de son élongation et ne reprend pas ses dimensions premières quand on le décharge.

Il résulte des nombreuses expériences de M. E. Weber, de celle de M. de Wittich, de celles de M. Wundt (celles-ci ont été faites sur le grand adducteur et le demi-membraneux de la cuisse de la grenouille, muscles à fibres à peu près parallèles), que quand un muscle de grenouille est chargé de poids croissant de 1 à 5 ou 6 grammes, le muscle déchargé reprend ses dimensions premières. Pour des poids de 8 à 10 grammes ils commencent à ne plus les reprendre, et l'élongation permanente augmente de valeur avec la charge.

Tout en n'oubliant pas qu'il s'agit ici de muscles de très petit volume, et que sur les animaux supérieurs, toutes ces valeurs doivent être beaucoup plus élevées, il ne résulte pas moins de ces expériences que si l'élasticité des muscles est parfaite pour les poids faibles, la limite du pouvoir élastique est assez facilement atteinte. Il est donc vraisemblable que chez l'homme vivant les limites de l'élasticité musculaire peuvent être parfois dépassées ; mais comme il s'agit d'un tissu vivant ces extensions exagérées et les modifications de tissu qui en sont la conséquence sont suivies d'une prompte réparation et par conséquent du retour à l'élasticité première. Dans l'animal vivant la plupart des muscles sont d'ailleurs, disposés de telle sorte que des extensions durables dépassant notablement la mesure de l'élasticité musculaire, ne peuvent guère avoir lieu *tant que le squelette est intact ;* aussi la plupart des résultats de cette nature sont tout à fait artificiels et n'ont que des applications assez éloignées à l'économie vivante. Ajoutons encore que les muscles, de l'animal vivant sont disposés de telle sorte autour de leurs leviers osseux qu'ils ne supportent que des extensions de courte durée et que les efforts de distension ont lieu, la plupart du temps, non dans la période de repos du muscle, mais dans sa période de contraction. Ceci nous conduit naturellement à dire quelques mots des expériences de M. E. Weber sur le pouvoir élastique des muscles pendant leur contraction (sollicitée à l'aide de l'électricité). Supposons que l'hyoglosse mis en expérience et chargé d'un poids de 2 grammes se raccourcisse (au moment où on le fait contracter) de 25 millimètres par exemple ; ce raccourcissement ne sera plus que de 18 millimètres lorsque le poids qui tend à étendre le muscle est de 10 grammes. Pour des poids plus élevés le raccourcissement actif du muscle deviendra de moins en moins marqué : pour un poids de 25 grammes il n'est plus que de 1 millimètre. Enfin quand le muscle est *surchargé* de poids considérables, l'excitation électrique ne produit plus aucun raccourcissement et celui-ci disparaît pour toujours [1].

Il est aisé de voir que les résultats numériques de M. Ed. Weber sont la résultante de deux facteurs qui sont le pouvoir contractile et le pouvoir élastique. Or, la méthode expérimentale de M. Weber ne permet pas de déterminer la part de chacun de ces deux facteurs dans cet ensemble complexe.

Dans le principe, on a cru pouvoir tirer de ces expériences cette conclusion absolument paradoxale qu'un muscle est plus facilement extensible (et que par conséquent son pouvoir élastique décroît) pendant sa période de contraction que pendant son état de repos. Ces expériences ne prouvent rien de semblable. Ce qui est vrai, c'est que la contraction musculaire répétée détermine promptement dans le muscle un état moléculaire particulier qu'on appelle la *fatigue musculaire*, lequel entraîne rapidement à sa suite un grand affaiblissement de la force élastique. Il suffit en effet de noter l'allongement d'un muscle de grenouille pour certains poids (15 à 20 grammes par exemple), puis de le faire traverser pendant quelques instants par les courants interrompus d'une bobine d'induction pour constater que si on charge de nouveau ce muscle, son allongement pour le même poids a doublé ou triplé.

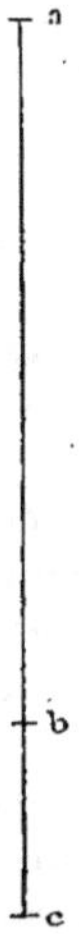

Nous retiendrons des expériences sur l'élasticité des muscles, entreprises par M. Ed. Weber pendant la période contractile, cette conclusion très intéressante qu'il y a pour un muscle donné un état particulier qu'il définit sous le nom de *puissance d'équilibre* et qu'on peut mesurer. Soit, par exemple, une fibre musculaire de longueur *ab* dans son état naturel et fixée au point *a* (*fig.* 134). On ajoute en *b* un certain poids à cette fibre; comme elle est élastique, elle s'allonge et devient *ac*. Alors on excite sa contraction par le passage d'un courant d'induction. Je suppose que sous l'influence de la force contractile la fibre reprenne sa longueur *ab*, la puissance contractile aura précisément fait équilibre au poids extenseur (la fibre est revenue à son point de départ exactement comme si on avait enlevé le poids extenseur). Le poids qu'il convient d'ajouter à un muscle pour obtenir ce résultat est la mesure de ce que M. Weber appelle la *puissance d'équilibre*. La puissance d'équilibre varie nécessairement avec les muscles mis en expérience, car la longueur de distension varie avec la masse musculaire et par chaque centimètre carré de section du muscle. Le poids qui fait équilibre à la puissance contractile est estimé par M. E. Weber à environ trente fois le poids du muscle en expérience.

a

b

c

Fig. 134.

De ce qu'un muscle chargé d'un faible poids se raccourcit plus quand on l'excite que le même muscle chargé de poids plus considérables, il ne faut pas en conclure que le maximum de force déployée par un muscle qui se contracte correspond au poids le plus faible. Ce maximum en effet dépend aussi de la grandeur de l'allongement amené dans le muscle par le poids tenseur, et il est mesuré par le rapport qui existe entre ces deux quantités. Ainsi, par exemple, dans l'expérience dont nous avons emprunté les résultats à M. Ed. Weber, un muscle (hyoglosse de grenouille) chargé de 2 grammes et ayant la longueur de $33^{mm},8$ s'est raccourci de $25^{mm},8$ au moment de la contraction. Le même

[1] Ces chiffres sont empruntés à l'une des expériences de M. E. Weber.

muscle chargé d'un poids de 10 grammes, ayant alors une longueur de $40^{mm},4$, s'est raccourci de $18^{mm},5$; le même muscle chargé de 20 grammes et ayant une longueur de $44^{mm},5$, s'est raccourci de $1^{mm},6$; enfin, le même muscle chargé de 30 grammes et ayant une longueur de $47^{mm},5$ (les limites de l'élasticité étaient depuis longtemps dépassées) ne s'est raccourci sous l'influence de la contraction que de $0^{mm},6$. Dans le premier cas, la quantité de travail est représentée par 52 *grammillimètres*. Dans le second cas par 185 ; dans le troisième par 32 ; dans le quatrième par 30. Il résulte de là, pour le dire en passant, que l'effet maximum de la contraction des muscles, mesuré par la *quantité du travail*[1], ne correspond ni au poids le plus faible, ni au poids le plus fort, mais dans l'espèce au poids moyen de 10 grammes, lequel est placé sur la limite d'élasticité de l'hyoglosse de la grenouille. Ce principe est fertile en applications au travail des moteurs animés (Voy. § 237)[2].

MM. Volkmann, Fick et Heidenhain ont cherché à dégager la part de l'*élasticité* de la part de la *contractilité* dans ces résultats complexes. C'est sur un cylindre enregistreur (d'un emploi général aujourd'hui pour la constatation et la mesure des phénomènes de raccourcissement) que l'allongement et le raccourcissement du muscle se trouvent reproduits à l'aide d'un style fixé au tendon du muscle. Dans ces expériences l'hyoglosse d'une grenouille fixé à l'une de ses extrémités est chargé à son bout libre d'un poids de 10 grammes. Mais, tantôt ce poids de 10 grammes fixé au muscle est *soutenu par un appui* pendant le repos du muscle, à une hauteur équivalente à la *longueur naturelle* du muscle ; tantôt, au contraire, ce poids *pèse sur le muscle* pendant le moment du repos, c'est-à-dire qu'il détermine d'une manière permanente un certain allongement élastique. Or, si l'on exerce une excitation d'égale mesure sur un muscle placé dans ces deux conditions différentes, on constate que la valeur du raccourcissement est plus considérable sur le muscle distendu par le poids que sur le muscle qui le soulève sans avoir été préalablement allongé. Une certaine extension du muscle favorise donc le travail actif de la contraction : l'élasticité de retour et le raccourcissement contractile agissent ensemble.

Mais ce sont surtout les expériences de MM. Donders et Van Mansvelt qui ont permis de déterminer le pouvoir élastique des muscles, et ces expériences sont d'autant plus démonstratives qu'elles ont été faites sur l'homme vivant. Les expérimentateurs se sont proposé de distinguer la force élastique du biceps brachial et du brachial antérieur (muscles fléchisseurs de l'avant-bras sur le bras) de leur action contractile, et de démontrer que ce sont deux forces distinctes et indépendantes. L'expérimentateur s'assied, le bras verticalement

[1] La *quantité de travail* s'obtient en multipliant le poids soulevé (ce sont les poids ajoutés au muscle) par le chemin parcouru (le chemin parcouru, c'est le degré de raccourcissement du muscle). Ainsi, $2 \times 25,8 = 52$; $10 \times 18,5 = 185$; $20 \times 1,6 = 32$; $50 \times 0,6 = 30$.

L'unité dynamique, ou *kilogrammètre*, est représentée par l'élévation d'un corps pesant 1 kilogramme à 1 mètre de hauteur, et, par conséquent, le *grammillimètre* est représenté par l'élévation d'un corps pesant 1 gramme à 1 millimètre de hauteur. On peut donc dire que, dans le premier cas, la *force déployée* par le muscle est de 51,6 grammillimètres ; dans le second cas, elle est de 185 grammillimètres ; dans le troisième, de 32 grammillimètres ; dans le quatrième, de 30 grammillimètres.

[2] Les expériences de M. Weber peuvent donner une idée approximative, mais non absolument exacte, du travail musculaire des muscles vivants. Il survient en effet dans les muscles séparés de l'animal vivant, et placés en dehors du trajet circulatoire, des phénomènes de *fatigue* musculaire qui ne se produisent ni aussi rapidement ni d'une manière aussi *définitive*, dans les muscles de l'animal vivant.

placé, l'avant-bras en flexion horizontale, le coude sur un appui. Un quart de cercle gradué dont le centre répond à l'articulation du coude permet de mesurer les degrés de flexion de l'avant-bras qui se produiront; le poignet est garni d'un bracelet de cuir et supporte un poids de plusieurs kilogrammes. Les choses étant dans cet état, on brûle le fil qui retenait le poids attaché au poignet; ce poids tombe, et, instantanément, l'avant-bras devenu libre s'élève d'un certain nombre de degrés qu'on mesure sur le cadran. Plus le poids est lourd, plus la flexion subite de l'avant-bras est grande.

Le poids maintenu en équilibre par la contraction musculaire avait donc mis les muscles dans un état de tension élastique tel que l'avant-bras s'est fléchi aussitôt que le poids a disparu. La position nouvelle que prend l'avant-bras quand le poids tombe représente la longueur *réelle* qui appartient aux muscles contractés. La position horizontale de l'avant-bras n'était obtenue que par un allongement que le poids faisait subir aux muscles contractés. L'écart entre l'horizontalité de l'avant-bras et son degré de flexion au moment de la chute du poids exprime l'allongement que le poids avait fait subir aux muscles, et représente la mesure de leur force élastique.

M. Marey, qui, par le moyen de la méthode graphique, a étudié dans tous ses détails le tracé des allongements des muscles sous l'influence de charges graduées, insiste sur les difficultés inhérentes à ce genre d'expérience. « Un muscle vivant ou mort soumis à la traction d'un poids, dit-il, ne prend pas *immédiatement* la longueur qu'il conservera tant que ce poids restera invariable; mais il s'allonge *peu à peu* tant que cette charge lui est appliquée. » Dans les expériences, il faut donc tenir compte de la durée, surtout quand les poids qu'on emploie sont sur la limite de l'élasticité.

M. Marey appelle aussi l'attention sur la forme de la courbe graphique de l'élasticité musculaire (gastrocnémiens de fortes grenouilles) obtenue par addition et soustraction graduelle d'une charge déterminée. Le point le plus abaissé de cette courbe correspond naturellement à l'allongement maximum du muscle; la courbe de descente et la courbe de montée sont semblables, et pour une certaine vitesse du cylindre enregistreur leur ensemble représente sensiblement un demi-cercle (Voy. *fig.* 135). La même expérience faite avec une bandelette de caoutchouc vulcanisé analogue par ses dimensions avec le muscle précédent donne dans les mêmes conditions, c'est-à-dire pour le même poids croissant et décroissant et pour la même vitesse du cylindre enregistreur, un tracé assez différent. Les lignes de descente et d'ascension sont des droites, et la courbe devient un V allongé (Voy. *fig.* 136).

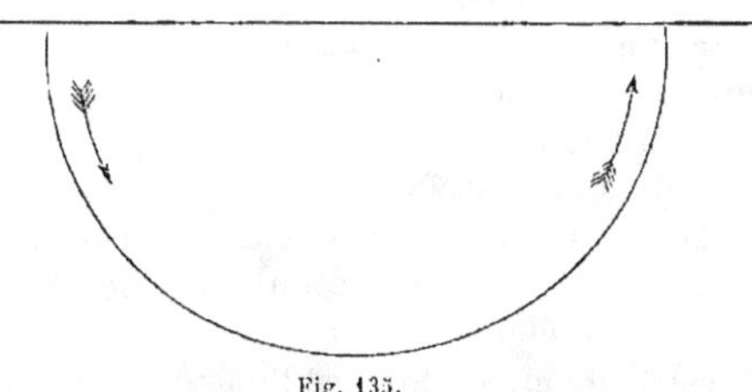
Fig. 135.

Le travail moléculaire qui s'accomplit sous l'influence de l'extension et du retour élastiques paraît donc être d'une nature spéciale qui dépend de la nature du corps élastique.

Le muscle *au repos* avec addition et soustraction graduelle de la charge ayant donné la courbe représentée figure 135, M. Marey recommence l'expérience avec le même muscle et la même charge appliquée de la même manière, mais en plaçant le muscle, à l'aide d'un courant à interruptions rapides, dans un état de *contraction permanente*. De même que dans les expériences de M. Weber, il se produit alors dans le muscle contracté et sous l'influence du même poids, un allongement plus grand que dans le muscle au repos, mais cet allongement est plus que compensé par le raccourcissement dû à la contraction, car la nouvelle courbe *descend moins bas* que la courbe obtenue sur le muscle au repos[1].

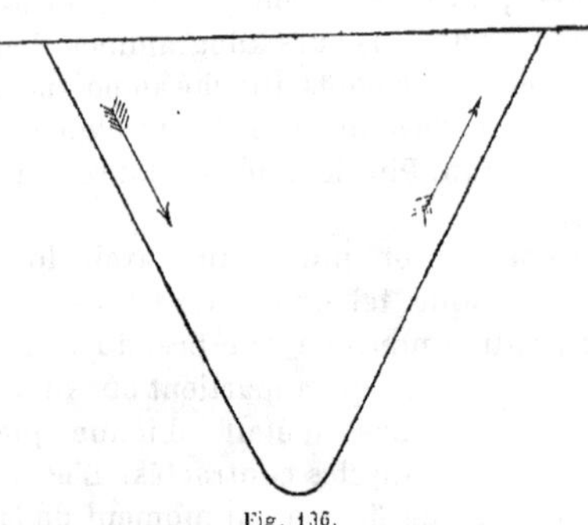

Fig. 136.

En résumé, on voit que deux propriétés essentielles dominent l'action musculaire, la contractilité et l'élasticité; et que la part de chacune d'elles est très difficile à séparer et à saisir. Un muscle au repos est élastique ; pendant la contraction il l'est également, mais de telle façon que la nouvelle disposition moléculaire que prend le muscle qui se contracte augmente en même temps son pouvoir élastique. La force élastique croît avec la contraction elle-même. D'autre part, la *fatigue* qui s'empare du muscle à mesure qu'il travaille diminue rapidement sa capacité contractile, et, par conséquent, aussi sa force élastique (ces deux facteurs étant inséparables), de sorte qu'il devient plus facilement extensible.

L'utilité de l'élasticité musculaire dans tous les actes du mouvement se conçoit aisément. Il en résulte une tension constante du muscle pendant le mouvement et à tous les moments de la durée du mouvement, quels que soient les changements dans la distance des points d'insertion des muscles. Grâce à l'élasticité dont ils sont doués, les muscles, même à l'état de repos, sont dans un état de tension permanente. C'est un fait d'expérience, en effet, que la longueur naturelle d'un muscle est *moindre* que la distance qui sépare les deux points d'insertion. Un muscle séparé de ses connexions naturelles et enlevé du corps de l'animal vivant, mesure toujours une étendue moindre que celle qu'il occupait quand il était en place.

L'élasticité musculaire est l'une des conditions de la bonne utilisation du travail de la contraction. Lorsqu'une force vive agit sur un levier à l'aide d'un intermédiaire non élastique, une partie de la force est perdue en choc (lequel devient chaleur sans résultat mécanique utile). Si au contraire l'intermédiaire est un corps élastique, celui-ci en vertu de son élasticité emmagasine et restitue sous forme de travail mécanique la force qui se serait perdue, ou plutôt transformée sans être mécaniquement utilisée.

[1] Remarquons que dans l'expérience de M. Marey, qui consiste à obtenir la *contraction permanente* du muscle sous la forme d'une sorte de tétanos, le résultat se complique de la *fatigue musculaire* qui a pour conséquence la diminution de la force élastique du muscle et, par conséquent, l'augmentation de son extensibilité. S'il était possible de réaliser l'expérience à l'aide d'une seule secousse musculaire, la différence des courbes serait certainement plus accusée.

§ 226.

Tonicité musculaire. — Les muscles d'un animal vivant, alors même qu'ils sont dans le relâchement ou plutôt dans l'état de *non-contraction*, sont, toute la vie durant, dans une sorte de tension permanente. Cette tension n'est pas aussi apparente dans les muscles des membres ou dans les muscles du tronc qui ont leurs deux extrémités attachées aux os que dans les muscles orbiculaires qui entourent les orifices des ouvertures naturelles et qui sont, en quelque sorte, isolés au milieu des parties molles. Ce n'est point par une contraction *permanente* (l'intermittence est le caractère général de la contraction musculaire) que les muscles *sphincters* ou orbiculaires ferment les orifices qu'ils circonscrivent; c'est en vertu d'un état de tension particulière que présente seul le tissu musculaire. Cette tension n'est pas comparable à celle que détermine un tissu élastique qui possède l'élasticité en raison de sa constitution propre. Les muscles, il est vrai, sont élastiques comme la plupart des parties molles de l'économie, et même à un assez haut degré (Voy. § 225). Mais l'élasticité est inséparable de la fibre musculaire, tandis que la tonicité, quoique se manifestant dans les muscles, n'est pas une propriété inhérente au muscle; elle est subordonnée à certaines conditions qui ne dépendent pas de la fibre musculaire elle-même; elle est subordonnée à ses liaisons avec le système nerveux central, et elle disparaît quand cette liaison est rompue. Aussi n'existe-t-elle plus dans les paralysies : de là l'évacuation involontaire des fèces, de l'urine, etc.

La tonicité musculaire, quoique moins manifeste dans les muscles des membres, y existe également; elle maintient ces muscles dans un état de tension que l'équilibre des puissances musculaires contraires dissimule en partie. Elle devient évidente par le retrait des deux bouts d'un muscle, lorsqu'on le divise en travers sur l'animal vivant. Elle se manifeste encore par la distorsion de la face et celle de la langue dans l'hémiplégie faciale, les muscles du côté sain n'étant plus maintenus en équilibre par la tonicité des muscles du côté opposé. La tonicité dépendant des liaisons du muscle avec le système nerveux central, la distorsion de la face dans l'hémiplégie se manifeste *instantanément* et devient ainsi un signe de l'épanchement encéphalique.

Quelques physiologistes ont, dans ces derniers temps, élevé des doutes sur cette propriété des muscles, et n'ont vu dans l'action permanente des sphincters et dans la rétraction des bouts d'un muscle vivant coupé en travers que des phénomènes d'élasticité [1]. Il est donc nécessaire de rappeler ici quelques expériences, qui confirment de la manière la plus claire l'existence de la tonicité musculaire.

MM. Heidenhain et Colberg prennent un lapin, l'endorment en le narcotisant, lui ouvrent l'abdomen, lient l'un des uretères, et introduisent dans l'autre un tube gradué et suffisamment élevé dans lequel ils versent de l'eau tiède (à 30 ou 40 degrés), jusqu'à ce que la vessie soit pleine. L'eau s'élève ensuite dans le

[1] A coup sûr, l'élasticité, telle qu'ils la conçoivent dans les muscles, n'est pas l'élasticité ordinaire. Singulière élasticité que celle dont on peut à volonté priver un muscle, sans agir sur son tissu, et en coupant au loin le nerf qui s'y rend. Aux propriétés nouvelles les noms nouveaux Voilà pourquoi nous disons non seulement le muscle au repos est élastique, mais il y a encore en lui autre chose; cette autre chose, nous l'appelons *tonicité*.

tube, et on s'arrête aussitôt que l'on voit quelques gouttes de liquide s'écouler par l'urèthre de l'animal. Ce moment correspond au point d'équilibre entre la résistance du sphincter du col de la vessie et la pression du liquide mesurée par la hauteur de la colonne d'eau. On attend quelque temps jusqu'à ce que la colonne de liquide reste stationnaire, puis on tue l'animal par quelques gouttes d'acide cyanhydrique. Aussitôt que l'animal est mort, il s'écoule par l'urèthre une certaine proportion de liquide. L'eau s'abaisse en même temps dans le tube gradué, d'une certaine quantité, et le point où elle s'arrête correspond à la résistance que lui oppose encore le sphincter de l'animal mort, *en raison de son élasticité seule.* La résistance du sphincter sur un lapin *vivant* était, par exemple, équivalente à une colonne d'eau de 27 centimètres ; elle ne faisait plus équilibre sur l'animal *mort* qu'à une colonne d'eau de 5 centimètres. On peut donc dire que la tonicité du sphincter de ce lapin faisait équilibre à une colonne d'eau de 22 centimètres, et l'élasticité à une colonne de 5 centimètres (total, sur l'animal vivant 27 centimètres). Sur un chien vivant, la résistance du sphincter faisait équilibre à une colonne d'eau de 68 centimètres ; sur l'animal mort, la résistance du même muscle ne faisait plus équilibre qu'à une colonne d'eau de 13 centimètres. On peut donc dire que la tonicité du sphincter de la vessie de ce chien faisait équilibre à une colonne d'eau de 55 centimètres, et l'élasticité à une colonne d'eau de 13 centimètres (total, sur l'animal vivant, 68 centimètres).

L'expérience suivante de M. Brondgeest n'est pas moins concluante. On coupe la moelle à une grenouille au-dessous du bulbe, on met à découvert les nerfs sciatiques sur chaque membre postérieur, et on coupe l'un des deux nerfs, puis on suspend librement la grenouille par la tête. Si on observe alors la situation des deux membres postérieurs (la grenouille est forcément au repos, puisque la moelle est coupée), on constate une différence qui s'est montrée constamment la même dans soixante-deux expériences. La patte dont le nerf est coupé est flasque et pendante, celle dont le nerf est intact est légèrement fléchie dans toutes ses articulations. La première obéit librement à la pesanteur, la seconde y obéit aussi, mais cette tendance est contre-balancée en partie par la tonicité, qui, persistant dans les fléchisseurs et les extenseurs du même côté [1], tend à donner au membre une position demi-fléchie, situation qui représente la position moyenne d'équilibre entre l'action des fléchisseurs et des extenseurs. M. Brondgeest a fait des expériences analogues sur des lapins et sur des oiseaux ; les résultats ont été les mêmes.

La rupture de la liaison des muscles avec les centres nerveux (avec la moelle) est donc suivie de l'abolition de la tonicité. Cette abolition est-elle immédiatement complète, ou, quoique très amoindrie, la tonicité persiste-t-elle encore un certain temps dans le muscle, pour disparaître tout à fait plus tard ? Les faits pathologiques tendent à faire supposer que cette abolition est immédiate.

Quelle est la véritable nature de la tonicité (ou du *tonus* musculaire, comme on l'appelle quelquefois ?). Tout concourt à prouver qu'elle est de l'ordre des phénomènes nerveux désignés sous le nom d'*actions reflexes* (Voy. chap. INNERVATION).

Depuis les recherches de M. Marshall Hall, on s'accorde généralement à considérer le tonus musculaire comme un acte réflexe placé sous l'empire de la

[1] La tonicité des muscles du côté dont le nerf sciatique est intact dépend des liaisons nerveuses muscles avec *la moelle.*

moelle et de la moelle allongée [1]. La tonicité explique la liaison des muscles avec la moelle, non seulement par l'intermédiaire des nerfs moteurs (c'est-à-dire les nerfs conducteurs des incitations motrices), mais encore par l'intermédiaire des nerfs sensitifs (c'est-à-dire des nerfs conducteurs des impressions sensitives). On peut faire disparaître la tonicité musculaire, non seulement par la section des nerfs moteurs, mais aussi par la section des nerfs sensitifs. La tonicité d'un muscle ne disparaît donc pas seulement avec la rupture nerveuse de ses liens moteurs, mais avec celle de ses liens sensitifs.

La position constante qu'un animal décapité prend et conserve pendant quelque temps, dans des conditions identiques (position que les circonstances extérieures peuvent seules modifier, et qui s'évanouit avec les propriétés de la moelle), dépendent de la tonicité. C'est en vertu de la tonicité musculaire, et de la persistance des liens sensitifs et moteurs de l'ensemble de l'appareil locomoteur avec la moelle, qu'une grenouille décapitée se tient *debout* sur ses pattes, dans une situation toujours la même. L'action réflexe, qui domine la tonicité musculaire, ayant, en définitive, son point de départ dans la sensibilité périphérique ou profonde, il est vraisemblable que tous les muscles du squelette n'éprouvent pas à chaque instant des sollicitations égales, et ne se trouvent pas dans le même moment dans un égal état de tension [2].

On comprend que la tonicité musculaire joue dans les divers mouvements des leviers osseux du squelette un rôle des plus importants. C'est à elle surtout que sont dues la *régularité* et la *mesure* dans le mouvement des parties mises en jeu par des muscles. Lorsque les muscles biceps et brachial antérieurs, par exemple, se contractent pour fléchir l'avant-bras sur le bras, le muscle triceps, placé à la partie postérieure du bras, quoique ne se contractant point (ce muscle est extenseur), modère en quelque sorte le mouvement de flexion, le proportionne au but désiré, et lui donne la *précision* nécessaire aux divers actes que le membre supérieur doit accomplir. Il en est de même, réciproquement, quand, au lieu des muscles fléchisseurs, ce sont les extenseurs qui agissent activement; ils trouvent dans la tonicité des fléchisseurs une résistance graduée et en quelque sorte régulatrice. Lorsque les muscles extenseurs d'un segment de membre sont paralysés, on constate, en effet, que le mouvement de flexion est saccadé, brusque, et qu'il dépasse le plus souvent le but assigné par la volonté. On observe des effets analogues, mais en sens opposé, dans la paralysie des fléchisseurs.

§ 227.

Des phénomènes électriques et thermiques qu'on peut constater dans les muscles. — Lorsqu'on met en rapport, à l'aide d'un circuit métallique, deux points distants d'un tissu vivant (de préférence un point pris à la surface d'un organe, avec un point pris dans sa profondeur) et qu'on interpose dans ce circuit un galvanomètre, celui-ci accuse la plupart du temps le passage d'un courant faible. Les muscles, les nerfs, le poumon, le foie, les glandes, les diverses

[1] Le centre nerveux du tonus musculaire du *sphincter de l'anus* par exemple serait, d'après les expériences de M. Masius (sur le lapin), dans la portion inférieure de la moelle lombaire, et le centre nerveux du tonus musculaire du *sphincter de la vessie* (chez le même animal) se trouverait au-dessus du précédent.

[2] La tonicité musculaire est donc une propriété en quelque sorte d'emprunt, car on ne peut guère la concevoir sans une excitation du dehors ou du dedans.

parties des organes végétaux, peuvent ainsi révéler la présence d'une petite quantité d'électricité ; comme d'ailleurs ils donnent aussi naissance à de la chaleur. Mais les muscles et les nerfs sont les tissus dans lesquels ces phénomènes sont le plus marqués.

Électricité musculaire. — Ce n'est guère que dans les muscles à fibres striées que les recherches sur l'électricité musculaire ont été faites [1]. Cependant des quelques observations qui ont été faites sur les muscles lisses on peut dire que les phénomènes électriques dont ils sont le théâtre sont également plus accusés que ceux des autres parenchymes.

Enlevez à une grenouille l'un des muscles de la cuisse à fibres parallèles (le muscle grêle ou le demi-membraneux), coupez ce muscle perpendiculairement à la direction de ses fibres charnues et réunissez par un conducteur métallique la *surface de section* du muscle avec la *surface longitudinale naturelle*, immédiatement il se développe un courant dans le fil conducteur interposé [2]. Ce courant est mis en évidence par un galvanomètre à fil très fin et très long et, se traduit par une certaine déviation de l'aiguille aimantée. Ce phénomène peut s'observer non-seulement dans un muscle séparé du corps de l'animal (c'est le procédé qui expose le moins à l'erreur), on peut le constater aussi dans un muscle qui fait partie de l'animal et auquel on a pratiqué une surface de section.

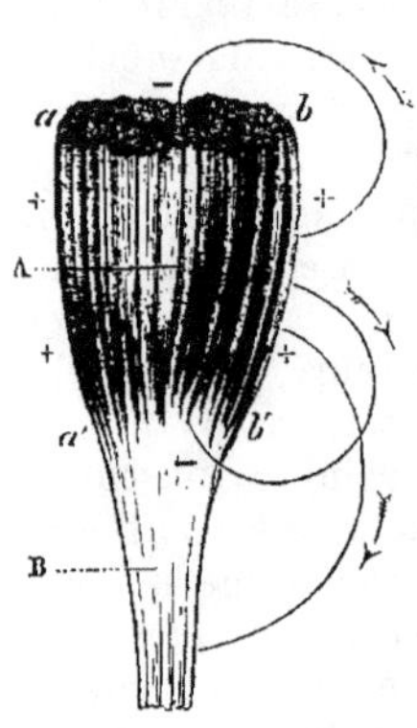

Fig. 137.
A, surface naturelle du muscle ;
a, b, surface de section ;
B, tendon du muscle ;
a', b', points où les fibres musculaires se fixent au tendon.

Le courant qui se développe ainsi entre les deux surfaces du muscle se dirige dans le conducteur métallique interposé, de la surface naturelle du muscle vers la surface de section (c'est-à-dire dans la direction de la flèche supérieure de la figure 137). Dans l'épaisseur même du muscle, le courant, continuant sa marche, se dirige donc de la surface de section vers la surface naturelle, ou, ce qui est la même chose, de l'intérieur du muscle à sa surface extérieure [3].

C'est ce courant qu'on a désigné sous le nom de *courant musculaire*. Ajoutons qu'on obtient des résultats identiques en substituant à la surface longitudinale naturelle du muscle, des surfaces longitudinales artificielles par la dissociation des fibres musculaires. La direction du courant obtenu entre la surface longitudinale *artificielle* et la surface de section est la même que précédem-

[1] Galvani en 1786 reconnut qu'en établissant une communication métallique entre un nerf et un muscle, celui-ci entrait en contraction. En découvrant ainsi l'électricité animale, Galvani faisait d'ailleurs une découverte d'une bien autre portée, celle du galvanisme ou de l'*électricité dynamique*.

C'est entre 1840 et 1843 que MM. Matteucci et du Bois-Reymond ont découvert que le muscle *seul*, placé dans des conditions déterminées, peut donner naissance à un courant.

[2] Pour se mettre en garde contre la polarisation des électrodes métalliques, il faut fermer le circuit à l'aide de lames de zinc amalgamé plongeant dans une dissolution saturée et parfaitement neutre de sulfate de zinc, ainsi que l'a indiqué M. J. Regnauld. M. du Bois-Reymond a emprunté ce perfectionnement à notre collègue. M. Matteucci, qui n'avait pas pris ces précautions, obtenait des courants musculaires dont le sens n'était pas constant.

[3] De même dans une pile voltaïque. Le courant marche, par exemple, du cuivre au zinc, le long du conducteur métallique interposé ; et il continue sa direction, au travers du liquide de la pile elle-même, en se dirigeant du zinc au cuivre.

ment. Ajoutons que le tendon recevant les extrémités de toutes les fibres musculaires d'un muscle, ce tendon, en communication avec les sections terminales de chaque fibre musculaire, peut être considéré comme une *surface de section*. Aussi, en joignant, à l'aide d'un conducteur, la surface naturelle du muscle avec le tendon de ce fragment de muscle (Voy. fig. 137), on obtient un courant dont la direction est la même que précédemment, c'est-à-dire que ce courant se dirige, dans le conducteur interposé, de la surface naturelle du muscle vers le tendon. Ces expériences donnent toujours les mêmes résultats. M. du Bois-Reymond a vérifié le fait sur un grand nombre d'animaux à sang froid et à sang chaud.

M. du Bois-Reymond a comparé les divers muscles de l'animal, au point de vue de l'énergie du courant, et il a trouvé que le courant est d'autant plus intense que le muscle en expérience est destiné à exercer une action mécanique plus grande.

La découverte de ces faits curieux a conduit M. Matteucci à la construction de piles dites *piles musculaires*. La surface naturelle d'un muscle étant positive, par rapport à la surface de section, qui est négative, on conçoit qu'en disposant des tronçons musculaires (les tronçons de cuisses de grenouilles sont surtout propres à cette construction) de manière à former une chaîne dont les éléments se correspondent par des surfaces douées d'états électriques opposés, on arrive à former une véritable pile (Voy. fig. 138). Les choses étant disposées ainsi que l'indique la figure, il suffira de faire communiquer la *surface naturelle* du tronçon musculaire qui occupe l'une des extrémités de la chaîne avec la *surface de section* du tronçon musculaire placé à l'autre extrémité, pour obtenir un courant dirigé dans le sens de la flèche. Ce courant a d'ailleurs toutes les propriétés d'une pile voltaïque faible : non-seulement il dévie l'aiguille du galvanomètre, mais il peut servir à exciter les contractions sur d'autres préparations musculaires.

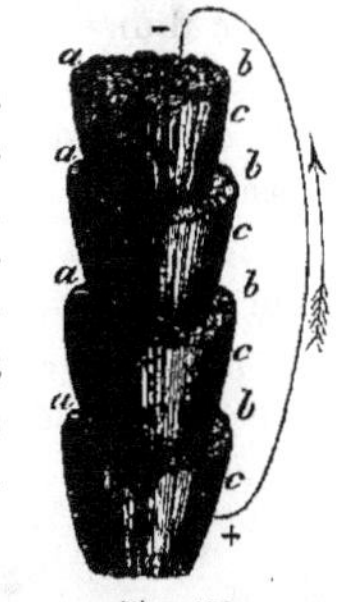

Fig. 138.
a, *b*, surfaces de section des muscles ; *c*, surfaces naturelles.

Le courant musculaire mis en évidence, suivant le procédé indiqué, va peu à peu en décroissant d'intensité, et il est considérablement affaibli au moment où la rigidité cadavérique s'établit. Les propriétés électriques du muscle paraissent toutefois survivre quelque temps à la contractilité musculaire. MM. Schiff, Valentin et Arnold ont vu durer le courant musculaire jusqu'à la cessation de la rigidité cadavérique, alors que le tissu musculaire commence à se décomposer, c'est-à-dire au moment où la vie l'a complètement abandonné. On sait, d'ailleurs, qu'un muscle ne cesse pas de vivre en même temps que l'animal, et que les métamorphoses de la nutrition continuent, du moins en partie, dans le muscle séparé de l'animal vivant, jusqu'au moment où commence la putréfaction.

Le courant musculaire, dont nous venons de parler, s'obtient à l'aide du muscle à l'*état de repos*. Mais, si le muscle se contracte sous l'influence d'un excitant quelconque, il éprouve une modification bien remarquable. Au moment de la contraction le courant musculaire cesse ; c'est-à-dire que le circuit galvanométrique mis préalablement en rapport avec la surface naturelle et la surface de section du muscle cesse en ce moment d'être parcouru par un courant, et l'aiguille du galvanomètre revient au zéro.

Supposons, par exemple, que le circuit galvanométrique soit disposé de manière que la surface naturelle d'un muscle soit reliée par un conducteur métallique avec la surface de section du même muscle à l'*état de repos*. D'après ce que nous avons vu précédemment, l'aiguille du galvanomètre se déviera légèrement et accusera le passage d'un faible courant dirigé, dans le circuit métallique, de la surface naturelle vers la surface de section du muscle. Si alors on fait entrer le muscle en contraction à l'aide d'un excitant, on voit l'aiguille du galvanomètre revenir peu à peu vers sa position d'équilibre, c'est-à-dire vers le 0 du cadran indicateur. Il ne suffit pas d'une seule contraction suscitée dans le muscle pour amener cet effet. Une contraction instantanée n'a pas le temps de se faire sentir sur l'aiguille du galvanomètre, qui tend naturellement à conserver sa position aussitôt que la contraction passagère a cessé. Il faut donner une certaine durée à la contraction, c'est-à-dire agir sur le muscle à l'aide d'une succession rapide d'excitations qui détermine dans le muscle une succession rapide de contractions[1].

M. du Bois-Reymond a constaté, par des recherches très délicates, que les courants dont nous venons de parler ne sont pas les seuls qu'on puisse mettre en évidence dans les muscles au repos.

Lorsqu'on met en rapport, par l'intermédiaire du circuit galvanométrique, deux points pris sur la *surface de section* d'un muscle, ou deux points pris sur la *surface naturelle*, on n'obtient point de courant dans le circuit métallique. Mais

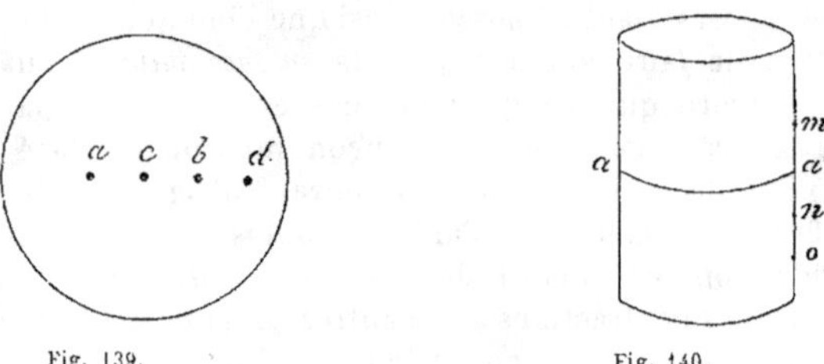

Fig. 139. Fig. 140.

cela n'a rigoureusement lieu que quand ces points sont symétriques. *Toute liaison établie entre deux points insymétriques de la surface d'un muscle* (que ces deux points insymétriques soient pris sur la surface de section ou sur la surface naturelle) est accompagnée d'un courant plus faible que celui dont nous avons jusqu'ici parlé, mais pourtant très appréciable. Soit, par exemple, le cercle *c* (*fig.* 139), représentant la *surface de section* d'un muscle. Si les deux électrodes sont appliqués en *a* et *b*, il n'y a point de courant ; mais s'ils sont appliqués en *a* et en *d*, il y a un courant. De même, soit le cylindre *a* (*fig.* 140), représentant la *surface naturelle* d'un fragment de muscle ; si les deux pôles sont appliqués en *m* et en *n*, à égale distance du plan circulaire *aa'*, qui coupe le fragment du muscle en deux parties égales, on n'obtient pas de courants ; mais si les pôles sont appliqués en *m* et en *o*, on obtient un courant ; d'où M. du Bois-Reymond tire cette conséquence qu'un cylindre musculaire com-

[1] Pour une seule secousse musculaire M. du Bois-Reymond n'avait pu observer l'oscillation en sens contraire (ce qu'il appelle oscillation négative). Il en fallait plusieurs pour la constater. Depuis, à l'aide d'aiguilles galvanométriques extrêmement légères et mobiles, on a pu constater l'oscillation, pour une seule secousse.

pris entre deux bases coupées en travers offre une tension positive à la surface naturelle et une tension négative aux surfaces de section, et que les tensions seraient distribuées de telle sorte qu'elles décroissent de l'équateur du cylindre vers la section, et de l'axe du plan de section vers la surface du cylindre. La conséquence de cette loi (et l'expérience d'ailleurs la confirme), c'est que le courant entre la section et la surface est d'autant plus prononcé que le point de section est plus rapproché de l'axe, et le point de surface plus près de l'équateur. Si on raccourcit le cylindre on obtient un nouveau cylindre soumis à la même loi. Si on diminue l'épaisseur du cylindre on obtient un cylindre nouveau également soumis aux mêmes lois, et il est vraisemblable qu'une seule fibrille possède les propriétés électro-motrices du cylindre pris dans son entier.

Lorsque le courant musculaire d'un muscle en expérience (pourvu d'une surface de section) est en voie d'affaiblissement, on lui donne une activité nouvelle en pratiquant une surface de section nouvelle.

L'élévation de la température a une influence essentielle sur le courant musculaire ; elle le favorise jusqu'au degré qui correspond à l'établissement de la rigidité thermique du muscle (voyez page 574, 1re partie)[1].

Nous n'avons parlé jusqu'ici que des muscles séparés du corps de l'animal vivant. Examinons maintenant les propriétés électro-motrices des muscles laissés en place par l'animal vivant. Nous avons vu que sur un fragment de muscle extrait du corps de l'animal et pourvu de son tendon, ce tendon pouvait être considéré comme une surface de section par rapport à la surface naturelle du muscle[2]. Des expériences de M. Hermann, de M. Engelmann, de M. Munk, de M. Worm Müller, il résulte que les muscles *en place* sur les animaux vivants ne présentent pas les mêmes actions que les muscles expérimentalement préparés ; et que, notamment, le tendon présente vis-à-vis de la surface naturelle du muscle, quand on les met en communication à l'aide d'un circuit métallique fermé, les effets les plus divers. La plupart du temps le courant est nul ; parfois il se produit de la surface naturelle du muscle au tendon (comme ci-dessus) ; parfois il marche dans le circuit métallique dans un sens opposé, c'est-à-dire du tendon à la surface du muscle. Il est vrai de dire que les conditions de l'expérimentation sont ici, assez différentes et beaucoup moins rigoureusement déterminées que dans les recherches de M. du Bois-Reymond. Il n'est pas facile de se mettre en garde ici contre les changements de température des parties voisines, contre l'influence variée de l'air sur les diverses parties du muscle, contre le contact soit avec les organes voisins, soit avec les produits de sécrétion ou de nutrition. Quoi qu'il en soit, il semble résulter des expériences dont nous parlons, que dans les muscles absolument intacts et préparés avec soin, on ne constate aucun courant sur le muscle au repos, quand on établit une communication métallique entre la surface longitudinale *naturelle* du muscle et la surface de section *naturelle*, c'est-à-dire le tendon. Les courants

[1] Parmi les faits relatifs à l'influence de la température sur le courant musculaire, M. du Bois-Reymond signale celui-ci : quand on soumet le muscle au repos à *un coup de chaleur* instantané, le courant musculaire se *renverse*. Il est probable que ce résultat est dû à ce que la chaleur n'ayant pas le temps de pénétrer la masse du muscle, l'effet calorique s'exerce seulement à la surface naturelle et favorise en ce point seulement les oxydations dont le muscle est le siège.

[2] Dans la plupart des expériences sur les fragments de muscle, on remarque d'ailleurs que le tendon est généralement moins négatif que la surface de section artificielle. C'est cette différence entre la surface de section artificielle et la fin naturelle de la fibre ou le tendon, que M. du Bois-Reymond caractérise sous le nom de *parélectronomie*.

constatés entre les surfaces naturelles et les surfaces de section *artificielles* prendraient donc leur source dans la section *artificielle*, section qui crée une surface nouvelle et met *anormalement* au contact de l'air une partie du muscle normalement cachée. Si on remarque que toute section transversale d'un muscle perd peu à peu de son action, et qu'il suffit d'une section nouvelle pour ranimer le courant musculaire, on en peut conclure avec M. Engelmann que la force électro-motrice s'évanouit à mesure que les éléments du muscle qui s'altèrent à la surface de section (altération qui est l'origine du courant) sont frappés de mort. Si le muscle pourvu d'une surface de section artificielle et dont le courant musculaire vient de s'évanouir possédait réellement le pouvoir électro-moteur, comment serait-il besoin d'une nouvelle section artificielle pour le ranimer, alors que l'instant d'auparavant les parties de la section transversale devenues inactives n'opposaient aucun obstacle au passage du courant, à supposer qu'il eut existé. De leurs expériences, MM. Hermann et Engelmann concluent que dans leur état d'intégrité parfaite les muscles ne présentent pas de courant; que ce qu'on désigne sous le nom de *courant musculaire* est un courant provoqué ou expérimental, lié à l'existence d'une section transversale artificielle; qu'en un mot, toute fibre musculaire vivante *lésée par une division transversale* est négative par rapport à la surface naturelle non lésée.

Mais, si les muscles de l'animal vivant, à l'état de repos, ne présentent aucun courant, il n'en est pas de même des muscles à l'état d'activité. Le courant désigné par M. du Bois-Reymond sous le nom d'oscillation négative (courant de sens opposé à celui que manifeste un fragment de muscle au repos pourvu d'une surface artificielle de section), ce courant d'activité, opposé au courant de repos, serait véritablement le seul qui se produise sur un muscle en place, et à l'état d'intégrité[1].

On peut constater le courant musculaire *artificiel* et *expérimental* représenté dans les figures 137 et 138 en prenant les muscles sur les membres de l'homme, immédiatement après les amputations. Quant à ce que nous appellerons avec M. Hermann le courant d'action (ce que M. du Bois-Reymond appelle l'oscillation négative) M. du Bois-Reymond a cherché à le mettre en évidence chez l'homme vivant en plongeant ou les pieds ou plusieurs doigts des deux mains, dans un vase rempli d'un liquide conducteur en communication avec un galvanomètre, et en contractant volontairement et énergiquement les muscles d'une main ou d'un pied. Le courant observé dans ces conditions durait autant que la contraction, et se dirigeait, dans le membre contracté, dans le sens ascendant. Mais d'après l'analogie avec les expériences faites à l'aide des muscles détachés de la grenouille, le courant musculaire produit par la contraction aurait dû être *descendant* dans le membre contracté, et non pas *ascendant*. M. Becquerel père avait déjà pensé, à l'époque où M. du Bois-Reymond a fait connaître ce résultat, qu'on était en présence d'un courant dont l'origine n'était pas dans le muscle, mais probablement dans la peau et notamment dans les éléments glandulaires de la peau. Les expériences plus récentes de M. Hermann et de M. Lüchsinger ne laissent aucun doute à cet égard. Lorsqu'on excite la sécrétion de la peau de la grenouille, on peut constater un courant dirigé dans l'animal du dehors au dedans. Ces courants *ascendants*, on peut encore les constater

1. M. Hermann désigne le courant musculaire qui se développe dans le muscle *agissant* sous le nom de *courant d'action* (Actionsstrom).

sur un chat *curarisé* ou *atropiné* dont les deux pattes sont comprises dans un circuit galvanométrique et sur lequel on excite d'un côté (sur la patte) la sécrétion de la sueur. Cette sécrétion est accompagnée d'un courant *ascendant* dans la patte qui sécrète [1].

Pour mettre en évidence, chez l'homme, le courant d'action, c'est-à-dire le courant musculaire qui se développe au moment de la contraction, il ne convient donc pas de le rechercher sur les muscles des membres recouverts de la peau. Aussi, M. Hermann a procédé d'une manière détournée, à l'aide de ce qu'il nomme *les phases du courant d'action.* On dispose deux bracelets métalliques (cordons conducteurs souples), l'un vers la partie moyenne de l'avant-bras, l'autre autour du poignet, et on relie ces deux bracelets à l'aide des conducteurs *a'* et *b'* avec les deux pôles du galvanomètre. Alors, à l'aide de deux

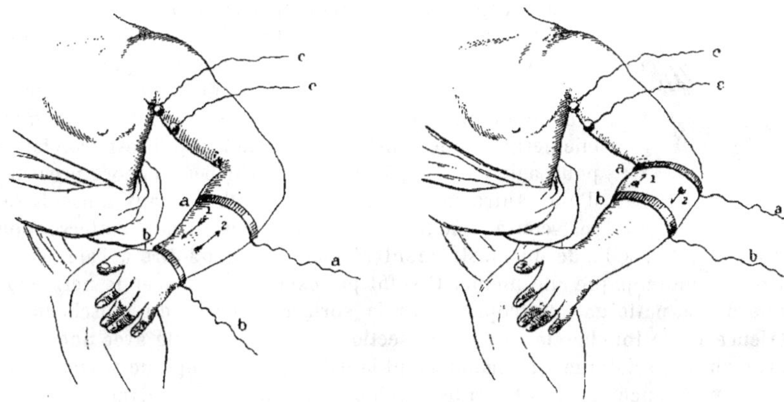

Fig. 141. Fig. 142.

c,c, deux fils métalliques se terminant par deux boutons métalliques appliqués en haut et en dedans du bras *a*, *b*, bracelets métalliques souples ; — *a'*, *b'*, fils métalliques.

électrodes métalliques *c c'* terminés sous forme de boutons, et appliqués (dans l'aisselle) au point correspondant au passage du plexus brachial, on sollicite la contraction des muscles de l'avant-bras. Immédiatement il se produit un double courant ; le premier descendant (fig. 141, 1), le second ascendant (fig. 141, 2). Les deux phases ont une énergie égale. M. Hermann estime que l'*équateur nerveux* est placé à peu près à la jonction du tiers supérieur et du tiers moyen de l'avant-bras. En effet, si au lieu de recueillir le courant d'action, ainsi que le représente la figure 141, on le recueille ainsi que l'indique la figure 142 (c'est-à-dire avec un bracelet placé au tiers supérieur de l'avant-bras et l'autre au coude), c'est le premier courant qui est *ascendant*, et le second qui est *descendant* [2].

[1] Lorsqu'on cherche à reproduire l'expérience de M. du Bois-Reymond à l'aide de mains couvertes de sueur *par avance*, le courant de sécrétion ne se montre pas ; le courant paraît donc dépendre non du produit sécrété, mais de l'*acte sécrétoire*.

[2] Les expériences dont il est question fournissent aussi le moyen de mesurer, dans les muscles normaux de l'homme, la vitesse de l'onde de contraction. On peut estimer cette vitesse entre 10 et 13 mètres par seconde.

Nous n'avons jusqu'ici parlé, comme instrument destiné à mettre en évidence les courants qu'on peut observer dans les muscles, que du *galvanomètre ;* c'est-à-dire en d'autres termes d'un *réoscope*[1] *électro-magnétique*. Mais on peut aussi avoir recours à un *réoscope physiologique*. Ce réoscope n'est autre qu'un membre postérieur de grenouille coupé, et pourvu de son nerf sciatique ou *patte galvanoscopique* (voyez fig. 143). Au lieu de diriger le courant musculaire dans l'hélice d'un galvanomètre (courant qui a pour effet de dévier l'aiguille de l'instrument), nous pouvons, à l'aide de deux conducteurs métalliques, dont l'un est en rapport avec la surface longitudinale naturelle d'un muscle et l'autre avec la surface de section du même muscle, appliquer ces conducteurs sur le nerf sciatique d'une patte galvanoscopique, le courant musculaire exerce son action excitante sur le nerf et la patte galvanoscopique éprouve une secousse vibratile. La patte galvanoscopique ne permet pas, il est vrai, de mesurer le courant musculaire avec la précision d'un appareil gradué tel que le galvanomètre, mais elle permet de le constater, alors même qu'il est trop faible pour agir sur le galvanomètre. On peut encore procéder d'une autre manière, et fermer le courant musculaire, (par conséquent le mettre en évidence) sans l'intervention d'aucun métal, à l'aide de l'instrument révélateur, c'est-à-dire à l'aide de la patte galvanoscopique elle-même. Il suffit par exemple de placer le nerf sciatique de la patte galvanoscopique sur la surface naturelle du muscle en expérience et de toucher la surface de section du même muscle avec une autre partie du nerf sciatique : immédiatement la patte galvanoscopique se contracte. (Cette expérience n'est autre que la célèbre expérience de Galvani, dite *contraction sans métal*, et qu'on opposa autrefois à Volta [2].)

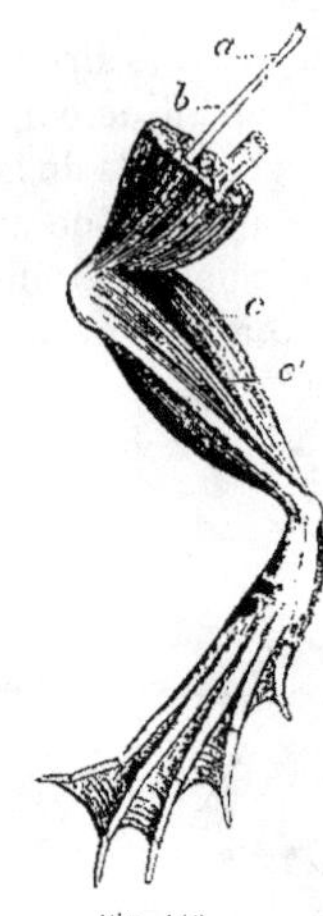

Fig. 143.

Il est facile maintenant de concevoir en quoi consiste le phénomène désigné par M. Matteucci, sous le nom de *contraction induite*, et par M. du Bois-Reymond sous celui de *contraction secondaire*. Ce n'est en réalité que l'une des formes sous lesquelles se manifeste la cessation (ou l'inversion) qu'éprouve le courant musculaire, sous l'influence de la contraction. En effet, lorsqu'on excite directement la contraction des muscles d'une cuisse de grenouille *c* (fig. 144) par l'excitation mécanique, chimique ou galvanique du nerf *a*, qui s'y distribue, les muscles de la cuisse *c* entrent en contraction. L'état électrique de ces muscles est modifié de telle sorte que le courant musculaire y est en quelque sorte suspendu. Le nerf *b* placé au contact de la cuisse *c* est donc influencé à ce moment, comme par la rupture d'un courant, et cet effet se traduit par une excitation qui fait entrer en contraction les muscles de la cuisse *d*. A son tour, et de la même manière, la contraction des muscles de la cuisse *d* agit par

[1] Réoscope (de ῥέω, couler, et σκοπέω, guetter, épier).

[2] Les expériences de M. Hering montrent que le muscle peut être excité par la fermeture de son propre courant. Le procédé consiste à plonger un muscle coupé en travers, c'est-à-dire pourvu d'une surface de section artificielle, dans un liquide conducteur qui ferme le courant. Le fragment de muscle se contracte au moment de l'immersion.

Les bords d'une plaie musculaire *palpitent*, lorsque la plaie est baignée de liquides conducteurs (les liquides animaux sont conducteurs) pour la même raison.

influence sur le nerf *e* de la cuisse *h*, et entraîne la contraction des muscles de la troisième cuisse.

Avec des cuisses de grenouille disposées convenablement (Voy. fig. 144), on peut obtenir la contraction induite du premier ordre, en excitant simplement le premier nerf de la première cuisse à l'aide d'un excitant mécanique ou chimique. Pour obtenir celle du deuxième ordre, il faut avoir recours à l'excitant électrique. On ne peut guère, d'ailleurs, aller au delà de la contraction du troisième ordre, quelle que soit la puissance de l'appareil électrique employé.

La contraction induite ne s'obtient pas seulement avec les muscles de la grenouille, on peut la mettre en évidence encore avec les muscles du lapin, du chien, du chat, etc. ; mais ici il est difficile d'obtenir au delà de la première série d'induction.

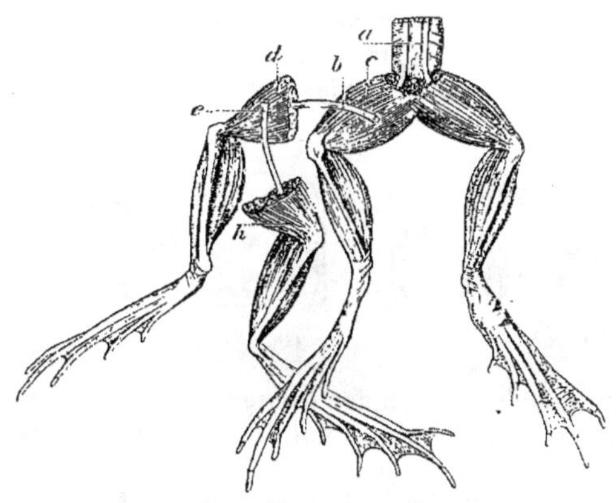

Fig. 144.

Sources de l'électricité musculaire. Théories diverses. — Ainsi que nous l'avons dit, le courant dit *musculaire* n'est pas spécial au muscle, on le retrouve encore dans d'autres parties, quand on réunit, dans certaines conditions, à l'aide d'un circuit métallique, des points distants d'un même organe ou d'un même tissu. En ce qui touche les muscles, la question est plus complexe, le muscle pouvant être envisagé à deux états différents, c'est-à-dire à l'état de *repos* et à l'état de *mouvement*.

Le courant musculaire des muscles *au repos*, constaté suivant la méthode de M. du Bois-Reymond (méthode qui consiste à créer, pour le recueillir, une surface *artificielle* de section), et, d'une manière générale, les divers courants qu'on peut mettre en évidence, par un artifice expérimental, existent-ils réellement dans les muscles et les tissus d'un animal à l'état d'intégrité, c'est ce que nous aurons à examiner dans un instant.

Envisageons, pour le moment, les courants qui prennent naissance dans un fragment de muscle extrait du corps d'un animal et limité par deux sections transversales. Il est bien certain qu'un pareil cylindre est le siège de forces électro-motrices : quelle en est l'origine ?

M. du Bois-Reymond suppose qu'il existe dans le muscle des éléments électro-moteurs en quelque sorte préexistants, c'est-à-dire des molécules électromotrices de forme quelconque, mais qu'on peut supposer sphériques, et *péripolaires* (Voy. fig. 145, A), possédant une zone équatoriale positive (en blanc sur la figure) et deux zones polaires négatives (en noir sur la figure) ; de telle sorte que tous les points de la surface longitudinale (naturelle ou artificielle) sont positifs et que tous les points de la surface de section sont négatifs. Il résulterait de cette disposition un état électrique négatif des deux bases ou extrémités de la fibre, ainsi que sur les sections transversales, et un état positif de la surface longitudinale du muscle entier ou de chaque fraction du muscle. On peut encore supposer que chaque molécule est formée de deux molécules bipolaires unies ensemble (Voy. fig. 145 B, les trois groupes de droite), de telle sorte que les deux moitiés positives (blanches sur la figure) sont tournées l'une vers l'autre et si bien confondues, que toute section transversale forme toujours deux surfaces négatives et jamais de surfaces positives. Cette seconde supposition des molécules *bipolaires* a permis à M. du Bois-Reymond d'interpréter certains faits que la première supposition était insuffisante à expliquer, à savoir, par exemple, que les extrémités *naturelles* des fibres muscu-

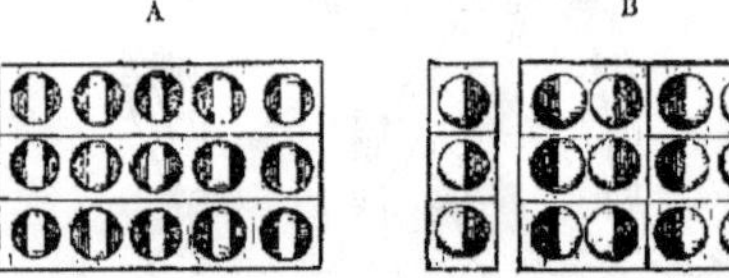

Fig. 145.

laires, celles qui répondent au tendon (ou le tendon lui-même qui les résume), sont moins négatives que les extrémités ou sections artificielles, qu'elles se montrent quelquefois sans action et sont parfois même positives par rapport à la surface longitudinale du muscle. Aussi, M. du Bois-Reymond suppose qu'il y a, à l'extrémité naturelle des fibres musculaires, une série de molécules *parélectronomiques* (Voy. fig. 145 *B*, groupe de gauche), c'est-à-dire de molécules bipolaires présentant au tendon non des surfaces négatives, mais positives[1].

Dans la théorie de M. du Bois-Reymond, l'*oscillation négative*, c'est-à-dire le courant musculaire de sens contraire qui se montre dans le fragment de muscle au moment où il se contracte sous l'influence d'une excitation, serait en rapport avec un arrangement nouveau dans la disposition des molécules.

L'existence d'un antagonisme électrique entre la substance de la fibre musculaire et celle du sarcolemme, celle d'une opposition électrique entre le tissu du muscle et le liquide nourricier ne sont que des suppositions sans preuves.

En étudiant la distribution de l'électricité dans les diverses parties des muscles (surface et profondeur), à l'aide d'un électromètre très sensible (électromètre de M. Thomson modifié par M. Branly)[2], M. Henriot a trouvé dans le

[1] Les molécules parélectronomiques qui correspondraient au tendon, ne seraient pas d'ailleurs, dans la pensée de M. du Bois-Reymond, simplement une dernière couche de molécules bipolaires, auxquelles manquerait la couche bipolaire complémentaire, mais elles seraient disposées suivant plusieurs couches, formant ce qu'il appelle le *champ parélectronomique*.

[2] Il est encore un autre électromètre d'une grande sensibilité et qu'on peut employer aussi à la recherche de l'électricité animale, c'est l'électromètre capillaire de M. Lippmann.

muscle de l'électricité à l'état *statique ;* cette électricité est toujours *négative.*

M. Henriot en tire cette conséquence que les courants musculaires qui prennent naissance quand on réunit à l'aide d'un arc bon conducteur deux points distants d'un muscle, dont les tensions électriques sont différentes, tiennent, non pas à ce que les deux points ainsi réunis possèdent des états électriques de signe contraire, mais à ce que les points présentent des tensions différentes (quoique de même signe, c'est-à-dire négatives), ce qui suffit pour déterminer un courant. D'après M. Henriot, la tension électrique paraît proportionnelle au volume de la masse autour du point touché, et il explique ainsi que le maximum de tension correspond au centre de figure, le minimum à la surface longitudinale, et que pour les sections elle est plus faible sur celles qui sont le plus rapprochées de l'extrémité. Mais il semble difficile d'admettre que les différences de tension capables d'influencer seulement les électromètres sensibles, puissent engendrer des courants musculaires appréciables au galvanomètre [1].

Les théories précédentes supposent, dans le muscle intact et au repos, la préexistence de forces électro-motrices, ou d'états électriques opposés. D'après la doctrine plus particulièrement développée et défendue dans ces derniers temps, par M. Hermann et aussi par M. Engelmann, le courant musculaire n'existe pas dans le muscle *au repos*, et il ne prend naissance, dans ces conditions, que parce qu'il cesse d'être intact, et en vertu de la *lésion* même qui permet de le constater ; de là le nom de *théorie de l'altération* donné à la doctrine dont nous parlons. Toute section altère le contenu de la fibre sur la surface de section et change ses conditions normales d'existence. Le processus des altérations reconnaissable par un changement de réaction (le muscle neutre ou alcalin devient acide sur la section) détermine la *négativité* de cette portion du muscle par rapport aux autres parties qui continuent leur vie normale, et ainsi s'expliquent tous les phénomènes observés sur les muscles au repos [2].

La force électro-motrice siégerait aux surfaces de démarcation entre les parties qui s'altèrent et les parties normales et progresserait sans cesse en dedans entre la substance morte et la substance vivante. Aussi le courant musculaire d'un muscle au repos et pourvu d'une surface artificielle (courant provoqué), est-il désigné par M. Hermann sous le nom de *courant de démarcation* (Demarcationsstrom).

S'il est vrai que l'activité électro-motrice d'un muscle au repos dépend de l'altération successive des éléments de la couche située à la surface coupée, il est à prévoir que toutes les conditions de nature à retarder ces altérations doivent affaiblir la force électro-motrice, c'est en effet ce que l'expérience a montré à M. Engelmann ; et on peut dire avec lui que « la conservation des connexions vitales entre les muscles et la circulation, entre les muscles et le

[1] « Supposons, dit M. Henriot, deux sphères A et B électrisées *négativement* et avec des tensions différentes ; si nous les mettons en communication par un arc conducteur, elles se mettront en équilibre. Il faut donc admettre qu'il y a eu courant dans le conducteur, et pourtant A et B étaient électrisées négativement. » L'équilibre de tension s'établit sans doute, mais par une série d'actions moléculaires qui ne se traduiraient pas sous forme d'un courant appréciable à l'aide d'*un galvanomètre* introduit dans le circuit de l'arc conducteur.

[2] Il convient de faire remarquer ici que dans ses expériences de 1867 M. du Bois-Reymond avait déjà remarqué qu'on *augmente beaucoup* l'intensité du courant musculaire sur le muscle au repos, en touchant la *surface de section* du muscle avec une lamelle d'argile *acidifiée.*

système nerveux central, n'est pas compatible avec des différences électriques sensibles entre les diverses parties d'un muscle normal au repos. »

Quant au *courant d'action*, le seul que M. Hermann admette, c'est-à-dire celui qui se développe dans le muscle au moment où il se contracte, il l'explique par les modifications concomitantes de l'acte contractile qui se succèdent dans toute l'étendue de la fibre musculaire.

En somme, dit M. Hermann, « la substance contractile est douée de cette remarquable propriété qu'elle répond par une réaction électro-motrice à toute influence aussi bien *destructive* qu'*excitatrice*, et de telle sorte, que la partie modifiée se constitue à l'état négatif vis-à-vis de la partie qui ne l'est pas ». Telle est également la conclusion générale des expériences de M. Berstein, faites à l'aide d'un très ingénieux instrument que l'auteur désigne sous le nom de *rhéotome différentiel* : « chaque point excité d'un muscle, dit M. Bernstein se comporte négativement par rapport au point voisin qui est en repos. » La durée de cette *négotivité* est de 4 millièmes de seconde et sa vitesse de transmission, égale à celle de la contraction, n'a pas de période latente, tandis que la contraction (comme on le sait) a une période latente de 1 centième de seconde. La *négativité* précède donc, en chaque point, la contraction et elle cesse avant que le raccourcissement ne commence. On peut dire par conséquent qu'une *onde de négativité* précède l'onde de contraction. M. Hermann montre encore, à l'aide de la double expérience de M. Aeby (Voy. page 41), que tous les phénomènes d'électricité dynamique qu'on peut constater dans les muscles doivent être rattachés aux métamorphoses nutritives qui accompagnent le transport de l'onde musculaire, attendu que par l'*excitation totale* (excitation appliquée simultanément aux deux bouts du muscle) la constatation du courant musculaire d'action est aussi impossible que celle de l'onde musculaire elle-même. La figure 146 représente l'appareil dont il s'est servi, et dont la légende donne une suffisante explication [1].

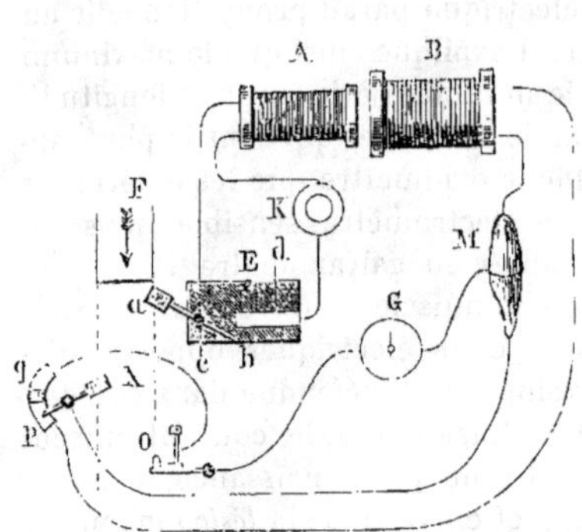

Fig. 146.

RHÉOTOME DE M. HERMANN.

A, Bobine du courant *inducteur*.
B, Bobine du courant *induit*.
G, Galvanomètre.
K, Pile.
M, muscle.
F, masse de laiton pouvant glisser de haut en bas entre deux guides métalliques de 1m,50 de hauteur, représentée sur la fig. par deux lignes ponctuées.
Pendant sa chute, cette masse rencontre la tête du levier X et appliquant le bras opposé de ce levier sur la pièce de laiton *q*, *ferme* le circuit galvanométrique. Presqu'aussitôt, la masse *F* tombe sur le contact du levier O et *rouvre* le circuit galvanométrique. L'intervalle compris entre ces deux actes (*fermeture*, *rupture*) est mesuré par la durée du déplacement du levier X entre *p* et *q*.
Avant la fermeture du circuit galvanométrique le corps tombant saisit le levier *a c b* fixé sur la pièce E et le pousse au contact de la languette de platine *d* (qui se détache en blanc) et par-delà cette languette, *fermant* ainsi le courant inducteur de la Bobine A et le *rompant* aussitôt (si on ne veut qu'une décharge de rupture, on place par avance *b* sur *d*).
La figure montre que le courant induit de la Bobine B qui actionne le muscle est ouvert entre le moment de l'excitation du muscle et le moment de la fermeture du circuit galvanométrique c'est-à-dire pendant le trajet du levier X entre *p* et *q*.

[1] Une expérience, déjà ancienne, de MM. Legros et Onimus, montre également que le courant musculaire d'action (qu'on appelait alors l'oscillation négative de M. du Bois-Reymond) est déterminé par la série ondulatoire des actions chimiques dont le muscle est le siège. On plonge dan

En somme, le courant musculaire du muscle au repos, et aussi les divers courants qu'on peut mettre en évidence par un artifice expérimental dans divers tissus animaux et végétaux, sont des courants provoqués. Lorsque les parties sont dans leur état d'intégrité et dans leurs rapports normaux, les états électriques moléculaires qu'engendrent les métamorphoses de la nutrition se neutralisent sur place. On ne peut donc pas dire, qu'il y a de l'électricité à l'état *dynamique* (c'est-à-dire à l'état de courant), dans les muscles au repos. De véritables courants, d'ailleurs très faibles, ne prennent naissance que dans les muscles *en action* et, ne sont, au même titre que le raccourcissement du muscle, que l'une des manifestations des phénomènes chimiques dont les muscles sont le siège.

Aux diverses preuves que nous avons données relativement à l'origine chimique du courant musculaire, en voici une dernière. On prend un membre dépouillé de grenouille et on le place pendant quelques minutes dans de l'eau à 37° centigrades. Puis on détache un muscle et on y cherche le courant musculaire suivant la méthode ancienne (Voy. fig. 137, page 58), c'est-à-dire en pratiquant une surface de section. Or, si on procède avec une rapidité suffisante, on constate, ainsi que l'a montré M. Pickford, que le courant provoqué habituel a changé de direction, il se dirige, dans le circuit métallique interposé, de la surface de section du muscle vers la surface naturelle. Il semble que la température ait eu pour effet (comme dans la plupart des réactions chimiques) de développer les métamorphoses chimiques à la surface du muscle plus directement affecté par la chaleur que la profondeur, de telle sorte que les actions chimiques qui s'accomplissent en ce point l'emportent temporairement sur celles qui se passent à la surface de section. Du reste, et au bout de peu de temps, les métamorphoses qui s'accomplissent à la surface de section reprennent leur prépondérance et le courant musculaire qu'on obtient dans ces conditions reprend sa direction ordinaire.

De la chaleur musculaire. — Les développements dans lesquels nous sommes entré précédemment (Voy. CHALEUR ANIMALE, § 165 et § 165 *bis*, PREMIÈRE PARTIE) nous permetteront d'être brefs. Rappelons, d'abord, que les muscles représentent, par leur masse, une partie importante du poids du corps ; que les métamorphoses chimiques qui s'accomplissent en eux à l'état de repos et surtout dans l'état de contraction engendrent de grandes quantités de chaleur ; qu'enfin, dans son ensemble, le système musculaire peut être considéré comme le principal producteur de la chaleur dans le corps de l'animal vivant.

Quelques physiologistes ont signalé, au moment où débute la contraction musculaire, un léger abaissement de température. Les recherches très précises et très délicates de M. Heidenhain ont montré qu'il y avait là une illusion qui devait être mise sur le compte de la méthode d'observation [1].

deux muscles identiques d'un même sujet et aux mêmes points, deux aiguilles identiques, et on les relie par le circuit galvanométrique ; on attend que l'aiguille de l'instrument soit au zéro, et on fait contracter énergiquement l'un des muscles, l'autre restant au repos. Le muscle contracté devient *électro-négatif* par rapport à l'autre.

[1] Rien n'est plus difficile à manier que les aiguilles thermo-électriques employées à la mesure des températures, surtout lorsque les différences portent sur des fractions de degrés centigrades. Le *déplacement* des aiguilles au moment où la contraction débute, déplacement presque impossible à éviter, explique cette méprise. C'est par cette raison que, dans nos expériences sur la chaleur animale, toutes les fois que nous avons dû recourir aux aiguilles thermo-électriques, nous avons fait construire des aiguilles à *soudures terminales* et à *hameçons* (V. § 165 *bis*).

Dans nos recherches sur la température des muscles dans ses rapports avec le travail utile produit par la contraction musculaire, nous avons établi que pour l'élévation d'un poids constant (c'est-à-dire pour une tension constante du muscle, pendant toute la durée de la contraction) la somme travail et température est proportionnelle à la durée et à l'intensité de la contraction.

Les résultats obtenus par M. Heidenhain et que quelques personnes, étrangères aux questions de la thermo-mécanique, ont cru devoir opposer à ceux que j'avais obtenus moi-même, ont un très haut intérêt, mais ne touchent en rien au problème que nous nous étions proposé de résoudre. M. Heidenhain sollicite la contraction des muscles isolés de grenouille, chargés de *poids variés*. Il obtient la hauteur d'ascension du poids à l'aide d'un tracé graphique, et la température, à l'aide d'un appareil thermo-électrique. Il trouve que la chaleur croît jusqu'à une certaine limite de charge avec le travail, que la chaleur commence à décroître avec une charge qui est à peu près celle qui correspond au travail maximum du muscle; et qu'enfin ces deux *maxima* (maximum température, et maximum travail) sont d'autant moins élevés que le muscle se fatigue davantage. En d'autres termes, et plus simplement, pour ne considérer que la production de chaleur, M. Heidenhain montre par ses expériences que la quantité de chaleur qui devient libre dans un muscle, qui se contracte en travaillant, dépend de la tension du muscle, c'est-à-dire de la charge qu'il meut. Or dans nos expériences de comparaison (expériences statiques, expériences dynamiques), *cette tension étant constante*, nos résultats sont absolument comparables eu égard aux quantités de chaleur dégagées.

Réalisant une pensée qui nous avait souvent préoccupé à l'époque de nos recherches sur la chaleur musculaire, M. A. Fick a construit un appareil très ingénieux et qui permet d'appliquer aux muscles séparés du corps des animaux la méthode que nous avions mise en usage chez l'homme (Voy. § 165 *bis*, PREMIÈRE PARTIE). Cet appareil que M. Fick nomme *collecteur de travail* (Arbeitssammler) a pour effet, un muscle ayant par sa contraction élevé un certain poids à une certaine hauteur, de fixer le poids au point où il est parvenu, tandis que le muscle se relâche ; de sorte que, quand le muscle se contractera de nouveau sous l'influence d'une nouvelle excitation, il reprendra le poids pour le porter plus haut; et ainsi de suite (Voy. fig. 147). Il en résulte qu'en additionnant toutes les élevations du poids (lesquelles s'additionnent d'elles-mêmes sur la roue graduée), on obtient ainsi en grammètre le travail accompli, en même temps que la chaleur produite est *recueillie* à l'aide de l'appareil thermo-électrique de M. Heidenhain. En desserrant les pièces qui pressent sur le disque, on peut, d'une autre part, mesurer la chaleur développée dans le muscle alors qu'il soutient à la descente le poids que dans les expériences précédentes il ne faisait qu'élever durant son état actif. Avec cet appareil on pouvait ainsi comparer le travail *utile* avec le travail *nul*, pour une même somme d'énergie.

Dans ces expériences, comme dans les nôtres, toutes les fois qu'il n'y avait aucun travail utile de produit, la chaleur était plus grande que dans le cas contraire. Quand le muscle travaillait, il pouvait utiliser entre 35 à 55 pour 100 de l'énergie dépensée. Ces variations dépendaient de l'*état* du muscle. Il faut remarquer en effet, et cette observation s'applique à toutes les expériences de cette nature, qu'un muscle *extrait du corps* d'un animal n'est pas absolument comparable au muscle de l'animal vivant qui jouit de tous ses rapports de nutrition.

M. Nawalichin a signalé un fait qui peut ne pas être sans application en ce qui concerne l'utilisation raisonné du travail humain, à savoir que plusieurs contractions de force moyenne et qui exécutent un travail, développent ensemble une somme de chaleur moindre qu'une seule contraction énergique qui exécute le même travail. Ce qui tend à prouver (ainsi que les expériences de M. Heidenhain l'avaient déjà montré) que le travail *intérieur* qui s'accomplit dans le

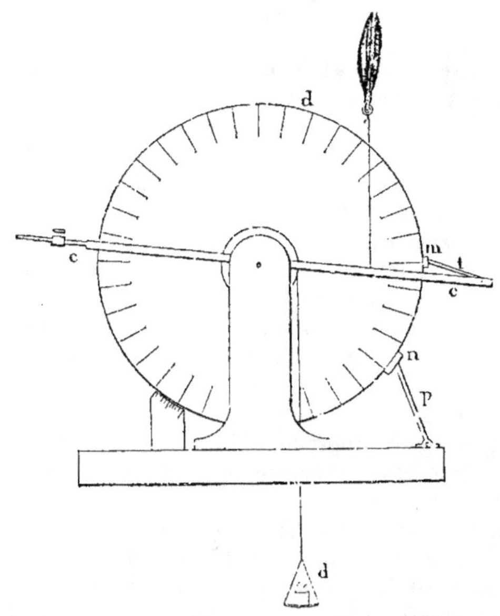

Fig. 147.
Le collecteur de *Travail* (Arbeitsammler) de M. Fick.

d, disque de laiton mobile autour d'un axe central.
cc, châssis sur lequel se fixe le muscle, et que celui-ci entraine dans ses contractions.
t, tige faisant partie du châssis et pressant contre le disque *d* à l'aide de la petite pièce *m*.
m, petite pièce de bois.
p, levier pressant également à l'aide de la petite pièce de bois *n*, contre le disque. La direction de ce levier est telle que le disque qui tourne quand le châssis *c* monte, ne peut plus redescendre, quand le châssis reprend sa place.
n, petite pièce de bois.
b, plateau de balance pouvant recevoir un poids. Le fil de suspension s'enroule autour d'une bobine qui fait corps avec l'axe du disque tournant.

muscle lui-même et qui apparait comme chaleur, est plus grand dans le dernier cas que dans le premier, et que c'est autant de perdu pour le travail *extérieur*, c'est-à-dire pour le travail *utile*. D'où il résulte qu'il vaut mieux, pour surmonter une grande résistance ou pour exécuter une somme de travail donnée, beaucoup de petits efforts successifs qu'un petit nombre de grands [1].

Au moment où la rigidité cadavérique s'empare des muscles, il y a (on pouvait le prévoir) une petite quantité de chaleur mise en liberté. MM. Dybkowski et

[1] Les dispositions relatives des agents actifs (muscles) et des agents passifs (os) de la locomotion, ainsi que nous le verrons plus loin, sont en parfait accord avec cette donnée générale.

Fick ont pu constater sur la grenouille des différences de 0°,07 et sur le lapin de 0°,2.

Le pouvoir conducteur des muscles pour la chaleur est, suivant M. Adamkiewicz, 1542 fois moindre que celui du cuivre, 2 fois moindre que celui de l'eau.

Mesurée à l'aide de la méthode des mélanges, la chaleur spécifique des muscles a été trouvée égale à 0,76 (Adamkiewicz) ; mesurée par la voie calorimétrique, elle a donné 0,82. (Rosenthal.)

§ 227 *bis*.

Métamorphoses chimiques qui accompagnent la contraction musculaire. — Les muscles, pendant leur état de repos, comme pendant leur état de contraction, absorbent de l'oxygène et forment de l'acide carbonique. Mais ces proportions (oxygène absorbé, acide carbonique produit) sont singulièrement augmentées pendant la période d'activité des muscles, et cette augmentation correspond à une production adéquate de chaleur ou de travail mécanique [1].

Consommation d'oxygène, formation d'acide carbonique (et aussi d'autres produits d'oxydation), tels sont les termes généraux des actions chimiques dont les muscles sont le siège. Cherchons à pénétrer plus avant.

Le muscle est un organe très composé. Indépendamment de la substance musculaire proprement dite, il comprend, dans sa masse, du tissu conjonctif, du tissu élastique, du tissu adipeux, des éléments nerveux, des vaisseaux sanguins et lymphatiques avec leur contenu liquide. Nous n'avons à nous occuper ici que du tissu musculaire proprement dit.

Le muscle frais, au repos, est neutre ou faiblement alcalin. Principalement constitué par une substance albuminoïde, la *myosine*, très analogue à la fibrine ; le muscle renferme une matière colorante (*hémoglobine*) qui paraît ne pas venir du sang, mais s'engendrer sur place ; de l'albumine dans le suc extrait du muscle par pression ; de la créatine dans les proportions de 2 à 3 pour 1000 (ces proportions sont à peu près les mêmes chez l'homme, le chien et le lapin) ; de la créatinine en plus faibles proportions (mais il convient de remarquer que cette substance, très fugitive, disparaît rapidement et qu'elle est généralement dosée trop bas dans les analyses) ; de la xanthine et de l'hypoxanthine, qu'on trouve aussi dans d'autres tissus, et qu'on peut considérer comme les antécédents de l'acide urique [2] ; de la taurine (?) [3] ; on y trouve encore de l'urée. La présence de cette dernière substance dans les muscles a été longtemps contestée ; elle ne peut plus l'être depuis les analyses récentes de M. Picard. Il y a dans les muscles d'un chien à jeun environ 2gr,4 d'urée pour 1000 et dans les muscles d'un chien bien nourri environ 2gr,6. M. Picard a trouvé dans les muscles du lapin jusqu'à 3 p. 1000 d'urée. Dans les muscles d'un supplicié (homme), M. Picard en a trouvé des proportions analogues, c'est-à-dire 2gr,6 p. 1000. On trouve aussi dans les muscles des substances non azotées ou hydrocarbonées

[1] Voyez pour les développements, § 165 *bis*, 1re partie, pages 534, 541 et suivantes.

[2] L'acide urique n'a pas été trouvé dans les muscles de l'homme, mais on l'a trouvé dans les muscles des animaux qui rendent comme produits excrémentitiels de grandes quantités d'urates alcalins.

[3] On a trouvé de la taurine *quelquefois*, mais non toujours, dans les muscles de quelques animaux.

telles que du glycogène (de 6 à 9 pour 1000) et de l'inosite, substance non fermentescible qui s'engendre et disparaît dans le muscle.

On trouve encore dans le muscle beaucoup d'eau, de sels (surtout des phosphates de potasse, de chaux et de magnésie en liaison intime avec les éléments organiques), des gaz (savoir des traces d'azote, très peu d'oxygène, beaucoup d'acide carbonique, c'est-à-dire jusqu'à 30 p. 100 du volume du muscle).

Quand l'analyse porte sur le muscle *rigide* (Voy. § 230), on trouve que le muscle présente une réaction *acide*. Le glycogène a disparu, mais il contient des composés nouveaux : du sucre et de l'acide lactique. La myosine, qui était à l'état demi-solide sur le muscle frais, se montre à l'état de coagulation.

La question de savoir quelles sont les métamorphoses chimiques qui s'accomplissent dans le muscle au moment où il se contracte, peut être abordée de la manière suivante. On peut comparer sous le rapport de la composition chimique deux muscles soumis à des états d'activité différents, en ayant soin de les soumettre tous les deux, au même moment, à l'influence d'une température élevée, afin d'arrêter les métamorphoses ultérieures qui pourraient se produire en eux On peut, ainsi que nous l'avons fait précédemmentoy (V. p. 540, PREMIÈRE PARTIE), comparer la composition du sang qui entre dans un muscle et celle du sang qui en sort, dans l'état de repos et dans l'état d'activité. On peut enfin, envisageant la question à un point de vue plus général, doser les ingesta et les excreta pendant des périodes égales de repos et d'activité et comparer entre eux les résultats. Ces diverses méthodes se complètent les unes les autres.

Il est certain d'abord que sur le muscle à l'état de repos et jouissant de ses connexions circulatoires et nerveuses normales, les substances non azotées que contient la substance du muscle se consomment et se détruisent. Lorsque des muscles sont paralysés ou lorsqu'on détermine une paralysie artificielle à l'aide de la section des nerfs qu'ils reçoivent, le glycogène s'accumule dans leur tissu. M. Chandelon a constaté, en outre, que si on maintient les connexions normales avec le système nerveux d'un muscle dont on supprime la circulation par la ligature du vaisseau qu'il reçoit, on trouve au bout de peu de temps une grande diminution du glycogène, ce qui s'explique par la destruction normale et continue du glycogène, lequel n'est plus renouvelé par la circulation [1].

L'expérience a appris peu de chose sur les métamorphoses que subissent les substances azotées qui entrent dans la composition des muscles, pendant la période du repos des muscles. Quant à l'influence du mouvement sur les métamorphoses qui s'accomplissent dans les muscles, on peut la constater soit dans l'ensemble des phénomènes respiratoires, soit dans le tissu musculaire lui-même. En ce qui touche les échanges gazeux de la respiration, on sait depuis longtemps que la quantité d'oxygène consommée et que la quantité d'acide carbonique produit sont liés de la manière la plus étroite avec le repos ou le mouvement. Sur l'animal curarisé (chez lequel le système musculaire est frappé d'une inertie complète), qu'on maintient vivant à l'aide d'une respiration artificielle, on voit rapidement la proportion d'acide carbonique exhalé tomber au tiers, et parfois à la moitié.

Des nombreuses expériences qui ont été tentées sur les muscles isolés, on peut conclure qu'en comparant deux muscles dont l'un est au repos et dont l'autre

[1] Le glycogène des muscles tire son origine d'une transformation de la glycose du sang (Voyez § 187 *bis*, 1re partie).

se contracte, il y a des différences moins prononcées en ce qui touche à la proportion d'oxygène consommé, qu'en ce qui concerne la proportion d'acide carbonique engendré. La différence est toujours plus prononcée en ce qui touche l'acide carbonique produit ; ce qui prouve que l'acide carbonique produit par l'action musculaire provient non pas directement de l'oxygène absorbé, mais des combinaisons intermédiaires qui existent dans les muscles. Ce qui est surtout changé dans ces deux conditions, c'est bien moins la respiration des muscles que leurs métamorphoses nutritives. Ajoutons que, lorsqu'au lieu d'agir à l'aide de fragments de muscles isolés, on examine, comme l'a fait Cl. Bernard, la composition du sang qui sort d'un muscle en repos et d'un muscle qui travaille, on se trouve dans des conditions qui ne sont plus les mêmes ; la consommation de l'oxygène apporté dans le sang qui circule dans l'intimité du muscle et qui en pénètre la masse, est toujours beaucoup plus élevée dans un muscle qui travaille.

Lorsqu'on examine, au point de vue de la quantité d'acide carbonique qu'ils contiennent dans leurs tissus, deux muscles dont l'un est frais et reposé, et dont l'autre a été fatigué par de nombreuses excitations, on trouve que ces proportions sont peu différentes ; ce qui prouve encore que la contraction ne met pas seulement en liberté l'acide carbonique préexistant dans le tissu du muscle, mais qu'il se forme de l'acide carbonique pendant la contraction.

Le problème chimique relatif aux métamorphoses des matières albuminoïdes des muscles pendant la contraction, n'a pas encore été suffisamment examiné dans le muscle lui-même. Quant à la question de savoir quelles elles sont exactement (xanthine, hypoxanthine, créatine ?), ce qu'on sait (Voy. § 165 *bis*, PREMIÈRE PARTIE), c'est que les matières extractives du muscle sont augmentées.

Quant aux proportions des produits excrémentitiels qui s'échappent par diverses voies de sécrétion pendant la période d'activité musculaire comparée à la période de repos, la question n'est pas non plus suffisamment résolue, et le doute existe encore sur la plus importante de ces substances, l'*urée*. Longtemps on a cru, d'après les analyses de MM. Simon et Lehmann, d'après celles de M. Lecanu, de M. Pavy, etc., que l'excrétion de l'urée était augmentée pendant la période d'activité musculaire, mais cette croyance a été fortement ébranlée par des analyses nouvelles. Il faut bien le dire, toutes ces expériences, les nouvelles aussi bien que les anciennes, péchaient par la base, parce qu'elles ne comprenaient pas en même temps le dosage rigoureux de tous les ingesta. Or, on sait que de toutes les conditions capables de faire varier les proportions de l'urée excrétée en un temps donné, l'alimentation tient le premier rang (si bien qu'il est facile de faire varier cette proportion du simple au double, ainsi que nous l'avons fait souvent sur les chiens).

M. Voit, en tenant compte de cette difficulté, n'aurait trouvé que des différences insensibles dans la proportion de l'urée et des autres excreta azotés contenus dans l'urine de vingt-quatre heures d'un homme à *la diète* pendant dix jours consécutifs (pendant l'un de ces dix jours, le sujet de l'expérience avait gardé un repos absolu ; pendant le second, il avait exécuté un travail forcé). Il faut dire néanmoins que la question est loin d'être jugée. D'abord l'urée et les autres extractifs azotés de l'urine ne sont pas les seuls produits d'excrétion qui contiennent de l'azote. Les éléments excrémentitiels de la bile en contiennent également (taurocholate et glycocholate) : on peut même, chimiquement parlant, les considérer comme des produits d'oxydation des matières albuminoïdes moins avancées que l'urée, c'est-à-dire comme des produits d'oxydation incomplète ; et l'on sait que la proportion de ces produits mélangés et éliminés avec les fœces est très variable. D'une autre part, il y a par le poumon et la peau des quantités variables d'azote éliminé à l'état gazeux. Tant que tous les éléments du problème n'auront pas été rigoureusement examinés, sa solution restera indécise ; d'autant mieux que la découverte de l'urée dans les muscles complique la solution du problème d'un facteur nouveau, dont il faudra tenir compte.

On est plus avancé en ce qui touche aux métamorphoses des éléments non azotés du muscle au moment de la contraction. On sait que le glycogène diminue en beaucoup plus grande proportion dans le muscle qui travaille que dans le muscle au repos. D'autre part, ce qui tend encore à démontrer que les expériences de M. Voit sur la non-consommation des éléments azotés du muscle pendant la période d'activité musculaire, ne sont pas démonstratives, c'est qu'il est parfaitement établi que le développement de la force croît avec la proportion des éléments azotés de l'alimentation. Une dernière et grave objection aux conclusions de M. Voit, c'est que tout animal qui a jeûné un temps suffisant, ne possède plus de glycogène dans ses muscles (Voy. § 187), et pourtant il est encore capable de développer de la force.

Le développement de l'acide lactique dans les muscles est caractéristique de la contraction musculaire ; d'où l'on tire cette conclusion légitime que l'acide lactique procède du glycogène musculaire, mais il n'en est pas moins vraisemblable que les sources de la force musculaire sont à la fois dans les substances azotées et non azotées qui le composent. Le glycogène emmagasiné dans le tissu musculaire, d'une oxydation facile et rapide, répond sans doute aux explosions rapides et brusques de la force, et les substances albuminoïdes à son developpement soutenu.

§ 227 *ter*.

Fatigue musculaire. — Si le repos des muscles est une cause d'atrophie et si l'exercice favorise au contraire leur développement normal, il n'est pas moins certain que l'action musculaire ne peut s'exercer régulièrement qu'à la condition de ne pas dépasser certaines limites au-delà desquelles cette action ne peut plus s'accomplir dans toute sa plénitude. Cet état particulier, désigné sous le nom de *fatigue musculaire*, est essentiellement caractérisé par une sorte d'incapacité temporaire. Un poids un peu lourd, par exemple, que le bras tendu soutenait assez facilement, ne peut plus l'être malgré les plus grands efforts de volonté. Si l'on cherche à lutter contre la fatigue, on éprouve bientôt dans les muscles un sentiment de faiblesse et de malaise qui peut devenir une véritable douleur. Il en est de même après l'exercice répété de la contraction musculaire de la marche ou de la course longtemps soutenue. La fatigue musculaire disparaît avec le repos, et d'autant plus rapidement, que l'homme a cédé plus promptement au sentiment de la lassitude.

La fatigue musculaire dépend de ce qu'un muscle qui travaille consomme en quelque sorte sa propre substance. Elle est la conséquence des métamorphoses qui s'accomplissent dans le muscle en activité et se trouve liée, par conséquent, aux actions de nutrition, c'est-à-dire aux actions chimiques qui accompagnent le travail musculaire (Voy. § 227 *bis*). M. J. Ranke a mis ce fait en évidence par de nombreuses expériences.

Si on fatigue une grenouille par les accès tétaniques de la strychnine, ou si on épuise la contractilité du système musculaire d'un membre par des excitations énergiques et répétées, on peut rendre aux muscles leur énergie première soit par une injection de sang, soit, et plus rapidement encore, en injectant dans les vaisseaux du membre épuisé une solution étendue de sel marin.

D'un autre côté, si on injecte par les vaisseaux, dans les muscles d'un membre de grenouille [1], de l'extrait aqueux de muscles fatigués, cette injection entraîne une diminution notable de l'excitabilité musculaire. Cette substance dissoute que M. J. Ranke désigne sous le nom de substance *fatigante* (*Ermüdend*, capable de déterminer les phénomènes de la fatigue), on peut la remplacer soit par l'acide lactique, soit par une combinaison de la créatine avec le phosphate acide de soude [2].

On a constaté, depuis, que tous les acides organiques et même les acides minéraux étendus agissent à la manière de l'acide lactique, et que, pour empêcher leur action de se produire sur la substance du muscle, il suffit d'injecter par avance une solution alcaline étendue qui les neutralise quand on les injecte à leur tour. De plus, quand on a soin de laver des muscles traités par les acides étendus et momentanément inactifs, ils recouvrent leurs propriétés contractiles.

L'action musculaire engendre donc un acide (§ 227 *bis*), c'est-à-dire une substance dommageable pour l'organe qui la produit; substance qui doit être éliminée du muscle par les voies de la circulation.

La fatigue musculaire, les expériences l'ont également démontré, dépend aussi, non pas seulement de l'accumulation des substances produites par la contraction, mais aussi de la diminution (par suite de consommation exagérée) de l'oxygène nécessaire aux actions chimiques inséparables de l'activité musculaire. Le rétablissement prompt et facile de l'excitabilité dans des muscles fatigués, par une injection de sang oxygéné (de sang artériel) le prouve suffisamment.

Quant au sentiment de la fatigue, c'est-à-dire cette douleur spéciale qu'engendre le travail musculaire énergique et prolongé, le point de départ de cette sensation est évidemment dans le sein du muscle lui-même, et il est sans doute produit soit par l'excitation déterminée sur les rameaux nerveux sensitifs du muscle par les produits de la contraction, soit par la diminution ou l'absence de l'oxygène interstitiel [3]. La sensation de la fatigue est une sensation organique analogue à toutes celles qui concourent à la conservation de l'individu, elle commande impérieusement le repos, et elle conduit ainsi à la réparation.

§ 228.

Différences entre la contraction des muscles striés et celle des muscles lisses. — La contraction musculaire, telle que nous l'avons exposée jusqu'à

[1] La grenouille doit être curarisée afin de se mettre en garde contre les effets produits par l'excitation des nerfs du membre.

[2] Toutes les substances extractives animales se sont montrées indifférentes. Quant à la combinaison de la créatine avec le phosphate acide, elle doit son action à l'*acide* et non à la créatine qui est par elle-même indifférente.

[3] Nous avons vu précédemment que l'oxygène du sang s'échappe dans le sein des tissus et entre en contact direct avec les éléments anatomiques.

présent, a été surtout étudiée dans les muscles de la vie animale (muscles *striés*). Les muscles *lisses*, c'est-à-dire les muscles de l'intestin, de la vessie, de l'utérus, etc., etc., ne présentent pas, à proprement parler, de différences essentielles avec les précédents, en ce qui concerne les phénomènes de la contraction. On peut dire toutefois, d'une manière générale, que ces derniers muscles ne répondent pas, pour la plupart, d'une manière aussi énergique aux divers excitants. Les contractions de quelques-uns d'entre eux ne peuvent être éveillées que par des courants très énergiques. C'est ainsi, par exemple, que les fibres musculaires lisses des vaisseaux, les fibres musculaires répandues dans le derme cutané, celles des canaux excréteurs des glandes, celles des bronches, ne se contractent d'une manière évidente que sous l'influence d'un appareil d'induction d'une certaine puissance.

On a constaté dans les mascles lisses les mêmes phénomènes électriques que dans les muscles striés, mais ils sont beaucoup moins marqués.

Les muscles lisses, comparés aux muscles striés, présentent encore cette particularité, qu'en général, ils se contractent d'une manière bien plus prononcée, lorsqu'on applique l'excitant directement sur les fibres charnues ; tandis que les muscles striés, nous l'avons vu, répondent plus énergiquement aux excitations portées sur les nerfs qui les animent.

La contraction des muscles lisses présente encore quelques autres particularités. Tandis que la contraction des muscles striés cesse avec la cause d'excitation, celle des muscles lisses persiste un temps plus ou moins long après que l'excitant a cessé d'agir. La contraction débute, nous l'avons vu, dans les muscles striés un très court espace de temps après l'application de l'excitant : il faut beaucoup plus longtemps pour que la contraction des fibres musculaires lisses se manifeste. Enfin, et ce caractère est à peu près général dans toute l'étendue de l'intestin et aussi dans les vaisseaux, la contraction affecte souvent un mode particulier dit *vermiculaire*, c'est-à-dire qu'elle occupe un espace généralement plus étendu que le point excité, et qu'elle s'opère d'une manière successive. Nous avons insisté précédemment sur ces divers points (Voy. *Digestion*, §§ 29, 33, 34 ; *Circulation*, §§ 96, 100).

Les fibres musculaires lisses entourant généralement des canaux membraneux ou des réservoirs, et n'ayant pas de point d'attache au squelette, leur contraction n'est point limitée par la rencontre des parties, et elle est généralement beaucoup plus étendue. C'est ainsi qu'en appliquant les deux pôles d'un appareil d'induction sur l'intestin, on peut diminuer le diamètre du canal de plus de 70 pour 100.

Aux extrémités du tube digestif (œsophage, rectum), qui contiennent des fibres musculaires striées, les caractères précédents sont beaucoup moins tranchés, et les phénomènes de la contraction se rapprochent de ceux de la contraction des muscles extérieurs.

§ 229.

De la persistance de la contractilité dans les muscles, quelque temps après la mort. — Un muscle séparé du corps de l'animal vivant est encore excitable pendant quelque temps, c'est-à-dire qu'il conserve pendant quelque temps sa contractilité : il peut encore servir aux expériences. On conçoit qu'il en est de même des muscles de l'animal qui vient de périr.

La contractilité musculaire est liée aux conditions de la vie du muscle; elle dure tout autant que se prolongent dans le tissu musculaire les échanges de la nutrition [1].

Chez les animaux à sang froid, la contractilité persiste pendant plusieurs jours dans les muscles du corps après la mort, ou dans les muscles des membres après la séparation du tronc. Après quatre, cinq et six jours, il n'est pas rare de trouver des muscles de grenouille qui se contractent encore sous l'influence des courants énergiques d'un appareil d'induction. C'est surtout dans les muscles des membres postérieurs que ces phénomènes s'observent, et principalement quand ces muscles ont été conservés dans un milieu froid et saturé d'humidité, qui s'oppose à leur desséchement.

La contractilité musculaire persiste beaucoup moins longtemps sur l homme, les mammifères et les oiseaux, c'est-à-dire sur les animaux à sang chaud. Sur l'homme, on ne peut guère la constater que pendant les 3, 4 ou 5 heures qui suivent la mort (exceptionnellement, pendant 10 à 12 heures sur les sujets morts en pleine santé, sur les suicidés et les suppliciés par exemple), c'est-à-dire jusqu'à l'établissement de la *rigidité* cadavérique [2].

Nysten a fait de nombreuses expériences sur la disparition de la contractilité musculaire. Bien que ses expériences n'aient pas été faites avec les instruments perfectionnés que la physique a mis de nos jours entre les mains des physiologistes, et qu'il assigne généralement un temps beaucoup trop court à la disparition de la contractilité, cependant l'ordre relatif indiqué par lui pour la cessation de la contractilité dans les divers départements du système musculaire ne manque pas d'intérêt. Chez l'homme, le ventricule gauche perdrait le premier sa contractilité, puis viendrait le tube digestif, puis le ventricule droit, puis les muscles du tronc, puis les muscles des extrémités postérieures, puis ceux des extrémités antérieures, enfin les oreillettes. L'oreillette droite perd sa contractilité après l'oreillette gauche. Cet ordre est à peu près le même chez les mammifères, tels que les chiens et les lapins.

Sur l'homme, d'ailleurs, ainsi que chez les animaux, l'oreillette droite continue à se mouvoir *spontanément* et assez longtemps après la mort. MM. Clark, Ellis et Schaw, ayant ouvert la poitrine d'un pendu une heure et demie après la mort, ont constaté que l'oreillette droite se contractait encore d'une manière rhythmique et régulière 80 fois par minute ; au bout de 2 heures, on pouvait compter encore 40 pulsations plus faibles ; après 3 heures 45 minutes, l'oreillette droite ne battait plus que 5 fois par minute ; au bout de 4 heures 45 minutes, tout mouvement spontané avait disparu [3]. A ce moment, d'ailleurs, le cœur, ainsi que les autres muscles, n'avaient pas perdu leur contractilité sous l'influence des excitants appliqués directement sur eux.

[1] La contractilité musculaire sollicitée par l'excitation directe du muscle dure toujours beaucoup plus longtemps que la contractilité musculaire qu'on peut mettre en jeu par l'excitation des nerfs que le muscle reçoit. Il n'est question, ici, que de la contractilité par excitation directe des muscles.

[2] A ce moment la contractilité musculaire est plutôt masquée qu'anéantie, et on peut dire qu'elle ne disparaît absolument que quand cesse la rigidité cadavérique et que la putréfaction s'établit (Voy. § 230).

[3] M. Panum, sur un lapin qu'il avait abandonné avec le thorax ouvert, a constaté des pulsations *spontanées* et rhythmiques de l'oreillette droite, 10 heures après la mort; ces pulsations allèrent en s'affaiblissant et disparurent au bout de la 15e heure. M. Vulpian a vu sur un rat des contractions ondulatoires, faibles, irrégulières et *spontanées*, 46 heures après la mort. L'atmosphère am-

La température extérieure a une influence marquée sur la durée de la contractilité après la mort. La température que possédait l'animal (par conséquent ses muscles) au moment où la mort le surprend peut aussi prolonger ou raccourcir cette durée.

Lorsque le corps se refroidit lentement, les muscles interrogés à l'aide des excitants répondent avec plus d'énergie que quand le corps se refroidit brusquement. M. Calliburcès a vu les mouvements péristaltiques de l'intestin (chiens, chats, lapins, cochons d'Inde) devenir *plus énergiques*, quand il plaçait l'animal (c'était pendant l'hiver) dans un milieu artificiellement échauffé de 19 à 25 degrés. Des intestins, dont les mouvements péristaltiques avaient cessé, se contractèrent de nouveau. Mais une température trop élevée a une influence opposée. Lorsque la température était portée de 35 à 40 degrés, les mouvements péristaltiques cessaient. M. Calliburcès a fait des observations analogues sur les uretères, la vessie, les vaisseaux déférents, l'utérus, les vésicules séminales. M. Panum, en maintenant le cœur des mammifères à une température analogue à celle de l'animal vivant, a vu les contractions spontanées se maintenir *plus énergiques ;* il en est de même de la contractilité des muscles, elle répond alors plus énergiquement à tous les excitants. Mais cette énergie plus grande ne se manifeste *qu'au détriment de la durée ;* le cœur cesse alors plus vite de se mouvoir spontanément, et les muscles perdent plus tôt leur contractilité.

D'un autre côté, une température base (entre 0° et + 5°) fait cesser très rapidement les mouvements spontanés du cœur, mais on peut alors, pendant longtemps, les réveiller par l'excitation. Les muscles gastro-cnémiens d'une grenouille morte, sont généralement inexcitables au bout de 24 heures pendant les chaleurs de l'été, mais si la grenouille a été graduellement refroidie, et si on la maintient après la mort à la température de zéro, on voit souvent la contractilité persister dans ces muscles pendant 8 ou 10 jours. Pendant la saison froide il n'est pas rare de voir, même sur des animaux à sang chaud (rats, lapins, etc.), les muscles (le cœur par exemple) encore excitables au bout de 15 heures. En hiver, les muscles du chien conservent souvent leur contractilité pendant 48 heures [1].

La nature du milieu extérieur a une certaine influence sur la durée de la contractilité. Lorsqu'on place des cœurs de grenouille dans le vide, les mouvements spontanés durent au plus quelques minutes [2] ; mais la contractilité musculaire n'est pas éteinte. Des muscles de grenouille placés dans le vide (saturé de vapeur d'eau) sont encore contractiles au bout de un, deux et souvent trois jours. L'hydrogène agit à peu près comme le vide. Le gaz acide carbonique, le gaz ammoniac, l'hydrogène sulfuré diminuent la durée de la contractilité. Les solutions acides et alcalines, ainsi que l'alcool et l'éther, l'éteignent aussi très promptement : très étendues, ces solutions commencent, au contraire, par l'activer. Certains poisons agissent aussi sur la contractilité et l'anéantissent

biante était froide et humide. Sur un lézard, M. Vulpian a observé, deux jours après la mort (il faisait chaud et le cadavre était en pleine putréfaction), des mouvements rhythmiques à l'origine de la veine cave. Mais ce sont là des faits rares, que nous ne signalons que pour montrer la durée possible de la contractilité après la mort.

[1] M. Vulpian a vu la contractilité des muscles du chien durer 96 heures.

[2] Lorsque le cœur est préalablement humecté avec du sang, les mouvements spontanés durent plus longtemps : un quart d'heure à une demi-heure (Arnold).

promptement : tels sont les divers venins. L'acide cyanhydrique et les dissolutions des sels de strychnine ne paraissent pas la diminuer d'une manière sensible.

§ 230.

Rigidité cadavérique. — La raideur cadavérique consiste en une dureté particulière du tissu charnu du muscle, dureté qui oppose une résistance assez vive aux divers mouvements de flexion ou d'extension qu'on cherche à imprimer aux parties. La rigidité cadavérique est tout à fait indépendante du système nerveux, car elle se manifeste sur des membres depuis longtemps paralysés. Elle s'empare des parties qu'on a séparées du système nerveux central par la section de leurs nerfs ; elle se montre également sur les animaux auxquels on a enlevé les centres nerveux. On l'observe également sur les membres des animaux dont on a lié les vaisseaux avant la mort.

Lorsque la rigidité cadavérique s'empare des muscles privés de vie, elle n'en change point la *situation* au moment où elle apparaît. Elle les saisit, en quelque sorte, dans la position où ils se trouvent. Il n'est point vrai qu'en ce moment il se manifeste une contraction en vertu de laquelle les fléchisseurs agissent d'une manière active. Si les doigts sont ordinairement fermés sur la paume de la main, si les muscles tiennent fortement appliquée la mâchoire inférieure contre la supérieure, c'est que la rigidité cadavérique a surpris les parties en cet état. Lorsque les animaux meurent, la plupart étendent fortement les extrémités, l'encolure et la tête, et la raideur cadavérique s'empare du cadavre dans la position qu'il avait au moment où la vie l'a quitté.

On peut dire que la rigidité cadavérique commence peu après la mort ; de même, elle commence dans un muscle séparé de l'animal vivant, peu après que cette séparation a eu lieu. Mais les phénomènes qui s'accomplissent dans le sein des muscles et qui doivent amener la rigidité cadavérique, qui n'est que leur expression terminale, ces phénomènes, dis-je, sont lents à se manifester à l'extérieur. Ce n'est guère que cinq ou six heures après la mort, qu'ils commencent à se traduire par un changement marqué dans la souplesse des membres ; et la rigidité cadavérique n'est ordinairement tout à fait complète que dix à douze heures après la mort.

La rigidité cadavérique est généralement plus prompte à se manifester dans les temps froids que dans les saisons chaudes, plus prompte lorsque le cadavre est abandonné à l'air que quand il est recouvert par les pièces de la literie. Les parties qui se refroidissent le plus facilement sont aussi celles dans lesquelles la rigidité s'établit d'abord. C'est ainsi qu'elle se montre d'abord aux extrémités des membres, puis à leur racine, puis au tronc.

Le début de la rigidité est d'autant plus prompt, et son intensité est d'autant plus faible que la musculature est moins puissante. L'état de santé et de maladie influent également sur son début. On voit quelquefois chez les sujets qui succombent au milieu des contractions du tétanos la régidité cadavérique succéder sans transition aux convulsions finales.

Il résulte d'un relevé fait par M. Sommer, sur un grand nombre d'hommes morts de maladie, que le minimum du temps qui s'écoule entre la mort et l'apparition de la rigidité est d'environ dix minutes [1] et le maximum de

[1] Dans ce cas, la rigidité arrive longtemps avant que le corps ne soit refroidi.

sept heures. Chez l'homme qui meurt de mort violente, en pleine santé (décapités, suicidés), la rigidité n'apparaît souvent que dix ou douze heures après la mort.

La rigidité cadavérique ne se produit pas seulement dans les muscles de la vie animale ; elle se montre aussi dans ceux de la vie organique. On peut, en particulier, la constater dans la tunique charnue de l'intestin.

La rigidité cadavérique s'empare aussi des muscles des animaux à sang froid ; mais chez ces animaux, elle survient tard (au bout de vingt-quatre à quarante-huit heures). Il est facile de constater le fait sur les grenouilles et les lézards. On a aussi observé les phénomènes de la rigidité, après la mort, chez les mollusques, les insectes et les annélides.

La durée de la rigidité cadavérique est, comme l'époque de son apparition, subordonnée au genre de mort; on peut dire que sa durée est d'autant plus courte qu'elle a débuté plus tôt. La rigidité est d'autant plus grande et sa durée d'autant plus longue qu'elle est apparue plus tardivement. Elle se prolonge jusqu'au moment où la putréfaction s'établit. Elle peut durer douze heures ou plus [1].

La rigidité cadavérique se montre chez les personnes frappées de la foudre aussi bien que chez les animaux qui succombent à une violente décharge électrique : seulement, la rigidité est alors précoce et elle disparaît rapidement pour faire place à la putréfaction. L'excitabilité musculaire chez les personnes foudroyées est en effet fortement atteinte; or, on sait, depuis longtemps, que la rigidité survient d'autant plus tard que l'excitabilité musculaire est plus parfaite au moment de la mort : tel est le cas chez les suppliciés. La rigidité cadavérique est également prompte et courte (la putréfaction s'établit rapidement) après une grande fatigue musculaire. M. Brown-Séquard a constaté que des moutons surmenés, et tout à fait à bout de forces, qu'on venait de sacrifier, étaient en pleine rigidité au bout de cinq minutes, et en putréfaction au bout de huit heures. Chez les sujets qui succombent au milieu des crampes du choléra et chez lesquels il y a une sorte de surmenage involontaire des muscles, la rigidité apparaît vite et dure peu. M. Brown-Séquard cite un cas dans lequel la rigidité cadavérique apparut immédiatement après la mort dans le mollet droit qui avait été le siège de crampes violentes, et ne dura que deux heures. L'autre membre, qui avait été épargné par les crampes, ne devint rigide que cinq heures après la mort.

La rigidité cadavérique se produit chez l'enfant nouveau-né, mais elle est faible et de courte durée [2].

En supprimant l'abord du sang dans les muscles, on peut déterminer sur l'*animal vivant* la rigidité des muscles. Si, à l'exemple de M. Stannius, on lie sur un lapin vivant l'aorte abdominale et l'artère crurale d'un membre, le membre

[1] La durée de la rigidité cadavérique est remarquablement longue sur le chien, elle est généralement de 30 à 36 heures ; il n'est pas rare de la voir durer une semaine; M. Brown-Séquard l'a vue se prolonger pendant 18 jours.

Certaines substances administrées aux animaux avant la mort paraissent tantôt diminuer, tantôt prolonger la durée de la rigidité cadavérique. Il résulte des recherches de M. Rondeau que le chloroforme et le cyanure de potassium paraissent la prolonger ; que le salycilate de soude et les sels de plomb en rendent le début plus rapide et la durée plus courte. L'arsenic ne paraît modifier ni son début ni sa durée.

[2] Elle manquerait, dit-on, dans les enfants qui meurent dans le sein de leur mère avant le 7e mois.

se refroidit et la ridigité commence à apparaître environ trois heures après l'opération : au bout de cinq heures elle est complète. Si on enlève les ligatures et que l'animal survive, on voit la rigidité disparaître au bout d'une heure ou deux, sous l'influence du retour du sang artériel.

Mais ce n'est pas, comme le croit M. Stannius, par la mort des éléments nerveux contenus dans le muscle que la rigidité se manifeste. La rigidité est évidemment indépendante des nerfs et gît dans les muscles mêmes. Il suffit d'injecter dans les vaisseaux d'un membre de l'eau de chaux, du vinaigre, de l'eau salpêtrée, pour que le membre devienne rigide *en peu d'instants;* la température de la solution est indifférente. Ces faits, signalés par M. Kussmaul, ont été complétés par l'expérience suivante. On lie sur une grenouille vivante les vaisseaux du membre postérieur gauche, et on injecte ensuite de l'eau de chaux par l'aorte, près du cœur : la grenouille devient immédiatement rigide ; seul, le membre postérieur du côté gauche reste souple. L'excitation galvanique des nerfs lombaires donne naissance à des contractions dans les muscles du membre postérieur gauche, et non dans l'autre membre postérieur rigide.

Lorsqu'on a fait périr les animaux par le poison, on constate que ceux d'entre les poisons qui agissent sur le système nerveux, ou, en d'autres termes, qui tuent le système nerveux (le curare par exemple), n'influent en rien sur l'apparition et la durée de la rigidité cadavérique. Les poisons, au contraire, qui, sans agir sur l'excitabilité des nerfs, anéantissent la contractilité musculaire (V. § 365), amènent une rigidité cadavérique rapide.

M. Brown-Séquard et M. Kay ont constaté que, si l'on injecte du sang frais et défibriné dans les vaisseaux d'un membre dans lequel la rigidité cadavérique *vient de s'établir* (soit sur des animaux qu'on a mis à mort, soit sur des cadavres de suppliciés), le tissu musculaire du membre reprend sa souplesse, et l'abord du liquide nourricier ramène le retour de l'état moléculaire du muscle compatible avec la contractilité musculaire. On ne peut donc pas considérer la rigidité cadavérique comme une contraction active, ou comme le dernier effort de la contractilité musculaire. Au reste, la contractilité a complètement disparu quand la raideur cadavérique cesse naturellement, la cessation de la rigidité cadavérique coïncidant avec les premiers phénomènes de la putréfaction dans le tissu musculaire et avec la décomposition du sang.

MM. W. Preyer et Kühne ont constaté que, quand la rigidité cadavérique est établie depuis un certain temps, l'injection sanguine ne suffit pas à faire reparaître la contractilité ; mais on peut encore la réveiller en poussant d'abord dans les vaisseaux une solution de chlorure de sodium, de carbonate ou d'azotate de soude.

Quelques physiologistes ont attribué la rigidité cadavérique à la coagulation dans le sein des muscles de la partie plastique du sang, c'est-à-dire de la fibrine contenue dans les vaisseaux du muscle (la coagulation du sang dans les vaisseaux après la mort est infiniment plus lente que dans le sang d'une saignée).

L'expérience ne confirme pas cette supposition, ainsi que l'ont démontré les expériences de M. Kussmaul, ainsi que celles de M. Coze. Beaucoup de substances qui ne déterminent pas la coagulation du sang amènent, quand on les injecte dans les vaisseaux, la rigidité presque instantanée des muscles.

La rigidité a donc son siège dans le tissu musculaire lui-même. Mais quelle est exactement la nature des modifications qui s'accomplissent en lui ? Ces muscles devenus tout à fait inexcitables, au lieu d'offrir, comme les muscles vivants, une réaction faiblement alcaline ou neutre, sont devenus *acides*, et cette acidité persiste pendant toute la durée de la rigidité pour faire place de nouveau à l'alcalinité quand débute la putréfaction qui en marque le terme. Le muscle rigide offre une résistance à la rupture qui l'emporte sur le muscle frais[1]; en même temps il est devenu beaucoup moins extensible. La substance demi-solide qui constitue la partie essentielle de la fibre musculaire éprouve donc une modification moléculaire ou une sorte de coagulation. Cette modification de la substance demi-solide de la fibre musculaire, cette coagulation de la *myosine* (c'est M. Kühne qui lui a donné ce nom), peut être d'ailleurs artificiellement produite, nous l'avons vu, par un grand nombre d'agents.

M. Kühne a démontré la réalité des métamorphoses de la myosine par les expériences suivantes. Il débarrasse le système musculaire des membres postérieurs d'un lapin du sang qu'il contient par un courant d'eau sucrée jusqu'à ce que les muscles soient décolorés; il détache les muscles de ces membres, les soumet à la presse, et en obtient par expression un liquide trouble, neutre, qu'il abandonne à lui-même. Au bout de six heures, ce liquide devient *acide* et il se coagule. Au bout du même temps les muscles de l'animal qui étaient restés intacts, *étaient devenus acides* et commençaient à être envahis par la rigidité. Les muscles pressés n'étaient d'ailleurs devenus ni acides, ni rigides. Ajoutons que quand on plonge un muscle dans l'acide lactique concentré, ce muscle devient rigide immédiatement, et que sur les membres dans lesquels on fait apparaître la rigidité musculaire par la ligature des artères, les muscles devenus rigides présentent une acidité qu'ils n'avaient pas auparavant.

La myosine solidifiée des muscles rigides peut être dissoute par les dissolutions salines médiocrement concentrées, et les muscles reprennent alors leur souplesse.

La rigidité cadavérique qu'entraîne la coagulation de la myosine offre donc une certaine analogie avec le phénomène de la coagulation du sang déterminée par la coagulation de la fibrine, c'est-à-dire par la solidification d'un élément qui existe à l'état liquide dans le sang vivant. On peut, dans les deux cas, se demander pourquoi cette coagulation ne s'effectue pas durant la vie et pourquoi elle ne se produit qu'après la mort.

Mais si la coagulation du sang est difficile à expliquer, la rigidité des muscles après la mort se prête plus facilement à l'interprétation. Il est permis de penser que c'est à l'accumulation des produits de métamorphoses que la circulation ne peut plus entraîner et qui s'accumulent au sein des muscles[2], qu'est due la solidification de la myosine.

La fatigue musculaire, conséquence du travail forcé des muscles et qu'accompagne la production de l'acide lactique, n'est en quelque sorte qu'une rigidité musculaire imminente, laquelle se confirmerait si le repos qu'entraîne le sentiment de la fatigue ne suspendait pour un temps le travail exagéré des métamorphoses musculaires, et si, en même temps, le départ des produits de

[1] D'après M. Busch un muscle frais qu'un poids de 125 gram. suffisait à rompre ne cédait, quand il était rigide, qu'à 1 poids de 1 kilogr.

[2] Les muscles ne meurent pas tout d'un coup. Tant que dure en eux la propriété contractile, ils conservent une sorte de vie latente, ainsi d'ailleurs que la plupart des éléments organiques (Voy. p. 671, 1re PARTIE).

la contraction, ainsi que l'apport de l'oxygène par les voies de la circulation, ne déterminaient sur l'animal vivant la restauration du muscle. Lorsque la mort surprend brusquement le système musculaire dans cet état particulier d'épuisement, la rigidité cadavérique débute presque immédiatement.

§ 230 *bis*.

Contractilité, élasticité, électricité musculaire. — Chimie et nutrition des muscles. — Indications bibliographiques.

F. GLISSON, De natura substantiæ energeticâ. *Londres*, 1672.

A. DEIDIER, Diss. de motu musculorum. *Montpellier*, 1699 (*Réimprimé dans Haller*).

J. ASTRUC, Diss. phys. anatom. de motu musculari ; *Montpellier*, 1710 (*Réimprimé dans Theatr. de Manget*).

B. LANGRISH, New essay on muscular motion, etc. *Londres*, 1733.

R. JONAS, De motus muscularis causâ. *Leyde*, 1735 (*Réimprimé dans Haller*).

A. STUART, De structura et motu musculorum. *Bordeaux*, 1737 et *Londres*, 1738.

R. WHYTT, An essay on the vital and other involuntary motions of animals. *Edinburgh*, 1751.

HALLER, De partibus corporis humani sens. et irritabilibus. *Göttingen*, 1753. Trad. française de Tissot, *Lausanne*, 1755.

LECAT, Dissertation sur le principe de l'action des muscles (*Mém. couronné par l'Acad. de Berlin*). *Berlin*, 1754.

J.-F. KÜHN, Nonnulla motus muscularis, etc. *Göttingen*, 1755.

Th. SMITH, Tentamen physiol. de actione musculari. *Edinburgh*, 1767 (*Réimprimé dans le Thesaurus de Smellie*).

A. YPEY, Observat. physiolog. de motu musculorum voluntario et vitali. *Frankfurt*, 1775.

FONTANA, Sur le mouvement des muscles, *dans* Traité du venin de la vipère, t. II, 1781.

A. T. WEBER, Commentatio de initiis ac progressibus doctrinæ irritabilitatis. *Halle*, 1783.

J. G. HAASE, De adminuculis motus muscularis. *Leipzig*, 1785.

G. BLANE, Lecture on muscular motion, *dans* Philosophical Transactions, 1791.

GALVANI, De viribus electricitatis in motu musculari commentarius, *dans* Acta. Inst. Bononiensis, t. VII, 1791.

HOME (Everard), The croonian lecture on muscular motion, etc., *dans* Philosoph. Transactions, 1795 et 1796.

BARZELOTTI, Esame di alcune moderne teorie intorno alla causa prossima della cotrazione muscolare. *Siena*, 1796 ; et *dans* Biblioth. Britannique, t. XXXII, 1806.

A. DE HUMBOLT, Versuche über die gereizte Muskel und Nervenfaser (*Expériences sur l'excitation des muscles et des nerfs*). *Posen et Berlin*, 1797).

NYSTEN, Nouvelles expériences faites sur les organes musculaires de l'homme et des animaux à sang rouge, etc., thèse. *Paris*, 1807.

VOLTA, Collezione dell'opere del Cavaliere conte Al. Volta, t. II, *Florence*, 1816.

J. F. KÖHLER, Dissert. de vi musculorum absque cerebro et medulla spinali. *Halle*, 1818.

W. KRIMER, Dissert. de vi musculorum, etc. *Halle*, 1818.

PRÉVOST et DUMAS, Mém. sur les phénomènes qui accompagnent la contraction musculaire, *dans* Journal de Physiologie, de Magendie, t. III, 1823.

H. EDWARDS, Note sur les contractions musculaires produites par le contact d'un corps solide avec les nerfs, *dans* Annales des sciences naturelles, 1825.

HOME (Everard), De la disposition en vertu de laquelle s'opère l'allongement et la contraction de la fibre musculaire, *dans* Journal des progrès des sc. médicales, 2e *série*, t. I, 1830.

W. Ch. HENRY, A critical and experimental inquiry into the relations subsisting between nerve and muscle, *dans* Edinburg med. and surg. Journal, t. XXXVII, 1832.

J. MÜLLER et STICKER, Ueber die Veränderungen der Kräfte durschnittener Nerven und über Muskelreizbarkeit (*Sur les modifications qu'éprouvent la force nerveuse et l'irritabilité musculaire après la section des nerfs*), *dans* Müller's Archiv, 1834.

FICINUS, De fibræ muscularis forma et structura. *Leipzig*, 1836.

GÜNTHER et SCHÖN, Versuche und Bemerkungen über Regeneration der Nerven (*Recherches et observations sur la régénération des nerfs*, pour expliquer le rétablissement de l'irritabilité musculaire, *dans* Müller's Archiv, 1840.

E. ENGELHARDT, De vita musculorum observationes et experimenta. *Bonn*, 1841.

LONGET, Recherches expérimentales sur les conditions nécessaires à l'entretien et à la manifestation de l'irratibilité musculaire, *dans* l'Examinateur médical, *déc.* 1841.

J. BUDGE, Ueber die Ursache der willkürlichen und unwillkürlichen Bewegungen (*Sur les causes des mouvements volontaires et involontaires*), *dans* Organ für die gesammte Heilkunde de W. Wutzer et F. Kilian, 1843.

Gierlichs, De rigore mortis. *Bonn*, 1843.

C. G. Bruch, Nonnullo de rigore mortis. *Mayence*, 1845.

Helmholtz, Ueber den Stoffverbrauch bei der Muskelaction (*De la consommation de matières pendant l'action musculaire*), *dans* Müller's Archiv, 1845.

C. Matteuci, Expériences sur les phénomènes de la contraction induite, *dans* Annales de chimie et de physique, 3e *sér.*, t. XV, 1845.

Pawlawski, De rigore hominis cadaveroso. *Berlin*, 1845.

Bennet Dowler, Experimental researches on the postmortem contractility of the muscles with observations on the reflex theory, *dans* The New-York Journal of medicine and the collateral sciences, *mai* 1846.

Debrou, Mémoire sur les mouvements involontaires qui sont exécutés par des muscles de la vie animale, *dans* Archives gén. de médecine, *sept.* 1847.

Matteucci, Leçons sur les phénomènes physiques des corps vivants (*traduction française*). *Paris*, 1847.

A. Ecker, Zur Lehre vom Bau und Leben der contractilen Substanz der niedersten Thiere (*De la structure et des propriétés contractiles de la substance du corps des animaux inférieurs*). *Bâle*, 1848.

Du Bois-Reymond, Untersuchungen über thierische Electricität. *Berlin*, 1848.

A. Kölliker, Zur Lehre von der Contractilität der menschlichen Haut (*Étude sur la contractilité de la peau de l'homme*), *dans* Zeitschrift für wissenschaffliche Zoologie, t. I, 1849.

J. S. E. Michel, De la contractilité et des organes contractiles. *Strasbourg*, 1849.

Stannius, Untersuchungen über die Muskelreizbarkeit (*Recherches sur la contractilité musculaire*), *dans* Müller's Archiv, 1849.

Albers, Ueber Todtenstarre (*Sur la rigidité cadavérique*), *dans* Deutsche Klinik, n° 38. *Berlin*, 1850.

E. Harless, Die Muskelirritabilität (*L'irrabilité musculaire*), *dans* Denschrift der Münchener. Académie, t. V, 1850.

George Liebig, Ueber die Respiration der Muskeln (*De la respiration des muscles*), *dans* Müller's Archiv, 1850.

R. Wagner, Neue Versuche über das Verhältniss der Innervation zur Muskelirritabilität (*Nouvelles recherches sur les rapports de l'innervation avec la contractilité musculaire*), *dans* Göttingen gelehrte Anzeigen, *oct.* 1850.

Brown-Séquard, Recherches sur la rigidité cadavérique, sur la disparition et le rétablissement de la contractilité musculaire, *dans* Gazette médicale, nos 17, 24, 27, 1851.

Brown-Séquard, Preuve à l'appui de la doctrine de Haller, relative à l'indépendance de la contractilité musculaire, *dans* Gazette médicale de Paris, n° 39, 1851.

M. Duval, J. Rochard et A. Petit, Observations physiologiques sur des cadavres de suppliciés, *dans* Gazette médicale, n° 28, 1851.

M. Schiff, Ueber die Zuzammenziehung der animalischen Muskeln (*Sur la contraction des muscles de la vie animale*), *dans* Froriep's Tagesbericht, 1851.

H. Stannius, Untersuchungen über Leistungsfähigkeit er Muskeln und Todtenstarre (*Recherches sur la contractilité et la rigidité cadavérique*), *dans* Archiv für physiologische Heilkunde, t. XI, 1851.

A. W. Volkmann, Ueber das Zustandekommen der Muskelcontractionen im Verlaufe der Zeit (*Du mode et de la durée de la contraction musculaire*), *dans* Verhandlungen der sachs. Gesellschaft der Wissenschaften, 1851.

S.-A. Bernard, De l'élasticité du tissu musculaire et des phénomènes physiques de l'activité des muscles. *Th. Strasb.*, 1853.

E. Krause, De rigore mortis in genere, ac de rigore in musculis lœvibus obvio in specie. *Dorpat*, 1853.

H. Depial, Succincta recensio historico-critica doctrinæ Halleri principis physiologorum de irritabilitate. *Bonn*, 1854.

H. Helmholtz, Ueber die Geschwindigkeit einiger Vorgänge in den Muskeln und Nerven (*Sur la vitesse des phénomènes de l'action musculaire et nerveuse*), *dans* Monatsberichte d. Berlin. Akademie, *janv.* 1854.

Bland Radcliffe, The physical theorie of muscular contraction, *dans* Med. Times and Gazette, *juin*, 1855.

C. H. Brandt (sous la direction de Brown-Séquart), Des phénomènes de contraction musculaire observés chez des individus qni ont succombé au choléra et à la fièvre jaune. *Th. Paris*, 1855.

A. Kussmaul, Ueber die Todtenstarre und die ihr nahe verwandten Zustände von Muskelstarre, mit besonderer Rücksicht auf Staatsarzneikunde (*De la rigidité cadavérique et de son analogie avec l'état tétanique des muscles dans ses rapports avec la médecine légale*), *dans* Prager Vierteljahrsschrift, 1855.

Schulz-Schulzenstein, Ueber Selbstbewegung der Muskelfaser (*Du mouvement spontané des fibres musculaires*), *dans* Müller's Archiv. 1855.

Valentin, Ueber die Wechselwirkung der Muskeln und der sie umgebende Atmosphäre (*Les échanges entre les muscles et l'atmosphère environnante*), *dans* Archiv. für physiol. Heilkunde, t. XIV, 1855.

AUERBACH, Ueber den Muskeltonus (*Sur la tonicité musculaire*), *dans* Jahresbericht der schlesischen Gesellchaft für vaterl. Kultur, 1856.

CL. BERNARD, Analyse physiologique des propriétés des systèmes musculaires et nerveux au moyen du curare, *dans* Comptes rendus, Acad. des sciences, 1856.

HEIDENHAIN, Physiologische Studien. *Berlin*, 1856.

KÖLLIKER et H. MÜLLER, Nachweis der negativen Schwankung des Muskelstroms am naturlich sich contrahirenden Muskel (*Preuve d'un renversement dans le courant musculaire quand le muscle se contracte naturellement*), *dans* Monatsberichte der Kais. preussischen Akademie der Wissenschaften, 1856.

MATTEUCCI, Fenomeni physici e chimici della contrazione muscolare. *Turin*, 1856.

MATTEUCCI, Sur les phénomènes physiques et chimiques de la contraction musculaire, *dans* Comptes rendus de l'Acad. des sciences, I, n° 14 ; II, n°s 4 et 22, 1856.

M. SCHIFF. Ueber die peristaltische Bewegung quergestreifter Muskeln (*Du mouvement péristaltique des muscles striés*), *dans* Untersuchungen zur Naturlehre des Menschen und der Thiere, t. I, 1856.

A. W. VOLKMANN, Commentatio de elasticitate musculorum. *Halle*, 1856.

A. W VOLKMANN, Versuche ueber Muskelreizbarkeit (*Recherches sur la contractilité musculaire*), *dans* Berichte ueber die Verhoudlungen der sächs. Gesellschaft der Wissenschaften zu. *Leipzig*, 1856.

Cl. BERNARD, Leçons sur les propriétés des tissus vivants, p. 221. *Paris*, 1857.

BROWN-SEQUARD, Recherches sur les lois de l'irritabilité musculaire, de la rigidité cadavérique et de la putréfaction, *dans* Gazette médicale, n° 42, 1857.

E. BRÜCKE, Ueber den Bau der Muskelfasern (*De la structure des fibres musculaires*), *dans* Sitzungsberichte der Kais. Akademie der Wisenschaften zu Wien, t. XXV, 1817.

CALLIBURCÈS, Recherches expérimentales sur l'influence exercée par la chaleur sur les manifestations de la contractilité des organes, *dans* Comptes rendus de l'Académie des sciences, 1857 et 1858.

CZERMAK, Ueber secondare Zuckung vom theilweise gereizten Muskel aus. (*De la contraction secondaire d'un muscle partiellement excité*), *dans* Sitzungsbericthe der Kais. Aakdémie der Wissenschaften zu Wien, 1857.

A. FICK, Ueber theilweise Reizung der Muskelfaser (*De la contraction partielle des fibres musculaires*), *dans* Untersuchungen zur Naturlehre des Menschen und der Thière, t. II, 1857.

R. HEIDENHAIN, Beitrag zur Kenntniss des Zuckungsgesetzes. (*Contribution à la connaissance de la loi de contraction*), *dans* Archiv für physiologische Heilkunde, *nouv. sér.*, t. I, 1857.

REMAK, Ueber die Verdickung der Muskeln durch constante galvanische Strome (*Du gonflement des muscles sous l'action d'un courant galvanique continu*), *dans* Journal Deutsche klinik, n° 45, 1857.

J. ROSENTHAL, Ueber die relative Stärke der directen und indirecten Muskelreizung. (*De la force relative de la contraction musculaire par excitation directe ou indirecte*), *dans* Untersuchungen zur Naturlehre des Menschen und der Thiere; t. III, 1857.

L. ROSENTHAL, De tono cum musculorum tum eo imprimis qui sphincterum tonus vocatur. (*Diss., Königsberg*, 1857.)

G. VALENTIN, Die Wirkung der zusammengezogenen Muskeln auf die sie umgebenden Luftmassen. (*De l'action des muscles qui se contractent sur la masse d'air qui les entoure*), *dans* Archiv fur physiologische Heilkunde; *Nouv. ser.*, t. 1, 1857.

VULPIAN, Expérience relative à la différence d'action des deux pôles de la pile sur la contractilité musculaire, *dans* Gazette médicale, *n°* 39, 1856.

VON WITTICH, Expérimenta quædam ad Halleri doctrinam de musculorum irritabilitate probandam instituta. *Königsberg*, 1857.

W. WUNDT, Ueber die Elasticität feuchter organischer, Gewebe. (*De l'élasticité des tissus organiques humides*), *dans* Muller's Archiv für Anat. und Physiol., 1857.

E. BAIERLACHER, Physiologische Studien im Gebiete der electrischen Muskelerregung vom Nerven aus. (*Études physiologiques sur l'excitation de la contraction musculaire par application de l'électricité aux nerfs*), *dans* Zeitschrift für rationelle Medicin, t. V, 1858.

ARNOLD, Ueber die Fortdauer der Irritabilität des Herzens und der Gliedermuskeln vom Frosch im luftverdunnten Raüme. (*Sur la durée de l'excitabilité du cœur et des muscles des membres de la grenouille placée dans l'air raréfié*), *dans* Die physiologische Anstalt der Universität Heildelberg, 1858.

BENNET-DOWLER, Researches on the post mortem contractility. *En extrait dans* Journal de physiologie de Brown-Séquard, t. I, 1858.

BROWN-SÉQUARD, Limites de la possibilité du retour spontané de la rigidité cadavérique après qu'on l'a fai disparaître par l'élongation des muscles, *dans* Journal de physiologie, t. 1, 1858.

FECHNER, Beobachtungen welche zu beweisen scheinen dass durch die Uebung der Glieder der einen Seite die der anderen gleichzeitig mit geübt werden (*Faits qui semblent prouver que l'ac-*

tion d'un membre tend à mettre en jeu en même temps celui de l'autre côté), *dans* Verhandlungen der sächsiche Gesellschaft der Wissenschaften zu Leipzig, 1858.

Heidenhain et Colberg, Versuche über Tonus des Blasenschliessmuskels (*Recherches sur la tonicité du sphincter de la vessie*), dans Archiv für Anat. und Physiologie (Müller's Archiv). 1858.

W. H. Heineke, De connexu irritabilitatis musculorum cum rigore mortis observationes physiologicæ. *Dissert. Greifswald*, 1858.

W. Kühne, Vorlaüfige Notiz über die Entstehung der Todtenstarre (*Note sur le développement de la rigidité cadavérique*), *dans* Allgemeine medicinische Centralzeitung, *n°* 70, 1858.

Kussmaul, Ueber die Ertödtung der Gliedmassen durch Einspritzung von Chloroform in die Schlagadern (*De la résolution des membres dans lesquels on injecte du chloroforme par les artères*), *dans* Archiv für pathologische Anat. und Physiologie, t. XIII, 1858.

H. Munk, Zur Anatomie und Physiologie der quergestreiften Muskelfaser der Wirbelthiere, etc. (*De L'anatomie et de la physiologie des muscles striés des vertébrés*), *dans* Nachrichten von der Universität zu Göttingen, fev. 1858.

Pelikan et Kölliker, Untersuchungen über die Einwirkung einiger Gifte auf die Leistungt fähigkeit der Muskelnu (*Recherches sur l'influence de quelques poisons sur le pouvoir conducteur des muscles*), *dans* Verhandlungen der physik. med. Gesellschaft in Würzburg, 1858.

E. Pflüger, Ueber die tetanisirende Wirkung des constanten Stroms und das allgemeine Gesetz der Reizung (*Sur l'action tétanisante du courant constant et sur les lois générales de l'excitabilité*), *dans* Archiv für pathologische Anat. und Physiologie, t. XIII, 1858.

Rosenthal, Ueber die Modification der Erregbarkeit durch geschlossene Ketten und die voltaischen Abwechselungen (*Des modifications de la contractilité sous l'influence des courants fermés et des changements dans la déviation des courants*), *dans* Zeitschrift für rationelle Medicin, t. IV, 1858.

M. Schiff, Lehrbuch der Muskel und Nerven-physiologie Lahr, 1858-1859.

M. Schiff, Ueber die Reizung der Muskeln, etc. (*Sur l'excitation des muscles*), *dans* Untersuchungen zur Naturlehre des Menschen und der Thiere, t. V, 1858.

A. V. Volkmann, Versuche und Betrachtungen über Muskelcontractilität (*Recherches et considération sur la contractilité musculaire*), *dans* Archiv für Anat. und Physiologie (Müllers' Archiv), 1858.

Vulpian, Recherches sur la durée de la contractilité du cœur après la mort, *dans* Gazette médicale, n°s 31, 33, 1858.

E. Weber, Ueber die Elasticihtät der Muskeln; Versuche über Muskelreizbarkeit und Betrachtungen über Muskelcontractilität (*De l'élasticité des muscles; recherches sur l'excitabilité des muscles, et considérations sur la contractilité musculaire*), *dans* Archiv für Anat. und Physiologie (Müller's Archiv), 1858.

Von Wittch, Ueber eigenthumliche Musckelcontractionen, welche das Durchströmen von distillirtem Wasser hervorruft. (*Sur la contraction spéciale des muscles qui survient quand on injecte dans leurs vaisseaux de l'eau distillée*), *dans* Archiv für pathologische Anat. und Physiologie, t. XIII, 1858.

W. Wundt, Ueber das Gesetz der Zuckungen und die Modification der Erregbarkeit durch geschlossene Ketten. (*Des lois de la contraction et des modifications de la contractilité par les courants fermés*), *dans* Arch f. physiologische Heilkunde, t. II, 1858.

W. Wundt, Die Lehre von der Muskelbewegung. (*Du mouvement musculaire*), *Braunschweig*, 1858.

Von Bezold et J. Rosenthal, Ueber das Gesetz der Zuckungen. (*Sur la loi de la contraction*), *dans* Archiv für Anat. und Physiologie (*Arch. de Muller*), 1859.

V. Bezold, Zur Physiologie des Electrotonus, *dans* Allegemeine medicinische Centralzeitung, *n°* 25, 1859.

E. du Bois-Reymond, Bemerkungen über die Reaction des electriscnen Organe und der Muskeln. (*Observation sur la réaction des organes électriques et des muscles*), *dans* Archiv für Anat. und Physiologie. (Müller's Archiv), 1859.

E. Du Boys-Reymond, De fibræ muscularis reactione. *Berlin*, 1859.

Brown-Séquard, Recherches sur l'irritabilité musculaire, *dans* Journal de Physiologie, t. II, 1859.

O. Funke, Beitrag zur Lehre von der Muskelreizbarkeit (*Contribution à l'étude de l'excitabilité musculaire*), *dans* Berichte der K. sächsischen Gesellschaft der Wissenschaften, 1859.

E. Harless, Die Mukelkrämpfe bei der Nervenvertrocknung (*De la crampe musculaire par la dessiccation des nerfs*), *dans* Zeitschrift für rationelle Medicin, t. VII, 1859.

L. Hermann, De tono ac motu musculorum Dissert. *Berlin*, 1859.

W. Kühne, Ueber directe und indirecte Muskelreizung mittelst chemischer Agentien (*Sur la contraction musculaire directe et indirecte provoquée à l'aide des agents chimiques*), *dans* Archiv für Anat. und Physiologie (Müller's Archiv), 1850.

W. Kühne, Ueber sogenannte idiomuskulare Contraction. (*Sur ce qu'on nomme la contraction idiomusculaire*), *dans* Archiv für Anat, und Physiologie (Müller's Archiv), 1849.

W. Kühne, Ueber Muskelzuckungen ohne Betheiligung der Nerven (*Sur la contraction mus-*

culaire sans la participation des nerfs), *dans* Archiv für Anat. und Physiologie (Müller's Archiv.) 1859.

W. Kühne, Untersuchungen über Veränderungen der contractilen Substanzen (*Recherches sur les mouvements et les changements qui surviennent dans les matières contractiles*), *dans* Archiv für Anat. und Physiologie (Müller's Archiv), 1859.

J. Osborne, On somme action performed by voluntary muscles which by habit leccome in voluntary, *dans* Dublin quaterly journal of medical science. Août, 1859.

E. Pflüger, Ueber die Ursache des Ritter'schen (oder Oeffnungs) Tetanus (*Sur les causes du tétanos déterminé par l'ouverture du courant*), *dans* Archiv für Anat. und Physiologie (Archives de Müller continuées par Reichert et du Boys-Reymond). 1859.

E. Pflüger, Untersuchungen über die Physiologie des Electrotonus (*Recherches physiologiques sur la force électrotonique*). *Berlin*, 1859.

Schelske, Ueber die chemischen Muskelreize (*Sur l'excitation chimique des muscles*), *dans* Verhandlungen der naturhistorisch-medicinischen Vereins zu Heidelberg, 1859.

Volkmann, Ueber die Elasticität des organichen Gewebe (*De l'élasticité des tissus organiques*), *dans* Archiv für Anat. und Physiologie (Müller's Archiv), 1859.

W. Wundt, Ueber die Elasticität der organischen Gewebe (*De l'élasticité des tissus organiques*), *dans* Zeitschrift für rationelle Medicin, t. VIII, 1859.

W. Wundt, Ueber den Verlauf der Muskelzusammenziehung bei directerMuskelreizung (*De l'extension successive de la contraction musculaire dans l'excitation directe du muscle*), *dans* Archiv für Anat. und Physiologie. (Müller's Archiv), 1859.

C. Aeby, Ueber die Fortpflanzungsgeschwindigkeit der Muskelzuckung (*Sur la vitesse de transmission de la contraction musculaire*), *dans* Archiv für Anat. und Physiologie (Müller's Archiv), 1860.

L. Auerbach, Ueber Muskelcontractionen durch mechanische Reizung am Lebenden Menschen (*De la contraction musculaire sous l'influence de l'excitation mécanique, chez l'homme vivant*), *dans* Verhandlungen der Breslauer med. Section der schlessicher Gesellschaft. f. vaterl. Cultur; *Breslau*, 1860.

Baierlacher, Ueber Muskelbewegungen beim Menschen (*Du mouvement musculaire chez l'homme*), *dans* Zeitschrift für rationelle Medicin, 3e *série*, t. VIII, 1860.

Bezold, Untersuchungen über die Einwirkung des Pfeilgiftes auf die motorischen Nerven (*Recherches sur les effets du curare sur les nerfs moteurs*), *en deux parties dans* Archiv f. Anat und Phys. (Reichert et du Boys-Reymond), 1860.

E. du Bois-Reymond, Ueber die angeblich saure Reaction des Muskelfleisches (*De la prétendue réaction acide des muscles*), *dans* Untersuchungen zur Naturlehre des Menschen, etc., t. VII, 1860.

P.-J. Brondgeest, Ueber den Tonus der willkürlichen Muskeln (*De la tonicité des muscles volontaires*), *dans* Müller's Archiv. für Anat. u. Phys. (Reichert et du Bois-Reymond), 1860.

F.-J. Ettinger, Relationen zwischen Blut und Erregbarkeit der Muskeln (*Relation entre le sang et la contractilité musculaires*). *Dissert.*, Münichen, 1860.

A. Fick, Vorlaüfige Ankundikung einer Untersuchung über die Physiologie der glatten Muskelfaser (*Introduction à une recherche sur la physiologie des fibres musculaires lisses*), *dans* Wiener medicinische Wochenschrift, *n°* 37, 1860.

A. Fick. Ueber Längenverhältnisse der Skelettmuskelfasern (*Sur les rapports de longueur des fibres musculaires du squelette*), *dans* Untersuchungen zur Naturehre des Menschen, etc, t. VII, 1860.

E. Harless, Maasbestimungen der Reizbarkeit (*Détermination de la mesure des excitants*), *dans* Abhandlungen der k. baier. Acad. der Wissenschaften, t. VIII, 1860.

E. Harless, Ueber die chemische Veranderung des Muskelsaftes durch Wärme und Bewegung (*Des changements chimiques qui surviennent dans le suc musculaire sous l'influence de la chaleur et du mouvement*), *dans* Intelligenz Blatt ärtzliches, Organ für st. und öffentliche Heilkunde; mars 1860.

E. Harless, Untersuchungen über die Muskelstarre (*Recherches sur la rigidité cadavérique*), *dans* Bayern's ärzliches Intelligenz-Blatt, 1860.

E. Harless, Ueber physikalische und chemische Vorgange in der Muskelsubstanz (*Des phénomènes physiques et chimiques de la substance musculaire*), *dans* le Journal Deutsche Klinik, *n°* 17, 1860.

W Kühne, Ueber die chemische Reizung der Muskeln und Nerven und ihre Bedeutung für die Irritäbilitätsfrage (*Sur l'excitation chimique des muscles et des nerfs, et sa signification en ce qui concerne la question de l'irritabilité*), *dans* Archiv für Anat. und. Physiologie (Müller's Archiv), 1860.

W. Kühne, Myologische Untersuchungen (*Recherches de myologie*), *Leipzig*, 1860.

Liegeois, Du rôle des sensations sur les mouvements, *dans* Gazette médicale, *n°* 1, 1860.

H. Munck, Ueber die Abhängigkeit des Absterbens der Muskeln von der Länge ihrer Nerven. (*Sur la dépendance de la mort des muscles, suivant la longueur de leurs nerfs*), *dans* Allgemeine medicinische Centralzeitung, *n°* 8, 1860.

Schelske, Ueber die chemischen Muskelreize (*Sur les excitations chimiques des muscles*), *dans* Archiv für Anat. und Physiologie (Müller's Archiv.), 1860.

VOIT, Untersuchungen über den Einfluss der Muskelbewegungen auf den Stofwechsel, *München*, 1860.

W. VOLKMANN, Controle der Ermüdungseinflüsse in Muskelversuchen (*De la fatigue musculaire dans les expériences sur les muscles*), *dans* Archiv für Anat. und Physiologie (Muller's Archiv), 1860.

J. BÉCLARD, De la contraction musculaire dans ses rapports avec la température animale, 3 mémoires, *dans* Archives générales de médecine, 1861.

V. BEZOLD, Untersuchungen über die electrische Erregung der Nerven und Muskeln, *Leipzig*, 1861.

J. RANKE, Der galvanische Leitungswiderstand des lebenden Muskel. *Ansbach*, 1862.

HAUGHTON, Outlines of a theory of muscular action. *London*, 1863.

VAN MANSVELT, Over de elasticität der Spieren. Dissert. *Utrecht*, 1863.

C. NEUDAUER, Ueber quantative Kreatin und Kreatininbestimmung im Muskelfleisch (*De la proport. de créatine et de créatinine dans la chair musculaire*), *dans* Archiv für Analyt. Chemie, t. II, 1863.

SAROKOW, Beitrag zur Physiologie des Muskelstoffwechsels (*Contribut. à la Physiologie des métamorphoses du tissu musculaire*), *dans* Archiv fur path. Anat. und Physiologie, XXVIII, 1863.

VALENTIN, Dei Zückungsgesetze des lebenden Nerven und Muskels. *Leipzig, u. Heidelberg* 1863.

HEIDENHAIN, Mechanische Leistung, Wärmeentwicklung und Stoffumsatz bei der Muskelthätigkeit. *Leipzig*, 1864.

KHÜNE, Untersuchungen über das Protoplasma und die contractilität. *Leipzig*, 1864.

DUFOUR, La constance de la force et les mouvements musculaires. *Lauzanne*, 1865.

KNORZ, Ein Beitrag zur Bestimmung der absoluten Muskelkraft, Dissert. *Marburg*, 1865.

J. RANKE, Tetanus. *Leipzig*, 1865.

FICK, Untersuchungen über Muskelarbeit. *Basel*, 1867.

HERMANN, Untersuchungen über den Stoffwechsel der Muskeln. *Berlin*, 1867.

HERMANN, Weitere Untersuch. zur Physiologie der Muskeln. *Berlin*, 1867.

CARRE, De la contraction idio-musculaire, *dans* Gaz. hebdom. de méd, et de chir., 1868.

HERMANN, Untersuchungen zur Physiologie der Muskeln und Nerven. *Berlin*, 1868.

WORM MÜLLER, Versuche über Einflüsse der Warme, etc. auf die electromotorischen Kräfte der Muskeln und Nerven, Vorl. Mitch. *Würzburg*, 1868.

BERNSTEIN, Untersuchungen über den Erregungsvorgang in Nerven und Muskelsystem, *Heidelberg*, 1871.

RANKE, Die Blutwertheilung und der Thätigkeitswechsel der Organe. *Leipzig*, 1871.

MICHELSON, Einige Versuche über die Todentstarre des Muskels. Diss. *Dorpat*, 1872.

HAUGHTON, Principles of animal mechanics. *London*, 1873.

MAREY, La machine animale. *Paris*, 1873.

PREYER, Das myophysische Gezetz. *Iena*, 1873.

W. ENGELMANN, Nouvelles recherches sur les phénomènes microscopiques de la contraction musculaire. Extrait *des* Arch. néerlandaises, t. XIII, 1875.

DANILEWSKI, Ueber den Ursprung der Muskelkraft. *Charkow*, 1876.

BURDON-SAUNDERSON, Note on the electromotive properties of muscle *dans* Proced. Roy, Soc., 1877.

W. ENGELMANN, Zur Lehre von der Muskel und Nerven Electricität, *dans* Arch. f. d. ges. Physiol., 1877.

L. HERMANN, Untersuchungen über die Entwicklung des Muskelstrorm, 4 articles, *dans* Arch. f. d. ges. Physiol., 1877.

MORAT ET TOUSSAINT, Variation de l'état électrique des muscles dans les divers modes de contraction *dans* Arch. de Physiol. norm. et pathol., 1877.

CH. RICHET, De l'addition latente des excitat. électriques dans les muscles et les nerfs. Trav. Labor. *Marey*, 1877.

RANVIER, Leçons sur l'histologie du syst. musculaire. *Paris*, 1877-1878.

BERNSTEIN, Ueber Erzeugung von Tetanus, etc. *dans* Arch. f. d. ges Physiol., 1878.

BOUDET DE PÂRIS, Effets du curare, de la chaleur et de la friction des nerfs sur l'excitabilité et l'élasticité musculaire. Trav. labor. de Marey, 1878-1879.

E. BRÜCKE, Ueber wilkurliche und krampfhafte Bewegungen, *dans* Wiener Acad. Suzungsber, 1878.

L. HERMANN, Ein Beitrag zur Theorie der Muskelcontraction *dans* Arch. f. d. gesammi Physiol., 1878.

KRONECKER ET STIRLING, Die Genesis des Tetanus, *dans* Arch. f. an. und Physiol., 1878.

BIEDERMANN, Ueber die Polaren Wirkungen des Electrischen Stromes im entnervten Muskel, *dans* Wiener Acad. Sitzungsbe, 1879.

BLEULER (E.) und LEHMANN (L.), Beiträge zur allgemeinen Muskel Physiologe (*Physiol. Labor. in Zürich*), *dans* Arch. f. d. ges. Phys., 1879.

Danilewsky, Thermodinamische Untersuchungen der Muskeln, *dans* Med. centr. Blatt, 1879.

Frederico et Vandevelde, Physiologie des muscles et des nerfs du homard. Bullet. de l'Acad. de Belgique, 1879.

Gad (J.), Ueber das Latenzstadium der Muskelemente, etc., *dans* Arch. f. An. und Phys. 1879.

E. Hering, Ueber die Methoden zur Untersuchung des electrischen Stroms in quergestreiten Muskel, *dans* Wiener Acad. Sitzugesber, 1879.

L. Hermann, Allgemeine Muskelphysik, *dans* Hermann's Handbuch der Physiologie, 1er vol. *Leipzig*, 1879.

O. Masse, Chemie und Stoffwechsel der Muskeln *dans* Hermann's Handbuch der Physiol., t. I, *Leipzig*, 1879.

Kronecker et Stanley-Hall, die willkürliche Muskelaction, *dans* Arch. f. An. und Phys., 1879.

Newmann, New theory of contraction of Strinded muscle, *dans* Journ. of anat. and Physiol., 1879.

Ch. Richet, De l'excitabilité du muscle pendant les différentes périodes de sa contraction, *dans* Comptes rendus Ac. des sciences, 1879.

Ch. Richet, Contribut. à la Physiologie des centres nerveux et des muscles de l'écrevisse, *dans* Arch. de Physiol. norm. et path., 1879.

Ch. Richet, De l'excitabilité rythmique des muscles, etc., *dans* Comptes rendus Ac. des sciences, 1879.

Schmulewitsch, De l'influence de la quantité de sang sur l'irritabilité des muscles, *dans* Compte-rendus Ac. d. sc., 1878 et dans Arch. f. Anat. und Physiol., 1879.

S. Tschirjew, Tonus quergestreifter Muskeln, *dans* Arch. f. An. und Phys., 1879.

G. Valentin, Die Leistungen des nur gespannten und nicht vorher gedehnten Muskels, *dans* Zeitsch f. Biologie, 1879.

B. Anrep, Studien über Tonus und Elasticität der Muskeln, *dans* Arch. f. d. ges. Physiolog., 1880.

W. Biedermann, Ueber die Abhängigkeit des Muskelstromes von localen chemischen Veränderungen der Muskelsubstans, *dans* Wiener Ac. Sitzungsber, 1880.

W. Biedermann, Ueber rhytmische durch chemische Reizung bedingte Contractionen quergestreifler Muskeln. Wien., etc. Sitzungsber, 1880.

W. Biedermann, Ueber die durch chemische Veränderungen der Muskelsubstanz bewirkten Veränderungen der Polaren Erregung durch den electrischen Strom., *dans* Wiener Ac. Sitzungsber, 1880.

Boudet de Paris, De l'élasticité musculaire. Thèse. *Paris*, 1880.

Cash, Der Zuckungsverlauf als Merkmal der Muskelart, *dans* Arch. f. Anat. und Physiol., 1880.

Danilewsky, Thermodynamische Untersuchungen der Muskeln, *dans* Arch. f. d. ges. Physiol., 1880.

D'Eiselsberg, Zur Lehre von Todtenstarre, *dans* Arch. f. d. ges. Physiol., 1880.

P. Enko, Beitrag zur Lehre von der Muskelcontraction, *dans* Arch. f. An. med. Physiol.. 1880.

Hanriot, L'électricité musculaire. Thèse. *Paris*, 1880.

Henocque. Note sur la contraction des muscles du poumon après la mort. Comptes rendus Soc. de Biol. *dans* Gaz. médic., 1880.

L. Hermann, Zur den Actionsströmen der Muskeln, *dans* Arch. f. d. ges. Phys., 1880.

Kries, Untersuchungen zur Mechanik des quergestreiten Muskeln, *dans* Arch. f. Anat. und. Phys.. 1880.

Kronecker, und Gotch. Ueber die Ermüdung quergestreiter Muskeln, *dans* Arch. f. Anat. med. Physiol., 1880.

Mendelssohn, Sur le temps perdu des muscles. Trav. lab. de Marey, 1878-1879, même sujet *dans* Archives de phys. norm. et path., 1880.

Ch. Richet, De l'onde secondaire du muscle, *dans* Comptes rendus Ac. des sc., 1880.

Rosenthal, Ueber die Arbeitsleistung der Muskeln, *dans* Arch. fur Anat. und Physiol., 1880.

A. Sanson, De la source du travail muscul. *dans* Journ. de l'Anat. et de la Physiol. *Paris*, 1880.

Labbé, De la contraction idio-musculaire. Thèse. *Paris*, 1881.

Viallanes, Recherches sur les terminaisons nerveuses motrices dans les muscles striés. Thèse. *Paris*, 1881.

SECTION III.

Mécanique générale des mouvements de locomotion.

ARTICLE I.

ORGANES PASSIFS DE LA LOCOMOTION.

§ 231.

Du squelette. — Le squelette de l'homme et des animaux vertébrés représente un tout symétrique, qui résulte de l'ensemble des os réunis entre eux par les articulations. Le squelette a la forme et les dimensions du corps, dimensions et forme qu'il détermine en grande partie. La dureté et la rigidité des pièces qui entrent dans la composition du squelette lui permettent de servir de support, de fournir des enveloppes protectrices aux centres nerveux et vasculaires et aussi aux organes des sens, et surtout d'offrir des points d'attache aux muscles. Les articulations qui relient entre elles les diverses pièces osseuses du squelette donnent à ces pièces une mobilité qui permet ou des positions variées d'équilibre, ou des mouvements, soit partiels, soit d'ensemble, dont l'étendue et la direction sont déterminées par la forme des surfaces osseuses qui se correspondent. Le squelette se divise en tronc et en membres.

La *colonne vertébrale* forme la base du tronc. Elle supporte en haut la tête, et s'engrène solidement en bas dans le bassin, avec lequel elle fait corps. La colonne vertébrale forme un axe à la fois solide et flexible ; elle représente une colonne osseuse, composée de vingt-quatre pièces superposées, et percée d'un canal central. Cylindrique en avant, cette colonne présente en arrière une crête saillante, résultant de la série des apophyses épineuses, et, sur les côtés, une série analogue appartenant aux apophyses transverses, série latérale qui, au niveau de la région dorsale, est prolongée sur les côtés et en avant par les côtes. La colonne vertébrale n'est pas rectiligne: convexe en avant à la région cervicale, concave à la région dorsale, et de nouveau convexe à la région lombaire, elle décrit trois courbures de sens successivement contraires.

Les vertèbres reposent les unes sur les autres. Le poids du tronc est supporté par le *corps* des vertèbres, c'est-à-dire par la partie située en avant du canal rachidien. La masse du corps des vertèbres augmente depuis la région cervicale jusqu'à la dernière vertèbre lombaire, où elle est considérable. Les apophyses *articulaires* des vertèbres cervicales, ayant des faces à peu près horizontales, peuvent, il est vrai, concourir aussi à la sustentation des parties situées au-dessus d'elles ; mais il n'en est pas de même des apophyses articulaires de la région dorsale et de la région lombaire, dont les surfaces d'articulation représentent des plans verticaux. Par conséquent, les surfaces articulaires des vertèbres dorsales et lombaires ne peuvent transmettre la charge du poids du corps. Les lames de la vertèbre, qui tendent à s'imbriquer sous l'effort des pressions verticales, les apophyses épineuses et les apophyses transverses ne sont pas non plus disposées pour soutenir la charge du tronc dans la station verticale. Cette charge est donc à peu près exclusivement répartie sur les corps des vertèbres. Il n'est pas exact de dire que *le canal vertébral dont sont creusées les vertèbres aug-*

mente la résistance de la colonne dans le sens vertical, car le canal est en arrière de la colonne de sustentation (c'est-à-dire du corps des vertèbres), et non pas à son centre [1].

Les corps des vertèbres sont séparés les uns des autres par une substance élastique particulière (disques intervertébraux). Dans les mouvements de flexion de la colone vertébrale et dans les mouvements de redressement (mouvements qui peuvent acquérir une certaine étendue par l'addition des mouvements partiels de chacune des vertèbres), le centre des mouvements partiels correspond à peu près au centre du corps de la vertèbre elle-même, et les disques intervertébraux s'infléchissent tour à tour en sens opposé, en remplissant successivement, en vertu de leur élasticité, les écartements causés par le mouv nt en avant, en arrière, ou sur les côtés du corps de la vertèbre. Après une station prolongée, ou lorsqu'il a supporté de pesants fardeaux sur la tête, l'homme peut perdre momentanément 1 ou 2 centimètres de sa taille. Les disques intervertébraux comprimés par le corps des vertèbres, étant élastiques et compressibles, perdent alors chacun une petite portion de leur hauteur verticale : nouvelle preuve que c'est bien le corps de la vertèbre qui constitue la colonne de sustentation et non les apophyses articulaires.

Quel est le rôle mécanique des *courbures* de la colonne vertébrale dans la station? Une colonne élastique, courbée alternativement, offre une résistance à la pression égale au carré du nombre des courbures, plus 1; on peut donc dire d'une manière générale que les courbures de la colonne vertébrale ont la propriété d'augmenter sa résistance dans le sens vertical [2]. Mais ce principe ne doit pas être appliqué dans le sens absolu de son énoncé. En effet, la colonne vertébrale n'est point formée par une *seule pièce;* elle n'est pas non plus un *ressort* constitué par une substance *homogène* dans tous ses points et *uniformément* élastique. Il est certain qu'en vertu de la composition *fragmentée* de la colonne vertébrale, les courbures de cette colonne ont pour effet de reporter une partie de la charge sur les parties molles, c'est-à-dire sur les divers moyens d'union des vertèbres entre elles.

La colonne vertébrale, articulée avec le sacrum qui lui fait suite, repose à la manière d'un coin entre les os coxaux. Le mode d'articulation du sacrum avec les os coxaux est telle, que le poids de la colonne vertébrale et celui des diverses parties du tronc, groupées autour de cette colonne, ne chargent pas le bassin seulement dans la direction verticale. Une portion de la charge agit dans le sens transversal et se trouve reportée sur les ligaments extrêmement puissants qui réunissent le sacrum aux os coxaux. Le poids des parties supérieures se trouve ainsi réparti *sur les diverses parties du bassin.* Le bassin transmet ce poids sur la tête des fémurs, qui le transmettent au sol par les membres inférieurs.

[1] Le principe mécanique suivant : *de deux colonnes de même hauteur, et formées d'une même quantité de matière, mais dont l'une est pleine et dont l'autre est creusée d'un canal central, c'est la dernière qui est la plus résistante;* ce principe, dis-je, n'est pas applicable ici. Il l'est seulement aux os longs des membres.

[2] La résistance de la colonne vertébrale, dans le sens vertical, à supposer qu'elle n'eût qu'une seule courbure, serait représentée par $1 \times 1 + 1$, c'est-à-dire 2. Au contraire, la colonne ayant trois courbures, sa résistance dans le même sens devient $3 \times 3 + 1 = 10$ (c'est-à-dire dix fois plus grande que si elle était rectiligne et cinq fois plus grande que si elle n'avait qu'une seule courbure).

Les *membres* de l'homme ne sont pas, comme chez les quadrupèdes, disposés tous les quatre pour la station. Les membres inférieurs seuls sont destinés à supporter le poids du corps. Les membres supérieurs, dont les mouvements sont particulièrement en rapport avec le toucher et la préhension des objets, ne restent cependant pas tout à fait étrangers aux divers mouvements de la locomotion. C'est ainsi, par exemple, qu'en s'écartant du corps dans les divers mouvements de la marche et de la course, ils agissent à la manière de balanciers, en concourant à changer le centre de gravité. Quant aux membres inférieurs, sur lesquels est, en définitive, reporté le poids du corps, les divers segments qui composent ces membres, étant très mobiles, seraient fléchis les uns sur les autres, dans la direction des surfaces articulaires suivant lesquelles ils se regardent, s'ils n'étaient maintenus dans la verticale par les puissances musculaires et par certaines dispositions adjuvantes (Voy. *Station*, § 243).

Les os des membres sont constitués par des colonnes creuses auxquelles on peut appliquer le principe de mécanique dont nous parlions il y a un instant, c'est-à-dire qu'à *égale quantité de matière* ils offrent plus de résistance avec la forme canaliculée qu'avec la forme pleine : ils réunissent ainsi la *force* à la *légèreté*. Les os des membres sont renflés à leurs extrémités, de manière à présenter une surface plus étendue d'implantation aux tendons des muscles ; la plupart des puissances musculaires prennent, en effet, leurs points d'attache au voisinage des articulations. Les renflements des os ont encore pour effet de changer la direction suivant laquelle agissent les puissances musculaires. Les renflements des extrémités des os, de même que les diverses éminences ou apophyses, qu'on rencontre plus ou moins développées sur divers points, ont pour effet de faciliter le jeu des puissances musculaires, surtout dans le commencement du mouvement, attendu que les muscles sont généralement disposés presque parallèlement aux leviers qu'ils doivent mouvoir.

§ 232.

Des articulations. — Les articulations des pièces osseuses du squelette peuvent être divisées en trois groupes principaux : 1° les *synarthroses* ou sutures, dans lesquelles les surfaces osseuses sont solidement *fixées* les unes aux autres (articulations de la voûte crânienne, par exemple) : nous n'avons pas à nous en occuper; 2° les *diarthroses*, constituées par des surfaces articulaires *contiguës*, figurées de manière à se mouler les unes sur les autres et à permettre des mouvements étendus : telles sont les articulations des membres; 3° les *amphiarthroses*, qui participent des deux groupes précédents.

Les articulations par *amphiarthrose* se rencontrent au pied (tarse), à la main (carpe), au tronc (colonne vertébrale et bassin), c'est-à-dire dans les parties qui supportent des chocs ou des pressions ; elles ne présentent guère que des mouvements obscurs ; elles amortissent les chocs et les pressions en décomposant le mouvement et en le reportant sur les parties ligamenteuses qui unissent les os. A la colonne vertébrale, composée de nombreux segments, les mouvements des pièces osseuses s'additionnent et permettent des courbures d'ensemble, de sens divers, et assez étendues.

Les articulations par *diarthrose* sont parfaitement disposées pour les mouvements de la locomotion ; on les rencontre dans les articulations des membres.

Les unes présentent une tête à segment de sphère plus ou moins étendu, et ce segment est reçu dans une cavité : ces articulations peuvent exécuter les mouvements de flexion, d'extension, d'abduction, d'adduction, de circumduction (articulation coxo-fémorale, articulation scapulo-humérale), parfois même de rotation sur l'axe du membre (articulation coxo-fémorale). D'autres présentent un engrènement réciproque des surfaces articulaires, ou des sortes de poulies, et peuvent exécuter des mouvements en deux sens opposés, c'est-à-dire de flexion et d'extension (articulation du coude, du genou, du cou-de-pied, etc.). D'autres présentent des surfaces plus ou moins planes ou légèrement concaves ou convexes, et exécutent seulement des mouvements de glissement ou de flexion et d'extension bornée, etc.

Les surfaces articulaires sont encroûtées de cartilages. Ces cartilages, compressibles et élastiques dans une certaine mesure, sont des coussinets protecteurs qui, par leur élasticité, modèrent les chocs et les frottements, et résistent aux pressions dans les divers mouvements de la locomotion ou dans l'équilibre de la station. Leur existence est tout à fait indispensable à l'exercice régulier des fonctions locomotrices : ce sont eux, en effet, qui assurent et conservent la *forme* des surfaces articulaires qu'ils recouvrent, et permettent ainsi l'accomplissement régulier des mouvements dévolus à cette espèce d'articulation. En effet, que résulte-t-il de leur disparition ? Observons ce qui se passe chez l'homme et surtout chez le cheval, où l'usure des cartilages diarthrodiaux est un résultat presque constant des efforts auxquels il est soumis, efforts trop souvent disproportionnés avec la résistance normale de ses tissus. Il arrive, quand les cartilages ont disparu, que les *surfaces osseuses*, dépouillées de leur calotte protectrice, ne peuvent résister aux forces concentrées sur elles ; elles obéissent et cèdent promptement aux pressions, qui tendent à les déformer, et qui les déforment bientôt dans des sens variés et dans une plus ou moins grande étendue. Ces déformations apportent bientôt dans la netteté, dans la direction et même dans la possibilité des mouvements, des entraves sans remède.

Les surfaces articulaires sont maintenues dans leurs rapports par des ligaments formés d'un tissu fibreux solide, inextensible, résistant, qui s'opposent efficacement aux déplacements, et humectées, comme les surfaces de frottement des machines, par un liquide particulier destiné à favoriser les glissements.

§ 233.

Influence de la pression atmosphérique sur les cavités articulaires. — MM. Weber ont démontré, par des expériences ingénieuses, que la pression atmosphérique maintient appliquée la tête du fémur dans la cavité cotyloïde sans l'intervention des ligaments et des muscles qui entourent cette articulation, et ils ont tiré de cette démonstration des déductions pleines d'intérêt. Voyons d'abord l'expérience ; les conclusions ensuite.

Un cadavre est placé sur une table, de manière que le bassin dépasse le rebord de la table et qu'il ait les jambes pendantes. On fait alors la section circulaire de toutes les parties molles qui entourent l'articulation coxo-fémorale (peau et muscles) ; puis on coupe la membrane capsulaire de l'articulation. Le membre ne bouge pas, il reste suspendu dans la cavité cotyloïde. Est-il retenu alors par le bourrelet cotyloïdien ou par le ligament rond interarticulaire ? Non, car si l'on a pratiqué préalablement un petit trou dans le fond de la cavité cotyloïde par le dedans du bassin, le fémur se dégage immédiatement hors de la cavité. Replacez la tête du fémur dans la cavité cotyloïde, et bouchez avec le doigt introduit dans le bassin le petit trou pratiqué d'avance au fond de la cavité cotyloïde, le membre reste de nouveau suspendu. Enlevez le doigt qui bouche le trou de la cavité cotyloïde, le membre retombe à l'instant. MM. Weber varient encore l'expérience. Ils pratiquent la section des parties molles de la cuisse, au niveau de l'articulation coxo-fémorale, y compris la capsule articulaire, coupent le fémur au-dessous de l'articulation, et suspendent au fragment du fémur, adhérent à l'articulation intacte, un poids de 1 kilogramme ; puis ils font le vide dans une cloche convenablement fixée à l'aide d'un manchon de caoutchouc sur la racine de la cuisse. Aussitôt que l'air est raréfié à un certain degré, la tête du fémur abandonne la cavité cotyloïde.

De là résulte la démonstration évidente que la pression atmosphérique maintient l'adhérence de la tête articulaire du fémur contre la cavité cotyloïde, et qu'elle est suffisante pour maintenir le poids du membre, lorsque ce membre oscille dans l'articulation [1]. D'où il suit que, dans la marche, la jambe qui oscille n'est pas *nécessairement* soutenue par la contraction des muscles et qu'elle peut se comporter en ce moment à la manière d'un pendule. On conçoit quel soulagement il en doit résulter pour l'action musculaire, force essentiellement intermittente.

La pression atmosphérique n'exerce évidemment un pareil effet sur l'articulation coxo-fémorale que parce que la cavité cotyloïde est, sinon vide d'air, au moins parce que l'excès de pression extérieure est suffisant pour maintenir appliquées les surfaces articulaires et pour que le poids du membre se trouve en entier soutenu [2].

Le même phénomène a-t-il lieu dans toutes les articulations mobiles ? Il est vraisemblable que les surfaces articulaires sont, dans bon nombre d'articulations, appliquées les unes contre les autres, non pas par leurs ligaments, qui sont parfois assez lâches, mais par la tonicité musculaire et aussi par la pression atmosphérique extérieure. Lorsqu'on fait *craquer* l'articulation des doigts avec les métacarpiens, ou les phalanges entr'elles, il faut exercer une traction perpendiculaire, ou bien saisir le doigt avec l'autre main, et agir par un mouvement de levier qui augmente la puissance. Le craquement indique la séparation des surfaces articulaires, et il faut, pour arriver à ce résultat, déployer une certaine force. Dans les jointures des membres, il arrive aussi que les surfaces articulaires se séparent les unes des autres (jusqu'aux limites compatibles avec la laxité des ligaments dans certaines positions déterminées), et annoncent leur séparation par un bruit de *craquement*. Ici, la pression atmos-

[1] C'est également en vertu de la pression atmosphérique que deux corps à surfaces planes, polies, humectées de liquide et appliquées hermétiquement au moyen du glissement de l'une sur l'autre, ne peuvent plus être séparés, suivant une traction perpendiculaire aux surfaces, que par un effort énergique.

[2] MM. Weber et les physiologistes qui ont vérifié l'exactitude des expériences annoncées par eux, n'ont jamais perdu de vue, dans les divers temps de la locomotion, les propriétés passives et actives des muscles (élasticité, tonicité, contractilité). Seulement ils ont fait remarquer que, dans un certain moment de la marche *ordinaire* (quand celle-ci n'est ni accélérée ni retardée par la volonté), l'adhérence physique du fémur contre la cavité cotyloïde était un soulagement puissant pour l'action musculaire, au moment où le membre oscillant quitte le sol pour se porter en avant.

phérique vaincue représente une colonne d'air d'une plus grande section ; aussi ce résultat ne se produit que dans les efforts violents.

L'adhérence déterminée par la pression atmosphérique entre les surfaces articulaires est un adjuvant puissant des organes actifs de la locomotion, c'est-à-dire des muscles. Le jeu des muscles n'a pas à déplacer et à replacer sans cesse les surfaces articulaires dans les rapports de contact nécessaires aux divers mouvements. On conçoit, d'après cela, que les abaissements un peu considérables de la pression atmosphérique retentissent sur les mouvements de la locomotion et sont accompagnés d'un sentiment de gêne ou de fatigue tout particulier. Ceci demande quelques mots d'explication.

§ 234.

Influence des variations de pression atmosphérique sur les mouvements de locomotion. — Le milieu atmosphérique qui entoure le corps n'agit pas seulement sur l'organisation en vertu de ses propriétés chimiques. L'air est un corps pesant dont la densité va sans cesse en décroissant à mesure qu'on s'élève. Tous les corps plongés dans l'atmosphère supportent le poids d'une colonne d'air qui a pour hauteur la hauteur de l'atmosphère et pour base la surface même du corps. L'homme supporte donc un poids considérable; mais ce poids, agissant sur tous les points de la surface du corps, ne le presse pas plus de haut en bas que de bas en haut, pas plus de gauche à droite que de droite à gauche; et si l'homme reste attaché au sol, ce n'est point en vertu de cette pression, mais parce que la *pesanteur* l'y retient.

Le poids de la colonne atmosphérique varie naturellement avec l'*altitude*: ce poids diminue même assez promptement, à mesure qu'on s'élève dans l'atmosphère, à cause de la densité rapidement décroissante de l'air. A une hauteur de 6,000 mètres, hauteur à laquelle les aéronautes sont quelquefois parvenus, la pression atmosphérique est réduite au moins de moitié. Dans diverses contrées du globe habité, l'homme et les animaux se trouvent, par rapport à la pression atmosphérique, dans des conditions assez différentes de celles où nous nous trouvons en France. La ville de Quito (Équateur), par exemple, est située à 3,000 mètres d'élévation; la petite ville de Potosi, dans les Cordillères, est élevée de 4,000 mètres au-dessus du niveau de la mer; le village de Déba, dans les montagnes du Thibet, se trouve à une hauteur de 5,000 mètres. Or, dans ces diverses localités, les fonctions de nutrition, de respiration, de circulation des habitants de la montagne s'accomplissent comme chez les habitants de la plaine, et ils ne paraissent pas être moins bien portants. Les plateaux qui entourent ces villes nourrissent des troupeaux qui ne paraissent point souffrir non plus. L'abaissement de la densité de l'air, en ces divers points, correspond cependant à une diminution considérable dans le poids qui presse de toutes parts sur le corps. En effet, la colonne d'air qui est équivalente à $0^m,76$ de mercure, et qui a pour base la surface du corps, pesant environ 200,00 kilogrammes [1], cette colonne d'air ne pèse plus que 10,000 kilogrammes à 4,000 ou 5,000 mètres d'élévation; car, à cette élévation, la pression barométrique a diminué de près de moitié.

[1] Une colonne d'air dont la base est de 1 centimètre carré pèse un peu plus de 1 kilogramme, et l'on peut estimer la surface *développée* du corps à peu près à 15,000 centimètres carrés.

L'homme et les animaux peuvent donc supporter des variations de pression très étendues, sans que les fonctions de la vie en souffrent. Il est vrai que la densité de l'air étant diminuée, l'air introduit dans le poumon contient, à chaque inspiration, moins d'oxygène sous le même volume que dans la plaine ; mais les mouvements de la respiration s'harmonisent avec ces conditions nouvelles. D'ailleurs, la pression s'exerce encore *dans tous les sens*, l'air pénètre dans toutes les cavités ouvertes (voies digestives, voies respiratoires), *les gaz du sang se mettent en équilibre de tension avec l'air atmosphérique*, et les conditions de l'échange gazeux ne se trouvent pas changées dans les poumons.

Les variations de pression du milieu atmosphérique dans les ascensions sur les montagnes, ne sont généralement pas de nature, non plus, à produire d'accidents fâcheux. Le changement de milieu est assez lent pour que l'équilibre de tension extérieure et intérieure puisse se produire sans dommage. Il n'en est pas de même dans les ascensions aérostatiques, qui transportent *brusquement* l'homme dans l'air raréfié. Comme il faut un certain temps pour que l'équilibre entre les gaz intérieurs et extérieurs s'établisse, il peut alors se manifester des désordres d'autant plus graves que le changement de milieu a été plus rapide [1]. Souvent on a noté une certaine difficulté de respirer, des étouffements (par dilatation des gaz intestinaux qui pressent sur les poumons, en refoulant en haut le diaphragme), et des hémorrhagies locales sur les membranes muqueuses, par distension brusque des gaz contenus dans les vaisseaux et par rupture des capillaires. Les poumons, dont la richesse vasculaire est si grande et dont les vaisseaux sanguins ne sont séparés de la surface de l'organe, (c'est-à-dire de l'atmosphère ambiant) que par une membrane d'une ténuité extrême, sont tout particulièrement exposés à ces hémorrhagies interstitielles. Ainsi s'expliquent ces morts foudroyantes dont les aéronautes ont été parfois les victimes.

Ces accidents heureusement rares, ces hémorrhagies, la plupart du temps passagères, ne se présentent pas chez les habitants de la montagne, parce que la tension intérieure des gaz est dans une harmonie ou dans un équilibre constant avec le milieu habituel, et que durant le temps qu'il lui faut pour se transporter de la plaine sur la montagne ou pour descendre de la montagne dans la plaine, cet équilibre a le temps de s'établir.

Lorsqu'au lieu d'être assis, et *sans mouvement*, dans la nacelle d'un aérostat, l'homme s'élève dans l'air, *en gravissant à pied* de très hautes montagnes, il éprouve, à mesure que la raréfaction de l'air augmente, un sentiment tout particulier. Il lui semble que ses membres sont *plus lourds ;* les membres inférieurs, en particulier, deviennent bientôt le siège d'une fatigue qui invite au repos. A peine s'est-il arrêté un instant, que cette fatigue disparaît pour reparaître au bout de peu de temps ; et ainsi de suite. La pression atmosphérique n'étant plus suffisante, à elle seule, pour maintenir appliquée la tête du fémur contre la cavité cotyloïde, et faire ainsi équibre au poids du membre inférieur, l'action musculaire intervient dans une certaine mesure, pour maintenir le membre dans ses rapports articulaires. Cette action musculaire inusitée est promptement suivie du besoin de repos des muscles.

[1] Il arrive ici ce qui se produit dans la décompression qui succède au séjour dans l'air comprimé. Si la transition n'est pas suffisamment ménagée, la mort peut en être la conséquence. Les expériences sur les animaux le démontrent clairement.

L'augmentation de densité de l'air produit des effets inverses. Tous ceux qui se sont soumis à l'influence de l'air comprimé ont été frappés par le sentiment particulier de bien-être qu'on éprouve. Les membres semblent *légers*, et les mouvements, plus faciles, paraissent exiger moins de force. Dans ces conditions, non seulement la pression atmosphérique tient les surfaces articulaires appliquées les unes contre les autres, comme la pression atmosphérique normale ; mais, en outre, les membres et le corps lui-même, plongés dans un milieu dont la densité est augmentée, et perdant en poids le poids du volume d'air qu'ils déplacent[1], sont relativement plus légers. Les organes que les puissances musculaires ont à mouvoir étant plus légers, offrent une résistance moindre aux déplacements et exigent une énergie moins grande des puissances contractiles.

Cette influence de la pression se fait sentir, même pour de faibles oscillations de la colonne barométrique. Dans les abaissements du baromètre, les muscles ayant à mouvoir des organes plus pesants, on dit alors que le temps est *lourd*, quoique en réalité la pression exercée sur la surface du corps par la colonne atmosphérique soit moindre. De même, lorsque le baromètre monte, les mouvements s'exécutent avec une plus grande facilité [2].

§ 235.

Du rôle des tissus élastiques. — Parmi les organes passifs de la locomotion, les tissus élastiques annexés au squelette jouent un rôle des plus importants. Pour peu qu'on examine de profil un homme dans la station verticale, il est évident que le poids des organes placés dans la poitrine et dans l'abdomen l'emporte sur celui des organes placés derrière la colonne vertébrale. D'un côté, en effet, sont tous les viscères, de l'autre seulement quelques couches musculaires. Le corps des vertèbres représentant la colonne de sustentation, on peut remarquer, en outre, que le poids des viscères agit (pour entraîner le rachis en avant ou pour le fléchir) sur un bras de levier plus considérable que les masses musculaires placées dans les gouttières vertébrales. Celles-ci devraient donc se contracter avec énergie pour lutter contre la *pesanteur*, qui tend sans cesse à entraîner le corps en avant. Les *ligaments jaunes* (ligaments essentiellement élastiques), qui unissent entre elles, en arrière, les lames des vertèbres, concourent donc puissamment au maintien de la station verticale.

La contraction musculaire, quelque intense qu'on la suppose, est une force essentiellement intermittente. Tout muscle ne se contracte qu'à la condition de se relâcher. Une action musculaire énergique ne dure pas quelques minutes d'une manière permanente, sans amener bientôt un épuisement et une impuissance absolus. Une force *intermittente*, comme l'est la contraction musculaire, ne peut pas faire équilibre à une force *constante*, comme l'est la pesanteur ; mais un ressort élastique (ligaments jaunes) remplit parfaitement cet office, tout en permettant les mouvements les plus variés.

Dans les quadrupèdes, qui n'ont pas, comme l'homme, à lutter contre la pesanteur dans la station bipède, le tissu élastique est concentré à la région cervicale de la colonne vertébrale, sous la forme d'un ligament puissant (ligament

[1] Tout corps plongé dans un liquide ou dans un gaz perd en poids le poids du volume du liquide ou du gaz qu'il déplace (principe d'Archimède).

[2] Voyez, pour plus de détails, page 467 et suivantes (Ire PARTIE).

cervical), proportionné au poids de la tête qu'il soutient. Le cheval qui tient la tête haute et presque dans la verticale (et non suivant la ligne horizontale, comme le bœuf, le chien et la plupart des autres quadrupèdes), a, indépendamment du ligament cervical postérieur, une série de ligaments jaunes à la colonne cervicale. Les rongeurs, qui affectent une certaine position assise, et qui rongent penchés en avant, ont des ligaments jaunes à la région lombaire. Les oiseaux, qui ont une partie du corps horizontale et l'autre verticale, ont des ligaments jaunes à cette dernière partie ; témoin les échassiers, qui ont une série de ligaments jaunes à la région cervicale.

Le tissu élastique n'est pas seulement annexé aux portions osseuses du squelette, on le trouve aussi dans d'autres parties, où il joue également le rôle de ressort. C'est ainsi que dans les artères, il transforme une impulsion intermittente en un mouvement continu (Voy. § 94).

ARTICLE II

ORGANES ACTIFS DE LA LOCOMOTION

§ 236.

Des muscles envisagés comme puissance active des mouvements. — Les muscles représentent la force motrice qui, dans la machine humaine, met en mouvement les leviers osseux. Les muscles agissent, pour produire le mouvement, de manières très diverses. Les fibres qui composent le muscle constituent une multitude de forces partielles, dont le point d'application correspond à l'insertion du tendon qui les termine. Les tendons présentent, en général, un volume beaucoup moins considérable que le muscle lui-même. Tantôt ce tendon est placé dans l'épaisseur de la masse charnue, et reçoit successivement, sur les divers points de sa surface, l'implantation des fibres qui composent le muscle ; tantôt le tendon représente une sorte de cône membraneux, qui s'étend sur le corps charnu du muscle, et reçoit l'implantation des fibres sur les divers points de sa surface intérieure. Ces deux dispositions sont généralement inverses aux deux extrémités d'un même muscle. Il en résulte que la longueur des diverses fibres qui entrent dans la composition d'un muscle est la même, puisque d'un côté les fibres charnues superficielles vont *plus loin*, tandis que du côté opposé, elles s'insèrent *plus tôt* sur le tendon. L'égalité de longueur entre les diverses fibres qui entrent dans la constitution d'un muscle montre que la valeur du raccourcissement est sensiblement la même pour chacune d'elles. Cette disposition, toutefois, n'est rigoureusement vraie que pour les muscles dont les fibres charnues ont une direction sensiblement parallèle à celle du tendon, c'est-à-dire parallèle à la direction de la résultante.

Quand on examine de près la disposition intérieure des faisceaux musculaires dont l'ensemble constitue le corps charnu des muscles, on constate que la direction de ces faisceaux est rarement la même que celle du tendon qui résume leur action et sur lequel ils s'insèrent. L'obliquité très variable suivant laquelle les fibres charnues se fixent soit sur les tendons, soit sur les plans fibreux et aponévrotiques qui traversent le muscle dans sa profondeur, ou qui s'étalent à sa surface, réduit singulièrement la longueur réelle des éléments musculaires qui semblent au premier abord mesurer le corps charnu dans toute sa longueur. Ainsi par exemple, les muscles du mollet de la grenouille (les gastrocnémiens) dont la composition semble au premier abord des plus simples, présentent, quand on examine le groupement intérieur des éléments charnus, la disposition suivante (Voy. *fig.* 148).

Le degré d'obliquité des faisceaux de fibres musculaires qui entrent dans la composition d'un même muscle, n'étant pas le même, il s'ensuit que le degré de contraction de chacun de ces faisceaux n'a pas la même valeur et qu'il peut varier dans les mouvements divers qu'un même muscle peut faire épouver aux leviers osseux sur lesquels il se fixe, suivant qu'il agit avec un groupe de muscles ou avec un autre.

L'insertion des fibres charnues sur les leviers osseux, par l'intermédiaire des tendons, est, au point de vue mécanique, un artifice très ingénieux, en vertu

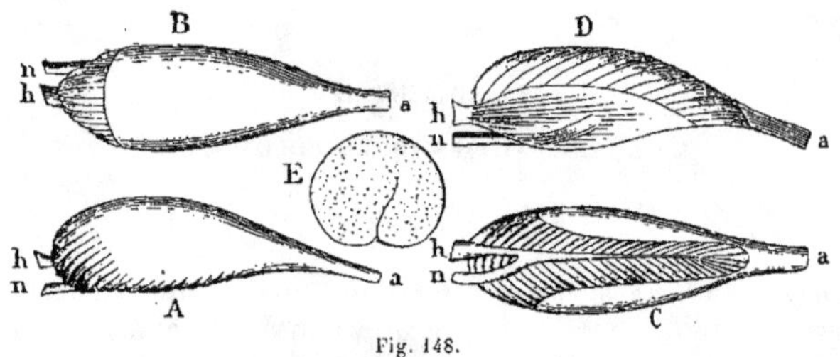

Fig. 148.

Le gastrocnémien de la grenouille (direction des fibres musculaires d'après du Bois-Reymond).

A, muscle vu par le dehors. — B, muscle vu en arrière. — C, muscle vu en avant. — D, muscle vu suivant une section longitudinale. — E, muscle vu suivant une section perpendiculaire à sa longueur.

h, *n*, les deux tendons supérieurs (*h* le principal, *n* l'accessoire) traversent longitudinalement le muscle vers le centre formant une lame qui le sépare en deux parties. — *a*, le tendon d'Achille forme comme une sorte de gaine ou d'aponévrose enveloppante. — Les fibres musculaires, assez courtes, s'étendent obliquement entre ces divers plans fibreux.

duquel un grand nombre de forces se trouvent fixées sur un seul point ou sur des surfaces relativement très peu étendues. De cette manière, les diverses forces qui agissent sur les leviers osseux peuvent être concentrées presque entièrement autour des articulations, sans pourtant en augmenter sensiblement le volume. Le groupement des insertions tendineuses autour des articulations, c'est-à-dire aux extrémités mêmes des leviers qu'elles doivent mouvoir, est une des conditions principales du mouvement. Les muscles, avec des insertions rapprochées du centre des mouvements, et pour une diminution peu considérable de leur longueur, peuvent, en effet, déterminer, en se contractant, des mouvements *prompts* et *étendus*.

Les tendons, qui reçoivent l'effort définitif des fibres musculaires, ont une force de résistance considérable et sont à peu près inextensibles.

Les fibres charnues s'insèrent quelquefois aux os par des plans fibreux ou aponévroses d'insertion, qui ne sont, à proprement parler, que des tendons membraneux. Les muscles, terminés par des aponévroses d'insertion, entrent ordinairement dans la constitution des parois mobiles des cavités du tronc (abdomen, par exemple), et ont parfois, à tous les moments de la contraction, leurs insertions attachées à des points fixes; dans ce cas particulier, ils ne font éprouver aux parties où on les rencontre que des mouvements analogues aux mouvements du diaphragme. Ils agissent principalement en effaçant leur convexité et en se rapprochant de la forme plane.

D'autres aponévroses ne font pas partie intégrante des muscles, et jouent cependant, au moment de la contraction musculaire, un rôle des plus importants. Telles sont les aponévroses d'enveloppe des membres et les aponévroses *engaînantes* qui, fixées aux os, forment des *loges* aux muscles dont l'action est associée. Ces gaînes aponévrotiques servent de coulisses de glissement au corps du muscle lui-même, quand il se contracte, et *maintiennent la direction de la force* pendant la contraction, direction que le mouvement du levier qui est mû tend à faire varier. Les coulisses de glissement des tendons remplissent le même office, et, comme toute la force du muscle est concentrée sur la corde tendineuse qui le termine, ces coulisses offrent généralement une résistance considérable (ligaments annulaires du carpe, du tarse, etc.).

La direction définitive suivant laquelle agit un muscle n'est pas toujours celle suivant laquelle le corps charnu agit sur le tendon qui lui fait suite. Ce tendon se dévie souvent de sa direction primitive sur des gouttières osseuses, dans lesquelles il est maintenu par des ligaments, qui transforment ces gouttières en canal. L'action *efficace* du muscle se trouve alors transportée dans la direction de la portion réfléchie du tendon. Le long péronier latéral, qui glisse derrière la malléole externe et s'engage dans la gouttière du cuboïde, pour se porter au bord interne du pied, offre un exemple de ce genre. Le changement de direction est ici très frappant, mais il se rencontre dans d'autres parties, en beaucoup de points à l'état rudimentaire; ou bien il se manifeste à certains *moments* du mouvement.

§ 237.

De l'intensité d'action des muscles. — La détermination de la force avec laquelle les muscles se contractent n'est pas rigoureusement du ressort de la mécanique; elle ne peut être appréciée que d'une manière approximative, attendu qu'elle dépend de conditions multiples qui ne se prêtent pas toutes au calcul. La force déployée dépend, en effet, et du mode et de la grandeur de l'excitant, et aussi de l'état du système nerveux, lequel conduit au muscle l'incitation motrice. Elle dépend encore du mode d'insertion des fibres charnues sur les tendons; et, comme, en réalité, il est à peu près impossible de fixer rigoureusement la direction des fibres, et, par conséquent, la part de chacune d'elles, il en résulte encore que l'analyse mécanique de la puissance comparée des muscles est un problème très compliqué.

En admettant que chaque faisceau primitif des muscles est doué de la même puissance chez un même individu, pourrait-on évaluer approximativement la force comparative des muscles, en établissant un rapport entre le nombre de leurs faisceaux primitifs? A supposer que ce dénombrement fût possible, cela ne suffirait pas encore. Nous avons dit précédemment que les fibres musculaires peuvent perdre jusqu'à la moitié de leur longueur, au moment de leur raccourcissement maximum. Mais il n'en résulte pas que toute fibre musculaire qui se contracte au sein d'un muscle se raccourcisse de la même quantité. Il faudrait pour cela que les fibres d'un même muscle eussent toutes la même longueur, ce qui, nous venons de le dire (§ 236), ne se réalise probablement jamais d'une manière absolue.

Quelles que soient les difficultés qui entourent la solution rigoureuse de pareils problèmes, on peut dire que le nombre des fibres d'un muscle et la *valeur* du raccourcissement au moment de la contraction représentent les seuls éléments qui nous permettent de déterminer d'une manière comparative la force dont ils sont doués, ou, en d'autres termes, la *quantité de mouvements* qu'ils peuvent imprimer aux leviers sur lesquels ils s'insèrent. Or, la quantité du raccourcissement étant proportionnelle à la longueur (Voy. § 221), il s'ensuit qu'on peut substituer le facteur *longueur* du muscle au facteur *raccourcissement*. De même, le diamètre, ou mieux la *section* d'un muscle, croissant avec le nombre de ses fibres, la section comparée des muscles exprime le rapport proportionnel du nombre de leurs fibres. Il résulte de là que la *section* des muscles, multipliée par leur *longueur*, peut conduire au même résultat. Mais la section d'un muscle multipliée par sa longueur donne le volume du muscle. Le volume comparé des muscles ou leur *poids*, puisqu'ils sont composés d'une même substance, donnent ainsi sur leur force comparée des notions assez précises. On peut donc dire d'une manière générale, que la force d'un muscle est d'autant plus grande que le poids de ce muscle, dégagé autant que possible de tout ce qui n'est pas la fibre charnue, est plus considérable.

Nous ne parlons ici que de la force *comparée* des muscles. Quant à l'appréciation rigoureuse de la force *absolue* de la fibre musculaire, elle est entourée de difficultés à peu près insurmontables. Indépendamment des inconnues signalées plus haut, il faut ajouter que sur l'animal vivant, dont toutes les parties sont en place, un muscle qui se contracte pour surmonter une résistance quelconque et pour mouvoir les leviers sur lesquels il se fixe, doit vaincre en même temps la tonicité musculaire de tous les éléments charnus qui lui sont plus ou moins directement opposés, résistance additionnelle difficile à préciser. De plus, dans les divers mouvements du corps, ou dans les efforts appliqués au déplacement ou au soulèvement des poids, les muscles agissent suivant des insertions plus ou moins défavorables sur les leviers osseux, et une assez grande partie de la force déployée se trouve ainsi consommée (Voy. § 238). Il est certain, toutefois, que la force déployée par la contraction musculaire est une force énergique. Dans les efforts violents, la contraction musculaire est assez puissante pour déterminer la rupture des tendons [1]. La contraction musculaire peut même amener la rupture des os, témoin la rupture transversale de la rotule, qui arrive par la seule action musculaire, lorsque le corps, fortement penché en arrière, est brusquement ramené dans la verticale par la contraction du muscle droit antérieur de la cuisse. Ces effets donnent de la puissance maximum des muscles une idée plus saisissante que n'en peuvent fournir les notions tirées de la grandeur des résistances que l'homme peut vaincre.

L'évaluation absolue de la puissance musculaire (ramenée à une unité commune, à celle, par exemple, d'un cylindre de 1 centimètre carré de section) n'est guère possible qu'avec des muscles ou des fragments de muscles *séparés* de l'animal vivant, et placés dans des conditions convenables. Mais il ne faut pas oublier que, dans les expériences de ce genre, le muscle est sollicité à se contracter sous l'influence de l'irritation mécanique ou électrique, tandis qu'il

[1] Il faut, pour rompre le tendon d'Achille de l'homme, suspendre à son extrémité un poids de 500 à 800 kilogrammes.

est bien certain que l'excitant naturel (système nerveux) agit avec plus d'énergie sur le muscle de l'animal vivant soumis à l'irrigation sanguine. Ce qui ne permet pas non plus d'appliquer absolument à l'animal vivant les résultats obtenus de cette manière, c'est que, le raccourcissement *maximum* d'un muscle *isolé* est, la plupart du temps, plus considérable que lorsque le muscle est en place. Les muscles, dans leur situation normale, ne diminuent guère au maximum que de la moitié de leur longueur totale (§ 221). Ils n'obéissent jamais à toute leur rétractilité, même lorsque les mouvements d'extension ou de flexion sont portés au maximum, l'étendue du mouvement étant limitée, soit par la configuration des surfaces articulaires, soit par la rencontre des parties.

§ 238.

Ce qu'on appelle le déchet musculaire. — Travail utile des muscles. — Lorqu'un muscle ou un groupe de muscles associés se contractent pour mettre en mouvement les leviers sur lesquels ils s'insèrent, jamais le *résultat produit* n'est égal à la *force dépensée* par le muscle ou par les muscles en action. La différence qui existe entre le résultat produit et la force réelle dépensée par le muscle, cette différence existe dans toute machine, quelle qu'elle soit. Elle est due aux pertes déterminées par les *résistances passives*. Dans toute machine en mouvement, les résistances que doit surmonter la force motrice sont de deux espèces : les unes sont les résistances *utiles*, celles que la machine a pour objet de vaincre ; les autres sont les résistances passives. Jamais une machine n'utilise intégralement toute la force motrice ; en d'autres termes, jamais une machine ne rend, sous forme de travail utile, tout le travail moteur initial. Plus la quantité de travail utile, comparée à une quantité donnée de la force motrice initiale, est grande, plus la machine est parfaite. Il en est absolument de même dans les phénomènes de l'action musculaire : le résultat produit n'est jamais égal à la force déployée par le muscle. La perte due aux *résistances passives* de la machine humaine est généralement désignée, par les physiologistes, sous le nom de *déchet musculaire*.

Le déchet musculaire, ou, ce qui est la même chose, les *résistances passives*, qui absorbent une partie de la puissance développée par les muscles, sont de diverses sortes. La plus générale, celle qui s'étend à tout le système, consiste dans les frottements des surfaces articulaires et dans ceux des tendons sur les coulisses de glissement. Ces frottements sont, d'ailleurs, comme dans nos machines, atténués autant que possible par l'humeur synoviale, qui lubrifie les surfaces au contact.

Une autre cause de déchet musculaire, très répandue aussi dans le système musculaire, c'est l'insertion plus ou moins oblique des fibres musculaires sur leur tendon commun. Il n'y a dans l'économie qu'un très petit nombre de muscles à fibres parallèles aux tendons, et parmi les muscles qui se rapprochent le plus de cette disposition, tels que le biceps brachial, le demi-tendineux, etc., il n'y a même rigoureusement que les fibres qui occupent le centre du muscle qui soient parallèles au tendon. Dans un grand nombre de muscles, l'insertion oblique des fibres sur le tendon est très prononcée, et c'est alors et surtout que cette résistance passive acquiert toute son énergie. On conçoit, en effet, que dans cette disposition, une certaine partie de la force se trouve anéantie par l'effort en sens contraire des fibres opposées. En somme on peut dire que la résultante n'est jamais égale à la totalité des composantes.

Une autre perte de travail est due au mode d'insertion des muscles sur les leviers qu'ils doivent mouvoir. Cette insertion est généralement désavantageuse. La force, en effet, est appliquée, dans la plupart des points, presque parallèlement aux leviers ; aussi, lorsque le muscle se contracte, une grande partie de la force tend à appuyer le levier directement contre son point d'appui dans l'articulation. Il est vrai que les renflements que présentent les extrémités des os, et aussi la présence, sur la continuité des os, d'éminences plus ou moins saillantes, atténuent une partie de ces résistances ; mais elles n'en sont pas moins assez considérables. Les résistances dont nous parlons ne sont pas les mêmes à tous les moments du mouvement. Ainsi, par exemple, dans la flexion de l'avant-bras sur le bras, la direction de la force (biceps), par rapport au levier en mouvement (avant-bras), change à chaque moment et se rapproche de plus en plus de l'angle droit. La perte de travail due au mode d'insertion des tendons sur les os diminue donc à mesure que le mouvement de flexion se prononce, et, vers la fin du mouvement, il y a une plus grande quantité de travail moteur d'utilisé [1]. Nous pourrions multiplier presque à l'infini les exemples de ce genre.

Les diverses pièces solides (os) autour desquelles sont groupées les puissances actives (muscles) ne sont point inflexibles et inextensibles dans le sens rigoureux du mot, d'où il résulte encore une certaine dérivation de force. Il est vrai que, dans les faibles charges qu'ils supportent ordinairement, cette perte peut être négligée.

Dans les divers mouvements de la machine humaine, il y a donc une certaine quantité de force consommée, et la contraction musculaire, lorsqu'elle entre en jeu, n'est pas seulement proportionnée au *travail utile*, elle a pour mesure le *travail résistant*, expression par laquelle on désigne, en mécanique, la somme de toutes les résistances. C'est pour cette raison que les diverses expériences faites sur la puissance de contraction des muscles *isolés* (Voy. § 237) ne sont pas absolument applicables à l'animal vivant ; elles constituent seulement l'un des éléments du problème et non tout le problème. La valeur des résistances passives est d'ailleurs très difficile à apprécier. Elle l'est dans les machines, et, à plus forte raison, dans l'organisme animal, où les forces composantes (fibres musculaires) se trouvent associées dans des directions presque infinies.

Il peut paraître singulier que dans la machine animale la force ne soit pas ménagée, et qu'une assez grande partie soit dépensée en pure perte. Mais tout étonnement cesse si on réfléchit qu'il y a dans le mouvement quelque chose de plus important que la force elle-même ; ce quelque chose, c'est le *mode* du mouvement, sa *vitesse*, qualité subordonnée, ainsi que nous allons le voir au genre des leviers osseux et, par conséquent, à l'agencement des segments dont se composent les membres. La force n'avait pas besoin d'être ménagée, car elle gît dans le volume des muscles (§ 237), et, grâce à la situation des muscles par rapport aux leviers, ce volume peut augmenter sans nuire à l'accomplissement du mouvement.

[1] Remarquons, d'ailleurs, qu'en même temps aussi la contraction musculaire approche de ses limites et diminue, par conséquent, d'énergie.

§ 239.

Force mécanique de l'homme. — La force de l'homme peut être employée de bien des manières. L'homme peut, sans se déplacer, pousser ou tirer avec les mains en des sens divers : lorsqu'il agit dans le sens horizontal ou dans le sens vertical, il peut y joindre une partie du poids de son propre corps; l'homme peut également pousser ou tirer, en marchant ou en courant; il peut encore agir seulement par son poids, par exemple, lorsqu'il fait mouvoir les roues à chevilles des carrières.

La grandeur de la force que peut déployer l'homme varie beaucoup, suivant la manière dont elle est appliquée. Le travail de l'homme, ainsi d'ailleurs que la contraction musculaire, est nécessairement intermittent, et il ne peut travailler qu'à la condition de se reposer. Dans le cas contraire, il s'épuise promptement, et le travail ultérieur en souffre d'autant. Lorsque l'homme travaille d'une manière continue, il ne doit exercer à chaque instant qu'une portion de la force maximum dont il est capable. L'expérience a appris que le maximum de travail que peut fournir l'homme consiste dans l'élévation successive de son corps sur les échelons d'une roue à chevilles. La quantité de travail ainsi produite est équivalente à son propre poids multiplié par la hauteur totale à laquelle son corps aurait été élevé suivant la verticale, pendant tout le cours de la journée. On calcule qu'en agissant ainsi, un homme peut, en huit heures de travail effectif, produire dans la journée un travail équivalent à 260,000 kilogrammètres [1]. Lorsque la force de l'homme est appliquée de toute autre manière, lorsque, par exemple, il met en mouvement des manivelles diverses à l'aide de ses bras, il est rare que la quantité de travail produite dans le même temps s'élève au-dessus de 175,000 à 200,000 kilogrammètres.

L'homme n'applique pas toujours ses forces à un travail soutenu ; il a besoin quelquefois de développer pour un instant une grande quantité de force. Il peut supporter sur ses épaules des charges considérables, mais à la condition que l'effort ne sera que d'une courte durée. L'homme produit généralement la force maximum dont il est capable lorsqu'il soulève de terre un poids placé entre les jambes, ou bien, ce qui est la même chose, lorsqu'il exerce de bas en haut une traction sur un appareil dynamométrique fixé au sol. On estime qu'un homme adulte bien constitué fait alors un effort équivalent au soulèvement d'un poids de 150 ou 200 kilogrammes. La femme a généralement une puissance moindre.

§ 240.

De l'effort. — Dans le dernier exemple que nous venons de choisir, comme toutes les fois que la contraction musculaire doit surmonter une résistance

[1] Le kilogrammètre, ou *unité dynamique*, est le travail correspondant à l'élévation d'un poids pesant 1 kilogramme à 1 mètre de hauteur.

E. Weber admettait que la force absolue des muscles était, *en moyenne*, de 1 kilogrammètre par chaque centimètre carré de section musculaire. Des recherches plus récentes de MM. Knorz, Henke, Heaton et Koster, on doit conclure que cette évaluation est trop basse. Ces expériences, qui ont porté sur les muscles fléchisseurs de l'avant-bras et sur les muscles postérieurs de la jambe, tendent à montrer que la force absolue des muscles est au moins de 4 kilogrammètres par chaque centimètre carré de section. Au reste, il ne faut pas oublier que cette force est très variable et dépend en grande partie de l'état du système nerveux.

même beaucoup moindre, l'homme fait *effort*, c'est-à-dire que le jeu des muscles se trouve favorisé par un phénomène particulier de respiration. L'effort se produit d'ailleurs dans des conditions très diverses, et avec des intensités variées. L'homme fait effort lorsqu'il veut soulever des fardeaux, pousser ou tirer des corps pesants, transporter son corps d'un point à un autre par le saut, par la course. L'homme fait encore effort pour vomir, pour aller à la garde-robe, pour chanter, pour crier, pour tousser; la femme pour accoucher, etc.

Lorsque l'effort va se produire, on commence par faire une inspiration profonde, généralement proportionnée au degré de la résistance à vaincre; puis les muscles expirateurs se contractent à leur tour avec énergie. Mais au moment où ces derniers muscles entrent en action, les lèvres de la glotte se rapprochent par la contraction de leurs muscles constricteurs, et le chemin de l'air se trouve fermé [1]. Les muscles expirateurs, tendant à diminuer les divers diamètres de la poitrine, pressent sur les gaz contenus dans le poumon. La cage thoracique, pressée ainsi entre la résistance élastique des gaz contenus dans les poumons et la puissance active des muscles expirateurs, se trouve solidement fixée, et le tronc fournit un point d'appui solide aux muscles qui doivent se contracter pour surmonter la résistance.

La *fixation* de la cage thoracique, sur laquelle s'insèrent le plus grand nombre des muscles du tronc et une partie des muscles des membres supérieurs, est donc ce qu'il y a de plus essentiel dans le phénomène de l'effort. La fermeture *absolue* de l'ouverture glottique ne s'observe que dans les efforts violents. Des efforts moins énergiques, comme ceux du chant ou de la toux, par exemple, s'opèrent manifestement sans que la glotte soit fermée, et on sait très bien que l'homme ou les animaux auxquels on a pratiqué l'ouverture de la trachée audessous des cordes vocales sont encore capables d'efforts. La fixation de la cage thoracique, après une forte inspiration, est, en effet, possible encore dans une certaine mesure, quand la glotte est ouverte. L'air qui sort des poumons, dans une expiration normale et tranquille, met un certain temps à franchir la voie *étroite* du larynx pour se porter au dehors. Lorsque les muscles expirateurs se contractent *brusquement* et *énergiquement*, la cage thoracique s'applique avec force sur les poumons, et l'air contenu dans ces organes, ne pouvant franchir instantanément le larynx, se trouve comprimé; son ressort élastique augmente momentanément, d'où fixation, momentanée aussi, de la cage thoracique elle-même. Dans ce cas, il est vrai, la fixation est moins solide, et surtout l'effort est moins soutenu que lorsque la glotte est complètement fermée. Le mécanisme de l'effort n'en est pas moins le même. L'animal dont la trachée est ouverte peut, d'ailleurs, suppléer à la durée de l'effort par une succession précipitée de mouvements expiratoires énergiques.

L'effort consiste donc essentiellement dans la contraction énergique des muscles expirateurs et dans l'étroitesse des voies que doit parcourir l'air pour sortir au dehors; aussi au moment de l'effort, l'air comprimé dans les poumons sort avec bruit par la glotte, toutes les fois que celle-ci n'est pas fermée.

Le moucher et le cracher (§ 133) sont aussi accompagnés d'une sorte d'effort.

1 Le rapprochement des lèvres de la glotte s'aperçoit très bien chez les animaux dont on a découvert la partie supérieure du larynx, et au moment où ils font *effort* pour se dégager des mains de l'expérimentateur.

La contraction énergique des muscles expirateurs augmente le ressort élastique de l'air contenu dans les poumons, et cet air s'échappe avec force, entraînant avec lui les mucosités qui doivent être expulsées. Les voies par lesquelles doit passer l'air pour se porter au dehors sont, d'ailleurs, rétrécies alors, non plus par les lèvres de la glotte, mais plus haut, par le rapprochement préalable des lèvres (cracher), ou par le pincement du nez (moucher) ; ce rétrécissement augmente d'autant la tension élastique de l'air comprimé par les muscles expirateurs, et par conséquent l'intensité du courant de sortie.

L'effort, étant déterminé par la contraction soutenue des muscles expirateurs, est souvent accompagné de la sortie involontaire des matières contenues dans les réservoirs naturels, et il préside aussi, la plupart du temps, à leur expulsion normale (Voy. §§ 35 et 175). Lorsque l'effort est énergique, il peut survenir des accidents graves, tels que la sortie des viscères en dehors de la cavité abdominale (hernies).

Au moment de l'effort, la circulation pulmonaire est remarquablement gênée. L'air renfermé dans les poumons, étant comprimé, oppose en ce moment, obstacle à l'arrivée du sang dans le réseau capillaire. Celui-ci s'accumule dans le cœur droit, puis dans les veines, et, pour peu que l'effort se prolonge, les veines de la tête, du visage, du cou, des membres supérieurs, se distendent. On peut voir survenir alors des accidents hémorrhagiques du côté du cerveau, chez les individus prédisposés à l'apoplexie. L'air comprimé dans les poumons au moment de l'effort, détermine parfois aussi la rupture des vésicules pulmonaires (emphysème).

ARTICLE III

NOTIONS SUR LA COMPOSITION DES FORCES DANS LES MOUVEMENTS DE LOCOMOTION

§ 241.

Des leviers. — Applications à l'économie animale. — On désigne sous le nom de *levier* une barre inflexible qui peut tourner librement autour d'un point fixe. La position du point fixe ou point d'appui, relativement à celle de la puissance appliquée au levier, et de la résistance qui lui est opposée, est très variable.

On désigne sous le nom de bras de levier de la puissance la distance qui sépare le point d'appui du point d'application de la puissance. On désigne sous le nom de bras de levier de la résistance la distance qui sépare le point d'appui du point d'application de la résistance. *Pour qu'un levier soit en équilibre, c'est-à-dire pour que la puissance fasse équilibre à la résistance, il faut que ces deux forces soient, entre elles, dans le rapport inverse de leurs bras de levier.*

On distingue en mécanique trois sortes de leviers, d'après la position du point d'appui, par rapport à la puissance et à la résistance.

Le levier du *premier genre* (Voy. *fig.* 149) est celui dans lequel le point d'appui A est placé entre la résistance R appliqué au point B, et la puissance P appliquée au point C. Dans ce levier, le bras de la puissance est AC, et le bras de la résistance est AB. Le point d'appui A peut être placé à égale distance des points B et C, cas dans lequel, le bras de la puissance et celui de la résistance étant égaux, la puissance P et la résistance R doivent être égales pour maintenir le levier dans l'équilibre. Lorsqu'au contraire le point d'appui A est plus rapproché de C, comme sur la figure 149, la puissance P doit l'emporter sur la résistance R pour lui faire équilibre. Si le point d'appui A était plus rapproché de B, ce serait le contraire. En d'autres termes, et d'après le principe posé plus haut, la position d'équilibre est représentée par la proportion suivante : P : R : : AB : AC ; ou, encore (le produit des extrêmes étant égal au produit des moyens dans toute proportion) $P \times AC = R \times AB$. D'où il résulte que la puissance ou la résistance augmentent à mesure que leurs bras de levier diminuent et réciproquement.

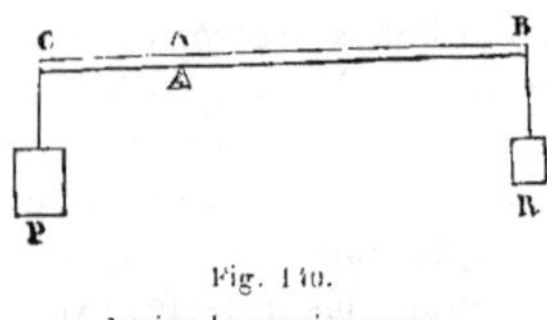

Fig. 149.
Levier du premier genre.

Le levier du premier genre se rencontre assez fréquemment dans l'économie animale. En ce qui concerne l'homme, on pourrait l'appeler le levier de la station. C'est dans l'équilibre de la station qu'on en trouve les plus nombreux exemples. Lorsque la tête est en équilibre sur la colonne vertébrale dans l'articulation occipito-atloïdienne (Voy. *fig.* 150), elle représente, en effet, un levier du premier genre, dont le point d'appui correspond à l'articulation en *a*. La résistance est placée sur le bras de levier *ab* et correspond au poids de la tête *r*, qui tend à tomber en avant. La puissance qui fait équilibre à la résistance est représentée, sur le bras de levier *ac*, par les muscles de la région postérieure du cou (le muscle grand droit postérieur de la tête P est seul conservé sur la figure 150). Lorsqu'au lieu d'être immobile sur la colonne vertébrale, la tête s'incline en avant ou en arrière, le levier qu'elle représente ne cesse pas d'être un levier du premier genre. Le point d'appui est toujours dans l'articulation, à condition que le mouvement se passe dans l'articulation de la tête, et que la colonne cervicale tout entière n'y prenne pas part, ce qui est le plus ordinaire ; le point d'appui, dis-je, est toujours dans l'articulation occipito-atloïdienne ; seulement, la puissance et la résistance changent réciproquement de position. Dans la flexion en avant, la puissance est dans les muscles antérieurs du cou, et la résistance est représentée par la tonicité des muscles de la région postérieure. Dans la flexion de la tête en arrière, au contraire, la puissance est dans les muscles postérieurs du cou, et la résistance dans le poids de la partie antérieure de la tête et dans la tonicité des muscles antérieurs du cou.

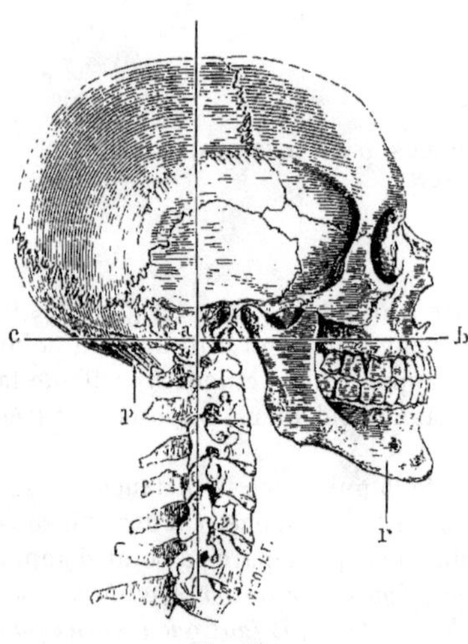

Fig. 150.

La colonne vertébrale, qui fait corps avec le bassin, et par conséquent le tronc entier, repose aussi sur les têtes des fémurs, suivant le levier du premier genre. Le point d'appui est l'articulation ; la puissance et la résistance, qui se font équilibre, sont représentées en avant par l'action des muscles, qui tendent à fléchir le tronc en avant, et en arrière par les muscles fessiers, qui empêchent le bassin d'obéir à l'action des fléchisseurs et de tourner autour de la tête du fémur.

Dans les mouvements des membres, le levier du premier genre est assez rare chez l'homme. Il est très fréquent chez les animaux, et surtout chez les grands quadrupèdes. On l'observe chez eux dans les *mouvements d'extension* des membres. La puissance correspond aux muscles extenseurs, le point d'appui est à l'articulation, et la résistance est le poids du membre redressé. Le levier osseux représente chez les animaux un levier du premier genre, parce que l'extrémité de l'os sur laquelle vient s'appliquer la puissance d'extension dépasse angulairement le centre du mouvement (c'est-à-dire l'articulation), lorsque le membre est fléchi. Il est vrai que le bras de la puissance est ici assez court, car il n'est mesuré que par la distance comprise entre l'insertion du muscle extenseur et le centre articulaire, c'est-à-dire par une apophyse osseuse de peu d'étendue ; mais cette disposition, c'est-à-dire la brièveté du bras de la puissance par rapport à celui de la résistance, se rencontre presque partout. Elle existe au maximum dans le levier du troisième genre, le plus répandu dans les mouvements des animaux, et elle favorise singulièrement la vitesse du mouvement.

Dans les mouvements d'extension des membres chez l'homme, les extenseurs n'agissent pas, à proprement parler, sur les os à la manière de leviers du premier genre, parce que les saillies osseuses d'insertion sont loin d'être aussi prononcées chez lui que chez la plupart des animaux. Dans l'extension comme dans la flexion, les membres représentent généralement des leviers du troisième genre [1].

Le levier du *second genre* est celui dans lequel la résistance est entre le point d'appui et la puissance : aussi l'appelle-t-on quelquefois levier inter-résistant (Voy. *fig.* 151). Dans ce levier, le bras de la puissance est AB : ce bras est mesuré par la distance qui sépare le point B, où est appliquée la puissance P, du point d'appui A. Le bras de la résistance est AC : ce bras est mesuré par la distance qui sépare le point C, où est appliquée la résistance R, du point d'appui A. Il est aisé de voir que, dans ce levier, le bras de la puissance est toujours plus grand que celui de la résistance; car le premier mesure toujours toute la longueur du levier, tandis que l'autre n'en est jamais qu'une fraction plus ou moins grande. Une petite force appliquée à l'extrémité du levier de la puissance peut donc faire équilibre à des résistances considérables; et la puissance

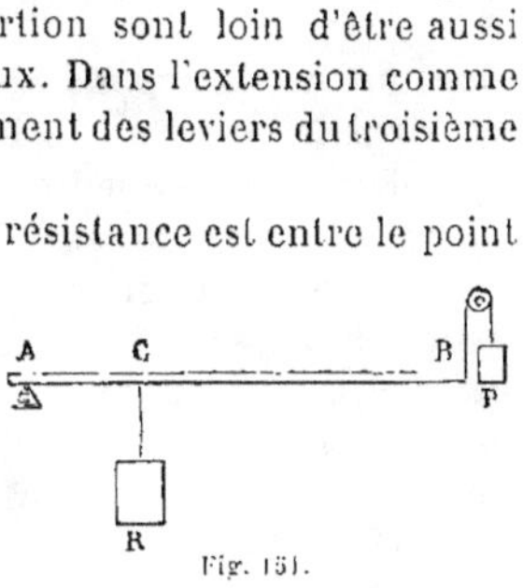

Fig. 151.
Levier du second genre.

[1] Cependant, à certains moments du mouvement d'extension des membres, le mode du levier se rapproche beaucoup du levier du premier genre. Ainsi, par exemple, quand l'avant-bras, fortement fléchi sur le bras, est redressé par la contraction du triceps brachial, le cubitus représente un levier du troisième genre, au commencement du mouvement, attendu que l'insertion du triceps à l'olécrane est à ce moment située du même côté du point d'appui (articulation) que la résistance (avant-bras et tonicité des fléchisseurs) ; mais au moment où l'avant-bras ne forme plus qu'un angle droit avec le bras, l'olécrane est un peu en arrière de l'articulation, le bras de la puissance se trouve transporté de l'autre côté du point d'appui, et le levier devient un levier du premier genre. Le bras de la puissance reste toujours très court, d'ailleurs, relativement à celui de la résistance, et la vitesse du mouvement n'est pas sensiblement modifiée.

employée peut être d'autant moindre que la différence entre les bras du levier est plus grande. Ce levier est très rare dans l'économie animale. Il est vrai qu'une petite force peut vaincre à son aide de grandes résistances ; mais ce que ce levier *fait gagner en force, il le fait perdre en vitesse*, et le déplacement de la résistance est toujours moindre que le chemin parcouru par la puissance. Les organes de la locomotion, au contraire, sont surtout disposés pour faire exécuter à la résistance des mouvements étendus, avec un déplacement assez faible de la puissance, c'est-à-dire avec un faible raccourcissement des muscles.

Le levier du second genre ne se rencontre guère dans la mécanique animale ; mais c'est celui dont l'homme se sert le plus fréquemment dans le travail manuel. Cela se conçoit aisément, car, à l'aide de ce levier, il n'a à déployer qu'une force toujours moindre que la résistance qu'il veut vaincre. La plupart de ses instruments de travail peuvent être rattachés à ce genre de levier. La brouette, par exemple (Voy. *fig.* 152), est un levier dont le point d'appui est en *a*, à l'endroit où la roue touche le sol. La puissance *p* correspond au point où est appliquée la force musculaire de l'homme qui la soutient : le bras de la puissance est donc mesuré par *ap*. La résistance *r* est représentée par le poids des objets placés dans la brouette ; le bras de la résistance est donc mesuré par *ar*. Plus la distance *ar* sera petite par rapport à la longueur *ap*, et moins l'homme aura d'efforts à faire ; aussi, l'ouvrier a-t-il soin de disposer le chargement dans le fond de la brouette, afin de diminuer, autant que possible, le bras de la résistance *ar*. Lorsque l'homme cherche à dresser contre le mur une échelle dont le pied, appuyé à terre, représente le centre des mouvements qu'il lui imprime, il développe un effort bien moindre que s'il *soulevait* l'échelle pour la mettre en place, etc., etc.

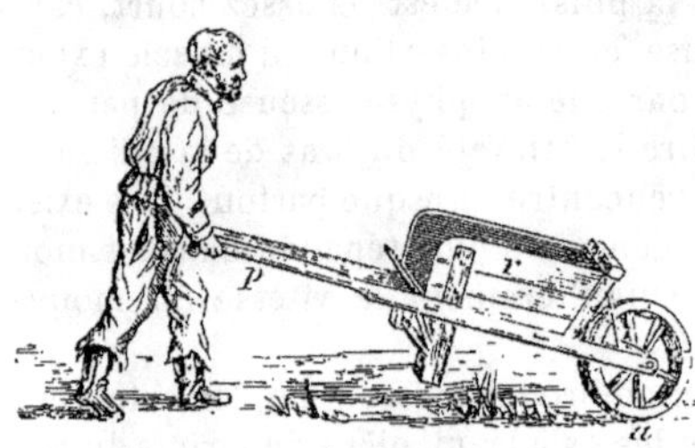

Fig. 152.

Le levier du deuxième genre, où la vitesse est sacrifiée à la force, ne se montre chez l'homme que dans une seule circonstance, c'est lorsqu'il soulève son propre corps, en s'élevant sur la pointe du pied. Le soulèvement du corps sur la pointe du pied a lieu, dans les mouvements de la marche, chaque fois que le pied se détache du sol. L'homme, pour soulever son propre poids, agit donc suivant le levier qui lui sert à soulever la plupart des corps pesants. Lorsque le corps est soulevé sur la pointe du pied, en effet (Voy. *fig.* 153), le point d'appui est en *a*, sur le sol, à la jonction des métatarsiens et des phalanges ; la puissance *d* (muscles du mollet) est appliquée en *e* (nous pouvons la prolonger jusqu'en *c* dans sa direction). Le bras de la puissance est

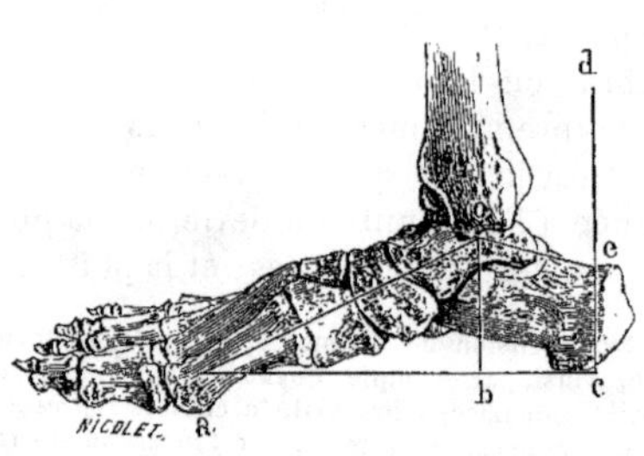

Fig. 153.

donc représenté par *ac*. La résistance, c'est le poids du corps soulevé, lequel poids fait effort sur le sol dans la direction du tibia, c'est-à-dire suivant la perpendiculaire *ob* : *b* est donc le point d'application de la résistance, et *ab* est le bras du levier de la résistance. Or, le bras de la puissance *ac* étant plus long que le bras de la résistance *ab*, la puissance déployée par les muscles du mollet pour soulever le corps est inférieure au poids du corps lui-même.

Le levier du *troisième genre* (Voy. *fig*. 154) est celui dans lequel la puissance est placée entre le point d'appui et la résistance. On l'appelle quelquefois levier inter-puissant. Dans ce levier, le bras de la résistance mesure la distance qui sépare le point d'appui A du point B, où est appliquée la résistance R. Le bras de la puissance mesure la distance qui sépare le point d'appui A du point C, où est appliquée la puissance P. Dans ce levier, ainsi qu'on peut le voir, le bras de la résistance est toujours plus long que le bras de la puissance, d'où il résulte que la puissance doit toujours être plus grande que la résistance pour lui faire équilibre. La puissance appliquée en C étant représentée dans les leviers de l'économie animale par la contraction musculaire, l'intensité de la contraction doit donc être toujours plus considérable que la résistance à vaincre. Mais, par compensation, dans tous les mouvements du levier, le chemin parcouru par le point B est plus grand que le chemin parcouru par le point C. Aussi, *ce qui est perdu en force est gagné en vitesse* ; et c'est là ce qui importe surtout dans les mouvements de l'animal.

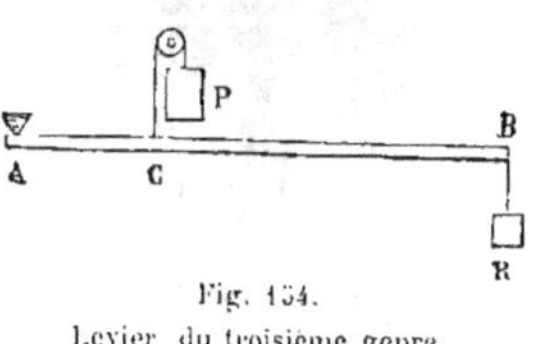

Fig. 154.
Levier du troisième genre.

Le levier du troisième genre est, de beaucoup, le plus répandu dans l'économie ; c'est le levier par excellence de la locomotion ; on le trouve dans la plupart des mouvements partiels ou d'ensemble, et particulièrement dans les mouvements de flexion. En voici quelques exemples. Dans la flexion de l'avant-bras sur le bras (Voy. fig. 155), le point d'appui est dans l'articulation du coude *a*. La puissance *p* (muscles fléchisseurs, biceps et brachial antérieur) est appliquée au point *c*. Le bras de la puissance est donc mesuré par la distance qui sépare le point *a* du point *c*. La résistance est représentée par le poids de l'avant-bras. Le poids de l'avant-bras et de la main a sa résultante ou son centre de gravité vers la partie moyenne, en *r*. Le point d'application de la résistance correspond donc au point *r*, et le bras de la résistance est mesuré par la distance qui sépare le point d'appui *a* du point *r*. On conçoit que la longueur du bras de la résistance augmente quand la main soulève en même temps des corps pesants, parce que le centre de gravité de l'avant-bras se trouve transporté du côté de *b*. Le bras de la résistance *ar* est toujours plus long que le bras de la puissance *ac* ; d'où il résulte que le point *r* et le point *b* décrivent, autour du point *a* comme centre, des arcs de cercle beaucoup plus étendus que le point *c* ; d'où il résulte encore que, pour un faible raccourcissement du muscle *p*, la main éprouve un mouvement très étendu.

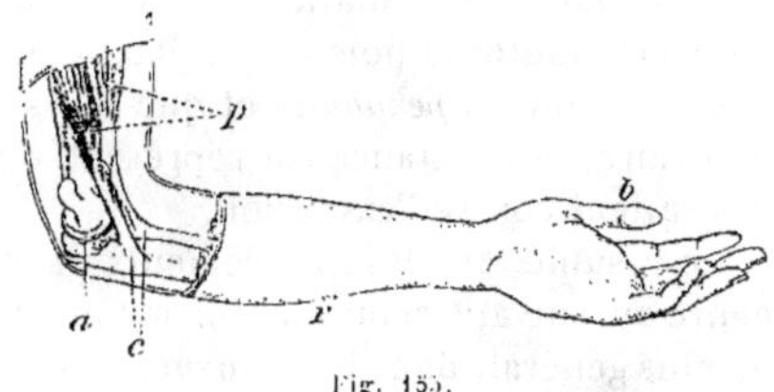

Fig. 155.

Ce que nous devons dire pour la flexion de l'avant-bras sur le bras, nous pouvons le répéter pour la flexion de la jambe sur la cuisse (Voy. *fig.* 156). Dans ce mouvement, le point d'appui est dans l'articulation du genou *a*. La puissance *p* (représentée sur la figure par les muscles couturier, droit interne, demi-tendineux et biceps sural), est appliquée en *c*. Le bras de la puissance est donc *ac*. La résistance est représentée par le poids de la jambe soulevée, et le bras de la résistance est mesuré par la distance qui sépare le point *a* du point *r*. De plus, on voit aussi que quand le point *c*, attiré par la contraction des muscles, décrit un petit arc de cercle autour du point *a* comme centre, le pied *b*, placé à l'extrémité du levier de la résistance, décrit un arc de cercle beaucoup plus étendu autour du même point *a*.

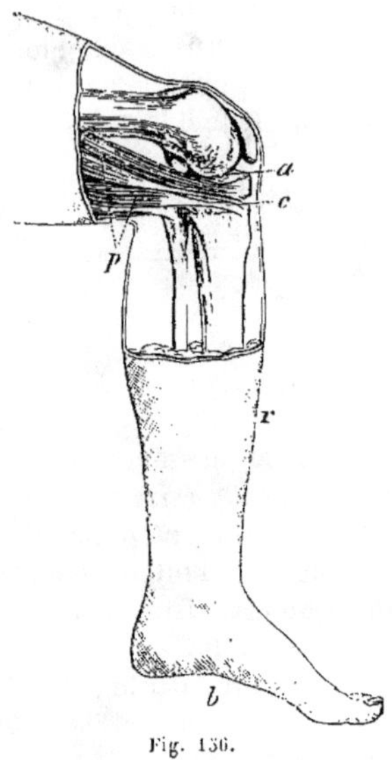

Fig. 156.

Dans la plupart des mouvements d'extension, les membres de l'homme se comportent aussi comme des leviers du troisième genre. Lorsqu'en effet le droit antérieur de la cuisse (continué par l'intermédiaire de la rotule et des ligaments de la rotule jusqu'à la tubérosité du tibia) se contracte pour redresser la jambe, la puissance contractile agit sur son tendon suivant la direction réfléchie du ligament rotulien ; le point d'application de la puissance se trouve à la tubérosité du tibia, le point d'appui du mouvement se trouve dans l'articulation, et la résistance est encore à la jambe. Cette résistance est tantôt le poids de la jambe elle-même, comme quand nous sommes assis les jambes *pendantes* et que nous les étendons sur les cuisses ; tantôt, au contraire, la résistance est représentée par les muscles postérieurs de la jambe qui luttent contre l'extension.

En résumé, que les mouvements s'accomplissent suivant le levier du premier genre ou suivant celui du troisième genre, ce qu'il y a de plus remarquable et de plus général, dans les mouvements des leviers osseux de l'homme ou des animaux, c'est la longueur du bras et de la résistance, comparé à la brièveté du bras de la puissance.

Remarquons encore que la *direction* suivant laquelle la puissance agit sur le bras de levier doit être prise en grande considération dans le mouvement. Quand la direction de la force est perpendiculaire au levier qu'elle doit mouvoir, elle est le plus favorablement disposée : à mesure que sa direction devient plus oblique par rapport au bras de levier, l'effet produit diminuant de plus en plus, la puissance doit augmenter de plus en plus pour continuer à faire équilibre à la résistance. Soit, par exemple, un levier ABC (Voy. *fig.* 157), dont le centre du mouvement est en A. La force P, appliquée perpendiculairement au point C, fait équilibre à la résistance R, appliquée au point B ; mais si la puissance P est

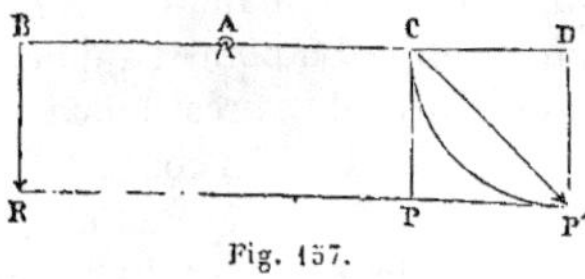

Fig. 157.

détournée de la perpendiculaire, si elle agit dans la direction CP', elle ne fera plus équilibre à la résistance R, ou bien il faudra, pour maintenir l'équilibre, qu'elle augmente d'intensité. A mesure que la force CP se rapprochera de CD, la plus grande partie de l'effort qu'elle exerce sera détruite dans le point d'appui ; et enfin, si elle agissait suivant CD, toute la force serait consommée en A.

Or, pour peu qu'on réfléchisse aux mouvements de flexion ou d'extension des membres, on s'aperçoit que la puissance musculaire n'agit suivant la perpendiculaire aux leviers qui doivent être mus que dans certains moments du mouvement. Lorsque commence la flexion de l'avant-bras sur le bras, la puissance musculaire représentée par le biceps est loin d'être perpendiculaire au radius ; elle est, au contraire, très oblique. Elle ne lui devient perpendiculaire que plus tard. Dans les mouvements de flexion, le mouvement est, en général, d'autant plus favorisé que les muscles arrivent vers la limite de contraction. Dans les mouvements d'extension, la puissance agit, pendant toute la durée du mouvement, suivant une direction oblique, voisine de la parallèle au levier. Voilà pourquoi, sans doute, la force des extenseurs l'emporte sur celle des fléchisseurs. Le poids des premiers, comparé à celui des seconds, est, en effet, comme 11 : 5. Leur force *absolue* est donc le double de celle des fléchisseurs (Voy. § 237).

Nous avons vu précédemment que les extrémités renflées des os ont pour effet de diminuer l'obliquité de la puissance sur les leviers. Ce serait, par conséquent, se faire une fausse idée de la direction *réelle* de la puissance musculaire par rapport aux os qu'elle met en mouvement, que de l'apprécier suivant la direction du *corps charnu* des muscles. Le tendon d'insertion, alors même qu'il ne décrit autour du renflement articulaire qu'un arc de cercle de peu d'étendue, change la direction définitive de la puissance, au point d'application, d'une quantité bien plus grande qu'on ne serait tenté de le penser au premier abord.

§ 242.

Centre de gravité du corps humain. — La pesanteur agit verticalement de haut en bas sur tous les corps ; en d'autres termes, tous les corps sont pesants. Les poids des différentes molécules, dont l'ensemble constitue les corps, représentent donc autant de forces agissant suivant la verticale. Ces forces sont sensiblement parallèles les unes aux autres, et ont en conséquence une *résultante* commune. Le point du corps qui résume toutes ces forces différentes, ou, autrement dit, le point d'application de la résultante, se nomme le *centre de gravité* de ce corps. Tout corps soutenu par son centre de gravité est nécessairement en équilibre.

Lorsque le corps repose sur une surface ou sur un plan, il est en équilibre toutes les fois que la verticale qui passe par son centre de gravité tombe perpendiculairement sur la *base de sustentation*.

L'homme n'est, par conséquent, en équilibre qu'autant que la verticale qui passe par son centre de gravité tombe dans la base de sustentation représentée par ses pieds, ou dans le parallélogramme construit aux limites de ses pieds, lorsque ceux-ci sont écartés.

Le centre de gravité de l'homme doit être pris en grande considération dans la station et dans les mouvements de la locomotion : de sa position, en effet, résulte l'équilibre ou la chute du corps.

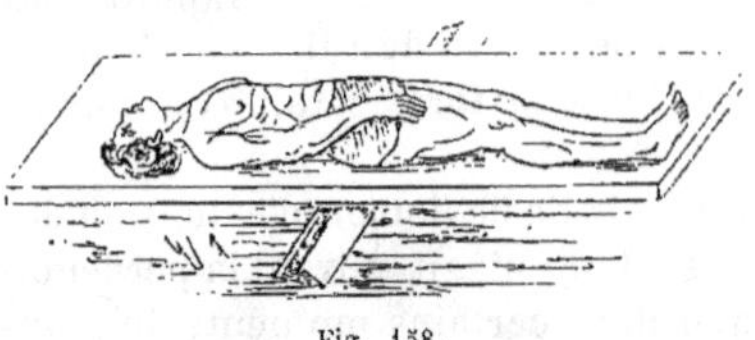
Fig. 158.

La détermination expérimentale du centre de gravité n'offre pas de sérieuses difficultés. Si nous partageons le corps de l'homme (supposé debout) par un plan idéal perpendiculaire, qui le divise en deux parties égales, l'une droite, l'autre gauche, nous pouvons admettre que chacune de ces parties a sensiblement le même poids. Le centre de gravité du corps humain occupe donc ce plan. Si maintenant, ainsi que l'a fait Borelli, on place l'homme sur ne surface horizontale mobile, à la manière d'une balance (Voy. fig. 158), on constate que le corps se maintient en équilibre lorsque le plan vertical qui passe par le point d'appui de l'appareil divise en même temps la dernière vertèbre lombaire, à peu près par sa partie moyenne. Il en résulte que le centre de gravité du corps est situé à la rencontre du plan vertical qui partage en deux le corps, et du plan horizontal qui partage la dernière vertèbre lombaire. De plus, comme le tronc est en équilibre sur les têtes des fémurs, le centre de gravité se trouve aussi sur le plan qui coupe verticalement le bassin, en passant par l'axe de rotation du bassin sur les têtes des fémurs. Le centre de gravité est donc terminé par le point de rencontre de ces trois plans[1] ; il correspond en un point idéalement placé dans l'*aire intérieure* du bassin, en C (Voy. fig. 159).

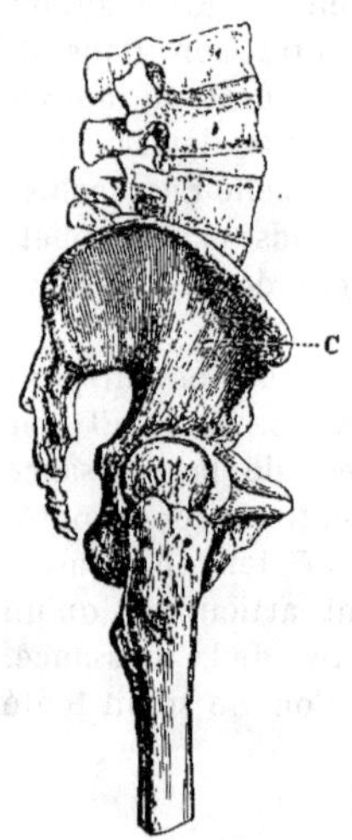

Fig. 159.

Ce point est situé à 1 centimètre environ au-dessus d'un plan horizontal qui passerait par le promontoire (c'est-à-dire par l'angle saillant formé par l'articulation de la dernière vertèbre lombaire avec le sacrum)[2].

[1] Le centre de gravité est donc le point de rencontre du plan perpendiculaire antéro-postérieur, plan partageant le corps en deux moitiés symétriques, du plan latéral perpendiculaire passant par l'axe qui réunit les têtes des fémurs, et du plan horizontal déterminé par expérience.

[2] Le centre de gravité du corps de la femme est placé un peu plus bas que chez l'homme, à cause de la prédominance chez elle du bassin et des cuisses. Si nous supposons le corps de l'homme partagé en 1,000 parties égales, le centre de gravité se trouve à la 415e partie à partir du sommet de la tête, c'est celui dont nous venons de déterminer la position. Si nous supposons le corps de la femme également partagé en 1,000 parties, le centre de gravité correspond chez elle à la 440e partie à partir du sommet de la tête.

SECTION IV.

Des attitudes et des mouvements de locomotion en particulier.

ARTICLE I.

DE LA STATION

§ 243.

Station verticale. — L'état de mouvement éveille dans la pensée l'idée d'une force en action, comme l'état d'immobilité est généralement synonyme pour nous d'inactivité. Dans l'immobilité, il y a cependant, la plupart du temps, des forces qui entrent en jeu ; seulement, ces forces, agissant dans des sens opposés, se balancent et se font équilibre. Lorsqu'on envisage un homme qui se tient debout sur les deux pieds, le corps est à l'état d'*équilibre*, mais les puissances musculaires ne sont pas inactives ; elles agissent dans des sens divers, et se balancent réciproquement pour maintenir le corps dans la verticale. Le corps de l'homme et celui des animaux n'est, à proprement parler, à l'état de repos, que lorsqu'il est étendu sur le sol ou sur des corps plans, obéissant ainsi librement aux lois de la pesanteur [1].

La condition essentielle pour que l'équilibre de la station soit possible, c'est que la ligne qui passe par le centre de gravité du corps tombe sur la base de sustentation. La verticale menée du centre de gravité du corps à la base de sustentation peut, d'ailleurs, rencontrer celle-ci sur des points divers de son étendue, en sorte que le tronc peut s'incliner à droite, à gauche, en arrière, en avant, d'une certaine quantité, sans que l'équilibre de la station soit détruit. Lorsqu'au lieu d'être rapprochés, les pieds sont écartés l'un de l'autre, la base de sustentation, étant élargie de tout l'écartement des pieds, permet au tronc des inclinaisons beaucoup plus étendues, dans le sens de l'écartement des pieds. Lorsque, par exemple, les pieds sont écartés latéralement, le tronc peut se balancer à droite et à gauche, transportant alternativement la charge sur chacune des limites de cette base, limites correspondantes à l'appui des pieds. Lorsque les pieds sont écartés en avant et en arrière, le tronc peut se déplacer dans le sens antéro-postérieur, etc.

Lorsque l'homme ajoute à son propre poids des poids étrangers, lorsqu'il porte, par exemple, des fardeaux, il est obligé de prendre certaines attitudes caractéristiques, pour que le centre de gravité de son corps, calculé avec le poids additionnel, soit dans la verticale qui passe par la base de sustentation. C'est ains

[1] Il faut bien distinguer le mot *repos* du mot *équilibre*. Le premier n'éveille aucune idée de force, il implique même le contraire. Sous l'expression d'équilibre, on désigne l'état d'un corps qui, soumis à l'action de plusieurs forces, se trouve dans les mêmes conditions que si ces forces n'existaient pas.

Quand on dit d'un homme debout ou assis, et alors même qu'il se tient dans l'immobilité, qu'il est en *repos*, l'expression n'est pas absolument juste : il est à l'état d'équilibre ; des forces agissent et se neutralisent, ce qui n'est pas la même chose.

L'homme couché, surtout l'homme qui dort, se rapprochent davantage de l'état de repos, et c'est même ainsi qu'on l'entend généralement. Mais, à proprement parler, ce repos n'est encore qu'un repos relatif. Il y a en lui, surtout dans le domaine de la vie organique, des forces qui veillent, dont il n'a pas conscience ; c'est un équilibre moins actif, c'est encore un équilibre.

Pour pousser la définition à l'extrême on peut dire que le repos n'existe pour l'animal vivant que dans la mort.

que l'homme qui porte une charge de bois, de charbon, ou toute autre, sur ses épaules, incline le tronc en avant, de manière à faire équilibre, par le poids du tronc [1], au poids qui tend à transporter le centre de gravité en arrière, et à maintenir ce centre dans la verticale qui passe par les pieds. Supposons, par exemple, que le centre de gravité de la charge qu'il porte sur ses épaules passe par la verticale *a* (Voy. fig. 161), et que cette charge égale 40 kilogrammes ; il faut, pour que l'équilibre de la station se maintienne, que le poids du tronc, que l'homme projette instinctivement en avant pour ne pas tomber, il faut, dis-je, que la résultante du poids du tronc tombe sur le sol de l'autre côté du point d'appui, en *b* par exemple. La position sera la moins fatigante et la plus assurée, lorsque le déplacement du tronc de l'autre côté du point d'appui fera précisément équilibre au poids additionnel. Si nous supposons que le tronc pèse 40 kilogrammes (comme la charge elle-même), la verticale *a*, qui passe par le centre de gravité de la *charge*, et la verticale *b*, qui passe par le centre de

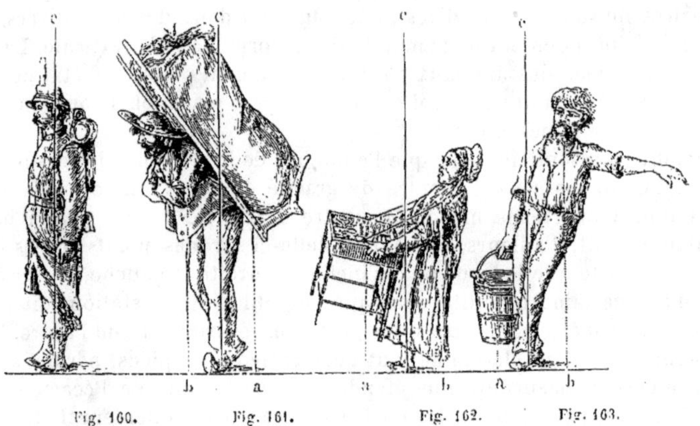

Fig. 160. Fig. 161. Fig. 162. Fig. 163.

gravité du *tronc*, devront tomber à égale distance du point d'appui placé sur la verticale *c*. L'homme représente tout à fait, en ce moment, un levier du premier genre. Le poids de la charge *a* et le poids du tronc *b* se font mutuellement équilibre sur le point d'appui des pieds. En d'autres termes, le centre de gravité définitif (représentant la composition de *a* et de *b*) se trouve sur la verticale *c* qui passe par l'appui des pieds.

Lorsqu'au lieu d'être supportée en arrière, la charge se trouve appliquée en avant, dans un éventaire, par exemple, le corps prend une attitude opposée (Voy. fig. 162). Le tronc se renverse en arrière, de manière à faire équilibre au poids additionnel.

L'homme qui porte un fardeau à la main se renverse de côté, pour la même raison (Voy. fig. 163). De plus, lorsque le poids qu'il porte est lourd, il tient généralement soulevé et étendu le bras du côté opposé. En agissant ainsi, il

[1] Le poids du tronc (séparé des membres) est d'environ 40 kilogrammes. Le centre de gravité du tronc (supposé détaché des membres inférieurs) correspond, dans la poitrine, à un point placé dans le plan qui couperait la poitrine au niveau de l'appendice xiphoïde. Il ne faut pas confondre le centre de gravité du *tronc* avec celui du *corps entier*.

augmente la longueur du bras de levier situé du côté où il s'incline, et il n'a pas besoin d'incliner autant le tronc pour faire équilibre au poids soulevé [1].

Dans les divers mouvements de locomotion, les bras ne restent pas inactifs et agissent d'une manière analogue par leurs déplacements.

Mécanisme de la station. — Lorsque l'homme est immobile et dans la station verticale proprement dite, la tête repose sur l'articulation occipito-atloïdienne, et représente un levier du premier genre, dont le point d'appui est dans l'articulation. Comme la tête a une faible tendance à tomber en avant, en raison de son poids, les muscles postérieurs du cou représentent la puissance, et le poids de la tête placée à l'autre extrémité du levier représente la résistance à laquelle ces muscles font équilibre. Il est vrai que cette résistance est très peu considérable, car la tête est presque en équilibre. Ordinairement, d'ailleurs, la tête n'est pas parfaitement droite sur la colonne vertébrale ; elle est légèrement inclinée en avant, et sa flexion est limitée par la résistance des ligaments jaunes placés entre les vertèbres cervicales. La résistance de ces ligaments à la distension fait en partie équilibre au poids de la tête, et celle-ci se trouve ainsi soutenue par une contraction musculaire très légère.

La colonne vertébrale, solidement fixée dans le bassin, transmet à cette partie le poids des parties groupées autour d'elle. Les vertèbres, d'ailleurs, reposent les unes sur les autres, comme des leviers du premier genre dont le point d'appui correspond au corps de la vertèbre, dont la puissance est représentée par les muscles des gouttières vertébrales, et dont la résistance est représentée par le poids des organes contenus dans les cavités pectorale et abdominale. Le bras de la résistance étant très grand relativement au bras de la puissance, qui est très court, les muscles postérieurs du tronc auraient besoin d'être dans une contraction énergique et permanente, pour empêcher le tronc de s'incliner en avant, si les ligaments jaunes de la colonne vertébrale ne luttaient efficacement contre cette inclinaison. La contraction des muscles postérieurs du tronc est donc à peu près nulle dans la station verticale, alors surtout que le tronc, un peu incliné en avant, fait effort sur les ligaments jaunes distendus.

En somme, le cou, le tronc et le bassin représentent une unité fixe et dont les diverses parties sont liées entre elles. Les bras qui pendent aux côtés du tronc peuvent être également considérés comme lui appartenant. Mais l'action musculaire est plus directement en jeu dans les membres inférieurs pour maintenir la direction verticale du corps. En effet, par l'intermédiaire du bassin, avec lequel la colonne vertébrale fait corps, le poids du tronc repose sur les membres inférieurs, et ceux-ci, composés de segments mobiles les uns sur les autres, ont une tendance naturelle à se fléchir dans leurs articulations.

Lorsqu'on cherche à placer un cadavre dans la situation verticale, le tronc peut être maintenu dans cette position à peu près sans secours étranger, tandis que les membres se dérobent pour ainsi dire, sous la charge du corps. C'est aussi ce qui arrive lorsque l'homme perd connaissance, c'est-à-dire lorsque la contraction musculaire fait défaut.

Le poids du corps repose sur les têtes des fémurs ; or, pour empêcher que le tronc ne tourne en avant ou en arrière, autour de l'axe fictif qui passe horizon-

[1] Le soulèvement du bras tend, en effet, à augmenter le bras de levier et à reporter ainsi le centre de gravité du tronc plus loin de la verticale *c*.

talement par les têtes des fémurs, il faut que les puissances et les résistances qui se fixent sur le bassin et sur la cuisse, tant en arrière qu'en avant, soient dans un état de tension ou d'équilibration continuelle. Le bassin repose donc sur les têtes des fémurs, suivant un levier du premier genre, dont le point d'appui est dans l'articulation, et dont la résistance et la puissance, qui se font équilibre, sont représentées par les muscles qui vont du bassin à la cuisse, soit en avant, soit en arrière. La disposition de la capsule articulaire de l'articulation coxo-fémorale est telle, que le mouvement de flexion du corps en avant, sur la cuisse, a une tendance naturelle à s'exercer, et ce mouvement peut s'opérer en ce sens dans une grande étendue. Aussi, les muscles placés à l'arrière, et destinés à empêcher le bassin de tourner en avant sur les têtes des fémurs, sont très puissants : ce sont les muscles fessiers. Quant aux muscles placés en avant de l'articulation, ils n'ont, en général, presque rien à faire dans la station verticale, surtout lorsque le corps est largement porté en arrière, lorsqu'il est *cambré*, comme on dit. En effet, la capsule d'articulation présente en avant un faisceau fibreux de renforcement qui bride la tête du fémur, lorsque l'extension de la cuisse sur le bassin est portée à un certain degré, et qui limite alors le mouvement. L'effort modérateur placé en avant du levier est remplacé par la résistance des ligaments articulaires.

Le fémur transmet le poids du corps sur l'extrémité supérieure du tibia. Ici encore nous avons affaire à un levier du premier genre, dont les bras de levier sont très courts. Le point d'appui est dans l'articulation. La puissance est représentée par les muscles extenseurs de la jambe sur la cuisse (droit antérieur de la cuisse en particulier), lesquels s'opposent à la flexion du genou. Si l'articulation du genou était une articulation mobile en tous sens, la résistance correspondrait aux muscles fléchisseurs de la jambe sur la cuisse, qu'on pourrait regarder comme les puissances modératrices appliquées en arrière, à l'autre extrémité du bras de levier ; mais le jeu de ces muscles n'est pas nécessaire quand la jambe est tout à fait étendue sur la cuisse, c'est-à-dire quand le membre inférieur est bien vertical ; l'effort modérateur ou résistant est représenté en ce moment par les ligaments postérieurs et les ligaments croisés de l'articulation du genou, lesquels ne permettent pas le renversement de la jambe sur la cuisse en avant.

Le tibia repose enfin sur l'astragale, encore suivant un levier du premier genre, dont la résistance et la puissance, qui se font équilibre, sont figurées par les muscles extenseurs et fléchisseurs du pied sur la jambe. Dans cette articulation, le mouvement n'est point borné en avant ni en arrière par des ligaments résistants. La contraction musculaire peut donc seule assurer la station. De plus, le corps, pour rendre son équilibre plus stable et pour ne pas reposer tout entier sur la projection verticale du tibia, c'est-à-dire sur le talon, mais pour répartir également son poids sur toute l'étendue de la base de sustentation ; le corps, dis-je, s'incline légèrement sur l'articulation tibio-astragalienne, pour reporter en avant la projection verticale du centre de gravité, d'où il suit que le corps a une certaine tendance à tomber en avant, et que les muscles qui s'opposent à ce mouvement, c'est-à-dire les muscles du mollet, sont dans un état de tension permanente. La saillie du calcanéum en arrière accroît d'ailleurs leur énergie, en augmentant la longueur du bras de levier sur lequel ils agissent.

Le pied, enfin, transmet au sol le poids du corps, non pas par tous les points de sa surface inférieure, mais par le talon, par l'extrémité des métatarsiens et aussi par son bord externe. La charge du corps est ainsi transmise au sol par une sorte de voûte, composée d'os qui peuvent éprouver les uns sur les autres de légers mouvements. La voûte du pied est composée d'os (tarse et métatarse) multiples, reliés ensemble par des ligaments puissants. La charge du corps, qui tend à écraser la voûte du pied, se trouve donc décomposée dans des articulations nombreuses, et reportée en partie sur les ligaments qui unissent les pièces osseuses : d'où résulte pour le pied une souplesse et une élasticité, destinées surtout à amortir les chocs de la marche et de la course.

L'action musculaire nécessaire au maintien de la station est réduite au minimum quand les axes de rotation et les centres de gravité des segments mobiles qui composent le corps sont compris dans un même plan vertical. C'est vers ce résultat que les muscles conspirent à tout moment, de manière à réaliser une sorte d'équilibre instable.

Pour être maintenu, cet équilibre demande une attention soutenue, de telle sorte que tout ce qui est de nature à le rompre soit à chaque instant combattu par une contraction appropriée. Cet équilibre, l'élasticité musculaire le favorise singulièrement, mais la contraction musculaire seule le maintient.

En résumé, la station exige la contraction active des muscles, et particulièrement des muscles des membres *inférieurs;* c'est pour cette raison qu'elle est fatigante à la longue. Lorsque l'homme reste quelque temps debout, il prend rapidement ce qu'on appelle la position *hanchée*, c'est-à-dire qu'il reporte le poids de son corps sur un seul membre, tandis que l'autre est légèrement fléchi. En agissant ainsi et en changeant de jambe, c'est-à-dire en reportant alternativement la charge sur l'un des membres inférieurs, non seulement il repose le membre qui ne travaille pas, mais encore, dans l'attitude *hanchée* qu'il prend, le membre sur lequel il s'appuie fatigue moins que dans la station sur les deux jambes. La contraction musculaire, destinée à lutter contre la flexion du bassin sur la cuisse et de la cuisse sur la jambe, est à peu près nulle dans cette position, et la contraction des muscles du mollet, destinée à s'opposer à la chute du corps en avant, est aussi beaucoup amoindrie. En effet, dans cette situation, le corps est légèrement incliné de côté et aussi un peu en arrière. L'articulation de la hanche de ce côté est dans l'extension extrême : dans cette position, la tension du faisceau antérieur de la capsule articulaire et celle du ligament intérieur de l'articulation sont portées au maximum. Les muscles qui relient antérieurement le bassin à la cuisse n'ont donc point à lutter contre le renversement du bassin en arrière. Quant aux muscles de la partie postérieure, c'est-à-dire les fessiers, leur action est rendue inutile par la légère inclinaison du corps en arrière, le bassin n'ayant plus, dans cette position, la moindre tendance à tourner en avant. Le genou du côté hanché est porté également dans l'extension maximum. Les ligaments postérieurs de l'articulation du genou, et aussi les ligaments croisés situés dans l'articulation, sont dans un état de tension qui soulage la contraction des muscles.

Dans la position hanchée, en outre, la bande aponévrotique puissante qui, déployée sur les muscles de la partie externe de la cuisse, se fixe à la fois sur le bassin, sur le grand trochanter et à la tubérosité supérieure du tibia, forme une sorte de sangle tendue, contre laquelle est reportée une partie du poids.

Le corps, appuyé sur l'un des membres, est maintenu dans la situation qui convient à la tension des ligaments articulaires de la hanche et du genou, et à celle de la bande *iléo-trochantéro-tibiale* de ce membre, par le membre du côté opposé, lequel, un peu fléchi et reposant légèrement à terre presque par son seul poids, sert en quelque sorte de régulateur, et, par des mouvements insensibles, tend à ramener le corps dans la position convenable et à le maintenir ainsi dans son équilibre. Les muscles du mollet, qui dans la station ordinaire sur les deux pieds luttent contre le renversement du corps en avant, sont soulagés aussi dans la position hanchée, parce que le membre régulateur, en même temps qu'il est légèrement soulevé, est aussi porté un peu en avant, et sert ainsi d'arc-boutant en ce sens. Dans la station hanchée enfin, le corps, incliné sur le côté et un peu en arrière, exerce surtout sur l'articulation tibio-astragalienne un effort latéral, c'est-à-dire dans une direction où le déplacement est empêché par les ligaments articulaires, et par la disposition des surfaces articulaires, c'est-à-dire par la malléole externe.

La station verticale ou sur deux pieds est propre à l'homme. De même que

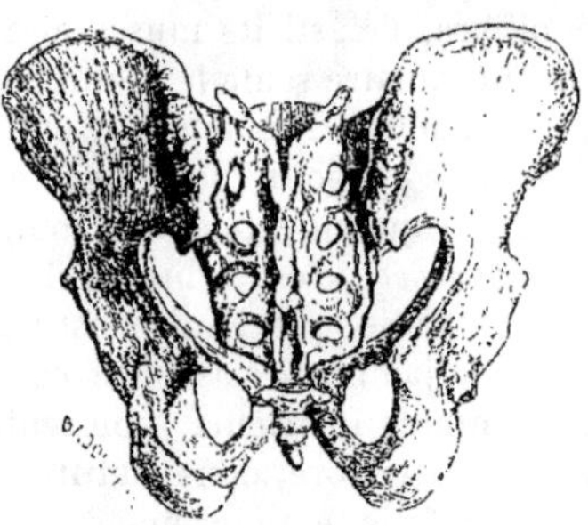

Fig. 164.
Bassin de l'homme.

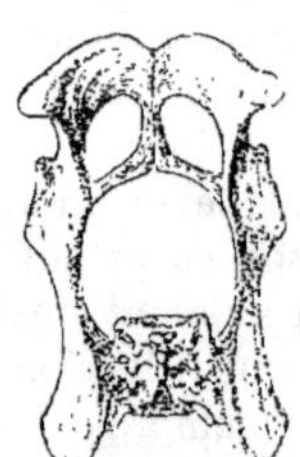

Fig. 165.
Bassin du chien.

tout concourt chez lui à rendre cette attitude possible et même facile, tout concourt pareillement, chez les animaux qui se rapprochent le plus de lui, à la rendre difficile ou impossible. Les muscles des membres, qu'on pourrait appeler les muscles de la station, c'est-à-dire les extenseurs du pied sur la jambe, et de la cuisse sur le bassin, forment, dans l'espèce humaine, des saillies (fesses et mollets) qu'on ne rencontre avec le même développement dans aucune espèce animale [1]. Ses pieds larges, à segments mobiles, qui peuvent s'appliquer et se cramponner, pour ainsi dire, sur le sol, ainsi que la largeur de son bassin (Voy. fig. 164 et comparez avec fig. 165) concourent puissamment aussi à augmenter la solidité de l'appui. D'un autre côté, la longueur disproportionnée des membres inférieurs comparés aux membres supérieurs, la longueur relative de leurs segments, la position des yeux, la brièveté du cou, etc., rendent l'homme tout à fait impropre à la station quadrupède.

[1] Si les fessiers sont très développés chez quelques quadrupèdes (croupe du cheval, par exemple), le mollet fait absolument défaut. Nous avons vu que presque tout l'effort actif de la station *bipède* est concentré dans les muscles du mollet. Les oiseaux, qui se tiennent sur deux pieds, présentent une disposition toute spéciale (Voy. § 250).

§ 244.

Station sur un seul pied. — Station sur la pointe des pieds. — Station sur les genoux. — Station assise. — Station couchée. — Dans la station sur deux pieds, la base de sustentation, nous l'avons dit, est représentée par le parallélogramme construit sur les limites des deux pieds. Dans la station sur un seul pied, ou plutôt sur une seule jambe, la base de sustentation est très diminuée, car elle n'est plus représentée que par la surface du sol couverte par le pied. Comme le centre de gravité doit passer par la base de sustentation, c'est-à-dire par le pied appuyé sur le sol, le corps s'incline du côté de la jambe appuyée pour lui transmettre le poids du corps. L'équilibre de la station sur un pied est peu stable. Cet équilibre est possible, il est vrai, et, ainsi que nous l'allons voir, le corps est alternativement porté par une seule jambe dans tous les mouvements de progression ; mais, pour peu que cette attitude se prolonge, elle devient extrêmement fatigante. Le poids à supporter par le membre est double, en effet, du poids ordinaire ; les muscles, continuellement en action pour maintenir le membre dans sa rectitude ne peuvent se reposer en reportant alternativement la charge d'un membre sur l'autre, comme cela a lieu dans la station prolongée sur deux jambes ; et, enfin, la petitesse de la base de sustentation oblige à des efforts musculaires énergiques pour maintenir le centre de gravité dans la perpendiculaire à la surface de sustentation. Aussi la station sur un seul membre détermine promptement des tremblements, et ne tarde pas à devenir impossible.

La station sur la pointe des pieds, c'est-à-dire sur cette portion de la surface plantaire des pieds comprise entre la tête des métatarsiens et l'extrémité libre des orteils, est à peu près aussi fatigante que la précédente, et tout aussi peu naturelle. La base de sustentation se trouve très réduite, et, dans la position particulière que prennent alors les pieds, les muscles du mollet sont dans une contraction violente, qui ne peut durer que quelques instants. La station sur la pointe d'un seul pied est plus fatigante encore et plus difficile. Ici comme toujours, en effet, la verticale abaissée du centre de gravité doit passer par la base de sustentation, et la base de sustentation est alors considérablement diminuée. La projection du tronc en avant et la projection en arrière du membre inférieur libre, qui accompagnent, la plupart du temps, cette attitude, n'en changent point les conditions d'équilibre : la résultante du poids de la partie projetée en avant, et la résultante du poids de la partie projetée en arrière, doivent toujours être dans des rapports tels que leur composante passe par la base de sustentation.

Lorsque l'homme est à genoux et qu'il tient le corps droit, le centre de gravité tombe perpendiculairement le long des fémurs sur les genoux, et le poids du corps se trouve ainsi presque exclusivement supporté par une base de sustentation de peu d'étendue, arrondie et mal disposée à cet effet. Cette situation est fatigante, et le genou ne tarde pas à devenir douloureux sous la charge du corps. Cette position est moins fatigante quand, inclinant le bassin en arrière et l'appliquant sur les talons, on déplace le point où vient tomber le centre de gravité et on en répartit la charge sur la base de sustentation tout entière. (La base de sustentation est mesurée alors par le parallélogramme construit entre les quatre points du sol où touchent les deux genoux et les deux pointes des pieds.)

Lorsque l'homme est assis et non appuyé par le dos, la situation de la tête et du tronc est la même que s'il se tenait debout. La colonne vertébrale, ordinairement plus incurvée en avant, pèse de tout son poids sur les ligaments jaunes (Voy. § 243). Les cuisses et les jambes n'ont rien à supporter. L'effort est tout entier concentré dans les muscles qui s'opposent à la flexion du bassin sur les cuisses. L'équilibre est d'ailleurs facile. D'une part, le centre de gravité du corps est très bas placé, car il correspond presque à la base de sustentation, et, en second lieu, la base de sustentation elle-même est généralement assez étendue, puisqu'elle mesure toute la partie du corps supportée par le siège. Si, au lieu d'être assis sur une surface plane, l'homme était assis sur un bâton ou sur une corde, et les jambes pendantes, l'équilibre deviendrait très difficile, parce que la ligne verticale du centre de gravité aurait beaucoup de peine à être maintenue dans la base de sustentation; si les pieds de l'homme touchaient en même temps la terre, l'équilibre deviendrait au contraire facile, parce que la base de sustentation serait alors beaucoup plus large (elle serait, en effet, représentée par toute la surface graphique construite entre les pieds, et conduite aux deux extrémités de la ligne d'appui du siège).

Lorsque l'homme est assis et qu'en même temps il est renversé sur un dossier plus élevé que sa tête, le tronc se trouve soutenu; il repose sans fatigue, et il n'aurait aucun effort à faire, si les membres appuyés sur le sol ne se fatiguaient un peu sous la pression des parties supérieures. Lorsque l'homme supporte en même temps ses membres inférieurs sur un plan incliné, il serait absolument comme s'il était couché, n'était la fatigue qui résulte à la longue de la pression correspondante à la portion du poids du tronc supportée par les fesses.

Dans la situation couchée, le poids du corps se trouve réparti sur une large surface, et aucune partie n'est comprimée par le poids des autres. Cependant, lorsque le décubitus a lieu sur des plans tout à fait résistants, le poids du corps ne touchant à la surface sur laquelle il repose que par un petit nombre de points (les points les plus saillants), la pression qu'exerce le poids du corps peut être douloureusement ressentie aux points de contact, parce qu'elle ne se répartit pas sur une surface assez étendue. Les matelas élastiques, matelas de laine, de crin, de plume, d'eau, d'air, ne nous paraissent *doux au coucher* que parce que, prenant la forme du corps qu'ils supportent, celui-ci repose sur la plus large surface possible.

L'action musculaire est nulle dans la station couchée, qui est l'attitude du repos et celle du sommeil. L'habitude et aussi divers états morbides influent sur les diverses positions que prend l'homme pendant le sommeil; mais, quelle que soit la position du tronc, on remarque que, chez l'homme endormi, les membres sont dans un état de *demi-flexion*. On a souvent dit que cet état était dû à l'énergie plus considérable des muscles fléchisseurs, sans songer que les muscles sont à l'état de repos pendant le sommeil [1]. Si les membres sont à l'état de demi-flexion pendant le sommeil, c'est que cet état est celui qui s'accommode le mieux avec le relâchement des fléchisseurs et celui des extenseurs. Si

[1] Il est démontré, au contraire, que la masse des muscles extenseurs, et par conséquent leur puissance contractile, est plus considérable que celle des fléchisseurs (Voy. § 237).

les membres étaient tout à fait fléchis, les fléchisseurs seraient dans le raccourcissement maximum, et les extenseurs dans l'extension maximum. La demi-flexion des membres est donc la situation moyenne du repos pour les muscles fléchisseurs et pour les muscles extenseurs, et c'est dans cette situation que le repos des muscles place les membres.

ARTICLE II.

DES MOUVEMENTS DE PROGRESSION

§ 245.

De la marche. — Dans la marche, comme d'ailleurs dans tous les actes de progression, il faut distinguer dans le corps deux parties : l'une qui est *portée* par les membres inférieurs : cette partie est le tronc supporté par les deux têtes des fémurs ; et une autre partie qui *supporte* le tronc, et qui, en même temps, lui communique le mouvement : cette partie est représentée par les membres inférieurs.

Le corps est transporté en avant par le rôle alternatif des deux jambes, dont l'une supporte le poids du corps, tandis que l'autre est dirigée en avant. Lorsqu'on examine attentivement un homme qui marche, on peut décomposer un double pas en plusieurs temps successifs. Dans un premier temps, le corps repose sur les deux jambes, le pied gauche placé en avant, je suppose, et le pied droit placé en arrière; dans un second temps, le corps n'est plus appuyé que sur le membre gauche, tandis que l'autre, suspendu dans l'espace, se dirige en avant; dans un troisième temps, le corps s'appuie de nouveau sur les deux membres; dans un quatrième temps le membre droit touche terre et supporte seul le poids du corps, tandis que le membre gauche se dirige en avant pour replacer le corps dans la position du départ.

Examinons ce qui se passe pendant ces divers temps de la marche.

Au moment où l'homme se dispose à marcher, le corps est appuyé sur les deux membres, mais inégalement; le centre de gravité tombe verticalement par le talon du pied placé en avant, que nous supposerons être le pied gauche, lequel va porter bientôt tout le poids du corps. Le pied placé en arrière, que nous supposerons être le pied droit, est un peu soulevé et n'appuie sur le sol que par l'extrémité du métatarse et les phalanges. Aussitôt que l'homme part, il incline légèrement le tronc en avant, et le pied droit se soulève, du métatarse à l'extrémité des phalanges, en se déroulant, pour ainsi dire, sur le sol, de manière à s'étendre complètement sur l'articulation tibio-tarsienne. Ce mouvement d'extension du pied du membre placé en arrière soulève le bassin, et, par conséquent, le tronc, suivant la direction du membre agissant, c'est-à-dire dans une direction oblique de bas en haut et d'arrière en avant. Il en résulte que le centre de gravité est à la fois porté en avant et en haut. Le membre gauche reçoit de plus en plus le poids du corps, à mesure que l'extension du pied situé en arrière devient plus complète. Au moment où le pied droit situé en arrière est arrivé à sa limite d'extension sur la jambe, le poids du corps repose tout entier sur le membre gauche. Celui-ci, qui était oblique par rapport au tronc au moment du départ, se trouve alors dans la perpendiculaire, et le centre de gravité passe par sa base. Alors le membre droit peut quitter le sol sans que l'équilibre soit détruit, et le second temps commence.

Le membre gauche, qui supporte maintenant le poids du corps, était, au moment du départ, plus ou moins fléchi; mais, à mesure que le centre de gravité a été poussé en avant par le détachement du pied droit, il a été poussé en *haut*, ainsi que nous l'avons dit. Le membre gauche s'est donc étendu, tandis que le bassin montait, poussé en haut par le pied droit. Au moment où le membre gauche supporte la charge du corps, il s'allonge encore par le jeu de ses muscles propres et se met dans l'extension complète. Ce léger allongement final suffit pour que le pied droit, qui ne touchait plus terre que par l'extrémité de sa pointe, quitte le sol. Or, aussitôt que le membre inférieur droit quitte le sol, il obéit à la pesanteur, qui tend à le ramener en avant, et il oscille dans l'articulation coxo-fémorale, à la manière d'un pendule (Voy. § 233), et sans que la contraction musculaire entre en jeu [1]. Pendant qu'il oscille et se dirige en avant, le membre inférieur droit n'est pas dans l'extension, il est, au contraire, *à demi fléchi* dans l'articulation du genou; et c'est surtout pour cela que le balancier qu'il représente ne rencontre pas le sol par son extrémité, dans son oscillation pendulaire.

La légère flexion de l'articulation du genou, du membre qui oscille, n'est pas (dans la marche ordinaire) déterminée par une contraction musculaire active, elle est le résultat de deux causes. En premier lieu, le membre inférieur, pris dans son ensemble, représente un pendule à deux segments (cuisse et jambe), réunis par une charnière mobile (articulation du genou). Or, la cuisse constitue un pendule plus court que le membre envisagé dans sa totalité; elle tend donc à osciller plus rapidement [2] que le membre entier; dès lors, à l'instant où le pied quitte le sol, il y a un moment de retard dans l'oscillation de la jambe par rapport à la cuisse. De là, dans l'articulation mobile du genou, une tendance à la flexion. On peut faire directement l'expérience avec un pendule composé de deux parties réunies par une charnière mobile : on constate que ce pendule se fléchit légèrement dans la charnière, au moment du mouvement. En second lieu, nous avons vu (§ 244), que, dans l'état de non-contraction des fléchisseurs et des extenseurs, la situation moyenne des muscles est un état de demi-flexion, dû à l'élasticité et à la tonicité musculaire. Cette tendance à reprendre la situation moyenne vient en aide dans le membre oscillant au jeu de pendule dont nous parlons, en favorisant la légère flexion des divers segments du membre inférieur, flexion qui a pour effet de faire éviter au pied qui oscille la rencontre du sol [3].

[1] Tel est le cas de la marche ordinaire. Il est d'ailleurs remarquable que, dans la marche la plus volontairement précipitée, la durée de l'oscillation pendulaire du membre inférieur est à peine modifiée. Ainsi, sur une personne de taille moyenne, qui a été l'objet d'une étude attentive de la part des frères Weber, tandis que la durée d'une demi-oscillation de la jambe librement pendante était de 0″,34, cette durée, pendant la marche la plus précipitée, n'a jamais été moindre, dans son ensemble, de 0″,33.

[2] On sait que la durée des oscillations d'un pendule est en raison directe de sa longueur. Plus un pendule est long, plus la durée des oscillations est grande; plus un pendule est court, plus il oscille vite.

[3] D'après M. Duchenne (de Boulogne) les mouvements oscillatoires des membres inférieurs ne peuvent être produits durant la marche sans l'intervention de la contraction musculaire. Ses arguments sont tirés de l'observation des faits pathologiques. Il fait remarquer que, consécutivement à la paralysie ou à l'affaiblissement des muscles fléchisseurs de la cuisse sur le bassin, ou

Lorsque le membre droit a décrit une demi-oscillation, le talon se trouve verticalement au-dessous de la tête du fémur ; le membre prend terre du talon vers la pointe. Pendant que le membre droit oscillait, le pied gauche a commencé à se soulever de terre ; aussi, au moment où le pied droit touche terre, le pied gauche ne porte plus sur le sol que par l'extrémité des métatarsiens et l'étendue des phalanges. Pendant le second temps de la marche, temps qui correspond à l'oscillation pendulaire, le bassin éprouve donc aussi un mouvement de translation par le soulèvement du talon du pied qui supporte le corps.

Le troisième temps s'accomplit exactement comme le premier. Le membre gauche se soulève et se détache du sol, tandis que le membre droit supporte de plus en plus le corps. Le quatrième temps s'accomplit comme le deuxième, à l'exception que c'est le membre gauche qui oscille. Quand le membre gauche touche terre, nous nous retrouvons à la position du départ, et le double pas est achevé.

Pendant les mouvements des membres inférieurs, les membres supérieurs ne restent pas inactifs. Ils agissent à la manière des balanciers, et contribuent aussi, pour leur part, à l'équilibre. Il est vrai qu'ils ne sont pas indispensables à la marche : celle-ci, en effet, peut s'opérer, les bras étant croisés, ou placés derrière le dos, et les manchots peuvent marcher aussi ; mais lorsque les bras sont immobiles pendant la marche, on peut remarquer que le tronc éprouve un léger mouvement de rotation autour du fémur de la jambe appliquée au sol. Lorsque les bras oscillent librement, au contraire, ce mouvement est réduit au minimum, ou même à zéro, parce que le bras du côté de la jambe qui oscille se porte en arrière, pendant que la jambe se porte en avant. Or, tandis que le mouvement de la jambe qui oscille tend à entraîner un léger mouvement de torsion du bassin sur la tête du fémur du membre appliqué au sol, le mouvement de projection en sens opposé du bras du même côté neutralise cet effet. Le poids du membre supérieur est plus faible que celui de la cuisse, il est vrai, et, par conséquent, la *quantité du mouvement* dont il est animé par le balancement est moindre que celle du membre inférieur, mais il peut cependant lui faire équilibre, parce qu'il est attaché à l'extrémité d'un bras de levier plus considérable[1].

Nous avons dit que le centre de gravité est poussé *en avant et en haut* par l'extension du membre inférieur placé en arrière. C'est de la succession de ces

des muscles fléchisseurs de la jambe sur la cuisse, ou des muscles fléchisseurs du pied sur la jambe, il survient un grand trouble dans le second temps de la marche.

Mais, est-ce bien réellement le défaut de *contraction* musculaire qui rend difficile le transport d'arrière en avant du muscle qui oscille ? Dans l'état *normal*, quand le membre placé en arrière est arrivé à l'extension maximum et qu'il se détache du sol, les extenseurs *cessent d'agir ;* le membre inférieur a donc une tendance instantanée à prendre la *position moyenne d'équilibre qui s'accommode le mieux avec la tonicité des extenseurs et des fléchisseurs.* Sans doute, dans les muscles inférieurs *paralysés*, la disparition de la tonicité musculaire peut avoir pour effet de limiter le mouvement de flexion de ses divers segments, au moment de l'oscillation pendulaire. D'autant mieux que la paralysie est rarement limitée aux muscles fléchisseurs et que portant sur tous les muscles du membre inférieur, celui-ci n'a pu, sous l'influence des extenseurs également paralysés, soulever le bassin suffisamment pour faire éviter au membre qui oscille la rencontre du sol. Ces arguments tirés de l'ordre pathologique sont inapplicables à l'homme bien portant.

[1] Le bras de levier auquel est appendue la jambe oscillante est mesuré par la distance qui sépare les deux têtes des fémurs. Le bras de levier auquel est appendu le bras oscillant du même côté est mesuré par l'horizontale menée de l'épaule à la rencontre de la perpendiculaire passant par la tête du fémur du membre reposant sur le sol.

mouvements que résulte le déplacement horizontal. Sur un homme qui marche, on peut aisément constater le déplacement du centre de gravité *suivant la verticale*. A chaque déplacement du pied du talon vers la pointe, on voit le corps s'élever; on le voit s'abaisser chaque fois que le pied oscillant reprend terre par sa plante. Ces oscillations sont faciles à voir lorsqu'on observe sur un mur l'ombre projetée par un homme qui marche au soleil, et ce n'est pas d'aujourd'hui qu'on a comparé aux flots de la mer les grands rassemblements d'hommes en mouvement. A l'aide d'un levier enregistreur relié au pubis, et au moyen d'un manège tournant dont le bras toujours horizontal porte l'appareil à la fois mobile dans le plan horizontal et fixé par rapport aux mouvements verticaux qu'il s'agit d'enregistrer, M. Carlet inscrit et représente par une courbe le mouvement du pubis pendant la marche. Ce tracé reproduit le double mouvement latéral d'élévation de chaque membre combiné avec celui de la translation et donne une courbe ondulatoire, où tous les détails de la trajectoire du pubis peuvent être étudiés. La valeur de l'oscillation verticale est d'environ 3 centimètres pendant la marche ordinaire.

L'homme qui marche, avons-nous dit, incline son corps en avant. Cette inclinaison, qui tend à faire passer la ligne du centre de gravité du tronc en avant des têtes des fémurs qui les supportent, est caractéristique de tous les mouvements de progression. Elle est destinée à lutter contre la résistance de l'air; et, en même temps, le tronc se trouve ainsi placé dans la direction oblique suivant laquelle se fait l'allongement du membre arc-bouté. Le corps penché en avant n'est pas rigoureusement en équilibre sur les têtes des fémurs, la résistance de l'air en supporte une partie. Il arrive ici ce que nous observons toutes les fois que nous tenons une tige rigide en équilibre sur le bout du doigt, et que nous voulons la mouvoir dans l'espace. Cette tige, pour conserver son équilibre, doit être inclinée du côté du mouvement, et déviée, par conséquent, de la verticale, afin que la résistance de l'air ne la renverse pas en sens opposé. C'est le mouvement qui la maintient en place, car, à l'état de repos, l'équilibre serait incompatible avec la position oblique qu'elle occupe. La position oblique que nous donnons à la tige rigide que nous voulons mouvoir, de même que l'inclinaison que nous donnons au tronc sur les fémurs lorsque nous le déplaçons, ont une valeur telle, que la tendance de chute en avant se mesure sur la résistance de l'air; d'où l'équilibre. Si la tige rigide était maintenue *droite* (au moment du mouvement) sur le doigt qui la supporte, elle tomberait bientôt en arrière sous la résistance de l'air; si le tronc était maintenu dans la verticale sur les fémurs, au moment du mouvement, il ne tomberait pas en arrière, il est vrai, sous la résistance de l'air, mais il marcherait bien moins commodément, parce qu'il faudrait lutter contre cette résistance par la contraction des muscles qui fléchissent en avant le bassin sur les cuisses.

La *longueur* du pas est mesurée par la grandeur du déplacement horizontal du centre de gravité. Ce déplacement étant produit par l'allongement du membre arc-bouté sur le sol, il sera d'autant plus considérable que le membre agira sur le tronc dans une direction plus oblique et qui se rapprochera plus de l'horizontale; et cette direction se rapprochera d'autant plus de l'horizontale que le centre de gravité sera plus rapproché de terre par l'écartement des jambes.

La *durée* du pas dépend de deux conditions: premièrement, du temps employé par le membre appuyé à se détacher du sol, c'est-à-dire à s'étendre dans ses articulations, en transportant le poids du corps ; secondement, du temps nécessaire à la demi-oscillation du membre qui a quitté le sol. Or, de ces deux quantités, la première est à peu près la seule variable : l'oscillation du membre ayant une durée toujours la même, ou sensiblement la même, dans la marche ordinaire [1].

Quant à la *vitesse* du déplacement, c'est-à-dire la grandeur du chemin parcouru en un temps donné, il est évident qu'elle dépend de la *longueur* du pas et de sa *durée*. Elle est en raison directe de la longueur du pas et en raison inverse de sa durée. L'homme peut marcher avec une assez grande vitesse. Pour cela, il augmente la longueur du pas et il cherche à en diminuer la durée. Celle-ci dépendant du temps nécessaire à l'extension du membre, et du temps nécessaire à l'oscillation du membre flottant, il peut agir efficacement sur la première de ces deux quantités, en étendant ses articulations avec plus ou moins de promptitude, et très peu sur la seconde en accélérant le transport en avant du membre flottant par l'action des muscles fléchisseurs. Il peut même arriver à supprimer presque complètement le temps employé à l'extension; il lui suffit pour cela d'opérer l'extension *complète* du membre qui touche le sol, pendant que l'autre membre flotte. De cette manière, lorsque le membre oscillant vient prendre terre, l'autre membre a terminé son extension et se détache immédiatement du sol. Le double pas ne dure alors que le temps nécessaire au transport en avant de chaque membre flottant, et le corps ne touche réellement le sol que par un seul pied à la fois. Cette espèce de marche accélérée tient le milieu entre la marche et la course, mais elle est très fatigante.

La vitesse de la marche, au lieu d'être accélérée, peut être retardée de diverses manières. En premier lieu, on conçoit qu'en augmentant le temps pendant lequel les deux jambes reposent ensemble sur le sol, on puisse ainsi retarder à volonté la marche à des degrés très divers. En second lieu, le ralentissement peut être amené aussi par le mode d'oscillation du membre suspendu. Si ce membre, en effet, ne prend pas terre aussitôt qu'il se trouve dans la verticale, c'est-à-dire au bout de la demi-oscillation perpendiculaire ; s'il décrit, en un mot, plus d'une demi-oscillation, le temps employé par le membre pour dépasser la verticale et pour revenir à la verticale par un mouvement en sens opposé sera autant de perdu pour la vitesse de la marche. Cette manière de marcher n'est donc point un mode régulier de progression. La marche est également plus lente et aussi plus fatigante lorsque, par exemple, le membre suspendu, ayant décrit plus d'une demi-oscillation, s'étend brusquement à l'extrémité de sa course par la contraction des extenseurs, et s'appuie ainsi sur le sol, soit par la pointe, soit par la plante, comme on le voit faire quelquefois dans les exercices militaires. Le temps nécessaire pour que la jambe dépasse la verticale de l'oscillation et le travail musculaire nécessaire pour la placer dans l'extension, au moment où elle va toucher le sol, ralentissent le pas, tout en augmentant la fatigue musculaire.

Voici, résumé, sous forme de tableau, l'ensemble des observations faites par MM. Weber frères, sur un homme de taille moyenne, relativement à la *durée*

[1] La durée de l'oscillation est proportionnelle à la longueur du membre ; elle ne varie que dans des limites très faibles, suivant les divers individus.

et à la *longueur* du pas, dans leurs rapports avec la *vitesse de la marche*, c'est-à-dire avec l'étendue du chemin parcouru.

DURÉE DU PAS comptée en secondes.	LONGUEUR DU PAS comptée en mètres.	VITESSE de la marche par seconde comptée en mètres.
0,335	0,851	2,397
0,394	0,835	2,119
0,417	0,804	1,928
0,460	0,804	1,748
0,480	0,790	1,646
0,507	0,762	1,503
0,562	0,724	1,288
0,572	0,712	1,245
0,604	0,668	1,106
0,630	0,658	1,044
0,663	0,629	0,949
0,668	0,629	0,942
0,726	0,595	0,819
0,760	0,572	0,753
0,846	0,543	0,627
0,860	0,530	0,631
0,905	0,493	0,545
0,960	0,448	0,464
1,030	0,430	0,417
1,050	0,398	0,379

On voit, par ce tableau, que la vitesse de la marche, c'est-à-dire l'étendue du chemin parcouru diminue rapidement à mesure que la durée du pas augmente et réciproquement.

On peut voir également que, quand nous marchons d'un pas modéré, c'est-à-dire à deux pas à la seconde par exemple (sixième chiffre de la première colonne), chaque pas d'une demi-seconde répond en longueur à 75 centimètres environ ($0^m,76$ dans le tableau); ce qui correspond à $1^m,50$ de chemin parcouru par seconde, et à 90 mètres par minute ($1,5 + 60$); soit 900 mètres en 10 minutes ou 1 kilomètre en 11 minutes[1].

C'est là en effet la vitesse du pas ordinaire d'un homme de taille moyenne, vitesse qui peut être soutenue sans fatigue. On voit encore que dans la marche la plus accélérée, avec des pas dont la durée minimum est de $0^{sec},33$ (premier chiffre de la première colonne), la vitesse maximum du déplacement serait par minute de 144 mètres ($2^m,397 + 60$), ou de 1 kilomètre par 7 minutes. Si l'homme pouvait progresser ainsi pendant 1 heure, il parcourrait plus de 8 kilomètres.

La marche peut être supportée assez longtemps par l'homme, à la condition qu'elle s'opère sur un sol uni, ou sur un plan légèrement incliné par en bas. Lorsque le plan est incliné par en haut, les efforts musculaires qu'il doit faire pour soulever à chaque pas le centre de gravité, suivant une ligne ascensionnelle parallèle au plan incliné, ajoutent à l'effort ordinaire tout le travail musculaire correspondant à l'élévation (mesurée sur la verticale) d'un poids égal à celui du corps, depuis le point de départ jusqu'au point d'arrivée.

Lorsque l'homme monte des rampes inclinées, ou des escaliers, le transport

[1] Ce qui équivaut à un peu plus de 5 kilomètres à l'heure.

du corps met en jeu, non seulement les muscles extenseurs de la jambe placée en arrière, comme dans la marche horizontale, mais aussi les muscles extenseurs du membre placé en avant (surtout les muscles antérieurs de la cuisse), lesquels travaillent beaucoup moins dans la progression horizontale. Il en est à peu près de même lorsque l'homme marche sur un sol plan, mais mouvant; il faut à chaque pas qu'il replace son corps à la surface du plan, ce qu'il ne peut faire que par un soulèvement alternatif de son propre corps. Ces deux modes de progression sont, pour cette raison, lents et fatigants.

§ 246.

De la course. — Dans la marche lente, le corps, nous l'avons vu, est soutenu entre chaque pas simple par l'appui des deux pieds ; dans la marche précipitée, le corps n'est plus soutenu que par un seul pied à la fois, celui qui supportait le corps se détachant du sol au moment où l'autre s'y pose. Le corps ne quitte donc jamais *complètement* la terre pendant la marche. Dans la course, au contraire, à certains moments, le corps se sépare complètement du sol. C'est en cela surtout, bien plutôt que par la vitesse de la progression, que la course diffère de la marche précipitée, car on peut courir moins vite qu'on ne marche. Pendant la course, le corps touche alternativement le sol par chaque pied, et, à chaque fois qu'un pied quitte le sol, le corps est projeté en haut et flotte librement dans l'air. La projection du corps dans l'espace s'opère dans la course comme dans le saut ; la course est une marche précipitée, entrecoupée de sauts.

Lorsque l'homme se dispose à courir, il reporte tout le poids du corps sur le membre placé en avant (soit le membre gauche) ; l'articulation de la hanche, l'articulation du genou et l'articulation tibio-tarsienne, sont fléchies, et le pied ne touche le sol que par l'extrémité des métatarsiens et par les phalanges. Le membre placé en arrière (soit le membre droit) est à peine posé sur le sol, et tout prêt à l'abandonner. Au moment du départ, le membre gauche, qui supporte le poids du corps, se redresse subitement dans ses articulations. Cette extension subite agit à la manière d'un ressort, et a pour effet de communiquer au corps une quantité de mouvement telle, qu'il se détache du sol comme une sorte de projectile.

Pendant que le corps est suspendu en l'air, les deux jambes flottent à la manière des pendules. Le membre droit a commencé son oscillation au moment même du départ, c'est-à-dire au commencement de l'extension des articulations du membre gauche ; sa demi-oscillation est terminée avant celle du membre gauche. Le membre droit prend terre aussitôt que la tête des métatarsiens (sur lesquels il va se poser) est dans la verticale qui passe par la tête des fémurs. Le membre droit, en prenant terre, se fléchit dans ses articulations, se redresse brusquement et jette le corps dans l'espace, avant que l'oscillation du membre gauche soit terminée ; et ainsi de suite.

Pendant la course, le centre de gravité est ordinairement très abaissé par la flexion des membres inférieurs, et le corps est fortement incliné en avant. Il résulte de là que l'impulsion oblique de bas en haut et d'arrière en avant, communiquée au corps par le membre qui se détend, a plus de tendance à s'exercer dans le sens horizontal que dans le sens vertical, et la longueur de l'espace parcouru entre les deux pieds, qui touchent successivement le sol, en est augmentée. Le déplacement communiqué au corps dans le sens vertical pendant les sauts de la course est, par la même raison, d'une valeur moindre que le déplacement correspondant de la marche. Tandis que dans la marche, en effet, l'oscillation verticale est de 3 centimètres environ, ce déplacement oscillatoire n'est guère que de 2 centimètres dans la course.

La *vitesse* de la course, c'est-à-dire la grandeur du déplacement (suivant l'horizontale) du centre de gravité du corps, dépend de la longueur des sauts de la course et de leur durée. Nous venons de dire que la longueur du saut pouvait être plus considérable que celle du pas ; c'est en partie pour cela que la course est une allure plus vive que la marche. Mais c'est surtout parce que les jambes oscillent *ensemble* que les sauts de la course sont plus précipités que les pas de la marche. Dans la marche la plus vive, l'intervalle qui sépare l'application sur le sol de chaque pied pris en particulier se compose, en effet, au minimum, de la durée nécessaire à deux transports successifs des membres inférieurs. Dans la course, ces transports s'opèrent en partie simultanément dans les deux membres. D'où il résulte que, dans un même intervalle de temps, l'homme peut exécuter un plus grand nombre de sauts qu'il n'aurait exécuté de pas.

Voici, résumées sous forme de tableau, quelques-unes des observations recueillies par MM. Weber frères relativement à la *durée* et à la *longueur* du pas de course dans leurs rapports avec la *vitesse de la course*, c'est-à-dire avec l'étendue du chemin parcouru.

DURÉE du pas de course, comptée en secondes.	LONGUEUR du pas de course, comptée en mètres.	VITESSE de la course par secondes, comptée en mètres.
0,247	1,753	6,660
0,268	1,542	5,745
0,293	1,284	4,383
0,301	1,209	4,021
0,314	1,138	3,623
0,319	1,018	3,194
0,326	0,934	2,862
0,317	0,819	2,584
0,303	0,718	2,367
0,304	0,610	2,003

On voit par ce tableau que la vitesse maximum du déplacement horizontal en une seconde peut être portée dans la course la plus rapide à 6^{m},66 par seconde, ce qui répond à 400 mètres par minute et 1 kilomètre pour 2 minutes et demie. Si une pareille vitesse pouvait être soutenue pendant longtemps, l'homme parcourrait en une heure 24 kilomètres (400^{m} $\times$ 60).

Mais une course aussi précipitée n'est possible que pendant quelques secondes, ou quelques minutes. Avant même que la fatigue des muscles vienne faire obstacle au mouvement, l'homme éprouve un étouffement, des palpitations ou un point de côté, qui l'arrêtent forcément. Lorsque l'homme veut courir longtemps ou soutenir, comme l'on dit, une course de longue haleine, il règle la vitesse du déplacement de manière à parcourir, dans l'intervalle d'une heure, environ 12 kilomètres de distance (trois lieues). La course réglée, ou course de *résistance*, est celle des coureurs de profession, celle des pompiers qui vont à l'incendie, etc. ; on la désigne souvent sous le nom de course *gymnastique*. Dans la course gymnastique, comme dans la course vive, le corps quitte complètement le sol, et exécute une série de sauts successifs. Mais les jambes sont moins fléchies que dans la course accélérée ; en conséquence, le centre de gravité du corps est placé moins bas, et le corps est aussi beaucoup moins incliné en avant. Il résulte de là que l'impulsion communiquée par le membre qui se détache du sol agit dans une direction moins oblique, et que le corps s'élève davantage à chaque saut dans la verticale. Ce que le saut gagne du côté de la verticale, il le perd suivant l'horizontale, et, par conséquent, suivant le sens du déplacement.

La projection exagérée du corps dans le sens vertical amène encore le ralentissement de la course d'une autre manière. Quand la jambe qui oscille se trouve dans la verticale qui passe par les têtes des fémurs, le corps a été soulevé en haut d'une quantité telle que cette jambe ne peut pas toucher terre en ce moment, parce que le corps n'a pas encore opéré son mouvement de descente. Quand le corps est descendu et que la jambe oscillante touche terre, cette jambe a dépassé la verticale qui passe par les têtes des fémurs ; elle a décrit par conséquent *plus* d'une demi-oscillation. La jambe qui touche terre, après avoir ainsi dépassé la verticale qui passe par les têtes des fémurs, ne supporte complètement le poids du corps que quand celui-ci vient, en vertu de sa vitesse acquise, se placer dans la verticale qui passe par les métatarsiens appliqués sur le sol. Pendant le temps qu'emploie le corps à venir se placer dans la verticale qui passe par la base de sustentation (métatarsiens appliqués au sol), le corps est, pour ainsi dire, encore suspendu en l'air, et il ne repose *franchement* sur la jambe qu'au moment où celle-ci peut lui servir d'appui résistant pour le saut suivant. Dans la course de *résistance*, le temps employé par les jambes à décrire le surplus d'une demi-oscillation, et l'augmentation du temps pendant lequel le pied repose sur le sol, concourent donc aussi au ralentissement de la course, lorsqu'on la compare à la course accélérée.

§ 246 *bis*.

Appareils explorateurs de la marche et de la course. — Les instruments employés dans ce genre de recherches ont été imaginés et successivement perfectionnés par M. Marey. Le cylindre tournant sur lequel s'inscrivent les espaces parcourus en fonctions du temps, a reçu le nom d'*odographe*.

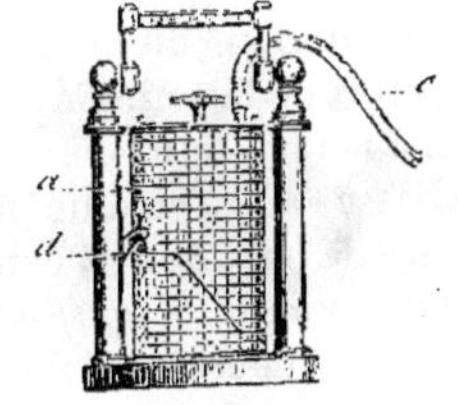

Fig. 166.
L'odographe (Marey).

L'odographe n'est qu'un compteur de petit volume. Il se compose d'un cylindre vertical *a* (Voy. fig. 166) de 10 centimètres de haut sur 5 centimètres de diamètre, tournant d'une manière uniforme et très lente sous l'action de rouages placés dans son intérieur. Ce cylindre est couvert d'un papier gradué millimétriquement. A sa surface se meut un style inscripteur *d* portant une plume chargée d'encre à la glycérine (qui ne se dessèche pas). En vertu d'une disposition mécanique spéciale, le style inscripteur une fois arrivé au sommet de sa course retombe à la partie inférieure du cylindre et recommence une ascension nouvelle. (Chaque millimètre parcouru sur la circonférence du cylindre correspond par exemple à une minute et chaque millimètre répond à une réduction de mouvement connue).

Le cylindre de l'odographe est divisé en deux parties par un diaphragme intérieur. Le compartiment inférieur renferme le rouage d'horlogerie qui met en marche le cylindre. Le compartiment supérieur renferme l'appareil moteur du style. Ce compartiment supérieur communique avec une ampoule exploratrice par l'intermédiaire du tube *c*. A chaque compression de l'air contenu dans l'ampoule exploratrice (disposée comme nous l'allons voir) correspond dans le compartiment supérieur de l'odographe un mouvement en vertu duquel passe une dent d'*une roue* qui n'est que la tête d'une longue vis logée dans une des colonnes de l'instrument. Cette vis traverse un écrou qui porte le style inscripteur. A chaque tour de vis le style sera élevé de la hauteur d'un pas, soit 1/2 millimètre. Si la roue a 100 dents, il faudra 200 souffleries pour faire parcourir au style 1 millimètre. Quand l'écrou avec son style est arrivé en haut de la colonne, il retombe par son poids, s'embraye de nouveau et recommence une course nouvelle.

L'odographe peut être appliqué à l'inscription de la marche de toute espèce de véhicule, voiture ou wagon de chemin de fer. Pour l'utiliser comme appareil inscripteur de la translation d'un véhicule, on place sur le moyeu de la roue une came qui provoque à chaque tour un échappement, et chacun de ces échappements répond à un tour de roue, c'est-à-dire à une mesure connue.

Lorsqu'on utilise l'odographe aux recherches physiologiques, on lui imprime un mouvement de rotation très lent, à l'aide du mécanisme d'horlogerie qu'il contient.

Voici maintenant comment on actionne l'ampoule exploratrice. Utiliser à cet effet le gonflement des muscles de la cuisse au moment de leur contraction est chose difficile ; mieux vaut utiliser l'appui du pied sur le sol. M. Marey se servait d'abord de chaussures, dont les semelles, formées d'une épaisse couche de caoutchouc, contenaient dans leur épaisseur une petite chambre à air. Excellentes pour actionner l'odographe, ces chaussures sont incommodes pour la marche. Après diverses autres tentatives, voici la disposition à laquelle il s'est arrêté (Voy. fig. 167).

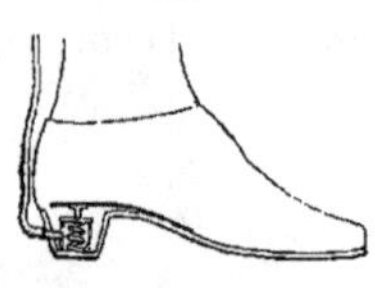

Fig. 167.
Chaussure destinée à actionner l'odographe (Marey).

L'intérieur du talon de la chaussure contient une caisse à air renfermant un ressort de laiton. Un bouton saillant à l'intérieur de la chaussure est placé sous une languette d'acier formant semelle. La pression du pied sur cette languette chasse l'air, à chaque pas, à travers un tube qui monte derrière le talon, s'engage dans le pantalon et communique avec l'odographe. On peut encore faire usage d'*une semelle à soufflet* pouvant se glisser dans toute chaussure et n'exigeant pas un appareil spécial.

Pour étudier plus particulièrement les *mouvements du pied* pendant la marche et pendant la course, M. Marey se sert de fils attachés aux pieds, et qui communiquent avec le compteur ou odographe. A l'aide d'une série de roues dentées, on réduit sur le compteur les mouvements qui sont trop étendus pour être inscrits avec leurs dimensions réelles ; on les réduit, par exemple, au centième. Les choses étant dans cet état, on fait parcourir au sujet en expérience une même distance avec des allures différentes. Les tracés ainsi obtenus expriment tout ce qui est relatif au transport du pied dans la marche ; ils montrent le temps pendant lequel le pied est à l'appui et au levé, ainsi que les phases du mouvement.

Lorsqu'on se sert des semelles à soufflet pour mesurer les vitesses comparées des différentes allures, on obtient à l'aide de l'odographe deux tracés simultanés obtenus à l'aide d'appareils appliqués sous chaque pied. Les élévations et les abaissements des courbes alternent naturellement comme les mouvements des pieds eux-mêmes. La courbe, donnant les appuis et les relevés de chaque pied, indique le nombre des pas. Quant aux temps employés pour parcourir des espaces déterminés, ils se mesurent sur l'axe des abscisses de l'odographe.

L'examen des *tracés de l'odographe* apprend encore que :

Le pas de l'homme n'a pas l'uniformité des tours de roue d'un véhicule ;

Le pas s'*allonge* sur une bonne route et à la descente moyenne ;

Le pas se *raccourcit*, sur les terrains boueux, empierrés, sablonneux ou montants ;

Le pas humain est d'une remarquable égalité pour un même individu marchant sur une route semblable, dans les mêmes conditions de température. La distance parcourue en montée ou en descente étant comme 9 est à 10, on en peut conclure que chaque pas de montée est de un dixième plus court que chaque pas de descente.

§ 247.

Saut. — Le mouvement en vertu duquel le corps quitte terre dans la course constitue une première espèce de saut. Nous n'y reviendrons pas. Mais on peut sauter encore autrement. Les deux membres inférieurs reposant ensemble sur le sol peuvent *s'étendre ensemble*, et les pieds quitter le sol en même temps. Le corps projeté par la détente subite des deux membres peut être élevé suivant la verticale : c'est le saut vertical sur place. Le corps peut être élevé obliquement de bas en haut et d'arrière en avant, ou de bas en haut et d'avant en arrière, de manière à décrire une parabole ; parabole dont la courbe d'ascension est déterminée par l'impulsion des membres l'emportant sur la pesanteur, et la courbe de descente par la pesanteur l'emportant sur la force d'impulsion. Tel est le saut à pieds joints, en avant ou en arrière. Une autre manière de sauter, très connue aussi, est celle qu'on désigne sous le nom de saut en largeur, avec élan. Disons un mot sur le mécanisme particulier de ces divers modes de déplacement.

Lorsque le corps doit s'élever par un saut vertical sur place, les pieds se rapprochent et le corps se fléchit fortement dans toutes ses articulations. La jambe est fléchie sur le pied, la cuisse sur la jambe, le tronc sur la cuisse ; la colonne vertébrale elle-même exagère sa courbure antérieure. Le pied repose sur le sol par la tête des métatarsiens et les orteils.

Les choses étant en cet état, le corps se redresse brusquement dans toutes ses articulations, exactement comme une tige élastique qu'on presserait sur le sol par une de ses extrémités et qu'on abandonnerait ensuite à elle-même. La détente du corps réagit sur l'appui solide du sol et détermine un mouvement ascensionnel, capable de vaincre le poids du corps et de l'élever au-dessus de terre. L'impulsion communiquée au corps par la brusque extension des articulations, et par le soulèvement rapide du pied, diminue à mesure que le corps s'élève; et, quand il est parvenu au plus haut point de sa course, il redescend par l'effet de la pesanteur. L'élévation à laquelle on peut ainsi porter le corps dépend de plusieurs conditions. Elle dépend du *poids* du corps, de l'*étendue* du redressement et de la rapidité avec laquelle le mouvement de redressement s'opère. Le degré de flexion du corps au moment préparatoire et le degré d'énergie de la contraction des extenseurs sont les principales conditions de l'élévation du saut, et expliquent les inégalités individuelles que présente ce mode de déplacement. L'étendue du redressement dépend, dans une certaine mesure, de la longueur des membres inférieurs. Plus les articles de ces membres ont de longueur, plus la valeur du redressement qui suit la flexion est considérable. La plupart des animaux sauteurs (non seulement parmi les vertébrés, mais encore parmi les insectes) sont remarquables par la longueur des membres postérieurs.

On conçoit aisément que le saut est plus facile sur un sol résistant que sur un sol humide ou mouvant. Au moment, en effet, où le corps se redresse en pressant le sol, une partie de l'effort de redressement se perd dans le sol, en le déprimant. Le saut est, au contraire, singulièrement favorisé par l'élasticité du plan sur lequel reposent les pieds, comme dans l'exercice du tremplin, par exemple. Alors, en effet, le ressort bandé par le poids du corps ajoute à l'impulsion communiquée par la détente des articulations l'impulsion due à son retour élastique, au moment où le corps l'abandonne.

Lorsqu'on veut sauter en large à pieds joints, on prend à peu près la même position que pour sauter en hauteur, c'est-à-dire que le corps se fléchit dans les articulations ; seulement la flexion du tronc sur le bassin est exagérée. Le pied repose sur le sol, soit par la plante entière, soit seulement par l'extrémité antérieure des métatarsiens et des phalanges. La flexion de la jambe sur le pied tend, il est vrai, à relever le talon, dans ce mode de progression comme dans les précédents ; la position à plat du pied sur le sol, avant le saut, ne peut donc être maintenue que par un certain effort, mais lorsque le corps repose sur la plante entière des pieds, le saut y gagne en étendue. Au moment où le corps quitte terre par l'extension subite du pied, la cuisse ne s'étend point sur la jambe, ni le corps sur le bassin, comme dans le saut vertical ; le corps reste, au contraire, fortement incliné en avant. En même temps, les bras sont violemment projetés dans le même sens. La résultante de l'effort d'extension du pied contre le sol se produit dès lors dans une direction oblique de bas en haut et d'arrière en avant.

Dans le saut en arrière, les membres inférieurs sont pareillement fléchis dans leurs articulations, ainsi que le bassin sur les cuisses ; mais la colonne vertébrale est droite. Au moment du départ, le pied quitte le sol, non pas du talon vers la pointe, mais de la pointe vers le talon, tandis que la colonne vertébrale et la tête sont vivement rejetées en arrière. Ce mode de déplacement a beaucoup moins d'étendue que le précédent. En effet, il ne peut guère être secondé par les bras, et, de plus, les mouvements d'extension de la colonne vertébrale sont assez bornés.

Dans le saut en large avec élan, la vitesse acquise par le corps, au moment où il se détache du sol, s'ajoute à l'impulsion du saut lui-même, et augmente beaucoup l'étendue de l'espace franchi. Dans ce mode de déplacement, les pieds ne sont pas sur la même ligne au moment où ils quittent la terre ; c'est le membre placé en arrière qui, en se détendant, détermine surtout le saut. Aussitôt que les pieds ont abandonné la terre, les membres inférieurs s'étendent vivement en avant, et les membres supérieurs sont projetés également dans le même sens. Le corps et aussi les membres qui font partie du corps étaient animés, au moment du saut, par une certaine quantité de mouvement ; cette projection des bras et des jambes augmente donc encore le résultat.

§ 248.

Du grimper. — Ce mode de déplacement nous donne avec les animaux une certaine ressemblance, attendu que les membres supérieurs prennent part à la progression. Quelquefois la part des membres supérieurs est aussi grande et même plus grande que celle des postérieurs.

Lorsque l'homme grimpe le long d'un plan incliné, il saisit avec ses mains les aspérités du sol, et tire à lui la partie inférieure du corps du côté des mains. Les membres inférieurs ne restent pas inactifs. Après s'être préalablement raccourcis et fixés au sol par les orteils, ils s'étendent et poussent ainsi le corps par en haut, tandis que les bras l'attirent.

Lorsque l'homme grimpe sur un arbre, les bras constituent d'ordinaire les principaux agents de l'ascension. Il commence, en effet, par saisir les branches avec les mains, ou par entourer le tronc avec les bras, puis le corps est attiré vers les mains ou vers les bras par la contraction des muscles de l'épaule. Quand ce mouvement est opéré, l'arbre est alors saisi entre les jambes et les cuisses ; le tronc se repose sur ce nouveau point d'appui, les mains et les bras sont reportés plus haut, se fixent, et attirent de nouveau le corps par en haut. L'exercice dont nous parlons est assez fatigant, parce que les muscles des bras et de l'épaule doivent à chaque instant supporter et élever la charge du corps. Les membres inférieurs, en se fixant dans les temps d'arrêt, constituent surtout des points d'appui et permettent aux membres supérieurs de se reporter plus haut. Rigoureusement, les membres inférieurs concourent cependant aussi à la progression ascensionnelle. Au moment, en effet, où les jambes embrassent solidement l'arbre, le bassin (et par conséquent le corps) se relève sur l'articulation du genou par l'extension de la cuisse. Lorsque l'arbre offre un grand diamètre, ce mouvement est peu sensible ; il l'est davantage sur un arbre de moyenne grosseur.

Le mode de déplacement de l'homme, dans le grimper, offre une grande analogie avec la progression des chenilles, celle des sangsues et celle de beaucoup d'animaux rampants, qui commencent par fixer une des extrémités de leur corps et qui attirent vers ce point les autres parties, ou bien les projettent en avant (Voy. § 350).

§ 249.

Natation. — La natation offre avec le saut une certaine analogie. Il y a cette différence, toutefois, que l'eau ne fournit pas aux membres qui se détendent la même solidité d'appui que le sol ; une partie de la force d'impulsion est perdue.

Le poids spécifique de l'homme l'emportant un peu sur celui de l'eau, il ne se maintient à la surface que par l'agitation du liquide. Lorsque l'homme est sans mouvement, il tend à gagner le fond ; c'est ce qu'on peut facilement observer sur le cadavre [1]. La différence entre le poids du corps et celui du volume d'eau déplacé est assez faible. Dans les profondes inspirations, l'air contenu dans la poitrine diminue assez le poids spécifique du corps pour qu'il devienne plus léger que l'eau. L'homme n'a donc besoin que de faibles mouvements pour se maintenir à la surface du liquide, et ces mouvements ne sont même rigoureusement nécessaires qu'au moment de l'expiration. C'est ce dont on peut se convaincre en se renversant sur le dos, en inclinant la tête en arrière et en soulevant la poitrine vers le niveau de l'eau. Au moment de l'inspiration, on peut rester immobile, mais au moment de l'expiration il faut agiter les mains par un léger mouvement latéral et de haut en bas, pour ne pas descendre.

Lorsqu'on veut progresser dans l'eau, on peut se placer dans des situations diverses. Les positions qui conviennent le mieux à la natation sont celles dans lesquelles le corps est allongé plus ou moins horizontalement dans les couches supérieures du liquide. Il peut, d'ailleurs, être étendu soit sur le ventre, soit sur le dos. La natation sur le ventre est la plus commune. La natation sur le dos est plutôt une attitude de repos ; elle n'est pas comparable à la première pour la rapidité.

Lorsque l'homme placé sur le ventre veut s'avancer dans le liquide, il place d'abord ses membres dans la flexion ; les talons sont rapprochés du côté des fesses, la pointe des pieds tournée en dehors (position la plus naturelle de flexion) ; les mains, appliquées l'une contre l'autre par leurs faces palmaires, sont rapprochées en avant, à la partie antérieure de la poitrine. Alors, par un mouvement rapide, il étend ses membres, de manière à représenter une ligne rigide. Les pieds ont frappé l'eau par la face plantaire et aussi, mais plus obliquement, par la face postérieure des cuisses et la face antérieure des jambes ; le corps est poussé en avant ; les mains, en s'allongeant suivant leur tranche, ont présenté à l'eau le moindre obstacle possible au mouvement de progression. L'effort de progression a eu à vaincre la résistance offerte à la surface de la poitrine, dans la direction du mouvement ; la force déployée par les membres postérieurs a été en partie absorbée par la résistance incomplète du fluide. En résumé, cependant, l'impulsion produite par la détente des membres postérieurs, déduction faite des pertes, a été assez efficace pour faire progresser le corps dans l'eau.

Au mouvement d'extension succède le mouvement de flexion. Les cuisses et les pieds se replacent dans la position initiale ; mais, tandis que leur extension avait été brusque, leur flexion se fait avec une certaine lenteur, afin de ne pas frapper l'eau en sens opposé. Quant aux bras, ils se séparent pendant ce temps l'un de l'autre ; les mains se mettent à plat, et viennent, en décrivant un mouvement circulaire, se rejoindre sous la poitrine. Pendant ce deuxième temps de la natation, les membres antérieurs ne restent pas inutiles. Les mains, en effet, en décrivant leur courbe pour se rapprocher, pressant sur l'eau de haut en bas, et, en même temps, suivant une direction légèrement oblique en arrière, font l'office de véritables rames. De cette manière, le corps se trouve maintenu à la

[1] Les cadavres flottent souvent sur l'eau ; mais c'est là un effet de la putréfaction, qui tient au développement des *gaz* dans l'intérieur des cavités splanchniques. Ces gaz, augmentant le *volume* du corps sans augmenter son poids, diminuent par conséquent sa *pesanteur spécifique*.

surface du liquide, et l'impulsion communiquée au corps par les membres postérieurs est continuée.

Le mouvement de progression dans la natation sur le dos s'opère par l'extension rapide des membres postérieurs, qui frappent l'eau par la plante du pied, par la partie postérieure des cuisses et par la partie antérieure de la jambe. Pendant tout le temps de la natation, les mains, placées à plat sur les côtés du corps, exécutent de légers mouvements destinés à soutenir le tronc à la surface de l'eau. Souvent les bras, préalablement étendus à angle droit, sont rapprochés vivement sur les côtés du corps, en même temps que les membres postérieurs s'étendent, et contribuent à la progression. On rend ainsi ce mode de natation plus rapide qu'il ne l'est ordinairement ; mais il en résulte que, les mains ne faisant plus l'office de rames de soutien, la tête s'enfonce facilement au-dessous du niveau de l'eau, surtout quand l'impulsion des membres postérieurs se fait horizontalement, au lieu de se faire suivant une direction oblique de bas en haut.

§ 250.

Des mouvements dans la série animale. — Les mouvements des animaux dépendent, comme ceux de l'homme, de l'action des puissances musculaires sur des segments mobiles diversement disposés. Chez les animaux vertébrés, les segments mobiles sont des os ; mais, dans beaucoup d'animaux inférieurs, les parties sur lesquelles viennent se fixer les muscles sont des organes de diverse nature. Tantôt ce sont des leviers cornés ou testacés dont le squelette est intérieur ou extérieur aux puissances motrices, tantôt ce sont des anneaux, tantôt des appendices de diverse nature, tantôt le derme cutané lui-même. Les organes de locomotion sont d'ailleurs accommodés au milieu dans lequel l'animal est appelé à vivre. Quand il se meut sur le sol, il est généralement pourvu de membres plus ou moins nombreux et composés d'un nombre variable d'articles. Quand il se meut dans l'air, ses membres antérieurs sont souvent modifiés sous forme d'ailes (oiseaux), ou bien, tout en présentant un certain nombre de membres destinés à la locomotion terrestre, l'animal présente en outre, à la partie supérieure du corps, des appendices ailés qui n'ont plus leur analogue dans les animaux supérieurs (insectes). Quand l'animal se meut dans l'eau, ses membres profondément modifiés et réduits à la partie qui correspond aux phalanges des mammifères n'offrent plus que des rayons réunis par une membrane (nageoires des poissons). Enfin, beaucoup d'animaux qui vivent sur la terre ou dans l'eau, ou à la fois sur la terre et dans l'eau, n'ont pas de membres apparents et se meuvent par des mouvements de totalité, etc.

Station et progression des quadrupèdes. — La station des quadrupèdes est plus solide que celle de l'homme. Leur base de sustentation, représentée par le parallélogramme tracé entre les quatre points par lesquels ils touchent le sol, offre, en effet, une grande étendue (Voy. § 243). La station quadrupède n'est, pas plus que la station bipède, une attitude passive, et si l'animal la supporte plus longtemps que l'homme, elle détermine néanmoins la fatigue. Dans la station quadrupède, les muscles *extenseurs* des membres doivent, en effet, lutter par leur contraction contre le poids du corps, qui tend à fléchir les segments des membres dans leurs diverses articulations. Chez les quadrupèdes, comme chez l'homme, la contraction musculaire se trouve soulagée, au moment de la sustentation, par certaines parties ligamenteuses sur lesquelles se répartit une portion de la charge. Tel est, entre autres, chez les solipèdes et chez les ruminants, l'appareil fibreux, très solide, désigné sous le nom de *ligament suspenseur du boulet*, ligament qui tend à prévenir la flexion de la région digitée sur le métacarpe dans les membres antérieurs, et sur le métatarse dans les membres postérieurs.

Le cheval offre, dans son mode de station, quelque chose d'analogue à la *station hanchée* de l'homme (Voy. § 243). Dans l'état le plus ordinaire, il ne repose *franchement* que sur trois pieds. L'un des membres postérieurs est légèrement fléchi et ne touche le sol que par la *pince*.

Les mouvements des quadrupèdes peuvent être, comme chez l'homme, distingués en mouvements sur place et en mouvements de locomotion. Parmi les premiers, on peut signaler l'attitude en vertu de laquelle les quadrupèdes se dressent momentanément sur leurs pieds de derrière. Ce mouvement, connu chez le cheval sous le nom de *cabrer*, se produit chez lui assez difficilement ; il est beaucoup plus facile chez le singe et chez l'ours, et, par l'éducation, on peut aussi accoutumer le chien à ce genre d'exercice. Cet exercice ne dure généralement que peu de temps. Chez le cheval, il est rare que le centre de gravité puisse se placer dans la verticale de la base de sustentation ; aussi a-t-il une tendance naturelle à retomber sur ses pieds de devant aussitôt que l'effort d'élévation est arrivé à ses dernières limites. Lorsque le redressement a été porté au point qu'il se trouve en équilibre sur les sabots de derrière, cet équilibre ne peut durer qu'un instant, parce que la masse du corps est si grande, par rapport à l'étroitesse de la base de sustentation, qu'il suffit d'un faible mouvement du tronc pour déplacer le centre de gravité. Aussi arrive-t-il très souvent alors que le moindre effort du cavalier décide la chute du cheval. Le chien, qui a moins de masse et qui écarte les pattes, le singe et l'ours, qui ont la plante du pied beaucoup plus étendue, peuvent rester plus longtemps dans cette position ; mais elle devient promptement plus fatigante pour eux, parce qu'ils n'ont point, comme l'homme, les muscles si puissants du mollet, qui s'opposent à la chute en avant. Lorsque l'animal quadrupède veut se dresser sur les pieds de derrière, il détache du sol la partie antérieure du corps par un mécanisme analogue à celui du saut (§ 247), c'est-à-dire qu'il étend les membres antérieurs par un mouvement brusque, accompagné d'une contraction violente des muscles des gouttières vertébrales. L'animal qui veut se dresser a besoin d'un moment de préparation, pendant lequel il fléchit préalablement les membres antérieurs dans leurs articulations, pour les étendre brusquement ensuite.

Le cheval, l'âne, le mulet, se dressent souvent sur leurs membres antérieurs par un mouvement opposé au précédent, comme, par exemple, dans la *ruade*. Mais ce mouvement d'élévation, accompagné d'une projection violente en arrière des membres postérieurs, est promptement suivi du retour au sol des membres soulevés, le centre de gravité de l'animal n'étant jamais porté aussi près de la verticale que dans le mouvement opposé. L'animal qui veut ruer commence par abaisser la tête et par incliner l'encolure, pour reporter autant que possible en avant le centre de gravité. Puis un mouvement rapide d'extension dans les muscles des membres postérieurs élève la croupe, tandis que les membres qui ont quitté le sol obéissent à leur extension maximum. Chacun sait qu'en élevant la tête de l'animal, il a une grande difficulté à exécuter ce mouvement.

Dans les mouvements de *progression* des quadrupèdes, les jambes quittent alternativement le sol par des mouvements d'extension analogues à ceux de l'homme, et, comme chez lui, le membre qui a quitté la terre se dirige en avant dans un état de demi-flexion. Ajoutons que, dans la plupart des mouvements de progression, c'est principalement dans les membres postérieurs que se développe la puissance qui fait progresser le corps en avant.

Les allures du cheval ont été mieux étudiées que celles des autres quadrupèdes. Chacun sait que le cheval peut aller au pas, à l'amble, au trot ou au galop. L'allure la plus lente, le pas, et l'allure la plus rapide, le galop, sont communes à presque tous les animaux. Lorsque le cheval commence le *pas*, ses pieds se détachent du sol dans l'ordre suivant : le membre antérieur droit, je suppose, puis le postérieur gauche, l'antérieur gauche, le postérieur droit. Pendant tout le temps qu'il marche, il a toujours un pied en l'air et un pied sur le sol d'un même côté. Ce n'est qu'au moment où le cheval *entame* le pas que, partant d'abord d'un seul pied, il repose pendant un instant sur trois jambes. L'*amble*, ou le pas *relevé*, n'est qu'une sorte de pas précipité, caractérisé par le jeu alternatif des deux membres du même côté. A tous les moments de cette allure, le cheval a deux pieds levés et deux pieds à l'appui du même côté. Le *trot* est une allure dans laquelle deux membres, en diagonale, sont successivement et simultanément levés et appuyés. Le *galop* est l'allure la plus rapide du cheval ; c'est une succession de sauts dans lesquels le corps quitte tout à fait le sol pendant un temps variable. Le corps, qui retombe, fait entendre quatre ou trois battues, suivant que les pieds touchent le sol les uns après les autres, ou que deux d'entre eux le touchent simultanément. Dans les sauts du galop, comme dans tous les sauts auxquels peut se livrer le cheval, c'est par la détente des membres postérieurs qu'il se détache du sol. Dans l'allure du galop, le cheval peut atteindre à une grande vitesse : il n'est pas rare de rencontrer des bêtes de course qui font 4 kilomètres en cinq minutes.

Les allures du cheval peuvent être étudiées comme les allures de l'homme et figurées par des courbes à l'aide des appareils enregistreurs. La plupart des résultats obtenus à l'aide de ces méthodes nouvelles d'investigations ont confirmé les données recueillies depuis longtemps à l'aide des *empreintes* imprimées sur un sol détrempé. A l'aide de ces marques déposées (en quelque sorte *enregistrées*) sur le sol et qui accusent la succession des appuis des différents pieds de devant ou de derrière, on peut en effet juger de sa taille ; savoir quelle était son allure ; s'il allait au pas, au trot, à l'amble, au galop ; si cette allure était lente, moyenne, précipitée, régulière, etc. [1].

Les quadrupèdes, de même que l'homme, sont capables de se mouvoir dans l'eau ou de nager. La natation est chez eux plus facile que chez l'homme. D'une part, ils conservent dans l'eau leur position naturelle ; d'autre part, ils se

[1] M. Mathias Duval a récemment donné une représentation en quelque sorte animée des mouvements du cheval.

Une série de figures représente l'animal aux *divers moments* de la marche, une autre le représente aux *divers moments* du trot, une autre aux *divers moments* du galop.

En plaçant ces figures dans le *phénakisticope* et en imprimant à l'appareil des mouvements lents ou rapides, on peut se faire une très juste idée de la succession, de la durée et de l'enchaînement des *appuis* et des *relevés*, dans ces diverses allures.

soutiennent et progressent dans l'eau de la même manière que dans la locomotion à la surface du sol.

Quelques mammifères, tels que les chauves-souris, ont les os du métacarpe et les phalanges du membre supérieur démesurément allongés et réunis entre eux par une membrane. Ces animaux peuvent s'élever dans l'air, à la manière des oiseaux, et le mécanisme de leur progression est le même. D'autres, tels que les galéopithèques, présentent sur les côtés du corps des replis membraneux étendus entre les quatre membres; ces replis peuvent soutenir un instant l'animal en l'air, lorsqu'il s'élance d'une branche à une autre; mais il ne peut les utiliser à un véritable vol.

Du vol. — Des animaux ailés. — De la station des oiseaux. — Le vol n'est pas très différent de la natation (Voy. § 249). Il y a toutefois cette différence essentielle, que le milieu dans lequel se meut l'animal est ici beaucoup moins dense. Le poids du fluide qu'il déplace est infiniment moindre que son propre poids, et il doit faire, pour se soutenir en l'air, des efforts très énergiques.

Les oiseaux se distinguent, entre tous les animaux à ailes, par la puissance de leur vol. La charpente osseuse et les muscles locomoteurs sont appropriés chez les oiseaux à ce mode de progression. Le sternum, sur lequel s'insèrent les muscles du vol, prend chez eux un développement considérable, et forme une sorte de bouclier qui recouvre le thorax et une partie de l'abdomen. On remarque en outre, à la partie moyenne du sternum, une crête longitudinale et saillante (le *bréchet*), qui multiplie les points d'insertion des muscles et en même temps donne une direction plus favorable à la puissance musculaire. L'épaule, chez les oiseaux, est également disposée de la manière la plus favorable à la puissance des ailes; l'omoplate est, en effet, réunie et fixée au sternum, non seulement par une clavicule, mais encore par l'apophyse coracoïde, prolongée, chez les oiseaux, sous la forme d'un os plus fort et plus résistant que la clavicule elle-même. Les os des bras et de l'avant-bras diffèrent peu de ceux de l'homme, à l'exception que le radius et le cubitus sont immobiles l'un sur l'autre. Le carpe se compose de deux petits os suivis de deux métacarpiens terminés par deux ou trois doigts rudimentaires. Les plumes des ailes se fixent sur la main, sur l'avant-bras et sur le bras. Celles qui naissent du bras diffèrent peu des autres plumes de l'oiseau; on les désigne sous le nom de *tectrices;* celles de l'avant-bras et de la main, désignées sous les noms de *rémiges*, sont les véritables plumes du vol; elles forment par leur superposition étagée un plan continu et résistant. C'est de la longueur des rémiges, bien plus que de la longueur des os du membre supérieur, que dépendent la grandeur des ailes et la puissance du vol.

Lorsque l'oiseau veut *s'envoler*, il élève l'humérus et, avec lui, l'aile ployée. Puis il déploie l'avant-bras sur le bras, le métacarpe sur l'avant-bras, et, aussitôt que l'aile est étendue, il l'abaisse subitement. L'air brusquement refoulé résiste, et représente un point d'appui sur lequel l'oiseau s'élève. Avant qu'il soit parvenu au point le plus haut de cette espèce de saut, avant, par conséquent, que l'attraction terrestre le ramène à terre, il reploie contre lui ses ailes abaissées, soulève de nouveau l'humérus, étend l'aile, frappe l'air, et ainsi de suite. L'aile de l'oiseau, qui frappe l'air pour s'élever dans l'atmosphère, n'agit pas suivant un plan horizontal, mais, bien au contraire, dans une direction oblique de haut en bas et d'avant en arrière. Il en résulte que, tout en s'élevant, il progresse en avant. Quand l'oiseau veut s'élever dans la verticale, il éprouve une certaine difficulté, parce que ses ailes sont tellement disposées, que leur jeu tend naturellement à la progression. Beaucoup d'entre eux ne peuvent s'élever ainsi qu'en *volant contre le vent.*

Lorsque l'oiseau est un grand voilier, le *départ* est quelquefois assez difficile, à cause de l'envergure des ailes. La plupart du temps, il fléchit d'abord ses membres inférieurs, les redresse vivement, et s'élève ainsi au-dessus du sol par un saut véritable. Au moment où il est en l'air, il élève et déploie rapidement ses ailes, afin de frapper l'air avant de retomber à terre. On voit souvent aussi ces oiseaux s'avancer sur une saillie du sol au moment de s'envoler.

Quand l'oiseau vole, le centre de gravité du corps correspond au niveau des épaules. Le poids du corps se dispose autour de l'axe fictif qui passerait par les deux épaules, de manière à se trouver équilibré en avant et en arrière de cet axe. C'est pour cette raison que l'oiseau tend généralement le cou en avant. Il faut remarquer encore que la plus grande partie du poids de l'oiseau est placée plus près de son ventre que de son dos, à cause des masses musculaires épaisses dont est garni son sternum[1] ; d'où il résulte que le centre de gravité est placé bas dans l'oiseau, ce qui assure sa stabilité dans l'air.

Lorsque l'oiseau a frappé l'air de son aile, l'aile se présente par sa *tranche* dans le sens du déplacement horizontal, et n'apporte pas d'obstacle à la progression. Quant à la queue, projetée en arrière, elle sert à l'oiseau de *gouvernail*. La queue, ordinairement étalée, sert surtout à l'oiseau à rendre son vol plus oblique ou plus horizontal ; elle peut lui servir aussi à changer la direction latérale de son vol, en s'inclinant à gauche ou à droite. Les oiseaux qui n'ont qu'une courte queue projettent ordinairement leurs pattes en arrière, pour la suppléer.

Plus les ailes sont grandes, plus est grande aussi la masse d'air frappée à chaque coup d'aile, et moins les oiseaux ont besoin de répéter le mouvement. Les oiseaux à vol puissant agitent bien plus lentement leurs ailes que les autres ; ils peuvent même, lorsque leur envergure est considérable relativement à la masse de leur corps, se soutenir quelque temps en l'air, les ailes étendues, ou plutôt ne descendre que lentement, à la manière d'un parachute, suivant une succession de plans obliques. On dit alors que l'oiseau *plane*.

Les oiseaux nagent plus facilement que les mammifères ; leur pesanteur spécifique étant moindre que le volume d'eau qu'ils déplacent, ils se tiennent naturellement à la surface : ils n'ont à opérer que les mouvements de progression. Il y a beaucoup d'oiseaux aquatiques ; ces oiseaux ont généralement les pieds palmés et transformés ainsi en une véritable rame. Parmi ces oiseaux, il en est dont les ailes sont devenues tout à fait rudimentaires, et dont la natation est le mode principal de progression. D'autres sont à la fois bons nageurs et bons voiliers. Ces derniers sont ceux qui font les voyages les plus lointains. Ils peuvent traverser les mers. On estime que les oiseaux bons voiliers peuvent faire 80 kilomètres à l'heure.

Les oiseaux reposent sur le sol sur deux pieds. Ce sont des bipèdes à la ma-

[1] Non seulement les muscles *abaisseurs* de l'aile sont fixés au sternum de l'oiseau, mais encore les muscles *élévateurs*. Ces derniers produisent un effet opposé aux précédents, parce que leur tendon, avant de s'insérer sur l'humérus, passe sur une poulie de réflexion qui change la direction de leur puissance.

nière de l'homme. Aussi, les oiseaux ont-ils le bassin large, les os des hanches très développés, et leurs pattes sont-elles naturellement écartées l'une de l'autre. Pour que l'oiseau se tienne en équilibre, il faut nécessairement que le centre de gravité tombe sur la base de sustentation. Nous avons dit plus haut que le centre de gravité de l'oiseau correspond au niveau des épaules; or, les membres inférieurs de l'oiseau sont attachés en arrière et assez loin de l'épaule; s'il ne tombe pas en avant, cela dépend de l'angle formé par la flexion de la cuisse sur la jambe et de la jambe sur le tarse, d'où il résulte que les doigts s'avancent *en avant* du point où tomberait la verticale qui passerait par les épaules de l'oiseau. La station, loin d'être une position fatigante pour l'oiseau, est au contraire pour lui une attitude de repos, et la plupart d'entre eux se perchent pour dormir; en même temps ils s'affaissent sur leurs membres. La branche sur laquelle ils reposent est alors embrassée par les doigts. Les muscles fléchisseurs des phalanges, passant derrière l'articulation tibio-tarsienne, ont une tendance naturelle à amener les doigts dans la flexion quand les segments du membre inférieur s'inclinent les uns sur les autres. Le poids du corps, qui tend à amener la flexion du membre inférieur, tend donc en même temps à fléchir les doigts, et l'oiseau serre sans effort la branche sur laquelle il repose.

Parmi les invertébrés, les insectes forment une classe innombrable d'êtres *ailés*. Les insectes ont généralement deux paires d'ailes articulées aux anneaux du thorax (tels sont les abeilles, les papillons, etc., etc.). Les ailes sont formées par un repli cutané très fin, constitué par un tissu épidermique soutenu par des nervures cornées. Quelquefois, l'une des deux paires est solide et opaque, et forme à l'autre paire une sorte d'étui ou d'enveloppe protectrice qui la recouvre au repos. Les ailes *solides* (élytres) sont d'ailleurs diversement colorées; elles sont couleur marron dans le hanneton, vert-émeraude, gris, noir, rouge, etc., dans d'autres insectes. Il y a quelques insectes qui n'ont qu'une paire d'ailes; les ailes postérieures qui manquent sont remplacées par deux filets mobiles, souvent terminés par une extrémité renflée, et qu'on désigne sous le nom de *balanciers*.

Des animaux aquatiques. — Parmi les animaux aquatiques les poissons se distinguent en première ligne. Les poissons appartiennent à l'embranchement des vertébrés; ce qui les caractérise spécialement, c'est que leurs membres, profondément modifiés, sont transformés en nageoires. Parmi les nageoires, il en est qui, placées sur la ligne médiane (au dos, au ventre ou à la queue), et par conséquent impaires, ne correspondent pas aux membres. Les nageoires pectorales et les nageoires ventrales, placées sur les côtés de l'animal et disposées par paires, représentent les membres des autres vertébrés. Les nageoires ventrales, qui font office de membres postérieurs, ne sont pas toujours placées en arrière des nageoires pectorales; c'est bien plutôt leurs connexions et leur composition que leur situation qui les caractérisent. Les nageoires pectorales, comme les nageoires ventrales, sont formées de rayons cartilagineux ou osseux, entre lesquels se trouve étendu un repli de la peau. La nageoire pectorale repose sur une série de quatre ou cinq petits os comparables aux os du carpe, qui, à leur tour, sont fixés à deux os plus larges, qui ne sont que le radius et le cubitus très élargis. Le radius et le cubitus viennent enfin s'articuler à une ceinture osseuse, qui représente à la fois l'humérus et l'omoplate. Dans la nageoire ventrale on reconnaît moins facilement les connexions du membre abdominal. Les poissons, en effet, n'ont pas de bassin, tandis qu'ils ont une poitrine et des côtes. La nageoire ventrale est ordinairement portée par un seul os triangulaire. Tantôt cet os se fixe à la ceinture osseuse de la nageoire pectorale, tantôt il n'est relié que de loin au squelette par des ligaments, et la nageoire ventrale paraît suspendue dans les chairs.

Les masses musculaires des poissons, placées de chaque côté du corps, ont surtout pour but de fléchir le corps latéralement dans l'un et l'autre sens. C'est aussi principalement en frappant latéralement et alternativement l'eau, par les mouvements de la queue ou du tronc, que le poisson progresse dans l'eau. Les nageoires verticales du dos et du ventre augmentent d'autant la surface du corps dans les mouvements de latéralité, et concourent ainsi à la progression. Les nageoires pectorales et ventrales ne servent guère qu'à maintenir l'équilibre de l'animal ; elles peuvent concourir aussi à modifier la direction.

Les poissons présentent, pour la plupart, une poche remplie de gaz, ou *vessie natatoire*, qui leur est d'un grand secours dans la natation. Cette poche communique quelquefois avec le tube digestif ; mais d'autres fois elle est close de toutes parts. La vessie natatoire peut être comprimée par les mouvements des côtes, et, suivant le volume qu'elle présente, elle donne au corps du poisson une pesanteur spécifique inférieure ou supérieure à celle de l'eau, et il peut ainsi, pour ainsi dire sans mouvement, monter à la surface de l'eau, ou s'enfoncer dans sa profondeur. La vessie natatoire manque, en général, chez les poissons qui vivent dans la vase, et qui viennent rarement à la surface de l'eau.

Il est des poissons sans nageoires. Ces poissons, comme d'ailleurs la multitude innombrable d'animaux inférieurs que renferme l'océan des mers, se meuvent dans le liquide par les mouvements propres du corps. Le mode de progression n'est pas très différent de celui des poissons. C'est par des mouvements rapides, obliques, à gauche et à droite, que le corps s'avance, suivant la résultante de tous les efforts successifs.

Des animaux rampants. — Beaucoup d'animaux à sang froid, quoique pourvus de membres, se traînent sur le sol plutôt qu'ils ne marchent. Les serpents, les limaces, les vers de terre, les sangsues, d'autres animaux encore, sont dépourvus de membres et s'avancent réellement en *rampant*. La reptation peut donc être incomplète ou complète. Lorsque l'animal qui rampe est pourvu de membres (crapauds, pipas, iguanes, crocodiles, etc.), la progression a lieu comme chez les animaux quadrupèdes, avec cette différence que l'abdomen et le thorax touchent le sol et glissent à sa surface pendant le mouvement. D'autres fois l'animal projette ses deux membres antérieurs en avant, les fixe et attire à eux la masse du corps pour recommencer ensuite. Ce mode de progression se rencontre chez les reptiles qui n'ont qu'une paire de membres.

Le mouvement de progression des serpents a une certaine analogie avec celui-là. En effet, le serpent a toujours, au moment du mouvement, une partie du corps immobile, tandis que les autres portions de son corps s'avancent sur cette partie qui lui sert d'appui. Lorsqu'il veut se mouvoir, il rapproche la queue de la tête par une succession de mouvements latéraux ; puis la partie postérieure du corps s'applique à son tour au sol, et c'est le côté qui correspond à la tête qui se dirige en avant. Le mouvement que le serpent exécute sur le plan horizontal, la chenille l'exécute sur le plan vertical. Sa tête étant fixée, elle rapproche sa queue près de la partie antérieure du corps, en soulevant en cercle la partie moyenne du corps. Puis la queue se fixe, et toute la partie soulevée du corps se développe en avant, sur le point d'appui de la queue. Quand le développement est achevé, la queue se rapproche de la tête de nouveau fixée, et ainsi de suite. La plupart des chenilles ont des pattes rudimentaires ou des soies qui aident leur progression, en favorisant l'adhérence successive des divers points de leur corps.

Le ver de terre et la limace progressent comme les chenilles, avec cette différence que leur corps ne quitte pas, à proprement parler, le sol. Les points fixes et les points mobiles, très rapprochés les uns des autres, changent successivement de la queue à la tête et de la tête à la queue, et donnent à l'ensemble du mouvement le caractère *vermiculaire*. La sangsue, qui progresse de la même manière quand elle est sur le sol, offre à chacune de ses extrémités une ventouse qui facilite l'adhérence de sa tête et de sa queue. Parmi les insectes dépourvus d'ailes, quelques-uns se distinguent par un nombre considérable de pattes, attachées aux anneaux du thorax et de l'abdomen. Les iules en ont cinquante ou soixante paires, quelques scolopendres jusqu'à soixante-quatorze paires. La progression de ces animaux est décomposée aussi en une multitude de mouvements partiels, correspondant à chacun de leurs anneaux, et rappelle le mouvement vermiculaire des annélides.

§ 250 *bis*.

La mécanique du mouvement. — La locomotion. — Indications bibliographiques.

Cl. Perrault, Traité de la mécanique des animaux, *dans* Mém. de l'Acad. Roy. des sc. de Paris, t. Ier, 1666.

J. Bernoulli, De motu musculorum, etc. *Bâle*, 1674. *Lahaye*, 1743.

J.-A. Borelli, De motu animalium, etc. *Rome*, 1680 et 1681. *Lahaye*, 1743.

Fabrice d'Aquapendente, De gressu, de volatu, de natatu, de reptatu, *dans* Opera omnia anat. et physiologica. *Lugduni Batavorum*, 1723.

Walther, De articulis, ligamentis et musculis hominis in incessu statuque dirigendis. *Leipzig*, 1728.

Winslow, Exposition anatomique de la structure du corps humain (*Analyse d'un grand nombre de mouvements partiels*). *Paris*, 1732.

F. Winter, Dissert. de motu musculorum. *Leyde*, 1736 (*réimprimé dans* Haller).

F.-Ch. Oetinger, Dissert. de antagonismo musculorum. *Tubingen*, 1767.

Huber, Observation sur le vol des oiseaux de proie. *Genève*, 1784.

Barthez, Nouvelle mécanique des mouvements de l'homme et des animaux. *Carcassonne*, 1798.

A. Comparetti, Dinamica animale degli insetti. *Padova*, 1800.

Carlisle, On muscular motion, *dans* Philosophical transactions, 1804.

J. Cloquet, De l'influence de l'effort sur les organes renfermés dans la cavité thoracique. *Paris*, 1820.

Roulin, Recherches théoriques et expérimentales sur le mécanisme des mouvements et des attitudes de l'homme, *dans* Journal de Physiologie de Magendie, t. Ier, t. II et t. VI, 1821, 1822, 1826.

J. Jeffreys, An inquiry into the comparative force of the extensor an flexor muscles, etc. *Londres*, 1822.

Chabrier, Mémoire sur les mouvements progressifs de l'homme et des animaux, *dans* Journal des progrès des sciences médicales, t. X, XI et XII, 1828.

Gerdy, Station et mouvements, *dans* Physiologie médicale, t. Ier, 2e partie, 1832.

Goupil, La contractilité musculaire étant donnée, considérer les muscles dans la station, la progression, le saut, le saisir et le grimper. *Thèse conc. Strasbourg*, 1834.

RAMEAUX, Considération sur les muscles. *Th. Paris*, 1834.

E. et W. WEBER, Mechanik der menschlichen Gehwerkzeuge (*Mécanique des organes de la locomotion chez l'homme*), av. Atlas. *Göttingen*, 1836, traduction française de Jourdan, Paris, 1843.

HÉLIE, Du mécanisme et de la théorie du saut, considéré chez l'homme, *dans* Journal de la section de médecine, de la société académique de Nantes, t. XIX. 1843.

MAISSIAT, Études de physique animale. *Paris*, 1843.

W. GRUBER, Ueber die Function des Musculus Plantaris bei dem Menschen (*Fonction du muscle plantaire chez l'homme*), *dans* Oesterreichische medicinische Wochenschrrift, n° 45, 1845.

A. HEINKE, De functionibus diaphragmatis. *Berlin*, 1845.

LONGET, Mémoire sur les troubles qui surviennent dans l'équilibration, la station et la locomotion après la section des parties molles de la nuque. *Paris*, 1845.

E. MICHEL, Des muscles et des os au point de vue de la mécanique animale. *Strasbourg*, 1846.

J. J. PRECHTL, Untersuchungen über den Flug der Vögel (*Recherches sur le vol des oiseaux*). *Wien*, 1846.

ED. WEBER, Article : Muskebbewegung (*Mouvement musculaire*), *dans* R. Wagner's Haudwörterbuch der Physiologie, t. III, 1846.

FICK, Statische Betrachtung der Musculatur des Oberschenkels (*Remarques statiques sur la musculature de la cuisse*), avec des réflexions de Ludwig, *dans* Zeitschrift für rationelle Medicin, t. IX, 1849.

H. KUMMER, Beiträge zur Theorie des Vogelfluges (*Contributions à la théorie du vol des oiseaux*), *dans* Verhandlungen der Schweizerischen naturforschenden Gesellschaft in Frauenfeld, 1849.

THIERNESSE et GLUGE, Quelques expériences sur le vol des oiseaux, *dans* Bulletin de l'Académie de Bruxelles, 1849.

H. WYLESWORTH, The dependence of animal motion on the law of gravity. *London*, 1849.

E. MÜLLER, Ueber Associationsgruppen und Mitbewegungen willkürlicher Muskeln (*Des groupes et des mouvements associés dans les muscles volontaires*), *dans* Verhandlungen der Schweizerschen naturforschenden Gesellschaft in Glarus, 1851.

A. W. WOLKMANN, Ueber die Kraft welche in dem gereizten Muskel des Animalenlebens thätig ist (*Sur la force active des muscles de la vie animale*), *dans* Verhandl. der Saihsich. gesellch. der Wissens, 1851.

DUCHENNE (de Boulogne), Recherches sur l'action particulière et les usages des muscles qu meuvent le pouce et les doigts de la main, *dans* Archives gén. de médecine, *mars, avril, mai, juill.* 1852.

DUCHENNE (de Boulogne), Recherches sur les fonctions des muscles qui meuvent l'épaule sur le tronc et le bras sur l'épaule, *dans* Comptes rendus de l'Acad. des sciences, t. XXXV, 1852.

DUCHENNE (de Boulogne), Recherches électro-physiologiques sur le diaphragme, *dans* Comptes rendus de l'Acad. des sciences, 1852.

F. FOLTZ, Sur les fonctions des muscles peauciers du cou, *dans* Revue médicale, *avr.* 1852.

L. FICK, Beiträge zur Mechanik des Gehens (*Contribution à la mécanique de la marche*), *dans* Müller's Archiv, 1853.

F.-G. LEHMANN, Nonnulla de usu vectium in corpore humano. *Dissert., Iena*, 1853.

H. MEYER, Zur Mechanik des Kniegelenks (*Mécanique de l'articulation du genou*), *dans* Müller's Archiv, 1853.

H. MEYER, Das aufrechte Stehen und das aufrechte Gehen (*La station droite et la marche droite*), *dans* Müller's Archiv, 1853.

COLIN, Articles : Attitudes, Mouvements progressifs, Utilisation des forces musculaires, *dans* Traité de Physiologie des animaux domestiques, t. 1er, 1854.

F. HORNER, Ueber die Krümmung der Wirbelsäule im aufrechten Stehen (*Des courbures de la colonne vertébrale dans la station droite*), *dans* Müller's Archiv, 1854.

C.-H. SCHULZ. — SCHULZENSTEIN, Die Verjüngung im Thierreiche als Schöpfungsplan der Thierformen, etc. (*Du rajeunissement dans le règne animal, comme plans de création des formes animales. Berlin*, 1854.

J.-M. DUNCAN, On the os sacrum considered as forming part of the vault of the pelvis, etc., *dans* Edinburgh med. Journal, *août* 1855.

F. HORNER, Ueber die normale Krümmung der Wirbelsäule (*Des courbures normales de la colonne vertébrale*), *dans* Müller's Archiv, 1855.

BEVERIDGE, On the lateral movements of the foot, *dans* Edinburgh medical Journal, *avril* 1856.

DUCHENNE, Physiologie des mouvements du pied, *dans* Gazette des hôpitaux, n° 66, 1856.

PH. HENKE, Die Bewegung des Fusses am Sprungbein (*Mouvement du pied sur l'astragale*), Die Bewegung des Beins am Sprungbein (*Mouvement de la jambe sur l'astragale*), *dans* Zeitschrift für rationelle Medicin, t. VII et t. VIII. 1856.

C. LANGER, Ueber das Sprunggelenk der Saugethiere und des Menschen (*De l'articulation tibiotarsienne chez les mammifères et chez l'homme*), *dans* Denkschriften der Kais. Akademie der Wissenschaften zu Wien, t. XII, 1856.

L. Fick, Hand und Fuss (*Le pied et la main*), *dans* Müller's Archiv, 1857.

E. Harless, Die statischen Momente der menschlichen Gliedmassen (*De la statique des membres de l'homme*), *dans* Verhandlungen der kais. baierschen Akademie der Wissenschaften, t. XXVIII. *München*, 1857.

Helmholtz, Ueber Muskeln der oberen Extremitäten, *dans* Allg. med. Centralzeitung, 1857.

W. Henke, Die Controversen über die Fussgelenke (*Controverses sur l'articulation du pied*), *dans* Zeitschrift für rationelle Medicin, 3e *sér.*, t. II, 1857.

Giraud-Teulon, Principes de mécanique animale, ou étude de la locomotion chez l'homme et les animaux vertébrés. *Paris*, 1858.

C. Langer, Ueber incongruente Charniergelenke (*Sur les articulations à charnière incongruentes*). L'auteur désigne ainsi celles dans lesquelles les deux surfaces articulaires sont disproportionnées, telle est par exemple l'articulation du genou de l'homme, beaucoup d'articulations d'oiseaux, etc., *dans* Sitzungsberichte der k. k. Acad. der Wissenschaften zu Wien, t. XXVII, 1858.

C. Langer, Das Kniegelenk des Menschen (*L'articulation du genou de l'homme*), *dans* même recueil, t. XXXII, 1858.

C. Aeby, Die Muskeln des Vorderarms und der Hand bei Saugethieren und beim Menschen (*Les muscles de l'avant-bras et de la main chez les mammifères et chez l'homme*), *dans* Zeitschrift für wissenschaftliche Zoologie, t. X, 1859.

A. Fick, Ueber die Bestaltung der Gelenkflächen (*De la forme des surfaces articulaires*), *dans* Archiv fur Anat. und Physiologie (Müller's Archiv), 1859.

W. Henke, Die Bewegungen der Handwurzel (*Les mouvements du poignet*), *dans* Zeitschrift für rationelle Medicin, t. VII, 1859.

W. Henke, Die Bewegungen des Kniegelenks (*Les mouvements de l'articulation du genou*) *dans* Zeitschrift für rationelle Medicin, t. VIII, 1859.

W. Henke, Die Aufhängung der Arms in der Schulter durch den Luftdruck (*Maintien du bras contre l'articulation de l'épaule par la pression atmosphérique*), *dans* Zeitschrift für rationelle Medicin, t. VII, 1859.

W. Henke, Die Bewegungen des Kopfes in den Gelenken der Halswirbelsäule (*Les mouvements de la tête dans les articulations avec la colonne cervicale*), *dans* Zeitschrift för rationelle Medicin, t. VII, 1859.

C. Langer, Die Bewegungen der Gliedmassen insbesondere der Arme (*Les mouvements des membres et en particulier des bras*), *dans* Wiener medicinische Wochenschrift, nos 11 et 12, 1859.

Mühlhaüser, Ueber Muskelbewegungen beim Menschen (*Du mouvement musculaire chez l'homme*), *dans* Zeitschrift für rationelle Medicin, t. VIII, 1859.

Ch. Martins, Neue Vergleichung der Becken-und Brustglieder des Menschen und der Saugethiere, etc. (*Nouveau parallèle des membres supérieurs et inférieurs chez l'homme et les animaux*, *dans* Untersuchungen zur Naturlehre des menschen und der Thiere, t. VI, 1860.

Pucheran, Des caractères zoologiques dans leurs rapports avec les fonctions de locomotion, *Paris*, 1860, et *dans* Comptes rendus de l'Académie des sciences, t. L, 1860.

Langer, Ueber die Bewegung der Bandscheiben im Kniegelenk, *dans* Zeitsch d. bes. d. Aertzle zu *Wien*, 1861.

Langer, Ueber die fixirung des humeruskopfes in der Schulterpfanne, *dans* Zeitsch. d. Ges. d. Aertzte zu *Wien*, 1861.

W. Henke, Handbuch der Anat. und Mechanik der Gelenke, 1863.

Haughton, Notes on Animal mechanics, *dans* Med. Times, p. 638, 1864.

Parow, Studien über die physikalischen Bedigungen der Aufrechten Stellung, *dans* Arch. f. path. Anat., 1864.

Rose, Die Mechanik des Hüftgelenkes, *dans* Arch. f. Anat. und Physiol., 1865.

Cleland, On the action of muscles passing over more than one joint, *dans* Journ. of an. and physiol., 1866.

Duchenne (de Boulogne), Physiologie des mouvements, *Paris*, 1867.

H. Meyer, Die Mechanik des Sitzens, *dans* Arch. f. path. Anat., 1867.

W. Henke, Flexions und Rotations-Muskeln, *dans* Zeitsch f. rat. Med., 1868.

W. Henke, Kontroversen über Hemmung und Schluss der Gelenke, *dans* Zeitsch., f. rat. med. 1868.

W. Henke, Die Leistungen der Wirkungen von Muskeln auf das Hüftgelenk beim Stehen und Gehen, *dans* Zeitsch f. rat. Med., 1868.

Marey, Du mouvement dans les fonctions de la vie, *Paris*, 1868.

Westermann, Ein Beitrag Zur Physik des Muskels, *Dorpat*, 1868.

Hüter, Ueber Langeninsufficienz der bi-und Polyarthrodialen Muskeln, *dans* Arch. f. path. Anat., 1869.

H. Meyer, Ueber die Kniebeugung.., und über die Pendelung des schwingenden Beines im gewöhnlichen Gange, *dans* Arc. f. Anat. und Physiol., 1869.

Prompt, Recherches sur la théorie de la marche, *dans* Gazette médicale, nos 19, 31, 1869.

W. Haugton, On smoe elementary principles of anim. mechanics, *dans* Proced. croy. Soc., 1870, British med. Journ. 1871.

HENKE, Ueber die Wirbelsaüle und ihre Haltung beim Stehen und Gehen, *Rostock*, 1871.
W. HENKE, Beiträge Zur Anat. mit Beziehung auf Bewegung, *Leipzig*, 1872.
SCHLAGDENHAUFFEN, Considér. mécan. sur les muscles, *dans* Journ. de l'anat. et de la Physiol. 1872.
VOLKMANN, Ueber die Drehbewegung des Körpers, *dans* Archiv. f. path. Anat., 1872.
CARLET, Essai expérimental sur la locomotion humaine, *dans* Ann. des sc. nat., 1873.
HAUGHTON, Principle of anim. mechanics, *London*, 1873.
KÖNIG, Zur Mechanik des Hüftgelenks, *dans* Centralbl. für d. Med. Wissens, 1873.
MAREY, La machine animale, *Paris*, 1873.
H. MEYER, Die Statik und Mechanik des menschlichen Knochengerüstes, *Leipzig*, 1873.
KOLLMANN, Mechanik des menschlichen Körpers, *München*, 1874.
LECOMTE, Des mouvements de rotation de la main, *dans* Arch. g. de méd., 1874.
MAREY, Nouv. expériences sur la locomotion humaine, *dans* Compte rendu Ac. des sc., 1874.
PETTIGREW, La locomotion chez les animaux, *Paris*, 1874.
AEBY, Gelenke und Luftdruck, *dans* Centralbl. f. d. med., *Wissens*, 1875.
MAREY, Nouv. expér. sur la locomot. humaine, *dans* Comptes rend. Ac. d. sc., 1875.
METZGER et DONDERS, Ueber den Luftdruck als mechanisches Mittel zur Fixation des Unterkiefers, *dans* Arch. f. d. ges. Physiol., 1875.
AEBY, Beitr. zur Kenntniss der Gelenke, *dans* Deutsche Zeitsch. f. Chirurgie, 1876.
ALBERT, Zur Mechanik des Hüftgelenkes, *dans* Wiener med. Iahrbücher, 1876 et 1877.
PÜTZ, Zur Anat. und Physiol. des Sprunggelenkes dissert. *Bern*, 1876.
RAUBER, Elasticität und Festigkeit der Knochen, *Leipzig*, 1876.
ALBERT, Zur Mechanik der Schultergürtels, *dans* Wien. Med. Jahrb., 1877.
BRAAM HOUCKGEEST, Ueber den Einfluss des Luftdrucks auf den zusammenhalt der Gelenke, *dans* Arch. f. Ant. und Phys., 1877.
BÜCHNER, Kritische und experimentelle Studien über den Zusammenhalt des Hüftgelenkes, *dans* Arch. f. Anat. und Phys., 1877.
CLARK, The ancle-joint of man. Dissert. *Bern*, 1877.
EUGEN FICK, Zur Mechanick des Kniegelenkes, *dans* Arch. f. Anat. und Physiol., 1877.
GARROD, On the mechanism of the intervertebral substance... and of the erect posit. of man, *dans* Proceed. Zool. Soc., 1877.
LECOMTE, Le coude et la rotation de la main, *dans* Arch. gén. de méd., 1877.
LEWINSKI, Der Mechanismus der Schultergürtelbewegungen, *dans* Arch. f. Anat. und Physiol., 1877.
TATIN, Recherches sur le mécanisme du vol chez les oiseaux. Trav. lab. Marey, 1877-78-79.
EUGEN FICK, Zur Mechanik des Hüftglenkes, *dans* Arch. f. Anat. und Physiol., 1878.
STRASSER, Zur mechanik des fluges, *dans* Arch. f. An. und Pysiol., 1878.
CARLET, La locomotion des insectes et des arachnides, *dans* Comptes rend. Ac. des sc., 1879.
A. FICK, Speciolle Bewegungen Lehre, *dans* Hermann's Handbuch der Physiologie, 1879.
JOUSSET de BELLESME, D'une fonction de direction dans le vol des insectes, *dans* Comptes rend. Ac. des sc., 1879.
AEBY, Der Luftdruck im menschlichen Hüftgelenke, *dans* Arch. f. An. und Physiol., 1880.
BOUDET DE PÂRIS, Actes musculaires dans la marche de l'homme, *dans* Journ. le Progrès médical, 1880.
MAREY, Étude sur la marche de l'homme, *dans* Comptes rend. Ac. des sc., 1880.
H. STRASSER, Ueber die Grundbedingungen der activen Locomotion, *dans* Abhandl. d. Natur. Ges. zu *Halle*, 1880.
H. STRASSER, Zur principiellen Einigung in Sachen der Gelenkmechanik, *dans* Deutsche Zeitsch. f. Chirurg., 1880.
C. H. VIERORDT, Die Selbstregistrirung des Gehens, *dans* Medic. Centralblatt, n° 14, 1880.

CHAPITRE II

VOIX ET PAROLE.

§ 251.

Définition. — On donne le nom de *voix* au son que l'homme et les animaux supérieurs font entendre en chassant l'air de leurs poumons au travers du larynx convenablement disposé.

La *parole*, dont l'homme est seul en possession, consiste dans certaines modifications apportées aux sons de la voix par les parties qui surmontent le larynx. On donne souvent à l'ensemble des parties qui surmontent le larynx le nom de *tuyau vocal*. Ces parties sont: le pharynx, la bouche, le voile du palais, les fosses nasales, la langue, les dents, les lèvres. La parole, en d'autres termes, est la *voix articulée*.

La *voix* peut être émise par l'homme sans être articulée, c'est-à-dire qu'elle n'est pas nécessairement accompagnée de la *parole*. La voix n'est alors que le son engendré dans le larynx ou, pour parler d'une manière plus précise, le son engendré au niveau de la glotte, c'est-à-dire le *son glottique*. Le *son glottique*, toutefois, n'est jamais absolument isolé, parce que la colonne d'air rendue *sonore* par son passage au travers de la glotte doit, pour sortir au dehors, traverser tout ce qui surmonte la glotte, c'est-à-dire le *tuyau vocal*, et que ce passage modifie sa résonnance.

De même que la voix proprement dite (c'est-à-dire le son glottique) peut être émise sans parole, de même la parole peut être produite par l'homme sans intervention de la voix, c'est-à-dire sans que le son glottique vienne s'y joindre, c'est ce qu'on appelle le chuchotement. Les sons sont alors engendrés dans les parties mobiles du tuyau vocal qui surmontent le larynx, en particulier dans la bouche.

La voix est le lien qui réunit entre eux la plupart des animaux supérieurs mammifères et oiseaux) lorsqu'ils vivent en société ou qu'ils se recherchent au moment de l'accouplement. La parole est pour l'homme l'agent de communication le plus rapide et le plus puissant ; et le chant, qui n'est que la voix modulée, ajoute à sa puissance les charmes de l'harmonie.

ARTICLE I.

DE LA VOIX.

§ 252.

Organe de la voix humaine. — L'appareil de la voix, ou l'instrument vocal, se compose, comme la plupart des instruments que l'homme construit, de trois parties essentielles :

1° D'organes qui chassent l'air au travers du larynx, et qui remplissent dans la production de la voix l'office de soufflets d'orgue : ces organes sont les *poumons*, auxquels il faut joindre les bronches et la trachée qui font office de *porte-vent* ;

2° Du *larynx*, dans lequel l'air, chassé par les poumons, vient résonner sur certaines parties, dites *cordes vocales* ou *lèvres vocales* ou *rubans vocaux*, qui résonnent à la manière des *anches* ;

3° Du *tuyau vocal*, c'est-à-dire de ces cavités compliquées (pharynx, bouche, fosses nasales) qui surmontent le larynx et que le son traverse pour sortir au dehors.

Le larynx de l'homme, situé en avant du cou, se trouve placé sur le parcours des voies respiratoires. Il consiste en une charpente cartilagineuse composée de plusieurs pièces mobiles réunies entre elles par des articulations et par des ligaments. Ces pièces mobiles peuvent être mues par des muscles ; ces muscles sont animés par des nerfs ; enfin le larynx est tapissé à son intérieur par une membrane muqueuse, comme la trachée qu'il surmonte, et comme le pharynx dans lequel il vient s'ouvrir.

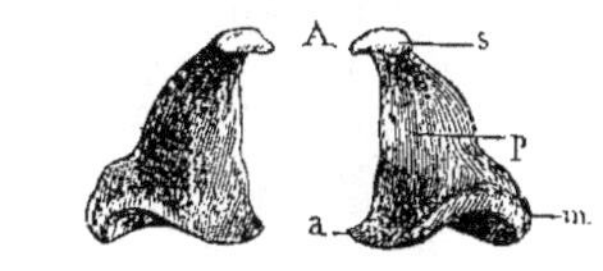

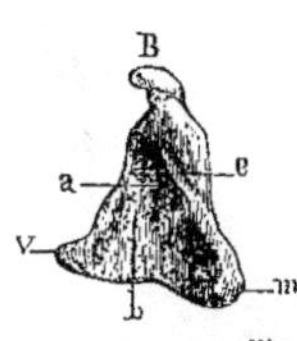

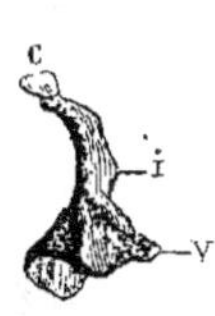

Fig. 168.

A. Les deux cartilages aryténoïdes vus par leur face postérieure ; en position. (Grandeur naturelle adulte.)
a, apophyse antérieure interne ou *apophyse vocale*, vue en raccourci.
m, apophyse postérieure externe.
p, face postérieure du cartilage aryténoïde.
s, cartilage de *Santorini*.

B. Cartilage aryténoïde (du côté gauche) vu par sa face antérieure.
a, face antérieure du cartilage.
b, dépression dans laquelle vient s'insérer le muscle thyro-aryténoïdien.
e, dépression dans laquelle vient s'insérer la corde vocale supérieure (ligament thyro-aryténoïdien supérieur). La dépression *e* est séparée de la dépression *b* par une crête oblique.
v, apophyse antérieure interne (apophyse vocale).
m, apophyse postérieure externe.

C. Le cartilage aryténoïde (du côté droit) vu par sa face interne.
i, face interne du cartilage.
v, apophyse antérieure interne (apophyse vocale).

Les cartilages du larynx sont au nombre de quatre : deux impairs, le cartilage thyroïde et le cartilage cricoïde (Voy. fig. 169, 170, 171); et deux pairs, qui sont les cartilages aryténoïdes [1] (Voy. fig. 168). Il faut encore ajouter à ces cartilages l'épiglotte, qui, ordinairement soulevée au-dessus de l'orifice du larynx, s'applique sur lui à la manière d'un couvercle au moment de la déglutition (Voy. fig. 169). Le cartilage cricoïde surmonte, comme un anneau complet, le premier cartilage de la trachée-artère ; le cartilage thyroïde surmonte le cartilage cricoïde, et vient s'articuler avec lui sur les côtés. Les cartilages aryténoïdes surmontent pareillement le cartilage cricoïde et viennent s'articuler sur sa partie postérieure, plus élevée que l'antérieure (Voy. fig. 170).

Les cartilages du larynx, mobiles les uns sur les autres, peuvent être déplacés par des muscles, et leurs déplacements ont pour effet de mettre les *cordes vocales*, placées à l'intérieur du larynx, dans un état de tension ou de relâchement qui détermine la nature du son produit.

[1] Il y a encore, au sommet des cartilages aryténoïdes, deux petits cartilages dits cartilages de Santorini, et, dans l'épaisseur des replis aryténo-épiglottiques, des noyaux cartilagineux appelés cartilages de Wrisberg. Ces cartilages, qui n'existent chez l'homme qu'à l'état rudimentaire, n'ont point de rôle déterminé dans les phénomènes de la voix.

La plupart des muscles du larynx sont groupés autour des cartilages aryténoïdes, et ont un point d'insertion à ces cartilages. Tels sont :

1° Le muscle *aryténoïdien* ou *ary-aryténoïdien*, muscle impair (Voy fig. 169, *l*), situé derrière les cartilages aryténoïdes, dont il couvre la face postérieure ; ce muscle est composé de deux couches de fibres : une couche superficielle, formée de fibres obliques qui s'insèrent aux bords externes des cartilages aryténoïdes, et une couche profonde formée de fibres transverses, qui s'insèrent sur les faces postérieures des cartilages aryténoïdes.

2° Les *crico-aryténoïdiens postérieurs* (Voy. fig. 169, *p*), muscles pairs situés à

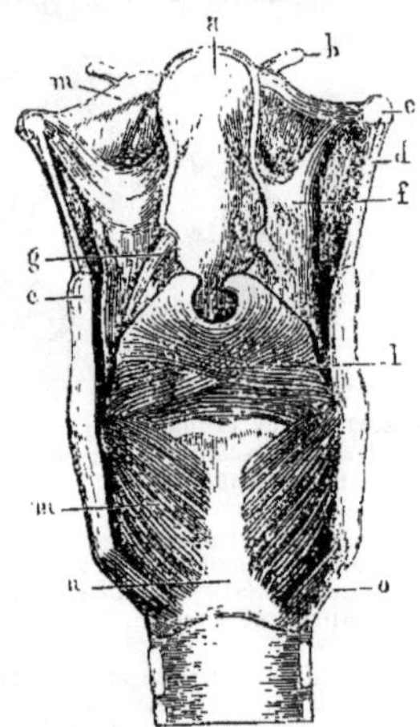

Fig. 169.

a, épiglotte.
b, petites cornes de l'os hyoïde.
c, grandes cornes de l'os hyoïde.
d, ligaments thyro-hyoïdiens latéraux.
e, grandes cornes du cartilage thyroïde.
f, replis aryténo-épiglottiques.
g, noyaux cartilagineux de Wrisberg.
l, muscle ary-aryténoïdien.
m, corps de l'os hyoïde.
n, cartilage cricoïde (Crête postérieure du).
o, faisceau thyroïdien du muscle crico-aryténoïdien postérieur, ou muscle *cérato-cricoïdien*.
p, muscle crico-aryténoïdien postérieur.

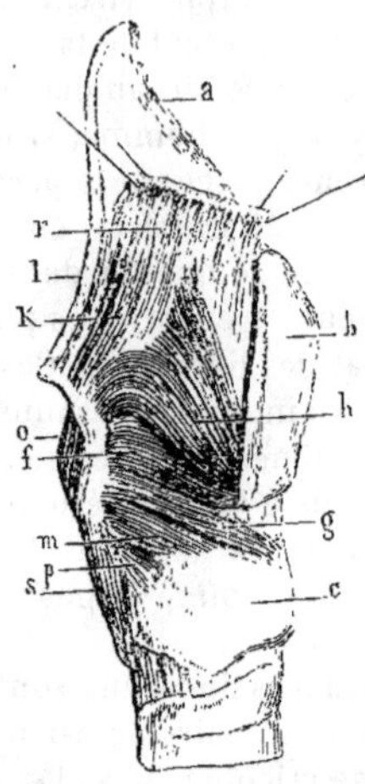

Fig. 170.

a, épiglotte.
b, cartilage thyroïde.
c, cartilage cricoïde.
f, faisceau thyro-aryténoïdien externe.
g, faisceau ary-syndesmien.
h, faisceau thyro-membraneux.
k, faisceau ary-membraneux oblique.
l, faisceau ary-membraneux droit.
m, muscle crico-aryténoïdien latéral.
o, muscle ary-aryténoïdien.
p, ligament de l'articulation crico-aryténoïdienne.
r, ligament placé dans l'épaisseur des replis aryténo-épiglottiques (ligament quadrangulaire).
s, muscle crico-aryténoïdien postérieur.

la partie postérieure du cartilage cricoïde, s'insèrent, d'une part, à une grande partie de la face postérieure de ce cartilage, et, d'autre part, à l'apophyse postérieure externe du cartilage aryténoïde (Voy. fig. 168).

3° Les *crico-aryténoïdiens latéraux*, muscles pairs, profondément situés sous le cartilage thyroïde, qu'il faut enlever ou écarter pour les bien apercevoir (Voy. fig. 170, *m*) : ces muscles s'insèrent, d'une part, à la partie latérale et supérieure du cartilage cricoïde, et, d'autre part, à l'apophyse postérieure externe du cartilage aryténoïde.

4° Les *thyro-aryténoïdiens*, muscles pairs situés dans l'intérieur même du larynx, sur les parois latérales duquel ils font saillie. Ces muscles assez compliqués (Voy. fig. 170) sont composés d'un certain nombre de faisceaux de forme, de dimension et de direction différentes (trois faisceaux principaux : 1° thyro-aryténoïdien interne; 2° thyro-aryténoïdien externe ; 3° ary-syndesmien ; trois faisceaux accessoires : 1° ary-membraneux oblique ; 2° ary-membraneux droit ; 3° thyro-membraneux).

Le faisceau *thyro-aryténoïdien interne*, le plus important de tous, occupe l'épaisseur de la corde vocale inférieure (Voy. fig. 172). Il s'insère en avant à la partie inférieure de l'angle rentrant du cartilage thyroïde, et en arrière à la base du cartilage aryténoïde, au point où commence l'apophyse antérieure interne.

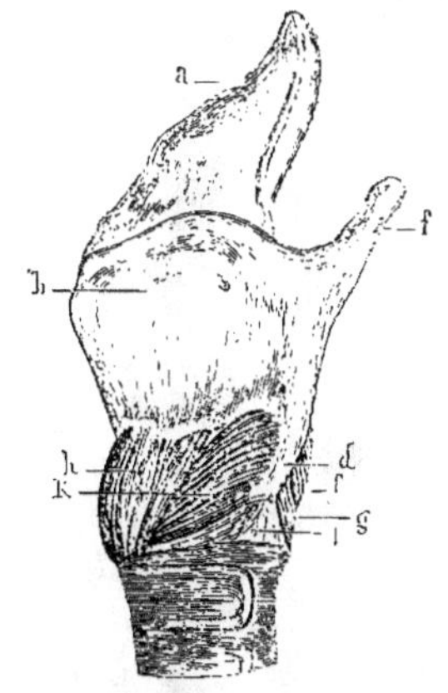

Fig. 171.

a, épiglotte.
b, cartilage thyroïde.
d, petites cornes du cartilage thyroïde.
f, grandes cornes du cartilage thyroïde.
g, muscle crico-aryténoïdien postérieur.
h, faisceau externe et antérieur du muscle crico-thyroïdien.
k, faisceau interne et postérieur du muscle crico-thyroïdien.
l, ligament de l'articulation crico-thyroïdienne.

Le faisceau *ary-aryténoïdien externe* (fig. 170 et 172) forme une doublure musculaire au ventricule de Morgagni. Il s'insère en avant dans l'angle rentrant du cartilage thyroïde au-dessus du précédent, et en arrière au bord externe des cartilages aryténoïdes.

Le faisceau *ary-syndesmien* s'insère d'une part sur le ligament crico-thyroïdien moyen, et d'autre part à la partie inférieure du bord externe des cartilages aryténoïdes [1].

Les muscles *crico-thyroïdiens* sont les seuls muscles intrinsèques du larynx qui ne s'insèrent point aux cartilages aryténoïdes : ces muscles sont situés à la partie antérieure du larynx. Ainsi que leur nom l'indique, ils s'insèrent, d'une part, à la face antérieure du cartilage cricoïde, et, d'autre part, au bord inférieur et aux petites cornes du cartilage thyroïde (Voy. fig. 171, *h* et *k*).

Outre les mouvements intérieurs qui s'accomplissent dans le larynx par l'action des muscles précédents (mouvements qui ont pour effet d'augmenter ou de diminuer le degré d'ouverture de la glotte, d'augmenter ou de diminuer la tension des replis musculo-membraneux qui la bordent), cet organe peut encore être *élevé* ou *abaissé* en totalité par des muscles extrinsèques, principalement par les muscles sus et sous-hyoïdiens. Le larynx est lié à l'os hyoïde par la membrane thyro-hyoïdienne et par le muscle thyro-hyoïdien, et il suit les mouvements d'élévation ou d'abaissement de cet os.

Les replis intérieurs du larynx, auxquels on donne *généralement* le nom de

[1] Les autres faisceaux accessoires, souvent rudimentaires, n'acquièrent leur développement complet que sur le larynx des chanteurs. Le faisceau *ary-membraneux oblique* se porte du bord externe du cartilage aryténoïde au ligament aryténo-épiglottique sur la partie moyenne duquel il se termine. Le faisceau *ary-membraneux droit* procède de la pointe des cartilages aryténoïdes et s'épuise promptement sur la membrane fibreuse des replis aryténo-épiglottiques. Le faisceau *thyro-membraneux* représente une couche musculaire mince et étalée, constituée par une série de fibres qui procèdent de la partie la plus supérieure du faisceau thyro-aryténoïdien externe et qui, au lieu de se diriger de l'angle du thyroïde vers le cartilage aryténoïde, se recourbent et se perdent dans les replis aryténo-épiglottiques. — En somme, ces divers faisceaux forment sous la muqueuse une mince doublure musculaire à presque tout le vestibule du larynx (on désigne sous le nom de vestibule du larynx toute la portion de la cavité laryngée qui surmonte les cordes vocales).

cordes vocales, et qu'il vaut mieux désigner sous le nom de *rubans vocaux*, sont au nombre de deux de chaque côté : les *rubans vocaux supérieurs* et les *rubans vocaux inférieurs*. Les rubans vocaux supérieurs font à peine saillie dans l'intérieur du larynx : ils sont formés de faisceaux fibreux peu nombreux, qui s'insèrent dans l'angle rentrant du cartilage thyroïde, et, d'autre part, à la face antéro-externe du cartilage aryténoïde (Voy. fig. 168). Ces faisceaux fibreux sont recouverts par la membrane muqueuse qui tapisse l'intérieur du larynx.

Les rubans vocaux inférieurs sont beaucoup plus importants que les précédents. Quand on regarde le larynx par son orifice supérieur, on aperçoit la saillie qu'ils forment dans le larynx (Voy. fig. 172), tandis que celle des rubans vocaux supérieurs, placés plus près de l'orifice, est moins marquée. Les rubans vocaux inférieurs ont la même direction et les mêmes insertions que les muscles thyro-aryténoïdiens ; ils contiennent une partie de ce muscle dans leur épaisseur.

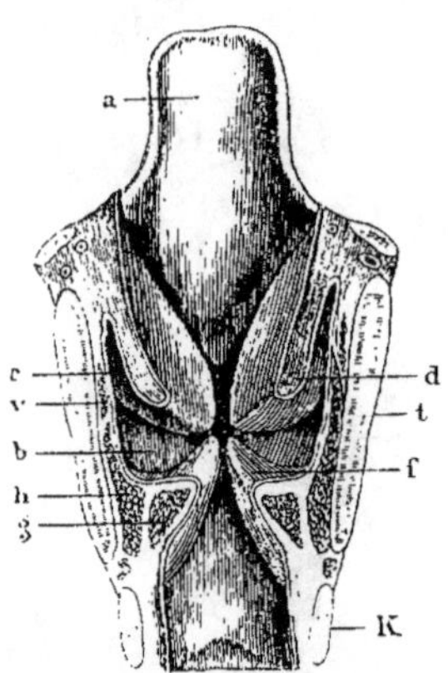

Fig. 172.

Coupe verticale du larynx, pratiquée d'un côté à l'autre, vers le milieu des cordes vocales.

a, épiglotte.
b, ventricule du larynx.
c, arrière-cavité de ce ventricule.
d, coupe de la corde vocale supérieure.
f, corde vocale inférieure.
g, coupe du faisceau thyro-aryténoïdien interne.
h, coupe du faisceau thyro-aryténoïdien externe.
k, coupe du cartilage cricoïde.
t, coupe du cartilage thyroïde.
v, faisceau thyro-membraneux du muscle thyro-aryténoïdien.

Indépendamment des fibres charnues du muscle thyro-aryténoïdien, le ruban vocal inférieur est formé par des fibres parallèles de tissu élastique, occupant son bord libre. Le ruban vocal inférieur est, d'ailleurs, de même que le ruban vocal supérieur, tapissé par la membrane muqueuse du larynx.

Les cordes vocales, ou rubans vocaux, ne sont donc pas libres, ainsi que leur nom semblerait l'indiquer, mais adhérents aux parois du larynx et font saillie dans la cavité du larynx par leur bord interne. L'espace ou l'intervalle qui sépare les rubans vocaux inférieurs l'un de l'autre constitue la *glotte*[1]. Les rubans vocaux inférieurs contenant un muscle dans leur épaisseur, et, d'autre part, les autres muscles du larynx pouvant mouvoir les cartilages les uns sur les autres, la glotte est susceptible de s'agrandir, de se rétrécir : ses bords eux-mêmes peuvent être tendus ou relâchés, etc.

La glotte est, dans l'état naturel des parties, la portion la plus rétrécie du larynx. On peut distinguer à la glotte deux parties : l'une, antérieure, est bordée par les deux rubans vocaux inférieurs ; l'autre, postérieure, est comprise entre les cartilages aryténoïdes. Ces deux parties sont continues, sans ligne de

[1] On donne quelquefois, mais à tort, le nom de *glotte* à l'*ouverture du larynx dans le pharynx*, c'est-à-dire à l'ouverture bordée par les replis aryténo-épiglottiques. On a aussi désigné sous le nom de *glotte* l'intervalle qui sépare les deux rubans vocaux supérieurs, comme celui qui sépare les deux rubans inférieurs. On a dès lors distingué une glotte *supérieure* et une glotte *inférieure*. Mais les rubans vocaux inférieurs, véritables *lèvres vocales*, étant les seuls organes nécessaires à la production du son, et le nom de *glotte* étant inséparable de l'idée de voix, nous désignerons seulement ainsi l'ouverture circonscrite par les bords libres des rubans vocaux inférieurs. Les dimensions de la glotte varient suivant les sexes et suivant les âges, et elles sont en rapport avec les divers caractères de la voix. La glotte a 25 millimètres de longueur, en moyenne, chez l'homme adulte, et environ 20 millimètres chez la femme.

démarcation; mais il ne faut pas oublier que la première est seule membraneuse, la seconde étant limitée par des cartilages. On peut donner à la portion antérieure le nom de glotte *interligamenteuse*, et à la seconde le nom de glotte *intercartilagineuse*. La première de ces portions, la plus étendue, est la seule qui serve à la voix; la seconde, qui mesure à peine le tiers de la fente glottique, est plus spécialement en rapport avec la respiration, ainsi que nous le verrons.

On désigne sous le nom de *ventricule du larynx* l'espace compris entre les cordes vocales supérieures et inférieures d'un même côté. La profondeur des ventricules du larynx dépend du degré de saillie des rubans vocaux. La cavité intérieure des ventricules du larynx est plus large que leur ouverture, et elle présente une *arrière-cavité*, qui se prolonge jusqu'aux insertions de l'épiglotte.

§ 252 *bis*.

Action et rôle des muscles du larynx. — Il y a donc dans le larynx neuf petits muscles; quatre pairs, savoir : les *crico-aryténoïdiens postérieurs*, les *crico-aryténoïdiens latéraux*, les *thyro-aryténoïdiens*, les *crico-thyroïdiens ;* et un impair, le muscle *aryténoïdien*, qu'on peut aussi appeler *ary-aryténoïdien*, pour rappeler ses insertions. Les muscles du larynx, lorsqu'ils agissent, ont pour effet, d'une manière générale, de modifier la largeur de la glotte, la longueur et la tension des rubans vocaux, c'est-à-dire de faire varier les dimensions des portions essentielles du larynx dans un but vocal ou dans un but respiratoire. L'action spéciale de chacun des muscles pris en particulier est moins facile à déterminer.

Néanmoins, on connaît aujourd'hui, d'une manière positive, l'action des muscles du larynx, grâce surtout aux travaux de MM. Longet, Harless et Merkel. La méthode expérimentale employée ici est basée sur ce fait que les muscles entrent en contraction quand on excite convenablement les nerfs qui vont se répandre dans leur tissu. On met le larynx à découvert, on dissèque attentivement, et on coupe les filets nerveux qui vont à certains muscles du larynx, sauf les filets qui vont aux muscles dont on veut connaître l'action. Puis on excite le tronc du nerf qui envoie à ces muscles, et on observe quels changements surviennent dans les diverses parties du larynx, et en particulier dans la glotte, autour de laquelle ces muscles sont groupés. On peut encore mettre à mort un animal, découvrir le muscle dont on veut connaître l'action, le galvaniser directement, et observer l'effet produit.

Les muscles *crico-aryténoïdiens postérieurs* (Voy. fig. 169) ont pour effet, en prenant leur point d'insertion fixe sur le cartilage cricoïde, de faire exécuter aux cartilages aryténoïdes un mouvement de rotation dans leur articulation cricoïdienne, en vertu duquel les apophyses antérieures des cartilages aryténoïdes (et par conséquent les insertions postérieures du ruban vocal inférieur) se trouvent portées en dehors. Les crico-aryténoïdiens postérieurs sont donc dilatateurs de la glotte. Ces dilatateurs de la glotte ont une importance majeure dans l'acte respiratoire ; on peut dire que la vie de l'homme dépend de ces deux petites languettes charnues. La section des nerfs qui se rendent aux muscles crico-aryténoïdiens postérieurs, ou la section des fibres de ces muscles dans les points voisins de leur insertion aryténoïdienne (ainsi que l'a pratiqué M. Schech) a pour conséquence l'angoisse respiratoire et peut être suivie de la mort de l'animal ; mais la voix reste sensiblement inaltérée.

La portion de la glotte, limitée par les rubans vocaux inférieurs, représente une sorte de triangle isocèle, dont le sommet correspond aux insertions antérieures des rubans vocaux dans l'angle rentrant du cartilage thyroïde (Voy. fig. 173). Les insertions antérieures des rubans vocaux sont fixes; ce sont donc les insertions postérieures des rubans vocaux fixés aux cartilages aryténoïdes qui, en s'éloignant ou en se rapprochant du plan médian, augmentent ou diminuent l'ouverture de la glotte.

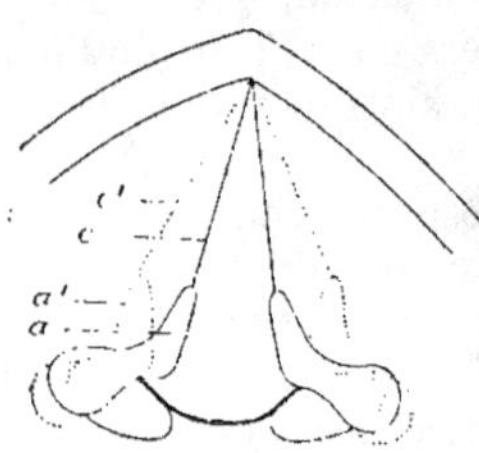

Fig. 173.

SCHÉMA DE L'ACTION DES CRICO ARYTÉNOIDIENS POSTÉRIEURS.

a, position initiale du cartilage aryténoïde.
a', sa position après la contraction des crico-aryténoïdiens postérieurs.
c, position initiale de la corde vocale inférieure.
c', sa position après la contraction des crico-aryténoïdiens postérieurs.

Les muscles *crico-aryténoïdiens latéraux* (Voy. fig. 170) ont pour effet, en prenant leur point d'insertion fixe sur le cartilage cricoïde, de faire exécuter aux cartilages aryténoïdes un mouvement de rotation dans leur articulation cricoïdienne, en vertu duquel les apophyses antérieures des cartilages aryténoïdes se trouvent portées en dedans. Les crico-aryténoïdiens latéraux sont donc constricteurs de la glotte, et nous pouvons ajouter qu'ils sont constricteurs de la glotte *interligamenteuse* (Voy. fig. 174). Quand on coupe d'un seul côté l'un des crico-aryténoïdiens latéraux, la corde vocale inférieure de ce côté ne peut plus être portée en dedans ; en revanche, quand le crico-aryténoïdien latéral du côté resté intact se contracte avec beaucoup d'énergie, la corde vocale inférieure

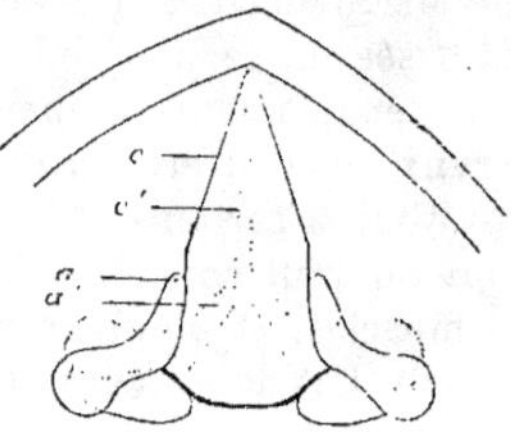

Fig. 174.

SCHÉMA DE L'ACTION DES CRICO-ARYTÉNOIDIENS LATÉRAUX.

a, position initiale du cartilage et des aryténoïdes.
a', sa position après la contraction du crico-aryténoïdien latéral.
c, position initiale de la corde vocale inférieure.
c', sa position après la contraction du crico-aryténoïdien latéral.

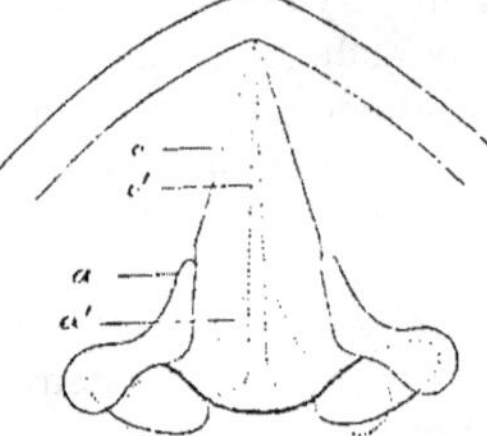

Fig. 175.

SCHÉMA DE L'ACTION DES ARY-ARYTÉNOIDIENS.

a, position initiale du cartilage aryténoïde.
a', sa position après la contraction de l'ary-aryténoïdien.
c, position initiale de la corde vocale inférieure.
c', sa position après la contraction de l'ary-aryténoïdien.

de ce côté vient se placer presque au contact de la corde vocale immobile en dépassant la ligne moyenne, et la voix n'est pas abolie. Quand on les coupe tous les deux, le rapprochement des lèvres vocales devient impossible, et la voix est détruite.

Le muscle *ary-aryténoïdien* (Voy. fig. 169) a pour effet, lorsqu'il se contracte, de rapprocher tellement les deux cartilages aryténoïdes que ceux-ci se touchent par leur face interne, et que, par conséquent, la glotte intercartilagineuse disparaît. Le muscle ary-aryténoïdien est donc constricteur de la glotte, et nous pouvons ajouter qu'il est le constricteur de la glotte *intercartilagineuse* (Voy. fig. 175). C'est surtout sur l'action de ce muscle que les divergences se sont produites. Quelques auteurs, guidés par des vues théoriques, ont supposé qu'exerçant son action aux limites de ses insertions, c'est-à-dire sur les bords externes des cartilages aryténoïdes, et tirant sur ces bords, il faisait pivoter les cartilages aryténoïdes dans leur articulation cricoïdienne, de manière à porter en dehors les insertions postérieures des rubans vocaux. L'expérience n'a pas justifié cette supposition. Les cartilages aryténoïdes se portent en masse l'un vers l'autre lorsqu'on fait contracter ce muscle : ce qui s'explique facilement par l'étendue des insertions musculaires sur les faces postérieures des cartilages aryténoïdes, et par la *laxité extrême* des ligaments des articulations aryténo-cricoïdiennes.

Les muscles *thyro-aryténoïdiens* sont composés d'un certain nombre de faisceaux : 1° faisceau thyro-aryténoïdien interne (*g*, fig. 170), allant du cartilage aryténoïde au cartilage thyroïde, dans l'épaisseur du ruban vocal ; 2° faisceau thyro-aryténoïdien externe (*g*, fig. 170), allant du cartilage aryténoïde au cartilage thyroïde, en dehors de la saillie du ruban vocal ; 3° faisceau *ary-syndesmien*, procédant du cartilage aryténoïde, et allant se fixer sur les divers points de la portion fibreuse du ruban vocal. Ces muscles complexes sont les plus importants en ce qui concerne la phonation. Tandis que les crico-aryténoïdiens latéraux et l'ary-aryténoïdien, en rapprochant les lèvres de la glotte, placent la fente vocale dans les conditions de la phonation, de leur côté les muscles thyro-aryténoïdiens en se contractant (à des degrés divers comme leur contraction) augmentent la tension des rubans vocaux et contribuent à déterminer la hauteur du son, et à modifier le timbre de la voix.

Au premier abord, les muscles thyro-aryténoïdiens, quand ils se contractent, pourraient passer pour des *détenseurs* des cordes vocales. Mais il ne faut pas oublier que ces muscles *entrent dans la composition de la lèvre vibrante* et qu'au moment où un muscle se contracte il augmente de consistance et d'élasticité. Les muscles thyro-aryténoïdiens sont, en définitive, tenseurs des rubans vocaux, mais des tenseurs d'une espèce toute particulière. Ils exercent leur action tensive par une sorte de gonflement de la portion vocale du muscle ; ce qui distingue essentiellement l'*anche vivante* de toutes les anches possibles, même des anches membraneuses élastiques, qui ne se tendent qu'en s'amincissant.

Ce que nous venons de dire s'applique spécialement au faisceau thyro-aryténoïdien interne, qui constitue le faisceau musculaire propre du ruban vocal inférieur. Quant aux faisceaux externes de ce muscle ainsi qu'aux autres faisceaux accessoires, leur contraction a pour effet de modifier la tension des parois des ventricules de Morgagni et aussi celle du vestibule du larynx, et d'agir (en changeant les conditions de leur résonnance) sur le timbre de la voix.

Les muscles *crico-thyroïdiens* (Voy. fig. 171), quoique placés en dehors du larynx, et par conséquent assez loin des rubans vocaux, sont *tenseurs* des rubans vocaux dans l'acception propre du mot, et phonateurs par excellence. En prenant, en effet, leur point fixe sur le cartilage cricoïde, ils font exécuter au cartilage thyroïde un mouvement de bascule en vertu duquel ce cartilage culbute, pour ainsi dire, en avant sur le cartilage cricoïde, d'où tension des rubans vocaux élastiques (tension passive par allongement). La section des nerfs qui se rendent aux muscles crico-thyroïdiens est relativement facile à pratiquer (ce sont les seuls muscles intrinsèques du larynx animés par le nerf laryngé supérieur). Cette section, qui paralyse le muscle crico-thyroïdien, entraîne une raucité de la voix qui disparaît quand on supplée à l'action des muscles en faisant basculer le cartilage thyroïde sur le cartilage cricoïde. On obtient également la raucité de la voix en coupant les deux crico-thyroïdiens près de leur insertion thyroïdienne, et on fait disparaître également cette raucité par la tension artificielle des cordes vocales au moyen du mouvement de bascule des cartilages.

En résumé, on peut diviser les muscles du larynx en deux groupes. Le premier comprend les *crico-aryténoïdiens postérieurs*, les *crico-aryténoïdiens latéraux*, et l'*ary-aryténoïdien*, lesquels ont au moins un point d'insertion aux cartilages aryténoïdes, et agissent sur ces cartilages, lâchement articulés avec le cartilage cricoïde (qui est fixe relativement à eux), de manière à leur faire exécuter une série de mouvements qui ont pour effet, soit d'augmenter, soit de diminuer l'ouverture glottique. Le second groupe comprend les muscles *thyro-aryténoïdiens* et *crico-thyroïdiens*, qui ont pour effet de modifier la tension des lèvres de l'ouverture, c'est-à-dire des rubans vocaux.

Lorsqu'on fait à un animal une incision au-devant du cou, qu'on pratique une large incision au-dessus du cartilage thyroïde, et qu'on attire le larynx au dehors à l'aide d'une érigne, de manière que l'œil plonge dans son intérieur, on constate que l'ouverture circonscrite par les lèvres de la glotte éprouve deux sortes de mouvements. Quand l'animal est au repos, la glotte est modérément ouverte (comme elle l'est sur le cadavre : cet état représente le repos des muscles) ; mais, à chaque effort d'inspiration, elle se dilate, et cette dilatation s'exagère lorsque la respiration est gênée. Lorsque l'animal veut crier, c'est-à-dire lorsqu'il dispose sa glotte pour l'émission du son, on constate que les lèvres de la glotte se rapprochent, et elles restent ainsi rapprochées pendant tout le temps que l'animal émet le son. La fermeture n'est pas absolue, car l'air qui produit le son la traverse, mais il y a tendance à la fermeture, et c'est la colonne d'air chassée par le poumon qui, pour se faire jour, en faisant vibrer les bords de la glotte, maintient entre elles, pendant tout le temps que dure le son, une ouverture d'écoulement. Aussitôt que l'animal cesse de crier (c'est-à-dire de produire de la voix), la glotte reprend ses dimensions normales par la cessation d'action de ses constricteurs.

Ces observations peuvent être faites aussi sur le larynx de l'homme vivant à l'aide du *laryngoscope* (Voy. § 256 *bis*).

Les muscles qui, d'une part, disposent la glotte pour la production du son, c'est-à-dire qui ferment la glotte, et les muscles qui, d'autre part, augmentent l'ouverture normale de la glotte au moment de l'inspiration, constituent deux séries de muscles qui n'ont rien de commun au point de vue physiologique. Les uns sont préposés à la phonation, les autres à la respiration.

Les muscles *respirateurs* sont ceux qui agissent au moment de l'inspiration pour empêcher les lèvres de la glotte de se rapprocher sous l'influence de l'action aspiratrice du poumon (Voy. § 121). Ces muscles n'agissent point dans la phonation ; ils sont étrangers à la production de la voix, car ils placent la glotte dans des conditions précisément opposées à celles de la production du son. Ce sont les crico-aryténoïdiens postérieurs.

Les muscles *préparateurs de la phonation* sont les muscles qui mettent la glotte dans les conditions nécessaires à la production du son, c'est-à-dire qui rapprochent les lèvres de la glotte, de telle sorte que la colonne d'air chassée par le poumon puisse acquérir au niveau de cette ouverture rétrécie une force suffisante pour faire entrer en vibration les lèvres vocales. Ces muscles sont, en d'autres termes, les constricteurs de la glotte, savoir : les crico-aryténoïdiens latéraux et l'ary-aryténoïdien.

A côté des muscles qui placent la glotte dans les conditions favorables à la phonation, il faut ajouter les *phonateurs par excellence*, c'est-à-dire ceux qui agissent sur la longueur, sur la tension, sur la consistance et sur l'épaisseur des rubans vocaux eux-mêmes, savoir : les crico-thyroïdiens et les thyro-aryténoïdiens.

Les muscles crico-aryténoïdiens latéraux et l'ary-aryténoïdien sont des muscles phonateurs, parce qu'ils mettent la glotte dans les conditions voulues pour la production du son. Les muscles thyro-aryténoïdiens et les muscles crico-thyroïdiens agissent sur la longueur, sur la consistance et sur l'épaisseur de la corde vocale elle-même, et sont les muscles *phonateurs par excellence*, car ils donnent aux cordes vocales des qualités telles qu'elles peuvent, par leurs vibrations variées, parcourir les divers degrés de l'échelle des tons.

La tension des rubans vocaux bien plus que leur longueur, qui en définitive ne peut varier que dans des limites peu étendues, est l'élément le plus essentiel de la production du ton de la voix. Les rubans vocaux peuvent être tendus de deux manières : ou *activement* ou *passivement*. La tension active est sous l'influence des muscles thyro-aryténoïdiens, la tension passive sous l'influence des muscles qui tendent à augmenter la longueur des rubans vocaux, c'est-à-dire sous l'influence des muscles crico-thyroïdiens. Ces deux modes de tensions peuvent s'effectuer sur le vivant d'une manière simultanée. Il résulte de leur association qu'avec de très faibles changements de longueur les rubans vocaux peuvent suffire à une échelle diatonique assez étendue.

Le problème de la phonation est donc très compliqué ; et il est impossible de ne pas remarquer que la plupart des expériences qui ont été faites sur le larynx du cadavre laissent après elles quelque chose d'indéterminé, attendu que l'on ne peut guère produire sur le cadavre que la tension *passive* des rubans vocaux[1].

Les nerfs moteurs des muscles du larynx viennent de deux sources : 1° du laryngé supérieur, qui fournit seulement les filets des crico-thyroïdiens ; 2° du laryngé inférieur ou récurrent, qui anime tous les autres muscles du larynx. Les laryngés (supérieur et inférieur) sont des branches du nerf pneumogastrique ; mais, ainsi que nous le verrons plus tard, ce n'est pas ce dernier nerf, mais le nerf spinal, dont les filets sont mélangés à ceux du pneumogastrique, qui paraît tenir sous sa dépendance les mouvements musculaires en rapport avec la production de la voix (Voy. *Nerf spinal*).

[1] J. Müller, et plus récemment M. Fournié, ont cherché à imiter par un artifice expérimental la tension *active* des rubans vocaux. Mais le gonflement actif d'un muscle qui se contracte ne peut être imité que très imparfaitement.

§ 253.

Du son. — Les trois qualités du son. — L'air chassé par les poumons produit le son en traversant la fente glottique. Mais pour comprendre comment le son se produit et comment il se module pour donner à la voix humaine son *étendue* et ses *caractères*, nous avons besoin de rappeler quelques principes de physique.

Le son est le résultat d'oscillations vibratoires imprimées aux molécules des corps élastiques, lorsque, sous l'influence d'un choc ou d'un frottement, ces molécules ont été dérangées de leur état d'équilibre. Pour que le mouvement vibratoire des corps devienne *son* pour l'homme, il lui faut un nerf *spécial* (nerf acoustique), destiné à transmettre l'impression au sensorium. C'est même, à proprement parler, à la sensation particulière excitée dans l'organe de l'ouïe par les vibrations des corps qu'on donne le nom de *son*. Un sourd qui touche un corps vibrant sent, par la peau, un frémissement tactile, qui ne peut en aucune façon lui donner l'idée du son.

Il faut aussi, pour que le *son-sensation* ait lieu, qu'il y ait entre le corps vibrant et l'oreille un milieu intermédiaire qui le transmette à l'oreille. Ce milieu intermédiaire est généralement l'air atmosphérique, fluide élastique qui entre lui-même en vibration au contact du corps sonore ; mais ce peuvent être aussi des liquides ou des solides, car tous ces corps transmettent le son. Lorsqu'on place un timbre mû par un mouvement d'horlogerie sous la cloche d'une machine pneumatique, on entend très bien le bruit de la sonnerie tant que la cloche est pleine d'air ; mais à mesure qu'on fait le vide sous la cloche, le son diminue d'intensité, et il devient nul quand le vide est fait.

Lorsqu'un corps vibre, ses molécules éprouvent des oscillations de condensation et de dilatation successives. Ces oscillations de condensation et de dilatation se transmettent à l'air, et déterminent dans les couches de l'air des ébranlements de condensation et de dilatation, lesquels ébranlements se transmettent enfin aux organes de l'ouïe et nous donnent la sensation du son.

Les vibrations sonores se transmettent dans les gaz, dans les liquides et dans les solides ; mais leur vitesse de propagation n'est pas la même dans ces divers milieux (Voy. *Sens de l'ouïe*).

Un son peut être *fort* ou *faible ;* il peut être *élevé* ou *bas ;* il peut *résonner d'une certaine manière* à l'oreille (le son d'une flûte ne ressemble pas à celui du violon, ni celui du violon à celui du piano, alors même qu'ils donnent la même note) : on peut donc distinguer dans le son trois qualités essentielles, qui sont l'*intensité*, la *hauteur*, le *timbre*.

L'*intensité* du son dépend de l'*amplitude* des vibrations du corps sonore, mais non pas de leur nombre. Des sons semblables quant à l'élévation peuvent avoir des intensités variées, représentées dans la musique instrumentale ou dans le chant par les mots *pianissimo*, *piano*, *forte*, *fortissimo*, etc.

La *hauteur* du son dépend du *nombre* des vibrations exécutées par le corps sonore dans un espace de temps déterminé, en une seconde, par exemple. On compte ces vibrations soit à l'aide de la méthode acoustique (sirène, roue dentée), soit à l'aide de la méthode graphique par l'intermédiaire des flammes manométriques. Dans le son *do* de la quatrième corde du violon la corde exécute 512 vibrations par seconde ; dans le son *do* de l'octave supérieure, elle exécute 1024 vibrations pendant le même espace de temps.

On voit par l'exemple que nous venons de prendre que lorsque deux corps qui vibrent exécutent dans le même temps un nombre de vibrations qui est dans le rapport de 1 à 2, les deux sons produits sont à l'octave l'un de l'autre.

Les nombres de vibrations qui correspondent aux diverses notes de la gamme sont entre eux dans les rapports suivants :

do_1 (ut)	ré	mi	fa	sol	la	si	do_2 ut
1	$\frac{9}{8}$	$\frac{5}{4}$	$\frac{4}{3}$	$\frac{3}{2}$	$\frac{5}{3}$	$\frac{15}{8}$	2
Son fondamental	Seconde	Tierce	Quarte	Quinte	Sixte	Septième	Octave

C'est-à-dire que do_2, contient le double de vibrations de do_1 ; que *ré* contient le même nombre de vibrations que *do* plus 1/8 ; que *mi* contient le même nombre de vibrations que *do* plus 1/4, etc., etc. On peut voir encore, en examinant le tableau précédent, que les *intervalles* qui séparent chaque note ne sont pas mesurés par un nombre égal de vibrations. Le *do* que nous avons choisi étant de 512 vibrations par seconde, le *ré* suivant aura $512 \times 9/8$; le *mi* aura $512 \times 5/4$, le *fa* aura $512 \times 4/3$, le *sol* aura $512 \times 3/2$;... le do_2, enfin, aura 512×2.

On dit de deux sons qu'ils vibrent *à l'unisson* lorsqu'ils sont produits par un même nombre de vibrations par seconde, quel que soit le corps vibrant. L'oreille exercée peut apprécier cette concordance avec une grande rigueur. En se servant d'instruments particuliers (roue dentée de Savart et sirène de M. Cagniard-Latour), on peut vérifier la justesse des appréciations de l'ouïe et démontrer que deux sons se trouvent à l'unisson parfait au moment où les *compteurs* de ces deux instruments indiquent le même nombre de vibrations dans le même intervalle de temps.

Toute vibration des corps élastiques produit un ébranlement que nous percevons comme sons ; mais la faculté d'*apprécier* le son a ses limites. Lorsque le nombre des vibrations d'un corps sonore est inférieur à 32 vibrations simples par seconde, il n'est plus perçu comme son par l'oreille ; telle est donc la limite des sons *graves*. Lorsque le nombre des vibrations est supérieur à 70,000 vibrations simples par seconde, il éveille encore, il est vrai, une sensation dans l'organe de l'ouïe ; mais il devient tout à fait impossible de distinguer ce son d'un autre son qui serait plus élevé. Telle est donc, pour l'oreille, la limite des sons *aigus*. La qualité essentielle du son (sa hauteur) n'est donc appréciable pour l'oreille humaine que dans certaines limites déterminées. En deçà et au delà de ces limites les oscillations vibratoires des corps ne sont plus pour nous que des *chocs* ou des *bruits*.

Le *timbre* du son dépend de la nature du corps vibrant. Chaque instrument de musique, chaque voix humaine, en un mot tout corps résonnant a le sien. Les variétés de timbres sont en nombre infini. Le timbre résulte de ce que tout son, même celui qui nous paraît le plus simple, est toujours plus ou moins composé, et résulte d'un ensemble de sons élémentaires souvent très nombreux ; à côté du son *fondamental* il y a une série de sons plus élevés et plus faibles qui échappent à l'oreille inattentive ou inexercée. C'est la perception simultanée de leur ensemble qui donne au son sa qualité, et c'est la prédominance de certains sons élémentaires qui le caractérise comme timbre. M. Helmholtz a démontré, par expérience, que deux sons rendus simultanément peuvent se fondre en un seul, dont le timbre diffère de celui de chacun des composants. Il a démontré qu'un son d'*une certaine hauteur* peut se fondre dans un son *plus grave* et disparaître, sans changer la hauteur du son plus grave qui se l'approprie en quelque sorte; mais si la hauteur du son n'est pas changé, son *timbre* est modifié.

Le timbre dépend donc de la fusion dans le son fondamental des harmoniques qui l'accompagnent. En d'autres termes le timbre dépend de la composition du mouvement ondulatoire de l'air que reçoit l'oreille, c'est-à-dire du nombre, du rang et de l'intensité des sons partiels dont se compose le son résultant perçu. C'est ce que M. Helmholtz exprime d'un mot lorsqu'il dit que le timbre dépend de la *forme* de la vibration.

§ 254.

Des instruments à cordes. — Des instruments à vent. — Appliquons les notions qui précèdent à quelques-uns des instruments de musique les plus répandus, nous comprendrons mieux ensuite le jeu des diverses parties de l'organe vocal, qui, lui aussi, est un instrument non sans analogie avec ceux que l'art construit[1].

Instruments à cordes. — Dans les instruments à cordes, tels que le violon, le violoncelle, la harpe, etc., le son est produit par les vibrations de cordes tendues, vibrations déterminées soit à l'aide du doigt, soit à l'aide d'un archet frotté de colophane, L'intensité du son produit dépend de l'amplitude de l'oscillation de la corde; la hauteur du son dépend du nombre de vibrations exécutées par la corde en une seconde [2]. Le nombre de vibrations dépend, et de la grosseur de la corde, et de sa longueur, et de sa tension, et même de sa densité. On sait d'une manière précise quel degré d'influence chacune de ces conditions apporte au nombre des vibrations qu'une corde exécute en un temps donné, et, par conséquent, apporte à la hauteur du son. L'organe de la voix humaine est pourvu de parties vibrantes ou rubans vocaux, dont la tension peut varier, dont la longueur peut varier, dont la densité et la grosseur peuvent varier, par suite de la contraction des muscles du larynx.

Lorsqu'une corde entre en vibration, non seulement elle le fait dans son ensemble, mais encore elle peut se diviser en un certain nombre de parties dites

[1] Le *diapason* est une sorte d'instrument élémentaire, ou tige métallique coudée, qui donne par ses vibrations une note *invariable*, laquelle dépend de sa construction et notamment de la longueur de ses branches.

La note (obligatoire en France dans tous les établissements musicaux officiels) que doit donner le diapason est celle qui correspond à 870 vibrations simples par seconde (435 vibrations doubles); nombre de vibrations qui correspond au la_3 (voyez § 260) de l'échelle musicale.

[2] Les cordes qui vibrent, ainsi que les verges élastiques de toute nature, éprouvent deux sortes d'oscillations: des oscillations *transversales*, c'est-à-dire perpendiculaires à leur longueur; ce sont celles qu'on voit distinctement à l'œil et qui se traduisent, en vertu d'une illusion d'optique, par une sorte de renflement ou *ventre de vibration;* les autres s'opèrent suivant le sens longitudinal du corps vibrant; elles sont peu apparentes dans une corde tendue. Lorsqu'on passe les doigts frottés de colophane sur une petite tige de bois arrondie, et dans le sens de la longueur, le son qu'on entend est produit par des vibrations *longitudinales*. L'étude de ces dernières vibrations est du domaine de l'acoustique pure. Nous ne nous occupons que des vibrations *transversales*, les seules nécessaires à la théorie des instruments à cordes.

aliquotes, qui vibrent séparément et sont séparées entre elles par des points où les vibrations de la corde sont à peine sensibles et qu'on nomme *nœuds de vibrations*. Ces points peuvent être regardés comme fixes. Or, la longueur d'une pareille corde, lorsqu'elle vibre ainsi, doit être estimée, non pas d'après sa longueur totale, mais d'après la distance qui sépare un nœud de vibration d'un autre nœud, et cette distance est ce qu'on nomme *ventre de vibration* [1]. La séparation du corps vibrant en parties aliquotes est bien plus fréquente dans les membranes qui vibrent que dans les cordes, ainsi que l'apprend l'expérience qui consiste à faire entrer en vibration une membrane placée sur un cadre qu'on frotte avec un archet de violon. Dans cette expérience, en effet, on voit le sable fin, dont on a par avance saupoudré la membrane, fuir les parties vibrantes, c'est-à-dire les ventres de vibration, et se rassembler dans les parties peu ou point vibrantes, où il forme des dessins symétriques. Remarquons que les rubans vocaux, lorsqu'ils vibrent, représentent autant des membranes que des cordes.

Les principales lois auxquelles obéissent les cordes tendues, relativement au nombre de vibrations qu'elles produisent en un temps donné, sont les suivantes :

1° La tension d'une corde étant supposée constante, le nombre de ses vibrations, dans un même temps est en raison inverse de sa longueur. En d'autres termes, une corde qui a une longueur 2, donnant, par exemple, le son *do*, la même corde donnera le son do_2, si sa longueur est réduite à 1, toutes les autres conditions restant les mêmes.

2° Le nombre des vibrations qu'exécute une corde augmente avec sa tension ; ce nombre est directement proportionnel à la racine carrée des poids qui la tendent. Ainsi, par exemple, une corde qui supporte un poids de 1 kilogramme et qui donne le son *do* donnera le son do_2, si l'on remplace le poids de 1 kilogramme par un poids de 4 kilogrammes, toutes les autres conditions restant les mêmes.

3° Toutes choses égales d'ailleurs, le nombre des vibrations qu'exécute une corde est en raison inverse du rayon de la corde et inversement proportionnel à la racine carrée de sa densité. Cette dernière loi aurait, sans doute, dans les applications à la voix humaine, la même importance que les deux premières, s'il était possible d'apprécier la valeur des changements d'*épaisseur* et de *densité* qui surviennent dans les rubans vocaux inférieurs, par suite des degrés variés de contraction des muscles qu'ils renferment dans leur épaisseur. Mais il faut avouer que la science physiologique est à peu près muette sur ce point.

Ajoutons, en ce qui cencerne les instruments à cordes, une considération essentielle : c'est que ces divers instruments ne produiraient que des sons d'une très faible intensité si les cordes n'étaient pas fixées sur des corps *résonnants* qui, vibrant à l'unisson, enflent considérablement le son et ont une utilité au moins égale au corps vibrant *initial*. Une corde métallique, ou une corde à boyau fixée de part et d'autre à un mur de pierre, *résonne à peine* lorsqu'on la fait vibrer en

[1] A l'aide d'une corde tendue sur son violon, et avec une tension qui ne varie pas, l'artiste, en diminuant la longueur de la partie vibrante à l'aide du doigt qui se promène sur la corde, peut parcourir une échelle diatonique étendue ; il n'a même pas besoin, surtout pour les sons élevés, de comprimer fortement ; il lui suffit de poser la pulpe du doigt sur la corde pour déterminer ce qu'on appelle un nœud de vibration.

la dérangeant de sa position d'équilibre. Une même corde, de même longueur, à tension égale, placée sur la boîte d'un piano, d'un violon, d'une basse ou d'une guitare, rendra un son *plein*, qu'on entendra à une grande distance. Par elles-mêmes, ne l'oublions pas, les cordes ne produisent que des sons d'une faible intensité. Ce qui est vrai pour les cordes métalliques est plus vrai encore pour les cordes formées de substances moins denses, pour les cordes composées de matières organiques, les cordes à boyau, par exemple.

Instruments à vent. — Dans les instruments à vent dont les parois sont suffisamment résistantes, tels que la flûte et le flageolet, on admet généralement que le son est produit par la colonne d'air elle-même. L'air renfermé dans les tuyaux de ces instruments n'est pas seulement le véhicule du son, il est le corps sonore lui-même. La hauteur du son dépend de la longueur et de la tension des masses d'air ébranlées, de la même manière que dans les vibrations *longitudinales* des verges solides.

Dans ces instruments la grandeur de l'embouchure par laquelle entre le vent a de l'influence sur la hauteur du son produit, c'est-à-dire sur le nombre des vibrations sonores. La vitesse du courant d'air et les dimensions du tuyau ont également sur la hauteur du son une influence capitale.

§ 255.

Des instruments à anche rigide. — Des instruments à anche membraneuse. — Larynx artificiels. — Parmi les instruments qu'on range quelquefois au nombre des instruments à vent, quelques-uns se distinguent des autres par l'adjonction d'un petit appareil vibrant au tuyau de l'instrument, ordinairement à son embouchure : tels sont le hautbois, le basson, la clarinette, les tuyaux d'orgue, etc. Dans ces instruments, dits *instruments à anche*, une languette ou deux languettes, fixées par une de leurs extrémités au corps de l'instrument, sont libres par l'autre extrémité et aussi par leurs bords. Placées sur le passage du courant d'air, ces languettes peuvent exécuter de courtes oscillations, être mises en *vibration*. On a beaucoup disserté pour savoir si, dans ces instruments, la vibration de la languette ou des languettes de l'anche était cause ou effet du son. Voici comment on peut résumer les opinions qui se sont produites à cet égard : 1° d'après une première manière de voir, le son des instruments à anche serait produit par les vibrations de l'*anche* elle-même, mise en vibration d'une manière mécanique par le courant d'air, à peu près comme l'est la corde du violon sous l'archet qui l'ébranle ; 2° dans une autre hypothèse, on admet que le son est produit dans ces instruments comme dans les autres instruments à vent, c'est-à-dire par les chocs dus à l'écoulement de l'air lui-même ; les oscillations de la lame seraient *consécutives* à l'ébranlement de l'air et ne feraient que régler la périodicité de l'écoulement ; en un mot, le son serait produit ici absolument comme dans la sirène, c'est-à-dire par les chocs intermittents de la veine aérienne contre l'air extérieur.

Nous ne pourrions examiner ici les diverses questions que ce problème soulève sans entrer dans des considérations étrangères à notre sujet ; nous ne dirons qu'un mot. Il est vrai que la languette d'une anche séparée du corps de l'instrument et frottée avec un archet ne rend qu'un son très faible ; mais cela prouve-t-il que le son initial ne soit pas produit par ses vibrations? Nullement.

J'ajoute même que la première hypothèse est la plus probable, car le son que rend l'anche séparée du corps de l'instrument est *identique* pour la hauteur avec celui que rend l'instrument quand elle est en place. La *faiblesse* du son produit par l'anche *isolée* ne lui est pas particulière ; il en est de même pour toutes les cordes et les tiges vibrantes séparées de leurs appareils de renforcement. Cette faiblesse du son fait place immédiatement à un son fort lorsqu'on fait vibrer l'anche dans un courant d'air, ou qu'on la place sur un appareil résonnant (caisse à air, par exemple). Dans la deuxième hypothèse, comment d'ailleurs expliquer le son du cor, celui de la trompette et du trombone? Dira-t-on que le son est produit par l'*écoulement* de l'air au travers de l'ouverture des lèvres? N'est-il pas manifeste, au contraire, que pour faire *parler* ces instruments, les lèvres qui représentent en ce moment une anche véritable doivent entrer d'abord en vibration? Dira-t-on que les lèvres ne vibrent que consécutivement? Ce n'est pas soutenable.

Quelle que soit, au reste, la théorie à laquelle on se rattache, il n'en est pas moins certain que l'organe de la voix humaine, en tant du moins qu'organe formateur du son, a la plus grande analogie avec l'anche des instruments dont nous parlons. Soit que les lèvres de la glotte ne vibrent que parce que l'air leur communique ses vibrations initiales, soit qu'elles vibrent d'abord pour transmettre ensuite leurs vibrations aux couches d'air qui les environnent, cela importe peu, et c'est là une question tout à fait oiseuse dans l'étude de la voix humaine. Ce qui est incontestable, c'est que les rubans vocaux *vibrent* pendant que la voix se produit, et que les divers états de *tension* dans lesquels se trouvent ces rubans influent de la manière la moins équivoque sur la hauteur du son.

L'anche de la voix humaine se distingue des anches de nos instruments en ce sens que les lames vibrantes sont placées horizontalement en regard l'une de l'autre par leur bord vibrant, tandis que les lames qui constituent les anches de beaucoup de nos instruments (clarinette, hautbois, basson) sont verticales et se correspondent par leur plat ; mais cette disposition ne modifie en rien le mécanisme physique de la production du son.

M. Malgaigne a construit le premier des anches membraneuses à l'aide de deux rubans de parchemin humide. Mais ces anches, peu élastiques, se prêtent difficilement à une tension progressive.

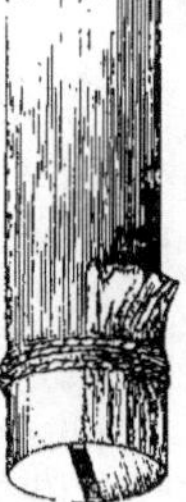

Fig. 176.

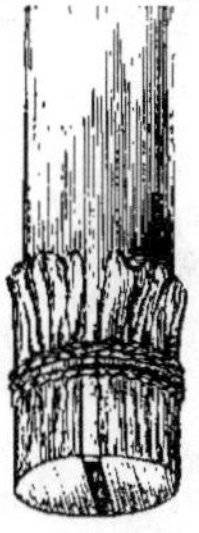

Fig. 177.

J. Müller, qui a fait sur la voix une foule d'expériences ingénieuses, a imaginé un petit instrument qui se prête mieux aux expériences et qui n'est pas sans analogie avec les anches de nos instruments ; seulement, les languettes rigides de l'anche sont remplacées par des membranes *élastiques tendues*. Les figures 176 et 177 représentent deux de ces instruments, dans lesquels les languettes de caoutchouc sont fixées sur l'ouverture d'un tube métallique. Ces languettes, n'étant libres que par *un de leurs bords*, offrent, avec les rubans vocaux du larynx, une analogie que le simple examen des figures suffira à faire comprendre. J. Müller a fait le premier, à l'aide des anches membraneuses élastiques, des expériences précieuses pour l'interprétation des phénomènes de la voix humaine, et tous ceux qui sont venus après lui n'ont guère fait que suivre la voie expérimentale qu'il avait ouverte. L'anche membraneuse de la figure 176 est composée d'une seule membrane élastique (caoutchouc), couvrant la moitié de l'orifice du tuyau ; l'autre moitié de l'orifice est couverte par une plaque rigide ; on a soin de laisser entre la membrane et la plaque une fente pour le passage de l'air. La figure 177 représente une anche membraneuse double, composée de deux membranes de caoutchouc, laissant entre elles une fente plus ou moins large. Cette disposition a plus d'analogie avec la glotte que l'autre, et ce sont les résultats qu'on obtient avec cette anche que nous allons résumer brièvement.

On peut faire *parler* l'anche, c'est-à-dire lui faire produire des sons, soit en soufflant par l'extrémité libre du tuyau, soit en aspirant l'air par cette même extrémité. Cette première expérience, qu'on peut faire à l'aide de la bouche, et que chacun peut répéter facilement, permet de constater une légère différence dans le son produit. Quand l'air passe au travers de l'anche par *aspiration*, le son produit est un peu plus *grave* que celui qu'on obtient en *soufflant*. Dans le premier cas, l'air, mis en vibration par l'anche, traverse la bouche et l'arbre aérien ; dans le second cas, il se répand librement dans l'air à mesure qu'il s'échappe par la fente membraneuse. Lorsqu'on *souffle* dans une anche membraneuse, après avoir ajouté de l'autre côté de l'anche un corps de tuyau, cette addition a également pour effet de faire baisser le ton. Il est vrai que cet abaissement est très limité ; toutes les autres conditions restant les mêmes, il n'atteint guère qu'un demi-ton.

Pour étudier les autres propriétés de l'anche membraneuse, et aussi afin de graduer le courant d'air et d'en apprécier l'influence, on place les anches des figures 176 et 177, ou encore celle de la figure 178, sur un cylindre creux (Voy. fig. 178), qu'on adapte à l'ouverture d'une soufflerie. On obtient alors les résultats suivants : 1° de même que pour les cordes et les lames élastiques, le son gagne en hauteur quand la tension des lèvres de l'anche membraneuse augmente; 2° lorsqu'on empêche les deux lèvres d'une anche membraneuse de vibrer dans toute leur longueur, en couvrant avec un corps rigide la moitié de l'anche, la moitié restante de l'anche fait entendre l'octave du son que rendait primitivement l'anche entière : nouvelle analogie avec le mode d'élévation du ton dans les cordes ; 3° la largeur de la fente qui sépare les lèvres de l'anche membraneuse n'a pas d'influence sensible sur l'élévation du ton. L'anche membraneuse *ne parle plus* quand l'ouverture est *trop large*, parce que le courant d'air n'a plus assez d'énergie pour la faire vibrer.

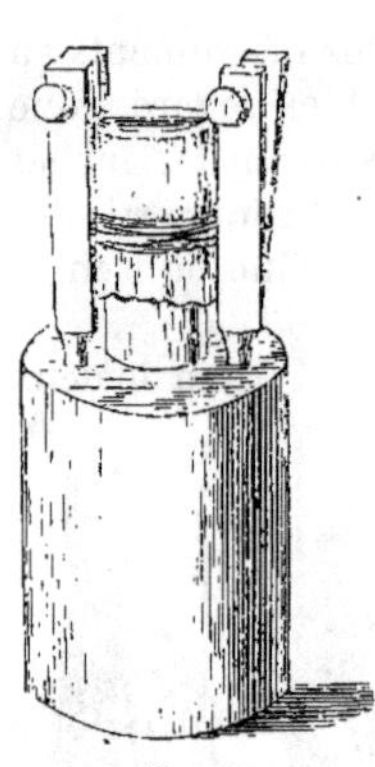

Fig. 178.

Enfin, lorsqu'on force le courant d'air, le ton s'élève un peu. Ici le résultat est différent de celui qu'on obtient avec les cordes. Voici à quoi tient ce phénomène, qui ne constitue, à vrai dire, qu'une différence apparente et non réelle. Il ne faut pas oublier que les membranes d'une anche de caoutchouc ne sont *vibrantes* que parce qu'elles sont *tendues* d'une certaine quantité ; mais elles peuvent, alors même qu'elles sont à un état de tension déterminé, elles peuvent, dis-je, en vertu de leur élasticité, qui est grande, être *soulevées* par un courant d'air vibrant, et leur *tension* augmenter d'autant. Il est naturel qu'alors les *effets de l'augmentation de tension* se manifestent.

M. Harless a répété et confirmé les expériences de J. Müller dans tous leurs points essentiels. Il s'est servi, dans ses recherches, d'un appareil assez compliqué et qui se rapproche plus que les précédents de l'organe de la voix humaine. Cet appareil mérite à plusieurs égards le nom que lui a donné M. Harless, celui de *larynx artificiel*. L'inspection de la figure 179 suffira pour en donner une idée au lecteur.

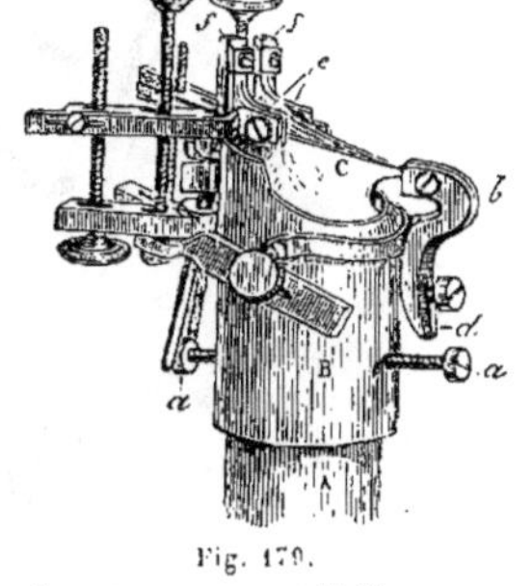

Fig. 179.

LARYNX ARTIFICIEL DE M. HARLESS.

A, tuyau par lequel arrive l'air.
B, pièce circulaire fixée sur A par les vis *a*, *a*.
C, appareil vocal (ou lames vocales) formé soit en caoutchouc, soit à l'aide de la tunique d'une grosse veine.
b. pièce servant à la fixation des lames vocales.
La mortaise *d* permet à la pièce *b* des mouvements d'élévation et des mouvements de bascule.
Le reste de l'appareil est destiné à suppléer au jeu des cartilages aryténoïdes. Il consiste en un système de vis et de leviers appliqués au point sur lequel les lames vocales viennent se fixer en *c*, *c*. Ce système peut écarter ou rapprocher les bords de la glotte ou même lui donner les formes les plus variées. Les formes solides, *f*, *f*. remplaçant les cartilages aryténoïdes, peuvent représenter, par des mouvements de rotation, une véritable glotte interaryténoïdienne. A l'aide de ce système, on peut aussi donner aux lames vocales des tensions variées ; changer leur tension *pendant* la production du son, etc.

M. Merkel, dans un ouvrage plus récent sur la voix humaine, a fait usage d'appareils qui rappellent les anches membraneuses de J. Müller. Seulement il a cherché à donner aux lèvres membraneuses qui bordent l'ouverture par laquelle on chasse le vent plus de ressemblance avec les rubans vocaux que n'en ont des lames de caoutchouc ordinaires. Au lieu de simples membranes tendues, il se sert de membranes repliées et pour ainsi dire doublées (il les appelle *düplikaterbänder*), pour imiter autant que possible la duplicature du revêtement élastique du ruban vocal. Tantôt il a placé les plis fermés le long de l'ouverture (Voy. fig. 180); tantôt les ouvertures des plis correspondaient à l'ouverture qui simulait la glotte (Voy. fig. 181). Dans d'autres séries d'expériences, M. Merkel a cherché à entourer les lames membraneuses des anches simples à l'aide d'un double revêtement (Voy. fig. 182). Mais ces derniers appareils ne lui ont donné que des résultats peu rigoureux, parce qu'ils se dérangeaient facilement.

Le larynx artificiel de M. Fournié (Voy. fig. 183) est plus simple et d'un maniement plus facile que celui de M. Harless. Il a aussi cet avantage, que la pression des doigts produit deux effets simultanés. Non seulement cette pression tend l'anche dans le sens

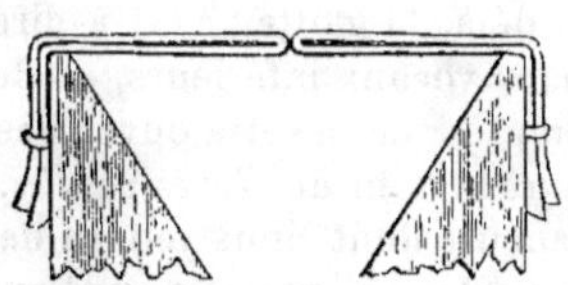

Fig. 180.

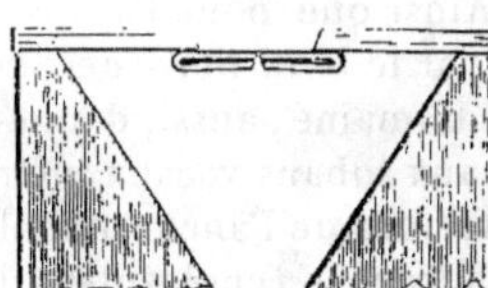

Fig. 181.

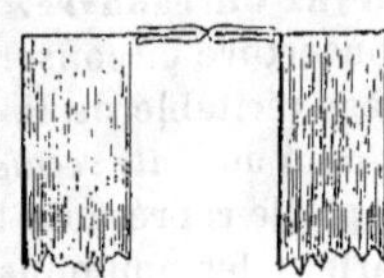

Fig. 182.

de la longueur, mais encore, sous l'influence de la pression, les ressorts opposés se rapprochent par leur convexité. A mesure que la pression augmente, ils pressent sur l'anche de manière à diminuer progressivement la longueur de la partie vibrante des lèvres de la glotte artificielle. La pression des doigts a donc pour effet de déterminer la tension des lamelles et de produire en même

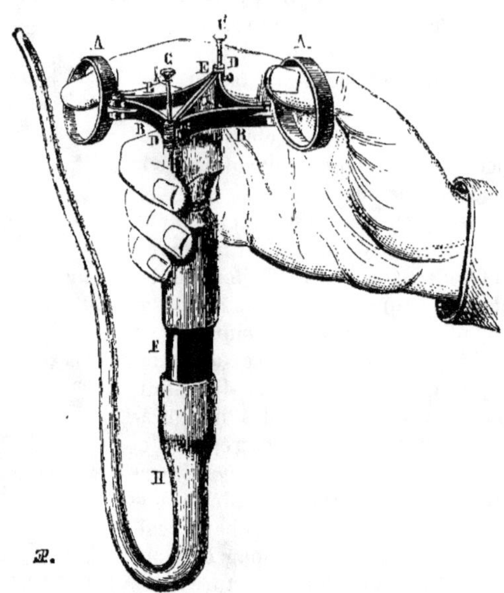

Fig. 183.

LARYNX ARTIFICIEL DE M. FOURNIÉ.

A,A, anneaux au moyen desquels on exerce la pression. — B,B, ressorts à l'aide desquels on tend l'anche de caoutchouc. — C,C, tiges d'acier. — D,D, articulations des tiges avec les ressorts. — F, tube métallique. — H, tube de caoutchouc. — x, anche de caoutchouc.

temps la diminution de longueur de la partie vibrante en déterminant la diminution progressive à la longueur de l'ouverture. Ces deux conditions, nous l'avons vu, sont celles qui modifient la hauteur du son.

§ 256.

Du rôle des rubans vocaux ou lèvres vocales. — Expériences directes sur le larynx du cadavre. — Ainsi que nous l'avons dit déjà, la glotte, c'est-à-dire l'ouverture circonscrite par le bord libre des rubans vocaux inférieurs, est le siége véritable de la voix humaine ; aussi, donne-t-on souvent à cette ouverture le nom de *fente vocale*, et aux rubans vocaux inférieurs le nom de *lèvres vocales*. La glotte représente l'ouverture de l'anche membraneuse dont nous venons de parler : les poumons et la trachée représentent le soufflet qui porte le vent au travers de la glotte. Le vent, en passant sur les lèvres de la glotte convenablement rapprochées l'une de l'autre par les muscles du larynx, fait entrer ces lèvres en vibration. La cavité du larynx sus-jacente aux cordes vocales inférieures, le pharynx, la bouche, les fosses nasales, représentent le tuyau vocal ; lequel, dans son ensemble, correspond à l'appareil de renforcement des instruments à cordes.

Des expériences décrites sur le larynx de l'homme, après la mort, ont été d'abord tentées par Ferrein, et reprises plus tard par J. Müller et par M. Harless et Merkel qui leur ont donné un grand degré de précision. Elles ont fourni la preuve que les sons s'engendrent dans le larynx de la même manière que dans les anches membraneuses dont nous venons de parler. A cet effet, le larynx est fixé par le cartilage cricoïde contre le montant du milieu de l'appareil représenté par la figure 184. Le plateau de balance *c*, suspendu au bord *l* du cartilage thyroïde, est chargé de poids variés, qui, agissant à la manière des muscles crico-thyroïdiens, font basculer le cartilage thyroïde sur le cartilage cricoïde,

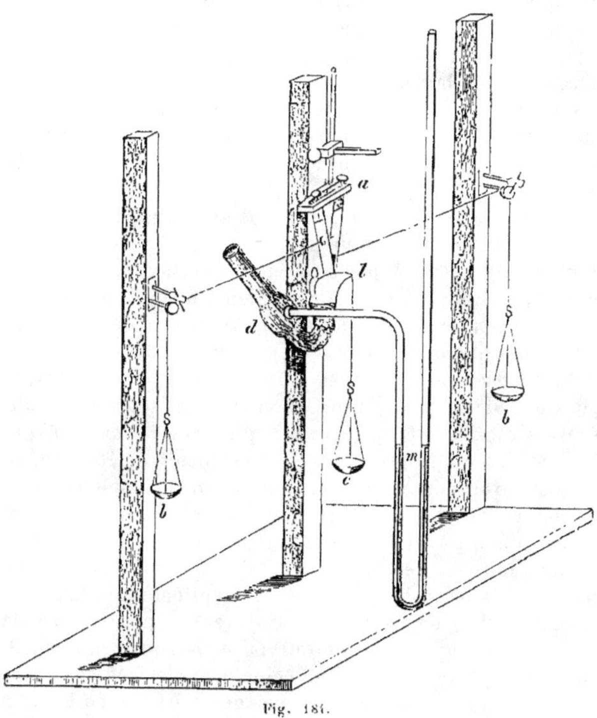

Fig. 184.

et *tendent* les cordes vocales. Le petit appareil *a*, fixé également au montant du milieu, est pourvu de deux lames mobiles qui entrent dans le larynx, et qui agissent à l'aide de poids placés dans les plateaux de balance *b*,*b*, de manière à simuler l'action des muscles crico-aryténoïdiens latéraux et à rapprocher les lèvres de la glotte. On fait arriver l'air au travers de la glotte par le tuyau *d*, lequel représente la trachée. Un soufflet adapté au tuyau *d* est destiné à pousser l'air dans le larynx, et représente le poumon. En même temps que l'air s'engage dans le larynx par le tuyau *d*, il pénètre aussi dans un manomètre *m* rempli de mercure : la différence de niveau du mercure indique la pression de l'air à son passage par la glotte.

Dans ces expériences on observe que le larynx détaché du corps peut exécuter à peu près tous les tons qui corespondent au registre ordinaire de la voix humaine, c'est-à-dire environ deux octaves et demie. On peut enlever toutes les parties du larynx *sus-jacentes* aux rubans vocaux inférieurs, et obtenir encore les mêmes résultats. Toutes les fois qu'on ajoute des poids dans la balance *c*, c'est-à-dire toutes les fois qu'on augmente la tension des rubans vocaux, le son s'élève. Le relâchement des rubans vocaux correspond au son le plus bas.

Le larynx du cadavre n'offre pas un rapprochement suffisant de ses cordes vocales pour qu'on puisse le faire résonner; on n'obtient guère alors qu'un souffle rauque qui ne ressemble en rien à la voix, c'est-à-dire qu'il faut suppléer par le petit appareil à l'action musculaire des constricteurs de la glotte qui fait défaut. On constate qu'il faut un degré de rapprochement très prononcé des rubans vocaux pour que la voix puisse se produire. Ce degré une fois obtenu, à l'aide du compresseur *a*, on peut le maintenir invariable et observer néanmoins tous les phénomènes d'élévation du ton en tendant successivement, d'une manière croissante, les rubans vocaux à l'aide de poids ajoutés dans la balance *c*.

Lorsqu'on augmente la force du soufflet, cette augmentation se fait sentir, comme sur les anches en caoutchouc, de deux manières : 1° par un renforcement dans l'intensité du son ; 2° par une légère élévation dans la hauteur. Cette élévation est due, comme dans les anches membraneuses précédemment étudiées, à l'augmentation de tension des rubans vocaux amenée par l'intensité du courant d'air. Remarquons d'ailleurs que ce dernier effet *ne se produit pas nécessairement sur le vivant*, alors que les muscles du larynx peuvent, quelle que soit l'énergie du courant d'air, proportionner leur contraction au degré de tension des lèvres vocales approprié au son qui doit être soutenu [1].

Les expériences de Müller ont prouvé, d'une manière définitive, ce que plus d'un physiologiste avait déjà soupçonné, ou même incomplètement démontré, à savoir, que les rubans vocaux engendrent la voix, par leurs vibrations, à la manière des instruments à anches. Mais ces expériences sont loin d'avoir résolu le problème dans tous ses détails. Ce n'est que par une tension exagérée des rubans vocaux, en ajoutant des poids relativement énormes dans le plateau de sa balance, que Müller, dépassant certainement la limite normale d'action des muscles crico-thyroïdiens, pouvait faire parcourir au registre de la voix humaine deux octaves, et à grand'peine deux octaves et demie. Ajoutons que les sons ainsi obtenus, surtout les sons du registre d'en haut, avaient un timbre criard et ne rappelaient que d'assez loin les véritables sons de la voix humaine. Müller sentait bien que la tension *passive* des rubans vocaux n'était pas la seule influence, et que sur le vivant l'action tensive des muscles thyro-aryténoïdiens, c'est-à-dire la tension *active* des rubans vocaux, devait jouer un rôle capital.

Il est à peu près impossible de remplacer sur le larynx du cadavre l'action des muscles thyro-aryténoïdiens, en ce qui touche les conditions physiques de la masse du muscle lui-même, alors que ses fibres passent de l'état de relâchement à l'état de contraction.

[1] Cette remarque s'applique à tous les larynx artificiels. L'action musculaire capable de faire éprouver aux rubans vocaux des variations de tension et d'élasticité à tous les moments de l'émission du son n'existe, et ne peut exister, dans aucun de ces appareils.

En résumé, deux conditions principales paraissent présider à la formation des tons de la voix : d'abord *la tension variée des lèvres vocales*, et en second lieu les modifications que la contraction du faisceau interne du muscle thyro-aryténoïdien peut apporter aux dimensions *transversales et verticales* du repli vocal qu'il occupe.

La valeur de cette seconde condition, à savoir les changements de volume qu'entraîne dans les rubans vocaux la contraction des muscles placés dans leur épaisseur, est à peu près indéterminée. Mais, ce qu'on sait bien, c'est que les diverses cordes d'un instrument, à égalité de tension et à égalité de longueur, rendent des sons d'autant plus graves que leur diamètre est plus considérable.

Répétons-le encore, l'instrument de la voix humaine est plus compliqué qu'il ne le paraît au premier abord, et les divers sons de la voix résultent de la combinaison d'éléments que nous isolons dans nos expériences, mais qui s'associent sur le vivant, et qui entrent en jeu dans des proportions qui varient aux divers degrés de l'échelle diatonique. Ces éléments sont la *tension* et l'*épaisseur* des rubans vocaux [1]. Les sons de la voix humaine résultent de ces combinaisons harmoniques instinctivement associées par l'habitude.

§ 256 *bis*.

Du rôle des rubans vocaux inférieurs ou lèvres vocales. — Observations sur le larynx de l'homme vivant. — Laryngoscope. — Laryngoscopie. — M. Manuel Garcia a montré qu'à l'aide d'un petit miroir introduit dans l'arrière-bouche, on peut voir facilement l'intérieur du larynx chez l'homme vivant [2]. M. Türck et M. Liston ont mis les premiers à profit ce moyen d'étude, que M. Czermak a perfectionné et vulgarisé. Aujourd'hui le *laryngoscope* ou miroir laryngien est entre les mains de tous les observateurs.

Pour les médecins et les chirurgiens ce nouveau *spéculum* est un précieux instrument de diagnostic ; pour les physiologistes il constitue une méthode d'examen direct, déjà mise à profit par beaucoup d'observateurs dans l'étude du mécanisme de la voix humaine.

Le laryngoscope (ou *miroir guttural*, ou *miroir laryngien*) est un petit miroir plan, carré, à coins arrondis, de un centimètre à un centimètre et demi de côté (Voy. fig. 185, page suiv.). Il est fixé à l'extrémité d'une longue tige coudée, qui permet de l'introduire dans l'arrière-gorge, c'est-à-dire jusque dans la partie supérieure du pharynx. Cette tige est mobile dans le manche *B* de manière à ce qu'on

[1] A ces deux éléments qui règlent la *hauteur du ton*, ajoutons encore les changements de *densité* que la contraction des muscles thyro-aryténoïdiens détermine dans les lèvres vocales et qui agissent plus particulièrement sur le timbre.

[2] Quelques chirurgiens avaient bien cherché, avec plus ou moins de succès, à voir l'intérieur du larynx à l'aide de miroirs, mais c'est bien M. Manuel Garcia qui a rendu cet examen tout à fait pratique.

Les premières expériences *sur le vivant* n'ont pas été faites sur l'homme, mais sur les animaux. Magendie pratiquait aux chiens une incision au cou, coupait la membrane thyro-hyoïdienne, attirait le larynx au dehors et le maintenait à l'aide d'érignes, pour observer l'intérieur du larynx, au moment où l'animal donnait de la voix. Il avait, ainsi, constaté *de visu*, que c'est bien au niveau des cordes vocales inférieures, et par leurs vibrations, que le son se produit. MM. Malgaigne et Longet ont fait plus tard des observations analogues. Enfin, chez quelques personnes qui s'étaient coupé la gorge, on a pu apercevoir les cordes vocales inférieures se rapprocher et vibrer au moment où la voix se produit.

puisse proportionner sa longueur à la profondeur des parties. La tige est coudée afin que, quand le miroir est en place, cette tige corresponde à l'une des commissures de la bouche, et ne gêne point l'observateur. On donne à ce miroir une inclinaison telle qu'il regarde en bas et en avant ; il est destiné, d'une part, à projeter sur la partie qu'on veut examiner (intérieur du larynx) une vive lumière, et, d'un autre côté, à conduire à l'œil de l'observateur l'image de la partie éclairée. L'observateur voit ainsi le larynx renversé, c'est-à-dire que ce qui est en avant dans l'image correspond à ce qui est réellement en arrière, et *vice versâ*. Le sujet de l'expérience peut être en même temps l'observateur ; il suffit de recevoir l'image à l'aide d'un second miroir placé à l'extérieur et convenablement disposé. On conçoit que cette double réflexion a pour effet de redresser l'image et de replacer les choses dans leur situation normale.

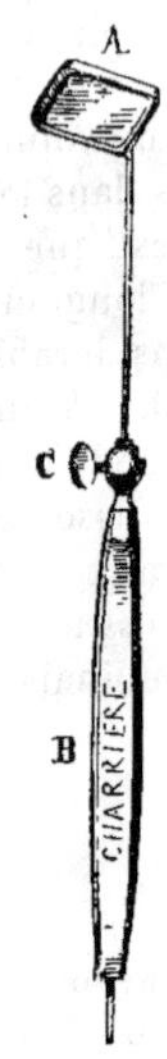

Fig. 185.
A. miroir guttural en verre étamé. B. manche creux dans lequel s'engage la tige du miroir. — C, vis de pression pour maintenir la tige à la longueur voulue.

Avant d'introduire le miroir laryngien dans l'arrière-bouche, il faut l'échauffer (on plonge pour cela dans l'eau bouillante), afin qu'il ne soit pas *terni* par la vapeur d'eau de la respiration, qui se précipiterait sur lui s'il était à une température inférieure à celle de la bouche.

Pour que la partie observée soit bien éclairée, on se place au soleil. Mais presque toujours on examine le larynx à la lumière artificielle. On peut ainsi se livrer à l'observation des parties par tous les temps, et la nuit aussi bien que le jour. A cet effet, on dirige la lumière d'une lampe sur le spéculum laryngien à l'aide d'un réflecteur.

Les réflecteurs peuvent avoir des formes et des dispositions diverses. La disposition représentée figure 186 est d'un emploi commode. Le sujet observé est préservé des rayons directs de la lampe par un écran. Par de légers mouvements de la tête et à l'aide d'un miroir qu'il porte fixé à la partie moyenne du front l'observateur projette la lumière de la lampe sur le miroir laryngien placé dans l'arrière-bouche du sujet observé. Le miroir laryngien éclaire le larynx et en reproduit en même temps l'image aux yeux de l'observateur.

A l'aide du laryngoscope on voit très nettement la base de la langue, les parois du pharynx, l'épiglotte, les replis ary-épiglottiques, les rubans vocaux supérieurs, les orifices des ventricules du larynx, les rubans vocaux inférieurs *ou* lèvres vocales ; on voit même au-dessous d'eux, quand ils sont écartés ; on peut alors découvrir aisément les premiers anneaux de la trachée au travers de la muqueuse.

Lorsque la respiration est tranquille, la glotte est moyennement ouverte ; c'est à peine si l'on trouve une différence sensible entre les rubans vocaux inférieurs et les supérieurs. En observant avec attention, on constate qu'à chaque inspiration l'ouverture de l'espace compris entre les rubans vocaux inférieurs augmente un peu. Lorsque la respiration est anxieuse, et dans toutes les inspirations profondes, ce mouvement d'ouverture de la glotte devient beaucoup plus prononcé (Voy. plus loin).

Aussitôt que le sujet en observation se dispose à parler, on voit les rubans vocaux inférieurs se rapprocher l'un de l'autre sous la forme linéaire, la fermeture est complète, et comprend toute la longueur de la fente vocale ; à la fois dans sa portion intercartilagineuse et à la fois dans sa portion interligamenteuse. En même temps les cordes vocales inférieures s'allongent, il semble

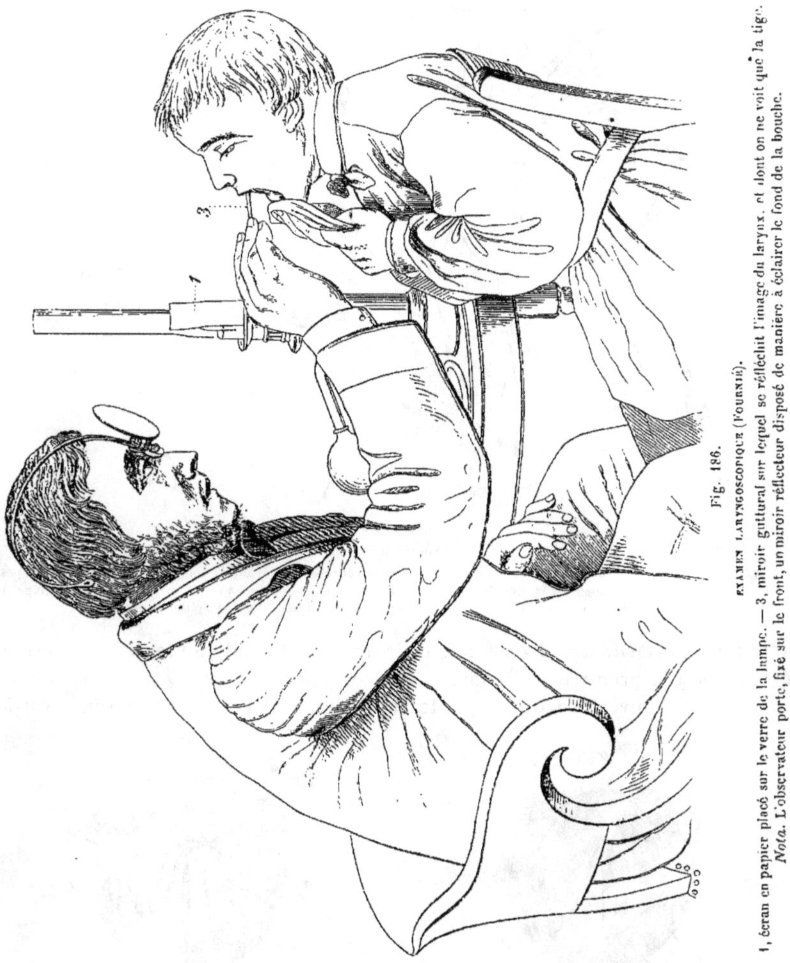

Fig. 186.

EXAMEN LARYNGOSCOPIQUE (FOURNIÉ).

1, écran en papier placé sur le verre de la lampe. — 3, miroir guttural sur lequel se réfléchit l'image du larynx, et dont on ne voit que la tige.
Nota. L'observateur porte, fixé sur le front, un miroir réflecteur disposé de manière à éclairer le fond de la bouche.

qu'elles deviennent plus raides. On voit dans le laryngoscope une image analogue à celle qui est représentée dans la figure 188 (page suiv.).

Aussitôt que le son se produit son émission détermine un brusque écartement des lèvres vocales pour livrer passage à l'air qui les met en branle (fig. 189) et on voit manifestement la corde vocale entrer en vibration dans toute sa portion ligamenteuse.

Les rubans vocaux supérieurs sont légèrement entraînés en dedans au moment où les rubans vocaux inférieurs se rapprochent au contact, mais ils res-

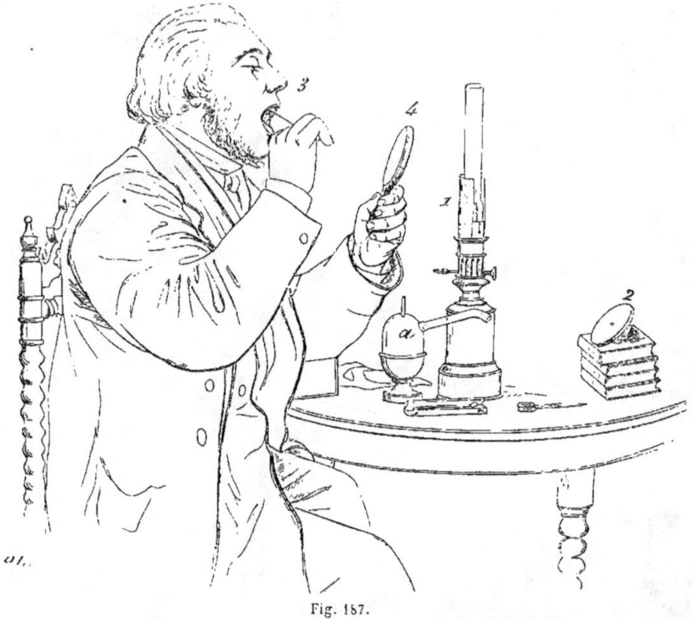

Fig. 187.

AUTOLARYNGOSCOPIE.

1, écran en papier placé sur le verre de lampe. — 2, miroir réflecteur recevant la lumière de la lampe et disposé de manière à éclairer le fond de la bouche. — 3, miroir laryngien. — 4, miroir à la main sur lequel l'image du larynx, d'abord réfléchie sur le miroir guttural, vient se reproduire aux yeux de l'observateur.

tent toujours en dehors. La colonne d'air ne se met point en branle, et ils restent étrangers à la production du son.

Le degré d'ouverture de la glotte au moment de l'émission du son, c'est-à-

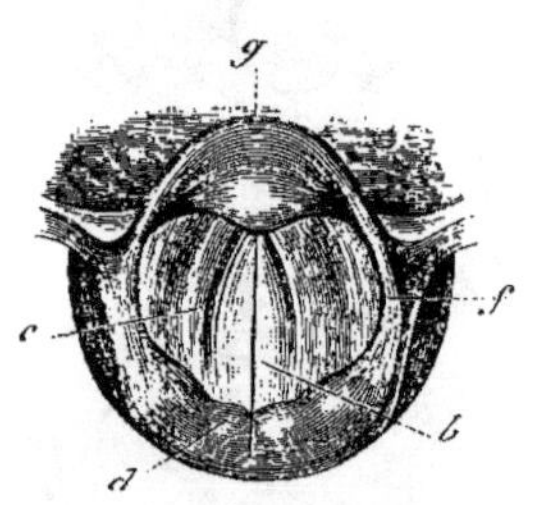

Fig. 188.

DISPOSITION DE LA GLOTTE AU MOMENT QUI PRÉCÈDE L'ÉMISSION DU SON (d'après M. Mandl).

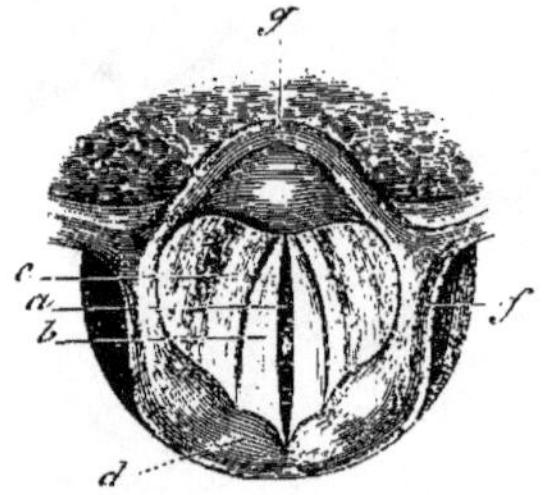

Fig. 189.

DISPOSITION DE LA GLOTTE PENDANT L'ÉMISSION DE LA VOIX DE POITRINE (notes basses).

a, glotte. — *b*, cordes vocales inférieures. — *c*, cordes vocales supérieures. — *d*, sommet des cartilages aryténoïdes. — *f*, replis aryténo-épiglottiques. — *g*, épiglotte.

dire la largeur de la glotte, ne paraît avoir aucune influence sur la hauteur du son. La glotte peut être plus ou moins ouverte, mais le degré d'ouverture est un effet en quelque sorte passif qui n'est que l'expression du rapport mutuel entre la tension des cordes vocales et la pression de la colonne d'air qui les met en mouvement en s'échappant au dehors. A mesure que le son émis s'élève, la tension des cordes vocales augmente et l'ouverture comprise entre les bords libres des rubans vocaux en vibrations se rétrécit graduellement. Pendant l'émission du son, la glotte interligamenteuse livre seule passage à l'air sonore ; parfois elle est seule ouverte. La glotte intercartilagineuse qui s'était fermée comme la glotte inter-ligamenteuse, au moment où le larynx s'était disposé comme organe de phonation, reste souvent fermée (non toujours) pendant l'émission du son. La glotte dite inter-cartilagineuse ne paraît pas prendre une part directe à la phonation. Cette fermeture, complète quelquefois, est incomplète, le plus souvent. Le degré variable d'ouverture, et aussi la fermeture complète, de la glotte intercartilagineuse, donnent à celui qui parle ou qui chante le moyen de régler, à l'aide des puissances de l'expiration, le degré de pression que l'air doit exercer sur la face inférieure des cordes vocales pour les faire vibrer, et de telle sorte, que l'air qui s'échappe reçoive la meilleure utilisation. On peut dire que la glotte inter-cartilagineuse est le régulateur du soufflet dans l'émission du son[1].

L'examen du larynx à l'aide du laryngoscope confirme donc pleinement ce qu'on avait appris déjà à l'aide des vivisections et à l'aide des expériences. Le laryngoscope apprend plus encore : il permet de constater exactement les dispositions de la glotte dans certains phénomènes de la voix sur lesquels nous reviendrons.

Pour étudier la voix humaine à l'aide du laryngoscope, le physiologiste peut se prendre lui-même pour sujet d'examen, et c'est même ainsi qu'il peut le mieux se livrer à une étude fructueuse, car sa volonté dirige dans le même moment et le phénomène qu'il veut produire et l'attention qui doit en saisir le mécanisme. L'observation de son propre larynx est des plus simples ; l'expérimentateur dispose les choses comme on peut le voir dans la figure 187.

§ 257.

Timbre et renforcement de la voix. — Lorsqu'une ouverture a été pratiquée à la trachée-artère, *au-dessous* du larynx, et que l'air ne suit plus, pour sortir de la poitrine, la voie laryngienne, l'aphonie en est la conséquence. Dans toutes les lésions, au contraire, qui portent *au-dessus* du cartilage thyroïde, et quelque larges qu'elles soient, la voix n'est pas détruite. Ces faits, ainsi d'ailleurs que les expériences précédentes, démontrent surabondamment que la voix a son siège dans le larynx, et que, de plus, elle se forme au niveau de la glotte. Cependant les parties qui surmontent la glotte ne restent pas étrangères à la production de la voix, en ce sens qu'elles la *renforcent* et qu'elles concourent à lui donner le *timbre* qui la caractérise.

Chez l'homme qui parle, une grande quantité de parties entrent en vibration à l'unisson du son produit à la glotte. Ainsi, non seulement le pharynx, les

[1] L'utilisation la meilleure possible des mouvements de la glotte inter-cartilagineuse paraît être le résultat d'une sorte d'éducation. Les chanteurs peu exercés ont pour la plupart ce que l'on appelle le *souffle court*. C'est une imperfection qu'on peut corriger par l'exercice.

fosses nasales, la bouche, mais encore la poitrine [1], et jusqu'aux corps solides sur lesquels repose l'homme qui parle, entrent en vibrations. Ces vibrations, on peut les constater soi-même, en appliquant sa main sur une caisse en bois pendant que l'on parle. On sent alors très distinctement les vibrations que la main transmet à la caisse par voie de continuité. Le timbre de la voix résulte donc d'un grand nombre d'éléments, et ce timbre peut varier suivant les conditions particulières dans lesquelles on se trouve.

La voix du vieillard n'est pas celle de l'adulte. Le développement du larynx et les modifications qu'il subit avec l'âge portent principalement sur la constitution des cartilages. Ceux-ci deviennent moins élastiques et s'incrustent d'ossifications partielles qui parfois les envahissent complètement. On dit des vieillards qu'ils ont la voix *cassée*. La nature des corps résonnants solides qui supportent les rubans vocaux, et qui reçoivent les premiers les vibrations communiquées, paraît donc jouer ici un rôle important. Les modifications moins profondes du timbre de la voix, à l'aide desquelles cependant l'oreille distingue facilement, sans les voir, les personnes qui lui sont connues, tiennent à des conditions moins appréciables et multiples. Elles dépendent probablement de la conformation individuelle du larynx, de la bouche, des fosses nasales et de leur sinus [2].

Lorsque, au lieu d'expérimenter sur un larynx complètement séparé du corps de l'individu, on pratique sur un cadavre ce qu'on appelle la *coupe du pharynx*, de manière à ménager toutes les parties qui surmontent le larynx, et par conséquent le trajet pharyngien, buccal et nasal de la voix, on peut fixer la pièce sur un appareil analogue à celui de la figure 190, et l'utiliser pour faire sur la voix humaine des expériences analogues à celles représentées figure 184. Seulement, dans ce dernier cas, le compresseur *aa* (Voy. fig. 190) presse *extérieurement* par deux petites languettes sur le larynx *b*. Il est destiné à diminuer l'ouverture de la fente glottique. Les poids placés dans le plateau de balance C ont pour effet, en reportant leur traction au sommet du cartilage thyroïde, de faire basculer celui-ci et de tendre les rubans vocaux. L'embout *d*, fixé à la trachée, sert à introduire l'air qui doit faire résonner l'appareil. En procédant de cette manière, il est difficile de constater le degré d'ouverture de la glotte, ainsi que la pression de l'air qui passe par l'appareil ; aussi, cette méthode ne convient pas pour des expériences de *précision*, mais elle montre l'influence qu'exercent les parties qui surmontent le larynx pour *renfler* la voix et lui donner les caractères du *timbre* qui la rapprochent de la voix vivante.

On peut s'assurer sur soi-même par une expérience bien simple de l'influence qu'exercent sur le son les parties qui surmontent le larynx, pour en modifier le timbre. Ouvrez la bouche et rendez un son quelconque; puis, tout en soutenant

[1] Les sons de la cavité pectorale contribuent avec le son glottique à la formation du timbre de la voix, absolument de la même manière que les vibrations de la boîte du violon ou de la caisse du piano concourent, avec les vibrations des cordes, à la formation du timbre de ces instruments.

[2] Le timbre ne tient pas seulement à la conformation individuelle du larynx et de toutes les parties qui vibrent à son unisson, l'homme, pouvant modifier la disposition des parties qui agissent dans la production du timbre, peut agir sur le timbre dans une certaine mesure. Un même individu, c'est-à-dire un même larynx, peut à volonté modifier le timbre de sa voix. N'est-il pas des acteurs qui savent parfaitement imiter la voix des autres? Évidemment ils ne le peuvent qu'à la condition de faire varier le timbre de leur voix. Nous verrons dans un instant que l'homme qui chante peut aussi modifier le timbre de sa voix. (Voy. § 261.)

le son, fermez la bouche; l'air s'échappe alors par les fosses nasales seules, et le timbre est à l'instant profondément modifié.

Le timbre de la voix (ainsi d'ailleurs que le timbre d'un son quelconque) dépend du nombre et de la prédominance de certaines harmoniques (V. § 253); et les différences qu'il présente chez l'homme tiennent aux conditions de résonnance que les sons trouvent dans leur parcours, depuis l'endroit où ils naissent jusqu'à l'oreille qui les perçoit. Ces conditions varient suivant les individus et suivant le jeu des parties qui surmontent le larynx et qu'on désigne sous le nom général de tuyau vocal. De telle sorte, que tantôt le son fondamental (engendré par les lèvres de la glotte) s'approprie les harmoniques qui le renforcent, etque tantôt les harmoniques ou l'une d'entre elles deviennent prédominantes.

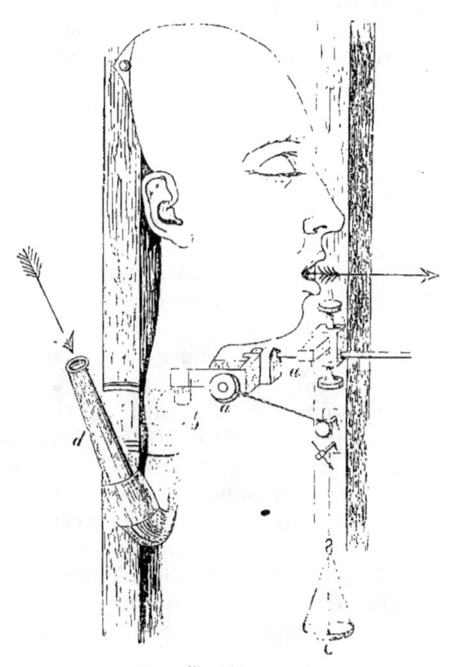

Fig. 190.

Dans la voix de l'homme *qui parle*, les sons accessoires qui ne sont pas des sons glottiques ont une part *très importante* dans la composition des ondes sonores qui arrivent à notre oreille. Quand l'archet fait vibrer la corde d'un violon, on entend non seulement le son produit par la vibration de la corde, mais aussi le *frottement* de l'archet; quand on écoute le son d'une flûte on entend aussi le *frottement* de l'air contre les bords aigus de l'embouchure. Ces *bruits* accessoires qui viennent troubler la mélodie, nous cherchons à ne pas les entendre et nous en faisons en quelque sorte abstraction. Dans la voix de l'homme qui parle il en est tout autrement; les bruits de frottement dans les diverses cavités qui surmontent le larynx sont des bruits voulus et cherchés, et qui, bien que ne touchant point à la tonalité, n'en représentent pas moins les éléments les plus importants du langage (Voy. § 265).

M. König, à l'aide des flammes manométriques, reproduit l'image visible du timbre de la voix humaine. Son procédé consiste à transmettre le mouvement ondulatoire à des flammes de gaz qui, par leurs vibrations rendues visibles à l'aide d'un miroir tournant, reproduisent les vibrations aériennes des ondes sonores émises par l'organe vocal.

§ 258.

Le tuyau vocal — (les *ventricules de Morgagni* — les *rubans vocaux supérieurs* *ou cordes vocales supérieures* — *l'épiglotte* — la *cavité buccale* — la *cavité pharyngo-nasale*). — Ainsi que nous l'avons dit, toutes ces parties ne paraissent exercer aucune influence sur la hauteur du son, mais elles peuvent lui imprimer certaines qualités de timbre ; le rendre clair, éclatant, sourd, ronflant, etc. Le tuyau vocal peut donner à l'ensemble des ondes sonores une direction déterminée en se tournant vers le point de l'espace où nous voulons diriger notre voix, comme nous y tournons par exemple l'ouverture du cor ou de la trompette ; parfois même nous plaçons nos deux mains devant la bouche pour lui donner plus de portée.

Nous n'avons que peu de choses à dire en ce qui concerne le rôle de chacune des parties du tuyau vocal, ces parties agissant principalement dans la production de la parole (Art. 2, PAROLE, § 265).

Les ventricules du larynx sont, comme toutes les cavités que traverse le son avant de sortir au dehors, destinés sans doute à renforcer la voix [1]. Quelques auteurs leur font jouer un rôle capital dans la formation des sons eux-mêmes (Voy. § 264). Mais l'expérience n'est pas d'accord avec ces suppositions hypothétiques.

Les rubans vocaux supérieurs ne sont pas nécessaires à la phonation. Les expériences précédentes prouvent, en effet, qu'on peut obtenir les divers tons de la voix humaine lorsqu'on ne conserve plus dans le larynx mis en expérience que les rubans vocaux inférieurs. L'observation laryngoscopique conduit aux mêmes conclusions.

Les rubans vocaux supérieurs restent-ils pareillement inactifs dans la production du son chez les animaux ?

Lorsqu'on examine l'intérieur du larynx sur un chien ou sur un chat vivant, on remarque, il est vrai, que les rubans vocaux supérieurs se tendent et s'approchent de la ligne médiane, et ce rapprochement est surtout remarquable sur le chat ; mais on peut les enlever sans que la phonation soit détruite ; et les troubles qui surviennent alors dans certaines qualités du son peuvent être attribués à l'opération, aussi bien qu'à l'ablation du ruban lui-même. Il n'y a pas lieu, d'ailleurs, d'être surpris qu'une seule paire de cordes vocales puisse servir à la formation de la voix humaine. Les oiseaux, qui, de tous les animaux, ont la voix la plus étendue et la plus variée, n'ont pourtant que des cordes vocales simples.

L'épiglotte se place-t-elle horizontalement au-dessus de l'ouverture du larynx dans certains moments de la voix ou du chant ? La chose est loin d'être prouvée. Cependant les interprétations ont devancé la démonstration expérimentale du phénomène lui-même. Ainsi, d'après quelques auteurs, l'abaissement de l'épiglotte sur l'ouverture laryngienne coïnciderait avec le renflement de la voix dans le chant ; cet abaissement permettrait d'augmenter l'intensité du son sans augmenter en même temps sa hauteur. L'épiglotte jouerait l'office des diaphragmes, qui s'abaissent sur l'extrémité des instruments à vent et qui ont pour effet d'en faire un peu baisser le ton. L'examen laryngoscopique montre, il est vrai, que l'épiglotte s'abaisse légèrement dans les tons graves et qu'il s'élève dans les tons élevés, mais on n'en peut rien conclure au point de vue de la tonalité des sons. Les expériences de Müller sur le larynx humain et celles de

[1] M. Malgaigne comparait les ventricules du larynx à l'élargissement qui termine la trompette.

M. Longet sur les chiens semblent démontrer que les positions diverses de l'épiglotte sont sans influence sur la hauteur du son ; et, s'il est vrai que dans les expériences sur les larynx des cadavres l'intensité du courant d'air élève un peu le ton, en augmentant la tension des rubans vocaux, sous-tendus en ce moment par des poids, il est vraisemblable que sur le vivant l'augmentation dans la force du soufflet pulmonaire, au moment où l'on veut enfler le son, s'associe à un relâchement *proportionnel* des muscles tenseurs des rubans vocaux qui rétablit l'équilibre; de sorte que le rôle attribué à l'épiglotte n'est pas nécessaire.

On a encore doué l'épiglotte d'un autre office. On a pensé qu'elle pouvait agir à la manière des couvercles élastiques qu'on place au-dessus des anches dans les tuyaux d'orgue, couvercles qui ont la propriété de rendre le son *tremblé*, sans en changer la hauteur. Cela n'est pas invraisemblable, et l'examen laryngoscopique semble le démontrer.

La cavité buccale peut, ou non, communiquer avec les fosses nasales qui la surmontent, suivant que le voile du palais est abaissé ou tendu. Le tuyau vocal peut présenter un seul orifice de sortie, par la bouche, quand le voile du palais est tendu ; ou bien un seul orifice de sortie par les fosses nasales quand le voile du palais est abaissé et les lèvres fermées; ou bien présenter deux orifices de sortie quand le voile du palais est abaissé et les lèvres ouvertes. Toutes dispositions en rapport avec la résonnance et le timbre de la voix.

§ 259.

Mouvements d'élévation et d'abaissement du larynx. — Nous avons dit précédemment que l'addition des tuyaux au-dessus des anches membraneuses avait pour effet de faire baisser la hauteur du ton. Si les expériences mentionnées ci-dessus (§ 256) étaient faites avec deux larynx parfaitement semblables, pourvus de rubans vocaux de même longueur et également tendus par des poids, mais dont l'un ne comprendrait que le larynx, tandis que l'autre comprendrait en même temps tout ce qui le surmonte, c'est-à-dire le pharynx, la bouche, les fosses nasales, le ton obtenu ne serait pas identique dans les deux cas. Dans le larynx surmonté de toutes les parties supérieures du tuyau vocal (Voy. fig. 190), le ton obtenu serait plus bas que dans le larynx de la figure 184 Le pharynx, la bouche et les fosses nasales, qui représentent le tuyau vocal de l'anche membraneuse de la glotte, ont donc certainement pour effet de rendre le ton un peu plus bas qu'il ne serait si ces parties n'existaient pas. Mais, sur l'homme vivant, le pharynx, la bouche et les fosses nasales font partie intégrante et *permanente* de l'organe de la voix, et si ces parties font éprouver aux sons qui ont traversé la glotte un abaissement de ton quelconque, cet abaissement se fait sentir sur tous les sons, et ne change en rien la voix humaine. Le tuyau vocal, il est vrai, n'est pas toujours absolument de la même longueur, et l'on peut se convaincre aisément, en chantant devant une glace, que le larynx s'abaisse dans les sons graves et s'élève dans les sons aigus; mais on peut remarquer aussi que ce déplacement est minime et qu'il atteint à peine un demi-centimètre dans les excursions maxima. L'allongement et le raccourcissement qui en résulte sur l'ensemble du tuyau vocal peuvent être envisagés comme à peu près nuls au point de vue des modifications qui en pourraient résulter pour la hauteur du ton. Cette élévation ou cet abaissement ne sont d'ailleurs pas constants, et dépendent autant du timbre dans lequel on chante que de l'élévation ou de l'abaissement du ton.

M. Second explique l'élévation du larynx dans les sons aigus en attribuant au constricteur inférieur, au moment où il agit pour élever le larynx, la propriété de tendre les rubans vocaux inférieurs en concourant à faire basculer le cartilage cricoïde sur le cartilage thyroïde.

M. Mandl pense également que ces mouvements d'élévation ou d'abaissement du larynx sont tout à fait accessoires et sans aucune influence sur la tonalité. Ils ont pour but de faciliter l'émission de la voix, et il considère qu'ils sont déterminés par les mouvements de la langue, quand celle-ci s'adapte au son qui doit être émis.

§ 260.

Étendue de la voix humaine. — Lorsque l'homme *parle*, c'est-à-dire lorsqu'il se sert de la voix articulée, le registre des sons qu'il emploie est peu varié et ne dépasse guère une demi-octave. Lorsqu'il *chante*, au contraire, sa voix parcourt une échelle beaucoup plus étendue. Une bonne voix est ordinairement de deux octaves à deux octaves et demie. Un chanteur très exercé peut gagner en sus environ une octave. Mais la voix ordinaire ou moyenne de l'homme est loin de correspondre aux mêmes degrés de l'échelle des tons. Quoique par l'exercice il puisse s'étendre dans le registre d'en haut ou dans celui d'en bas, le chanteur possède un certain nombre de notes en rapport avec l'organisation de son larynx, et qui correspondent aux diverses voix de *basse-taille*, de *baryton*, de *ténor*, de *contralto*, de *mezzo-soprano*, de *soprano*.

Le son le plus bas de l'échelle des tons de la voix humaine est le son mi_1 qui correspond à 163 vibrations par seconde. Le son ut_6, le plus élevé, correspond à 2069 vibrations. La voix de basse-taille, celle de baryton et celle de ténor appartiennent particulièrement à l'homme ; les voix de contralto, de mezzo-soprano, de soprano, sont généralement des voix de femme. Cependant la castration, qui entrave le développement du larynx, peut donner à l'homme la voix de la femme, et il n'est pas rare de rencontrer des femmes qui ont des voix de ténor.

On rencontre de temps à autre des organisations exceptionnelles. Mozart parle dans ses lettres de la *Bastardella* qu'il avait entendue à Parme en 1770. Sa voix montait dans le haut jusqu'à l'ut_6 et descendait dans le bas jusqu'au sol_2, parcourant ainsi trois octaves et demie ; elle avait une telle souplesse, qu'elle pouvait exécuter des trilles sur le re_5. La plus jeune des sœurs Sessi avait à la fois une voix de contralto, de mezzo-soprano, et de soprano, et montait de l'ut_2 au fa_6 parcourant ainsi trois octaves et demie. On cite aussi la Catalani dont le registre s'étendait à trois octaves et demie. Mlle Nilson, qu'on peut entendre de nos jours, possède une voix très étendue dans le registre d'en haut (elle peut donner le fa_5), mais elle ne descend pas dans le registre inférieur aussi bas que les précédentes.

La voix d'une femme, celle d'un enfant, celle d'un adulte, ont des caractères tranchés, que personne ne méconnaît. Les modifications dans l'étendue et dans le registre *ordinaire* de la voix, qui apparaissent à l'époque de la puberté, se prononcent d'une manière brusque, comme le développement de la caisse vocale elle-même. Les voix de l'enfant, de la femme et de l'adulte ne se ressemblent pas non plus entièrement, alors même qu'ils chantent ensemble dans la même octave; elles se distinguent par des qualités qui tiennent surtout au timbre des lettres sonores, c'est-à-dire des voyelles, par conséquent à l'ampleur ou à la disposition de la caisse résonnante, c'est-à-dire du tuyau vocal (pharynx, bouche, etc.).

Le registre de la voix est dans un rapport intime avec la constitution anatomique du larynx. On peut dire, d'une manière générale, qu'il dépend de la longueur des cordes vocales. La voix de l'enfant se produit dans un petit larynx, c'est-à-dire dans un larynx à rubans vocaux petits; la voix de la femme et celle du ténor se produisent dans des larynx moins développés que ceux des barytons et des

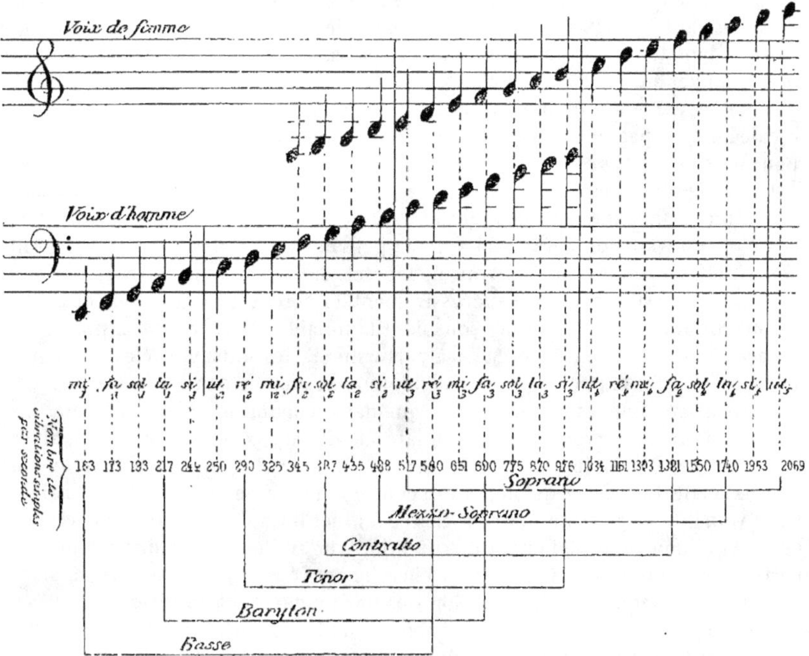

basses-tailles. Quant à caractériser d'une manière précise et rigoureuse les dimensions des lèvres vocales qui répondent à chaque type de voix, cette détermination n'est pas possible, parce que, ainsi que nous l'avons fait remarquer déjà, l'épaisseur et la largeur de ces replis représentent des facteurs qu'on ne peut guère apprécier sur le vivant. On ne peut non plus que présumer l'énergie des puissances tensives (c'est-à-dire l'énergie musculaire) des cordes vocales. L'expérience journalière prouve qu'on ne peut guère *deviner* la voix à l'aide de l'examen laryngoscopique.

§ 261.

Modifications du timbre. — Voix de poitrine. — Voix de fausset ou voix de

tête. — Voix claire. — Voix sombrée. — Ces diverses qualités de la voix résultent de modifications dans le *timbre*. Le même individu peut, à volonté, se servir de la voix de poitrine, ou de la voix de fausset pour produire des sons de *même hauteur*, comme il peut aussi chanter en timbre clair ou en timbre sombré, tout en émettant des sons de même tonalité.

Voix de poitrine. — Chacun sait qu'on désigne sous le nom de *voix de poitrine*, cette voix à timbre *plein* et *sonore*, accompagnée d'un frémissement vibratoire de la cage thoracique, qu'on sent très bien en appliquant la main sur la poitrine. Les sons de la voix de poitrine constituent les sons de la *voix ordinaire*. Lorsqu'on examine l'organe de la voix à l'aide du laryngoscope au moment de l'émission d'une note en voix de poitrine, la glotte se montre avec les apparences représentées plus haut fig. 189. On constate que les cordes vocales sont tendues et qu'elles vibrent dans toute leur longueur et leur épaisseur. A mesure que le son s'élève, sans changer de registre, les vibrations deviennent plus difficiles à saisir parce qu'elles deviennent plus nombreuses dans le même temps. Les bords de la fente vocale laissent passer l'air par une fente elliptique qui devient tout à fait linéaire pour les sons élevés.

J. Müller dans ses recherches sur le larynx du cadavre a obtenu des sons qui à un certain moment changeaient subitement de registre et passaient de ce qu'on pouvait comparer à la voix de poitrine à un autre registre qui avait des caractères analogues à la voix de fausset. Le son le plus grave qu'il ait pu obtenir était le si_1. En tendant successivement les cordes vocales à l'aide de poids, il obtenait ainsi jusqu'au si_2 des sons dont la tonalité allait croissant, mais dont le caractère restait le même. Mais à partir du si_2, les sons plus élevés obtenus à l'aide de nouveaux poids prenaient subitement un nouveau caractère. Jusque-là il n'avait modifié les cordes vocales que dans leur tension longitudinale. Mais quand il faisait intervenir la pression latérale du larynx de manière à modifier les conditions d'épaisseur des cordes vocales, il pouvait monter plus haut que le si_2 sans sortir du registre qu'on pouvait considérer comme le registre de poitrine. De la voix dite de poitrine à la voix dite de fausset il y a donc comme une espèce de saut qui dépend évidemment de conditions nouvelles dans la disposition des parties vibrantes et que le chanteur cherche, et réussit par l'exercice, à atténuer [1] et sur lesquelles les physiologistes ont longuement disserté.

Voix de fausset. — Remarquons d'abord que la voix de *fausset* ou de *tête* est caractérisée par un timbre particulier et comme flûté. La voix de fausset met le larynx en possession d'un registre de sons moins étendus que celui de la voix de poitrine, mais pouvant monter où la voix de poitrine ne peut atteindre. Tous les tons de la voix humaine ne peuvent être produits dans les deux registres. Cependant, dans les tons hauts, il y a beaucoup de notes qui peuvent être émises à volonté dans les deux registres Il y a, par conséquent, sur la limite des deux registres, un certain nombre de sons qui, composés du même nombre de vibrations, peuvent ne différer que par le timbre. Superposés dans une partie de leur étendue, les deux registres se dépassent mutuellement : le registre de poitrine du côté des sons graves, le registre de tête du côté des sons aigus.

MM. Diday et Pétrequin ont proposé pour expliquer la voix de tête ou de fausset une théorie qui a été assez longtemps acceptée par les physiologistes

[1] Chez les chanteuses exercées, la transition entre les deux registres n'est sensible que pour des oreilles très musicales.

et qui l'est encore par quelques-uns (MM. Tobold, Gibb). Ils pensent qu'au moment où se produit la voix de fausset, la glotte se place, en vertu de la contraction des muscles qui la doublent, dans un état de tension tel, que les rubans vocaux ne peuvent plus vibrer à la manière d'une anche. Son contour ressemblerait alors à l'ouverture d'une flûte, et, comme dans les instruments de ce genre, ce n'est plus par les vibrations des bords de l'ouverture, mais par celles de l'air lui-même, que le son serait produit.

Voici quelques faits tirés de l'observation que MM. Diday et Pétrequin donnent à l'appui de leur doctrine : 1° la résonnance de la cage thoracique dans la voix de poitrine et sa non-résonnance dans la voix de fausset semblent indiquer qu'il y a une différence dans le mécanisme, et que, si l'une est déterminée par les vibrations des rubans vocaux, l'autre se produit d'une autre manière ; 2° les chanteurs conviennent que la voix de poitrine dans les notes d'en haut est bien plus fatigante que la voix de tête ; 3° les sons de la voix de poitrine peuvent être émis *forts* ou *faibles*, c'est-à-dire avec des intensités variées à volonté ; les sons de la voix de tête, au contraire, ne peuvent être produits sans être intenses, ce qui semblerait indiquer que l'énergie du courant d'air est le principal élément de leur production ; 4° M. Garcia fait remarquer que, pour une même quantité d'air inspiré, une même note peut être *tenue* plus longtemps en registre de poitrine qu'en registre de fausset, ce qui indique une *dépense* d'air plus considérable dans le second cas que dans le premier [1].

Tout cela est parfaitement observé, mais peut s'expliquer autrement. Avant de chercher à interpréter le mécanisme de la voix de fausset, voyons d'abord ce que donne l'observation. Il est certain que cette voix n'est jamais aussi profonde, ni aussi riche, ni aussi puissante que la voix de poitrine, et que son émission détermine en nous un sentiment de tension et de constriction laryngienne. Lorsqu'on regarde dans la profondeur de la bouche, généralement largement ouverte, on constate que les muscles qui avoisinent le larynx et qui bordent les parties profondes du tuyau vocal sont fortement contractés. Le voile du palais est soulevé, les piliers postérieurs du voile rapprochés vers la ligne moyenne : le tuyau vocal est tout particulièrement préparé à la résonnance. On peut constater que pendant la production de la voix de fausset les parois pectorales ne résonnent pas sensiblement tandis que les parties supérieures du tuyau vocal vibrent plus particulièrement ; de là sans doute le nom de voix de tête qui a été donné à ce mode particulier d'émission du son.

Si on procède à l'examen laryngoscopique, voici ce qu'on observe (Voy. fig. 191, page suivante).

La partie postérieure de la fente vocale est fermée en arrière dans toute sa portion cartilagineuse (ce qui peut arriver aussi pour la voix de poitrine, mais ce qui n'est pas la règle) ; quant à la partie antérieure de la fente vocale, elle présente une fente moyennement elliptique plus ouverte que la fente filiforme de la voix de poitrine dans les tons élevés. L'épiglotte est très relevée de sorte qu'on aperçoit très nettement l'insertion thyroïdienne des cordes vocales. Les

[1] Lorsqu'on émet une même note dans les deux registres, on constate que, produites l'une et l'autre après une inspiration maximum, elles ne peuvent pas être soutenues le même temps. Ainsi, par exemple, si la note émise en registre de poitrine peut être tenue pendant une durée mesurée par 26 battements du métronome, elle ne peut être tenue en registre de fausset que pendant 18 battements seulement.

replis aryténo-épiglottiques, de même que les autres portions du tuyau vocal, sont fortement tendus, ainsi que les cordes vocales supérieures. Les ventricules du larynx ne peuvent plus être aperçus, leur entrée n'est plus qu'une fente complètement fermée. Enfin les cordes vocales inférieures tendues, comme amincies, semblent avoir un bord plus tranchant et vibrent avec une faible amplitude.

Lorsqu'on projette dans les parties profondes du larynx un faisceau lumineux très éclatant, la lumière qui illumine la *trachée* est réfléchie en partie, de *bas en haut*, au travers des cordes vocales, et celles-ci apparaissent alors dans le miroir laryngien comme des rubans demi-transparents. En procédant de la sorte, M. Störk a remarqué que les cordes vocales deviennent subitement *plus transparentes* quand la voix passe du registre de poitrine au registre de fausset. Dans les notes les plus élevées de ce dernier registre, il semble, dit M. Störk, qu'on a sous les yeux « deux lamelles de gaze qui vibrent ».

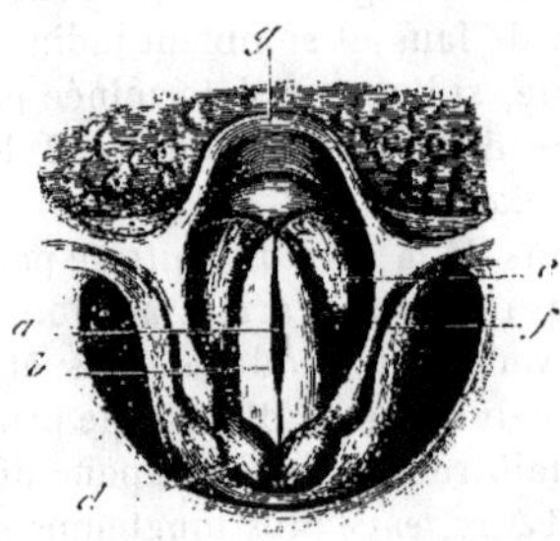

Fig. 191.
Disposition de la glotte pendant l'émission de la voix de fausset (d'après M. Mandl).

Tels sont les faits d'observation. Mais il règne encore une certaine divergence quant à leur interprétation. L'opinion émise autrefois par Lehfeld et adoptée par J. Müller et par M. Helmholtz, à savoir que dans la voix de fausset ce sont les *bords libres* des lèvres vocales (la portion ligamenteuse ou élastique recouverte de sa fine membrane muqueuse) qui par leurs vibrations engendrent le son, tandis que dans la voix de poitrine le son est engendré par les vibrations d'ensemble de tous les éléments qui les composent (y compris les muscles qui en forment le centre), cette opinion, dis-je, est aujourd'hui celle de la plupart des physiologistes et des physiciens.

A peu près tous sont donc d'accord sur ce point fondamental : la voix de fausset est produite par les vibrations *des bords* de l'anche membraneuse que représentent les lèvres vocales ; la voix de poitrine est produite par les vibrations des lèvres vocales dans *toute leur épaisseur* : en d'autres termes la première est engendrée par une anche *mince* et *étroite*, l'autre par une anche *plus épaisse* et *plus large*. Mais par quel mécanisme l'anche vocale peut-elle ainsi se transformer ? Tel est le point sur lequel les interprétations diffèrent.

M. Mandl suppose que les cordes vocales supérieures, par une espèce de tassement, s'appliquent sur la marge externe des cordes vocales inférieures et s'opposent aux vibrations de la portion charnue de ces cordes, à la manière des curseurs qu'on fait glisser le long des lamelles des instruments à anches pour diminuer l'étendue de leur portion vibrante [1]. On ne voit guère quels pourraient être les agents actifs de cette pression, les cordes vocales supérieures n'étant que des ligaments recouverts d'une membrane muqueuse.

La supposition de MM. Merkel, Donders et Grützner est plus vraisemblable. Ils

[1] M. Mandl suppose, en outre, que cette application des cordes vocales supérieures sur la marge externe des cordes vocales inférieures est plus intime *en avant* et *en arrière* que sur la partie moyenne, de sorte que la corde vocale inférieure ne vibre (surtout dans les sons élevés) que sur son bord libre et dans sa partie *moyenne*.

pensent que dans l'émission des notes en voix de poitrine les cordes vocales inférieures sont tendues à la fois *passivement* par les muscles cricothyroïdiens et à la fois *activement* par les muscles thyro-aryténoïdiens, de sorte que la corde vocale forme alors un tout solide, tendu, élastique, qui entre en vibration dans toute sa masse. Dans l'émission des notes en voix de fausset, le muscle thyro-aryténoïdiens (muscle intérieur de la corde vocale inférieure) serait relâché, tandis que le bord de la lèvre vocale, c'est-à-dire sa portion ligamenteuse marginale et élastique, serait seul passivement tendu sous l'influence de la contraction des muscles cricothyroïdiens ; de telle sorte que les muscles thyro-aryténoïdiens relâchés, sans élasticité et sans ressort, ne vibreraient plus comme auparavant, et la vibration génératrice du son se localiserait dans le ligament fibreux élastique.

Ajoutons avec M. Grützner que, pendant la voix de fausset, les muscles qui entrent dans la composition de la corde vocale inférieure ne sont peut-être pas dans l'état de relâchement complet, mais qu'il leur suffit sans doute de se placer dans un état d'inactivité relative.

M. Töpler, sur un chanteur très exercé, aurait pu constater que pendant l'émission des sons en voix de fausset, les rubans vocaux vibrent de telle sorte qu'il se forme une ligne nodale de vibrations mesurant, dans le sens antéro-postérieur, toute la longueur de la lèvre vocale, et qui séparait la partie mince et vibrante, de la partie épaisse et adhérente [1].

Quel que soit le mécanisme réel de la voix de fausset, il est certain que les modifications qu'éprouve le timbre du son ont leur origine dans la partie vibrante initiale, c'est-à-dire aux lèvres vocales. Il est d'autres changements

[1] D'autres suppositions, que l'examen laryngoscopique a fait abandonner, ont été faites pour expliquer la voix de fausset. Nous nous bornerons à signaler les principales.

M. Cagniard-Latour suppose que la voix de fausset est produite par les vibrations des cordes vocales inférieures *seules*, tandis que la voix de poitrine serait produite par les vibrations simultanées *des deux paires de cordes vocales*.

M. Segond a cherché à localiser la voix de fausset dans les parties supérieures du larynx. De même que la voix dite de poitrine serait produite par les vibrations des cordes vocales inférieures, la voix de fausset ou de tête le serait par la vibration des cordes vocales supérieures. Cette manière de voir repose sur des expériences pratiquées sur des chats, auxquels la section des cordes vocales supérieures a fait perdre le miaulement. Mais il faut dire que la section des cordes vocales inférieures produit exactement le même résultat. Chez le chat, d'ailleurs, les cordes vocales supérieures font dans le larynx une saillie assez considérable. Chez l'homme, les plis, auxquels on donne le nom de cordes vocales supérieures, sont trop peu saillants pour se trouver sur le courant de la colonne d'air expirée. Les cordes vocales inférieures, au contraire, font toujours une saillie beaucoup plus considérable vers le plan médian, et dirigent le courant d'air qui passe par l'ouverture de la glotte, dans l'axe du tuyau laryngien, c'est-à-dire en dedans des cordes vocales supérieures.

M. Fournié suppose que la longueur des cordes vocales varie, dans les deux registres, avec l'élévation du ton et que la portion de la partie vibrante de la corde vocale qui serait au maximum d'environ 20 millimètres dans les tons les plus bas, peut ne mesurer dans les tons les plus élevés que 10 millimètres environ. (Cette diminution de la *longueur* de la partie vibrante, nous l'avons vu, n'est pas généralement acceptée.) Quant à la voix de fausset, il l'explique par un changement qui survient dans les conditions de tension des parties vibrantes de la corde vocale. Lorsqu'une note passe du registre de poitrine au registre de fausset, les muscles thyro-aryténoïdiens se contractent plus énergiquement, tandis que pour rétablir l'équilibre au point de vue de la tonalité, les muscles crico-thyroïdiens se relâchent dans une certaine mesure que l'exercice apprend. (M. Fournié fait jouer à ces deux muscles un rôle opposé à celui que leur attribuent MM. Donders, Merkel et Grützner.)

L'explication donnée par M. Vacher a beaucoup d'analogie avec celle de M. Fournié. Dans la voix de fausset, les muscles crico-thyroïdiens se relâcheraient, tandis que la tension active de la corde vocale serait déterminée par la contraction accrue des thyro-aryténoïdiens. Pour M. Vacher, de même que pour M. Fournié, à mesure que le ton s'élève dans la voix de fausset (comme d'ailleurs dans l'autre registre), la partie vibrante des cordes vocales se raccourcirait d'arrière en avant.

dans le timbre qui paraissent également dépendre des dispositions spéciales de la glotte. Ainsi, par exemple, M. Helmholtz suppose que dans les voix que les artistes désignent sous le nom de *voix mordantes*, le timbre qui caractérise cette qualité de la voix est un timbre *glottique*. Ce timbre tirerait son origine de ce que les bords des lèvres vocales formeraient non pas une fente étroite, mais de ce que les bords arriveraient tout à fait *au contact* et vibreraient en se frôlant, comme les *anches battantes*.

La voix peut être *claire*, ou bien peut être *voilée*. De même, le chant peut se produire en *timbre clair* ou en *timbre sombré*. Les Français ne chantent guère que dans le premier, qui est le timbre qu'on peut considérer comme normal. C'est le timbre *sombré* qui donne à la voix de quelques chanteurs italiens un si grand charme. Beaucoup de chanteurs peuvent à volonté chanter dans l'un ou l'autre timbre.

Dans la voix sombrée, les modifications dans le timbre ne dépendent pas de la nature du corps mis en vibration ; il reste le même : ce sont toujours les rubans vocaux qui produisent le son. D'après M. Helmholtz, les changements qui surviennent alors doivent être recherchés dans le degré d'ouverture de la glotte. Le timbre *voilé* ou *sombré* aurait donc une origine *glottique* et dépendrait de ce que les lèvres vocales ne se rapprocheraient pas d'une manière suffisante et laisseraient entre elles, au moment de l'émission du son, un écartement anormal.

Le timbre des voix *naturelles* ou des voix *claires* répond au jeu normal et régulier des lèvres vocales dont les bords arrivent au contact sans se toucher [1].

La voix a quelquefois le timbre dit *nasonné*. Le nasonnement peut se produire de deux manières : ou bien le son s'échappe par les fosses nasales, tandis que la bouche est fermée; ou bien le son s'échappe par la bouche, tandis que l'on oblitère avec ses doigts les fosses nasales. Dans le premier cas, le nasonnement est faible, il mérite plutôt le nom de *grognement*. Dans le second cas il est très prononcé. En effet, ce qui détermine le timbre du nasonnement, c'est bien moins l'écoulement de l'air par les fosses nasales que son *retentissement* dans les fosses nasales. Lorsque le son ne peut s'échapper que par la bouche, alors que l'orifice antérieur des fosses nasales est fermé, l'air *retentit* dans toute l'é-

[1] Suivant M. Tobold, le timbre voilé et le timbre clair dépendraient des dispositions que peut affecter la glotte *inter-cartilagineuse*. Dans le son clair qu'il appelle le son *pur*, la glotte inter-cartilagineuse serait toujours fermée. Le son deviendrait *voilé, sombré* ou *couvert* dès que la glotte inter-cartilagineuse est ouverte. En d'autres termes, le son principal se trouve mélangé à un bruit de souffle qui le modifie.

D'autres explications encore ont été données. M. Segond décrit ainsi le mécanisme de la voix sombrée : le larynx est très abaissé ; le voile du palais se rapproche légèrement de la base de la langue, de manière que le son, tout en s'échappant de la bouche, va *résonner* dans la partie supérieure du larynx sous la voûte basilaire.

M. Fournié caractérise ainsi la disposition des organes vocaux dans la production de ces deux timbres : timbre sombre et timbre clair : « Le premier est dû au retentissement de la voix dans le tuyau vocal (on désigne ainsi, on se le rappelle, tout ce qui surmonte le larynx) disposé de manière que les dimensions des cavités que le son doit traverser sont aussi grandes que possible, et que les orifices de sortie sont assez resserrés pour opposer un obstacle à la facile sortie de l'air, Dans le timbre clair, au contraire, les orifices de sortie sont tout à fait libres.

Enfin, pour M. Walton, c'est la position de l'*épiglotte* qui donnerait à la voix les qualités du timbre dont nous parlons. Lorsque l'épiglotte est refoulée en bas par la base de la langue rejetée en arrière et que par conséquent elle couvre en partie l'orifice supérieur des voix aériennes, le son est *assourdi ;* quand l'épiglotte est légèrement inclinée en arrière, la voix est tout à fait *claire ;* quand l'épiglotte est tout à fait relevée et qu'on aperçoit pleinement la cavité du larynx, la voix est plus que claire, elle devient *rude*.

tendue des fosses nasales. Lorsqu'un coryza un peu violent a tuméfié la muqueuse de l'orifice antérieur des fosses nasales, et qu'on a le nez *bouché*, l'air ne s'écoule plus par les fosses nasales, mais il y résonne ; on parle *du nez*, ainsi qu'on le dit vulgairement. Par une raison analogue, le grognement qu'on produit en faisant passer le son par les fosses nasales, et qui rappelle le grognement si familier du chien, est produit surtout par la *résonnance* de l'air dans la bouche *fermée*.

Il ne faut pas confondre le *nasonnement*, qui est un phénomène accidentel, avec le *timbre nasillard*, qui est une manière particulière de parler, ou un vice de la parole, qui accompagne le langage dans toutes ses expressions. Le timbre nasillard est dû à l'exagération des mouvements de la base de la langue dans l'articulation des sons. Ces mouvements exagérés ont pour effet d'appliquer la base de la langue contre le voile du palais et de déterminer le retentissement de la voix dans les fosses nasales.

On désigne quelquefois sous le nom de *voix mixte*, l'ensemble des sons communs au registre de la voix de poitrine et au registre de la voix de tête. Quant à ce que les chanteurs désignent sous le nom de *medium*, c'est-à-dire le *milieu de la voix*, il comprend, on le conçoit, d'abord la voix mixte, et en outre les notes de la voix de poitrine et les notes de la voix de fausset qui avoisinent la voix mixte.

Le son de la voix ou du chant peut enfin avoir des qualités très différentes chez le même individu, qualités qui ne dépendent point de sa volonté, mais de la situation présente des rubans vocaux où s'engendre le son. Lorsque la membrane muqueuse qui recouvre ces rubans est bien saine et bien nette, le son a toute sa pureté. Lorsque le ruban vocal est enduit de mucosités plus ou moins épaisses, le son produit est plus ou moins voilé et même plus ou moins rauque [1].

§ 262.

Du bruit de sifflet. — Lorsque l'homme porte ses lèvres en avant et les contracte de manière à conserver entre elles une ouverture arrondie, il peut *siffler* et produire des sons de hauteur diverse. Avec un peu d'exercice, il peut même ainsi parcourir près de deux octaves et exécuter des airs variés. Les lèvres font ici l'office de la glotte ; car l'air arrive *non résonnant* à l'orifice buccal, et c'est là seulement que le son se produit. Dodart, en parlant du bruit de sifflet, a désigné très justement les lèvres ainsi disposées sous le nom de *glotte labiale*. On peut siffler pendant l'expiration et pendant l'inspiration ; les fosses nasales, qui restent libres, servent en quelque sorte de trop-plein et permettent de siffler d'une manière soutenue, sans que la respiration soit gênée.

Dans le bruit de sifflet le son est produit non par les vibrations des lèvres, comme dans la formation du son dans la glotte laryngienne, mais par l'écoulement de l'air à travers la petite ouverture circonscrite par elles [2]. En un mot,

[1] Le *cri* est un son glottique, intense, très aigu, produit par une expiration rapide et énergique (il y a cependant des cris faibles). La glotte est disposée comme pour la production des sons de la voix de fausset.

[2] Tous les fluides (les fluides gazeux aussi bien que les liquides) qui sortent par de petites ouvertures fournissent une veine continue, mais non uniforme dans sa continuité, ces mouvements périodiques engendrent un son.

les lèvres ne représentent pas ici une anche membraneuse, mais une ouverture analogue à celle d'un instrument à vent. D'une part, il est certain que les vibrations des lèvres sont à peu près nulles au moment du sifflement; d'autre part, on peut *toucher* les lèvres sans changer le ton, tandis qu'on ne peut toucher les anches vibrantes sans le modifier; enfin, comme l'a montré M. Cagniard-Latour, on peut produire les sons du sifflet dans une étendue d'environ une octave, en remplaçant les lèvres par de petits disques de liège présentant des ouvertures de 3 millimètres de diamètre, c'est-à-dire le diamètre ordinaire de l'ouverture des lèvres disposées pour le sifflement. Enfin, dans l'action de siffler, comme aussi dans la production du son dans les instruments à vent, l'intensité du courant d'air a une influence remarquable sur la hauteur du ton [1].

§ 263.

De la respiration dans ses rapports avec la voix. — Lorsqu'on examine au laryngoscope une personne qui respire normalement et modérément, on remarque que les cordes vocales n'éprouvent que de faibles mouvements pendant l'inspiration et pendant l'expiration; il y a un léger écartement à l'inspiration et retour à la position moyenne au moment de l'expiration. La glotte dans son ensemble représente une sorte de triangle isoscèle allongé à sommet dirigé en avant, et à la base duquel correspondrait un autre triangle à sommet tronqué également dirigé en avant (Voy. fig. 192). Si on respire plus fortement, les mouvements dont nous parlons sont plus accusés. Si l'inspiration est très profonde les cordes vocales s'écartent largement sous l'influence de la contraction énergique des muscles crico-aryténoïdiens postérieurs, et la glotte prend la forme d'une sorte d'ovale dont la largeur peut avoir la moitié de la longueur (Voy. fig. 193). Au moment de l'expiration les cordes vocales reprennent d'ailleurs la position moyenne de la figure 192.

Lorsqu'on invite la personne en observation à arrêter sa respiration, on voit les lèvres vocales se rapprocher et les cartilages aryténoïdes se presser les uns contre les autres; les cordes vocales supérieures tendent aussi au rapprochement. C'est surtout quand l'arrêt de la respiration s'effectue après une grande inspiration et par arrêt de l'expiration que les lèvres vocales se rapprochent jusqu'au contact. L'occlusion qui caractérise ce qu'on appelle l'*effort* est d'ailleurs proportionnelle à l'énergie de l'acte. Pour un *effort* moyen l'orifice de la glotte interligamenteuse disparaît, mais on peut encore distinguer l'orifice intercartilagineux de la glotte par lequel l'air s'échappe sous la pression des puissances de l'expiration. Quand l'*effort* est très énergique, l'occlusion de la glotte est complète, et on ne distingue plus qu'une fente d'une faible largeur qui correspond aux bords des cordes vocales supérieures arrivées elles-mêmes presque au contact [2].

Revenons à la phonation. Le plus ordinairement la voix se fait entendre

[1] Il ne faut pas confondre le bruit de sifflet engendré par l'écoulement périodique de la veine aérienne au travers de l'ouverture circonscrite par les lèvres *rigides*, avec le bruit, absolument différent quant à son mécanisme, que produisent les lèvres dans le jeu du cor et de la trompette. Le cor et la trompette sont des instruments à anche dont les lèvres de l'homme représentent l'anche membraneuse vibrante.

[2] Nous avons vu précédemment que la glotte se ferme également pendant la déglutition et pendant le vomissement.

pendant l'expiration, c'est-à-dire que les cordes vocales entrent en vibration sous la poussée de la colonne d'air chassée par le poumon ; mais quand l'homme parle ou chante, l'émission de l'air est en même temps graduée, c'est-à-dire modérée par les inspirateurs, et il s'établit ainsi, entre les expirateurs et les inspirateurs, une sorte de lutte vocale assez fatigante pour les muscles thoraciques.

Le son produit aux lèvres de la glotte traverse les parties supérieures du tuyau vocal, où il prend le timbre qui caractérise la voix humaine ; ou bien il est *articulé* et devient alors la *parole*.

Dans les circonstances ordinaires, les sons ne se produisent guère pendant l'*inspiration* que dans les mouvements convulsifs des muscles respiratoires, c'est-à-dire dans le *rire*, le *sanglot*, le *hoquet* (Voy. §§ 128, 129, 130). On peut, si l'on veut, reproduire artificiellement ces divers sons. On peut aussi, avec un peu d'exercice, reproduire *pendant l'inspiration* une grande partie ou la totalité des sons formés ordinairement par le courant de l'expiration. En faisant

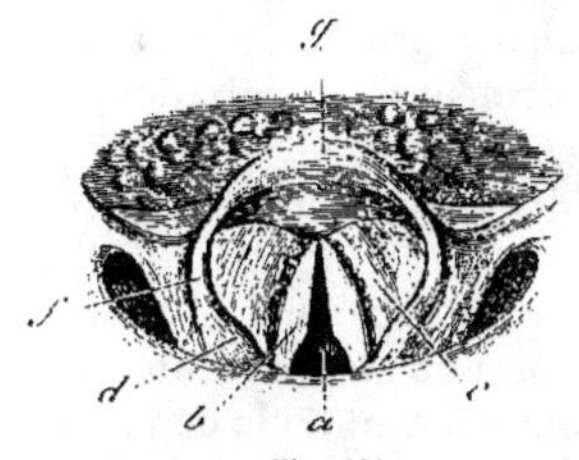

Fig. 192.

DISPOSITION DE LA GLOTTE (ou fente vocale) PENDANT L'INSPIRATION MODÉRÉE (d'après M. Mandl).

a orifice glottique, — *b*, cordes vocales inférieures. — *c*. cordes vocales supérieures. — *d*. sommet des cartilages aryténoïdes surmontés des cartilages de Santorini. — *f*, replis aryténo-épiglottiques. — *g*, épiglotte.

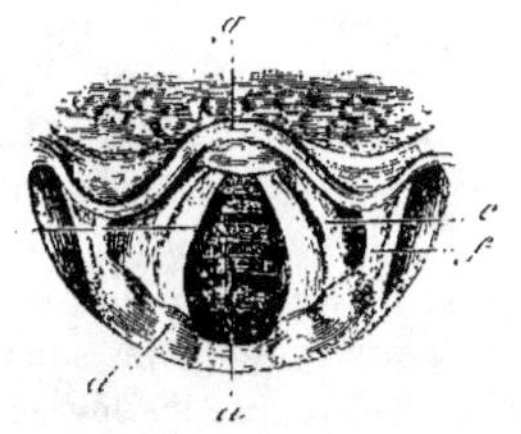

Fig. 193.

DISPOSITION DE LA GLOTTE PENDANT UNE INSPIRATION LARGE ET PROFONDE (d'après M. Mandl).

a. orifice glottique. — *b*, cordes vocales inférieures. — *c*. cordes vocales supérieures. — *d*. sommet des cartilages aryténoïdes surmontés des cartilages de Santorini. — *f*, replis aryténo-épiglottiques. — *g*, épiglotte.

ainsi résonner la glotte, on peut même dépasser le registre des tons aigus de l'expiration. Il n'y a, au reste, rien d'essentiellement différent dans la production du son dans ces deux circonstances si ce n'est que le timbre n'est pas le même. Le son se produit toujours aux lèvres de la glotte et de la même manière. Le soufflet et le porte-vent sont seulement déplacés ; au lieu d'être le poumon et la trachée-artère, ils sont représentés par l'air extérieur et par le tuyau vocal ; et nous avons déjà vu précédemment qu'on peut tout aussi bien faire parler une anche membraneuse en *soufflant* dans le tube sur l'extrémité duquel elle est appliquée, qu'en *attirant* l'air extérieur au travers de la glotte artificielle qu'elle représente.

Lorsqu'on expérimente sur le larynx humain détaché du corps et fixé sur une soufflerie, et qu'on cherche à faire vibrer les rubans vocaux inférieurs, on remarque qu'ils peuvent entrer en vibration, que la glotte *inter-aryténoïdienne* [1] ou *inter-cartilagineuse* soit fermée ou qu'elle soit ouverte. Le rapprochement

[1] On désigne sous le nom de *glotte inter-aryténoïdienne* la partie postérieure de l'ouverture glottique, celle qui est comprise, non pas entre les rubans vocaux, mais entre les cartilages aryténoïdes (voy. § 252).

des bords de la glotte cartilagineuse inter-aryténoïdienne est, il est vrai, une condition avantageuse, mais sa fermeture n'est pas *nécessaire* à la production du son. Il en est de même sur le vivant. Lorsqu'on examine l'intérieur du larynx sur un chien qui *crie*, on observe souvent alors, en arrière des cordes vocales rapprochées et vibrantes, une ouverture triangulaire, allongée ou ovalaire, bordée par les apophyses antérieures des cartilages aryténoïdes. L'observation laryngoscopique a également prouvé qu'un même son pouvait être rendu avec la glotte inter-aryténoïdienne *ouverte* ou *fermée*. La partie de la glotte comprise entre les cartilages aryténoïdes paraît donc étrangère à la production du son.

Au moment de la production de la voix, nous l'avons vu plus haut, la glotte inter-aryténoïdienne reste parfois ouverte. C'est probablement pour cette raison que quelques personnes ne peuvent parler à haute voix sans *s'épuiser* promptement, l'air emmagasiné dans le poumon se trouvant dépenséen pure perte par l'ouverture inter-aryténoïdienne. L'art de chanter ou l'art de parler en public, c'est-à-dire l'art de *ménager son vent*, art qui ne s'apprend que par un exercice plus ou moins long, pourrait bien dépendre de la faculté qu'on acquerrait alors de maintenir fermée, au moment de l'expiration, la glotte inter-aryténoïdienne, et de forcer ainsi tout l'air du poumon de passer entre les lèvres de la glotte proprement dite, pour produire son effet utile.

Quant à la forme que prend la *glotte proprement dite* au moment de l'émission de la voix, elle est la même sur le vivant que celle qu'il faut lui donner sur le cadavre pour obtenir des sons à l'aide d'un courant d'air d'une intensité modérée, c'est-à-dire que les lèvres de la glotte se rapprochent l'une de l'autre, et ne laissent entre elles, sous la pression de l'air qui les fait vibrer, qu'un espace linéaire. C'est ce que Mayo et Rudolphi avaient constaté sur un homme à la suite d'une blessure au cou qui siégeait au-dessus du larynx, et c'est ce qu'on peut voir tous les jours avec le laryngoscope (voy. fig. 188, page 172).

L'air qui arrive à la glotte, au moment de la parole ou au moment du chant, possède une tension supérieure à celle de l'expiration ordinaire. La parole et le chant sont toujours, en effet, accompagnés d'un effort (Voy. § 240). La tension de l'air expiré, modérée dans les efforts de la parole, est équivalente alors à une colonne de 2 ou 3 centimètres de mercure ; cette tension peut faire équilibre à 6 ou 7 centimètres de mercure dans les efforts du chant ; elle peut s'élever à 20 ou 24 centimètres dans les cris violents ou au moment des efforts de l'expectoration et de l'éternument.

Quant à l'intensité de la voix, qualité tout à fait indépendante de la tonalité, elle tient à l'énergie du courant d'air qui met en branle les cordes vocales et dépend bien moins de l'instrument vocal que du soufflet qui le fait résonner. La voix humaine, surtout dans les tons élevés, peut avoir assez d'intensité pour être entendue à 1 kilomètre dans le silence de la nuit et quand le son ne rencontre aucun obstacle.

§ 264.

Remarques sur quelques théories de la voix humaine. — La théorie de la voix humaine, telle que nous l'avons exposée, est, au moins dans ce qu'elle a d'essentiel, celle qui a été proposée par J. Müller, et développée plus tard par un grand nombre de physiciens et de physiologistes au nombre desquels il faut tout particulièrement citer MM. Harless, Garcia, Czermak, Merkel et Helmholtz. C'est elle qui se rapproche le plus des phénomènes naturels, et c'est la seule qui ait pour elle l'expérience *directe*. Toutes les autres sont plus ou moins spéculatives, et leurs auteurs se sont toujours efforcés de comparer l'organe vocal de l'homme à un instrument de musique *déterminé*. C'est à tort. Aucun instrument ne peut être comparé à l'organe de la voix humaine, ou plutôt l'organe de la voix humaine renferme plusieurs parties qu'on peut comparer à diverses sortes d'instruments. Les lèvres de la glotte représentent, en effet, une anche membraneuse élastique, et jusqu'à présent ces anches n'ont été appliquées à aucun instrument de musique. De plus, l'anche membraneuse de la glotte n'est pas une anche aussi simple que les anches de caoutchouc, car les rubans vocaux inférieurs représentent des lames, non seulement élastiques, mais encore *contractiles* par elles-mêmes, c'est-à-dire susceptibles tout à la fois de se *tendre*, de se *gonfler* et de *modifier leur état moléculaire*. Ces deux dernières qualités, en changeant leur *épaisseur* et leur *densité*, entraînent sur le vivant des modifications dans la voix que la tension artificielle des cordes vocales à l'aide de poids ne peut donner. N'oublions pas que les rubans vocaux suivent pour l'élévation du ton la loi des vibrations des anches solides ou des verges ; et nous savons que, dans les anches solides et dans les verges, l'épaisseur et la densité de la matière ne sont pas indifférentes (Voy. §§ 254 et 255).

Si la glotte, où se forme le son, peut être comparée à une anche membraneuse, le tuyau vocal, où le son se modifie, rappelle, d'autre part, le corps de tuyau des instruments à vent.

L'instrument de la voix humaine a été tour à tour et à diverses reprises comparé à un instrument à cordes ou à un instrument à vent. Si l'on ne veut envisager ces diverses théories qu'au point de vue seulement de l'*origine du son*, et non pas comparer le larynx dans son entier à un instrument plutôt qu'à un autre instrument, il est certain que la vérité est dans l'une de ces deux opinions. Dans les anches membraneuses, le corps vibrant étant les lèvres de l'anche, et le *ton* étant subordonné au nombre de leurs vibrations, et par conséquent à leur tension, ces anches ont plus d'analogie pour l'*origine du son* avec les instruments à cordes qu'avec les instruments à vent. C'est ce qu'avait bien vu Dodart, dans quelques passages de ses écrits tout au moins, car ses Mémoires renferment plus d'une contradiction. Ainsi, il dit quelque part que le *ton* de la voix a pour cause les vibrations des lèvres de la glotte, vibrations dont le nombre dépend, non de la dimension de l'ouverture de la glotte, mais de la tension des cordes vocales ; il dit bien encore que les lèvres de la glotte se mettent en branle, comme lorsqu'un vent impétueux fait vibrer les bords d'un carreau de papier mal collé sur le châssis qui le supporte [1] ; mais, plus loin, il semble renoncer à sa doctrine, et il accorde à la *vitesse* et à la *pression* de l'air, à sa sortie par l'ouverture de la glotte, une influence telle sur l'élévation du *ton*, qu'on est tenté de supposer qu'il ne tient plus compte du degré de tension des rubans vocaux.

On a reproché à Ferrein d'avoir comparé les rubans vocaux à des cordes de violon. Il est vrai que les lèvres de la glotte ne sont point des cordes dans la rigueur du mot, et qu'elles ressemblent beaucoup plus à des anches membra-

[1] De là la théorie de Dodart, dite du *châssis bruyant*.

neuses de caoutchouc ; mais les anches de caoutcouc n'avaient pas encore été inventées, et on ne peut prendre ses points de comparaison que parmi les objets connus. Ferrein connaissait assez l'anatomie, et il l'a bien prouvé, pour savoir que les cordes vocales ne sont pas des fils arrondis fixés à leurs extrémités et libres sur leurs parcours, vibrantes à la manière des cordes d'un violon ou d'une guitare ; s'il s'est servi de cette comparaison, c'était pour rendre sa pensée plus claire ; c'était, surtout, pour indiquer que la production du son était due aux *vibrations* des lèvres de la glotte, et que la condition principale de l'élévation ou de l'abaissement du ton dépendait de la *tension* différente des cordes vocales. Voilà pourquoi il a dit : « Les lèvres de la glotte sont des cordes capables de trembler et de sonner comme celles d'une viole. L'archet est l'air qui les met en jeu ; l'effort de la poitrine, c'est la main qui promène l'archet, etc. »

Les auteurs qui ont comparé la voix humaine à un instrument à vent ont ordinairement choisi la flûte comme point de comparaison. La réalité des vibrations des lèvres de la glotte, au moment de la production du son, nous paraît la meilleure réfutation à opposer à cette comparaison. D'autres l'ont comparée à ce petit instrument à vent désigné sous le nom d'*appeau* [1]. Cette comparaison, proposée par M. Savart, a été reprise et habilement défendue par MM. Masson et Longet. Mais, dans cette théorie, il faut faire plusieurs suppositions démenties par l'expérience. Il faut supposer, d'abord, que l'air est le véritable générateur du son, et que les vibrations des lèvres de la glotte ne sont que consécutives aux vibrations de l'air, ce qui est au moins contestable (Voy. §§ 54 et 255) ; en second lieu, il faut supposer que les rubans vocaux supérieurs, ou toute autre partie située plus haut, peuvent représenter la partie supérieure de l'appeau, dont la glotte et les rubans vocaux inférieurs représenteraient la paroi inférieure. Si l'on considère les cordes vocales supérieures comme faisant office, par leur rapprochement, de la paroi supérieure de l'appeau, comment expliquer la voix des oiseaux chanteurs qui n'ont que deux cordes vocales ? Si l'on considère comme faisant office de paroi supérieure de l'appeau la bouche ou les fosses nasales (dont les ouvertures naturelles sont plus étroites que leurs cavités) comment expliquer qu'avec un larynx dépourvu de toutes les parties qui le surmontent, on puisse, en soufflant par la trachée, faire parcourir au *ton* le registre entier de la voix humaine ? Comment expliquer que, dans les expériences, l'intensité du courant d'air ne fasse pas monter le ton d'une manière sensible pour une même tension des cordes vocales, et pour une même ouverture de la glotte ? Comment expliquer que la section des nerfs qui animent les muscles de la glotte sur l'animal vivant soit suivie d'aphonie, alors que l'appeau, que représenterait l'organe vocal, se trouve à peine modifié, et que la vitesse et l'énergie de l'expiration devraient compenser les modifications survenues dans l'ouverture de la glotte ? Comment expliquer qu'une simple incision sur le bord libre d'un ruban vocal inférieur chez l'animal vivant ou qu'une simple ulcération de la glotte dans les maladies du larynx entraînent des changements profonds dans la production du son et l'impossibilité absolue des tons élevés ? Comment expliquer que l'infiltration séreuse des rubans vocaux abolisse pres-

[1] L'appeau est une petite caisse de métal ou d'ivoire, percée d'un trou sur deux des parois opposées. En soufflant par l'une des ouvertures, l'air s'écoule par l'ouverture opposée, en mettant en vibration l'air intérieur, et engendre des sons *variés comme l'intensité du courant de l'air*.

que complètement la voix? Comment expliquer que, dans les expériences sur le larynx des cadavres, le *dessèchement* des rubans vocaux (quand ceux-ci ne sont pas humectés convenablement et par conséquent maintenus élastiques) entraîne promptement l'aphonie? Comment expliquer qu'un poids, même très faible, placé sur les cordes vocales du larynx du cadavre, ou qu'une simple mucosité déposée sur elles pendant la vie, apportent un trouble profond dans l'émission de la voix? etc.

§ 264 *bis*.

La voix. — Indications bibliographiques.

(Voyez aussi la physiologie du nerf spinal, § 360).

DODART, Sur les causes de la voix de l'homme et de ses différents tons, *dans* Mémoires de l'Académie des Sciences, années 1700, 1706, 1707.

C. AMMAN, Surdus loquens seu Dissertatio de loquelâ, *Amsterdam*, 1702.

FERREIN, De la formation de la voix de l'homme, *dans* Mém. de l'Académie des sciences, année 1741.

R.-A. VOGEL, De larynge et vocis formatione, *Erfurth*, 1747.

F. RAMPONT, De la voix et de la parole, thèse. *Paris*, 1803.

J.-C. FRICK, De theoria vocis, Dissert. *Berlin*, 1819.

DESPINEY, Physiologie de la voix et du chant, thèse, *Paris*, 1821 (Réimprimé in-8°; *Bourg*, 1841).

F. SAVART, Mémoire sur la voix humaine, *dans* Annales de chimie et de physique, t. XXX, 1825. — Mémoire sur la voix des oiseaux (Même recueil, t. XXXII).

MAYER, Ueber die menschliche Stimme und Spache (*Sur la voix et la parole humaine*), *dans* Meckel's Archiv f. Anat. und. Physiol., 1826.

GERDY, Note sur la voix, *dans* Bulletin des sciences médicales de Férussac, t. VII, 1830, et article Voix dans sa *Physiologie didactique et critique*, t. 1er, 2e partie, *Paris*, 1832.

BENNATI, Recherches sur le mécanisme de la voix humaine, *Paris*, 1832.

WILLIS, Mechanism of the larynx, *dans* Philosophic. Transact. *Cambridge*, 1832.

COLOMBAT (de l'Isère), Traité des maladies des organes de la voix, ou Recherches théor. et pratiques sur la physiolog., la pathol., la thérap. et l'hygiène de l'appareil vocal, *Paris*, 1834.

JOHN BISHOP, An experimental inquiry into the grave and acute tones of the human voice, *dans* Philosoph. Transaction, *Londres*, 1835. — DU MÊME, Experimental researches into the physiology of the human voice; même recueil, 1836.

LEHFELDT, Nonnulla de vocis formatione, Dissert., *Berlin*, 1835.

A. WIEDEMANN, De voce humana atque de ignota hujusque cantus modulatione quædam, Dissert. Dorpat, 1836.

CAGNIARD-LATOUR, Sur la pression à laquelle l'air contenu dans la trachée se trouve soumis pendant l'acte de la phonation, *dans* Comptes rendus de l'Académie des sciences, t. IV. 1837.

CAGNIARD-LATOUR, Sur la voix, *dans* Comptes rendus, Académie des sciences, 1838.

J. MÜLLER, Voix et parole *dans* Traité de Physiologie, t. II 1838, (*traduct. française*, 1845 et 1855).

H. HÄSER, Menschliche Stimme, etc, für Sänger, Lehrer, und Freunde des Gesanges (De la voix humaine, etc., à l'usage des chanteurs, des élèves et des amateurs du chant), *Berlin*, 1839.

LONGET, Recherches expériment. sur les muscles et les nerfs du larynx, *dans* Gazette méd. de Paris, 1841.

NOEGGERATH, De voce, linguâ, respiratione, observationes quædam, *Bonn*, 1841.

BOURGUET, Nouvelles considérations sur la bronchotomie et sur quelques points de la phonation, Thèse, *Montpellier*, 1844.

PETREQUIN et DIDAY, Mémoire sur le mécaisme de la voix de fausset, *dans* Gazette médicale, numéros 8 et 9. 1844.

F. ROMER, The physiology of the human voice, *London*, 1845.

SEGOND, Hygiène du chanteur, *Paris*, 1845.

BLANDET, Du mécanisme de la voix humaine, *dans* Gazette médicale, n° 37, 1846.

LISKOVIUS, Physiologie der menschlichen Stimme fur Aerzte und Nichtärzte (*Physiologie de la voix humaine à l'usage des médecins et des gens du monde*) *Leipzig*, 1846.

MAN. GARCIA, Mémoire sur la voix humaine (*présenté à l'Académie des sciences en* 1840). *Paris*, 1847.

GRUBER, Kehlkopf bei Castraten, *dans* Müller's Arch. 1847.

BERNARD (Claude), Recherches expérimentales sur les fonctions du nerf spinal. Paris, 1851.

JOHN BISHOP, Article Voice *dans* Todd's Cyclopaedia, t. IV, 1852.

MAN. GARCIA, Observation sur la voix humaine *dans* Proceed. of the roy. soc , traduit dans Gaz. hebd. de médecine, *Paris*, 1855.

MANDL, De la fatigue de la voix dans ses rapports avec le mode de respiration, *dans* Gazette médicale, *n°* 6 et 18, 1855.

BOURGUET, Résultat de l'oblitération de la glotte chez l'homme au point de vue de l'acte de la parole, *dans* Gazette médicale, *n°* 9. 1856.

GUILLET, Mémoire sur la mesure des quantités d'air dépensées pour la production des sons de la voix, *dans* Comptes rendus Académie des sciences, 1857.

J. CZERMAK, Physiologische Untersuchungen mit *Garcia's* Kehlkopfspiegel (*Recherches physiologiques avec le laryngoscope de Garcia*), *dans* Sitzungsberichte der K. K. Akad. der Wissenschaften, zu Wien, t. XXIX, 1858.

J. CZERMAK, Einige Beobachtungen über die Sprache bei vollständiger Verwachsung des Gaumensegels mit der hinteren Schlundwand (*Quelques observations sur la formation de la parole, le voile du palais étant complètement appliqué contre la paroi postérieure du pharynx*), *dans* même recueil, t. XXIX, 1858.

HARLESS, Article Stimme (*Voix*), *dans* Handwörterbuch der Physiologie de R. Wagner ; t. IV, 1853.

C.-L. MERKEL, Ueber einige phonetische Streitpunkte (*Sur quelques points contestés de la phonation*), *dans* Schmidt's Jahrbücher ; t. C, 1858.

L. TURCK, Der Kehlkopfrachenspiegel und die Methode seiner Gebrauches (*Laryngoscope et manière de s'en servir*), *dans* Zeitschrift der K. K. Gesellschaft der Aertzte zu Wien, n° 26, 1858.

LUCAE, De laryngoscopia, *Berlin*, 1859.

L. TÜRCK, Ueber eine Verbesserung des laryngoscopischen Verfahrens (*Sur un perfectionnement de l'observation laryngoscopique*), *dans* Sitzungsberichte der k. k. Akad. d. Wissensch. zu Wien, 1859.

L. MERKEL, Die neueren Leistungen auf dem Gebiete der Laryngoscopie und Phonetik (*Des progrès récents de laryngoscopie dans les rapports avec la théorie de la voie humaine*), *dans* Schmidt's Jahrbücher, t. CVIII, 1860.

J. CZERMAK, Der Kehlkopfspiegel und seine Verwerthung für Physiologie und Medicin (*Le laryngoscope et de son utilité pour la physiologie et pour la médecine*), *Leipzig*, 1860. Traduction française, *Paris*, 1860.

GUINIER, L'emploi du laryngoscope, *dans* Journ. Montpellier médic. 1860.

CH. BATTAILLE, Nouvelles recherches sur la phonation avec figures. *Paris*, 1861.

J. CZERMAK, Bemerkungen zur Lehre vom Mechanismus des Larynxverschlusses (*Remarques sur le mécanisme de la fermeture de la glotte*), *dans* Untersuchungen zur Naturlehre des Menschen und der Thiere, VIII, 1861.

M. GARCIA, Recherches sur la voix humaine (*Résumé de ses observations anciennes*) *dans* Comptes rendus Acad. des sciences, 1861.

MOURA-BOUROUILLOU, Cours complet de laryngoscopie, suivi des applications du laryngoscope à l'étude des phénomènes de la phonation et de la déglutition, *Paris*, 1861.

FOURNIÉ, Étude pratique sur le laryngoscope, *Paris*, 1863.

MANDL, Sur le laryngoscope, *dans* Abeille médic., 1863.

MASON, Descript. of an Laryngoscope, *dans* the Lancet, 1863.

G. PASSAVANT, Ueber die Verschliessung des Schlundes beim Sprechen (*De l'occlusion du gosier dans le parler*), Dissert., *Francfort*, 1863.

TOBOLD, Lehrb. der Laryngoscopie, *Berlin*, 1863.

VERNEUIL, Documents historiques sur l'invention du laryngoscope, *dans* Gaz. hebd. de méd. et de chir., 1863.

GUILLAUME, Essai sur la laryngoscopie, Thèse, *Paris*, 1864.

BRUNS, Die laryngoskopie, etc., avec atlas in-folio, Tubingen, 1865.

FOURNIÉ, Physiologie de la voix et de la parole, *Paris*, 1866.

J. BÉCLARD, Article LARYNX *dans* Dict. encycl. des sc. méd., *Paris*, 1868.

HELMHOLTZ, Théorie physiol. de la musique, trad. française, *Paris*, 1868.

KRISHABER, Art. LARYNGOSCOPE, *dans* Dict. encycl. des sc. méd., *Paris* 1868.

EUSTACHE, la voix, La parole et leurs organes, Thèse, *Montpellier*, 1869.

FETIS, Hist. de la musique, t. I, *Paris*, 1869.

ROSSBACH, Physiologie und Pathol. der menschlichen Stimme, *Würzburg*, 1869.

HELMHOLTZ, Lehre von den Tonempfindungen, *Braunschweig*, 1870 et 1871.

KÖNIG, Expériences diverses d'acoustique *dans* Comptes rendus Ac. des sc., 1870.

MANDL, Traité pratique des maladies du larynx, 3e partie, physiologie, *Paris*, 1872.

G. SCHMIDT, Die laryngoskopie an Thieren. Phys. Inst. in Tubingen, 1873.

RIEGEL, Lähmungen einzelner kehlkopfmuskeln, *dans* Deutsch. Arch. f. klin. Med., 1876.

ROSAPELLI, Essai d'inscription des mouvements phonétiques. Trav. lab. Marey, 1876.

C. MÜLLER, Untersuchungen über einseitig frei schwingende Membranen, *Cassel*, 1877.

BLAKE, Method of recording articulate vibrations bei means of photography *dans* Americ. Journ. of scienc., 1878.

SCHNEEBELLI, Expériences avec le phonautographe, *dans* A. d. sc. phys. et nat., 1878.
WALTON, The function of the epiglotti in phonation, *dans* Journ. of physiol., 1878.
BERGERON (René), La mue de la voix. Thèse, Paris. 1879.
P. GRÜTZNER, Physiologie der Stimme und Sprache, *dans* Hermann's Handb. der Physiol., 1879.
V. HENSEN, Ein einfaches Verfahren zur Beobachtung der Tonhöhe eines gesungenen Tons, *dans* Arch. f. Anat. und Physiol., 1879.
C. R. ILLINGWORTH, The physiology of the larynx, *dans* the Lancet, 1879.
A. KLÜNDER, Ueber die Genauigkeit der Stimme, *dans* Arch. f. An. und Physiol., 1879.
SCHNEEBELLI, Sur la théorie du timbre et particul. des voyelles *dans* A. des scien. phys. et natur., 1879.
JELENFFY, Der musculus vocalis und die Stimmregister, *dans* Arch. f. d. ges. Physiol., 1880.

ARTICLE II.

DE LA PAROLE

§ 265.

Parole. — Parole à voix haute. — Parole à voix basse ou chuchotement. — Les éléments de la parole. — La parole est la voix *articulée*. La voix est formée dans le larynx par les cordes vocales, aussi bien chez les mammifères que chez l'homme ; mais elle n'est articulée que chez lui. Les organes de l'articulation situés le long du tuyau vocal, c'est-à-dire le pharynx, les fosses nasales, le voile du palais, la langue, les joues, les dents et les lèvres, existent pourtant chez les mammifères aussi bien que chez l'homme. Ici intervient donc un acte intellectuel. Les idiots et les crétins ne poussent souvent que des cris inarticulés, quoique le son produit dans le larynx traverse aussi le tuyau vocal. Les sourds-muets ont aussi un larynx et un tuyau vocal régulièrement conformés, et pourtant ils ne produisent que des sons ou des cris ; à force de persévérance on parvient seulement à leur faire prononcer imparfaitement quelques mots.

Les modifications que l'homme doit imprimer au tuyau vocal pour transformer la voix ou le son en paroles sont donc des mouvements volontaires, que l'imitation, secondée par le sens de l'ouïe et par l'intelligence, lui apprend à reproduire.

La parole est un produit de l'intelligence humaine, qui ne reçoit du larynx que le son ou l'intonation : cela est si vrai, que la parole peut se passer de la voix, peut se passer du son, peut se passer du larynx. Nous pouvons parler, je le répète, sans qu'il se produise aucun son aux cordes vocales : c'est ce qui arrive toutes les fois que nous parlons *à voix basse*, ou que nous chuchotons à l'oreille de notre voisin ; l'air expiré et *aphone* n'est que modifié, c'est-à-dire articulé par la bouche, les dents, la langue, les fosses nasales. Qu'emprunte donc la parole à la voix? Elle ne lui emprunte que le son. Pour parler à haute voix, le larynx est nécessaire ; pour parler à voix basse, il ne l'est plus. Aussi peut-on parler bas à peu près aussi facilement dans l'inspiration que dans l'expiration.

Quand la trachée est coupée en travers ou que l'opération de la trachéotomie a été pratiquée, la *voix* est anéantie, mais la *parole* dite à voix basse (quoique difficile) peut encore se produire. Beaucoup de faits de ce genre ont été signalés. L'un des plus remarquables a été observé par M. Bourguet. L'homme dont il est question avait cherché à se suicider en se coupant la gorge. Cet homme, qui ne respirait plus par le larynx, mais par une canule placée dans la trachée, pouvait encore, mais avec beaucoup d'efforts, prononcer quelques mots *à voix basse*. Comme le tuyau vocal n'était plus traversé par le courant d'air pulmonaire, cet homme, lorsqu'il se disposait à parler, exécutait d'abord des mouvements particuliers des joues, pour emmagasiner l'air extérieur dans son *instrument à parole*. Lorsqu'il parlait, les joues s'aplatissaient ; la langue, les dents et les lèvres entraient en action. Il pouvait parler aussi bien dans l'inspiration que dans l'expiration, et sans interruption, ce qui se conçoit à merveille, puisque son instrument n'avait plus rien de commun avec l'arbre pulmonaire.

Dans les conditions ordinaires, c'est-à-dire quand toutes les parties sont dans leur état normal, la parole articulée *asonore* (ou *aphone*) se produit aisément et sans efforts, soit pendant l'expiration (comme la parole *sonore*), soit, et avec une égale facilité, pendant l'inspiration, parce que l'instrument à parole, c'est-à-dire le tuyau vocal, est dans ces deux conditions à peu près également actionné par le soufflet pulmonaire. Chez les personnes suicidées, qui se sont coupé la gorge au-dessus du larynx, et chez lesquels le tuyau vocal n'est plus sur le trajet du courant d'air de l'expiration ou de l'inspiration, ce n'est que par des changements de volume répétés de la cavité buccale que l'air peut y être mû. Mais les quantités d'air ainsi mises en mouvement sont très limitées et les sons qu'elles peuvent engendrer par le jeu des organes mobiles de la bouche extrêmement faibles. Pour redonner à ces sujets la puissance relative de la voix chuchotée des personnes normales, il suffit de rétablir un instant la continuité du trajet aérien, par la fermeture de la plaie.

L'observation laryngoscopique permet de constater facilement que dans la parole à voix basse ou le *chuchotement*, la fente vocale est ouverte comme dans les phénomènes réguliers de la respiration ordinaire et que les lèvres de la glotte restent immobiles. Le son est donc produit dans les parties qui surmontent le larynx, c'est-à-dire dans le tuyau vocal.

Les faits dont nous venons de parler sont bien de nature à montrer que, dans la production de la parole, il s'ajoute au son vocal produit dans le larynx un élément nouveau des plus importants. Mais le chuchotement est en définitive un mode de parler exceptionnel. La parole ordinaire s'exécute à voix *haute*, et c'est elle qui doit nous occuper. Elle résulte de la combinaison du son laryngien avec des apports sonores spéciaux du pharynx, du voile du palais, de la langue, des joues, des dents et des lèvres ; c'est-à-dire qu'outre les sons, qui ont une valeur musicale, et qui sont produits par la glotte, il est une multitude de sons ou de bruits qui naissent dans le tuyau vocal. Ces sons et ces bruits associés au son glottique ont été adoptés par toutes les races d'hommes comme moyen d'expression ou de manifestation de la pensée [1]. La pensée d'ailleurs peut se produire, en dehors du domaine de la voix, soit par des gestes, soit par des signes arbitraires au premier rang desquels figurent les lettres qui ne sont en réalité que la représentation graphique des éléments sonores du langage.

On suppose, non sans raison, que les chants, les cris, et les diverses modifications de la voix que font entendre les animaux, sont des expressions du même genre, et représentent leur langage.

Le langage, c'est-à-dire la voix parlée, ne comporte que d'assez faibles variations dans le ton (généralement, au plus 1/2 octave). De plus, la succession des

[1] Dans le langage de la linguistique on désigne souvent sous le nom de *phonèmes* les groupes de sons ou de bruits qui constituent le langage parlé.

sons a lieu presque sans *intervalles*, ou du moins sans intervalles rythmés. Dans la voix chantée, l'échelle diatonique est beaucoup plus étendue et les intervalles sont mesurés ou rythmés.

Les signes sonores qui servent à l'homme pour communiquer avec ses semblables se composent de voyelles et de consonnes. Ces sons, diversement associés, composent les syllabes ; celles-ci, combinées de diverses manières, composent des sons articulés d'une certaine durée, qui sont les mots ; la réunion des mots forme la phrase.

C'est par des mouvements appropriés et associés par l'éducation, que le tuyau vocal (pharynx, bouche, langue, voile du palais, dents, fosses nasales) imprime au son les caractères de la parole. Le tuyau vocal est composé d'éléments nombreux ; quelques-unes des parties qui le composent sont douées d'une grande mobilité. La langue peut s'avancer en avant, se retirer en arrière, s'aplatir, se gonfler, s'élever, s'abaisser, prendre en un mot les formes les plus diverses sous l'influence des muscles intrinsèques et extrinsèques qui la composent. Les muscles groupés autour des lèvres peuvent ouvrir, diminuer, ou fermer l'ouverture de la bouche et lui faire prendre des formes variées, à l'aide des releveurs, des abaisseurs, et des constricteurs. Le voile du palais peut, sous l'influence des muscles qui le tendent, l'élèvent ou l'abaissent, modifier l'étendue des communications qui existent entre la cavité buccale et les fosses nasales : il peut lui-même entrer en vibration, etc.

M. Rosapelly a cherché à obtenir le tracé de ces divers mouvements. Sur l'homme qui parle, il a cherché, à l'aide de la méthode graphique, à enregistrer tantôt les vibrations du larynx, tantôt le tracé du mouvement des lèvres, celui des mouvements du voile du palais, celui des mouvements de la langue ; et même le tracé simultané des vibrations du larynx, du mouvement du voile du palais et du mouvement des lèvres. Bien que cette méthode soit encore à ses débuts, elle a permis déjà d'analyser certains points obscurs de la linguistique en ce qui concerne la production des sons composés.

En résumé, de tout ce qui précède il résulte que les sons ou les bruits que nous produisons avec nos organes vocaux, soit dans le larynx seul, soit dans le tuyau vocal seul, soit dans les deux ensemble, constituent les éléments de la parole.

§ 265 *bis.*

Voyelles et consonnes. — On dit souvent que les voyelles se distinguent surtout des consonnes parce qu'elles arrivent toutes formées de la glotte, que ce sont des sons essentiellement pharyngiens, tandis que les consonnes sont spécialement produites par un travail plus ou moins compliqué du tuyau buccal. Il n'en est rien [1].

C'est dans les cavités pharyngo-bucco-nasales que prennent naissance les voyelles aussi bien que les consonnes. Les voyelles, en effet, peuvent (dans le chuchotement par exemple) être engendrées dans le tuyau vocal indépendamment de tout son glottique. Si, dans les conditions ordinaires (parole à voix haute), la glotte donne aux voyelles la qualité de la sonorité, c'est encore le

[1] Cette autre définition, à savoir que la voyelle résonne seule par elle-même, tandis que les consonnes ne peuvent être émises ou résonner qu'à l'aide des voyelles, n'est pas exacte non plus. Beaucoup de consonnes peuvent être émises seules (Ex. : *m*, *n*, *l*, etc.).

tuyau vocal qui leur imprime les caractères par lesquels elles se distinguent les unes des autres.

C'est ce que les expériences de M. König et aussi de M. Helmholtz ont nettement démontré. Quand M. Helmholtz fait résonner un diapason (qui donne, comme l'on sait, une note invariable) au-devant de la bouche diversement disposée, la colonne d'air résonnante qui s'introduit dans la bouche peut donner, suivant la disposition des parois de la bouche, de la langue, et de l'isthme du gosier, toute la série des voyelles. M. König arrive au même résultat en faisant arriver au-devant de la bouche le courant d'une soufflerie qui s'échappe par une fente étroite.

Voyelles. — La formation des diverses voyelles dépend des dispositions que prend le tuyau vocal quand il est traversé par le son. Les modifications qu'il éprouve dans la formation des diverses voyelles portent principalement sur sa longueur. Willis et M. Gerdy [1] ont fait autrefois des expériences sur ce sujet, et M. Brücke en a plus récemment tenté de semblables. Elles ont consisté à reproduire des sons ayant de l'analogie avec chacune des voyelles, en allongeant ou en diminuant de longueur un tube ajouté à l'extrémité d'une languette vibrante qui donnait le son initial. De ces expériences les observateurs précités ont conclu qu'il suffit de changements apportés à la longueur du tuyau vocal pour donner à un même son qui sort de la glotte, tantôt la valeur de *a*, tantôt celle de *e*, de *i*, de *o*, de *u*. La glotte fournit le son ou la sonorité, c'est la masse d'air contenue dans le tuyau vocal qui donne à la voyelle le timbre qui la caractérise.

Le son-voyelle, dans la prononciation à haute voix, dépend donc de la combinaison du ton fondamental glottique et de tous les sons partiels dont l'ensemble constitue les bruits propres de la bouche dans le chuchotement.

Les voyelles sont, comme l'on sait, au nombre de cinq : *a e i o u*, auxquelles il convient d'ajouter *ou* qui est le son-voyelle de notre *u* dans toutes les autres langues.

Si nous rangeons les voyelles dans l'ordre suivant : *ou*, *u*, *o*, *a*, *e*, *i*, on peut dire d'une manière générale que le diamètre longitudinal du tuyau vocal (ou conduit pharyngo-buccal) a sa plus grande longueur en *ou* et qu'il va se raccourcissant successivement jusqu'en *i*. En même temps, le diamètre transversal va en croissant de *ou* en *i*. Si nous prenons les voyelles au rebours (c'est-à-dire de *i* en *ou*), le diamètre longitudinal va sans cesse en augmentant ; le diamètre transversal sans cesse en diminuant.

Un mot maintenant sur chacune des voyelles en particulier.

ou. — Pour la production de l'*ou*, le larynx est dans la position moyenne d'équilibre. L'orifice de sortie du tuyau vocal, c'est-à-dire l'orifice buccal, est aussi rétréci que possible ; les lèvres dirigées en avant circonscrivent une ouverture arrondie. La langue aplatie repose sur le plancher de la bouche.

u, o. — Dans le son de l'*u* et de l'*o* le tuyau vocal offre à peu près les mêmes dimensions que dans le *ou*, avec cette différence que l'ouverture des lèvres est moins rétrécie (surtout pour l'*o*).

a. — Lorsqu'on ouvre la bouche de plus en plus, le *o* fait place à l'*a*. La bouche est modérément ouverte ainsi que les mâchoires et les lèvres. Le tuyau

[1] M. Gerdy introduisait dans la bouche un petit miroir (non pas pour voir le larynx) pour chercher à saisir les modifications des diverses parties de cette cavité dans l'articulation des mots.

vocal a ses dimensions moyennes (plus court que pour l'*o*, et plus long que pour l'*i*). La langue à l'état de repos complet est normalement appliquée sur le plancher inférieur de la bouche (Voy. fig. 194). La bouche peut s'ouvrir davantage au moment où l'*a* résonne et en faire varier le timbre.

i. — Pour la production de l'*i* le tuyau vocal est diminué au maximum, le larynx est au plus haut. De plus, le calibre du tuyau vocal, transversalement élargi, se trouve rétréci de haut en bas par l'application de la face dorsale de la

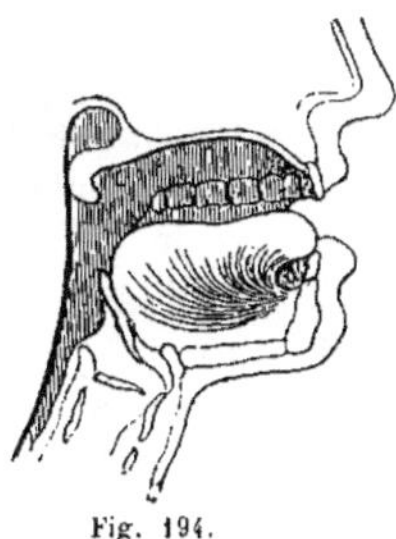

Fig. 194.

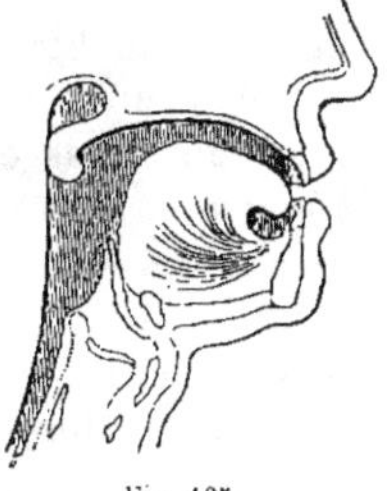

Fig. 195.

langue contre le voile du palais et la voûte palatine (Voy. fig. 195). Ce rétrécissement explique sans doute la plus grande résonance des parties solides de la tête, résonance qui donne à l'*i* son caractère spécial.

Toutes les autres voyelles sont des transitions entre *u*, *a*, *i*. Ainsi, par exemple, disposez la bouche pour le son de l'*a*, puis élevez la langue contre la voûte du palais, et de plus en plus, de manière à rétrécir successivement le tuyau vocal, et vous avez *é*, *è*, *e*, *i* [1].

D'autres voyelles, souvent désignées sous le nom de *nasales*, diffèrent des précédentes par un retentissement plus complet du son dans les fosses nasales ; ce sont les voyelles *an*, *in*, *on*, *un*. Le son est ici en quelque sorte *projeté* dans les fosses nasales immobiles par un mouvement de la base de la langue. Elles constituent le passage entre les voyelles et les consonnes, lesquelles sont produites, comme nous l'allons voir, par une sorte de détente.

Le rôle que joue le tuyau vocal (et notamment la bouche qui en est la partie capitale) dans la production des voyelles a été entrevu par M. Wheatstone et expérimentalement établi par les recherches de MM. Donders, Helmholtz et König. Ils ont reconnu que dans la production des voyelles prononcées à haute voix, la cavité buccale se dispose pour des tons de hauteur déterminée [2].

[1] Si l'on voulait tenir compte de toutes les nuances qu'on peut imprimer aux sons-voyelles, on en pourrait augmenter le nombre jusqu'à l'infini

M. Helmholtz admet huit sons-voyelles correspondant aux principales nuances de la prononciation : *ou*, *u*, *o*, *a*, *é*, *è*, *eu*, *i*.

M. Fournié classe ainsi les voyelles suivant les parties de la bouche qui entrent en jeu pour les produire.

Gutturales, a, o, ou.
Linguo-palatines, è, è, é, i.
Labio-linguo-palatines, e, u.

[2] Il résulte des recherches expérimentales de M. König, que les cinq voyelles *a*, *e*, *i*, *o*, *ou*, peuvent être notées ainsi, lorsqu'on les dégage du son glottique :

ou	*o*	*a*	*e*	*i*
si^b_2	si^b_3	si^b_4	si^b_5	si^b_6

C'est-à-dire que pour mettre les cinq voyelles dans l'ordre précédent, le *son propre de la cavité buccale* s'élève régulièrement d'une octave en passant de l'un à l'autre.

Consonnes. — La prononciation des consonnes présente ce caractère général, qu'il y a quelque part dans le canal buccal un rétrécissement qui brise en quelque sorte le son, ou une fermeture qui, cessant instantanément, imprime au son un caractère particulier.

Le mécanisme suivant lequel ces obstacles sont créés est variable, et dépend principalement de mouvements des lèvres et de la langue ; mouvements isolés ou combinés. Les joues, le voile du palais et les dents jouent aussi un rôle secondaire.

Les consonnes peuvent être produites par le courant d'air sonore laryngien ou par le courant d'air non sonore (chuchotement) qui traverse le tuyau vocal. Mais dans l'un et l'autre cas elles ne sonnent véritablement qu'associées aux voyelles : de là leur nom.

Le caractère essentiel des sons-voyelles, c'est l'immobilité des parties une fois que ces parties sont accommodées à la production du son. La plupart des consonnes se distinguent des sons-voyelles par le mouvement des parties qui concourent à leur production. En d'autres termes, la consonne est un accident bruyant qui précède ou suit une voyelle.

Lorsqu'on compare les consonnes aux voyelles, on constate encore que, pour plusieurs d'entre elles, le son ne peut pas être soutenu comme pour les voyelles. Quelques consonnes pouvant être soutenues à la manière des voyelles, on les a divisées en *consonnes soutenues* et *consonnes non soutenues*.

Consonnes soutenues. — Au nombre des consonnes soutenues signalons d'abord : *s*, *ch*, *f*, *v*, *z*, *j*, *th*, des Anglais auxquelles on peut aussi donner le nom de *sifflantes*. Le son *s* et le son *z* se produisent avec la langue appliquée en avant contre le palais, les dents rapprochées ; le son *ch* se produit avec la langue appliquée contre le palais dans sa partie moyenne, les dents rapprochées ; le *f* et le *v* se produisent les dents supérieures étant presque appliquées sur la lèvre inférieure ; le *j* se produit les dents serrées, les lèvres médiocrement ouvertes et disposées en entonnoir ; le *th* des Anglais se produit lorsque la pointe de la langue s'applique sur l'arcade dentaire supérieure. La lettre *l* et la lettre *r* présentent cette particularité qu'elles sont accompagnées d'un tremblement particulier. Pour produire le *l*, la langue s'appuie par sa pointe contre la voûte palatine, un peu en arrière des dents, et l'air s'échappe des deux côtés entre les lèvres et les joues (Voy. fig. 196). La lettre *r* peut être prononcée de façons très diverses. M. Donders fait observer qu'il y a quatre sortes d'*r* ; le premier qui est produit par le tremblement des lèvres, le second par le frémissement de la pointe de la langue contre la voûte palatine, le troisième par le frémissement du voile du palais et de la luette (grasseyement), le quatrième qui a son siège à l'orifice supérieur du larynx et qui est produit par les vibrations des replis ary-épiglottiques (le *r* du bas-saxon).

Parmi les consonnes soutenues il faut encore ranger les lettres *m*, *n* auxquelles on donne souvent le nom de *nasales*. Le son de *m* et de *n* se distingue par une résonance particulière dans les fosses nasales. La bouche est complètement fermée, dans la prononciation de l'*m* ; l'air s'échappe complètement par les fosses nasales. Dans la prononciation de l'*n* la bouche est fermée par la pointe de la langue appliquée derrière les dents, et, tandis que l'air s'échappe par le nez, la bouche forme une caisse de résonance.

Lorsqu'on chuchote à voix basse, il est à peu près impossible de prononcer le *z*, le *j* et le *v* ; aussi dans les mots qui comportent ces lettres, on dit alors *s* pour *z*, *ch* pour *j*, *f* pour *v* ; les Allemands font souvent cette substitution dans la parole à haute voix.

Consonnes non soutenues. — On donne à la plupart de ces consonnes le nom d'*explosives*, telles sont *p*, *b*, *d*, *t*, *k*, *q*, *g*, *x*. L'articulation des deux consonnes *p*, *b*, est produite par l'occlusion des lèvres, suivie de l'ouverture subite du tuyau vocal, au moment de la production du son-voyelle ; on les appelle *labiales*. La prononciation de *d*, *t*, est produite par le détachement de la pointe de la langue appliquée contre la voûte palatine [1]. Dans la production du *d* et du *t*, l'application de la pointe de la langue se fait tout à fait en avant de la voûte palatine, au collet des dents de la mâchoire supérieure ; on les appelle *linguales* (Voy. fig. 197). L'articulation de *k*, *q*, *g*, est produite par le détachement de la langue appliquée d'abord contre le palais par sa partie moyenne (Voy. fig. 198). L'articulation de la lettre *x* résulte de la combinaison des deux consonnes *gz*

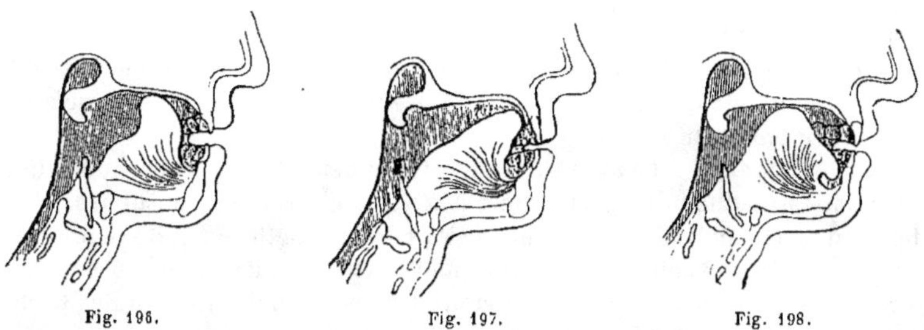

Fig. 196. Fig. 197. Fig. 198.

(comme dans le mot *exil*), ou de celle des deux consonnes *qs* (comme dans le mot *exposition*). La plupart des consonnes non soutenues ne peuvent devenir son qu'à la condition d'être jointes à la voyelle qui les suit.

Pour déterminer d'une manière précise les points où les contacts s'établissent, au moment de la formation des consonnes, entre la langue et les divers points de la cavité buccale, M. Oacley-coles enduit toute la partie supérieure de la cavité buccale à l'aide d'un mélange de farine et de gomme. On retrouve ainsi, sur la langue, sur les arcades dentaires et sur les lèvres, les traces du contact éprouvé avec les parties enduites.

En somme, le son laryngien traversant la bouche et les fosses nasales, et principalement la bouche, les formes que celle-ci peut prendre dépendent des organes mobiles qui la forment ou qu'elle renferme. L'articulation des sons exige donc tout particulièrement le concours de la langue et des lèvres, et surtout le concours de la langue : l'expression de *parole* et celle de *angage* sont synonymes.

§ 266.

De la ventriloquie. — Du bégayement. — On désigne sous le nom de *ventriloquie* une aptitude spéciale que possèdent certaines personnes à produire des

[1] Quand le nez est bouché, les sons *m* et *n* sont facilement remplacés par les sons *b* et *d* ; c'est ainsi qu'on dit enrhu*b*é pour enrhu*m*é, *d*on pour *n*on. M. Czermak a observé le même fait sur une jeune fille dont le voile du palais adhérait à la partie postérieure du larynx, et chez laquelle, par conséquent, les fosses nasales ne faisaient plus partie du tuyau vocal. Elle disait *bein* pour *mein*, *dein* pour *nein* (*mein*, mon ; *nein*, non).

sons *articulés*, c'est-à-dire à parler à haute voix, en conservant la bouche fermée, ou immobile lorsqu'elle est ouverte ; et, en même temps, à imprimer à leur voix un timbre tel, que la voix paraît plus éloignée qu'elle ne l'est réellement. Nous avons dit précédemment que l'on pouvait produire des *sons* à la glotte et pendant l'inspiration et pendant l'expiration ; mais entre les sons simples de la voix et du chant et les sons articulés de la parole il y a une différence notable, et il est assez difficile de concevoir comment la parole dans l'engastrimysme peut se produire, ainsi qu'on l'a dit, au moment de l'inspiration. On comprend aisément qu'on puisse produire des *sons* pendant l'inspiration par les vibrations de la glotte; mais on ne voit pas aussi bien quels seraient, dans ce cas, les organes de l'*articulation*. Remarquons cependant que, pour un certain nombre de consonnes, le son glottique n'est donné qu'après que le tuyau vocal s'est disposé pour la production de la consonne. On conçoit dès lors la possibilité de produire, avec beaucoup d'exercice, un certain nombre d'articulations pendant le temps de l'inspiration. Au reste, la plupart du temps, les soi-disant ventriloques [1] produisent leur voix au moment de l'expiration, et c'est en graduant la sortie de l'air, en donnant à la voix un son étouffé, et en conservant une immobilité des lèvres aussi complète que possible, qu'ils peuvent produire une illusion qu'augmente encore leur pantomime.

Quant au bégayement, chacun sait que cette imperfection de la prononciation consiste dans une difficulté particulière à articuler certaines consonnes, d'où des temps d'arrêt, suivis de sortes d'explosions du son. Cette difficulté se produit, tantôt pour certaines consonnes, tantôt pour certaines autres: elle n'est d'ailleurs pas constante, et se reproduit surtout dans des conditions morales particulières. Le véritable siège du bégayement n'est point dans les muscles de la langue, mais dans le système nerveux qui les met en mouvement. La section des muscles de la langue, que quelques chirurgiens avaient imaginée pour guérir le bégayement, peut bien amener la paralysie de quelques portions de la langue par la section des nerfs compris dans l'incision, mais non pas rendre aux bègues l'articulation des sons.

§ 266 *bis*.

La parole. — Indications bibliographiques.

C. F. Helwag, Dissertatio de formatione loquelæ, *Tübingen*, 1784.

Dzondi, Die Funktionen des weichen Gaumens (*Les fonctions du voile du palais*), *Halle*, 1813.

R. Schulthess, Das Stammeln und Stottern (*Le bégaiement et le bredouillement*), *Zürich*, 1830.

Valleix, Du rôle des fosses nasales dans l'acte de la phonation, *dans* Archives génér. de médecine, 2 fév., t. VIII, 1835.

Deleau, Nouv. rech. sur les éléments de la parole, Comptes rendus Académie des sciences, *Paris*, 1830 et 1838.

L.-A. Segond, Sur la parole, sur les mouvements du larynx, sur les modifications du timbre de la voix humaine, sur la voix inspiratoire, *dans* Archives gén. de médecine, 4e série, t. XVII, et t. XX, 1848 et 1849.

E.-Th. Werner, Nonnulla de vitiis loquelæ, *Gryphiæ*, 1848.

C. Bruch, Zur Physiologie der Sprache (*De la Physiologie de la parole*), *Bâle*, 1854.

Lepsius, Das Allgemeine linguistische Alphabet. *Berlin*, 1855.

Brücke, Grundzüge der Physiologie und Systematik der Sprachlaute (*Eléments de physiologie et de systématique du langage*), *Vienne*, 1856.

[1] En particulier, l'*homme à la poupée*, qu'on a pu voir à Paris, il y a vingt ans, sur les théâtres et dans les cafés.

J. Czermak, Ueber reine und nasalirte Vocale (*Des voyelles pures, et des voyelles nasales*), *dans* Sitzungsberichte der K. Akad. d. W. zu *Wien*, t. XXVIII, 1857.

J. Czermak, Ueber das Verhalten des weichen Gaumens beim hervorbringen der reinen Vocale (*Rôle du voile du palais dans la prononciation des voyelles pures*), *dans* Sitzungsberichte der K. Akad. der Wissenschaften zu *Wien*, t. XXIV, 1857.

Donders, Ueber die Natur der Vocale (*Sur la nature des voyelles*), *dans* Archiv für die holländischen Beiträge Z. Nat. und Heilkunde, t. I, 1857.

Helmholtz, Ueber die Vocale (*Sur les voyelles*), *dans* Archiv für die holländischen Beiträge zur Natur und Heilkunde, t. I, 1857.

Kudelka, Ueber Herrn Dr Brücke's Lautsystem (*Sur le système vocal du docteur Brücke*), *dans* Sitzungsberichte der K. Akad. der Wissenschaften zu *Wien*, t. XXVIII, 1857. Réponse de M. Brucke au mémoire de M. Kudelka même recueil, même volume.

Schuh, Die Bewegungen des weichen Gaumens beim Sprechen und Schlucken (*Mouvements du voile du palais dans la phonation et la déglutition*), *dans* Wiener medicinische Wochenschrift, nº 3, 1858.

Le même, Ueber die Klangfarbe der Vocale (*Sur les différents timbres des voyelles*), *dans* Gelehrte Anzeigen der K. baierschen Akadem. der Wissenschaften, nºs 67, 68, 69, *München*, 1859.

Rumpelt, Das System der Sprachlaute, *Halle*, 1861.

Donders, Zur Klangfarbe der Vocale (*Des qualités du son des voyelles*), *dans* Archiv für die holländ. Beiträge, t. III, 1863.

Schleicher, Die Darwin'sche Theorie und die Sprachwissenschaft, *Weimar*, 1863.

Thausing, Das naturliche Lautsystem, *Leipzig*, 1863.

Max Müller, Die Wissenschaft der Sprache, *Leipzig*, 1866.

Emile Colombat, Du bégaiement, *Paris*, 1868.

Deleschamps (A). Étude phys. des sons de la parole, thèse, *Paris*, 1869.

G. Engel, Die Vocaltheorie von Helmholtz und die Kopfstimme, *dans* Arch. f. Anat. und Physiol. 1869.

O. Wolf, Sprache und Ohr, *Braunschweig*, 1871.

Deppe, Die Laute der deutschen Sprache, *Heidelberg*, 1872.

Guillaume, Art. Bégaiement du Dict. encycl. des sc. méd., 1868 et *Paris*, 1872.

Kussmaul, Die Störungen der Sprache, *Leipzig*, 1873.

E. Sievers, Grundzüge der Lautphysiologie, *Leipzig*, 1876.

Kräuter, Ueber mundartliche Ortographie, *Berlin*, 1876.

Auerbach, Untersuch. über die Natur des Vocalklanges, *dans* Ann. der Physik, 1877.

Grassmann, Ueber die physikalische Natur der Sprachlaute, *dans* Ann. der Physik, 1877.

H. Sweet, Handbook of phonetics, *Oxford*, 1877.

Kingsley, Mechanism of speech., *dans* the Magazine of sc., *New-York*, 1878.

P. Bert et d'Arsonval, Sur un appareil microphonique recueillant la parole à distance, *dans* Comptes rendus Ac. d. sc., 1880.

A. Hartmann, Ueber das Verhalten des Gaumensegels bei der Articulation, *dans* Med. Centralbl., 1880.

L. Landois, Ueber tönende Vocalflammen, *dans* Med. Centralbl., 1880.

F. Techmer, Zur vergleichenden Physiologie der Stimme und Sprache, *Leipzig*, 1880.

§ 267.

De la voix dans la série animale. — Parmi les vertébrés, les mammifères, les oiseaux, quelques reptiles, ont des poumons et un larynx, c'est-à-dire un appareil disposé pour la production du son. Les poissons, dont la respiration est branchiale et non pulmonaire, n'ont pas de voix [1]. Il en est de même des invertébrés. Parmi ces derniers, quelques-uns cependant font entendre des sons très aigus (cigale et grillons), mais par un mécanisme tout à fait différent de celui de la voix humaine.

Mammifères. — Les mammifères peuvent produire des sons variés. Le cheval hennit, le chien aboie, le chat miaule, l'âne brait, le taureau mugit, le cochon grogne, le lion rugit, etc. Les modifications de la voix chez les mammifères

[1] Les poissons pourvus de *vessie natatoire* produisent parfois des sons, lorsque l'air s'emmagasine dans ce réservoir ou lorsqu'il s'en échappe.

tiennent à la conformation particulière du larynx, et par-dessus tout à celle des cavités situées au-dessus de la glotte, c'est-à-dire à l'appareil de renforcement du son, appareil résonant qui varie suivant la forme et la profondeur des fosses nasales, celle des sinus, celle des parties supérieures du pharynx, celle des ventricules du larynx, la conformation de la bouche, etc. Quant à la production du son lui-même, elle est tout à fait la même que chez l'homme. Le son est produit par les vibrations des lèvres de la glotte. Les cordes vocales supérieures, déjà rudimentaires chez l'homme, manquent chez un certain nombre de mammifères, qui n'ont qu'une seule paire de cordes vocales correspondantes aux cordes vocales inférieures de l'homme.

La glotte du cheval est bordée par des cordes vocales simples, assez développées et surmontées de chaque côté par des ventricules dont l'entrée est large. La glotte vocale du cheval ne mesure guère que la moitié de la fente glottique; la glotte inter-aryténoïdienne est plus développée que chez l'homme. Le hennissement est produit par une succession de mouvements expiratoires saccadés. La tension des cordes vocales diminue pendant la durée d'une expiration complète : les premières saccades sortent en son aigu, les dernières en son grave.

Le larynx de l'âne diffère peu de celui du cheval : il n'y a ici aussi que deux cordes vocales. Les ventricules du larynx sont développés, mais ils n'ont qu'une entrée fort étroite. La voix de l'âne présente une particularité assez remarquable : elle commence, au moment de l'inspiration, par un son aigu, et elle se termine, à l'expiration, par un son plus grave.

Le larynx du bœuf présente d'assez grandes différences avec le larynx des solipèdes. La glotte est courte, les cordes vocales sont à peine détachées sur la surface du larynx; il n'y a pas de ventricules. La voix du bœuf est beaucoup plus imparfaite que celle du cheval. Elle consiste en un mugissement sourd, ou *beuglement*, assez grave de ton, et très peu varié.

Le chien a des cordes vocales inférieures nettement détachées et minces sur leur bord. Les supérieures sont à peine indiquées. Les ventricules sont amples; leur ouverture est étroite. La voix du chien est très variée dans ses divers modes d'expression; tantôt il aboie, tantôt il gronde, tantôt il hurle, tantôt il gémit, tantôt il fait entendre une sorte de hennissement de joie. L'échelle des tons qu'il parcourt est assez étendue.

Le chat se distingue des autres mammifères, et aussi de l'homme, par le développement presque égal des cordes vocales inférieures et supérieures. Le miaulement du chat commence par un son très aigu, qui devient de plus en plus grave, à mesure que la bouche, d'abord ouverte, se ferme. La voix du chat offre, comme celle du chien, une certaine étendue diatonique. Le pouvoir que possède le chat de produire des sons de hauteur variée est surtout remarquable quand il est en chaleur; sa voix ressemble alors, à s'y méprendre, aux cris d'un enfant. On ne sait pas d'une manière certaine quel rôle jouent les cordes vocales supérieures du chat. Si leur lésion amène des troubles dans la voix, la lésion des cordes inférieures en amène de plus profonds encore. Il est probable que ces dernières sont chez lui, comme chez les autres mammifères, l'organe essentiel de la *production* du son (Voy. § 261).

Le cochon a un larynx qui se distingue surtout par l'insertion antérieure des cordes vocales inférieures, insertion qui se fait au bord trachéal du cartilage thyroïde. Les cartilages aryténoïdes du cochon sont soudés supérieurement; les cordes vocales sont rudimentaires; les ventricules sont profonds et ne communiquent avec l'intérieur du larynx que par une fente étroite. Le cochon a deux sortes de cri : l'un assez grave, ou *grognement*, est le plus habituel; l'autre, très aigu, est poussé par le cochon lorsqu'on le maltraite et lorsqu'on l'égorge. On peut facilement reproduire le grognement du cochon, en disposant une tête de cochon comme dans l'expérience représentée fig. 190. Il suffit alors de souffler d'une manière saccadée par l'ouverture inférieure de la trachée. Ce bruit correspond au relâchement à peu près complet des lèvres de la glotte, et le timbre particulier à ce bruit est dû à la disposition des fosses nasales. Pour obtenir les sons aigus, il suffit de déterminer la tension des cordes vocales, en ajoutant des poids dans la balance (Voy. fig. 190). Si, au lieu d'une tête de cochon, on dispose de la même manière une tête de chien, on peut obtenir des sons qui ont avec le grondement ou l'aboiement de cet animal une grande analogie : il suffit pour cela de varier le mode d'insufflation.

Beaucoup d'autres mammifères ont une voix, mais la plupart d'entre eux n'en font pas aussi fréquemment usage : tels sont le cerf, le lapin, le lièvre, etc. Les animaux qui hurlent et qui se font entendre la nuit à de grandes distances ont généralement les ventricules du larynx développés. Quelques singes du nouveau continent se distinguent surtout sous ce rapport. Les alouates, ou singes hurleurs, qui vivent en troupes à la Guyane, ont un os hyoïde terminé de chaque côté par un renflement osseux logé dans les apophyses montantes du maxillaire inférieur. Ce renflement osseux, qui est creux, communique avec les ventricules du larynx prolongés sous l'épiglotte et sous la membrane thyrohyoïdienne, et donne à la voix un timbre tout particulier.

Oiseaux. — Les oiseaux ont deux larynx : un *larynx supérieur* et un *larynx inférieur*. Le larynx supérieur, qui occupe la place du larynx des mammifères, et qui est placé à l'ouverture supérieure des voies respiratoires dans le pharynx, ne sert à la voix que d'une manière accessoire. Les cartilages thyroïdes, cricoïdes et aryténoïdes sont ici rudimentaires. L'ouverture par laquelle le cartilage thyroïde s'ouvre dans le pharynx peut être augmentée ou diminuée par les muscles groupés autour d'elle; mais elle ne mérite pas, à proprement parler, le nom de glotte. Le véritable larynx des oiseaux est le *larynx inférieur*. Celui-ci est placé à la partie inférieure de la trachée, au point où la trachée se divise en bronches droite et gauche. Le larynx inférieur se compose de plusieurs parties : 1° d'un renflement dont les parois sont en partie osseuses et en partie membraneuses, et qui correspond à la partie inférieure de la trachée. Ce renflement porte le nom de *tambour*. Le tambour est divisé, au point de jonction des bronches, par une traverse osseuse surmontée par une membrane mince, de forme semi-lunaire. 2° Au point où les deux orifices supérieurs des bronches communiquent avec le tambour, ils sont bordés chacun par deux lèvres ou cordes vocales, dont l'une est la plupart du temps plus développée que l'autre. Il y a, en outre, entre les divers anneaux du larynx inférieur, des muscles plus ou moins nombreux, qui ont pour but de tendre les divers replis membraneux qu'ils soutiennent. Ces muscles existent à peine chez les gallinacés ; il y en a une paire dans l'aigle, le vautour, la buse, le coucou, etc. ; il y en a trois paires dans le perroquet ; il y en a cinq paires dans les oiseaux qui modulent le mieux leur chant, tels que le rossignol, la fauvette, le serin, le pinson, etc. Ces muscles ont tous une insertion commune à la trachée, et ils se fixent d'autre part aux premiers anneaux de la bronche correspondante à chaque glotte. Indépendamment de ces muscles *intrinsèques*, il y a encore d'autres muscles chargés d'abaisser la trachée, et de diminuer ainsi la longueur du tuyau vocal. La longueur du tuyau vocal peut être d'ailleurs modifiée aussi par l'action des muscles élévateurs de l'os hyoïde, lequel est relié au cartilage thyroïde, comme chez les mammifères. Les élévateurs et les abaisseurs de la trachée ne sont pas sans influence non plus sur la tension ou le relâchement des lèvres glottiques du larynx inférieur; quand les premiers agissent, ils tendent ces lèvres, tandis que les seconds les relâchent.

Ce qui prouve bien manifestement que le larynx inférieur est l'organe vocal des oiseaux, c'est que la voix ne paraît pas sensiblement modifiée quand on coupe la trachée au-dessous du larynx supérieur (chez un mammifère, cette section est suivie de l'aphonie complète). D'un autre côté, on peut produire des sons assez variés avec le larynx inférieur des oiseaux, après qu'on a enlevé le larynx supérieur.

La voix des oiseaux se produit, comme chez les mammifères, par les vibrations des lèvres glottiques. Le rôle de la membrane semi-lunaire qui surmonte la traverse osseuse du tambour n'est pas très bien déterminé; il est probable, cependant, qu'elle entre aussi en vibration au moment où la voix se produit. Le tambour est un organe de renforcement analogue aux ventricules du larynx des mammifères. Les différences de longueur du tuyau vocal, déterminées par le jeu des muscles abaisseurs et élévateurs de la trachée, ont bien plus d'étendue chez les oiseaux que chez les mammifères. Elles entraînent sans doute des modifications importantes dans la hauteur du ton (Voy. § 255).

Reptiles. — Parmi les reptiles, quelques-uns ont une véritable voix : tels sont les grenouilles, les crapauds et d'autres batraciens. La cavité du larynx présente sur les côtés des replis membraneux, qui, partant de la base des cartilages aryténoïdes, méritent, à proprement parler, le nom de cordes vocales. C'est là que se produit le bruit du *coassement*. Les grenouilles mâles présentent en outre, de chaque côté du cou, sous l'oreille, un appareil de renforcement consistant en une poche membraneuse élastique, qui s'ouvre dans la bouche sur les côtés de la langue, et qui se gonfle quand l'animal coasse.

Bruits produits par les insectes. — Les insectes produisent des bruits remarquables, en général, par leur acuïté. Les insectes respirent par des trachées, et n'ont rien qui ressemble à un larynx. Le bruit qu'ils produisent résulte soit du frottement de quelques parties du corps les unes contre les autres, soit d'ébranlements déterminés par le jeu des muscles dans des organes spéciaux. Quelques insectes produisent le bruit en frottant leurs cuisses dentelées contre le bord externe de leurs élytres, ou leurs élytres l'une contre l'autre; d'autres frottent leurs élytres contre les anneaux de l'abdomen, ou les anneaux du thorax les uns contre les autres. D'autres, comme les cigales, présentent sur les côtés du corps une petite membrane sèche, tendue sur un cadre corné, à laquelle ils impriment des oscillations répétées, à l'aide de muscles qui agissent sur la membrane de la même manière que les muscles de la chaîne des osselets de l'ouïe sur la membrane du tympan, c'est-à-dire par des mouvements répétés de tension et de détente. D'autres insectes produisent des bruits qui ne dépendent pas du jeu de leurs organes, mais bien de chocs plus ou moins précipités contre les corps sur lesquels ils sont placés : tels sont divers insectes qui rongent le bois, et qui frappent soit avec leurs mandibules, soit avec l'extrémité de leur abdomen résistant.

CHAPITRE III

SENS DE LA VUE

§ 268.

Définition. — La vue ou la vision est une sensation particulière qui nous décèle la présence des corps, et nous donne la notion de plusieurs de leurs propriétés sensibles (couleur, figure, volume, état de repos ou de mouvement, etc.). Les objets qui impressionnent l'organe de la vision agissent à distance; ils n'entrent point en contact immédiat avec l'organe du sens, l'œil ne les touche point. Il y a, entre l'œil qui voit et les objets qui sont vus, un agent intermédiaire, véritable excitateur de l'œil. Cet agent intermédiaire, qui vient *impressionner* les parties sensibles de l'œil, est la lumière. On peut donc définir la vue : le sens à l'aide duquel nous connaissons les corps *lumineux* (que ceux-ci soient lumineux par eux-mêmes ou par réflexion).

Pour que les phénomènes de la vision s'accomplissent, et nous parlons de la vision suffisamment perfectionnée pour permettre de distinguer la figure, la situation et la couleur des objets, trois conditions sont nécessaires. Premièrement, les corps doivent être lumineux : ce qui revient à dire que l'*excitant* du sens de la vue est indispensable à son action. En second lieu, la membrane sensible (rétine) sur laquelle vient agir la lumière doit être intacte et communiquer avec le système nerveux central par l'intermédiaire d'un conducteur (nerf optique), chargé de transmettre les impressions jusqu'au sensorium. Troisièmement, enfin, il faut encore qu'entre la membrane sensible à la lumière et l'objet lumineux existe un appareil qui reproduise sur cette membrane l'*image* de ces objets. Cette troisième condition peut être réalisée de deux manières : ou bien par une multitude de tubes convergents, pourvus d'opercules transparents, destinés à reproduire isolément sur la membrane sensible, convexe, une sorte de mosaïque des divers points des objets éclairés, ainsi qu'on le voit dans les yeux à facette des insectes (Voy. § 305) ; ou bien, comme chez les animaux supérieurs, par un appareil réfringent (le globe de l'œil) destiné à rassembler à la surface concave de la rétine les rayons émanés des objets éclairés.

Diverses parties accessoires de l'œil concourent aussi, mais indirectement, à l'accomplissement de la sensation visuelle. Tels sont les muscles oculaires, qui donnent au globe de l'œil sa mobilité ; les glandes lacrymales, les paupières, les cils et les sourcils, qui protègent les milieux transparents de l'œil et maintiennent les qualités nécessaires au passage des rayons lumineux au travers de leur substance.

SECTION I

Conditions physiques de la vision. — Optique physiologique.

§ 269.

Rôle du globe de l'œil. — La présence d'un appareil spécial (globe de l'œil) placé sur le trajet des rayons lumineux, entre l'excitant (lumière) et la membrane sentante (rétine), a, dans les phénomènes de la vision, une importance capitale, et dont il est facile de se rendre compte. On peut se convaincre, en y réfléchissant un instant, que si l'appareil optique, représenté par le globe de l'œil, était réduit, à l'instar du sens de l'odorat et du goût, à une simple membrane sensible (représentée ici par la rétine), la vision des objets serait impossible.

Nous savons, en effet, que la lumière rayonne dans toutes les directions; et si nous supposons un point lumineux, isolé dans l'espace, nous ne concevons pas un seul point de l'espace où il soit invisible, et dans lequel, par conséquent, il n'envoie ses rayons. Au lieu de l'espace infini, envisageons par la pensée une rétine, ou plus simplement un écran MN (Voy. fig. 199), et supposons que cet écran reçoive sur sa surface les rayons émanés d'un point lumineux *a;* ce point éclairera *toute* la surface MN. Supposons un second point lumineux *b*, celui-là éclairera également et simultanément *tous* les points de la surface MN; un troisième point lumineux *c* éclairera de même également, et en même temps, *tous* les points de la surface MN.

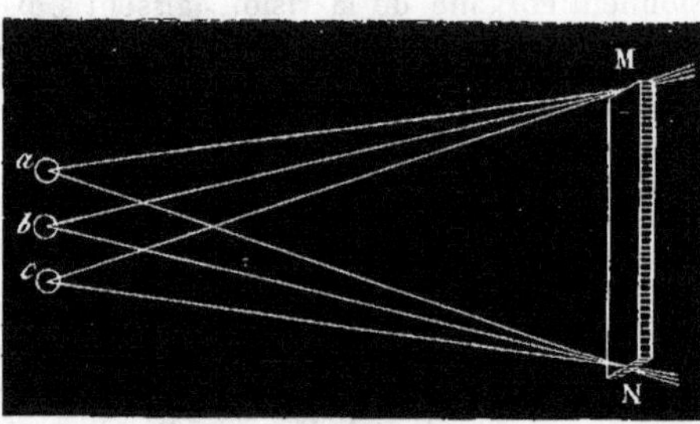

Fig. 199.

D'où il résulte que chacun des points d'un objet lumineux ferait naître, *dans le même temps*, la sensation de lumière sur la totalité du plan représenté par la membrane sentante. Les cônes lumineux M*a*N, M*b*N, M*c*N, irradiés de chacun des points *a*, *b*, *c*, se superposant les uns aux autres, et agissant simultanément sur toutes les parties du plan MN, chacune des sources lumineuses *a*, *b*, *c* ne pourrait être distinguée comme source séparée, ni, par conséquent, être rapportée à sa position relative. En supposant donc une rétine *nue*, dépourvue d'appareil optique, il est évident que la *figure* des corps ne pourrait nous être donnée par le sens de la vue ; tout au plus aurions-nous (comme quelques animaux inférieurs, dans lesquels le sens de la vue n'est, à proprement parler, que le sens de la lumière) la notion vague et confuse de la clarté du jour et de l'obscurité de la nuit. De là la nécessité, en avant de la rétine, d'un organe qui réunisse et contracte en foyers chacun des faisceaux de lumière émanés des *divers points* d'un objet; de telle sorte qu'ils agissent, non plus sur la surface entière de la rétine, mais sur des points isolés et déterminés de cette surface, et qu'ils s'y disposent suivant le même ordre. Tel est, en effet, le rôle du globe de l'œil. Le globe de l'œil, composé de milieux transparents et réfringents, agit donc à la manière de la lentille JR (Voy. fig. 200). Lorsque les cônes de lumière émanés des points *a*, *b*, *c*, ont traversé la lentille JR, ils ne frappent plus le plan MN que suivant les points *a'*, *b'*, *c'*, au lieu d'en éclairer confusément toute la surface [1].

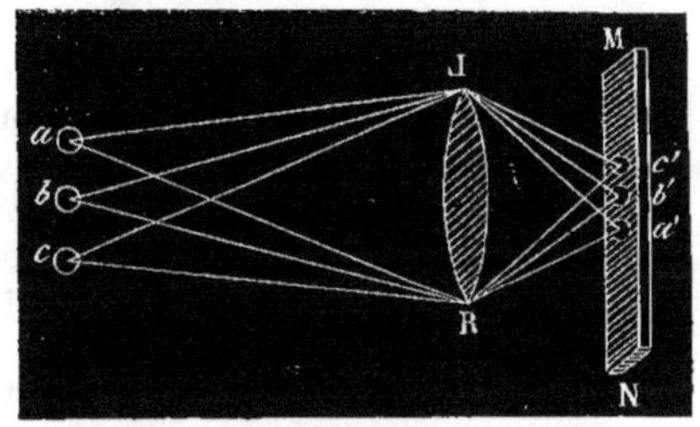

Fig. 200.

Nous suivrons, dans l'étude du sens de la vue, l'ordre naturel des phénomènes; nous étudierons d'abord le mécanisme de la vision ou la formation des images dans l'œil, c'est-à-dire que nous envisagerons le globe de l'œil comme appareil d'optique. Nous examinerons ensuite le rôle que jouent dans la vision la rétine, le nerf optique et l'encéphale, et enfin les différentes parties de l'appareil protecteur du globe oculaire.

Le globe de l'œil. — Les milieux transparents. — La rétine. — Rappelons sommairement la constitution du globe oculaire.

La charpente du globe de l'œil est essentiellement formée par une coque fibreuse, blanche, opaque, la *sclérotique* (Voy. fig. 201), laquelle se continue en avant avec la *cornée transparente c*. La sclérotique, membrane épaisse et résistante, donne à l'œil sa forme et sa solidité, et contient, appliquées contre elle, deux autres membranes beaucoup plus fines, qui se terminent sur les contours de la cornée transparente; l'une, immédiatement appliquée sur la sclérotique, porte le nom de *choroïde* (*g*, fig. 201); l'autre située en dedans de la choroïde et appliquée contre elle (la troisième, par conséquent, par ordre de superposition), est la *rétine* (*r*, fig. 201).

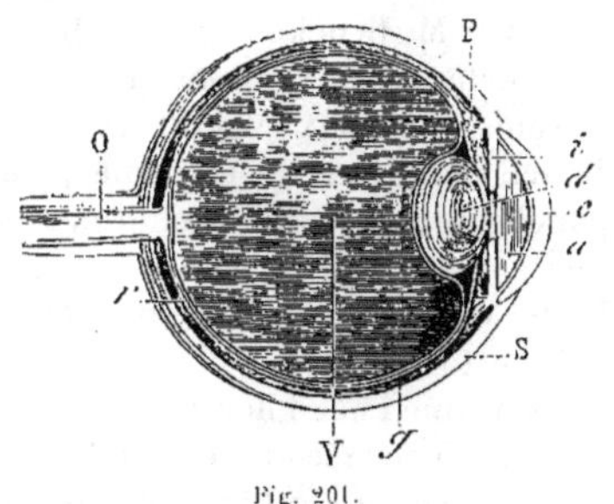

Fig. 201.

c, cornée transparente.
S, sclérotique.
g, choroïde.
r, rétine.
a, humeur aqueuse.
i, iris.
P, procès ciliaires.
d, cristallin.
V, corps vitré entouré de la membrane hyaloïde.
O, nerf optique.

La *cornée transparente* (d'une épaisseur de 1 millimètre environ) complète en avant la sclérotique; elle est, au point de vue physiologique, le premier des milieux transparents que doit traverser la lumière qui pénètre dans l'œil.

La *choroïde*, membrane cellulo-vasculaire, supporte la plupart des vaisseaux du globe de l'œil, qui évitent ainsi le champ de la vision; elle contient entre les mailles de son tissu, surtout à sa face interne, et en grande abondance, les cellules pigmentaires qui donnent à l'intérieur du globe oculaire une grande ressemblance avec une chambre noire.

[1] Les lentilles, en faisant converger les rayons lumineux émanés des objets, *renversent* en même temps les images des objets. Nous étudierons plus loin ce phénomène, et aussi son interprétation dans la vision.

Les *procès ciliaires p* (fig. 201) peuvent être considérés comme un épaississement de la choroïde; on y trouve les mêmes éléments anatomiques. Régulièrement disposées autour du cristallin, les saillies triangulaires qui les forment ressemblent à une sorte de fleur radiée.

Au point où la cornée s'unit à la sclérotique, et dans l'intérieur du globe de l'œil, une sorte de diaphragme, continu sur sa circonférence avec la choroïde, coupe perpendiculairement l'axe visuel, c'est l'*iris i* (fig. 201), percé à son centre d'une ouverture mobile, la *pupille*. De même que la choroïde, cette membrane est très vasculaire, et on trouve à sa face postérieure des cellules pigmentaires en abondance (uvée). L'iris, qui mesure près d'un millimètre d'épaisseur, contient dans son épaisseur deux ordres de fibres musculaires lisses; les unes *circulaires* groupées surtout vers le centre pupillaire, innervées par le nerf moteur oculaire commun; les autres, rayonnées ou radiées, se dirigeant du centre de l'iris vers la circonférence (innervées par le grand sympathique).

Outre ce diaphragme musculaire et contractile, il y a dans la choroïde elle-même d'autres fibres musculaires groupées sous forme de muscle, et qui prennent un rôle des plus importants pour la régularisation de la vision; nous voulons parler du *muscle ciliaire*. Le muscle ciliaire, muscle à fibres lisses (Voy. plus loin fig. 226), est composé, de même que l'iris, de deux parties : 1° de fibres *rayonnées ;* 2° de fibres *circulaires*. Les fibres *rayonnées* de ce muscle (décrit d'abord par M. Brücke et par M. Bowmann sous le nom de *tenseur* de la choroïde) sont externes par rapport aux fibres circulaires, s'insèrent en avant à un épaississement fibreux placé vers la circonférence de l'iris, au point d'union de la sclérotique et de la cornée, se dirigent en arrière, et se perdent dans la couche moyenne de la choroïde, au delà de l'*ora serrata*, avant d'arriver à l'équateur de l'œil. Les fibres *circulaires* du muscle ciliaire (décrites d'abord par M. H. Müller et par M. Rouget) sont placées sous les précédentes. Le muscle ciliaire est beaucoup plus développé chez certains oiseaux que chez les mammifères et que chez l'homme [1].

Entre la cornée et l'iris on trouve un espace rempli d'un liquide transparent, l'*humeur aqueuse a* (fig. 201), qui ne renferme que de très faibles proportions de matières organiques et de matières salines.

Derrière l'iris et immédiatement appliqué contre la portion pupillaire de sa face postérieure on trouve le *cristallin d* (fig. 201) entouré d'une membrane d'enveloppe (capsule cristallinienne ou cristalloïde) amorphe, élastique, transparente comme le cristallin lui-même (tapissée intérieurement d'une couche de cellules capables de reproduire le cristallin quand il est enlevé). Le cristallin est constitué par une substance molle, butyreuse, dont la consistance augmente de la superficie vers la profondeur. Examiné à l'aide des instruments grossissants, on constate que cette substance est composée d'éléments transparents disposés en couches concentriques très régulières, séparables (quand on a solidifié le cristallin à l'aide de la chaleur ou de l'alcool) comme les couches d'un oignon (Voyez fig. 202). Chaque couche est elle-même composée d'éléments prismatiques disposés comme des rayons autour du point central ; ces éléments forment plusieurs groupes, qui dans l'ensemble du cristallin représentent des hyperboles

[1] Chez beaucoup d'oiseaux de haut vol, ce muscle est composé de fibres musculaires striées. Il en est de même de l'iris.

qui figurent en avant et en arrière du cristallin une sorte d'étoile à 3 branches dont le point central correspond à l'axe antéro-postérieur de la la lentille [1].

Le cristallin est maintenu en place par une membrane transparente, élastique, très résistante, *la zône de Zinn*. La zône de Zinn résulte de l'union de la membrane limitante interne de la rétine très épaissie avec la membrane hyaloïde [2]. Elle va de l'*ora serrata* au cristallin, au niveau de la circonférence duquel elle se fixe à la cristalloïde. La zône de Zinn par sa face externe offre des replis qui s'engrennent avec les lamelles des procès ciliaires.

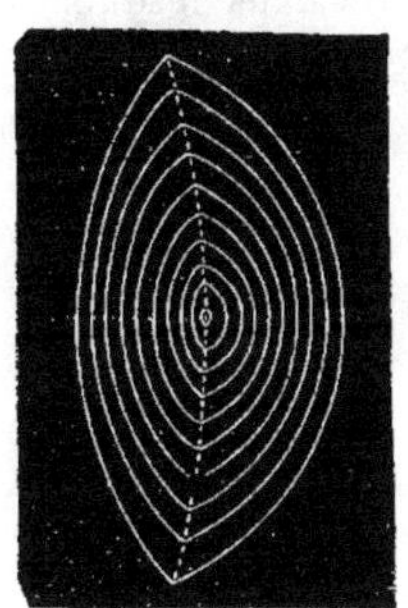

Fig. 202.

Le *corps vitré* (V, fig. 201), placé entre la face postérieure du cristallin et la rétine, remplit la plus grande partie du globe de l'œil. C'est une humeur demi-solide contenue dans une membrane transparente, *membrane hyaloïde*. Cette membrane présente quelques prolongements transparents dans le corps vitré, et adhère intimement par sa face externe avec la membrane limitante interne de la rétine.

La *rétine* (*r*, fig. 201), qu'on peut considérer comme une sorte d'épanouissement du nerf optique *o*, est une membrane nerveuse très compliquée. Lorsque le nerf a traversé la sclérotique et la choroïde il s'épanouit, entre la membrane hyaloïde qui est en avant et la choroïde qui est en arrière, de telle sorte que les fibres nerveuses arrivées au contact de la membrane hyaloïde, s'infléchissent en arrière pour se *terminer* au contact des éléments pigmentaires de la choroïde (voy. fig. 203).

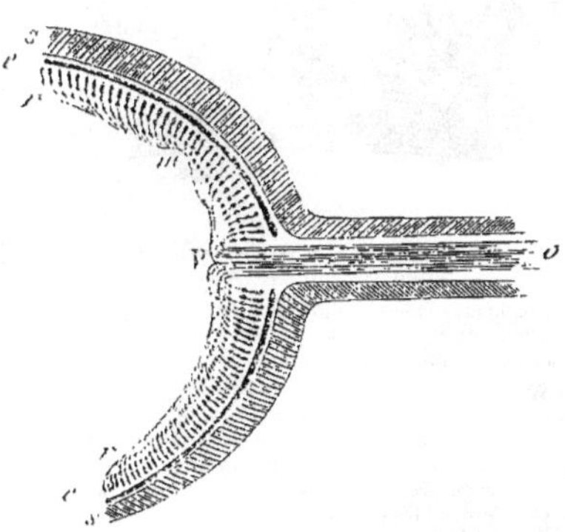

Fig. 203.

FIGURE SCHÉMATIQUE (Mathias Duval).

S. sclérotique.
c, choroïde.
r, rétine.
o, nerf optique
P, papille du nerf optique d'où rayonnent les fibres.
m, fosse ou fossette centrale.

Sur le vivant, la rétine est une membrane transparente, que la lumière traverse comme elle traverse les milieux transparents qui la précèdent; et l'impression lumineuse se fait sur la surface de la rétine au contact de la choroïde pigmentée. Telle est la disposition générale de la rétine. Un mot sur l'arrangement anatomique des éléments nerveux qui la composent. Les anatomistes distinguent dans la rétine un certain nombre de couches superposées depuis la surface de la membrane hyaloïde jusqu'à la surface de la choroïde. Cette expression de *couches* ne doit pas être prise à la lettre. Ces couches ne sont pas des plans distincts et

[1] On trouve *sur le cadavre* de l'homme, entre la capsule cristallinienne et le noyau central du cristallin une couche tout à fait liquide. C'est là une altération cadavérique. Sur l'œil très frais des suppliciés, il n'y a pas de liquide, mais seulement une différence de consistance.

[2] La membrane hyaloïde après avoir concouru à la formation de la zône de Zinn s'en sépare pour recouvrir la partie antérieure du corps vitré en passant derrière la cristalloïde postérieure (c'est cette séparation qui engendre le canal godronné).

absolument isolables. Cela veut dire qu'examinées à l'aide des instruments grossissants, les coupes ou tranches de la rétine présentent des zônes successives dans lesquelles les éléments nerveux, *en continuité les uns avec les autres*, présentent (de la surface hyaloïdienne à la surface choroïdienne) des aspects particuliers.

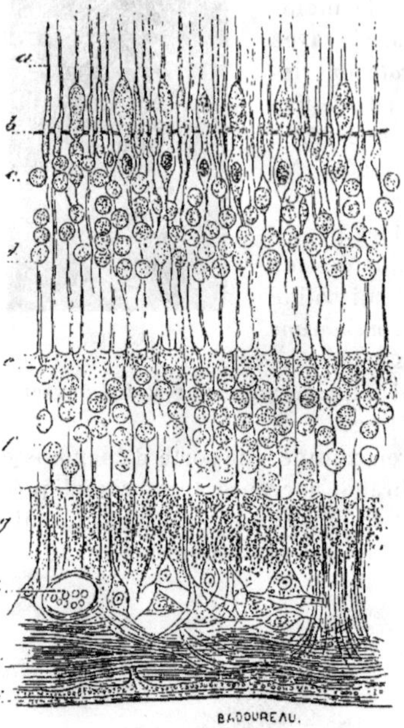

BADOUREAU.

Fig. 204.

LA RÉTINE (d'après une préparation de M. Desfossés, et un dessin de M. Cadiat).

a, couche des cônes et des bâtonnets.
b, limitante externe.
c, couche des noyaux de cônes.
d, couche de cellules nerveuses (myélocytes).
e, couche granuleuse ou amorphe.
f, autre couche de cellules nerveuses (myélocytes).
g, autre couche granuleuse ou amorphe.
h, couche de grosses cellules nerveuses multipolaires.
i, couche des fibres nerveuses.
j, limitante interne.

On peut ainsi distinguer dans la rétine, dix couches, ou tout au moins huit couches ou zônes, qui sont, à partir de la surface hyaloïdienne à la surface choroïdienne : 1° la limitante interne ; 2° la couche des fibres nerveuses ; 3° une couche de cellules nerveuses ; 4° la couche granuleuse ou amorphe ; 5° une nouvelle couche de cellules nerveuses ; 6° la couche des noyaux de cônes ; 7° la limitante externe ; 8° la couche des bâtonnets et des cônes (Voy. fig. 204).

La *limitante interne*, extrêmement mince, hyaline, transparente, en rapport en avant avec la membrane hyaloïde, se confond avec elle au niveau de l'*ora serrata*, pour former la zone de Zinn ; elle paraît être un plan de séparation de nature conjonctive plutôt qu'une membrane nerveuse. La couche des fibres nerveuses paraît constituée non par des fibres nerveuses complètes, mais par des cylindres-axes transparents, grisâtres, qui se sont dépouillés de leur gaîne de Schwann au moment où le nerf optique perfore les membranes oculaires, et de leur myéline pendant le trajet intra-oculaire du nerf optique. Irradiés en tous sens les cylindres-axes peuvent être suivis jusqu'aux confins de la rétine c'est-à-dire jusqu'à la zone de Zinn. A la couche des fibres nerveuses succède une *première couche de cellules* nerveuses séparée d'*une seconde couche* par une *couche granuleuse* très mince composée d'une matière amorphe parcourue par des prolongements fibrillaires. La première couche de cellules renferme des cellules plus grosses que la seconde [1].

La *couche des noyaux de cônes* (*grains de cônes* de M. Kölliker) se relie par des prolongements avec les cellules dont nous venons de parler, et, de l'autre côté, avec les cônes, au travers de la *limitante externe*.

Les *cônes et bâtonnets* constituent au point de vue physiologique la partie la plus intéressante de la rétine. Ils représentent l'extrémité terminale de l'épa-

[1] Les cellules de la première couche mesurent environ 0mm,05 de diamètre ; celles de la seconde couche environ 0mm,02.

nouissement du nerf optique : ils sont, en d'autres termes, la porte d'entrée des impressions du sens de la vue. Les *bâtonnets* sont des cylindres allongés, réguliers, homogènes, très altérables, d'une longueur de 0mm,05, d'une épaisseur de 0mm,01. Leur extrémité choroïdienne est coupée net, leur extrémité profonde s'effile pour se mettre en communication avec les couches sous-jacentes. Les *cônes* sont des bâtonnets dont le segment interne (ou profond) est renflé en forme de massue. Les cônes sont également constitués par une substance homogène, brillante, très altérable. Ils se mettent, comme les bâtonnets, en communication, au dedans, avec les autres couches de la rétine par des extrémités effilées qui se portent vers les *noyaux de cônes.*

Du côté de l'extrémité choroïdienne des bâtonnets et des cônes existe une couche très abondante de pigment qui s'infiltre en quelque sorte entre les extrémités des cônes et des bâtonnets et leur forme comme des gaînes qui appartiennent plutôt à la rétine qu'à la choroïde. Il est vraisemblable que les cônes et les bâtonnets ne sont pas des éléments essentiellement différents.

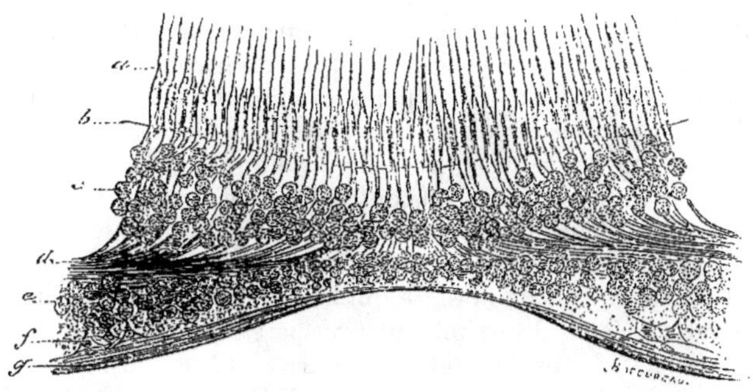

Fig. 205.

LA RÉTINE, AU NIVEAU DE LA PARTIE CENTRALE DE LA TACHE JAUNE (d'après M. Cadiat).

a, couche de cônes (les bâtonnets n'existent pas).
b, limitante externe.
c, couche de cellules nerveuse.
d, couche intermédiaire granuleuse ou amorphe (parcourue par des éléments nerveux très fins).
e, couche de cellules nerveuses.
f, cellules nerveuses multipolaires et couche des fibres nerveuses.
g, limitante interne.

Le point de la rétine correspondant à l'entrée du nerf optique, situé un peu en dedans et en bas de l'axe antéro-postérieur de l'œil, fait une légère saillie qu'on désigne sous le nom de *papille* (ou de punctum cœcum). Dans la papille qui mesure environ 1mm,5 de diamètre on ne trouve pas les divers éléments de la rétine, mais seulement les fibres du nerf optique.

Un peu en dehors de la papille du nerf optique, à 2mm,5 de l'entrée du nerf optique, à l'extrémité du diamètre antéro-postérieur de l'axe optique de l'œil, on voit sur la rétine une petite surface de 1 millimètre carré de surface jaunâtre, elliptique, qu'on désigne sous le nom de *tache jaune.* La partie moyenne de cette tache est légèrement déprimée et forme ce qu'on appelle la *fossette centrale.* Au niveau de la fossette, ou *fovea centralis*, il y a une diminution d'épaisseur de toutes les couches de la rétine (Voy. fig. 205) ; en outre, on n'y trouve pas de bâtonnets, mais seulement des cônes, et ces cônes y sont plus minces et plus nombreux que partout ailleurs. Dans les parties marginales de la tache jaune on distingue quelques bâtonnets. La rétine entière mesurant environ 15 centimètres carrés, la tache jaune qui est, ainsi que nous le verrons la partie de la rétine la plus sensible à la lumière, celle sur laquelle nous faisons toujours coïncider les images de la vision distincte, n'est donc que la 1500e partie de la surface sentante.

Il résulte de ce qui précède, que la lumière qui doit arriver aux éléments sensibles de la rétine a à traverser une succession de milieux transparents qui sont, à partir d'avant en arrière : la cornée transparente, l'humeur aqueuse, le cristallin, le corps vitré et l'épaisseur même de la rétine. Mais, en traversant ces différents milieux, les rayons lumineux, émanés des objets éclairés, ne frappent pas la rétine sur le prolongement de la direction suivant laquelle ils arrivent à la surface du globe oculaire. La physique nous apprend que, lorsqu'un rayon de lumière traverse un corps transparent, ce rayon se dévie de sa direction. Il ne poursuit sa marche primitive que dans deux circonstances : 1° lorsque le rayon lumineux tombe perpendiculairement sur la surface du milieu transparent; 2° lorsque le milieu transparent dans lequel il s'engage présente une *réfrangibilité* semblable à celle du milieu d'où il vient. Or, ces deux conditions, qu'on peut réaliser par l'expérience, en recevant des rayons parallèles de lumière sur des surfaces planes, ou en leur faisant traverser des milieux d'une réfrangibilité semblable, n'existent point pour les milieux transparents de l'œil. Le globe de l'œil est terminé en avant, c'est-à-dire au point où la lumière vient le frapper, par une surface courbe, de telle sorte que la plupart des rayons qui viennent frapper cette surface la rencontrent sous des incidences plus ou moins obliques. En second lieu, les différents milieux transparents solides et liquides de l'œil ont une réfrangibilité supérieure à celle de l'air atmosphérique, d'où procèdent tous les rayons de lumière qui arrivent à l'œil; bien plus, cette réfrangibilité varie dans les divers milieux transparents de l'œil.

Or, comment les rayons de lumière qui arrivent à la surface de la cornée sont-ils déviés? Quelle est leur marche dans l'intérieur du globe de l'œil? Où s'arrêtent-ils définitivement? Ces diverses questions supposent, pour être résolues, la connaissance de quelques lois fondamentales de physique qu'il faut d'abord rappeler.

§ 270.

De la réfraction. — Propriétés des prismes. — Propriétés des lentilles. — Lorsque des rayons lumineux passent obliquement d'un milieu dans un autre milieu, ils changent de direction, tout en restant dans le plan d'incidence. Ils se rapprochent de la perpendiculaire élevée au point d'incidence, quand le milieu dans lequel ils entrent est plus réfrangible que le milieu d'où ils sortent; ils s'en éloignent, au contraire, si le milieu dans lequel ils entrent est moins réfrangible que le milieu d'où ils viennent. Ce phénomène de déviation des rayons lumineux porte le nom de *réfraction*. Ainsi, par exemple, lorsque le rayon de lumière r (Voy. fig. 206), entre de l'air dans l'eau, au lieu de suivre sa direction primitive r', il se rapproche de la per-

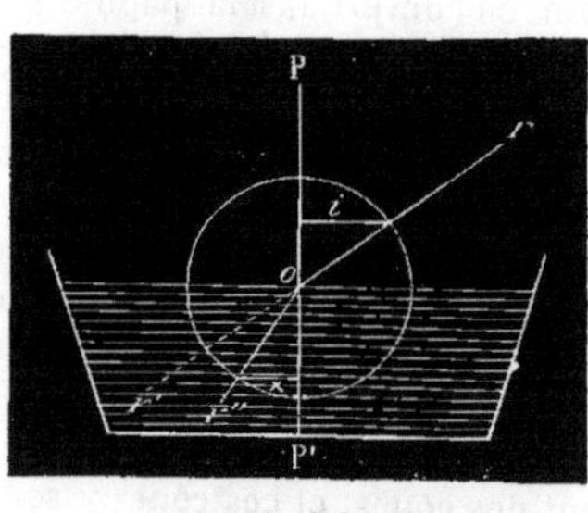

Fig. 206.

pendiculaire (ou normale) P élevée au point d'incidence *o*, et il prend la direction *or''*.

Si nous appelons angle d'incidence l'angle *r*oP compris entre le rayon incident *r* et la perpendiculaire P élevée au point d'incidence, et si nous appelons angle de réfraction l'angle P'*or''* compris entre le rayon réfracté et la perpendiculaire au point d'incidence, nous pouvons à volonté faire varier l'inclinaison du rayon incident sur la surface du milieu réfringent : le rapport qui existe entre le sinus de l'angle d'incidence et le sinus de l'angle de réfraction croît comme le sinus de l'angle d'incidence et diminue comme lui[1].

Ainsi, par exemple, soit un rayon lumineux qui passe de l'air dans l'eau ; pour une inclinaison donnée du rayon incident, le sinus de l'angle d'incidence est 4 et le sinus de l'angle de réfraction 3 ; pour une inclinaison plus grande du rayon incident, le sinus de l'angle d'incidence étant 8, le sinus de l'angle de réfraction sera 6. Chacun des termes de la fraction augmentant et diminuant dans les mêmes proportions à mesure qu'on fait varier l'incidence, le rapport reste invariablement le même. Dans l'exemple que nous avons choisi, 4/3 est devenu 8/6, or 8/6 égale 4/3 : le rapport des sinus n'est donc pas changé. C'est à ce rapport *invariable* entre le sinus de l'angle d'incidence et le sinus de l'angle de réfraction qu'on a donné le nom d'*indice de réfraction.* L'indice de réfraction de l'eau est par conséquent 4/3, ou, en chiffres décimaux, 1,33. On conçoit comment on parvient, en faisant successivement passer un rayon de lumière dans les divers corps transparents, à mesurer leurs indices de réfraction. Il y a dans ces diverses déterminations un milieu commun, qui est l'air ; par conséquent ces divers rapports sont parfaitement comparables entre eux.

Lorsque la lumière traverse de part en part un corps réfringent à faces parallèles, les rayons qui sortent du corps, ou les rayons réfractés, suivent une direction parallèle à celle des rayons incidents. Soit, en effet, MN une masse de verre à faces parallèles (Voy. fig. 207) ; le rayon *r* pénètre dans cette masse sous une certaine incidence et, en la traversant, *se rapproche* de la perpendiculaire P élevée au point d'incidence *a*. En sortant du verre, le rayon réfracté *r'* *s'éloigne* de la perpendiculaire P' élevée au point d'émergence *b*, d'une quantité précisément égale. L'angle formé par le rayon incident avec la perpendiculaire au point d'incidence est égal à l'angle formé par le rayon émergent avec la perpendiculaire au point d'émergence ; donc ces deux rayons sont parallèles.

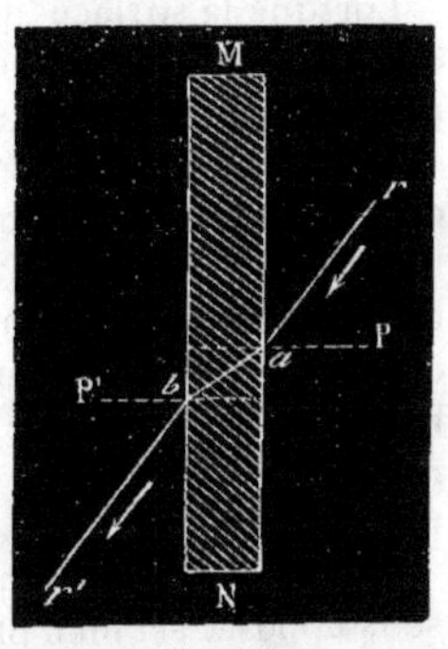

Fig. 207.

L'écartement parallèle entre le rayon émergent et le rayon incident devient plus grand à mesure que la masse réfringente à faces parallèles augmente d'épaisseur. Si la masse de verre était très peu épaisse, l'écartement serait presque réduit à zéro, et la direction du rayon émergent coïnciderait presque avec celle du rayon incident. Lorsque le rayon incident arrive dans une direction presque perpendiculaire à la surface réfringente, le rayon réfracté, qui sort

[1] Le sinus de l'angle d'incidence est mesuré (fig. 206) par la perpendiculaire *i* abaissée du rayon incident sur la normale PP'. Le sinus de l'angle de réfraction est mesuré par *x*, perpendiculaire abaissée du rayon réfracté sur la normale PP'.

parallèlement de l'autre côté du corps réfringent, est très peu distant du rayon incident. Pour de faibles obliquités du rayon incident on peut même admettre que le rayon émergent est *sensiblement* sur le prolongement du rayon incident.

Toutes les fois que la lumière traverse de part en part un milieu réfringent dont les faces d'incidence et d'émergence ne sont pas parallèles, le rayon émergent éprouve une déviation angulaire plus ou moins considérable. Soit un prisme de verre ou d'eau M (Voy. fig. 208); le rayon *r* réfracté au point d'incidence *a*, se rapproche de la perpendiculaire P et traverse le prisme suivant *ab*. Au point d'émergence *b*, il s'éloigne de la perpendiculaire P' et suit enfin la direction *r'*. Le rayon *r* éprouve par conséquent, sur chacune des faces du prisme, une déviation *dans le même sens*, et sa direction définitive se trouve considérablement modifiée. Cette propriété du prisme explique pourquoi, lorsqu'on voit les objets à travers un prisme dont la base est placée en bas, ces objets paraissent relevés. En effet, supposons un objet placé au point *r* (Voy. fig. 208) et qu'on regarde à travers le prisme, l'œil étant placé en *r'*. Cet objet sera vu suivant la projection du rayon *r'*, et par conséquent rapporté au point *o*. Quand on regarde les objets à travers un prisme dont le sommet est dirigé en bas, les objets paraissent, au contraire, abaissés. Il suffit, pour s'en convaincre, de retourner la figure 208.

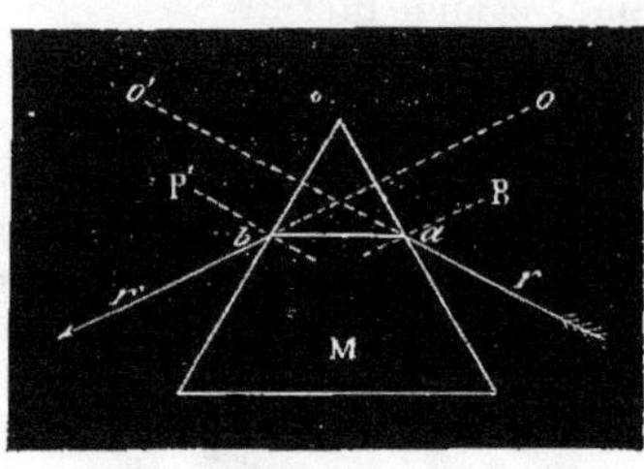

Fig. 208.

Lorsque la surface du milieu réfringent est convexe, on peut la considérer comme composée d'une infinité de petites surfaces planes, dont toutes les perpendiculaires aux plans d'incidence passeraient par le centre de la sphère, à supposer que la surface convexe fût un segment de sphère. Or, il est facile de concevoir que, quelle que soit l'inclinaison des rayons qui, partis d'un point lumineux, tombent sur une surface réfringente de cette nature, ces rayons doivent tendre à se rapprocher du centre. Mais ce rapprochement serait peu considérable, et la réunion en un même lieu des différents rayons émanés de la source lumineuse ne pourrait s'opérer qu'à une assez grande distance en arrière du corps transparent, si celui-ci était terminé à sa face postérieure par une surface plane.

Un milieu transparent, compris entre deux surfaces sphériques convexes en sens opposé, est bien plus propre à concentrer en un même point les divers rayons émanés d'une source lumineuse située en avant de lui. Un corps semblable porte le nom de *lentille*, et le point où il fait converger les rayons qui le traversent porte le nom de *foyer*. Une simple figure fera comprendre cette propriété des lentilles (Voy. fig. 209).

Soit *b* un point lumineux placé en avant d'une lentille. Parmi les rayons lumineux que le point *b* envoie dans toutes les directions, prenons le rayon *bc*. Arrivé au point *c*, ce rayon rencontre la lentille suivant une certaine incidence. En pénétrant dans le verre, dont la réfrangibilité est plus grande que celle de l'air, le rayon *bc* se rapprochera de la perpendiculaire au point d'incidence *no*. Sa direction primitive, qui était *bc*, deviendra *ce*. Le rayon *ce*, arrivé au point d'émergence *e*, passe du verre dans l'air. La réfrangibilité de l'air étant moins grande que celle du verre, le rayon s'éloignera de la perpendiculaire au point d'émergence *n'o'*, et il prendra la direction *ef*. Tout autre rayon se comporterait de la même manière. Le point *f*, placé sur le prolongement de l'axe de la

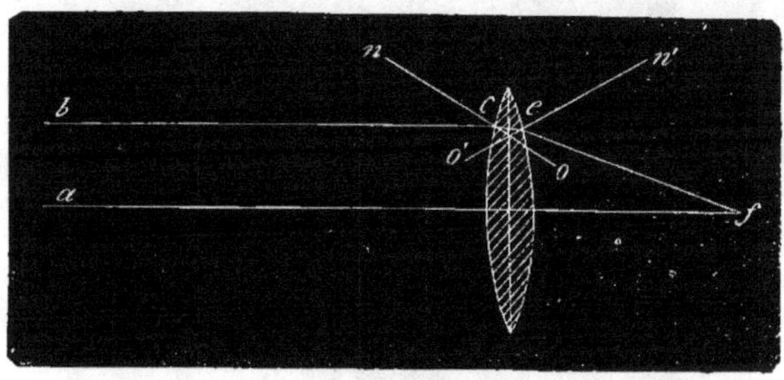

Fig. 209.

lentille, est le foyer où tous ces rayons viendraient converger. Quant aux rayons qui s'engagent, suivant l'axe de la lentille, dans la direction *af* ou dans des points infiniment rapprochés de cet axe, comme alors l'angle d'incidence est nul, l'angle de réfraction est nul également; par conséquent, ils ne sont point déviés, et ils suivent la direction primitive.

A l'aide d'expériences très simples, ou par le calcul, on démontre que la position du foyer des lentilles, c'est-à-dire le point où viennent converger les rayons émanés d'un point lumineux, varie avec la distance de la source lumineuse. Pour un point lumineux éloigné de la lentille d'une quantité infinie, et dont les rayons arrivent, par conséquent, à la lentille suivant une direction parallèle, le lieu de leur rencontre pour une lentille biconvexe (la seule dont nous nous occupions ici) se nomme *foyer principal;* il est invariable (en E, fig. 210). Pour tous les points lumineux non situés à l'infini, il y a de l'autre côté de la lentille formation d'un foyer qui s'éloigne d'autant plus de la lentille que le point lumineux se rapproche davantage. Lorsque le point lumineux arrive à une distance égale à celle du foyer principal, les rayons qui sortent de l'autre côté de la lentille ne se rencontrent plus, ils deviennent parallèles, ou, en d'autres termes, ils ne se rencontrent qu'à l'infini. C'est également ce que montre la figure 210.

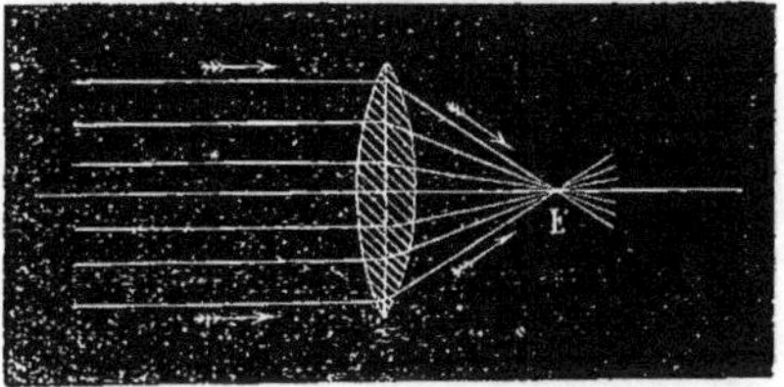

Fig. 210.

Les lentilles jouissent encore d'une propriété que nous devons rappeler, et dont il est facile de se rendre compte par une simple construction géométrique; c'est que tout rayon incident, quelle que soit son incidence, *lorsqu'il passe par le centre d'une lentille biconvexe*, sort de la lentille parallèlement à lui-même, et se comporte, par conséquent, comme s'il avait traversé un corps réfringent à faces parallèles. Soient, en effet, une lentille (Voy. fig. 211), *c* et *c'* les centres de courbure de chacune des faces de cette lentille. Menons des centres de courbure *c* et *c'*, les rayons *cg'* et *c'g*, de manière que ces rayons soient parallèles entre eux. Supposons en P un plan tangent à la lentille (par conséquent perpendiculaire à *c'g*) ; supposons en P' un autre plan tangent à la lentille (par

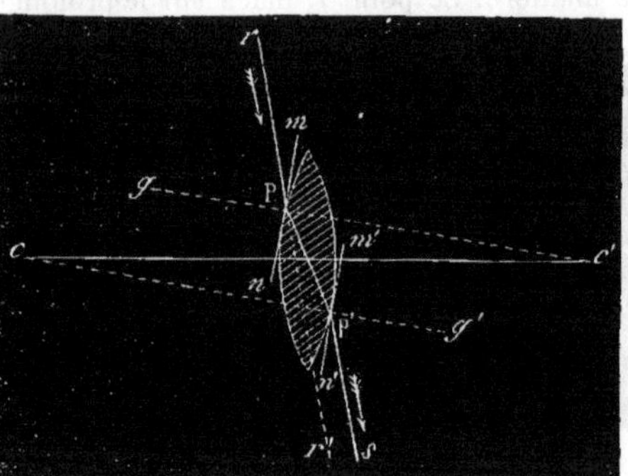

Fig. 211.

conséquent perpendiculaire à *cg'*) ; ces deux plans seront donc parallèles entre eux. Or, le rayon lumineux *rs* entrant et sortant de la lentille par deux points placés sur deux plans parallèles, ce rayon sortira de la lentille parallèle à lui-même (Voy. fig. 211).

Vu la faible épaisseur des lentilles, on peut négliger la petite déviation parallèle des rayons ; tout rayon qui passe par le *centre optique* d'une lentille peut donc être considéré comme traversant cette lentille en ligne droite. Ainsi, par exemple, on admet que les rayons *a*, *b*, *c*, *d* (Voy. fig. 212), qui passent par le *centre optique* *o* de la lentille MN sont transmis de l'autre côté de la lentille, en *a' b' c' d'*, sans déviation sensible. Nous reviendrons plus d'une fois sur ce principe.

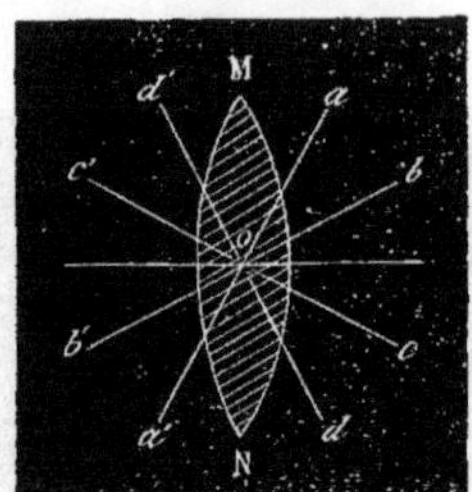

Fig. 212.

Le *centre optique* des lentilles est toujours situé sur leur axe, mais il n'est pas toujours au centre de l'épaisseur de la lentille. Le centre optique ne correspond mathématiquement au centre de l'épaisseur des lentilles, que dans les lentilles biconvexes dont les rayons de courbure de chacune des faces sont égaux. Lorsque les faces de la lentille ont des rayons de courbure différents, le centre optique est plus rapproché de la surface de la lentille dont le rayon de courbure est plus petit.

§ 271.

De la formation des images. — Jusqu'ici nous n'avons envisagé le pouvoir réfringent des lentilles que dans le cas supposé où la source de lumière est un simple point lumineux. Si l'objet éclairé a une certaine étendue, les rayons lumineux envoyés par chacun des points de cet objet viennent se projeter en arrière de la lentille, de manière à représenter exactement les divers points de cet objet et à en reproduire l'image. Supposons, en effet, deux points pris sur un corps quelconque, AB (Voy. fig. 213) : chacun de ces deux points rayonne en tous sens dans l'espace ; mais les seuls rayons dont nous ayons à nous occuper sont ceux compris dans l'aire de la lentille MN. Ce sont les seuls qui, étant réfractés, reproduiront, en arrière de la lentille, la représentation des points d'où ils émanent. Chacun des points A et B enverra à la lentille un faisceau de lumière, dont le sommet est au point lumineux, et dont la base est à

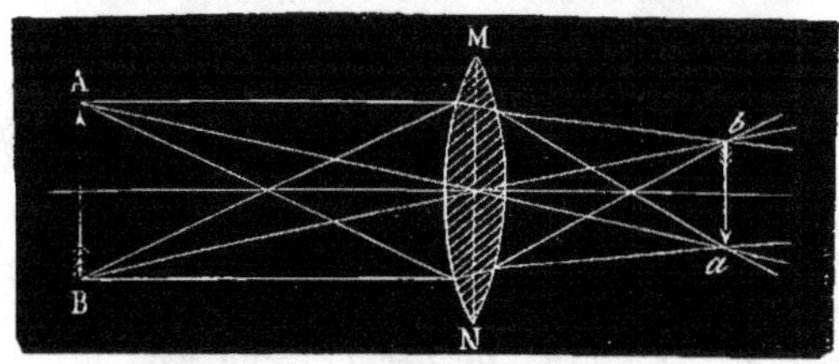

Fig. 213.

la lentille. Les rayons, que chaque point lumineux envoie à une lentille *circulaire*, représentent, par conséquent, un véritable *cône* lumineux. Chacun des rayons de ces cônes sera réfracté suivant les lois que nous avons précédemment établies ; et ces cônes viendront se réunir en foyers distincts, de telle sorte que chaque foyer correspondra à chacun des points lumineux primitifs. Ce que nous disons de deux points lumineux, nous pouvons l'étendre à un nombre infini de points pris sur le corps AB. Ces divers points, reproduits en arrière de la lentille, donneront, en résumé, l'image du corps lui-même.

En examinant la figure 213, on remarquera que les cônes de lumière MAN, MBN, émanés des points lumineux AB, correspondent aux cônes réfractés M*a*N, M*b*N, dont la base est à la lentille et les sommets aux points correspondants de l'image *ab*. Or, comme chaque cône lumineux renferme un nombre *infini* de rayons, il y a quelque part, dans chacun des cônes MAN, MBN, un rayon qui passe nécessairement par le centre optique de la lentille. Ce rayon est A*a*, pour le cône MAN ; B*b* pour le cône MBN. Comme, d'autre part, les rayons qui passent par le centre optique ne sont déviés que d'une quantité si petite, qu'on peut la considérer comme nulle (Voyez plus haut, fig. 212), il s'ensuit que ces rayons non déviés, partis des points lumineux A, B, et arrivés aux points *a*, *b*, expriment à eux seuls la résultante de chacun des cônes lumineux qui procèdent des différents points de l'objet. Voilà pourquoi, lorsqu'on ne cherche que les résultats, on peut faire abstraction du cône lumineux considéré dans sa totalité, et ne tenir compte que du rayon de ce cône qui passe par le centre optique de la lentille et qui résume à lui seul, le cône lumineux lui-même.

On remarquera encore, en examinant la figure 213, que l'image qui se forme derrière la lentille est *renversée*, et cela est la conséquence naturelle des propriétés des lentilles et de la direction rectiligne prolongée des rayons des cônes qui passent par le centre optique de la lentille. L'inclinaison suivant laquelle ces rayons (ou axes des cônes) viennent rencontrer la lentille, se prolongeant sans déviation sensible jusqu'au terme de leur course, qui est le foyer ou l'image, il en résulte que les points placés à la partie inférieure de l'objet occupent la partie supérieure de l'image, et *vice versa*. On conçoit également que le point placé dans l'axe même du système réfringent occupe la même position relative dans l'objet et dans l'image.

§ 272.

De l'œil considéré comme lentille. — Les milieux transparents de l'œil, pris dans leur ensemble, c'est-à-dire les parties transparentes comprises entre la convexité antérieure de la cornée et la convexité en sens opposé du corps vitré (convexité déterminée à la partie postérieure de l'œil par la forme même du globe oculaire); les milieux transparents de l'œil, dis-je, représentent un appareil lenticulaire à couches diverses, tantôt liquides, tantôt solides, mais qui, toutes, offrant une réfrangibilité supérieure à celle de l'air atmosphérique, jouent, par rapport aux rayons lumineux qui arrivent à la surface de la cornée, le rôle d'une lentille, et doivent former, quelque part en arrière d'eux, les images des objets extérieurs. Les notions précédentes trouvent ici leur application, et donnent l'explication générale des phénomènes de déviation que subissent les rayons lumineux avant d'arriver à la rétine. L'œil est, de tous points, comparable à une chambre obscure munie d'une lentille à très court foyer. De même que dans cet appareil, il se produit sur l'écran rétinien des images réelles et renversées.

Si nous entrons plus avant dans l'examen des conditions physiques de la vision, nous ne tardons pas à nous apercevoir que l'œil se distingue sous deux rapports principaux des appareils ordinaires d'optique, ou plutôt que l'œil est le plus merveilleux appareil d'optique que nous puissions imaginer.

En effet, la rétine étant la membrane sentante, celle sur laquelle doit se peindre l'image des objets, et le corps vitré étant appliqué contre la rétine, il en résulte : 1° que le foyer des rayons lumineux émanés des divers points de l'objet a eu lieu à la partie postérieure de l'appareil réfringent et pour ainsi dire sur cette surface postérieure elle-même, appliquée qu'elle est sur la surface de la rétine [1] ; 2° qu'à quelque distance que soit placé l'objet sur lequel s'exerce la vision, le foyer ou l'image devant toujours se trouver sur la rétine, cela ne peut arriver que par des modifications intérieures de l'œil, c'est-à-dire par une accommodation des milieux réfringents eux-mêmes. Nous examinerons, plus loin, ces deux points avec quelques développements ; ils comprennent la partie la plus importante du problème physique de la vision.

Dans nos instruments d'optique, le foyer ne se trouve pas ordinairement à la surface postérieure de la lentille : la construction de nos lentilles biconvexes est telle, qu'il se trouve placé à une certaine distance. Si, dans l'œil humain, le foyer se trouve à la surface même des milieux transparents, cela tient à ce que la lentille, représentée par tous les éléments réfringents de l'œil, est une lentille *composée* dont les diverses couches ont des réfrangibilités différentes. La réfrangibilité la plus forte appartient au cristallin. Le cristallin, situé derrière la cornée et l'humeur aqueuse, et en avant de l'humeur vitrée, peut être considéré comme une lentille dans une autre lentille. Or, la réfrangibilité de l'humeur aqueuse, celle de la cornée et celle du corps vitré, étant

[1] Nous faisons ici abstraction de l'*épaisseur* de la rétine. Nous avons dit déjà, et nous l'établirons plus loin, que l'image impressionnante se forme à *la face postérieure* de la rétine.

sensiblement la même (Voy. § 273), le cristallin joue, par rapport aux rayons qui traversent ces trois milieux, le rôle que jouerait une lentille placée dans un milieu homogène, l'air atmosphérique, par exemple : avec cette différence, toutefois, que les rayons qui entrent dans l'œil provenant de l'air atmosphérique, la cornée et l'humeur aqueuse concourent aussi, pour leur part, à la convergence totale. Ainsi, quoique placée sur une surface extrêmement voisine de la surface postérieure de l'humeur vitrée, l'image des objets extérieurs n'est pas moins située à une certaine distance de la lentille réfringente par excellence, le cristallin ; et cette distance est mesurée par la distance qui sépare la face postérieure du cristallin du plan de la rétine, c'est-à-dire par toute l'épaisseur de l'humeur vitrée.

La formation, au fond de l'œil ou sur la rétine, de l'image des objets extérieurs, est un fait que l'on peut constater directement, en plaçant devant un

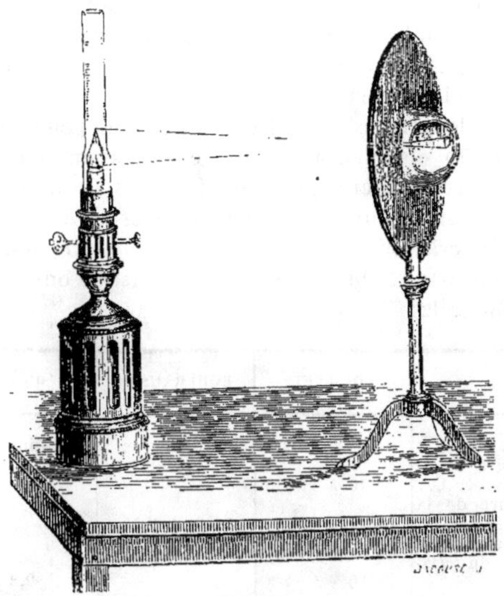

Fig. 214.

œil (dont on a enlevé une partie de la sclérotique pour lui donner plus de transparence), un corps lumineux ou un objet fortement éclairé. En examinant alors la face postérieure de l'œil, on constate directement la formation de l'image.

On enlève, par exemple, sur un œil de bœuf (qu'on vient d'extirper sur l'animal vivant), les couches superficielles de la sclérotique; puis, on l'enchâsse dans un écran opaque (Voy. fig. 214). L'observateur placé dans une chambre obscure, dispose cet écran entre son œil et la flamme d'une lampe, ou la flamme d'un bec de gaz, de manière que la cornée de l'œil de bœuf soit tournée vers la source lumineuse. On aperçoit alors très nettement, sur le fond de l'œil, l'image renversée de la lampe ou du bec de gaz. L'expérience est plus simple encore et n'exige aucune préparation, sur les yeux des lapins albinos (lapins blancs aux yeux rouges).

§ 273.

Dimensions des milieux transparents de l'œil. — Rayons de courbure. — Indices de réfraction. — Distances focales des milieux transparents. — Œil théorique ou schématique de Listing. — Les physiciens et les physiologistes ne pouvaient se contenter de ce résultat empirique ; ils ont cherché et mesuré les dimensions des diverses parties de l'œil, leurs rayons de courbure, leurs indices de réfraction, leurs distances focales.

Voici les dimensions des rayons de courbure des milieux transparents des diverses parties de l'œil humain.

Ces mesures ne doivent pas être prises sur l'œil humain, après la mort, à cause de la déformation rapide que subit le globe de l'œil. Les rayons de courbure peuvent être mesurés sur le vivant d'après le principe des images de Purkinje et Sanson (Voyez plus loin, § 284). C'est ainsi qu'ont procédé MM. Rosow, Kohlrausch, Helmholtz, etc. Cette méthode repose sur la grandeur des images produites par les miroirs convexes et concaves que représentent les surfaces courbes de la cornée et du cristallin.

Les dimensions des images engendrées par elles dépendant des dimensions de l'objet réfléchi, de sa distance au miroir, et du rayon de courbure de celui-ci, il suffit de connaître les deux premiers facteurs (grandeur de l'objet et distance au miroir), pour trouver le troisième, c'est-à-dire le rayon de courbure du miroir (cornée, cristallin, *fonctionnant comme miroir*, non pas pour le patient bien entendu, mais pour l'observateur). C'est ainsi qu'ont procédé MM. Rosow, Kohlrausch, Helmholtz.

	POUILLET	KOHLRAUSCH	ROSOW	HELMHOLTZ
	millimètres	millimètres	millimètres	millimètres
Rayon de courbure de la sclérotique............	10 à 11			
Rayon de courbure de la cornée......	7 à 8[1]	7,33 à 8,15		
Rayon de courbure de la face antérieure du cristallin..................	10		9,8	10 à 6[2]
Rayon de courbure de la face postérieure du cristallin.................	5 à 6	6	6,1	6[3]

Voici, d'après M. Krause, les dimensions du globe de l'œil et les épaisseurs des diverses parties qui le composent :

Dimensions du globe de l'œil.

Diamètre suivant l'axe optique..............................	24 millimètres.
Diamètre horizontal..	25 5 —
Diamètre vertical..	24 —

[1] La cornée mesurée dans ses divers méridiens ne présente pas mathématiquement les mêmes rayons de courbure. Elle n'est pas un segment de sphère, mais d'un *ellipsoïde de révolution* dont le grand axe passerait par le centre de la cornée.

[2] 10 millimètres répondent à l'état *de repos* de l'œil. Pendant l'accommodation (Voy. § 284), ce rayon peut varier entre 10^{mm} et 6^{mm}.

[3] Ce rayon est sensiblement invariable pendant l'accommodation.

Epaisseurs des diverses parties de l'œil suivant la direction de l'axe optique.

Cornée transparente	1 millimètre.
Humeur aqueuse	2,5 —
Cristallin	7 —
Corps vitré	12,5 —
Rétine et choroïde réunies	0,2 —
Sclérotique	1,3 —

Epaisseurs des diverses parties du cristallin.

Couche molle antérieure	2 millimètres.
Couche moyenne antérieure	1,3 —
Noyau	2 —
Couche moyenne postérieure	1 —
Couche molle postérieure	0,7 —

Les mensurations plus récentes de M. Helmoltz (sur trois yeux de jeunes femmes de 25 à 30 ans) ont donné en ce qui concerne les diamètres antéro-postérieurs et les diamètres horizontaux du globe de l'œil, les chiffres suivants :

	I	II	III
Axe antéro-postérieur de l'œil	26,04	20,20	23,42
Diamètre horizontal	23,28	23,28	25,80

Ces diamètres (mesures de M. Krause et de M. Helmholtz) comprennent l'épaisseur de la coque oculaire, et notamment en arrière, l'épaisseur de la sclérotique. Il faut donc, pour avoir la mesure de l'axe optique (c'est-à-dire l'espace compris entre la face antérieure de la cornée et la surface postérieure de la rétine) retrancher des mensurations précédentes l'épaisseur de la sclérotique et de la choroïde en arrière, c'est-à-dire environ $1^{mm},5$. Le grand axe de l'œil peut donc être évalué entre 21 et 22 millimètres : $\left(\frac{26,04 + 20,20 + 23,42}{3} = 23,22 - 1,5 = 21,7.\right)$

Voici les indices de réfraction des différents milieux de l'œil :

	MM. Brewster et Chossat.	M. Helmholtz.
Cornée	1,33	»
Humeur aqueuse	1,33	1,336
Capsule cristalline	1,35	»
Couche extérieure du cristallin	1,35	1,407
Couche moyenne	1,38	1,419
Noyau	1,41	1,453
Corps vitré	1,33	1,338
Eau	1,33	1,335

On remarquera que la cornée, l'humeur aqueuse et l'humeur vitrée présentent le même indice de réfraction, qui est aussi celui de l'eau, et que, par conséquent, le cristallin se trouvant enclavé entre des milieux également réfringents, son action convergente propre est facile à dégager [1].

A l'aide des résultats numériques qui précèdent on peut se rendre compte de la mesure suivant laquelle chacune des parties transparentes du globe oculaire influe sur la déviation des rayons lumineux; calculer la longueur focale

[1] Il n'y a pas, mathématiquement parlant, une égalité parfaite entre les indices de réfraction de l'humeur aqueuse, de la cornée et de l'humeur vitrée. Cette différence apparaît dans la troisième décimale. Mais cette différence est si petite, qu'on peut la négliger.

Dans la pratique il importe surtout de connaître l'indice du cristallin *dans son entier*. M. Helmholtz l'évalue entre 1,44 et 1,45.

des divers milieux considérés isolément, ainsi que la longueur focale du système résultant de leur combinaison, c'est-à-dire celle de l'œil dans son entier.

La longueur focale de la cornée, envisagée comme lentille convexe-concave, étant d'une grandeur considérable, presque infinie par rapport au globe oculaire (elle serait de près de 9 mètres) est absolument négligeable.

L'humeur aqueuse peut donc être considérée comme ayant pour limites en avant, la face antérieure de la cornée, et en arrière, la face antérieure du cristallin, d'autant mieux que les indices de réfraction de la cornée et de l'humeur aqueuse sont les mêmes. Le calcul montre qu'un faisceau de rayons parallèles qui tomberait sur ce milieu transparent (cornée-humeur aqueuse) formerait son foyer à 30 millimètres en arrière de la cornée. Or, comme l'axe optique de l'œil est de 21 à 22 millimètres, ce foyer tomberait à 8 ou 9 millimètres en arrière de la rétine.

Quant à la distance focale du cristallin, elle est susceptible de variations assez étendues, le rayon de courbure de la face antérieure de la lentille pouvant varier dans la vision des objets éloignés ou rapprochés. L'expérience directe a montré que la longueur focale du cristallin isolé après la mort (suppliciés), par conséquent à son *maximum d'aplatissement*, est de 43^{mm}, 79. D'après les calculs de M. Helmholtz, le foyer du cristallin, isolé, serait pour le *maximum de courbure* de sa face antérieure, réduit à 23^{mm},69.

Mais, toutes ces mesures (ainsi que les calculs qui en découlent) n'ont de véritable valeur pratique qu'autant qu'on les compose entre elles, et qu'on les applique à l'œil dans son entier.

Ce qu'il s'agit de rechercher, c'est le foyer du globe de l'œil. Or le foyer d'un système de lentilles dépendant de leur distance réciproque, il faut déterminer exactement la position du cristallin derrière la cornée, ainsi que l'épaisseur de la lentille cristalline, quantité qui n'est pas fixe ainsi que nous venons de le voir. Il faut donc se contenter de moyennes calculées d'après de nombreuses observations. C'est ce qu'a fait M. Listing. L'œil *théorique* ou l'œil *schématique* qui porte son nom, est supposé disposé pour voir les objets éloignés (c'est un œil non *accommodé*, c'est-à-dire dont les courbures du cristallin sont supposées fixes). L'indice de réfraction de la cornée, de l'humeur aqueuse et de l'humeur vitrée étant de 1,33; l'indice de réfraction du cristallin envisagé dans son ensemble de 1,45; le rayon de courbure de la cornée étant de 8 millimètres, celui de la surface antérieure du cristallin de 10 millimètres, de la surface postérieure du cristallin de 6 millimètres; enfin, la distance de la cornée à la face antérieure du cristallin étant de 4 millimètres et l'épaisseur du cristallin de 4 millimètres, il trouve par le calcul, que le foyer postérieur d'une lentille ainsi composée est à 14^{mm},647 en arrière de la surface postérieure du cristallin [1]. M. Listing a encore simplifié le problème. Si on remplace les divers milieux réfringents par un seul qui aurait un indice de réfraction de 1,33 (c'est-à-dire égal à celui de l'humeur aqueuse ou de l'eau), et si on lui donne un rayon de courbure tel que le foyer de ce milieu unique corresponde à 20 millimètres en arrière de la surface réfringente, cet appareil simplifié se comporte comme un œil humain, disposé pour la vision des objets éloignés.

[1] Le foyer *antérieur* d'une pareille lentille, si la lumière la frappait par sa face postérieure, serait à 12^{mm},823 *en avant* de la cornée.

§ 274.

Centre optique de l'œil. — Nous venons de voir que les milieux transparents de l'œil, pris dans leur totalité, cornée, humeur aqueuse, cristallin, humeur vitrée, représentent une lentille réfringente *composée* dont le foyer est sur la rétine, c'est-à-dire dans un point extrêmement rapproché de la face postérieure du corps vitré. Les milieux réfringents de l'œil, pris *dans leur totalité*, doivent, comme toute lentille, présenter un point situé sur l'axe antéro-postérieur de l'œil où s'entre-croisent tous les axes des cônes lumineux qui entrent dans l'œil (Voy. § 271); ce point est le *centre optique* de l'œil. La position de ce

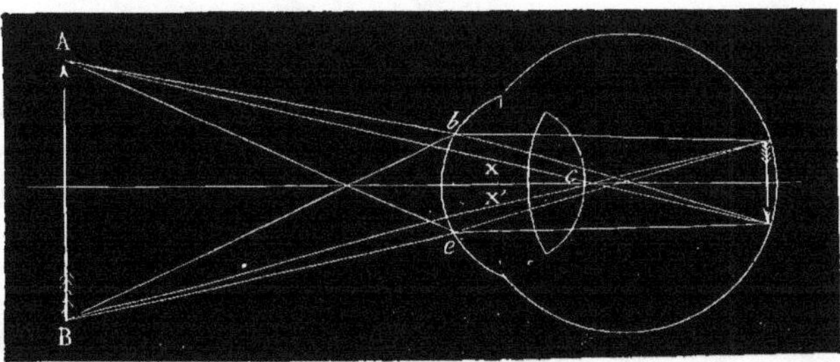

Fig. 215.

point dépend, et de la courbure de la face antérieure de la lentille composée dont nous parlons, et de la courbure de la face postérieure de ce même ensemble de milieux réfringents. La courbure de la face antérieure est donnée par le rayon de courbure de la cornée, la courbure de la face postérieure est donnée par le rayon de courbure de la sclérotique (la courbure de la rétine est la même que celle de la sclérotique qui forme, en arrière, la charpente solide du globe oculaire). La position du centre optique dépend du rapport de ces deux courbes; il doit être placé sur l'*axe visuel* de l'œil, et plus rapproché de la cornée que de la rétine. Mais la constitution de la lentille formée par tous les milieux transparents de l'œil n'est pas identique; la substance du cristallin est plus réfringente que les autres, et sa face postérieure appartient à un rayon de courbure plus petit que la face antérieure. En tenant compte de ces diverses conditions, on trouve que le centre optique occupe le point c (Voy. fig. 215 et 216); il est situé dans l'intérieur du cristallin, dans un point très rapproché de sa face postérieure (à 0^{mm},398 de sa face postérieure). C'est par conséquent, en ce point c que vont se croiser les axes des cônes lumineux qui vont former foyer sur la rétine. La figure 215 représente deux de ces cônes: dans l'un, bAe, le rayon qui passe par le centre optique est x; dans l'autre, bBe, le rayon qui passe par le centre optique est x'.

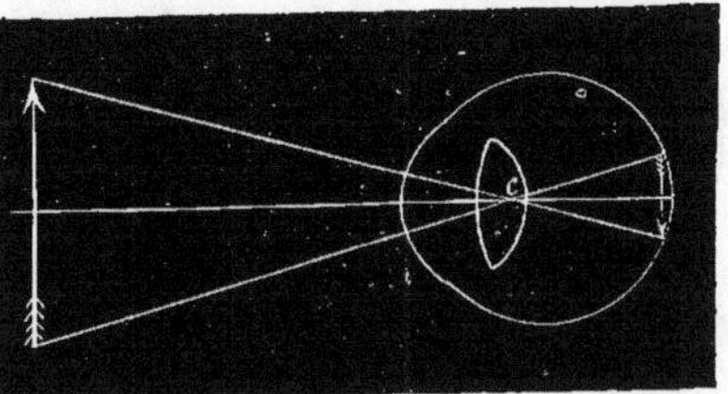

Fig. 216.

Le centre optique de l'œil n'est donc pas au centre du cristallin, comme on le figure quelquefois. Le cristallin, en effet, n'est pas *isolé* dans l'œil comme la lentille d'une loupe simple, mais il forme seulement une *partie* de l'appareil réfringent; et, d'autre part, ses deux surfaces n'appartiennent pas au même rayon de courbure.

Les cônes lumineux qui vont former l'image sur la rétine ayant pour résultante le rayon qui passe par le centre optique de l'œil, nous nous contenterons désormais de figurer seulement ce rayon ainsi qne le représente la figure 216, qui n'est que la figure 215 simplifiée [1].

§ 275.

Rôle de la cornée et de l'humeur aqueuse. — Le rôle que joue la cornée transparente et l'humeur aqueuse peut être considéré comme étant le même. Les surfaces de la cornée étant sensiblement parallèles, l'humeur aqueuse et la cornée agissent comme un seul et même milieu. La convexité de la cornée transforme le système *cornée-humeur aqueuse* en un milieu à surface courbe antérieure, ou en une espèce de ménisque représenté en avant par la courbure antérieure de la cornée et en arrière par la convexité antérieure du cristallin. La direction que prennent les rayons lumineux dans ce système réfringent dépend donc, et du rayon de courbure des deux faces de ce ménisque et de l'indice commun de réfraction. Tout rayon tombant sur la cornée et réfracté par elle se rapproche de l'axe antéro-postérieur de l'œil, et ne change plus de direction dans l'humeur aqueuse.

Il s'en faut que tous les rayons qui traversent la cornée transparente et la chambre antérieure de l'œil concourent ultérieurement aux phénomènes de la vision. Une grande partie, la plus grande partie d'entre eux, arrivant à la face antérieure du diaphragme opaque tendu derrière la cornée (iris), sont *réfléchis* par lui au dehors, traversent en sens inverse la chambre antérieure de l'œil et la cornée transparente. C'est par ces rayons réfléchis que nous connaissons la forme et la couleur de l'iris. Il n'y a que les rayons qui tombent dans l'ouverture centrale de l'iris qui continuent leur trajet dans l'intérieur de l'œil et concourent à la vision : l'iris ne laisse donc pénétrer dans l'œil que les rayons lumineux situés dans le voisinage de l'axe antéro-postérieur de l'œil. Nous verrons dans un instant l'importance de cette disposition pour la netteté de l'image.

§ 276.

Rôle du cristallin. — Le cristallin, étant plus réfringent que l'humeur aqueuse, continue, sur les rayons qui lui arrivent de l'humeur aqueuse, l'action convergente. Lorsque les rayons réfractés par le cristallin arrivent à la face postérieure de cette lentille, ils passent dans le corps vitré, c'est-à-dire dans un milieu moins réfringent; ils tendent par conséquent encore à la convergence (Voy. § 270). Le rayon de courbure de la face postérieure du cristallin, au repos, est d'ailleurs plus petit que celui de la face antérieure; d'où il résulte

[1] Quand nous regardons attentivement un objet, nous amenons instinctivement *son image* sur un point particulier et toujours le même de la rétine, *la tache jaune*. L'objet et son image sont donc placés sur un axe qui tombe au fond de l'œil sur la tache jaune. On donne à cet axe le nom d'*axe visuel*. L'axe visuel passe nécessairement par le centre optique de l'œil.

que la réfraction des rayons est plus efficace, pour la convergence, à leur sortie du cristallin qu'à leur entrée.

Telle est l'action du cristallin pris en masse, tel est son rôle final ; mais si nous poussons plus loin l'analyse, nous voyons que l'action du cristallin n'est pas aussi simple qu'elle le paraît d'abord. Pour se rendre compte de la complication du problème, il suffit de se rappeler que la substance de cette lentille croît en densité de la surface au centre ; que chacune de ses parties offre des indices de réfraction qui croissent et décroissent suivant l'axe postérieur de l'œil ; qu'en outre, les rayons de courbure de ses diverses parties ne sont pas les mêmes. Nous ne pouvons entrer ici dans l'analyse mathématique du problème ; il nous suffira de dire que cette différence dans la densité et les courbures des couches successives du cristallin a pour objet de remédier à l'imperfection des images telles qu'on les obtient avec des lentilles à courbures simples, composées d'une substance homogène.

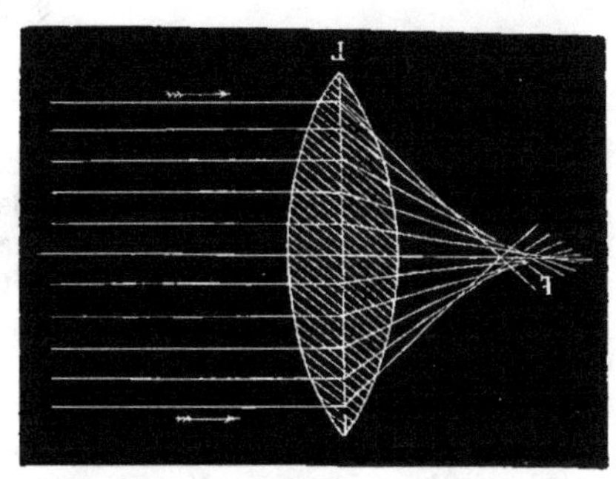

Fig. 217.
ABERRATION ET SPHÉRICITÉ DES LENTILLES DE NOS INSTRUMENTS.

L'imperfection de l'image obtenue à l'aide de nos lentilles de verre tient à ce que les rayons qui frappent les points voisins de la circonférence de la lentille se réunissent au foyer plus près de la lentille que les rayons qui la traversent dans les points voisins du centre (Voyez fig. 217). C'est ce qu'on appelle, en optique, l'*aberration de sphéricité*. Nous reviendrons sur ce sujet (Voy. § 281).

§ 277.

Rôle du corps vitré. — L'indice de réfraction du corps vitré étant moindre que celui du cristallin, il s'ensuit, ainsi que nous l'avons dit, que la convergence des rayons lumineux qui ont traversé la lentille cristalline augmente encore au moment où ils s'engagent dans le corps vitré, car ils tendent à s'écarter de la normale au point d'émergence (Voy. § 270). La marche des rayons lumineux dans le corps vitré est tout à fait comparable à celle que suivent les rayons lumineux qui, à leur sortie d'une lentille, convergent au foyer, en traversant un milieu de même composition que celui qui les contenait avant leur entrée dans la lentille. Le cristallin, en effet, est placé au sein d'une atmosphère transparente, composée de milieux (humeur aqueuse et humeur vitrée) qui réfractent la lumière d'une quantité sensiblement égale. Il en résulte que le degré de convergence des rayons lumineux à leur entrée dans le cristallin est à leur degré de convergence à leur sortie comme le degré de convergence des rayons à l'entrée d'une lentille de verre placée dans l'air est à leur degré de convergence à leur sortie dans l'air. Or, la propriété d'une lentille de verre, ainsi qu'il a été exposé précédemment, est de faire converger les rayons placés dans l'air atmosphérique de manière à les réunir en foyer ; et cette convergence est la conséquence non seulement de la réfraction des rayons à leur entrée dans la lentille, mais encore de la réfraction à leur sortie. Il en est de même pour le cristallin envisagé dans ses rapports avec l'humeur aqueuse et l'humeur vitrée.

§ 278.

Usages du pigment. — La choroïde, et tout particulièrement sa couche profonde, renferme une substance noire ou pigment choroïdien composé d'éléments anatomiques spéciaux. Cette substance imprègne aussi les couches profondes de l'iris (elle prend en ce point le nom d'*uvée*). La rétine qui recouvre la choroïde est elle-même du côté des cônes et des bâtonnets pénétrée par le pigment. Il s'ensuit que le pigment est partout *sous-jacent* à la rétine ; il n'est à découvert, dans l'intérieur de l'œil, qu'à la face postérieure de l'iris que ne recouvre pas la rétine.

On a dit qu'on apercevait l'uvée au travers de la demi-transparence de l'iris, et que c'était le pigment qui, par sa coloration plus ou moins foncée, déterminait la couleur des yeux. Il n'en est rien. La *coloration* des yeux tient à la présence et à l'arrangement particulier d'autres molécules pigmentaires. Il est certain que l'iris des yeux bruns, gris, noirs, bleus, verts, offre exactement le même aspect lorsqu'on l'envisage par sa face postérieure; il est toujours coloré en noir, et il est impossible de distinguer par ce côté les yeux bleus des yeux noirs.

Le pigment fait l'office, dans l'œil humain, de cet enduit noir que nous étendons à l'intérieur de tous nos instruments d'optique. La lumière qui pénètre dans l'œil ne peut exercer son effet utile qu'autant que les rayons qui ont frappé la rétine et qui ont produit sur elle l'impression visuelle sont *annulés* ou *transformés*. Quand les rayons qui tombent sur la rétine, membrane nerveuse transparente, rencontrent derrière elle une surface sur laquelle ils peuvent se réfléchir, ces rayons réfléchis, en traversant la rétine d'arrière en avant et suivant des directions variées, jettent une plus grande confusion dans les phénomènes de la vision. Le pigment manque, plus ou moins complètement, dans les yeux des albinos; c'est à cette cause qu'est due chez eux l'imperfection de la vision.

Le pigment de la choroïde a donc pour usage d'absorber ou de métamorphoser les rayons à la face postérieure de la rétine (voyez § 288).

Le pigment placé à la face postérieure de l'iris a pour office d'annuler les rayons *réfléchis* par les milieux transparents situés derrière lui. Quelque transparent que soit un corps, en effet, jamais il ne donne passage d'une manière absolue à toute la lumière qui le frappe, il en *réfléchit* toujours une portion. L'uvée s'oppose à ce que les rayons réfléchis par les milieux transparents de l'œil soient réfléchis une seconde fois et renvoyés à la rétine.

§ 279.

Du pouvoir absorbant des milieux transparents de l'œil. — Quelque transparent que soit un corps, disons-nous, non seulement il *réfléchit* toujours une portion de la lumière qui le frappe, mais il en *absorbe* aussi une partie. Cette action absorbante qu'exerce sur les rayons lumineux tout corps diaphane tient à sa nature propre.

L'humeur aqueuse et le corps vitré renferment, outre une faible proportion de matière organique et de matières salines, environ 98 parties d'eau pour 100 ; le cristallin en renferme presqu'autant. L'action que l'eau exerce sur la lumière qui la traverse doit donc se produire dans les milieux transparents de l'œil et modifier dans une certaine mesure les rayons lumineux qui parviennent à la rétine.

M. Brücke a expérimentalement démontré qu'il en est ainsi. Si l'on dirige un faisceau lumineux un peu intense au-devant de l'œil d'un animal qu'on vient de mettre à mort et auquel on a pratiqué en arrière une perte de substance suffisante pour permettre à la lumière de le traverser d'outre en outre, on constate qu'après ce passage, le faisceau lumineux, décomposé à l'aide d'un prisme, fournit un spectre qui ne contient plus ni rayons *infra-rouges*, ni rayons *ultra-violets*. L'œil s'est donc comporté comme une petite masse d'eau.

On conçoit, dès lors, que dans les conditions de notre vision à l'aide du globe oculaire, nous ne puissions distinguer dans le spectre solaire que ce qu'on appelle sa *portion visible*.

Ajoutons encore que les rayons les plus réfrangibles, c'est-à-dire les rayons ultra-violets, paraissent être absorbés en petites proportions par la substance propre de la cornée et du cristallin, lesquels sont légèrement fluorescents.

§ 280.

Rôle de l'iris. — L'iris est un diaphragme opaque, percé à son centre d'une ouverture qui peut s'agrandir ou se rétrécir. L'iris est donc contractile, et les variations dans les dimensions de la pupille dépendent de sa contraction ou de sa dilatation. La dilatation de la pupille ne doit pas être considérée comme un état passif, ou comme la cessation d'action des mouvements de contraction de l'iris : on s'en ferait ainsi une fausse idée. L'agrandissement de la pupille, tout aussi bien que son rétrécissement, est une contraction de l'iris. Les fibres contractiles, nous l'avons vu, affectent, en effet, deux directions : les unes sont circulaires et bordent l'ouverture pupillaire, à la manière d'un sphincter ; les autres s'étendent, comme des rayons, du centre à la circonférence, et adhèrent avec l'iris à la coque de l'œil. Les premiers déterminent, par leur contraction, une diminution dans l'ouverture de la pupille ; la contraction des secondes augmente cette ouverture. Ces deux ordres de fibres agissent isolément dans quelques circonstances. La belladone détermine une dilatation permanente de l'iris en paralysant ses fibres circulaires. L'amaurose agit dans le même sens. La strychnine, la fève de Calabar et quelques maladies du système nerveux, qui ont pour effet de porter le resserrement de la pupille à ses dernières limites, agissent, au contraire, en paralysant les fibres rayonnées [1].

On a beaucoup discuté, autrefois, pour savoir si les mouvements de l'iris sont de la nature des mouvements musculaires, ou, en d'autres termes, si les fibres qui le composent sont de la même nature que les fibres constituantes des muscles. Si, au point de vue anatomique, la question a été quelque temps obscure, elle ne pouvait pas l'être sous le rapport physiologique. L'iris exécute

[1] Plusieurs physiologistes (M. Grünhagen entre autres) n'accordent pas aux fibres rayonnantes de l'iris, ou fibres dilatatrices, la propriété contractile ou musculaire. Ces conclusions ne découlent pas nécessairement de l'expérimentation.

des mouvements : ces mouvements sont subordonnés, dans l'état physiologique, à l'intégrité de ses liens avec le système nerveux ; lorsque ces liens sont rompus, on peut encore, pendant un certain temps, réveiller directement les contractions par l'application des excitants directs : voilà bien évidemment tous les caractères de la contraction musculaire. Il appartenait d'ailleurs aux anatomistes de nos jours de démontrer que l'iris n'est point analogue aux tissus érectiles auxquels on l'avait hypothétiquement comparé, mais qu'il est constitué par des fibres *lisses,* semblables, quant à leur aspect microscopique et quant à leurs réactions chimiques, à celles des muscles de la vie organique.

A l'instar des divers muscles de la vie organique, la contraction de l'iris est complètement involontaire, et se manifeste sous l'influence d'un excitant. Ce qu'est le sang pour le cœur, le bol alimentaire pour la couche musculeuse de l'estomac et de l'intestin, la lumière l'est pour l'iris. Mais ici il faut remarquer une chose : dans l'estomac ou dans le cœur, l'excitant agit directement sur la partie qui doit se contracter, parce que cette partie est sensible à l'excitant en même temps que contractile.

L'iris est contractile, il est vrai, mais il est insensible à l'excitation de la lumière ; la rétine seule jouit de cette propriété. Il en résulte que ce n'est pas sur la partie contractile elle-même qu'agit l'excitant, et que les mouvements de l'iris ne sont qu'indirectement excités par lui. Il en résulte encore que les mouvements de l'iris sont indissolublement liés à l'intégrité de la rétine. Toutes les fois que, par le fait d'une maladie, ou à la suite de la section du nerf optique, la rétine est privée de ses propriétés, l'iris se trouve paralysé.

L'iris, en tant qu'organe contractile, augmente ou diminue le *champ* de la pupille, et laisse ainsi entrer au fond de l'œil une *quantité plus ou moins considérable* de rayons lumineux. L'iris sert à graduer, par conséquent, l'intensité de la lumière qui parvient à la rétine. Il suffit, pour s'en convaincre, d'examiner ce qui se passe dans la pupille d'une personne qui regarde successivement des objets diversement éclairés. Lorsque l'œil se dirige sur des corps très éclairés, la pupille se resserre ; lorsqu'il se tourne vers des objets peu éclairés, la pupille se dilate. Lorsque l'œil cherche à distinguer les objets au milieu d'une obscurité presque complète, la pupille est à son maximum de dilatation. Si l'on approche vivement une lumière près d'un œil dont on ouvre brusquement les paupières, le resserrement de la pupille est porté à son plus haut point.

L'iris est donc chargé de ne laisser pénétrer dans l'œil que la quantité de lumière proportionnée à la sensibilité de la rétine. La rétine a besoin, pour entrer en jeu avec toute sa perfection, d'une intensité moyenne de lumière, en deçà et au delà de laquelle la vision ne s'exécute qu'imparfaitement. C'est pour cette raison, pareillement, que les substances qui agissent sur l'économie, en émoussant la sensibilité de la rétine, déterminent un agrandissement dans le champ de la pupille ; celles, au contraire, qui exagèrent cette sensibilité, occasionnent le resserrement de l'ouverture pupillaire.

On a attribué à l'iris deux autres usages : on a pensé 1° qu'il servait à corriger l'aberration de sphéricité du cristallin, et 2° que ses mouvements étaient liés aux divers degrés de convergence des rayons lumineux qui viennent frapper l'œil, de telle sorte que l'état de la pupille aurait de l'influence sur la vision des objets placés à diverses distances. Ces deux suppositions sont inadmissibles. Un examen rapide suffira à le démontrer.

§ 281.

De l'aberration de sphéricité. — On appelle aberration de sphéricité des lentilles cette imperfection dans la netteté de l'image résultant de ce que *tous* les rayons lumineux qui traversent les lentilles ne viennent point concourir rigoureusement en un même foyer. Ce phénomène est une conséquence nécessaire des courbures des lentilles et de l'homogénéité de leur substance.

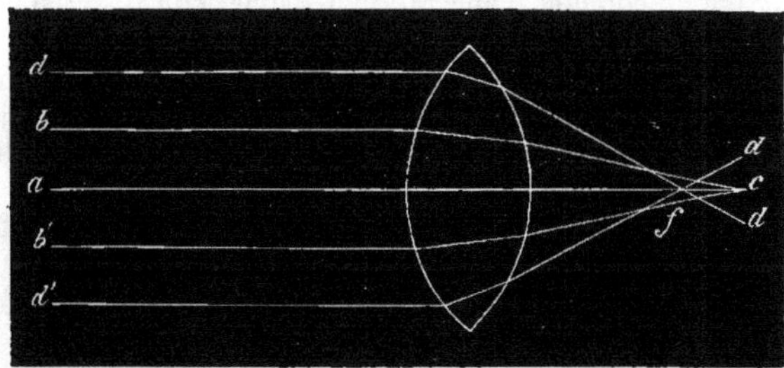

Fig. 218.

Les rayons *bb'* (Voy. fig. 218), placés dans le voisinage de l'axe de la lentille, et presque perpendiculaires à la surface de la lentille, viennent former leur foyer en *c*. Les rayons *dd'* qui rencontrent la lentille sur des points voisins de sa circonférence, ont une incidence plus oblique ; ils sortent du milieu réfringent avec une convergence plus forte et se réunissent en avant des premiers, en *f*.

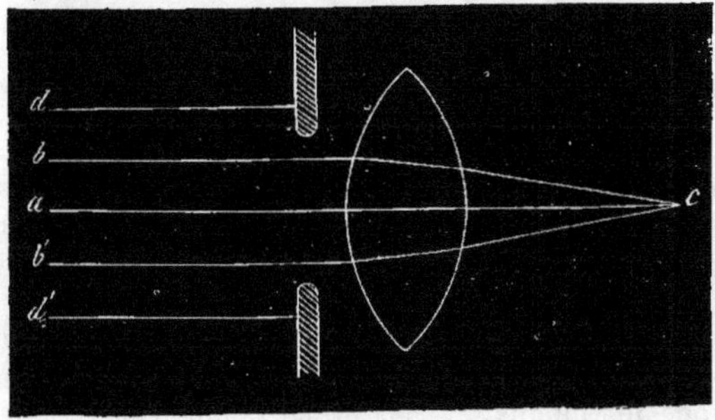

Fig. 219.

Si l'on reçoit sur un plan, placé en *c*, les rayons *bb'*, ils seront représentés sur le plan par un point. Les rayons *dd'*, qui ont formé leur foyer en *f*, seront représentés sur le plan *c*, placé en arrière, non plus par un point, mais par un cercle de diffusion correspondant à la base du petit cône *dfd*.

On remédie à l'aberration de sphéricité, dans la construction des instruments d'optique, en plaçant au-devant des lentilles des diaphragmes opaques percés d'un trou. Ces diaphragmes suppriment les rayons marginaux, et ne laissent pénétrer dans la lentille que les rayons centraux ou voisins du centre (Voy. fig. 219, et comparez avec la figure 218). Par ce moyen on supprime les cercles de diffusion et on donne de la *netteté* aux images, mais, il est aisé de voir qu'en même temps on *diminue leur éclat*, car on supprime une partie de la lumière irradiée du corps lumineux.

§ 282.

Le cristallin dans ses rapports avec l'aberration de sphéricité. — On a comparé l'iris aux diaphragmes des instruments d'optique, et on a pensé qu'il avait pour usage de corriger l'aberration de sphéricité du cristallin ; mais ce n'est là qu'une supposition hypothétique qui repose sur la prétendue identité qui existerait entre le cristallin et une lentille ordinaire, Or, ces deux appareils diffèrent essentiellement. Avant de chercher l'organe destiné à corriger l'aberration de sphéricité du cristallin, il eût fallu démontrer que le cristallin est soumis

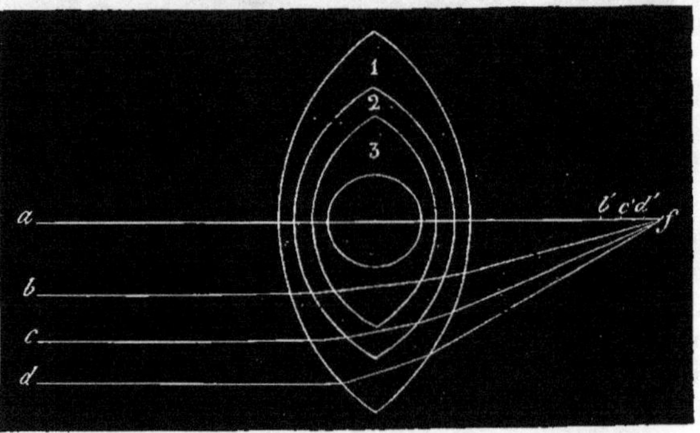

Fig. 220.

à cette imperfection, comme les lentilles de nos instruments. Or, l'absence d'homogénéité dans les couches de la lentille cristalline et la diversité des courbures de ses couches successives ne permettent en aucune manière l'assimilation du cristallin avec une lentille de verre, constituée par une substance homogène. Le cristallin est, par lui-même, une lentille aplanétique, c'est-à-dire une lentille telle que tous les rayons qui la traversent se rendent au même foyer. La densité du noyau central du cristallin rapproche le foyer des rayons centraux ; la moins grande réfrangibilité de la partie périphérique du cristallin éloigne le foyer des rayons marginaux, et cela proportionnellement à leur distance de l'axe de l'œil ; les foyers tendent donc à concorder à la même distance du cristallin, et à se confondre. De cette manière, le cristallin fait converger au même foyer tous les rayons qui le traversent, et les images ne gagnent point leur netteté aux dépens de leur éclat.

Soient 1, 2, 3, trois couches emboîtées du cristallin (Voy. fig. 220) dont la réfrangibilité diminue du dedans au dehors, c'est-à-dire du noyau du cristallin *f*, vers la couche extérieure n° 1. Supposons que le rayon *a* qui traverse la lentille dans son centre, c'est-à-dire suivant son axe, forme son foyer en *f*. Le rayon *d* placé près de la circonférence de la lentille, et presque marginal, aurait dans une lentille ordinaire (ainsi que le montre la figure 217, page 225), formé son foyer en *b'* ; mais il ne traverse qu'une seule couche du cristallin, la plus extérieure, la moins réfrangible, et il se trouve rejeté en *f*. Le rayon *c*, moins marginal que le précédent, aurait moins de tendance que le précédent à se rapprocher du foyer de la lentille ; dans une lentille ordinaire ou homogène, il formerait son foyer en *c'*, mais comme il traverse les couches 1 et 2 moins réfrangibles que la couche 3 et que le noyau du cristallin, il est rejeté pareillement en *f*. Quant au rayon *b* placé plus près de l'axe que le précédent, il aurait sur une lentille ordinaire formé son foyer au point *d'* ; mais, comme il traverse seulement les couches 1, 2, 3 et non le noyau, il se trouve également rejeté en arrière d'une faible quantité et vient former son foyer en *f*.

Quand on envisage l'iris comme un diaphragme destiné à remédier à l'aberration de sphéricité du cristallin, on semble oublier que l'ouverture de la pupille augmente ou diminue à chaque instant avec le degré de clarté des objets lumineux. A mesure que le champ de la pupille augmente, et que, par conséquent, une plus grande quantité de rayons marginaux s'engagent dans le cristallin, les phénomènes de l'aberration de sphéricité de cette lentille devraient se produire et s'exprimer par du trouble dans la vision. Il n'en est rien. La vue des objets n'est pas altérée par les changements dans les dimensions de l'ouverture de la pupille. La vision est aussi nette lorsque la pupille est dilatée que lorsqu'elle est contractée.

Il est vrai que l'iris, même au moment de sa dilatation maximum, couvre toujours une petite partie de la circonférence du cristallin, et s'oppose ainsi, d'une manière permanente, à l'entrée des rayons marginaux les plus excentriques. Il est donc possible, sans qu'on puisse cependant l'affirmer d'une manière certaine, que l'iris agisse sur la portion *toujours masquée* du cristallin, à la manière des diaphragmes placés dans les lunettes aplanétiques.

§ 283.

Des dimensions de la pupille dans la vision des objets rapprochés et dans celle des objets éloignés. — Lorsque les yeux sont alternativement dirigés sur des objets rapprochés, on peut remarquer que l'iris ne reste pas immobile. La pupille se dilate pour les objets éloignés et se resserre pour les objets rapprochés. Voici l'explication qu'on a *autrefois* donnée de ce fait. Les rayons envoyés à l'œil par un objet éloigné étant moins divergents que ceux qui émanent d'un objet rapproché, la dilatation de la pupille aurait pour but, dans le premier cas, de laisser pénétrer dans l'œil les rayons qui ont à traverser les couches du cristallin les plus distantes du centre, et, dans le second cas, le resserrement de la pupille aurait pour but de ne laisser pénétrer dans l'œil que les rayons centraux. On a pensé, dès lors, que ces variations de l'iris avaient pour effet de faire concorder toujours le foyer ou l'image au même point, pour une distance quelconque de l'objet. Cette explication ne peut plus être admise. Elle suppose, en effet, que les divers degrés, dans l'ouverture de la pupille, auraient le pouvoir d'éloigner ou de rapprocher le foyer des rayons formés derrière le cristallin ; elle admet, par conséquent, que la lentille cristalline est, comme nos lentilles de verre, une lentille homogène à plusieurs foyers, et invariable dans sa forme. Nous avons vu que cette homogénéité supposée n'existe pas, et nous verrons plus loin que le cristallin n'est pas invariable dans sa forme.

Voici, d'ailleurs, une expérience bien simple qui démontre que, la *grandeur* de l'ouverture pupillaire *restant invariable*, l'image des objets placés à des distances variées se forme cependant d'une manière parfaitement *nette* au foyer de la rétine. Faites sur une carte une ouverture *un peu plus petite seulement* que la pupille à son état moyen; appliquez cette carte aussi près que possible du globe de l'œil (Voy. fig. 221), et observez *successivement* des objets placés à des distances *diverses*. Vous distinguerez également bien les objets; et cependant vous avez remplacé la pupille par une ouverture *invariable*. Cette simple expérience vous apprendra encore le véritable rôle de la pupille dans la vision.

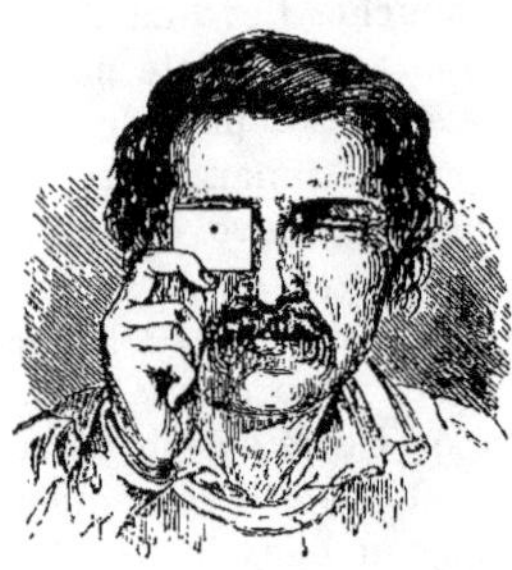

Fig. 221.

Lorsque vous fixez par l'ouverture de la carte, un objet éloigné, il ne perd rien de sa *configuration*, qui reste nette; mais il perd beaucoup de sa *clarté*. Le but de la dilatation de la pupille dans la vision des objets éloignés, c'est de suppléer à la diminution dans la clarté des objets. La clarté des objets s'affaiblit, en effet, nécessairement, avec leur éloignement; car la proportion des rayons lumineux envoyés à l'œil par l'objet diminue en proportion du carré de la distance.

En somme, la pupille augmente ou diminue avec le *degré de clarté* des objets lumineux. Le champ pupillaire augmente quand un objet est peu éclairé, afin de recevoir la plus grande quantité possible de rayons lumineux; il diminue pour les objets très éclairés, afin que l'œil ne soit point blessé par une clarté trop vive : telles sont les véritables fonctions de l'iris. Cela est si vrai, que, si l'œil se fixe sur un objet très éloigné, qui est en même temps très lumineux, la pupille, loin de se dilater, se contracte; et réciproquement, si l'œil se fixe sur un objet très rapproché et très peu éclairé, la pupille, loin de se contracter, se dilate.

§ 284.

Accommodation ou adaptation de l'œil pour la vision aux diverses distances. — Rôle du cristallin. — La membrane nerveuse sur laquelle a lieu l'impression de la lumière étant la rétine, les images des objets doivent nécessairement se former sur la rétine, et toujours sur la rétine. Or, dans nos instruments d'optique, l'image formée au foyer se rapproche de la lentille quand l'objet lumineux s'éloigne; l'image s'éloigne de la lentille, au contraire, quand l'objet lumineux se rapproche (Voy. § 270). Comment se fait-il que dans l'œil l'image coïncide toujours au même point, et qu'elle soit toujours sur la rétine pour toutes les distances de l'objet? Disons-le tout d'abord, c'est parce qu'il s'opère dans les milieux transparents de l'œil des modifications particulières, suivant que l'objet lumineux s'éloigne ou se rapproche; en un mot, parce que l'œil se modifie, et *s'accommode* pour la vision aux diverses distances.

On conçoit que les changements dans les milieux transparents de l'œil pourraient s'accomplir de diverses manières; soit par des variations dans la longueur de l'axe antéro-postérieur de l'œil, portant plus particulièrement sur le segment oculaire postérieur; soit par des déplacements du cristallin; soit, enfin, par des changements appropriés dans les courbures des divers milieux réfringents de l'œil.

Un grand désaccord a longtemps régné sur la manière dont se produisent ces changements intérieurs; quelques-uns même avaient contesté l'existence de ces changements. Ainsi, par exemple, M. Magendie, examinant, par transparence, l'image d'une lumière au fond de l'œil d'un lapin albinos, et voyant que cette image *persistait*, quand il éloignait ou rapprochait la lumière, conclut de cette expérience que les milieux de l'œil sont tellement disposés que, sans qu'on puisse s'en rendre compte par les lois de la physique, le foyer de l'image est invariable pour toutes les distances de l'objet. Cette conclusion ne découle pas nécessairement du fait observé. Dans l'expérience précitée, l'œil, détaché de ses connexions naturelles, ne peut plus, il est vrai, éprouver de changements intérieurs ; mais l'image de la bougie a pu se former ailleurs que sur la rétine, sur un point quelconque de l'espace qui sépare le cristallin de la rétine, et ne pas paraître changer de place pour l'observateur, qui n'en a la connaissance que par la transparence des parties.

Quelques physiologistes (M. Lehot et d'autres après lui) ont été plus loin : ils ont prétendu qu'il n'est pas nécessaire, sur le vivant, que les images tombent sur la rétine ; qu'elles se forment dans l'intérieur du corps vitré, et que, par conséquent, les foyers des images peuvent occuper des positions diverses, sans qu'il soit nécessaire d'invoquer l'adaptation de l'œil pour la vision aux diverses distances. Cette théorie ne mérite pas d'être discutée. Si la rétine apercevait les *images* à distance dans le corps vitré, on ne voit pas pourquoi elle n'apercevait pas tout aussi bien à distance les objets extérieurs eux-mêmes; et à quoi bon, alors, tous les milieux réfringents de l'œil? Des expériences plus concluantes, pour la solution de cette question, seraient celles de M. du Haldat, car elles ont été faites à l'aide du cristallin lui-même. Ces expériences établiraient que les images des objets placés au-devant d'un cristallin de bœuf, enchâssé à l'ouverture d'une chambre obscure, sont toujours placées au même foyer, quelle que soit la distance des objets. Mais ces expériences sont faciles à reproduire au moyen d'une petite chambre noire à daguerréotype disposée à cet effet. On peut se convaincre aisément, par soi-même, que l'image reçue sur l'écran transparent qui forme foyer, *quoique visible* pour une position invariable de l'écran et pour des distances variées de l'objet, est *bien plus nette* dans certaines positions que dans certaines autres. Si l'on dirige le cristallin de bœuf, formant l'objectif de la chambre noire, vers un objet qui occupe les derniers plans du paysage, il faut rapprocher l'écran de l'objectif pour obtenir une *image nette ;* il faut, au contraire, éloigner l'écran de l'objectif pour obtenir l'*image nette* d'une maison placée sur les premiers plans du paysage. Il faut donc agir de la même manière qu'avec la lentille ordinaire d'une chambre noire.

M. Pouillet a émis une théorie qui repose sur l'inégalité de densité ou de réfrangibilité des différentes couches du cristallin. Il pense que, parmi les rayons qui traversent le cristallin, il n'y en a qu'une partie qui se réunissent en foyers sur la rétine. Pour les objets rapprochés, les rayons passant par le centre viendraient seuls converger en foyers à la rétine ; pour les objets éloignés, les rayons passant par la circonférence du cristallin viendraient seuls converger en foyers à la rétine. Dans le premier cas, le rétrécissement de la pupille, qui accompagne la vision des objets rapprochés, interceptant les rayons marginaux, l'image au foyer résulterait de la totalité des rayons réfractés par le cristallin. Dans la vision des objets éloignés, l'élargissement de la pupille permettant aux rayons marginaux de former image à leur point de convergence sur la rétine, les foyers des rayons centraux se trouveraient alors situés en avant de la rétine, et ne concourraient point à la formation de l'image. Mais on comprend difficilement, dans cette théorie, comment les rayons, après avoir formé leur foyer en avant de la rétine, et poursuivi, après leur rencontre, leur marche dispersive (Voy. § 281), pourraient ne pas apporter du trouble dans la netteté de l'image, alors qu'ils tomberaient sur la rétine en cercles de diffusion.

Ajoutons que les expériences de M. Donders ont démontré d'une manière péremptoire que les mouvements de la pupille sont tout à fait étrangers à l'accommodation; en effet, ces mouvements *suivent* l'accommodation de l'œil et ne la *précèdent* pas.

Nous pourrions multiplier le nombre des citations. Treviranus, M. Vallée, M. Sturm [1], etc., admettent aussi, tout en se plaçant à des points de vue différents, que la structure du globe oculaire est telle que le foyer des images est toujours à la rétine, sans qu'il soit besoin d'invoquer des déplacements dans la position relative des milieux transparents de l'œil. Mais tout cela n'est plus aujourd'hui que de l'histoire, et la question est entrée depuis plus de vingt ans dans le domaine de la démonstration expérimentale. Signalons d'abord quelques expériences très simples, qui démontrent la *réalité* des changements qui s'opèrent dans l'intérieur de l'organe de la vue pour la vision à diverses distances.

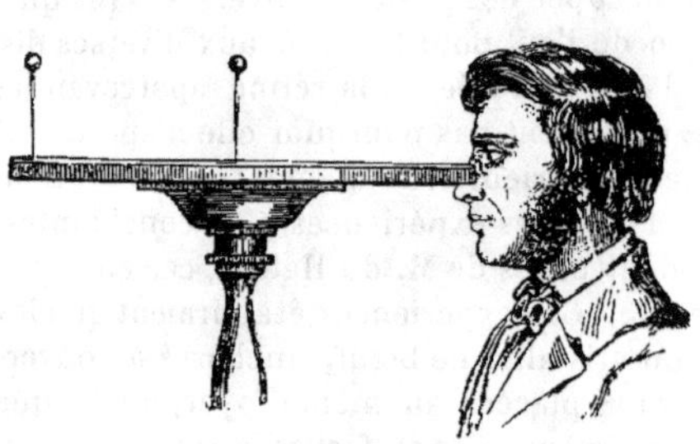

Fig. 222.

1° Placez deux objets de petite dimension, deux épingles, par exemple, à des distances différentes et dans la même direction (Voy. fig. 222). Regardez alternativement chacune d'elles ; vous constaterez que l'épingle la plus rapprochée paraît *nébuleuse* quand vous fixez la plus éloignée, et que c'est précisément le contraire quand vous fixez la plus rapprochée. Il en résulte que l'image de l'objet qui n'est pas *directement fixé* par l'œil ne correspond pas exactement

[1] La doctrine de M. Sturm a joui autrefois d'une grande faveur parmi les physiciens. Sa démonstration est toute théorique et basée sur l'analyse mathématique. Son auteur a cherché à prouver qu'on peut concevoir un système lenticulaire tel que les images pourraient toujours être reçues sur un écran placé à une distance invariable, pour toutes les distances de l'objet.

Les milieux réfringents de l'œil, dit M. Sturm, n'étant point terminés par des courbes sphériques, mais par des courbes paraboliques, il s'ensuit que le foyer des rayons lumineux, en arrière du cristallin, n'a pas lieu en un point unique, mais que les rayons forment des faisceaux condensés de très petit diamètre et de très petite longueur, et *compris entre deux foyers*. Or, suivant M. Sturm, il suffit que des tranches quelconques, prises sur la longueur de ces faisceaux, correspondent à la rétine, pour que l'image suffisamment nette de l'objet y soit représentée (ces faisceaux ayant des dimensions analogues aux éléments constituants de la rétine). M. Sturm ajoute que, même *en deçà* ou *au delà* des foyers des faisceaux, une image nette peut se produire, attendu que, dans les *points voisins* des foyers, les faisceaux ont une dimension sensiblement la même que dans l'espace interfocal.

à la rétine ; l'image de cet objet se traduit alors sur cette membrane, non par des *points focaux*, mais par des *cercles de diffusion*, Il résulte encore de cette expérience, qu'il dépend de nous, par un effort de volonté, de modifier les conditions intérieures de l'œil, pour *accommoder* la distance focale à la distance de l'objet.

L'expérience peut être également exécutée, avec le dispositif de la figure 222 et en plaçant au-devant, très près de l'œil qui regarde les épingles, une carte percée d'un trou de dimensions invariables et d'un diamètre un peu inférieur à celui de la pupille (comme dans la figure 221, page 232). Elle donne absolument les mêmes résultats ; les divers degrés d'ouverture de la pupille étant absolument étrangers au phénomène de l'adaptation.

2° Fixez, par la pensée, un objet imaginaire placé entre vos yeux et le livre que vous lisez ; à l'instant vous sentez qu'il s'opère dans votre œil un effort qui devient parfois douloureux, et vous ne voyez plus les lettres imprimées que comme une masse confuse.

3° Si vous fixez pendant longtemps un objet très rapproché, il faut un certain temps pour que l'œil redevienne apte à distinguer les objets éloignés : c'est ce qui arrive particulièrement quand on a fait usage de la loupe pendant quelques heures.

La physique nous apprend que la netteté des images qui se forment sur l'écran d'une chambre obscure dépend pour une lentille donnée, des distances relatives de l'objet et de l'écran. L'œil ne peut se soustraire à cette loi naturelle, et il faut bien admettre l'intervention d'une modification de la lentille oculaire, pour expliquer la formation d'images *constamment nettes* sur la rétine quand l'objet s'éloigne ou se rapproche de l'œil.

Il s'accomplit donc un changement dans l'œil ; mais de quelle nature est ce changement ? Par quel mécanisme s'opère-t-il ? Toutes les suppositions ont été faites. Ce n'est que de nos jours, je le répète, que la question est entrée dans la voie expérimentale.

On avait d'abord pensé que la courbure de la cornée pouvait augmenter, par suite de la compression du globe oculaire par la contraction des muscles droits ; mais l'examen le plus attentif de la cornée, à l'aide d'une lunette micrométrique, dont on amène le fil vertical tangent à la cornée, ne permet pas d'apprécier ce prétendu changement de courbure, qui correspondrait à la vision des objets rapprochés. Les recherches d'Young ayant établi que ces changements, pour être efficaces, devraient apporter au rayon de courbure de la cornée une variation de 5 à 7 millimètres, ces changements seraient très visibles s'ils étaient réels. Young, après avoir combattu l'hypothèse des variations de courbure de la cornée transparente, pour l'explication de la vision distincte à diverses distances, remplace par une autre hypothèse celle qu'il vient de renverser. Il compare le cristallin à un muscle qui aurait en lui-même la propriété de modifier, par ses contractions, ses diverses courbures. Or, s'il y a dans l'économie animale une partie à coup sûr non musculaire, c'est le cristallin.

D'autres ont pensé que *la distance qui sépare la rétine du cristallin* pouvait être diminuée ou augmentée par l'état de contraction ou de relâchement des muscles droits et des muscles obliques de l'œil. Cette opinion a été longtemps celle de beaucoup de physiologistes dont quelques-uns vivent encore aujourd'hui. Le globe oculaire reposant en arrière sur un plan aponévrotique concave, solidement fixé à la base de l'orbite, on supposait que la contraction simultanée et graduée des quatre muscles droits pouvait, en comprimant l'œil d'avant en arrière sur le plan aponévrotique résistant, diminuer l'axe antéro-postérieur de l'œil, et, par conséquent, la distance qui sépare le cristallin de la rétine. On supposait également que la contraction des muscles obliques pouvait agir en sens contraire et augmenter cette distance. Vu le peu de compressibilité des liquides, il fallait admettre dans cette hypothèse que les membranes du globe oculaire, et en particulier la sclérotique, qui en forme la charpente solide, sont doués d'une élasticité suffisante. Si cet allongement ou ce raccourcissement de l'œil, suivant son axe antéro-postérieur, avait réellement lieu, comme on le pensait, il devait, sous peine d'être inefficace, ne pas être circonscrit dans des limites trop restreintes. De plus, les partisans de cette doctrine ne disaient pas et d'ailleurs ne pouvaient pas savoir, si ces variations portaient sur tous les éléments transparents de l'œil pris en masse, ou seulement sur certains éléments pris en particulier. Cette explication était donc très vague et ne reposait sur aucun fait expérimentalement constaté.

L'œil est une lentille composée, à très court foyer. Si le cristallin était susceptible de se mouvoir, dans sa totalité, par un mouvement de translation en avant ou en arrière, il lui suffirait de parcourir un trajet très peu considérable pour accommoder le foyer des rayons lumineux à toutes les distances possibles de l'objet : aussi quelques physiciens avaient-ils placé, dans les changements de position de totalité de la lentille cristalline, les phénomènes de l'accommodation. Mais en avant du cristallin il y a l'humeur aqueuse, en arrière l'humeur vitrée ; comment la translation du cristallin en masse serait-elle possible ?

Elle ne pourrait l'être qu'autant que l'humeur aqueuse passerait librement du segment antérieur de l'œil dans le segment postérieur pour prendre la place laissée libre par le cristallin. Il est vrai que M. Ribes a décrit, et que d'autres ont admis, sur les contours du cristallin, de petits canaux par lesquels le passage du liquide pourrait s'opérer ; mais c'est en vain qu'on cherche sur les yeux frais ces prétendus canaux, personne depuis n'a pu les mettre en évidence. Ajoutez que le cristallin est fixe en arrière, et que sa capsule est intimement adhérente à la membrane du corps vitré.

La doctrine de l'adaptation n'est véritablement entrée dans le domaine de la démonstration rigoureuse que depuis les expériences de M. Cramer, en Hollande, et de M. Helmholtz, en Allemagne. L'un et l'autre ont démontré par des expériences ingénieuses la nature et le siége des changements qui s'accomplissent dans l'œil.

M. Cramer a eu recours à une méthode basée sur un fait connu depuis longtemps déjà, d'après les observations de Sanson et de Purkinje, mais qu'on n'avait pas encore cherché à utiliser pour cette recherche. On sait que, lorsqu'on place la flamme d'une bougie à une certaine distance de l'œil d'une personne saine, on peut apercevoir dans l'œil de cette personne trois images de cette flamme (Voy. fig. 223 et fig. 224). L'image qui occupe le plan antérieur *a* est *droite*, et est engendrée par la surface antérieure de la cornée; l'image qui occupe le plan moyen *c* est *renversée :* elle est engendrée par la face postérieure du cristallin, agissant comme miroir concave; l'image *b* qui occupe le plan postérieur et qui est à la fois la moins brillante des trois et la plus grosse est *droite :* c'est une image virtuelle engendrée par la face antérieure du cristallin [1]. Il est évident que la position respective de ces diverses images dépend de la nature et du degré de courbure des miroirs concaves ou convexes qui les engendrent. Si, à certains moments déterminés, les rayons de courbure des

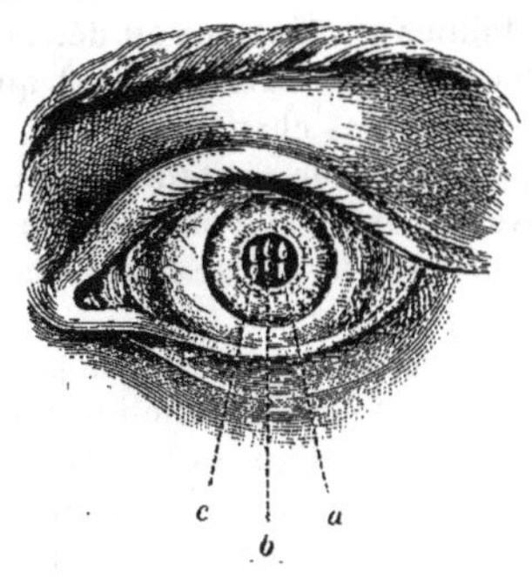

Fig. 223.

L'observateur qui regarde les images *réfléchies* par la cornée et le cristallin est supposé placé à droite de la figure 223.

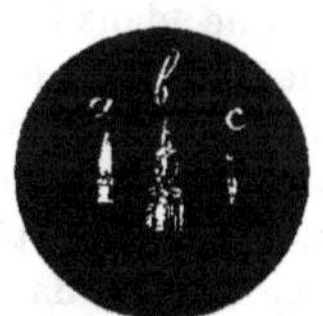

Fig. 224.

L'observateur qui regarde les images *réfléchies* par la cornée et le cristallin est supposé placé à gauche de la figure 224.

L'image *a*, qui est à gauche, occupe le *plan le plus antérieur*. L'image renversée *c*, qui est à droite, occupe le *plan moyen*; l'image *b* qui est au milieu, la plus grosse, occupe le *plan postérieur*.

milieux transparents de l'œil éprouvaient des changements, ces changements seraient accusés dans les images qui leur correspondent par un changement de position. Or, c'est précisément ce qui arrive.

M. Cramer dispose l'expérience de la manière suivante. Les rayons d'une bougie L (Voy. fig. 225) sont dirigés à travers un tube *m* noirci à l'intérieur, sur l'œil *o* d'une personne en observation. Les images de Sanson qui y prennent naissance sont regardées obliquement, par l'observateur, dont l'œil est placé en *b*, à l'aide d'un microscope *n* qui grossit faiblement.

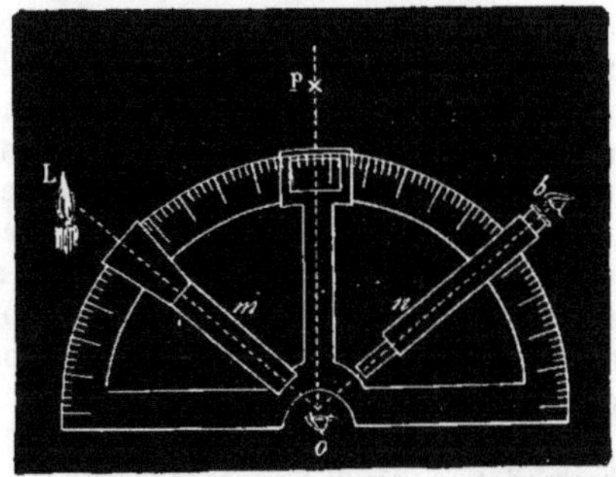

Fig. 225.

(D'après M. Cramer).

Supposons que l'œil du sujet en expérience fixe d'abord un objet placé à 100 mètres de distance, dans la direction de OP. Les trois images présentent, pendant qu'il fixe cet objet, des situations relatives et des grandeurs déterminées. Si le patient fixe ensuite, et toujours dans la direction OP, un objet placé à 1 mètre, les rapports des trois images changent immédiatement. L'obser-

[1] Rappelons en deux mots les propriétés des miroirs concaves et convexes. — Tout *objet* placé au delà (en avant) du centre focal d'un miroir *concave*, donne une *image* réelle, *renversée*, placée en avant du miroir et dont la grandeur dépend de la distance de l'objet. Si l'*objet* était placé au foyer du miroir, c'est-à-dire s'il occupait précisément le plan focal, il n'y aurait pas d'*image* produite, l'objet et l'image se superposant exactement. — Les miroirs convexes agissent pour la grandeur et la distance des images à la manière des miroirs concaves, mais avec cette différence que les foyers virtuels sont placés en arrière du miroir, et que les images sont *droites*.

vateur remarque qu'au moment où le sujet regarde l'objet plus rapproché, il y a dans l'image *b* (fig. 224) une *locomotion*, en vertu de laquelle elle se rapproche en avant, en devenant en même temps un peu plus petite. Les deux autres images restent sensiblement immobiles. L'image *b* se rapprochant du côté de l'observateur, c'est que la surface antérieure du cristallin s'est déplacée ou déformée; si les deux autres images n'ont pas changé leur position relative, c'est que la surface postérieure du cristallin et la cornée n'ont pas changé. D'où M. Cramer conclut que, dans la vision des objets rapprochés, le cristallin change de forme en devenant de plus en plus convexe en avant. Le phénomène dont nous parlons peut s'observer à l'œil nu; mais on peut le rendre beaucoup plus sensible en se servant de l'ophthalmoscope (Voy. plus loin).

M. Helmholtz a constaté, comme M. Cramer, les changements de position des images de Sanson, dans l'accommodation de l'œil pour la vision des objets placés à des distances variées. Il a fait plus : à l'aide d'un instrument d'une grande précision, il a mesuré, à 1/100e de millimètre près, les variations de la grandeur de l'image correspondantes aux variations des rayons de courbure de la face antérieure du cristallin; il a montré dans quelles limites ces changements ont lieu et prouvé, par le calcul, que ces changements sont tout à fait en harmonie avec les lois de l'optique, et qu'ils expliquent parfaitement la vision distincte aux diverses distances.

Ainsi que nous l'avons indiqué précédemment (Voy. le tableau de ces mesures, § 273), M. Helmholtz a expérimentalement constaté que le rayon de courbure de la surface antérieure du cristallin, qui est de 10 millimètres environ pour la vision des objets situés à de très grandes distances, ou à l'infini (rayon de courbure qui peut être considéré comme répondant au repos de la lentille cristalline) peut se réduire à 6 millimètres pour la vision des objets très rapprochés.

M. Helmholtz a encore prouvé que, dans la vision des objets rapprochés, la face postérieure du cristallin, quoique ne se déformant pas à beaucoup près autant que l'antérieure, augmente cependant de convexité [1], ce qui se traduit par un faible changement dans l'image correspondante *c*. Il a enfin remarqué, de même que M. Hueck, que l'iris, au moment de l'accommodation pour les objets rapprochés, est en même temps légèrement projeté en avant dans sa partie pupillaire, et qu'il prend, par conséquent, une forme légèrement convexe.

De ces diverses observations, il résulte que le cristallin, au moment de l'accommodation, tend à se rapprocher de la forme sphérique. En d'autres termes, l'épaisseur antéro-postérieure de la lentille qu'il représente augmente; les bords de la lentille cristalline sont déprimés et se rapprochent vers le centre. L'augmentation du diamètre antéro-postérieur du cristallin est surtout déterminée par l'exagération de la courbure antérieure. La figure 226, qui représente l'œil accommodé, d'un côté, pour la vision des objets rapprochés, et, de l'autre, pour la vision des objets éloignés, peut donner l'idée des changements qui s'accomplissent dans le cristallin.

Les changements de forme du cristallin sont donc démontrés par des expé-

[1] La modification de courbure de la face postérieure du cristallin, et par conséquent la diminution du rayon de courbure de cette face, n'a pas été calculée quantitativement par M. Helmholtz ; mais on peut la considérer comme très faible.

riences précises et rigoureuses. La question qui se présente maintenant est celle-ci : quels sont les agents qui déterminent ces changements ?

M. Cramer, après avoir expérimentalement démontré les changements de courbure du cristallin, crut devoir attribuer ces changements de courbure aux contractions de l'iris. Partant de cette donnée anatomique, que l'iris n'est pas seulement en contact avec la face antérieure du cristallin, par les parties voisines de la pupille, mais encore par une certaine étendue de sa face postérieure, il pensait que l'iris, en se contractant (à la fois par ses fibres circulaires et à la fois par ses fibres rayonnées), tend à effacer sa voussure antérieure, se rapproche de la forme plane, et détermine ainsi une pression sur la face antérieure du cristallin, pression qui forcerait en quelque sorte la substance demi-solide du cristallin à s'engager à travers la pupille et à faire une sorte de hernie dans la chambre antérieure de l'œil. D'où il résulterait que la courbure anté-

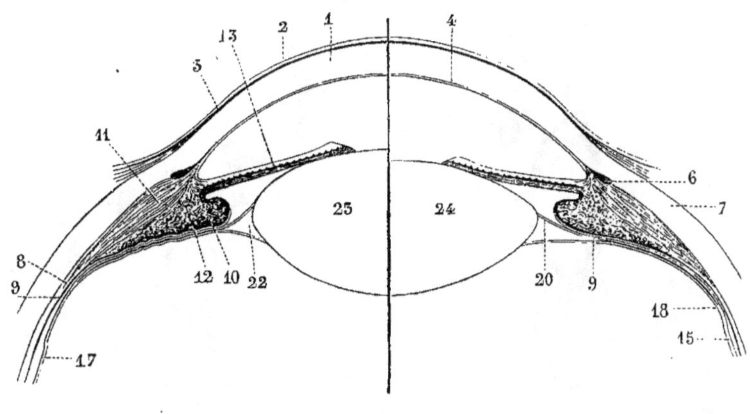

Fig. 226.

(Figure schématique d'après M. Helmholtz et M. Beaunis.)

La moitié gauche de la figure représente l'œil accommodé pour la *vision des objets rapprochés*. La moitié droite de la figure représente l'œil au repos, naturellement accommodé pour la *vision des objets très éloignés.*

1. Substance de la cornée. — 2, couche épithéliale de la surface antérieure de la cornée. — 4, membrane de Demours. — 6, canal de Fontana. — 7, sclérotique. — 8, choroïde. — 9, les confins antérieurs de la rétine. — 10, les procès ciliaires. — 11, les fibres longitudinales du muscle ciliaire. — 12, la coupe des fibres circulaires du muscle ciliaire. — 13, iris. — 15, l'*ora serrata*. — 17, membrane hyaloïde. — 18, zone de zinn. — 20, le dédoublement antérieur de la zone de zinn, formant. — 22, le canal *godronné*. — 23, le cristallin accommodé pour la vision rapprochée. — 24, le cristallin au repos, disposé pour la vision des objets éloignés.

rieure du cristallin deviendrait une courbure de plus petit rayon et que l'axe antéro-postérieur de la lentille cristalline serait augmenté (Voy. fig. 227 et fig. 228). Mais l'iris, toujours en mouvement, et dont la mobilité est en rapport avec le degré de clarté des objets, s'accommoderait assez mal du rôle que lui attribuait M. Cramer; il devrait, en outre, déployer, vu sa position presque verticale, une énergie contractile tout à fait invraisemblable.

Ce n'est que depuis la découverte du *muscle ciliaire* que les modifications de l'adaptation ont été rapportées à leur agent véritable. On sait en effet depuis les recherches de M. Brücke, de M. Bowmann, de M. Reeken et celles plus récentes de MM. H. Müller et Rouget, qu'il y a dans l'intérieur de l'œil des reptiles, des oiseaux, des mammifères et de l'homme un muscle, désigné sous le nom. de *muscle ciliaire*.

Le muscle ciliaire, annexé à la partie antérieure de la choroïde, est composé de deux ordres de fibres, fibres rayonnées et fibres circulaires (Voy. fig. 226, n°s 11 et 12). Tous les physiologistes s'accordent aujourd'hui à le considérer comme le muscle de l'accommodation, c'est-à-dire comme l'agent capable par ses contractions de déterminer les changements de courbure du cristallin ; quant au mode précis, suivant lequel la contraction de ce muscle agit pour amener un pareil résultat, il règne encore à cet égard une certaine incertitude.

Voici, d'après M. Helmholtz, comment les choses se passeraient. M. Helmholtz pose d'abord, en principe, que dans l'œil en repos (non accommodé par conséquent), le cristallin ne possède pas la forme qui répond à l'état d'équilibre de son élasticité propre. Si bien que, si on affranchissait la lentille de la position qu'elle occupe dans l'œil en repos, en l'abandonnant à elle-même, dégagée de toutes ses connexions, elle prendrait des courbures plus accusées.

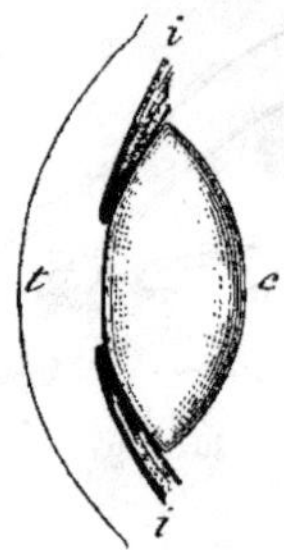

Fig. 227.

Le cristallin à l'état de repos (supposition de M. Cramer).

t, la cornée,
c, le cristallin,
i, l'yris.

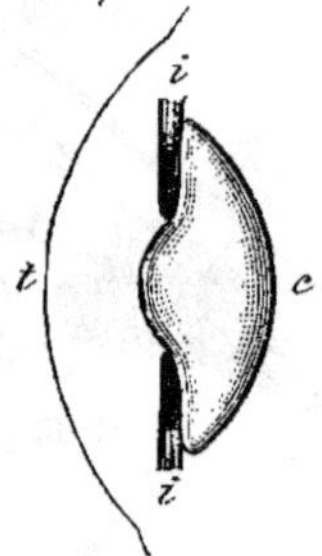

Fig. 228.

Le cristallin accommodé pour la vision des objets rapprochés (supposition de M. Cramer).

t, cornée,
c, cristallin,
i, l'yris.

Dans la position normale qu'elle occupe dans l'œil vivant, enchâssée dans la zone de Zinn, la lentille cristalline se trouverait soumise à une sorte de tension radiale de tous ses diamètres, en sorte qu'elle serait aplatie d'avant en arrière [1]. M. Helmholtz fait observer comme preuve à l'appui de cette supposition, que toutes les mesures qui ont été prises sur le cristallin séparé de l'œil humain accusent une épaisseur du cristallin supérieur à celle que lui-même et les autres observateurs ont reconnue dans le cristallin de l'*œil vivant*. On conçoit dès lors, dit M. Helmholtz, que ce qui peut diminuer le tirage excentrique de la zone de Zinn détermine une augmentation des courbures du cristallin. C'est aux fibres longitudinales du muscle ciliaire, qui ont été les premières connues, que M. Helmholtz attribue ce pouvoir. Quand ces fibres se contractent, la portion du muscle qui se perd dans la choroïde du côté de l'équateur de l'œil est attirée du côté de son insertion fixe, qui répond à la circonférence de la cornée; l'*ora*

[1] La supposition d'une tension élastique durable dans un organe vivant, n'a rien de contraire aux conditions organiques habituelles. Nous voyons des tensions de ce genre dans beaucoup des tissus vivants.

serrata se rapproche de la marge cornéale, la tension radiale de la zone de Zinn diminue, et la lentille, rendue libre, tend à se rapprocher de son équilibre de figure, c'est-à-dire à devenir plus convexe.

Aujourd'hui qu'à côté des fibres rayonnées on a découvert dans la portion antérieure du muscle ciliaire des fibres *circulaires* qui en se contractant, semblent devoir agir directement sur la circonférence du cristallin, en réduisant cette circonférence, c'est-à-dire en refoulant la matière demi-solide du cristallin des bords vers le centre, et par conséquent en augmentant d'autant l'épaisseur de la lentille, on est généralement porté à attribuer à cette sorte de sphincter le rôle principal dans le phénomène de l'accommodation.

On fait aussi quelquefois intervenir ici les procès ciliaires; mais leur rôle n'est pas nettement déterminé. Ou bien cet appareil multi-lamellaire, qui contient un réseau vasculaire très abondant, serait destiné à compenser par ses divers états de réplétion ou de vacuité les différences de capacité qui résultent des mouvements internes de l'œil; ou bien (comme l'a ingénieusement exposé M. Rouget) ils prennent eux-mêmes une part indirecte aux mouvements d'accommodation. Distendus par le sang, sous l'influence de la contraction du muscle ciliaire, qui les placerait dans une sorte d'état érectile, ils représenteraient un coussin élastique destiné à répartir uniformément la pression du muscle ciliaire sur le pourtour du cristallin.

Les changements de courbure de la lentille cristalline sont donc déterminés par les contractions du muscle ciliaire. Or, ce muscle reçoit ses filets nerveux des rameaux ciliaires, branches du nerf moteur oculaire commun. M. Trautweter a constaté que lorsqu'on excite le nerf moteur oculaire commun dans la cavité crânienne [1], l'image engendrée par la face antérieure du cristallin devient manifestement plus petite, par suite d'une exagération de courbure de la lentille cristalline. L'excitation de la portion cervicale du grand sympathique ou de la branche ophtalmique du nerf de la cinquième paire était sans résultat en ce qui concerne la grandeur de l'image.

MM. Völkers et Hensen ont fait porter l'excitation non pas sur le tronc du nerf moteur oculaire commun, mais sur les nerfs ciliaires eux-mêmes ou sur le ganglion ophtalmique. Leurs expériences ont été faites sur des chiens, des chats, des singes, auxquels ils excisaient la plus grande partie de l'iris pour rendre la face antérieure du cristallin plus accessible à l'observation. Ils ont constaté que l'excitation des nerfs ciliaires ou celle du ganglion ophtalmique entraînait une augmentation de courbure du cristallin surtout en avant. L'enlèvement de la cornée transparente n'empêchait pas le résultat de se produire, pourvu que la section de la cornée ne fût pas portée jusqu'aux limites de sa circonférence. Lorsque la capsule cristalline était enlevée en avant, l'augmentation de la courbure antérieure du cristallin, au moment de l'excitation des nerfs ciliaires, était plus prononcée encore. En examinant attentivement les lambeaux de la cornée pendant la contraction du muscle ciliaire (au moment de l'excitation des nerfs), ils ont reconnu que dans ces conditions artificielles il

[1] Les principales expériences de M. Trautweter ont été faites sur des poules et des pigeons. Des expériences du même genre, tentées sur des chiens, des chats et des lapins, lui ont donné des résultats moins marqués. Il en conclut que chez ces animaux (ce qui d'ailleurs n'a pas lieu de surprendre) le pouvoir d'accommodation est beaucoup moins étendu que chez les oiseaux.

y avait un tirage exercé par le muscle ciliaire sur la marge de la cornée absente. Le déplacement de la choroïde était rendu visible par les mouvements d'une fine aiguille de verre implantée dans la sclérotique, et dont la pointe pénétrait dans la choroïde.

Le cristallin est donc l'organe de l'accommodation, organe en quelque sorte passif, mis en jeu par un muscle spécial, le muscle ciliaire. Cette adaptation ne s'accomplit pas d'ailleurs d'une manière instantanée. Quand l'œil est tour à tour dirigé vers des objets rapprochés ou éloignés, il faut un temps très appréciable pour que le mouvement intérieur de l'œil, destiné à faire coïncider l'image nette de l'objet avec le plan sensible de la rétine, puisse s'accomplir. Ce temps a été mesuré avec beaucoup de précision par M. Vierordt, à l'aide d'un objet immobile placé à une distance invariable de 18 mètres, et d'un autre objet placé à une distance beaucoup plus rapprochée et variée.

Le tableau suivant indique, en secondes, le temps nécessaire à l'accommodation :

UN OBJET EST PLACÉ A UNE DISTANCE INVARIABLE DE 18 MÈTRES.		
Un autre objet est placé à une distance de	Temps en secondes nécessaire pour l'accommodation *du point éloigné au point rapproché.*	Temps en secondes nécessaire pour l'accommodation *du point rapproché au point éloigné.*
10^{centim}.	1^{sec},18	0^{sec},84
22	0 ,60	0 ,44
40	0 ,30	0 ,29
64	0 ,20	0 ,15

Le temps nécessaire pour l'accommodation croît donc avec le rapprochement de l'objet, ce qu'il était aisé de prévoir, puisque l'action musculaire qui la produit croît dans le même sens. Il résulte encore de ces recherches (on devait aussi s'y attendre) que l'accommodation est plus rapide quand on passe d'un objet rapproché à un objet éloigné, que quand on passe d'un objet éloigné à un objet rapproché : le premier cas, en effet, se produit dans le sens de l'activité du muscle vers le repos, et le second dans le sens du repos du muscle vers l'activité.

Si le cristallin est l'organe de l'accommodation, on ne manquera pas de se demander comment il se fait que les opérés de la cataracte peuvent encore *voir* et *distinguer* les objets à des distances variées. Il est certain en effet que l'absence du cristallin n'empêche pas la vue de se rétablir, mais il n'est pas moins vrai qu'elle est *toujours plus ou moins confuse*, qu'elle n'est jamais parfaitement nette, et que les points focaux des images qui tombent sur la rétine la rencontrent constamment par des cercles de diffusion plus ou moins étendus, suivant la distance des objets. M. de Græfe, qui s'est livré à cet égard à de nombreuses recherches, a conclu, à la suite d'expériences nombreuses tentées à l'aide de l'*optomètre* (Voy. § 286), que les individus privés de cristallin, par des opérations chirurgicales, ont perdu la faculté de l'accommodation et, par conséquent, la netteté de la vision.

Ajoutons que la faculté de l'adaptation ou de l'accommodation n'est tout à fait complète que dans la première moitié de la vie. Vers l'âge de quarante à quarante-cinq ans, la vision devient moins nette, et ce trouble va sans cesse en augmentant. Cette difficulté de l'adaptation provient, d'après M. Donders, non de l'appareil musculaire annexé au cristallin, mais du cristallin lui-même, qui devient plus dense avec l'âge.

On a remarqué depuis longtemps que l'atropine instillée dans l'œil a pour effet de dilater la pupille et d'affecter le pouvoir d'accommodation de l'œil. Si le pouvoir d'accommodation est diminué, ce n'est pas l'agrandissement de la pupille qui détermine cet effet; il ne se produit que quand survient la paralysie du muscle tenseur de la choroïde ou muscle ciliaire.

Lorsque nous regardons successivement des objets placés à des distances diverses, nous avons parfaitement conscience qu'il s'accomplit dans notre œil un changement accompagné d'un véritable effort. Or, cet effort est d'autant plus sensible que les objets sont plus rapprochés ; il devient même douloureux lorsqu'ils sont très rapprochés. Si, après avoir fixé pendant longtemps des objets très rapprochés, nous jetons les yeux sur des objets situés à des distances considérables, sur un vaste panorama, par exemple, nous sentons comme une sorte de *détente* et comme une sensation de bien-être. La construction optique de l'œil est en effet disposée de telle sorte que, dans l'état de repos de l'organe, le foyer des rayons lumineux sur la rétine correspond à la vision des objets éloignés, et que l'effort d'accommodation s'opère à mesure que la distance des objets diminue. Or, à mesure que la distance des objets à l'œil diminue, la distance de l'image à la lentille cristalline tend à augmenter ; il s'ensuit que l'effort qui a lieu concorde parfaitement avec les fonctions du muscle ciliaire, dont les contractions déforment le cristallin, augmentent son diamètre antéro-postérieur et, par conséquent, sa réfringence. C'est une locution vulgaire et qui ne manque pas de vérité que de dire de la vision attentive des objets rapprochés qu'elle *tire* les yeux[1].

Ainsi, de même que le globe oculaire se meut dans l'orbite, pour aller en quelque sorte à la recherche des images (comme la main se dirige vers les corps qu'elle veut saisir), de même les milieux réfringents de l'œil se meuvent aussi, mais d'une quantité infiniment plus petite, pour se mettre en rapport avec les objets diversement éloignés.

§ 285.

De l'aberration de réfrangibilité ou du chromatisme. — Nous avons précédemment établi que le cristallin n'était pas soumis, comme les lentilles homogènes, à l'aberration de sphéricité ; nous ajouterons que l'œil humain, dans la vision normale, n'est pas soumis non plus à l'aberration de réfrangibilité ou chromatisme.

[1] D'après M. Manz, l'œil des poissons est disposé naturellement pour la vision des objets rapprochés (leur cristallin est à peu près sphérique). L'accommodation s'opérerait dans un sens inverse. Elle aurait pour effet, chez eux, d'aplatir le cristallin, dans le sens antéro-postérieur, pour la vision des objets éloignés.

On appelle *chromatisme* le phénomène qui se produit lorsque la lumière traverse des substances transparentes, dont les faces correspondantes ne sont pas parallèles. On sait qu'elle se décompose alors en sept couleurs, dites primitives, qui sont le violet, l'indigo, le bleu, le vert, le jaune, l'orangé, le rouge. Les substances transparentes taillées en forme de prisme jouissent de cette propriété au suprême degré. La décomposition de la lumière blanche par les prismes tient à ce que les couleurs élémentaires qui la composent sont inégalement réfrangibles. Soit un faisceau de lumière (Voy. fig. 229) traversant un prisme, placé dans une chambre obscure, la base tournée en haut ; le faisceau sera décomposé et viendra former sur l'écran une image colorée dite *spectre solaire*. La couleur violette, qui est la plus réfrangible, occupera le sommet du spectre, tandis que la couleur rouge, qui est la moins réfrangible, occupera la partie inférieure de l'image colorée.

Les lentilles décomposent aussi la lumière blanche ; elles jouissent du pou-

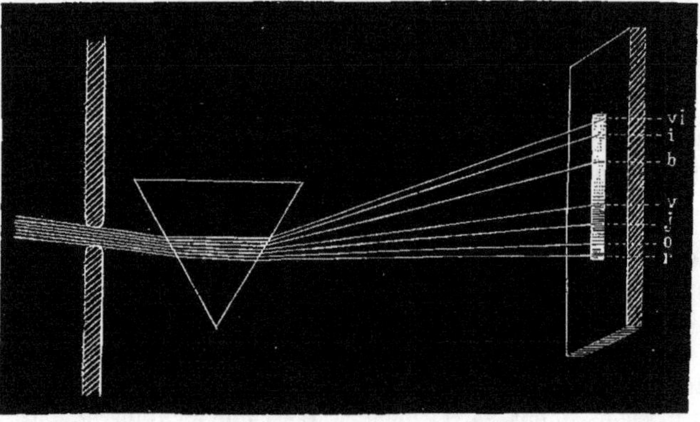

Fig. 229.

voir dispersif, mais à un plus faible degré. Dans le voisinage du centre, les faces de la lentille pouvant être considérées comme sensiblement parallèles, les images reproduites par elle ne sont pas sensiblement colorées ; mais, à mesure qu'on s'éloigne du centre, l'inclinaison des faces de la lentille se prononce, et la dispersion se produit. Aussi les images formées au foyer des lentilles simples sont *irisées* sur leurs bords ; elles sont soumises au chromatisme.

Dans l'œil, les divers milieux transparents qui le composent corrigent réciproquement leur pouvoir dispersif, à l'aide de leur densité et de leurs courbures différentes. C'est par l'examen attentif de l'œil humain qu'Euler découvrit les lois de l'achromatisme, et voilà pourquoi, dans les instruments d'optique, on associe les lentilles, afin d'obtenir des images qui ne soient point irisées sur leurs bords, comme celles qu'on obtient avec des lentilles simples. Les instruments ainsi corrigés sont dits *achromatiques*. L'œil est achromatique.

L'achromatisme de l'œil est la conséquence de l'absence d'aberration de sphéricité dans la lentille cristalline (Voy. §§ 201 et 282). Dans toute lentille où la distance focale des rayons réfractés est la même pour tous les rayons, il n'y a point de chromatisme ou de couleurs irisées sur le contour des images. Les bordures colorées n'apparaissent qu'avec les cercles de diffusion, conséquence des distances focales inégales. Or, comme dans l'œil tout est disposé de façon que l'image, qui n'est que l'ensemble des foyers, se produise toujours sur le même plan, et d'une manière parfaitement nette pour toutes les distances de l'objet éclairé, nous pouvons dire que l'œil est achromatique [1].

De ce que les diverses réfractions qui se font dans l'œil sont produites par une série de milieux convergents, quelques physiciens en ont conclu que la lumière y doit subir une dispersion plus ou moins grande et que, par conséquent, il doit être assujetti à l'imperfection chromatique.

Voici l'une des expériences invoquées. Soit un champ blanc sur un fond noir (Voy. fig. 230). Si vous fixez le champ blanc de la figure 230, il se détache vivement sur le fond noir sur lequel il est placé, et ses bords sont nets et non colorés; mais si vous regardez un point imaginaire placé entre l'œil et le champ blanc; si, comme on le dit, vous regardez dans le vide c'est-à-dire si vous adaptez votre vue pour la vision distincte d'un point qui serait placé en avant du plan d'observation, le champ blanc ne tarde pas à vous apparaître confusément, et ses bords deviennent colorés. Cette expérience prouve-t-elle que l'œil n'est point achromatique? Nullement. Elle prouve, au contraire, que l'œil est disposé pour l'achromatisme, puisque, pour constater les phénomènes du *chromatisme*, il faut se placer en dehors des conditions de la vue normale, puisqu'il faut, en un mot, pour faire apparaître les zones colorées, *s'efforcer de voir un objet sans le regarder*.

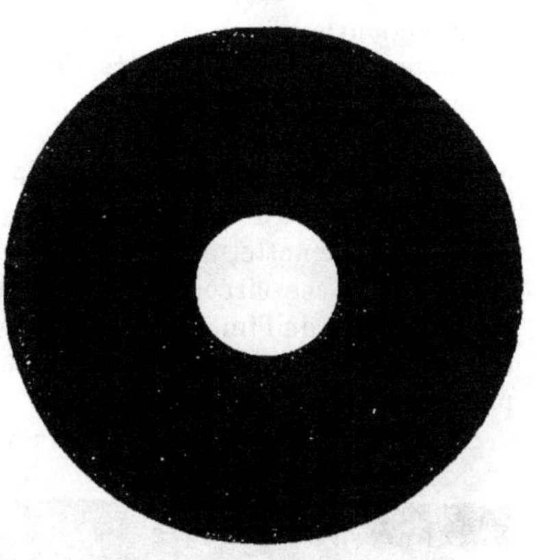

Fig. 230.

Voici d'autres expériences, d'ailleurs très intéressantes, de M. Mollweide qu'on cite encore, quelquefois, pour prouver que l'œil n'est pas achromatique. Regardez une ligne blanche horizontale tracée sur un fond noir (un trait horizontal tracé à la craie sur un tableau noir par exemple), elle ne présente aucune coloration, tant que vous la fixez directement. Si, maintenant, à l'aide d'une carte, placée en avant et très près de l'œil, vous masquez la moitié inférieure de la pupille, la ligne blanche vous paraît colorée en rouge à sa partie inférieure et en violet à sa partie supérieure. Si, à l'aide de la carte, vous masquez au contraire la moitié supérieure de la pupille, la ligne se colore en rouge à la partie supérieure et en violet à la partie inférieure. En procédant ainsi que fait-on? on modifie profondément les conditions de la vision normale; on transforme la lentille oculaire en deux demi-lentilles, ou prismes à surfaces arrondies, à base tournée en bas dans le premier cas, à base tournée en haut dans le second,

[1] L'œil est achromatique dans l'exercice régulier de la vision. Le chromatisme ne se produit que quand nous sortons des conditions de la vision normale.

et qui, agissant comme tels, donnent successivement naissance à deux spectres de sens opposé.

Tirer de ces diverses expériences la conclusion que l'œil n'est pas achromatique, c'est exactement comme si l'on prétendait que le foyer des images n'est pas situé à la rétine, parce qu'un objet éloigné, placé sur la projection d'un autre objet plus rapproché que l'on regarde, ne donne sur la rétine que des cercles de diffusion et, par suite, une image confuse.

§ 286.

Limite de la vision distincte. — Punctum proximum. — Punctum remotum. — Optomètre. — Optométrie. — Œil normal ou emmétrope. — Œil anormal ou amétrope. — Hypermétropie. — Brachymétropie. — Myopie. — Presbytie. — Astigmatisme. — Du choix des lunettes. — L'œil bien conformé aperçoit distinctement les corps placés à des distances infinies, et s'accommode, par ses changements intérieurs, à la vision des objets successivement plus rapprochés. Mais le pouvoir d'accommodation de l'œil a des limites. Lorsque l'augmentation des courbures du cristallin est portée à ses dernières limites, et que l'objet se rapproche encore de l'organe de la vision, la vue cesse d'être possible, au moins d'une manière nette, et nous n'avons plus sur la rétine que l'image confuse des objets. Dans ces circonstances, comme on le conçoit, la confusion vient de ce que les foyers de l'image ne se réunissent plus à la rétine, mais derrière elle, et que les cônes de lumière ne tombent plus sur la rétine par leur sommet, mais par des cercles de diffusion.

Soit, en effet, AB (Voy. fig. 231) un objet *très rapproché* du globe oculaire; placé par exemple à 2 ou 3 centimètres d'un œil normal. Le cône de lumière qui part du point A, pris sur cet objet, ne formerait son foyer qu'en *a*, c'est-à-dire derrière la rétine. Il en serait de même du point B, dont le foyer tomberait en *b*, et ainsi de tout autre point pris sur le corps AB. Les cônes de lumière rencontreraient donc la rétine, non plus suivant des points focaux, mais suivant de petits cercles de diffusion qui auraient pour diamètre xx' dans la figure 231. La confusion serait d'autant plus grande que les cercles de diffusion seraient plus grands et que le foyer réel serait plus éloigné de la rétine.

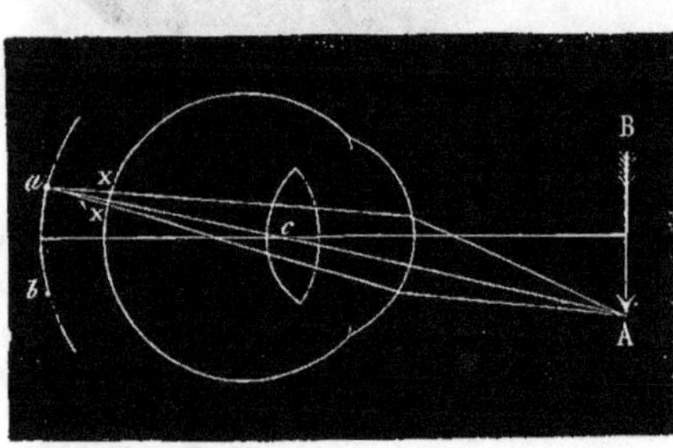

Fig. 231.

Le pouvoir d'accommodation cesse d'être possible pour les vues normales, à une distance d'environ 22 centimètres.

Ce point le plus rapproché de l'œil pour lequel l'accommodation peut se faire exactement, on le désigne sous le nom de *punctum proximum*. Cette limite, nous pouvons la mesurer facilement sur nous-mêmes lorsque nous regardons de petits objets, les caractères imprimés d'un livre par exemple [1]. On donne quelquefois

[1] La vision des objets devient confuse, disons-nous, pour une distance moindre de 22 centimètres,

à la distance minimum comprise entre l'œil et l'objet qui peut encore être vu distinctement, le nom de *distance de la vision distincte*. Cette dénomination n'est pas rigoureusement juste, la vision étant *distincte* dans tout le champ de l'accommodation.

L'œil à l'état de repos étant naturellement accommodé pour la vision des objets placés à des distances infiniment éloignées, l'œil peut ainsi distinguer nettement les objets dans une étendue immense qui, partant de 22 centimètres de distance de l'œil, s'étend jusqu'à l'infini.

On donne au point le plus éloigné pour lequel l'accommodation de l'œil peut se faire exactement, le nom de *punctum remotum*. Comme le *punctum remotum* répond, *pour l'œil normal,* à l'état de repos de l'appareil d'accommodation, on peut dire que, pour l'œil bien conformé, ou *emmétrope* (ἐν dans, μέτρον mesure), la détermination de ce point est indépendante du pouvoir d'accommodation. En d'autres termes, dans l'œil emmétrope, la rétine est au foyer de la lentille oculaire quand l'appareil de l'accommodation est au repos [1].

Mais tous les yeux ne sont pas normaux ou emmétropes, et dès lors la position du *punctum remotum* peut varier suivant les sujets ; il peut même arriver que les deux yeux d'un même sujet présentent sous ce rapport des différences notables.

On donne aux yeux anormalement construits le nom général d'*amétropes* (α privatif, μέτρον mesure). Dans les uns (*brachymétropes* ou *myopes*), le punctum remotum n'est pas à l'infini, mais à une distance plus rapprochée. Dans les autres (*hypermétropes*), quelle que soit la distance des objets, la vision nette n'est possible qu'à la condition de mettre en jeu l'appareil de l'accommodation.

La myopie (brachymétropie) et l'hypermétropie représentent donc, au point de vue de la constitution du globe de l'œil, deux états opposés. Dans les yeux myopes et dans les yeux hypermétropes les milieux transparents (cornée et cristallin) ont généralement leurs courbures normales ; ce qui n'est pas normal, ce sont les dimensions du diamètre antéro-postérieur de l'œil. Ce diamètre est

et la confusion augmente à mesure que cette distance diminue. C'est ce dont il est facile de se convaincre en plaçant la page d'un livre très près des yeux. Les caractères alors cessent d'être visibles, et l'œil ne distingue plus qu'une masse confuse. Mais si, conservant la même distance entre l'œil et le livre, on interpose une carte percée d'un *simple trou d'épingle*, aussitôt les caractères redeviennent visibles. Cette expérience indiquée par Lecat dans son *Traité des sensations* a été diversement interprétée depuis. Lecat me paraît en avoir donné l'explication la plus satisfaisante. Il attribue la production de l'image, dans ce cas, à l'*inflexion* de la lumière sur les bords de l'ouverture de la carte. L'inflexion ou la diffraction de la lumière au bord de l'ouverture rapprocherait une partie des rayons vers le centre, et contribuerait à augmenter la convergence. Le foyer ou l'image qui, sans cette intervention, tomberait derrière la rétine, se trouverait ainsi reporté en avant.

L'image ainsi reproduite ne présente, d'ailleurs, qu'une faible intensité, et cela se conçoit. D'une part, le diaphragme interposé entre l'œil et l'objet élimine une grande quantité de rayons lumineux, et, d'une autre part, il n'y a que les rayons *infléchis vers le centre* de l'ouverture qui forment l'image. Les rayons *infléchis vers le dehors*, tombant sur l'iris, ne servent point à la vision. L'image produite présente aussi des *dimensions plus grandes* que lorsqu'on regarde l'objet à l'œil nu et à la distance de la vision distincte. Cette amplification de l'image tient à ce que l'œil, placé dans ces conditions exceptionnelles, aperçoit l'objet sur la projection des rayons infléchis. L'inflexion agit ici comme la lentille d'une loupe simple.

[1] Dans un œil bien conformé, ou emmétrope, on peut paralyser le pouvoir d'accommodation (par l'atropine) et rendre impossible la vision nette des objets rapprochés. Mais la vision reste nette pour les objets suffisamment éloignés, à condition, bien entendu, que ces objets soient convenablement éclairés et que leur diamètre apparent ait des dimensions suffisantes.

trop long dans l'œil myope, il est *trop court* dans l'œil hypermétrope ; d'où il résulte que l'image nette des objets se forme en avant de la rétine dans l'œil myope [1] et en arrière dans l'œil hypermétrope. L'œil myope se comporte comme si ses milieux transparents avaient un pouvoir convergent trop fort, comme s'ils avaient un foyer trop court ; l'œil hypermétrope se comporte comme si ses milieux étaient doués d'un trop faible pouvoir convergent et comme si son foyer était trop long.

En résumé, la myopie et l'hypermétropie dépendent de la construction et de la disposition des parties constituantes du globe oculaire.

La *presbytie*, qu'on confond quelquefois avec l'hypermétropie, est toute autre chose. Elle résulte d'une diminution dans le pouvoir d'accommodation, lequel devient impuissant pour la vision des objets rapprochés. Le *punctum proximum*, qui est la limite maximum du pouvoir d'accommodation, va, en effet, en s'éloignant, à mesure que nous avançons en âge, ce qui veut dire que l'amplitude de l'accommodation diminue d'une manière continue. C'est vers l'âge de 45 ans que nous commençons généralement à nous apercevoir de cette modification dans la distance du *punctum proximum,* et cet allongement de la vue rapprochée s'accentue à mesure que nous vieillissons. Est-ce le cristallin qui cède moins facilement à l'action du muscle de l'accommodation, est-ce ce muscle lui-même qui perd peu à peu son activité première ; il est assez malaisé de le dire. Toujours est-il que l'éloignement du punctum proximum entraîne la diminution de l'angle visuel sous lequel sont vus les objets, de telle sorte que leur image rétinienne diminue dans les mêmes proportions. Il en résulte nécessairement un affaiblissement dans l'acuité visuelle et l'impossibilité de distinguer de petits objets qui n'étaient perceptibles pour nous que parce que nous pouvions les distinguer auparavant à une moindre distance.

Comme on remédie à la presbytie et à l'hypermétropie à l'aide de moyens analogues, on confond souvent entre elles ces deux imperfections visuelles, bien qu'elles diffèrent essentiellement. Un œil *hypermétrope* peut être corrigé par une lentille convenable et devenir un œil normal, c'est-à-dire qu'on peut en faire un œil *emmétrope*. Un œil presbyte ne pourra jamais, même avec la lentille la mieux choisie, devenir un œil *emmétrope*. La première imperfection dépend en effet (comme la myopie, mais en sens opposé) d'un vice de construction de l'œil qu'on peut corriger. La seconde a pour cause l'action imparfaite de l'appareil accommodateur, imperfection dont nous pouvons atténuer les effets mais que nous ne pouvons réformer.

Il est une autre imperfection de l'œil, qui vient souvent ajouter son influence aux anomalies précédentes ; nous voulons parler de l'*astigmatisme* [1].

Les milieux transparents de l'œil ne sont pas limités par des surfaces courbes aussi mathématiquement centrées que celles des lentilles de nos instruments d'optique. Les surfaces des milieux de l'œil, et notamment la surface de la cornée, ne possèdent pas un degré identique de courbure dans leurs différents méridiens ; d'où il résulte que ces méridiens n'ont pas tous des longueurs focales identiques. Dans les conditions ordinaires, et bien que ces différences se rencontrent à des

[1] Les myopes rapprochent instinctivement les objets de leurs yeux pour reculer, jusqu'à la rétine, le foyer de l'image. Les hypermétropes font le contraire.

[2] L'œil *absolument normal* est un type en quelque sorte idéal qui n'est presque jamais réalisé. Les yeux bien conformés s'en rapprochent plus ou moins.

degrés divers sur tous les yeux à peu près, elles sont assez faibles pour qu'il n'en résulte aucun effet appréciable au point de vue de la netteté des images. Il ne devient nécessaire d'y porter remède que dans les cas où ces différences sont anormalement exagérées.

Cette asymétrie de l'œil, alors même qu'elle est assez faible pour passer inaperçue, et qu'elle n'exige d'ailleurs aucune correction, peut être révélée par l'expérience suivante. Soit un groupe de lignes droites se coupant toutes au même point (Voy. fig. 232). Si on regarde attentivement dans son ensemble la figure, il est rare qu'on aperçoive simultanément, avec une égale netteté, chacune des lignes qui la composent; il faut ordinairement modifier succes-

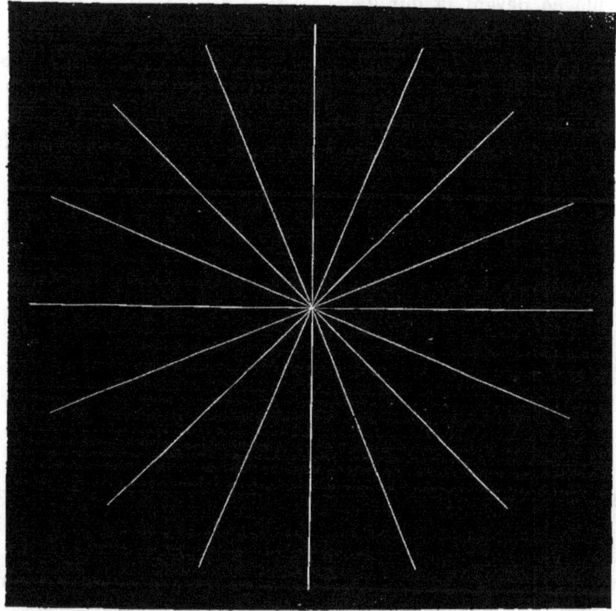

Fig. 232.

sivement l'état d'adaptation de l'œil quand on fixe, tour à tour, les rayons verticaux, les rayons horizontaux, ou les rayons obliques.

Les diverses anomalies dont nous venons de parler peuvent être compensées ou atténuées par l'emploi de lentilles, c'est-à-dire de lunettes d'une forme et d'un foyer appropriés. La nature de ces moyens correctifs dépend soit de la situation du punctum proximum, soit de la situation du punctum remotum, soit de la nature et du degré de l'astigmatisme. Le choix des lunettes dépend donc de la détermination préalable de ces divers éléments; et c'est pour arriver à cette détermination qu'on a recours à un instrument particulier, l'*optomètre*.

La construction de l'optomètre est fondée sur une expérience très ingénieuse de M. Scheiner, que voici. On pratique dans un écran (dans une carte, par exemple), et *dans la direction horizontale,* deux trous d'épingle, à une distance *moindre que le diamètre de la pupille.* On applique cet écran devant l'un des yeux, et on regarde, au travers des trous, une ligne noire, perpendiculaire, tracée par avance sur une feuille de papier blanc, ou un fil noir collé perpendiculairement sur le carreau d'une fenêtre bien éclairée. Pour l'observateur placé à une certaine distance de la ligne, celle-ci paraît simple. Mais, si l'observateur se rapproche peu à peu de l'objet, il arrive un moment où la ligne devient double, et les deux images s'écartent de plus en plus à mesure qu'on s'en rapproche davantage.

Voici ce qui se passe dans l'œil (Voy. fig. 233). Supposons l'observateur très rapproché de l'objet. Soit P un point pris sur le fil noir ; soit *m*, *n*, la coupe de la carte placée devant la pupille. Les deux faisceaux de lumière très étroits P*m*, P*n*, transmis par les trous de la carte, se formeront en foyer au point *o*, c'est-à-dire au delà de la rétine. Il se produira en conséquence aux points *c c'*, là où les faisceaux de lumière rencontreront la rétine, deux impressions distinctes, ou deux images, et l'objet sera vu dans les deux directions *c* P', *c'* P'' qui représentent les normales au point *c* et *c'* ; et en vertu d'une propriété de la rétine

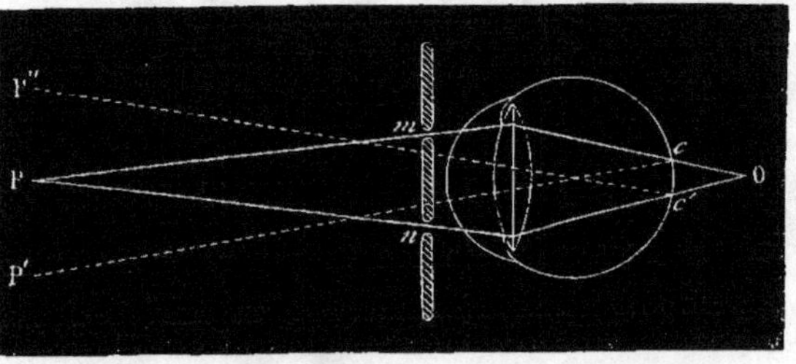

Fig. 233.

sur laquelle nous reviendrons, les images en seront reportées en P' et P''. Si l'objet P se rapprochait encore de l'écran, le foyer se formerait au delà du point *o*, les points *c c'* par lesquels les faisceaux de lumières rencontrent la rétine deviendraient plus distants l'un de l'autre, et les deux images paraîtraient plus distantes encore.

L'expérience de la carte aux deux trous montre aussi que l'image, en même temps qu'elle n'est simple qu'à une distance déterminée, n'est parfaitement *nette* que quand la vision fournit une seule image. En effet, lorsqu'on fait apparaître les deux images, en se rapprochant de l'objet, en même temps qu'elles deviennent doubles ces images perdent de leur netteté. C'est ce que la figure 234, qui n'est que la figure 233 complétée, fera facilement comprendre.

Nous avons supposé en effet que les faisceaux de lumière qui s'engagent par les trous de la carte ne rencontrent la rétine que par des points ; il n'en est pas rigoureusement ainsi. L'objet très rapproché et situé au point A (fig. 234) envoie aux trous de la carte BB non pas un seul rayon lumineux pour chaque trou, mais un cône lumineux qui a pour base l'aire du trou de la carte, et les deux cônes de lumière qui continuent, après réfraction, leur trajet intra-oculaire, pour se réunir en foyer au delà de la rétine R, rencontrent celle-ci non par des points mais par des cercles de diffusion *a a'*. Aussi les images reportées dans la direction x et x' sont moins nettes que les images dont le foyer est à la rétine, alors que la distance de l'objet est convenable.

L'expérience de la carte à deux trous, tout en révélant la réalité des phéno-

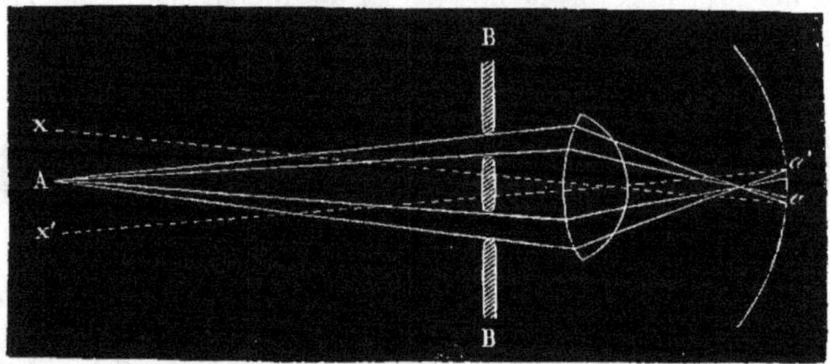

Fig. 234.

mènes de l'accommodation, permet encore d'en mesurer l'étendue. Soit en effet une carte ou écran MN, percé de deux ouvertures très rapprochées (Voy. *fig.* 235), et plaçons deux objets, deux épingles par exemple, piquées verticalement sur une table, l'une *a* à 30 centimètres de l'œil, l'autre *b* à 1 mètre, toutes les deux dans la projection de l'axe oculaire. Si, avec l'œil en expérience l'on fixe l'épingle *a*, l'épingle *b* paraîtra double ; si nous fixons l'épingle *b*, l'épingle *a* paraîtra double à son tour. La figure 235 représente la phase de l'expérience durant laquelle l'observateur fixe l'épingle *a*. On voit que, dans ces conditions, l'image de l'épingle *a*

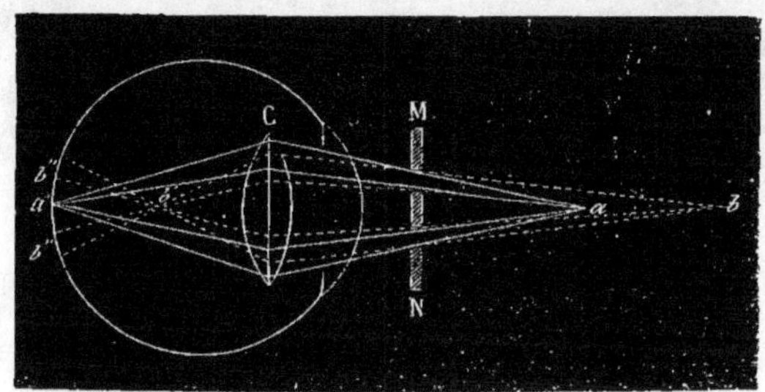

Fig. 235.

tombe en *a'* sur la rétine, tandis que les faisceaux de lumière partis de l'épingle *b* se croisent dans l'œil au point *b'* et rencontrent la rétine sur deux points *b''* et *b''* où elle engendre deux images. On voit de plus que ces deux images ne sont pas *nettes*, car la rétine est rencontrée non par des points focaux mais par des cercles de diffusion.

L'œil ne peut donc voir *simultanément* et *distinctement* des objets situés à des distances différentes. Nous avons déjà signalé au § 284 un certain nombre d'expériences démonstratives du même genre.

Les instruments désignés sous le nom d'*optomètres* reposent tous sur le principe de l'expérience de Scheiner. En voici un très simple : au lieu d'une carte, supposez un écran percé de deux trous très rapprochés ou plutôt (et cette disposition est d'une exécution plus facile et en même temps plus exacte) de deux fentes verticales très étroites et très rapprochées. Placez l'œil devant ces deux fentes et regardez un fil blanc de 1 mètre ou 2 de longueur tendu longitudinalement et dans la direction de l'axe visuel et se détachant sur un fond noir. La portion du fil la plus voisine de l'œil paraît double, par ce que l'œil ne peut pas s'accommoder pour la vision des objets trop rapprochés. Ces deux images semblent converger l'une vers l'autre, et se confondent en une seule, à une distance de l'œil qui pour les personnes douées d'une vue normale est précisément égale à 22 centimètres; qui pour les myopes est plus petite, qui pour les presbytes est plus grande. Cette distance, à laquelle l'objet est vu simple, indique la position du *punctum proximum* pour l'œil de la personne qui regarde. Au delà du punctum proximum le fil est vu simple dans toute sa longueur. Mais ce dernier résultat n'est vrai que pour l'œil régulièrement conformé qu'on appelle *emmétrope*, et aussi pour l'œil *hypermétrope;* cela ne l'est plus pour l'œil *myope*. L'œil myope voit de nouveau le fil se dédoubler à une certaine distance au delà du *punctum proximum*, distance qui varie avec le degré de la myopie, et qui indique en même temps, pour l'œil myope, la position de son *punctum remotum* [1].

Voici, en effet, ce qui se passe pour l'œil myope (Voy. *fig.* 236). Si A représente le point du fil suffisamment éloigné pour que son image redevienne

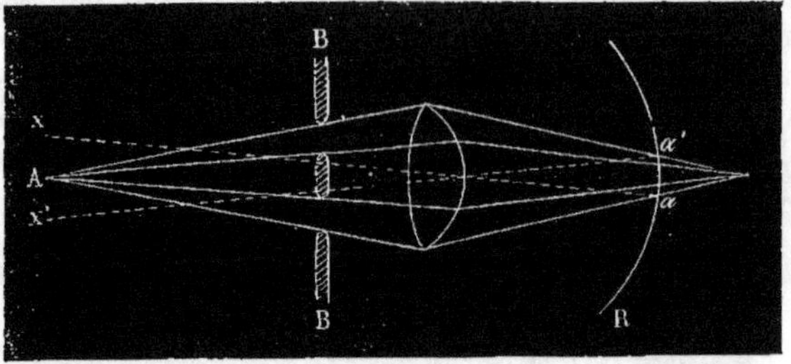

Fig. 236.

double, c'est parce que cet œil est construit de telle sorte que les objets situés à peu de distance du *punctum proximum* forment leur foyer ou leur image en avant de la rétine. C'est-à-dire que les faisceaux lumineux qui s'engagent au travers des ouvertures de l'écran BB convergent l'un vers l'autre, forment leur foyer avant la rétine, et continuant leur trajet tombent isolément par les points *a a'*, formant ainsi deux images, reportées par celui qui regarde dans la direction suivant laquelle ils frappent la rétine, c'est-à-dire aux points *x* et *x'*.

L'optomètre dont nous venons de parler n'est pas portatif; il n'est pas d'ailleurs d'une grande précision. Il en est d'autres, plus précis et plus pratiques. Tel est, entre autres, l'optomètre de MM. Perrin et Mascart. Il consiste en un tube de laiton à l'extrémité duquel est placé un écran dépoli transparent, sur lequel sont représentées des lettres ou des lignes orientées dans des directions diverses. A l'autre extrémité du tube est une lentille (biconvexe) convergente par laquelle on regarde.

[1] Pour l'*œil normal*, le *punctum remotum*, nous l'avons vu, est à une distance qu'on peut considérer comme *infinie*.

Enfin, dans l'intérieur du tube il y a une lentille divergente (biconcave) à plus court foyer que la lentille biconvexe ou oculaire.

La distance qui sépare l'oculaire de la lentille divergente intérieure peut varier, la lentille intérieure étant mobile en avant ou en arrière à l'aide d'un pignon. Ce pignon pourvu d'un index indique sur une échelle graduée la situation réciproque des deux lentilles d'où on induit les qualités de l'œil qui regarde dans l'instrument.

Le sujet en observation se place devant l'oculaire et fait marcher le pignon, soit en avant soit en arrière. Quand la lentille intérieure est amenée par le pignon au zéro médian de l'échelle graduée, le système à foyer variable est disposé de telle sorte que, dans cette position, l'œil *normal* distingue le plus nettement possible le dessin de l'écran transparent. Le milieu de l'échelle répond par conséquent à l'œil *emmétrope*.

Quand, pour arriver à la netteté de l'image, le pignon doit *éloigner* la lentille mobile au delà du milieu de l'échelle, c'est que l'œil est hypermétrope ; quand le pignon doit, au contraire, *rapprocher* la lentille mobile du côté de l'oculaire, c'est que l'œil est myope. Les degrés d'éloignement ou de rapprochement mesurent les degrés d'hypermétropie ou de myopie. L'index indique sur l'échelle graduée de l'instrument le numéro du verre convergent ou divergent convenable pour corriger l'*hypermétropie* ou la *myopie* du sujet.

A l'aide de l'optomètre de M. Perrin on peut également déterminer le sens et le degré de l'astigmatisme. A cet effet on se sert de l'écran qui porte des lignes parallèles, et après avoir mis la lentille mobile au point, on fait tourner l'écran suivant des distances angulaires mesurées à l'aide d'un cercle gradué.

L'optomètre peut donc nous renseigner sur toutes les anomalies de la vision, et nous indiquer en même temps les moyens d'y remédier.

L'œil myope, nous l'avons vu, se comporte comme un appareil réfringent dont le foyer serait trop court et tomberait en avant de la rétine ; l'œil hypermétrope comme un appareil réfringent dont le foyer serait trop long et tomberait en arrière d'elle. Il faut donc corriger l'œil myope à l'aide de verres concaves et l'œil hypermétrope à l'aide de verres convexes, convenablement choisis.

Supposons qu'un œil myope cesse de voir nettement les objets à une distance de 60 centimètres du globe de l'œil (c'est-à-dire un œil dont le *punctum remotum* est à 60 centimètres). Il faudra, pour que l'image d'un objet placé à une très grande distance (à l'infini par exemple) tombe sur la rétine, il faudra, dis-je, imprimer aux rayons lumineux qui pénètrent dans l'œil une direction semblable à celle qu'ils posséderaient s'ils émanaient d'un objet placé à 60 centimètres de l'œil. On arrivera à ce résultat en plaçant au-devant de l'œil une lentille concave de 60 centimètres de foyer. Cette lentille substitue à l'objet situé à l'infini une image virtuelle de cet objet placée à distance convenable.

La correction de l'œil hypermétrope et de l'œil presbyte (nous avons vu plus haut que ces deux imperfections tiennent à des causes différentes) exige l'emploi d'une lentille convexe qui rend distincts les objets placés à courte distance, cette lentille ajoute son pouvoir réfrigent à ceux des milieux de l'œil et vient au secours des efforts impuissants de l'accommodation.

Quant à l'astigmatisme, on corrige cette imperfection de la vision à l'aide de *verres cylindriques* convergents ou divergents. Ces verres augmentent ou diminuent le pouvoir réfringent de l'œil dans la direction parallèle à leur axe de courbure. L'optomètre indique le degré de la courbure cylindrique qu'il faut donner au verre correcteur, et aussi l'orientation qu'il faut donner à l'axe de courbure, suivant le méridien de l'œil qu'il s'agit de modifier.

SECTION II

Propriétés physiologiques de la rétine. — Physiologie de la sensation visuelle.

§ 287.

L'impression a lieu sur la rétine. — Du punctum cæcum. — De la tache jaune. — De l'ophtalmoscope. — Sur quelle partie de l'œil se fait l'impression de la lumière? La rétine est-elle la membrane sensitive chargée de recevoir cette impression? Aujourd'hui cela ne fait plus question.

A une autre époque, un physicien célèbre, Mariotte, et un physiologiste distingué, Lecat, émirent des doutes sur le rôle de la rétine, et transportèrent à la choroïde la faculté de l'impression. Cette opinion reposait sur les arguments suivants: 1° une expérience, faite pour la première fois par Mariotte, prouve que la partie de la rétine qui correspond, au fond de l'œil, à l'insertion du nerf optique, est insensible à la lumière ; 2° le seul point du fond de l'œil où la sensation de la lumière fait défaut est le seul où la choroïde manque (la choroïde est percée en ce point pour laisser passer le nerf optique); 3° la transparence de la rétine laisse pénétrer les rayons lumineux à travers son épaisseur jusqu'à la choroïde.

L'expérience de Mariotte consiste à tracer, à la même hauteur et à 15 centimètres de distance, deux cercles [1] blancs de 3 centimètres de rayon sur un tableau noir. On se place ensuite en face du tableau, et, fermant l'œil gauche, on fixe le cercle du côté gauche avec l'œil droit: on voit ainsi, non seulement le cercle qu'on fixe, mais encore celui qui est placé à côté; mais si on s'éloigne peu à peu du tableau, il arrive un moment où l'on n'a plus que la sensation d'un seul cercle, le cercle du côté gauche, sur lequel la vue est fixée ; quant au cercle droit, il cesse d'être vu. Or, le moment où l'on ne voit plus qu'une seule image correspond précisément à la projection des rayons de l'objet qui cesse d'être vu sur la partie de la rétine par laquelle elle se rattache au nerf optique. Ce qui le prouve, c'est qu'en s'éloignant de nouveau, la vision des deux objets reparaît, à mesure que le foyer des images change de place sur la rétine.

On peut répéter l'expérience de Mariotte en réduisant les dimensions des cercles blancs, ainsi que leur distance. Placez-vous en face et très près de la figure 237 et fermant l'œil gauche avec la main, fixez le cercle blanc placé à *gauche* de la figure, avec l'œil *droit;* vous verrez en même temps, distinctement, le cercle placé à droite. Éloignez peu à peu la tête, et à une distance de 20 à

[1] Nous disons deux *cercles*, et non pas deux circonférences. Ce qu'il y a de mieux, c'est de découper deux cercles de papier et de les coller sur un tableau noir.

25 centimètres, le cercle de droite disparaît ; éloignez la tête davantage et le cercle de droite redevient visible.

Au lieu de diminuer la dimension des objets dont on cherche expérimentalement à faire concorder l'image avec le punctum cæcum, on peut au contraire l'augmenter, et rendre l'expérience bien plus saisissante encore. On se

Fig. 237.

place en face de deux personnes de même taille, et placées côte à côte. Lorsqu'on regarde la tête de la personne qui est à gauche avec l'œil droit (l'œil gauche étant fermé), on voit en même temps les deux têtes ; mais si on s'éloigne de deux mètres à deux mètres et demi environ, la tête de droite disparaît tout d'un coup [1].

Il y a donc pour la rétine un point qu'on peut regarder comme insensible à la lumière. Ce point correspond exactement à l'entrée du nerf optique dans l'œil, à l'endroit qu'on nomme le *punctum cæcum* ou encore la *papille*, parce qu'à cet endroit qui correspond à l'épanouissement du nerf optique, la rétine forme une légère saillie [2]. Le *punctum cæcum*, nous l'avons vu, mesure environ $1^{mm},5$ de diamètre. Les rayons lumineux qui tombent en cet endroit traversent, comme d'ailleurs sur toute l'étendue de la rétine, les éléments nerveux transparents qui la composent. Mais la rétine n'est point doublée en ce point par la choroïde et n'offre point la couche pigmentaire qui est l'une des conditions adjuvantes les plus importantes de la sensation lumineuse : en outre, et surtout, il n'y a dans ce point de la rétine ni *cônes* ni *bâtonnets*, éléments indispensables pour la sensation lumineuse [2].

Rappelons que le nerf optique n'entre pas dans l'œil suivant l'axe visuel, mais par le côté et de telle sorte que le siège des images rétiniennes ne peut correspondre, *en même temps*, sur cette même portion des deux rétines dans les conditions ordinaires de la vision (V. §. 293).

Remarquons encore que quand l'une des images se dessine sur le *punctum cæcum*, dans l'expérience de Mariotte, l'autre image tombe toujours sur la portion de la rétine, qu'on nomme *la macula* ou tache jaune. Or nous l'avons dit déjà, toutes les fois que nous voulons voir nettement un objet, nous faisons toujours coïncider l'image de cet objet avec la tache jaune ; ce point répond en effet à la portion la plus sensible de la rétine. Quand nous lisons, nous ne voyons distinctement que les mots dont les images se peignent entièrement sur la tache jaune, c'est-à-dire un mot ou deux suivant la longueur du mot et la grosseur du texte.

[1] C'est un divertissement auquel se livrait volontiers le roi d'Angleterre, du temps de Mariotte.

[2] Le *punctum cæcum* correspondant à l'entrée du nerf optique dans l'œil est circulaire comme le nerf lui-même, mais il n'a pas l'étendue du diamètre de ce nerf. Le nerf optique éprouve une sorte d'étranglement au moment où il pénètre au travers des membranes du globe oculaire. M. Wiesener estime, d'après des expériences délicates de vision, que cette portion à peu près insensible de la rétine a environ 1 millimètre et demi de diamètre chez l'homme.

L'acuité visuelle diminue assez régulièrement du centre de la rétine, c'est-à-dire de la macula, vers les confins de cette membrane, et cette diminution est proportionnelle à la diminution progressive des cônes et des bâtonnets. On estime que vers l'équateur de l'œil la sensibilité de la rétine à la lumière a diminué dans des proportions telles qu'elle est 150 fois moindre qu'au niveau de la *macula lutea*. Si par exemple on donne à deux fils tendus un écartement aussi petit que possible, mais de façon toutefois à ce que leurs deux images soient encore distinctes quand elles tombent sur la tache jaune, il faudra pour que les deux images soient visibles l'une et l'autre, alors qu'elles correspondront à la portion équatoriale de la rétine, donner aux deux fils un écartement 150 fois plus considérable.

L'impression lumineuse se fait sur la surface de la rétine appliquée sur la choroïde. La lumière qui a traversé les milieux transparents de l'œil (ainsi d'ailleurs que la rétine qui est elle-même transparente) arrive à la choroïde recouverte de son pigment. C'est là, au point de séparation de la rétine et de la choroïde et sur le plan rétinien appliqué contre le pigment choroïdien, qu'a lieu l'impression. Ce plan correspond anatomiquement à la couche des bâtonnets et des cônes [1].

Le lieu précis de l'impression visuelle a été expérimentalement démontré par M. Helmholtz. Il a utilisé pour cette démonstration un phénomène particulier (engendré dans l'œil lui-même et qui tient à la nature des éléments qui le composent) connu sous le nom d'*arbre vasculaire de Purkinje* (Voy. § 297 bis) et qui consiste dans la perception des vaisseaux, ou pour mieux dire de l'ombre des vaisseaux de la rétine, quand on se place dans certaines conditions anormales de vision.

Dans la vision ordinaire nous ne voyons point l'ombre des vaisseaux de la rétine. Pour faire naître cette apparence il faut, le regard fixé sur un fond obscur (l'œil peut regarder, par une fenêtre ouverte, l'obscurité de la nuit), placer au-dessus et en dehors de l'œil une lumière vive, une lampe par exemple, de manière à éclairer fortement une partie de la rétine placée vers l'équateur de l'œil. Cet éclairage intense des milieux tansparents de l'œil, tandis que les parties les plus sensibles de la rétine (tache jaune) fixent l'obscurité, se traduit par l'apparition de l'ombre des vaisseaux et donne la sensation de leurs ramifications arborescentes. La tête étant fixée et immobile, on déplace la source lumineuse d'une quantité donnée et on mesure pour chaque déplacement de la source lumineuse le déplacement de l'ombre des vaisseaux sur la surface impressionnée de la rétine. C'est ainsi que M. Helmholtz à calculé que la portion de la rétine qui reçoit l'impression de l'ombre portée est distante de la couche où se ramifient les vaisseaux d'une épaisseur telle que l'impression doit se produire sur la surface la plus profonde de la rétine, celle qui s'applique sur la choroïde.

Ophtalmoscope. Toutes les fois que la vision s'exerce, nous l'avons dit déjà (Voy.

[1] M. Schultze suppose que les bâtonnets fournissent les éléments de la sensation visuelle qui nous permettent de juger de l'*intensité* de la lumière, qu'ils sont par conséquent en rapport avec la notion *quantitative* de lumière. Les cônes donneraient au contraire la notion *qualitative*, c'est-à-dire permettraient de distinguer les *couleurs*.

M. Schultze fait remarquer que les cônes manquent chez les oiseaux *nocturnes*, tandis qu'on les rencontre (très abondants) chez les oiseaux *diurnes*.

§ 279), une petite quantité des rayons lumineux qui entrent par la pupille pour gagner la rétine sont *réfléchis* par les milieux transparents de l'œil. Une partie des rayons réfléchis tombent sur la face postérieure de l'iris (sur l'*uvée*) où ils sont annulés, une autre partie est reportée au dehors par l'ouverture pupillaire elle-même. Cette proportion de lumière réfléchie au dehors est trop peu considérable, dans l'état ordinaire, pour que nous puissions, à son aide, prendre connaissance des parties profondes de l'œil, et le fond de l'œil est pour ainsi dire invisible ; d'autant plus que l'observateur, en se plaçant devant l'œil qu'il examine, empêche celui-ci d'être suffisamment éclairé. Si, d'autre part, l'observateur qui veut voir le fond de l'œil se place derrière le corps lumineux qui éclaire l'œil, ce corps lumineux masque l'observation. Le problème consiste donc à éclairer vivement le fond de l'œil et à permettre à l'observateur de voir l'œil éclairé.

Supposons qu'à l'aide d'un miroir convenablement éclairé, on concentre vers l'œil une grande quantité de lumière, supposons que l'observateur se place de

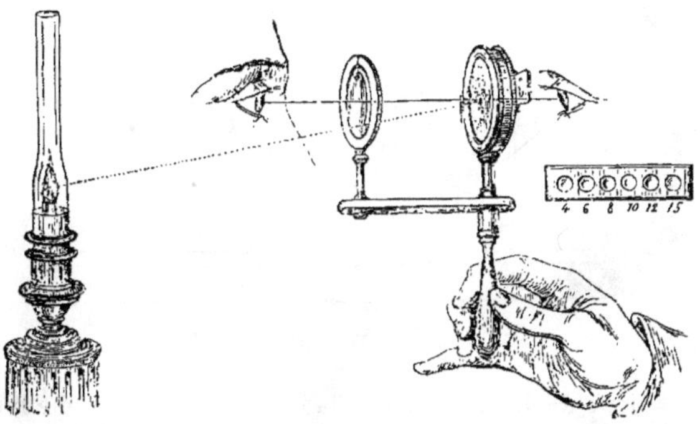

Fig. 238.

telle manière que, n'étant point sur le trajet des rayons lumineux qui se dirigent vers l'œil qu'il observe, il se trouve cependant sur le trajet des rayons lumineux réfléchis par l'œil, il peut ainsi apercevoir le fond de cet organe. L'observateur peut, en outre, observer l'image du fond de l'œil à l'aide d'un jeu de lentilles placé en arrière du trou central du miroir par lequel il observe et destiné à favoriser l'accommodation. Le problème qui consiste à voir dans l'œil en observation sans nuire à l'éclairage de la partie observée est facilement résolu en se servant comme *miroir* concentrateur d'un miroir percé d'un trou dans son centre. Quand l'œil en observation est fortement éclairé par le miroir (*ophtalmoscope*), on peut distinguer le point qui correspond à l'entrée du nerf optique c'est-à-dire la papille ou *punctum cæcum;* on peut apercevoir également la *macula lutea*, ainsi que les ramifications vasculaires des couches superficielles de la rétine.

MM. Helmholtz, Ruete, Donders, Coccius, Follin, Meyerstein, etc., etc., ont proposé des ophtalmoscopes qui diffèrent les uns des autres par leur construction ; mais tous reposent sur le principe que nous venons d'établir. La figure 238 représente l'ophtalmoscope que M. Follin a fait construire d'après les données de M. Coccius. Il se compose d'un miroir très légèrement concave.

L'observateur tient dans sa main ce miroir et dirige vers le visage du sujet en expérience les rayons lumineux émanés d'une lampe. Une lentille placée en avant du miroir concentre les rayons sur l'œil du patient. Le miroir présente à son centre une petite ouverture au travers de laquelle regarde l'observateur. Ce miroir offre, en outre, à sa partie postérieure, une double coulisse, dans laquelle glisse à frottement un jeu de petites lentilles qui servent à la fois à amplifier l'image de la rétine et à accommoder l'œil de l'observateur.

L'ophthalmoscope le plus employé aujourd'hui (c'est le plus simple et le plus commode dans l'application) est représenté figure 239. Il se compose, comme le précédent, d'un miroir légèrement concave et percé à son centre d'une ouverture au travers de laquelle l'observateur regarde l'œil du patient.

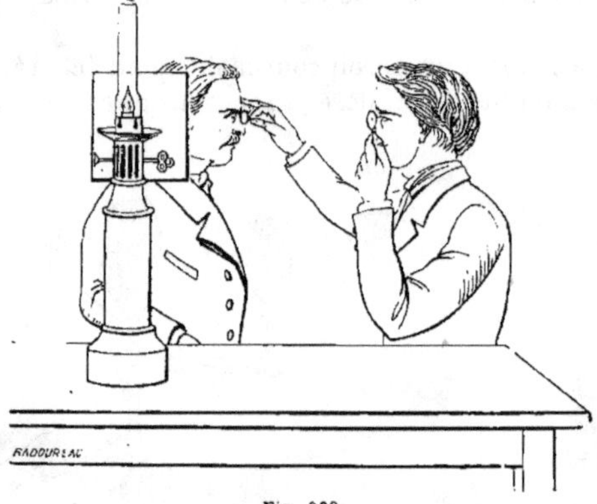

Fig. 239.

L'observateur tient de la main droite la lentille convergente additionnelle qui ne fait pas corps avec l'instrument, et il la place lui-même à la distance convenable en avant de l'œil observé. L'image de la rétine obtenue au foyer de la lentille additionnelle est renversée.

Si on veut observer l'image de la rétine dans sa véritable position (c'est-à-dire droite), on peut substituer à la lentille convergente ou biconvexe une lentille biconcave ou divergente qui produit une image virtuelle droite de la rétine [1].

Tout ophtalmoscope se compose donc : 1° d'un miroir légèrement concave percé d'un trou à son centre, destiné à recevoir et à renvoyer la lumière sur l'œil ; 2° d'une lentille convergente (qui donne une image renversée de la rétine) ou d'une lentille divergente (qui donne une image droite de la rétine).

M. Giraud-Teulon a construit un ophtalmoscope *binoculaire* avec lequel l'observateur peut examiner la rétine du patient à l'aide de ses deux yeux, c'est-à-dire dans les conditions habituelles de la vision.

§ 288.

Nature de l'impression rétinienne. — Des modifications de la rétine dans l'acte visuel. — Quel est le mode d'action de la lumière sur la rétine, c'est-à-

[1] Quand l'observateur se sert de la lentille biconcave, il doit se rapprocher davantage de l'œil observé.

dire sur les éléments essentiels de la rétine, savoir, les bâtonnets et les cônes? Il ne faut pas oublier que, pendant la vie, la rétine est translucide, que par conséquent la lumière la traverse d'outre en outre. Les rayons lumineux qui ont traversé la rétine tombent sur la choroïde enduite de son pigment, et c'est là, c'est-à-dire sur le plan de séparation de la rétine et de la choroïde, que la lumière est réellement *absorbée* ou *transformée*. Suivant l'expression de M. Draper, c'est véritablement ce plan de séparation qui représente l'écran sensible. En d'autres termes, l'impression lumineuse a lieu à la surface la plus profonde de la rétine, sur la surface rétinienne appliquée sur la choroïde; et c'est précisément sur cette surface de la rétine que se trouvent les bâtonnets et les cônes [1].

M. Helmholtz a prouvé, par expérience, que l'intensité de l'impression sur la rétine n'est pas toujours en proportion avec l'intensité de la source lumineuse. Au delà d'un certain degré de lumière, nous jugeons mal ou ne jugeons plus exactement des changements qui surviennent dans la source lumineuse. C'est dans une faible lumière que ces changements sont le mieux appréciés [2]. C'est en vertu de cette propriété de la rétine que, pendant l'obscurité de la nuit (quand celle-ci n'est pas absolue), certains corps de couleur claire, les fleurs blanches par exemple, paraissent beaucoup plus clairs, par rapport aux corps qui les environnent, que pendant le jour; si bien qu'on ne peut se défendre de la pensée qu'ils sont lumineux par eux-mêmes.

Des modifications de la rétine dans l'acte visuel. — Le phénomène physique, c'est-à-dire la vibration lumineuse qui frappe la rétine, se transforme en un phénomène physiologique, c'est-à-dire en une impression sensitive de lumière. On a cherché à déterminer la condition de cette transformation et on croit l'avoir trouvée dans l'action chimique qu'exerce la lumière sur certains éléments constitutifs de la rétine.

La substance particulière actionnée par la lumière aurait son siège dans l'extrémité des bâtonnets en rapport avec la choroïde. Indiquée d'abord par MM. Krohn et Leydig, cette substance rouge-purpurine a été mise en évidence par M. Boll en 1876, sur les yeux de la grenouille. Mais, pour la constater, il faut se placer dans des conditions spéciales. Quand on examine les yeux d'une

[1] M. Helmholtz suppose, comme l'avait fait Young, qu'il y a dans la rétine des éléments nerveux de diverses sortes correspondant aux trois couleurs élémentaires et sensibles seulement aux rayons qui leur correspondent. On a publié des cas de cécité partielle pour une ou plusieurs couleurs qui semblaient pouvoir s'expliquer par des atrophies partielles. Nous pensons pourtant que la doctrine de Listing, dans laquelle on rattache la perception des couleurs non aux éléments variés de la rétine, mais au nombre des vibrations des ondes lumineuses qui pénètrent dans l'œil (nombre variable suivant les diverses couleurs du spectre), est plus en harmonie avec les lois générales de l'optique. M. Zenker a récemment proposé une modification à la théorie de Listing. Il regarde les divers éléments de la rétine comme un système de surfaces superposées que la lumière pénètre à cause de leur transparence, et entre lesquelles les ondes interfèrent en raison des longueurs d'ondes lumineuses correspondant aux diverses couleurs; d'où il résulterait que la perception des couleurs serait, pour parler le langage mathématique, une *fonction de lieu*, c'est-à-dire que la sensation du rouge aurait lieu sur un autre plan que celle du bleu, par exemple.

Remarquons, ici, que M. Krause aurait observé, après la section du nerf optique (lapins et poules) que la couche des bâtonnets et celle des cônes restent normales, tandis que les autres couches de la rétine éprouvent la dégénérescence graisseuse. D'où il tire la conclusion que les bâtonnets et les cônes ne sont pas des éléments nerveux, mais un appareil catoptrique dioptrique. Pour lui, il n'y aurait de nerveux que les couches de fibres et de cellules.

[2] Tout le monde sait qu'on ne distingue pas sans un certain effort les lettres d'un livre vivement éclairé par le soleil.

grenouille pendant le jour, on n'aperçoit rien de bien distinct. Il faut que l'animal ait été d'abord placé dans l'obscurité pendant plusieurs heures. Si alors on examine *très rapidement* le fond de l'œil, on aperçoit nettement le *pourpre rétinien*. Au bout de 10 ou 20 secondes, la couleur qui s'est peu à peu affaiblie disparaît, il ne reste plus qu'une teinte jaune pâle [1]. Si l'œil avait été enlevé de l'orbite d'une grenouille maintenue longtemps dans l'obscurité, la même observation pourrait être faite. De plus, on voit, dans ce cas particulier, que plus tard la couleur jaune disparaît elle-même et que la rétine devient *transparente* et *incolore*, et que plus tard encore, la rétine (c'est ainsi qu'on la voit sur le cadavre de l'homme) devient trouble et plus ou moins opaque.

Il y a donc dans l'œil de la grenouille une substance spéciale et constamment consommée ou mieux métamorphosée par la lumière et constamment reconstituée par les actes nutritifs qui s'accomplissent dans le globe oculaire.

C'est en se fondant sur les expériences de M. Boll que M. Kühn a obtenu sur les yeux ou plutôt sur la rétine des grenouilles vivantes des dessins rétiniens ou *optogrammes*. Soit, par exemple, une grenouille maintenue dans l'obscurité et disposée de manière que son œil pourra à un moment donné recevoir une lame lumineuse intense par une fente très étroite. Si on examine alors, avec les précautions convenables, la rétine de cet œil, on constatera sur le champ purpurin de la rétine une ligne incolore correspondant à la lame lumineuse. Au lieu d'arriver par une fente, la lumière peut arriver sur un œil convenablement disposé par un ensemble d'ouvertures linéaires disposées sous forme de dessins variés. On conçoit que ces dessins se trouvent alors reproduits en traits incolores sur le champ rouge de la rétine.

On peut procéder d'une façon inverse et coller par exemple sur une vitre fortement éclairée par le soleil un dessin opaque qui masquera, au moment de l'expérience, une portion déterminée de la rétine, tandis que les autres parties de l'écran sensible seront frappées et décolorées par la lumière; l'optogramme se détachera alors en rouge sur un fond décoloré.

La matière colorante purpurine dont nous parlons a été isolée par M. Kühne. Comme elle perd sa couleur à la lumière, elle doit être préparée dans l'obscurité. Toutefois, l'alun ayant la propriété de rendre cette substance inaltérable à la lumière, au moins pendant un certain temps, il en résulte, d'une part, qu'on peut conserver la rétine avec sa couleur purpurine en immergeant le globe de l'œil dans une solution d'alun, et, d'autre part, qu'on peut fixer sur la rétine du globe de l'œil les optogrammes obtenus par les procédés indiqués ci-dessus. Il suffit pour cela de sacrifier l'animal, de retirer le globe de l'œil qui a reçu l'influence lumineuse, et de plonger immédiatement ce globe dans une solution d'alun. On obtient ainsi des images *optographiques* tout à fait comparables à des épreuves ou clichés *photographiques*. Des images du même genre peuvent être obtenues sur des yeux de lapin et sur des yeux de bœuf.

On a cherché aussi à les reproduire sur l'homme après l'extirpation du globe de l'œil, et on a obtenu des résultats analogues quoique moins tranchés, parce qu'en effet, les conditions expérimentales étaient loin d'être aussi faciles à réaliser.

[1] A la lumière artificielle, la décoloration est plus lente; elle peut durer une heure.

Il s'engendre donc dans les couches les plus profondes de la rétine une substance que la lumière détruit ou oxyde (cette matière, M. Exner la nomme *matière visuelle*) (Sehstoff), de sorte qu'on peut dire que l'impression lumineuse est liée à une action photo-chimique.

La teinte rosée de la rétine qu'on aperçoit sur les mammifères et sur l'homme, à l'aide de l'ophtalmoscope, n'est que le pourpre rétinien à la fois en voie de destruction par l'influence de la lumière, et en voie de régénération par l'influence de la nutrition. Ce qui le démontre, c'est que si on couvre l'œil d'un animal vivant mis à mort *dans l'obscurité*, la teinte rouge ne disparaît qu'au bout de 12 à 15 heures. C'est ce que MM. Fuchs, Welponer, Schenk, Zuckerstandt, ont également observé sur l'homme en protégeant sa rétine contre l'influence de la lumière *post mortem*. Dans le cas contraire, c'est-à-dire lorsque l'œil reste exposé à la lumière, la teinte rosée de la rétine disparaît peu de temps après la mort, parce que le travail de régénération ne se produit plus comme sur le vivant.

D'un autre côté, M. Kühne a constaté sur l'homme vivant que la teinte rosée habituelle de la rétine tourne au pourpre violacé, quand on reste longtemps dans l'obscurité, c'est-à-dire quand la teinte normale de la matière colorante n'est plus affaiblie par sa destruction continue[1]. Ces expériences de régénération sur le vivant, sont faciles à répéter sur les lapins. Lorsque le pourpre rétinien a disparu après l'exposition à une vive lumière, ce qu'on constate à l'aide de l'ophthalmoscope, on place l'animal dans l'obscurité. Au bout de 5 à 10 minutes, la teinte rosée est manifeste ; au bout de 30 à 40 minutes, le pourpre rétinien est à son maximum de coloration.

A ces faits très intéressants qui prouvent l'intervention d'une certaine substance (colorée en rouge-pourpre) dans les phénomènes de l'impression visuelle, il faut ajouter que cette substance n'existe dans les yeux d'aucun invertébré. Il faut ajouter encore que le pourpre rétinien ne se montre chez les vertébrés que dans les extrémités profondes des bâtonnets ; les *cônes* paraissent en être dépourvus. Ce fait est d'autant plus intéressant à noter que la portion de la rétine de l'homme qui est certainement la plus sensible à la lumière (tache jaune) ne contient point de bâtonnets mais seulement des cônes.

Il est vrai que la matière visuelle, pour employer l'expression de M. Exner, pourrait exister dans les cônes à un autre état qu'à celui de matière pourpre. C'est ainsi que quelques auteurs décrivent dans les cônes une matière orangée ou jaune verdâtre à laquelle ils donnent le nom de *chromophane* (pouvant se transformer en xanthophane, rhodophane, etc.).

Ajoutons encore que la matière photochimique qui occupe les extrémités profondes des bâtonnets ne se présente pas toujours chez les vertébrés avec la coloration purpurine. Dans les poules et les pigeons, les bâtonnets n'offrent jamais cette coloration, et il est plus que vraisemblable que la matière visuelle n'y fait pas défaut.

Il faut d'ailleurs remarquer que les animaux chez lesquels la matière visuelle se présente sous la couleur pourpre, peuvent voir encore, alors même que cette matière a été décolorée par la lumière vive du soleil. Les grenouilles longtemps

[1] La constatation de la couleur de la rétine qui a été maintenue à l'obscurité, doit se faire à la lumière *artificielle* qui éteint beaucoup plus lentement le pourpre rétinien que la lumière *naturelle*.

exposées au soleil peuvent encore nager avec sûreté, ce qui ne leur arrive plus quand on leur a crevé les yeux. Il en est de même des lapins (qui paraissent d'ailleurs n'avoir point de cônes) et qui se dirigent encore quand leur rétine a été décolorée par une vive lumière. Il semble que la matière qui s'engendre dans les bâtonnets se détruit alors à mesure qu'elle se produit et avant de pouvoir apparaître sous la couleur purpurine.

La matière visuelle que nous pouvons constater avec une teinte purpurine sur un certain nombre de vertébrés, quand elle s'est en quelque sorte accumulée dans la rétine sous l'influence de l'obscurité, peut donc aussi exercer son action photochimique alors qu'elle ne se montre pas avec cette teinte caractéristique qu'elle ne paraît pas d'ailleurs revêtir chez tous les vertébrés.

Quant à la question de savoir si le pourpre rétinien est en rapport avec la sensation de lumière ou avec la sensation de couleur, si le daltonisme est une modification particulière, complète ou incomplète, de la matière purpurine, ce sont là des questions qu'il n'est pas encore possible de résoudre.

§ 288 *bis*.

Vision subjective. — L'ébranlement *sui generis*, déterminé dans la rétine par la lumière, peut être mis en jeu autrement que par son excitant naturel, c'est-à-dire qu'on peut imprimer à la rétine, au travers des membranes et des milieux transparents de l'œil, des ébranlements physiques, qui se traduisent par des sensations *subjectives* de lumière. Ainsi, en se plaçant dans une obscurité complète, et en comprimant le globe oculaire d'avant en arrière ou sur les côtés, on aperçoit des lueurs plus ou moins intenses, ou des figures lumineuses de diverses formes. Il arrive souvent aussi que, lorsqu'on tourne brusquement les yeux dans l'obscurité, et par un mouvement forcé, on voit apparaître un grand arc lumineux, qui disparaît à l'instant. Dans les efforts qui ont pour conséquence l'afflux du sang vers la tête, le réseau sanguin de la rétine agit par compression sur les éléments nerveux de la membrane et détermine la sensation d'arborisations lumineuses. Ces images lumineuses constituent une des preuves de la spécialité d'action des nerfs des organes des sens. Quel que soit, en effet, l'excitant à l'aide duquel on cherche à éveiller la sensibilité d'un nerf de sens, celui-ci répond par la sensation qui lui est propre. Dans le phénomène particulier dont nous parlons, la sensibilité de la rétine (expansion du nerf optique) se trouve mise en jeu par compression mécanique.

L'étude des sensations subjectives de lumière offre un grand intérêt, et nous aurons occasion d'y revenir plus loin, dans la discussion de certains points encore controversés de la vision. Pour le moment, disons seulement que la tache lumineuse qui apparaît dans l'œil comprimé a une *forme* analogue à celle du *corps comprimant*. Si l'on comprime l'œil avec la pulpe du doigt, la tache lumineuse, ou le *phosphène*[1], a la forme d'une sorte de croissant ; l'extrémité du doigt appliquée à plat sur un des points de la circonférence du globe oculaire agit, en effet, principalement suivant la courbe parabolique qui le termine. Si l'on comprime l'œil avec l'extrémité arrondie d'un crayon, la tache

[1] C'est ainsi que M. Serres, d'Uzès, désigne les images lumineuses subjectives. M. Serres a publié sur ce sujet un livre rempli d'expériences et de considérations ingénieuses (Voyez la bibliographie du chapitre *Vision*).

lumineuse est *arrondie ;* si l'on taille en carré l'extrémité du crayon, la tache lumineuse est *carrée;* si l'on taille cette extrémité en triangle, la tache devient *triangulaire.* Les sensations *subjectives* de la rétine ne donnent donc pas seulement la sensation de lumière, elles fournissent encore des *images* lumineuses subordonnées à la forme de l'excitant. Pour reproduire ces diverses expériences, il faut avoir soin de ne comprimer le globe oculaire que très modérément. Une compression violente détermine, il est vrai, des taches lumineuses d'en grand éclat; mais, comme cette compression s'étend par irradiation à toutes les parties de la rétine, celle-ci, ébranlée en masse, donne des effets généraux qui masquent le phénomène.

Lorsqu'on comprend le globe de l'œil dans le courant d'une pile de force moyenne, il se produit un éclair brillant dans le champ visuel, à la fermeture et à la rupture du courant.

Lorsque le courant est faible et ascendant (c'est-à-dire quand il traverse le nerf optique de la rétine vers les centres nerveux) on voit, l'œil étant fermé, et *pendant que le courant passe,* le champ visuel qui était obscur devenir d'un violet pâle ; le ponctum cœcum restant obscur. Lorsque le courant est faible et descendant (c'est-à-dire quand il traverse le nerf du centre nerveux vers la rétine), le champ visuel devient d'un jaune rougeâtre.

§ 289.

Durée de l'impression lumineuse. — Intensité de l'impression. — Le temps nécessaire à l'impression est extrêmement court. Voici l'expérience à l'aide de laquelle on a cherché à le mesurer. Un corps irrégulier étant mis en mouvement rapide dans l'obscurité, on fait jaillir une étincelle électrique. Or, malgré la durée extrêmement courte de l'étincelle, le corps en mouvement est devenu visible, mais il semble en repos, c'est-à-dire qu'il ne s'est pas déplacé d'une quantité appréciable pendant la courte durée de son éclairement.

M. Exner a montré, en outre, que la rapidité avec laquelle se produit l'impression est en rapport avec l'intensité de la source lumineuse. De ses recherches, il résulte que si une lumière d'une intensité représentée par le chiffre 1 a besoin, pour prodnire l'impression, d'un temps représenté par 1, une lumière d'une intensité représentée par 8, c'est-à-dire 8 fois plus grande, aura besoin d'un temps représenté par 0,5, c'est-à-dire moitié moindre.

L'ébranlement que produit la lumière sur la rétine a une certaine durée ; une fois ébranlée, elle ne revient à son état de repos qu'après un laps de temps qui est loin d'être inappréciable. En second lieu, lorsque la lumière a ébranlé la rétine, l'impression reçue par celle-ci a besoin, pour être transmise au centre perceptif, d'un espace de temps qu'on peut déterminer. Il peut arriver, par conséquent : 1° que nous ayons encore la sensation d'un objet, alors que celui-ci a cessé d'impressionner la rétine ; 2° que l'objet qui a impressionné la rétine disparaisse, avant même que la sensation soit perçue.

La durée de l'impression et celle de la transmission donnent naissance à un certain nombre d'*illusions d'optique.* Lorsque nous imprimons à un corps incandescent un mouvement rapide de rotation, il semble que nous ayons devant les yeux une circonférence *continue ;* lorsqu'une fusée volante s'élance dans les airs, elle semble conduire à sa suite une longue traînée de feu ; lorsqu'une voiture se meut avec une grande rapidité, les jantes qui réunissent la circonférence des roues avec les moyeux disparaissent ; lorsque les cordes vibrantes résonnent, elles paraissent renflées à leur partie moyenne. Dans tous ces cas, l'illusion dépend de la *persistance* des impressions de la rétine. Elle se produit toutes les fois que le mouvement a une rapidité suffisante pour que les parties précédemment impressionnées ne soient pas encore rentrées dans le repos, alors que l'objet vient successivement impressionner de nouvelles parties de la rétine.

De même, nous attribuons à l'éclair qui déchire la nue une durée qu'il n'a pas réellement ; et, de plus, comme la lueur de l'éclair est instantanée, et que la sensation visuelle ne l'est pas, il s'ensuit qu'au moment où nous le *voyons*, il a déjà disparu, etc.

La durée des impressions de la rétine a été mesurée par divers observateurs. Elle varie, suivant l'intensité de l'excitant, entre 1/5 et 1/10 de seconde.

M. Plateau, qui s'est tout spécialement occupé de ce sujet, a construit des disques tournants dont la surface est noire et sur laquelle on trace des secteurs

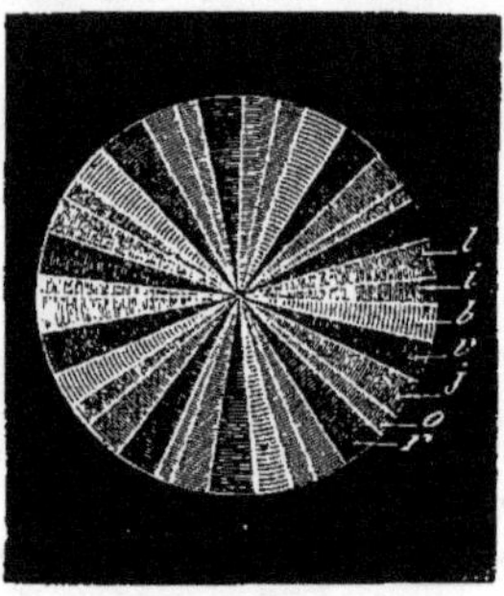

Fig. 240.

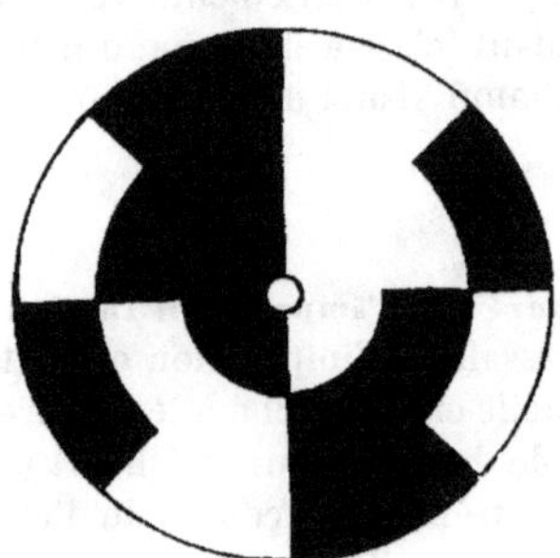
Fig. 241.

blancs de plus en plus étendus. En vertu de la persistance des impressions de la rétine, la teinte du disque en mouvement sera la résultante du blanc et du noir, c'est-à-dire une teinte grise, et la teinte sera d'un gris d'autant plus clair que les secteurs blancs auront plus de surface.

On peut aussi, sur un disque semblable, disposer en secteurs colorés les diverses nuances du spectre, en leur donnant la valeur et l'étendue proportionnelles qu'elles occupent dans le spectre solaire (Voy. fig. 240). Lorsqu'on imprime à ce disque un mouvement de rotation suffisant (par exemple un mouvement de 10 tours par seconde), l'œil simultanément ébranlé par les diverses couleurs (dont l'ensemble constitue la lumière blanche) n'a plus que la sensation de leur résultante, c'est-à-dire celle du blanc.

La durée de l'impression produite sur la rétine est dans un rapport direct avec la durée absolue du temps pendant lequel l'excitant agit. C'est ce qu'on démontre à l'aide du disque tournant à trois zones représenté (fig. 241). La zone la plus intérieure de ce disque a une moitié noire et une moitié blanche. La zone moyenne est composée de 2 segments noirs et de 2 segments blancs ; la zone marginale comprend 4 segments noirs et 4 segments blancs. Lorsqu'on imprime à ce disque un mouvement de rotation de 25 tours à la seconde, la période alternative du blanc et du noir est de 1/25 de seconde pour la zone intérieure, de 1/50 de seconde pour la zone moyenne, de 1/100 de seconde pour la zone marginale. Mais, comme pour chacune des zones l'impression du blanc dure la moitié de la période de rotation, les 3 zones ont exactement le même aspect, et le disque tout entier présente une teinte grise *uniforme*.

Il est un petit appareil des cabinets de physique connu sous le nom de *phénakisticope* (ou phantasmoscope), qui traduit d'une manière saisissante la *persistance* et la *durée* des impressions de la rétine. Il consiste en un disque sur lequel, en des points voisins de la circonférence, on a quinze ou vingt fois figuré un homme ou un animal, pris aux *divers moments successifs* de la course ou du saut. Lorsqu'on imprime à ce disque un mouvement rapide de rotation (lorsqu'il décrit une circonférence entière en moins de 1/5 de seconde), et qu'on regarde dans une glace, au travers d'ouvertures multiples disposées sur le disque, l'homme ou l'animal semble courir ou sauter. En effet, au moment où chaque représentation figurée vient frapper la rétine, l'impression de celles qui la précèdent n'est pas éteinte [1].

Lorsqu'un corps *opaque*, mû par un mouvement rapide de translation, parcourt un espace égal à son diamètre en un temps moindre que celui de la durée de l'impression de la rétine, il échappe complètement à la vue quand on cherche à le voir en travers de sa course. Remarquez d'abord que, quelque rapide que soit la course d'un corps *lumineux*, jamais il ne passe inaperçu. Si une balle, si un boulet, lancés par une arme à feu, ne peuvent pas être vus en travers [2], c'est précisément parce que ce sont des corps *opaques*. En effet, l'impression qu'un corps opaque détermine sur la rétine est, relativement à la ligne atmosphérique qu'il parcourt, une privation de lumière. Or, en un endroit quelconque de son trajet transversal, la sensation de la *portion de l'espace éclairé* que parcourt le corps persiste sur la rétine pendant le temps qu'emploie ce corps à franchir un espace égal à son propre diamètre. Par conséquent, la sensation de l'espace éclairé n'éprouve point d'intermittences; elle persiste sur tous les points du trajet que parcourt le corps, et celui-ci passe inaperçu.

Un corps *lumineux*, au contraire, qui se meut dans l'espace avec la vitesse de la balle et du boulet, non seulement est aperçu par l'œil dans tous les points de sa course et dans tous les sens, mais il détermine (en vertu de la persistance des impressions de la rétine) la sensation d'une traînée de feu; témoins, la fusée volante et les météores lumineux.

§ 290.

De la dimension des objets visibles. — Acuité visuelle. — Pour être *visibles*, les objets doivent avoir une certaine dimension. Lorsque ces dimensions sont trop faibles, les objets cessent d'être perceptibles à l'œil; ils ne peuvent être

[1] Dans une chambre obscure, faites tomber un rayon de lumière sur un écran métallique circulaire pourvu de fentes, et recevez le rayon qui a traversé les fentes de l'écran sur un verre dépoli; puis, imprimez un mouvement de rotation à l'écran. Pour une certaine vitesse de rotation, l'image lumineuse qui apparaît sur le verre dépoli est circulaire et *blanche*. Mais, lorsque la vitesse devient croissante, l'image devient bleue, verte, rouge, etc. Ce phénomène dépend de ce que la *durée* des impressions est différente pour les diverses couleurs dont l'ensemble compose la lumière blanche. L'œil décompose ainsi la lumière dans le *temps*, comme le prisme la décompose dans l'*espace*.

[2] On peut voir le boulet quand on le regarde en arrière du canon, dans la direction rectiligne qu'il suit.

vus qu'à l'aide d'instruments grossissants. Quelque considérable que soit le volume d'un corps, il y a pareillement *des détails* de structure qui échappent à l'œil, et que peut seul nous révéler le microscope.

Pourquoi y a-t-il des objets qui se dérobent à notre vue? Est-ce que tous les corps, quelque petits que nous puissions les imaginer, ne rayonnent pas de toutes parts dans l'espace la lumière qu'ils reçoivent? Est-ce que ces rayons ne traversent pas les milieux transparents de l'œil et ne viennent pas peindre sur la rétine l'image de ces corps? Certainement tous ces phénomènes ont lieu, et cependant nous n'avons pas la notion de ces objets. Il y a donc des images qui se peignent sur la rétine et qui ne l'impressionnent point. Voici à quoi tient ce phénomène:

Les éléments impressionnables de la rétine, c'est-à-dire les cônes et les bâtonnets, ont une section de $0^{mm},0045$ à $0^{mm},0054$. Or, chacun de ces éléments transmet à l'encéphale une seule et même impression. Il s'ensuit que, lorsque deux objets ou deux points A et B (Voy. fig. 242) d'un objet sont assez rapprochés l'un de l'autre pour que l'angle opposé par le sommet qu'ils sous-tendent sur la rétine soit mesuré par une distance *ab*, moindre de $0^{mm},0045$, ces deux points A et B cesseront d'être visibles séparément; ils tomberont tous les deux sur un même élément nerveux, et ne donneront lieu qu'à une impression mixte.

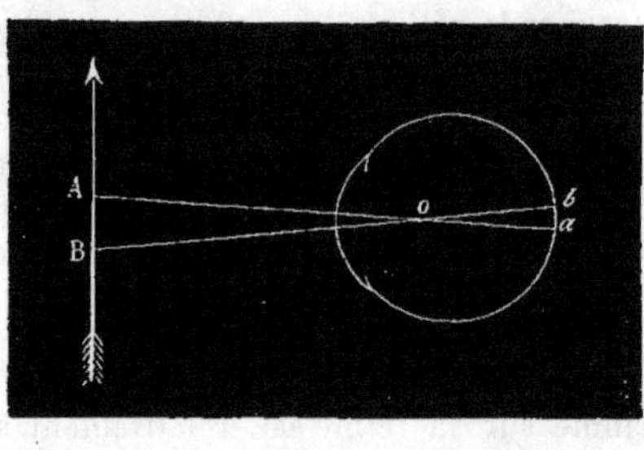

Fig. 242.

On comprend qu'à plus forte raison, tous les points de l'objet compris entre A et B ne pourront pas être vus. Il en est de même des corps qui, dans leur *totalité*, occupent dans l'espace des dimensions telles, que les rayons émanés des points les plus extrêmes de leur diamètre de figure ne mesurent sur la rétine entre les points *a* et *b* que des distances moindres de $0^{mm},004$.

Traduisons par un exemple ces données anatomiques. Nous avons dit que la limite du *punctum proximum* était, en moyenne, de 22 centimètres (Voy. § 286); quelle dimension doit avoir un objet placé à cette distance pour être visible? Évidemment une dimension telle que la distance qui sépare ses deux points les plus extrêmes, dans l'image peinte sur la rétine, ne soit pas inférieure à $0^{mm},0045$. Dans la figure 242, la ligne A*a* et la ligne B*b* représentent les deux axes des cônes lumineux qui, partant des points A et B, se croisent en *o* au centre optique de l'œil, et vont tomber sur la rétine. L'angle *boa* et l'angle B*o*A sont égaux, car ils sont opposés par le sommet. La distance du centre optique de l'œil à la rétine est connue (elle est d'environ 13 millimètres), le calcul est facile. Le triangle *boa* est au triangle B*o*A comme 13 millimètres (distance de la rétine *ab* au centre optique *o*) sont à 21 centimètres (distance de l'objet au centre optique *o*). Or, si l'angle *boa* a pour mesure sur la rétine $0^{mm},0045$, l'angle B*o*A aura pour mesure, en AB, environ $0^{mm},65$ (c'est-à-dire 1/20 de millimètre). L'expérience directe prouve également que les corps qui n'ont que 1/20 de millimètre ($0^{mm},05$) sont placés à la limite extrême de la vision pour les meilleurs yeux.

M. Bergmann, et, plus récemment, M. Helmholtz ont cherché à déterminer par un autre procédé la dimension des objets visibles, et la dimension des éléments de la mosaïque rétinienne. Leur procédé consiste à placer à des distances variées une feuille de papier couverte de lignes noires et blanches alternantes et très rapprochées. On trace, par exemple, sur une feuille de papier une succession de lignes noires ayant $0^{mm},4$ d'épaisseur, séparées les unes des autres par une succession d'intervalles blancs (ou de lignes blanches) ayant également $0^{mm},4$d'épaisse ur. Les lignes et les intervalles sont très distincts à la limite de la vision distincte, c'est-à-dire à 22 centimètres. On peut même éloigner l'œil d'une certaine quantité sans cesser de voir nettement les lignes blanches et les lignes noires. Mais, quand la feuille de papier est à 1 mètre de l'œil, les bandes blanches commencent à se déformer, et lorsque l'éloignement de la feuille est de $1^{m},2$ les bandes blanches apparaissent, les unes comme ondulées, les autres comme formées d'une succession de perles. A une distance encore plus éloignée, le blanc et le noir ne sont plus distincts et ne donnent que la notion d'une masse grisâtre et confuse.

En tenant compte de la distance à laquelle les lignes cessent d'être distinctes, on arrive à déterminer, par un calcul analogue au précédent, la dimension des éléments de la rétine. Si maintenant on veut se rendre compte de la forme alternativement *sinueuse* et *perlée* des images des lignes blanches, on explique facilement cette apparence, en supposant que la mosaïque rétinienne est constituée par de petits polygones à six pans, et si l'on considère comme tout à fait noirs les polygones dont la plus grande moitié est couverte par l'image des lignes noires, et comme tout à fait blancs les polygones dont la plus grande moitié est couverte par l'image des lignes blanches.

Lorsque deux points lumineux, pris sur un objet, sont situés à une distance moindre que $0^{mm},05$, l'impression produite sur la rétine par chacun d'eux n'est donc plus distincte. Il résulte de là que, si l'un des points lumineux est coloré d'une façon et l'autre point coloré d'une autre façon, nous n'avons qu'une sensation mixte produite par le mélange des deux couleurs. Deux substances diversement colorées et mélangées, après avoir été réduites à un état de division tel que les molécules colorées aient moins de $0^{mm},05$ de diamètre, ne donnent que l'impression de la couleur résultant du mélange, alors même que chaque particule a conservé son caractère propre. C'est ainsi que, grâce aux propriétés de la rétine, nous pouvons, avec un très petit nombre de substances colorées réduites en poudre impalpable, réaliser par des mélanges la série indéfinie des teintes composées.

Acuité visuelle. — On désigne sous ce nom la plus ou moins grande aptitude de l'œil à distinguer comme images *distinctes* les images d'objets plus ou moins rapprochés. D'après ce qui précède, l'acuité visuelle a pour mesure la grandeur du plus petit angle visuel (Voy. fig. 242, angle *aob*) sous lequel nous percevons deux impressions séparées.

Le degré d'acuité visuelle est lié à la constitution histologique de l'œil et notamment à la constitution de la tache jaune, portion de la rétine sur laquelle coïncident toujours les images des objets que nous fixons.

En calculant la grandeur des images rétiniennes, on trouve que l'image rétinienne dont le diamètre réel est de $0^{mm},0045$ correspond à un angle visuel de 1 minute. On peut donc dire que pour un œil normal qui regarde deux objets très éclairés, si la distance qui sépare ces deux objets répond à un angle inférieur a 1 minute, tout se passe dans l'œil comme si on regardait un point unique[1]. Mais l'œil absolument normal, nous l'avons dit déjà, est une sorte de type idéal dont on se rapproche plus ou moins.

Les variations individuelles de l'acuité visuelle présentent presque toujours des écarts de plus de 1 minute ; et dans la pratique on considère encore comme des yeux normaux ceux qui sont capables de distinguer des objets séparés par une distance angulaire de 5 minutes, et dont par conséquent l'acuité visuelle est assez amoindrie.

Les variations de l'acuité visuelle peuvent dépendre soit d'une accommodation imparfaite, soit de la destruction partielle des éléments rétiniens, soit d'une altération des milieux réfringents de l'œil. La mesure de l'acuité visuelle est par conséquent un élément essentiel de l'observation ophtalmologique.

Dans la pratique on se sert pour constater l'acuité visuelle, de caractères typographiques disposés sous forme d'échelles graduées ; et on mesure, soit la distance à laquelle le sujet en observation peut lire des caractères de grandeur connue, soit la grandeur des caractères qui peuvent être distingués à une distance donnée.

§ 291.

De la vue avec des images renversées. — L'une des conséquences de la construction optique de l'œil, nous l'avons vu, c'est que les images des objets sont renversées sur la rétine. Or, c'est un phénomène qui n'a pas peu embarrassé les physiologistes et les philosophes que de savoir pourquoi nous voyons les objets *droits*, quoique leur image soit *renversée* au fond de l'œil.

Buffon a prétendu que, primitivement, nous voyons les objets renversés, et que le toucher et l'habitude peuvent seuls nous faire acquérir les connaissances nécessaires pour rectifier cette erreur. Cette explication a été donnée aussi par Lecat ; mais aucun fait ne prouve qu'il en soit ainsi. Cheselden a rapporté, dans les *Transactions philosophiques*, l'observation très intéressante d'un aveugle-né qui recouvra la vue, et il n'a point remarqué dans son jeune opéré ce prétendu redressement des images.

M. Müller, reproduisant l'ancienne opinion de Berkeley, soutient que, puisque nous voyons tout renversé, nous n'avons pas besoin d'une explication de la vision droite. Rien, avait dit Berkeley, ne peut être renversé, quand rien n'est droit, car les deux idées n'existent que par opposition. M. Müller, et d'autres avec lui, se sont laissé entraîner, à leur insu, dans le monde idéal de Berkeley, et ils ont oublié que, pour l'évêque de Cloyne, les objets visibles ne sont pas extérieurs, qu'ils n'ont ni figure, ni position, ni étendue. Pour nous, qui vivons dans le monde des réalités, nous pensons que les objets existent, qu'ils ne sont pas une simple modalité de notre être, et qu'il y a une parfaite ressemblance

[1] D'après les recherches de M. Hooke, deux étoiles ne peuvent être vues séparément que quand l'angle visuel est de 60 secondes, c'est-à-dire 1 minute.

M. Weber estime que l'angle visuel doit être de 73 secondes (un peu plus d'une minute).

M. Helmholtz estime que cet angle doit être de 64 secondes (un peu plus d'une minute).

Dans le premier cas, le diamètre de l'image rétinienne serait de $0^{mm},0043$; dans le second cas, ce diamètre serait de $0^{mm},0046$; dans le troisième cas, ce diamètre serait de $0^{mm},0052$.

entre l'étendue, la figure et la position des corps révélés par la vue, et les mêmes qualités des corps perçus par le toucher. Lorsque nous disons qu'un objet est dirigé d'une certaine façon par rapport à l'horizon, ce n'est pas seulement parce que la vue nous le montre tel, mais encore parce que nous savons et que nous pouvons constater, à l'aide du toucher et *les yeux fermés*, que l'objet en question présente, avec notre corps, exactement les mêmes relations. D'un autre côté, nous savons aussi, à n'en pas douter, que la représentation de cet objet, qui affecte avec notre corps une position déterminée, se trouve disposée sur la rétine dans une situation précisément inverse. Il nous est donné, en effet, dans nos expériences, de voir *directement* cette imagie mprimée sur elle. A moins de récuser le témoignage du toucher, et de prétendre qu'il nous donne des notions fausses sur la *position* des objets, il est impossible de se soustraire à cette double évidence.

Lorsqu'on demande pourquoi nous voyons les objets droits et non renversés, n'est-ce pas comme si l'on demandait pourquoi nous voyons les objets tels qu'ils sont réellement, et non tels que leurs images se peignent sur la rétine? Telle est, en effet, la véritable question.

L'image que l'objet détermine sur la rétine, telle que nous l'apercevons sur un œil disséqué, ne représente que les divers points de la rétine impressionnés par la lumière. Ce n'est point la rétine elle-même, et *comme étendue figurée*, que nous percevons dans la vision, pas plus que ce ne sont les modifications de la membrane pituitaire que nous *sentons* dans l'odorat, pas plus que ce ne sont les modifications de la membrane auditive que nous *entendons*. C'est la lumière que nous voyons, c'est l'odeur que nous sentons, c'est le son que nous entendons. De même, ce que nous sentons dans le toucher, ce sont les objets extérieurs qui mettent en jeu la sensibilité. S'il en était autrement, nous ne saurions acquérir la certitude du monde extérieur, et la vie ne serait qu'un rêve perpétuel. Le son, le choc, la lumière, laissent dans l'esprit une idée d'extériorité que rien ne peut dominer, et jamais un homme de sens commun ne prendra pour de simples modalités de son être les effets que ces agents déterminent en lui.

Quand l'homme touche un corps extérieur, il éprouve une sensation de résistance qui l'avertit de sa présence; mais il ne confond pas ce corps extérieur avec son propre corps, parce qu'il sait par expérience, que s'il touchait avec sa main non un corps extérieur mais une partie de son propre corps, celle-ci, comme l'a si bien dit Buffon, lui rendrait *sentiment pour sentiment*.

La tendance naturelle, invincible, à reporter à leur véritable source, et non sur le point de l'organisme où ils exercent leur impression, les agents qui mettent en jeu les organes des sens, est si puissante, que, lorsque, par hasard, ces organes entrent en action en l'absence de leurs excitants naturels et par suite d'une cause anormale (hallucinations, songes), nous rapportons au dehors de nous les impressions qu'ils transmettent au sensorium.

La perception sensorielle étant achevée seulement dans le centre encéphalique, nous reportons la position de l'objet, nous l'extériorisons, si on peut employer ce mot, dans la direction suivant laquelle les rayons (réfractés par les milieux transparents) ont frappé la rétine, c'est-à-dire suivant la normale de la surface courbe que représente le plan rétinien. C'est dans cette direction qu'est rapporté chaque rayon lumineux qui frappe la rétine; et c'est ainsi que nous voyons les objets tels qu'ils sont réellement, c'est-à-dire tels que le toucher nous les montre par rapport aux parties de notre corps. En un mot, les objets sont vus droits, *parce que nous voyons chacun de leurs points suivant la projection des rayons lumineux qui impressionnent la rétine* [1].

Voici une expérience bien simple, qui prouve de la manière la plus évidente que la rétine ne transmet pas au sensorium l'*image* telle qu'il nous est donné, dans nos expériences, de la voir imprimée sur elle, mais qu'elle nous donne la notion de la direction des rayons lumineux qui la frappent. Fixez pendant longtemps, et jusqu'à la fatigue, un corps sombre se détachant sur un fond éclairé, un clocher par exemple, sur un ciel lumineux ; puis fermez les yeux et placez-vous dans l'obscurité : l'image du clocher persistera dans les yeux fermés, pendant une minute au moins, et donnera lieu à divers phénomènes (Voy. § 295) ; mais ce qu'il nous importe de remarquer en ce moment, c'est qu'alors que les yeux sont fermés, l'image du clocher se présente exactement dans les mêmes rapports avec notre corps que lorsque les yeux étaient ouverts : ainsi, le sommet du clocher est toujours *en haut* et sa base *en bas*. L'ébranlement de la rétine qui, *en l'absence de l'objet*, persiste seul en ce moment pour nous en donner la représentation *figurée*, cet ébranlement n'est pas perçu à l'état d'*image peinte sur la rétine*. S'il en était ainsi, à l'instant même où nous fermons les yeux, le clocher devrait nous paraître renversé, car c'est de cette manière que *son image est peinte* au fond de l'œil.

§ 292.

De la vue simple avec les deux yeux, ou vue binoculaire. — Champ visuel. — Axe optique. — Angle optique. — Comment se fait-il que les objets nous paraissent simples, alors qu'ils déterminent deux images correspondantes à chacun des yeux? Comme on voit à peu près aussi bien un objet avec un seul œil qu'avec le secours des deux yeux, on a pensé que dans la vision il n'y avait jamais qu'un seul œil qui agissait à la fois. Cette explication, proposée par Gassendi et développée par Gall, s'appuie sur des faits qui ne manquent pas d'une certaine valeur. Il est positif qu'il y a des individus chez lequels la portée des yeux est fort inégale, et qui se servent alternativement, et sans s'en rendre compte, de l'un ou de l'autre œil pour distinguer les objets situés à des distances variées. Il est certain également que les individus affectés de strabisme ne voient les objets qu'avec un seul œil, tantôt l'un, tantôt l'autre, et que, lorsqu'ils cherchent à embrasser le même objet avec les deux yeux, celui-ci devient double. Mais ce ne sont là que des faits particuliers qui n'embrassent pas l'ensemble des phénomènes.

Il est un fait incontestable, c'est que, pour que la vision simple s'accomplisse, il faut que les yeux soient dirigés de telle façon que leurs axes optiques *ac*, *bc* (Voy. fig. 243) convergent vers l'objet, et se réunissent sur lui en *c*. Il faut, en d'autres termes, que le sommet de l'*angle optique acb* soit sur le

[1] Dans la vision, nous rapportons la position d'un corps (et par conséquent la position *des diverses parties d'un même corps*) sur la projection des rayons qui viennent frapper la rétine. C'est en vertu de ce même principe qu'un prisme placé au-devant de l'œil *élève* ou *abaisse* les objets que nous regardons au travers de sa masse transparente, suivant sa position.

corps observé[1]. Lorsque ces conditions ne sont pas remplies, l'objet devient double. La diplopie (ou vue double) des strabiques ne tient pas à une autre cause. On peut constater la vérité de ce fait par quelques expériences bien simples.

Tandis que vous fixez un objet, déplacez l'un des yeux et changez son axe

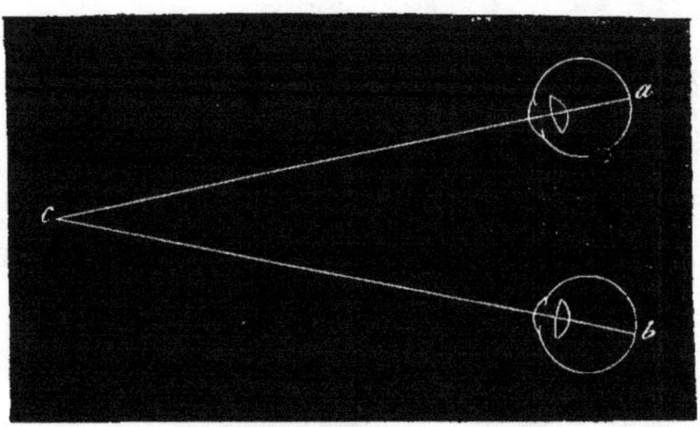

Fig. 243.

optique en appuyant avec la pulpe du doigt sur le globe de l'œil : à l'instant même l'objet devient double ; le sommet de l'angle optique n'est plus à l'objet, et chacun des yeux transmet à l'encéphale une impression séparée.

Si vous conservez dans le champ de la vision un objet médiocrement éloigné, tout en dirigeant vos regards d'une manière plus précise sur un objet intermédiaire plus rapproché, l'objet le plus éloigné devient double. Réciproquement, si vous fixez l'objet le plus éloigné, tout en conservant l'objet intermédiaire dans le champ de la vision, l'objet intermédiaire devient double. Dans le premier cas, comme dans le second, l'objet qui devient double a cessé d'être au sommet de l'angle optique [2].

Autre exemple très saisissant. Prenez un crayon un peu long, appliquez l'une des deux extrémités entre les deux yeux, à la racine du nez ; maintenez-le dans la direction horizontale à l'aide de la pulpe du doigt (Voy. fig. 244); puis fixez successivement, à l'aide des deux yeux, des points divers de la longueur du crayon. La partie du crayon située au delà de l'intersection des deux axes optiques deviendra double, et, suivant que vous regarderez les points *a*, *b*, *c*, *d*, vous obtiendrez les apparences 1, 2, 3, 4 ; en d'autres termes, à partir du point qu'on fixe, le crayon semble se bifurquer, et on peut faire, pour ainsi dire, voyager la bifurcation à volonté, en changeant successivement le sommet de l'angle optique.

La direction des axes optiques de chacun des yeux a une influence telle,

[1] On désigne sous le nom d'*angle optique* l'angle *acb* formé par les axes optiques dirigés vers un même point. Le sommet de l'angle optique est donc toujours à l'objet ; il varie avec la distance de l'objet. Il ne faut pas confondre l'*angle optique* avec l'*angle visuel*. L'*angle optique* implique la vision *des deux yeux ;* l'*angle visuel* est l'angle sous-tendu dans l'œil par l'image sur la rétine (Voyez § 298). L'angle optique est *binoculaire*. L'angle visuel est *monoculaire*.

[2] Ces expériences sont surtout faciles à reproduire à l'aide de corps de petite dimension ; avec un crayon, par exemple, debout sur une table.

dans le phénomène de la vision *simple*, qu'on peut, à l'exemple de M. Wheatstone, transformer en une seule la sensation des deux images produites dans chacun des yeux par des objets semblables. Il suffit, pour cela, de placer devant les yeux deux cylindres creux, A et B (Voy. fig. 245), et de les diriger au devant de deux corps semblables *a*, *b* (deux petites sphères par exemple), de

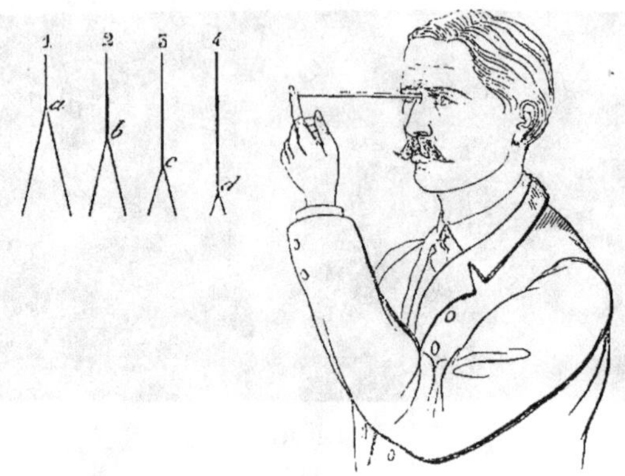

Fig. 244.

telle façon que l'angle que formeraient ces cylindres, si on prolongeait leur direction, tomberait au delà des deux objets, en *c*, par exemple. On n'a plus alors que la sensation d'un *seul* objet, et cet objet est rapporté au point de rencontre des deux axes optiques, en *c*. Cette expérience a conduit M. Wheatstone à l'invention du stéréoscope (Voy. § 294).

Champ visuel. — On distingue sous ce nom le tableau qui se peint sur la rétine, lorsque nous jetons les yeux devant nous. Ce tableau, dont les parties

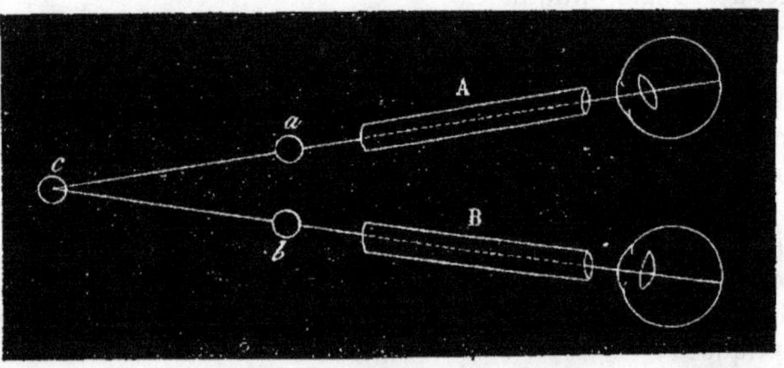

Fig. 245.

directement visées par le regard sont seules *distinctement* perçues, n'embrasse pas moins tous les objets extérieurs compris dans la moitié d'une sphère dont l'œil occuperait le centre. Le champ visuel est par conséquent extrêmement étendu. Pour employer un langage plus rigoureux, nous dirons que le champ visuel est l'espace angulaire contenant tous les objets dont l'image se forme sur la rétine. Dans ce tableau, disons-nous, les images ne se dessinent avec une suffisante netteté que dans une portion très limitée.

C'est à ces régions très circonscrites de chaque rétine qui portent le nom de taches jaunes, que répondent les images distinctement perçues ; et c'est sur elles que les mouvements oculaires les font coïncider dans la visée des yeux. En dehors de ces points, la vision devient plus vague, et d'autant plus qu'on s'éloigne davantage de l'axe de l'œil. Mais, l'exercice de la vision avec des yeux immobiles est un état exceptionnel ; dans les conditions habituelles, les mouvements des yeux promènent en quelque sorte la tache jaune dans toute l'étendue du champ visuel, et nous permettent d'en examiner rapidement et exactement toute l'étendue.

Le champ de la vision nette et distincte n'est donc pas le même que celui du champ visuel complet. Le premier ne comprend qu'une surface très limitée, le second correspond sensiblement à la surface intérieure d'une demi-sphère, qui serait placée à une distance infinie.

L'étendue du champ visuel a été mesurée avec beaucoup de précision. La configuration de la face et la position de l'œil dans la cavité orbitaire donnent à ce champ une étendue qui n'est pas tout à fait la même en dedans, en dehors, en haut et en bas : cette étendue est plus grande en bas et en dehors, qu'en haut et en dedans; on comprend aisément pourquoi. On conçoit d'ailleurs qu'il puisse y avoir (et il y a en effet) des différences individuelles, qui tiennent aux dispositions de la face et au plus ou moins de saillie du globe oculaire [1].

Voici quelques illusions d'optique que corrige la vision binoculaire, et qui se produisent seulement dans la vision monoculaire, qui n'est qu'un mode de vision anormale. Lorsqu'on regarde *avec les deux yeux* une ligne *horizontale* ou une ligne *verticale*, on a la notion exacte de leur véritable direction. Lorsqu'on regarde avec un *seul œil* une ligne horizontale, il en est de même ; mais lorsqu'on regarde avec un *seul œil* une ligne verticale, il n'en est pas de même.

Suspendez une balle de plomb à l'aide d'un fil noir, au devant d'une fenêtre très éclairée, fermez l'œil gauche et regardez le fil à plomb à l'aide de l'œil droit. la partie supérieure de la verticale paraît inclinée à gauche. Regardez avec l'œil gauche (l'œil droit fermé), la partie supérieure de la verticale semble inclinée à droite. C'est pour la même raison que, si nous regardons une croix rectangle avec l'œil droit seul, les angles supérieur de droite et inférieur de gauche paraissent plus grands que l'angle droit. Si nous la regardons avec l'œil gauche seul, c'est l'angle supérieur de gauche et l'angle inférieur de droite qui semblent plus grands. Ces illusions que corrigent normalement, nous le répétons, la vision binoculaire, tiennent à la constitution même du globe oculaire,

[1] D'après M. Volkmann, le champ visuel serait :

En haut de	35 degrés.	En bas de...	50 degrés.
En dedans de...........	42 —	En dehors de.........	38 —
En dedans et en haut de	38 —	En dedans et en bas de	44 —
En dehors et en haut de.	38 —	En dehors et en bas de.	46 —

D'après M. Aubert (mesuré sur son œil droit) :

En haut de............	30 degrés.	En bas de...........	57 degrés.
En dedans de..........	44 —	En dehors de	38 —

D'après M. Hering (mesuré sur son œil droit) :

En haut de............	20 degrés.	En bas de............	59 degrés.
En dedans de..........	46 —	En dehors...........	43 —

et notamment du segment rétinien, qui n'est pas mathématiquement un segment de sphère; elles dépendent de l'angle sous lequel le plan vertical de la rétine coupe son plan horizontal.

§ 203.

Des points similaires des deux rétines. — Des conditions de la vue simple avec les deux yeux. — Si on veut bien se reporter à l'expérience représentée figure 243 (p. 271), il est clair que, pour qu'un point qui produit son image dans les deux yeux et qui, par conséquent, engendre deux impressions rétiniennes, soit vu simple, il faut qu'il vienne se peindre sur deux points *similaires* des deux rétines. Chaque fois que nous voyons double, c'est qu'il y a un dérangement de symétrie entre les points ébranlés des deux rétines. Pour que la vision simple à l'aide des deux yeux ait lieu, il est donc indispensable que les axes optiques de chacun des yeux soient inclinés d'une quantité déterminée par rapport à un plan vertical placé entre l'un et l'autre; ou, ce qui revient au même, il faut que les images soient reçues sur des points *similaires* ou *harmoniques* des deux rétines. Il y a, en effet, dans chaque rétine, des points déterminés qui n'éveillent, quand ils sont ébranlés, qu'une seule et même impression, alors qu'ils agissent ensemble. Quand d'autres points entrent simultanément en jeu, la vue est double.

Ajoutons d'ailleurs que la nécessité pour la vue simple de l'impression sur deux points similaires des deux rétines paraît être le résultat de l'habitude, et que rien, sous ce rapport, pour employer le langage métaphysique, ne semble *préétabli*. M. Javal a montré que, chez les strabiques, la fusion des deux images peut s'acquérir, bien que les images fusionnées affectent des points des deux rétines, non précisément similaires[1].

Quels sont les points similaires des deux rétines dans la vision binoculaire normale? Il est facile de les déterminer par une construction géométrique très simple. Pour la vision des objets placés en haut ou en bas de l'horizon visuel, le mouvement des yeux étant symétrique, les points similaires sont également symétriques, et se correspondent, en haut et en bas, sur chacune des deux rétines; mais pour la vision des objets situés à gauche ou à droite de l'observateur, il n'en est plus de même: tandis que l'un des yeux se dirige en dedans, l'autre se dirige en dehors. Il en résulte que c'est la partie interne d'une rétine qui correspond à la partie externe de l'autre et réciproquement. En d'autres termes, si l'on détachait les yeux et si l'on superposait les deux rétines sans changer leur position, les points *similaires* seraient mathématiquement en contact les uns avec les autres (Voy. figure 246).

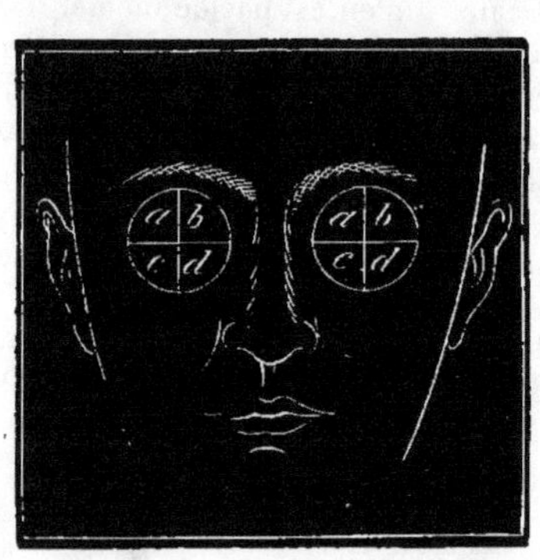

Fig. 246.

[1] Ce pouvoir assez étendu ne semble toutefois se mouvoir que dans les limites correspondantes à la distribution en partie double de chaque nerf optique (Voy. fig. 248).

Deux points *similaires* pris sur les rétines, sont donc ceux qui correspondent à un angle optique déterminé. Soit un objet situé en un certain point C (voy. fig. 247), et fixé par les deux yeux G et D; cet objet impressionne les deux rétines en *a* et *a'*; les deux points *a* et *a'* sont *identiques*. Si les yeux fixaient le point D, les points similaires seraient en *b* et *b'*; si les yeux fixaient le point E, les points similaires des deux rétines seraient en *c* et *c'*. On voit, par l'inspection de la figure, que, quand les yeux passent de la position *aCa'* à la position *bDb'*, c'est-à-dire quand les yeux se dirigent à droite vers le point D, c'est la partie externe de la rétine de l'œil gauche et la partie interne de la rétine de l'œil droit qui se trouvent impressionnées. De même, quand les yeux passent de la position *aCa'* à la position *cEc'*, c'est la portion interne de l'œil gauche et la portion externe de l'œil droit qui entrent en jeu.

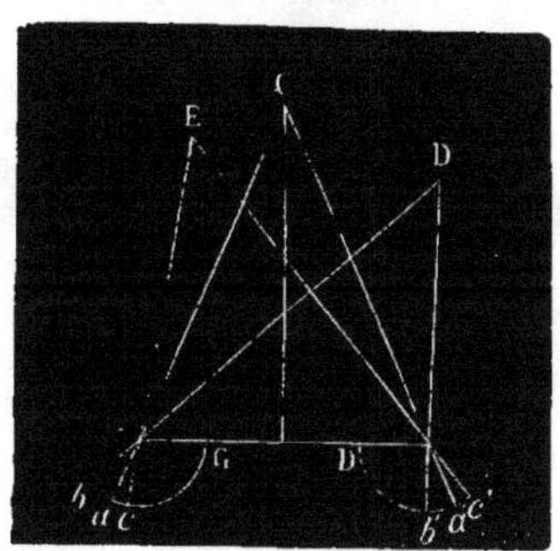

Fig. 247.

Les sensations *subjectives* de la vision (voy. § 288) sont en harmonie avec la doctrine des points similaires. En effet, si l'on presse les deux yeux en même temps *en dehors*, ou en même temps *en dedans*, on donne naissance à deux images lumineuses distinctes et assez éloignées l'une de l'autre; mais si l'on presse en même temps l'un des deux yeux à l'*angle externe* et l'autre à l'*angle interne*, les deux images paraissent, en quelque sorte, sauter l'une sur l'autre et tendent à se superposer. La fusion des deux taches lumineuses n'est pas toujours complète, et elles débordent souvent l'une sur l'autre, parce qu'il est difficile de comprimer exactement des parties similaires des deux rétines. On peut, cependant, en tâtonnant, arriver à fondre les deux images lumineusesen une seule.

On se demandera naturellement comment il se fait que les impressions produites sur certains points de la rétine, dits points similaires, ne transmettent à l'encéphale qu'une seule impression. C'est là, il faut l'avouer, un phénomène au delà duquel nous ne pouvons remonter, et qui a sa cause dans les propriétés mêmes du système nerveux. Ce qu'on peut dire de plus vraisemblable, c'est que les points similaires des deux rétines correspondent à un même côté de l'encéphale; l'entre-croisement partiel des nerfs optiques dans le chiasma permet tout au moins de le supposer. La figure 248 montre comment l'on peut se représenter la part que prend chaque nerf optique à la constitution des deux rétines. Si chaque nerf optique fournit à la fois le segment interne d'une rétine et le segment externe de l'autre rétine, on conçoit que les points similaires correspondent à un même nerf optique, par conséquent, à un même côté de l'encéphale. Cette distribution du nerf optique, en quelque sorte en *partie double*, n'est pas, au reste, une simple

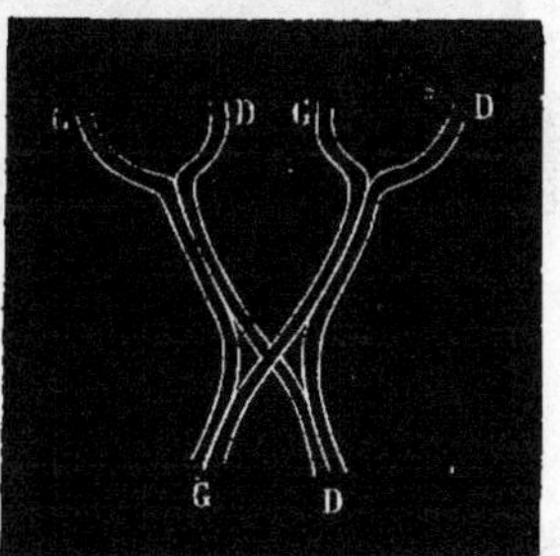

Fig. 248.

supposition. L'anatomie a débrouillé en partie la disposition des éléments nerveux dans le chiasma, et la pathologie a parfois donné des preuves à l'appui.

Il est une altération de la vue, singulière et rare, qu'on nomme *hémiopie* ou *amaurosis dimidiata*. Cette altération de la vue, observée chez des personnes atteintes d'hypocondrie ou de quelque autre affection nerveuse, consiste en ce que les objets paraissent comme *coupés* par moitié. Les individus atteints d'hémiopie ne voient plus que la moitié gauche ou la moitié droite des objets. Tout se passe, dans cette paralysie de la rétine, exactement comme si les points similaires de chaque rétine étaient frappés de paralysie dans les segments qui correspondent à un même nerf optique.

Il y a en somme, entre les dispositions des deux rétines et les directions des axes optiques, dans la vision binoculaire, une harmonie qui ne peut être rompue sans un trouble immédiat dans la vision des objets.

De la vision simple à l'aide des deux yeux. — Pénétrons plus avant dans l'étude de la vision simple des objets, à l'aide des deux yeux, afin d'en bien déterminer les conditions.

Placez-vous à une distance de 50 centimètres d'une fenêtre fermée donnant sur un paysage très étendu. La tête étant convenablement immobilisée, fermez l'œil droit D (fig. 249) et fixez avec l'œil gauche G un objet éloigné, *situé à droite*, c'est-à-dire dans la direction de la flèche *b*, et qui se détache nettement: un arbre isolé par exemple. Puis, faites sur la vitre *ff* un point noir P qui semble couvrir le centre de l'arbre. Alors, fermez l'œil gauche, ouvrez l'œil droit, fixez avec cet œil le point noir P tracé sur la vitre, et cherchez quel objet extérieur ce point noir recouvre : cet objet extérieur situé dans la direction de la flèche *e*, sera par exemple une cheminée que vous notez. Enfin, ouvrez les deux yeux et fixez le point noir P tracé sur la vitre. Immédiatement vous verrez derrière ce point noir, et couvert par lui, tout à la fois l'arbre et la cheminée; tantôt plus clairement l'arbre, tantôt plus clairement la cheminée, tantôt aussi clairement tous les deux ensemble : jusqu'à ce que, après une lutte de quelques instants, l'une des deux images triomphe en quelque sorte de l'autre.

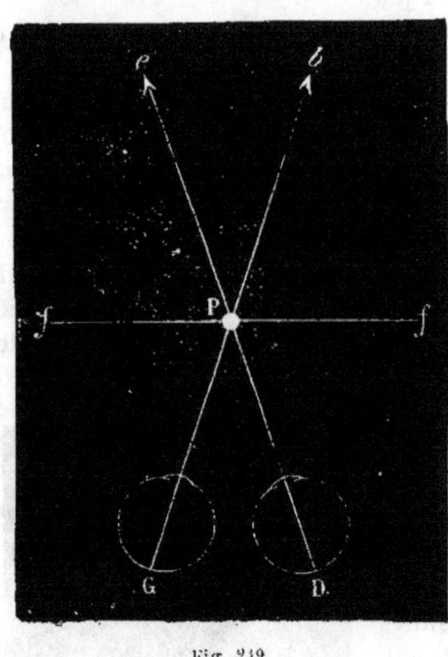

Fig. 249.

En somme, on voit le point noir, l'arbre et la cheminée l'un sur l'autre, et en quelque sorte sur le même prolongement. Le point noir correspondant au plan médian de la tête, et les yeux convergeant simultanément, le point noir, l'arbre et la cheminée semblent donc dans le plan médian, quoiqu'en réalité les deux derniers soient placés ailleurs. Les images de l'arbre et de la cheminée tombent, ainsi que l'image de P, sur des points correspondants ou similaires des deux rétines. Les images du point noir P étant *identiques* se superposent exactement et se confondent ; les images de l'arbre et de la cheminée se superposent également, car elles occupent également des points similaires des deux rétines ; mais, comme elles sont *différentes*, elles se superposent sans se confondre.

On peut varier l'expérience de la manière suivante. Placez-vous devant la fenêtre fermée, et fixez au loin, *avec les deux yeux*, un point éloigné *a* situé dans le plan moyen (voy. fig. 250) ; fermez alors l'œil droit D, et fixez avec l'œil gauche G l'objet éloigné *a*. Puis placez sur la vitre un point rouge P de telle sorte que ce point recouvre exactement l'objet éloigné *a*. Ce point P sera exactement dans la direction *a*. Fermez ensuite l'œil gauche, fixez avec l'œil droit D l'objet éloigné *a*, et marquez sur la vitre un point bleu P′ qui recouvre exactement l'objet *a*.

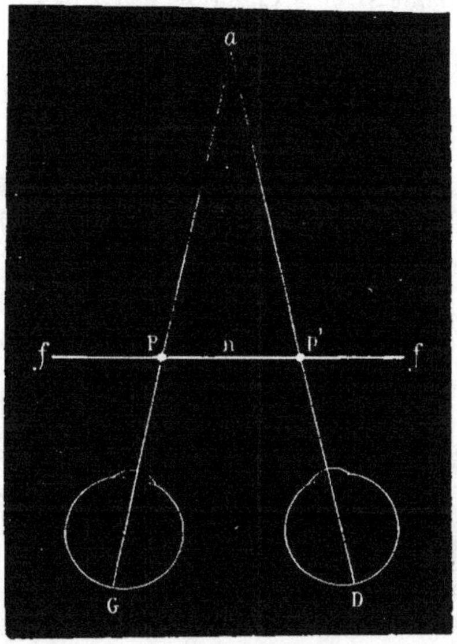

Fig. 250.

Si maintenant on ouvre *les deux yeux* et qu'on fixe de nouveau l'objet éloigné *a* qui se montre alors dans le plan médian, il semble qu'il y ait sur la vitre, dans un lieu *n* qui répond au plan médian, un point qui tantôt paraît rouge, tantôt paraît bleu, tantôt mixte, c'est-à-dire violacée.

Cette dernière expérience nous donne l'explication de l'illusion d'optique représentée fig. 245 (page 272), et qui consiste à confondre en une seule et même perception les impressions de deux corps semblables, et par conséquent superposables, qui frappent en même temps dans chacun des yeux des points similaires des deux rétines.

§ 294.

Du stéréoscope. — De la vision des objets à trois dimensions. — M. Wheatstone, dans le but de déterminer les conditions de la vue simple avec les deux yeux, a fait un grand nombre d'expériences, et imaginé un appareil très ingénieux, aujourd'hui dans toutes les mains, nous voulons parler du stéréoscope. Cet instrument peut avoir des formes très diverses. On fait aujourd'hui des stéréoscopes qui ressemblent à des lunettes de spectacle. Le stéréoscope, tel que M. Wheatstone l'a d'abord construit (voy. fig. 251), est composé de deux miroirs plans *a*, *b*, réunis en avant par un angle saillant, et formant ensemble un angle de 90 degrés. De chaque côté des glaces *a*, *b* sont disposés deux plans *a′*, *b′*, angulaire-

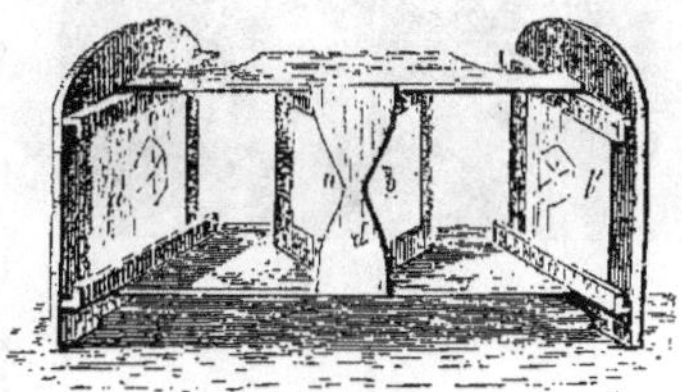

Fig. 251.
Stéréoscope primitif de Wheatstone.

ment placés. Ces plans, garnis d'une coulisse, sont destinés à recevoir les représentations graphiques qui doivent se réfléchir dans la glace correspondante. L'observateur se place du côté de l'angle saillant formé par la rencontre des deux miroirs, de manière que son nez corresponde à la pièce de bois *d*; il reçoit ainsi dans chacun de ses yeux l'image réfléchie par chaque miroir.

La construction du stéréoscope a été simplifiée. Les miroirs ont été supprimés; ils étaient tout à fait inutiles. Le stéréoscope, aujourd'hui si répandu, consiste simplement en une boîte de bois, au fond de laquelle on place (sur le même plan) les deux images avec un écartement tel que chacune puisse se peindre isolément dans l'œil correspondant; chaque œil est dirigé vers l'image placée de son côté par deux ouvertures convenablement disposées.

Lorsque les deux images placées au foyer du stéréoscope sont tout à fait semblables, soit deux carrés, par exemple, ou deux triangles égaux; comme, d'une part, la distance de chaque rétine à l'objet est égale; comme, d'autre part, l'inclinaison de chaque globe oculaire est égale aussi, les points identiques ou homologues des deux rétines entrent en jeu, et l'image paraît simple. Elle se trouve située au point de jonction des deux axes optiques, exactement comme dans l'expérience représentée dans la figure 245 (p. 272).

Si, au lieu de deux figures *semblables*, on place dans le stéréoscope les deux projections *différentes* d'un solide (telles qu'elles seraient vues par chacun des deux yeux *isolément*, en supposant le solide placé au point de jonction des axes oculaires), l'observateur n'aura également que la notion d'une *seule* image, et cette image fera naître en lui la sensation d'un corps solide, c'est-à-dire la sensation du relief: l'illusion sera complète. Au lieu de figures géométriques, les deux représentations, dessinées ou peintes, peuvent être de toute autre nature. Elles peuvent consister en paysages ou en portraits, exécutés préalablement en double, à l'aide de deux appareils photographiques, dans lesquels les axes des deux verres objectifs ont la même direction qu'auraient les axes optiques de chaque œil pour la distance donnée de l'objet. En présentant les deux épreuves, ainsi obtenues, au foyer du stéréoscope, on obtient l'illusion du relief à un haut degré.

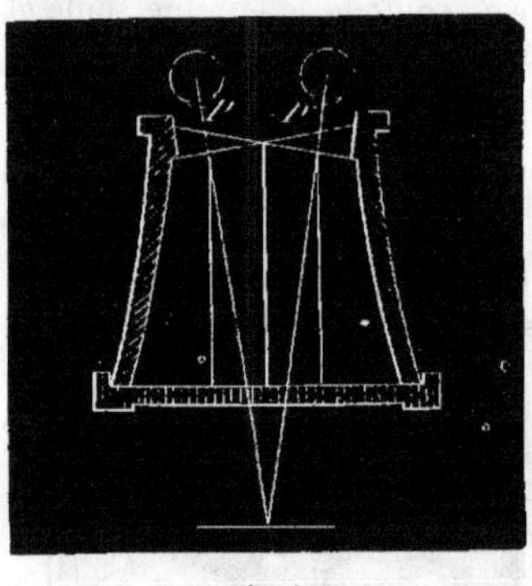

Fig. 252.
Schéma du stéréoscope.

Supposons, par exemple, deux photographies prises de telle sorte qu'elles représentent les deux perspectives de l'objet correspondantes l'une à l'œil gauche, l'autre à l'œil droit. Ces deux photographies sont placées au fond d'une boîte en bois ou en carton (voy. fig. 252), pourvue d'une ouverture qui permet de les éclairer. En face de chaque représentation graphique est une lentille accolée à un prisme très aplati, dont *la base est en dehors*. Ces prismes (*pp'* fig. 252) dévient la lumière de telle sorte que les deux images se superposent et se fusionnent en une sensation unique rapportée au sommet de l'angle optique (fig. 252).

On peut même, sans l'aide du stéréoscope, transformer en une seule les deux images d'un solide, telles qu'elles seraient vues par chacun des yeux. Soit, en effet (voy. fig. 253), ces deux projections; regardez perpendiculairement les deux projections à une distance de 20 centimètres, dans un endroit bien éclairé, après avoir placé perpendiculairement entre les yeux un écran (une feuille de papier, par exemple), de manière que chaque image soit reçue dans l'œil correspondant. A l'instant, la double image se trouve transformée en une seule, et la sensation d'un *cône tronqué*, c'est-à-dire d'un solide, devient manifeste. Avec un peu d'exercice et d'attention, on peut arriver au même résultat, en supprimant l'écran et en fixant avec attention les deux images.

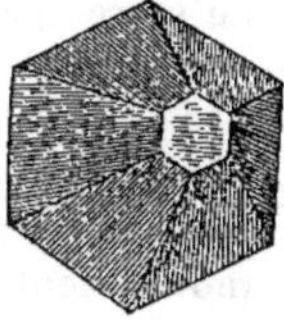
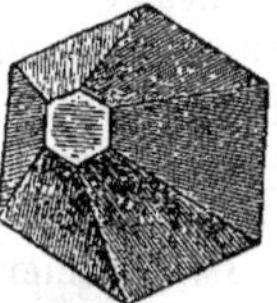

Fig. 253.

Le stéréoscope, donnant l'apparence du relief à des représentations dessinées ou peintes sur des surfaces planes (carton ou papier), produit donc une *illusion* d'optique, mais une illusion réellement saisissante. Le stéréoscope a donné beaucoup à réfléchir. Prouve-t-il, comme on l'a dit, que ce n'est qu'avec les deux yeux qu'on peut avoir la notion du *relief* des corps, c'est-à-dire de leurs trois dimensions? Mais les borgnes ont, tout comme nous, la notion des corps solides, et il nous suffit de fermer l'un des yeux pour constater immédiatement que nous n'avons pas perdu le pouvoir de distinguer le relief.

L'idée de solidité et de relief n'a pas sa source dans l'organe de la vision. L'idée de solidité et de relief est dans l'esprit. Elle y a été introduite par le toucher, qui peut seul nous la fournir.

Mais cette idée, une fois dans l'esprit, peut être éveillée par le sens de la vue. Les mouvements des globes oculaires dans la vision *binoculaire* (vue avec les deux yeux) éveillent en nous la notion de distance, c'est-à-dire la notion de la troisième dimension des corps, ou de leur épaisseur. Les diverses parties d'un solide à trois dimensions occupent, en effet, dans l'espace, une série de plans échelonnés les uns derrière les autres. Tous les éléments qui interviennent dans l'appréciation des distances nous servent donc à acquérir la notion du relief; et il est juste d'ajouter que parmi ces éléments, il faut mettre en première ligne l'association des yeux dans la vision binoculaire. Dans la vision des objets à trois dimensions, à l'aide des deux yeux, il est évident, en effet, que, lorsque les yeux fixés sur la surface plane d'un corps (un cube par exemple) cherchent ensuite à embrasser l'épaisseur de ce corps, c'est-à-dire sa troisième dimension, l'angle optique change à l'instant et d'autant plus que les yeux fixent un point plus éloigné sur la section d'épaisseur. Ce changement dans l'angle optique devient pour nous inséparable de l'idée de changement de plan, et quand cette notion est associée à l'idée de la continuité du corps, il en résulte celle de la solidité.

M. Dove signale deux expériences très simples et en même temps très instructives, qui montrent bien que l'idée de distance ou d'épaisseur est liée à la vision binoculaire, c'est-à-dire à la notion instinctive de la valeur de l'angle optique. Prenez un miroir plan de petite grandeur, fixez pendant quelque temps votre propre image dans ce miroir, puis fermez un œil; à l'instant le cadre de la glace ne paraît plus au même plan ; il semble s'éloigner de vous. Autre expérience : prenez deux figures tout à fait semblables, soit deux petites épreuves photographiques ; placez-les l'une près de l'autre, après avoir couvert l'une d'elles avec une lame de verre épaisse et transparente. Lorsque vous regardez successivement ces deux figures à l'aide des deux yeux, celle qui est sous verre paraît soulevée, c'est-à-dire qu'elle semble ne pas être sur le même plan que l'autre. Regardez maintenant ces deux figures avec un seul œil, elles vous paraîtront toutes les deux sur le même plan.

La conscience des mouvements que l'appareil moteur de la vision imprime aux globes oculaires, pour les placer dans certaines positions qui correspondent aux divers degrés d'ouverture de l'angle optique, réveille donc dans l'esprit la notion de distance, et, par conséquent, celle d'épaisseur ou de solidité. Mais ce n'est pas tout : le sens de la vue attache aussi aux *modes variés d'éclairement* des diverses parties des objets l'idée de changement de plans, et nous permet d'acquérir ainsi, par l'habitude, des notions de perspective non raisonnées, mais sûres et précises.

La preuve démonstrative que l'idée de *solidité* est liée d'une manière étroite aux modes d'éclairement des surfaces nous est fournie par un autre instrument très ingénieux de M. Wheatstone, connu sous le nom de *pseudoscope*. La figure 234 représente cet instrument tel que le construit M. Duboscq. Il con-

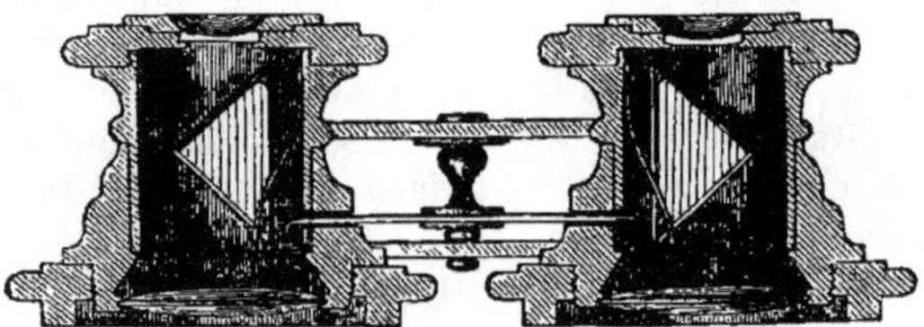

Fig. 234. — Pseudoscope.

siste en une sorte de lorgnette dans laquelle les prismes intérieurs au lieu d'être placés la base *en dehors*, comme ils le sont dans le stéréoscope (voy. schéma, fig. 232) ont au contraire leur base tournée *en dedans*. L'artifice de cet instrument consiste à retourner l'image, et en retournant l'image, il retourne en même temps les *ombres*. Cet instrument fait voir *en creux* les objets en relief, et *en relief* les objets en creux.

Dans la vision *monoculaire* (vision avec un seul œil), les notions tirées de l'angle optique, c'est-à-dire des mouvements convergents des deux yeux, font naturellement défaut. L'une des sources de la connaissance n'existe plus, mais il reste, pour éveiller la notion de la solidité, l'impression des surfaces diversement éclairées, et aussi les mouvements de la tête, dont le moindre déplacement modifie la situation des objets échelonnés dans des plans différents, et nous permet ainsi de distinguer l'illusion de la réalité. Aussi, le borgne de date récente se trompe-t-il souvent sur l'épaisseur, c'est-à-dire sur la distance. Mais, par l'exercice, il regagne en grande partie ce qu'il a perdu.

On a dit et on a répété que les expériences du stéréoscope étaient contradictoires avec la doctrine des points similaires des rétines. Deux images différentes sur chaque rétine (les deux images du stéréoscope représentent nécessairement des projections un peu différentes l'une de l'autre) ne peuvent donner naissance à une image unique sans que des points insymétriques des deux rétines aient été impressionnés en même temps; donc, a-t-on dit, la doctrine des points similaires n'est pas fondée. Le stéréoscope ne prouve rien de semblable, et il est fait bien plutôt pour confirmer que pour renverser la théorie dont nous parlons: c'est ce qu'il nous sera aisé de démontrer en peu de mots.

Prenez un livre relié, de médiocre épaisseur; entr'ouvrez-le très légèrement; placez-le debout sur une table, le dos tourné vers vous, et placez-vous à une distance assez rapprochée (Voy. fig. 255). Les yeux, fixés sur le dos du livre, voient en même temps *les deux plans fuyants* placés de chaque côté et correspondant aux deux couvertures. Sans changer de place, fermez l'œil droit, il ne restera plus dans le champ visuel de l'œil gauche que le dos du livre, plus le plan fuyant placé à la gauche du livre. Rouvrez l'œil droit et fermez l'œil gauche, il ne reste plus dans le champ visuel que le dos du livre, plus le plan fuyant placé à droite du livre. L'image qui se forme au fond de chaque œil a donc une partie commune, qui est le dos du livre; de plus, l'œil gauche a, en outre, l'image du plan fuyant de gauche; l'œil droit, l'image du plan fuyant de droite. Or, il est évident que la partie commune des deux images, c'est-à-dire le dos du livre, frappe en ce moment des points similaires des deux rétines a, b (voy. fig. 255), tandis que les deux plans fuyants forment au fond de l'œil des images *isolées* qui tombent en x et z. Ces deux points, étant situés *tous les deux en dedans* des précédents, ne sont pas des points similaires (Voy. § 293). Aussi, tandis que les parties a, b des rétines donnent une seule image du dos du livre, les parties x, z, au contraire, fournissent chacune leur image particulière dans la sensation. Les plans fuyants du livre *pourraient indifféremment ne pas se ressembler;* comme leur perception est isolée dans chacun des yeux, ils sont aperçus *tous les deux* et donnent naissance à deux images distinctes qui concourent à la perception totale [1].

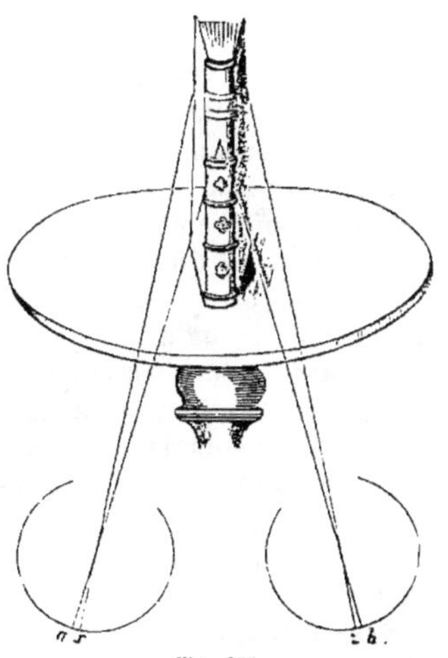

Fig. 255.

En somme, la notion de la solidité est liée, ici, à la combinaison de l'impression commune faite dans deux yeux avec les impressions particulières faites

[1] On peut varier cette expérience. Ainsi, on peut mettre le livre à plat sur la table et le disposer de manière que les deux yeux, étant fixés sur lui, embrassent *en même temps* son dos, sa surface et une de ses tranches, et seulement son dos et sa surface quand un des yeux est fermé. Il est évident que, dans ce cas, il y a encore une image commune aux deux yeux le dos et (la surface du livre) et une image particulière à l'un des yeux (la tranche). Les deux premières frappent des points identiques et se superposent, pour n'en former qu'une. La seconde, reçue seulement dans un des yeux, n'est perçue que par lui: elle participe à l'image totale, suivant sa position relative.

dans chaque œil en particulier. Le stéréoscope fournit, *toute faite*, la combinaison de ces impressions diverses : voilà pourquoi l'illusion est si grande. La vue ne peut, je le répète, nous donner l'idée de solidité elle-même ; mais l'habitude que nous a donnée le toucher de reconnaître comme des *solides* certains corps qui font naître simultanément dans nos yeux une impression commune et des impressions isolées, cette habitude, dis-je, fait que la solidité des corps devient pour nous inséparable d'un mode déterminé de vision.

§ 295.

Des images consécutives. — Nous avons vu précédemment que l'impression produite sur la rétine par une cause instantanée avait une certaine durée, et que cette durée n'était jamais moindre de 110 de seconde. Mais l'ébranlement déterminé dans la rétine par un objet lumineux peut durer beaucoup plus. La durée de cet ébranlement est généralement proportionnée au temps pendant lequel agit l'excitant. Fixez la lumière d'une bougie ou d'une lampe, puis supprimez tout à coup l'excitant, soit en éteignant la lumière, soit en appliquant la main sur les yeux, l'impression produite par l'objet persistera pendant plusieurs secondes et même pendant plusieurs minutes, pour peu que la contemplation de la lumière ait duré longtemps. Substituez à la lumière de la bougie ou de la lampe un corps vivement coloré (en rouge, par exemple), et les mêmes phénomènes se reproduiront.

Les images transmises dans ces circonstances au sensorium portent le nom d'images *consécutives*. Ces images présentent des phénomènes curieux. Dans les premiers moments, les images consécutives sont identiques aux images réelles ; mais, au bout de quelques instants, ces images, tout en conservant leur forme, prennent une *coloration nouvelle;* cette coloration nouvelle elle-même ne tarde pas à disparaître, et la coloration primitive reparaît; puis survient de nouveau la coloration accidentelle, et ainsi de suite, jusqu'au moment où l'image disparaît par le retour au repos de la rétine.

Si l'on compare la coloration des images primitives avec celle des images consécutives auxquelles les premières donnent naissance, on constate que les couleurs consécutives sont complémentaires des couleurs primitives (Voy. § 296).

Les images *subjectives* (voy. § 288) produites par la pression du globe oculaire présentent également des colorations variées. L'ordre dans lequel elles se succèdent n'est pas toujours le même : cela dépend de la sensibilité de l'individu, de la durée et de l'intensité de la compression. Lorsque les *phosphènes* sont déterminés par une pression violente, ils parcourent presque toutes les couleurs du spectre, et le repos de la rétine (c'est-à-dire la couleur *noire*, ou l'absence de couleur) n'arrive qu'après des oscillations nombreuses. Le point de départ des phosphènes, quant aux alternatives de coloration, peut être assimilé à celui de la couleur blanche. Lorsqu'en effet on fixe le soleil (source de lumière blanche), on remarque aussi que les images consécutives parcourent les diverses couleurs du spectre, et que la rétine n'arrive au repos qu'après des oscillations nombreuses, pendant lesquelles les mêmes colorations reviennent et disparaissent à plusieurs reprises, sans ordre bien manifeste.

§ 296.

La vue des couleurs. — Les illusions de coloration. — Les sept couleurs du spectre solaire, *violet*, *indigo*, *bleu*, *vert*, *jaune*, *orangé*, *rouge*, ont été depuis longtemps simplifiées *par les artistes*, et réduites à trois couleurs principales : le *bleu*, le *jaune*, le *rouge*. Ces couleurs, on les désigne parfois sous le nom de *fondamentales* parce qu'en les associant les unes aux autres en proportions variées, on peut reproduire non-seulement toutes les autres couleurs du spectre, mais encore réaliser la série indéfinie des couleurs et de toutes les teintes imaginables.

Les physiologistes ne sont pas tout à fait du même avis sur ce point. M. Helmholtz admet avec Yung que les trois couleurs fondamentales sont le *violet*, le *vert* et le *rouge*. Dans la doctrine commune que nous rappelions, le vert pouvant être produit par le mélange du jaune et du bleu, et le violet par le mélange du rouge et du bleu, il s'ensuit que ces trois couleurs peuvent également par leur association réaliser la série complète des couleurs de la palette du peintre. On comprend qu'il en est de même si on admet que les trois couleurs fondamentales sont le *bleu*, *le vert*, *le rouge*.

On voit que sur les trois couleurs fondamentales admises par les physiologistes il en est une, le vert, que les artistes considèrent comme composée par le mélange du jaune et du bleu. Il est très vrai qu'en mélangeant exactement du jaune de chrome et du bleu de cobalt, réduits en poudre impalpable, on obtient une magnifique couleur verte. Mais il y a là une illusion de coloration qui tient à ce qu'il n'y a de réfléchis que les rayons colorés qui ne sont absorbés ni par l'un, ni par l'autre des corps pulvérisés. Or le bleu retenant le rouge, l'orangé et le jaune, le jaune retenant le bleu, l'indigo et le violet, il ne peut y avoir de réfléchi que le vert.

L'impression produite par le mélange *matériel* des corps colorés diffère donc de celle que produirait le mélange des rayons lumineux, réfléchis par chacun d'eux ; c'est ce que M. Helmholtz démontre par une expérience très saisissante (Voy. fig. 256). Un disque de carton est coloré en vert dans son centre, à l'aide d'une couleur composée par le mélange de jaune de chrome et de bleu de cobalt. On dispose sur les contours six secteurs égaux recouverts alternativement les uns de jaune de chrome; les autres, de bleu de cobalt. Or, en imprimant à ce disque un mouvement rapide de rotation, on remarque que le cercle central est toujours d'un beau vert; les secteurs au contraire produisent par leur mouvement de rotation non pas du vert, mais un gris presque blanc.

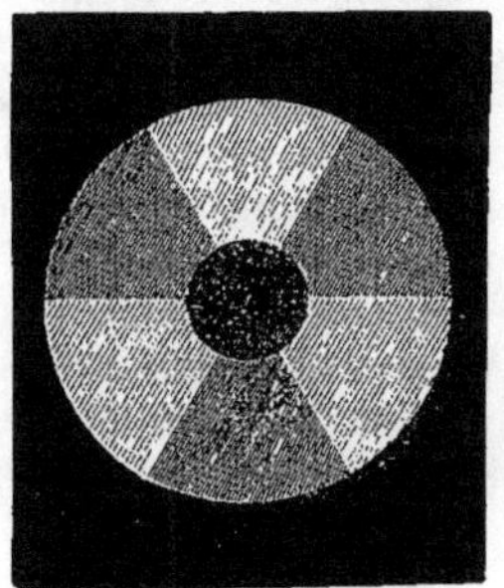

Fig. 256.

Le vert est donc considéré comme une couleur fondamentale. Le rouge l'étant sans conteste, il n'y a plus de divergence aujourd'hui entre les physiologistes que sur la troisième couleur fondamentale que les uns considèrent comme étant le violet (Helmholtz), les autres, comme étant le bleu (Fick). J'ajoute que c'est en partant de ce principe que les couleurs fondamentales correspondent à des intervalles sensiblement égaux dans la gamme des couleurs que M. Fick remplace dans les couleurs fondamentales, le violet par le bleu [1].

La gamme de toutes les couleurs visibles ne correspond pas à un octave de l'échelle des tons, car il n'y a entre les rayons les moins réfrangibles et les rayons les plus réfrangibles, pas même la différence :: 1 : 2, mais seulement la différence :: 1 : 1,6.

On peut supposer qu'il y a dans chaque partie de la rétine, laquelle peut sentir partout les trois couleurs fondamentales, trois éléments nerveux distincts possédant un appareil terminal particulier à excitabilité distincte. Les plus sensibles au rouge seraient excités par les rayons les moins réfrangibles; les plus sensibles au vert le seraient par les rayons de moyenne réfrangibilité; les plus sensibles au bleu, par les rayons les plus réfrangibles. Ou bien on peut supposer que la couleur n'est qu'une fonction de l'intensité. Une lumière extrêmement vive *colorée* ou *non* donne une sensation qu'on peut estimer être blanche. De tous les faisceaux de lumière très intense, c'est le violet qui devient le plus facilement blanc. Tous les autres tons peuvent aussi devenir blancs, mais après avoir traversé d'autres teintes. Avant de tourner au blanc, le bleu devient violet pâle; avant de tourner au blanc, le vert devient jaunâtre. Quant au rouge, il devient d'abord jaune pâle et on ne peut guère le faire passer au blanc que par une intensité éblouissante qu'on peut à peine supporter.

C'est ici le lieu de faire remarquer que quand un objet coloré est vu sous un angle visuel de plus en plus petit, sa couleur devient de moins en moins reconnaissable : les expériences de M. Aubert sont précises à cet égard. M. Eug. Fick a également montré que si divers objets diversement colorés, vus sous de très petits angles visuels (des objets de très petit volume par exemple), sont très rapprochés l'un de l'autre, on distingue leur couleur par comparaison, mais que si on les place *isolément* au même angle visuel on ne peut plus reconnaître leur teinte.

Quelques physiologistes ont encore supposé que les parties les plus rapprochées du centre de la rétine seraient seules capables de transmettre la notion des couleurs, tandis que les autres parties de la membrane sensible ne donneraient que la sensation de lumière blanche. Mais il suffit de disposer de chaque côté de l'horizon visuel, aux extrémités du champ de la vision, deux objets colorés pour constater qu'en fixant un autre objet placé bien en face, l'image des objets colorés *qu'on voit sans les regarder*, images qui tombent alors sur des points de la rétine très-éloignés du centre, sont sinon bien distinctes au point de vue des contours, le sont tout au moins au point de vue de la couleur. Cette supposition est donc inacceptable.

[1] M. Helmholtz a démontré à l'aide des rayons colorés du spectre dissociés par un prisme, et associés partiellement, ensuite, à l'aide de lentilles, qu'il y a quatre couples de rayons simples pouvant former du blanc par leur combinaison et que, par conséquent, chaque couleur est *complémentaire* de l'autre dans chacun de ces couples.

Rouge	⟵⟶	Bleu-verdâtre.	Jaune	⟵⟶	Bleu-indigo.
Orangé	⟵⟶	Bleu-cyanique.	Jaune-verdâtre	⟵⟶	Violet.

Le vert du spectre n'a pas de couleur complémentaire simple, mais une couleur complémentaire composée de rouge et de violet.

Quant à la cécité partielle ou complète pour les couleurs, imperfection qu'on désigne sous le nom de *daltonisme*, on peut l'expliquer, ou bien parce que les trois sortes d'éléments nerveux qu'on suppose en rapport avec les trois couleurs fondamentales sont partiellement ou totalement impropres à remplir leur fonction, ou bien parce que ces éléments nerveux, quoique distincts, ont une excitabilité exagérée qui transforme en impressions de lumière blanche tout ou partie des impressions colorées.

Illusions de coloration. — Nous parlions plus haut (§ 295) des images consécutives qui apparaissent dans le champ de la vision quand les yeux se sont fermés ; mais il peut aussi se produire des *illusions de coloration* et des images consécutives lorsque les yeux restent ouverts.

Voici, entre autres, un phénomène bien curieux et qui vient encore à l'appui de la doctrine des points similaires dont il a été précédemment question. Si l'on place perpendiculairement un écran entre les yeux, et si l'on reçoit isolément dans l'œil gauche un faisceau de lumière rouge, et dans l'œil droit un faisceau de lumière bleu-verdâtre, on ne perçoit qu'une seule impression, celle de la lumière *blanche*. Il en est de même pour tous les faisceaux de lumière qui représentent deux couleurs complémentaires. Les portions similaires des deux rétines ne donnent, en effet, naissance qu'à une seule image, et celle-ci résultant de la superposition de deux couleurs complémentaires, il en résulte la sensation de la lumière blanche. Ce fait nous explique comment, sous certaines conditions d'incidence, les signaux de lumière sur les chemins de fer (généralement ces signaux consistent en feux rouges ou bleu-vert) ont pu induire en erreur les conducteurs de trains et leur faire croire à des feux de lumière blanche, alors que ces feux étaient diversement colorés.

De cette expérience et d'autres dans lesquelles, au lieu de deux couleurs complémentaires, on met en usage des faisceaux de lumière diversement colorés, on peut tirer, avec M. Fechner, cette loi générale : lorsque deux impressions frappent deux points similaires des deux rétines, ou lorsqu'elles frappent le même point d'une seule rétine, le résultat est le même, il n'y a qu'une seule impression, qui est la *résultante* des deux impressions.

Si, après avoir longtemps fixé un écran de couleur rouge, on porte les yeux sur le plafond blanc d'un appartement, on voit apparaître sur le plafond une tache bleu-verdâtre qui bientôt devient rougeâtre, puis de nouveau verdâtre, et ainsi de suite, etc. On peut varier les conditions du phénomène en choisissant d'autres couleurs; les résultats se reproduisent toujours les mêmes, c'est-à-dire que la couleur complémentaire apparaît sur le champ blanc. D'où il résulte que l'ébranlement déterminé sur la rétine par un faisceau de lumière colorée éveille, en se prolongeant, un ébranlement qui fait apparaître la couleur complémentaire. Ce qui a lieu pour une même rétine se produit aussi sur les points similaires de l'autre rétine. L'impression d'une couleur sur une rétine éveille sur le point similaire de l'autre rétine l'impression de la couleur complémentaire. Exemple : fermez l'un des deux yeux, fixez avec l'œil ouvert, et pendant longtemps, un cercle rouge; puis fermez cet œil, ouvrez celui qui était fermé, et dirigez-le sur un fond blanc, vous verrez apparaître une auréole bleu-verdâtre, etc.

§ 296 *bis*.

Du mélange binoculaire des couleurs. — Nous avons vu que deux objets identiques, vus dans la direction des axes optiques, se superposent, se confondent et donnent naissance à une seule image rapportée au sommet de l'angle optique. Il se passe quelque chose d'analogue, mais non de tout à fait semblable, pour les couleurs. Tantôt c'est l'une des couleurs, tantôt c'est l'autre qui domine dans le champ visuel, tantôt enfin c'est une couleur de mélange qui apparaît.

La possibilité du mélange des couleurs dans la vision binoculaire a été fort discutée. Les conditions dans lesquelles se sont placés les observateurs n'ont pas d'ailleurs toujours été les mêmes, et il faut tenir compte aussi des imperfections visuelles individuelles qui sont plus fréquentes qu'on ne le pense.

Voici, d'abord, une expérience très-simple et très-saisissante.

On dispose l'un près de l'autre deux cercles, l'un rouge, l'autre bleu, de même grandeur, de nuance peu foncée, et également éclairés (Voy. fig. 257). On se

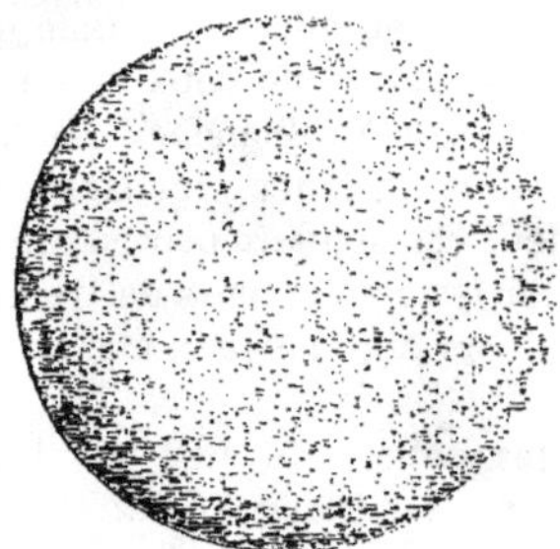

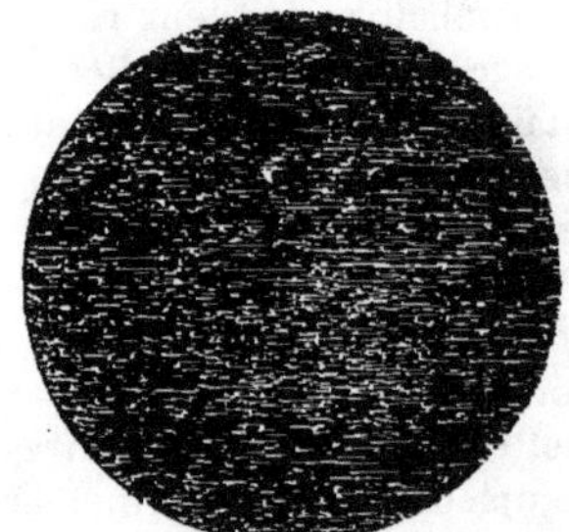

Fig. 257.

place à une distance de 20 à 25 centimètres et on regarde le cercle rouge avec l'œil gauche et le cercle bleu avec l'œil droit.

Au bout de très peu d'instants on voit trois cercles : un à gauche qui est toujours rouge, un à droite qui est toujours bleu ; puis un troisième qui apparaît entre les deux. Ce cercle se montre tantôt bleu, tantôt rouge ; mais jamais il n'est ni aussi bleu, ni aussi rouge que ses voisins de droite et de gauche. En somme le cercle, intermédiaire présente une coloration mixte, dans laquelle tantôt domine le bleu, tantôt le rouge ; tantôt enfin une teinte mélangée, sensiblement égale de bleu et de rouge. On peut aussi, comme l'a indiqué M. Héring, disposer deux cercles blancs sur un fond noir (deux cercles de papier blanc collés sur un tableau noir), placer devant ses yeux des lunettes dont l'un des verres est rouge et dont l'autre est bleu, et fixer avec chaque œil chacun des cercles blancs. Au bout de peu d'instants on aperçoit trois cercles. Les deux images de côté sont monoculaires et ont la couleur du verre correspondant ; le cercle du milieu procède de la superposition binoculaire de l'image rouge et de l'image bleue et donne naissance aux alternatives de l'expérience précédente.

La difficulté du fusionnement complet tend à démontrer que la notion de la couleur tient à des ébranlements nerveux de nature appropriée à chacune d'elles.

L'expérience suivante dans laquelle on cherche, à l'aide d'images noires et blanches, à obtenir le fusionnement des images dans la vision binoculaire montre également que tantôt c'est l'impression de l'œil gauche, que tantôt c'est l'impression de l'œil droit qui domine, et que tantôt enfin l'impression est mixte et se compose des deux impressions. Soit, par exemple, deux carrés *a* et *b* à compartiments noirs et blancs, disposés comme on le voit figure 258, et placés sur un fond légèrement coloré, en jaune par exemple[1].

Si on regarde le carré *a* avec l'œil gauche et le carré *b* avec l'œil droit, au bout de peu d'instants on voit apparaître entre eux l'*image virtuelle* d'un troi-

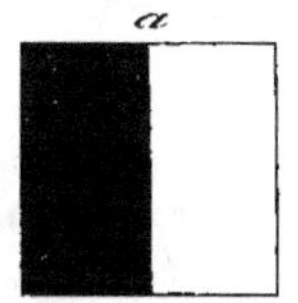

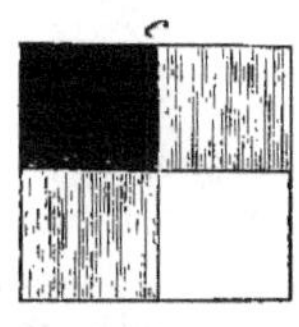

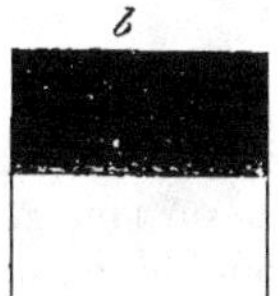

Fig. 258.

sième carré *c*. Ce troisième carré a tantôt l'apparence du carré *a*, tantôt l'apparence du carré *b*, tantôt enfin (et cela arrive au bout d'un certain temps) l'apparence figurée dans la planche 258 en *c*. Cette image virtuelle, *c*, ainsi qu'il est facile de le comprendre par la simple inspection de la figure, n'est que la superposition de *a* et de *b*, superposition dans laquelle les parties noires superposées donnent du noir, les parties noires et blanches superposées donnent du gris, les parties blanches et blanches donnent du blanc.

§ 297.

Images par irradiation. — Couleurs par irradiation. — Applications aux arts. — L'ébranlement communiqué à la rétine par la lumière ne se traduit pas seulement par la persistance plus ou moins durable des impressions de la rétine et par l'apparition des couleurs *consécutives ;* l'ébranlement se transmet *au delà* des points de la rétine, qui sont directement frappés par la lumière. C'est ce dernier phénomène qui donne naissance à ce qu'on appelle *images par irradiation* et *couleurs par irradiation.*

Images par irradiation. — Le phénomène fondamental de l'irradiation (ou du contraste de la lumière et de l'ombre) est connu depuis longtemps; il consiste en ceci : c'est que ce qui est éclairé est plus clair et paraît plus grand, quand il y a autour un entourage sombre, et paraît au contraire plus sombre et moins étendu quand l'entourage est plus éclairé.

Ce phénomène de vision est dû à l'extension des effets de la lumière dans les points voisins de ceux qui sont soumis à son action immédiate. Voilà pourquoi de deux cercles de même rayon, tracés sur des fonds différents, celui dont

[1] Ce fond ne doit être ni noir ni blanc afin que les deux tons des carrés se détachent du fond.

la surface est noire et le fond blanc (voy. fig. 259, A) paraît plus petit que celui dont la surface est blanche et le fond noir (Voy. fig. 259, B). Dans le premier cas, l'ébranlement de la rétine est plus intense pour le fond et empiète sur

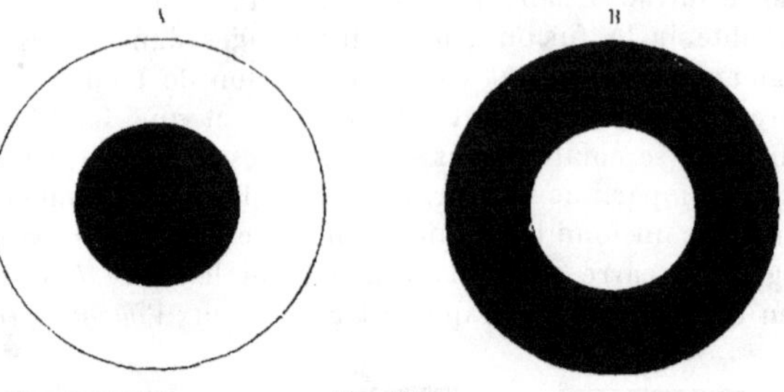

Fig. 259.

l'image du cercle noir ; dans le second cas B, l'ébranlement causé par le cercle blanc empiète sur l'image du fond. C'est pour la même raison que les compositeurs d'imprimerie se trompent, dans le principe, sur la véritable grandeur des *o*.

Voici une expérience qui prouve nettement qu'on n'a pas affaire ici à une simple illusion d'optique, analogue à celle, par exemple, qui nous fait prendre pour grand un homme de moyenne taille s'il se trouve auprès d'un petit, pour petit s'il se trouve auprès d'un homme de haute taille, mais que le phénomène de l'irradiation tient bien à l'excitation de la rétine sur les points voisins du lieu directement impressionné. Soit un disque à secteurs noirs et blancs disposés comme dans la figure 260. Si on imprime à ce disque un mouvement de rotation suffisant, il se partagera en quatre zones qui devraient être, celle du centre noire, et les autres d'une teinte *uniforme* et de plus en plus claires à mesure qu'on se rapproche de la circonférence, conformément à l'expérience fondamentale signalée au § 289. Ce n'est pas cependant ce qui se produit : on peut voir que chaque zone est *plus claire* vers sa partie intérieure limitrophe de la zone plus obscure, et plus foncée dans sa partie extérieure limitrophe de la zone plus claire.

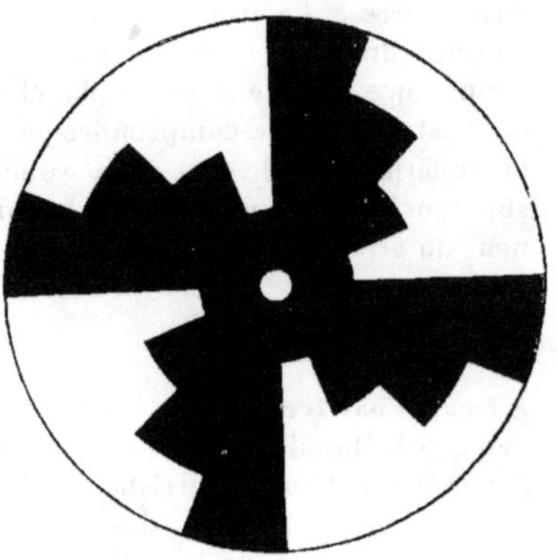

Fig. 260.

Voici d'autres faits qui tous conduisent à la même interprétation.

Lorsqu'on fixe pendant quelque temps une fenêtre vivement éclairée et qu'on ferme ensuite les yeux, l'image *persistante* change au bout de quelques secondes. De lumineux qu'ils étaient, les carreaux deviennent obscurs : les portants et les traverses du châssis de la fenêtre qui étaient obscurs deviennent clairs. Puis la première apparence reparaît, pour se transformer de nouveau et ainsi de suite jusqu'au repos de la rétine.

Fixez, jusqu'à la fatigue, un objet très-éclairé sur un fond obscur. Tout d'abord le fond obscur qui entoure l'objet éclairé paraît plus obscur encore sur les frontières de l'objet. Mais, peu à peu, autour de l'objet éclairé apparaît et s'étend une lueur qui, si on ferme brusquement les yeux pour mettre le champ visuel dans les ténèbres, éclaire, comme une sorte de limbe, l'image persistante de l'objet éclairé devenue alors tout à fait obscure.

Des couleurs par irradiation. — Si les objets soumis à l'observation ne sont pas blancs ou noirs [1], s'ils sont colorés d'une manière quelconque, l'irradiation déterminée sur la rétine ne consiste plus simplement dans l'extension de l'image qui donne à la dimension des objets un accroissement apparent, il survient un autre effet. Les parties de la rétine ébranlées par irradiation ou par voisinage semblent se mettre dans un état opposé avec celles qui sont directement frappées par la lumière, et ce n'est pas la couleur de l'objet qu'elles reproduisent, mais sa couleur complémentaire. Les objets paraissent entourés d'une bande colorée, dite bande ou couleur par *irradiation*. Pour vérifier le fait, il suffit de considérer d'une manière soutenue un disque rouge vivement éclairé sur un fond blanc. Au bout de quelques minutes, on voit apparaître autour du disque rouge une couronne bleu-verdâtre. Si le disque était d'une autre couleur, l'auréole serait complémentaire de cette couleur.

M. Hering a fait sur le sujet qui nous occupe, et particulièrement au point de vue de la vision *binoculaire*, de curieuses expériences. Il trace sur un tableau *noir* un trait *blanc* avec de la craie, puis il *déplace* avec la pulpe du doigt l'œil gauche, de manière à voir ce trait *double*. Il place alors devant l'œil droit un verre bleu et devant l'œil gauche un verre incolore (légèrement enfumé). Le trait vu par l'œil droit est naturellement bleu, mais le trait vu par l'œil gauche devient jaune [2]. On peut aussi faire l'expérience en remplaçant devant l'œil gauche le verre enfumé, par une feuille de papier dans laquelle on pratique un trou à l'aide d'une épingle et qu'on tient appliquée très près de l'œil. De cette manière, comme avec le verre enfumé, on diminue la quantité de lumière qui pénètre dans l'œil gauche et on permet à la coloration jaune de n'être pas masquée par l'éclat de la lumière.

La sensation de l'œil gauche est bien une sensation de contraste ; car, si en même temps qu'on regarde le trait à l'aide de l'œil gauche *déplacé* et pourvu de son verre enfumé, on couvre tout à coup l'œil droit garni de son verre bleu, la sensation du jaune disparaît immédiatement à gauche. Au lieu du verre bleu on peut placer devant l'œil droit un verre d'une autre couleur ; la coloration du trait pour l'œil opposé sera la complémentaire de la précédente.

Autre expérience. M. Hering trace un trait *noir* sur un fond *blanc*, c'est-à-dire un trait d'encre sur une feuille de papier, puis il regarde ce trait en déplaçant le globe oculaire du côté gauche, et en plaçant également un verre bleu devant l'œil droit et un verre légèrement enfumé devant l'œil gauche. Le trait noir vu par l'œil droit est naturellement entouré d'un champ bleu; quant au trait noir aperçu par l'œil gauche, il s'entoure d'un liséré jaune.

On conçoit aisément comment ce contraste binoculaire fournit le moyen

[1] Le blanc est la réunion de toutes les couleurs ; le noir est l'absence de toute lumière et par conséquent de toute couleur. Le blanc et le noir, seuls, n'ont par conséquent point de couleurs complémentaires.

[2] Le jaune, nous l'avons vu, est *complémentaire* du bleu-indigo.

d'essayer sur soi-même la valeur de ses deux yeux au point de vue de leur sensibilité rétinienne relative.

Cette propriété remarquable de la rétine dans la sensation visuelle a été mise à profit et dans la peinture et dans l'industrie des tissus. Elle montre comment on peut augmenter la valeur des tons par de simples associations de couleurs, comment, au contraire, on peut diminuer cette valeur ou éteindre les couleurs, ainsi qu'on le dit, de manière à donner à l'œil, tantôt l'éclat et la vivacité du coloris, tantôt la douceur et le fondu des teintes.

Deux couleurs complémentaires, placées l'une près de l'autre, semblent, en effet, beaucoup plus riches en couleur que lorsqu'elles sont séparées. La raison en est simple : chacune d'elles réveille sur ses limites la sensation de la couleur qui la borde et augmente d'autant son éclat. Deux ou plusieurs couleurs qui ont à peu près le même ton perdent de leur valeur lorsqu'elles sont placées les unes près des autres ; car, loin d'augmenter leur éclat, l'auréole par irradiation, qu'elles déterminent sur la rétine, ne fait qu'amortir leur impression.

§ 297 *bis.*

Phénomènes entoptiques. — Dans quelques circonstances qui s'écartent des phénomènes ordinaires de la vision, on voit apparaître dans le champ visuel certaines apparences dont la source est dans l'œil lui-même, et qui tiennent à la nature des éléments anatomiques qui entrent dans sa construction. Tantôt ces images sont déterminées par l'ombre portée sur la rétine par certaines parties, moins translucides que les autres, qui entrent dans la structure des milieux transparents de l'œil, tels que les vaisseaux et les noyaux de cellules ; tantôt ces apparences sont, au contraire, de véritables images lumineuses. Nous avons parlé déjà des *phosphènes* déterminés par les ébranlements mécaniques de la rétine en l'absence de la lumière (Voy. §§ 291 et 294). Il ne s'agit pas ici de phénomènes du même genre. Ceux dont il nous reste à parler prennent, au contraire, naissance sous l'influence de la lumière.

Dans les conditions ordinaires de la vision, la quantité de lumière qui entre dans l'œil, d'une part, et, d'autre part, le petit volume des éléments anatomiques (noyaux de cellules) qui entrent dans la composition du corps vitré, font que ces parties, à peine moins transparentes que le reste de la masse vitrée, ne sont pas même soupçonnées ; en d'autres termes, ils ne projettent pas sur la rétine d'ombre sensible[1].

Mais si, *par expérience*, on ne laisse pénétrer dans l'œil qu'un mince filet de lumière, comme, par exemple, en regardant une source lumineuse à travers un trou d'aiguille pratiqué dans un écran opaque, ce filet de lumière, dirigé suivant l'axe optique de l'œil, n'est pas sensiblement dévié, et les parties moins transparentes qu'il rencontre sur sa route se dessinent sur la rétine par des ombres portées qui parsèment le champ lumineux.

Dans la vision ordinaire, c'est-à-dire lorsque la lumière pénètre librement dans l'œil par l'ouverture pupillaire, les vaisseaux qui circulent dans l'épaisseur de la rétine ne sont pas aperçus ; mais, en se plaçant dans certaines conditions

[1] Il ne saurait y avoir, d'ailleurs, on le conçoit aisément, que les noyaux placés dans les parties les plus reculées du corps vitré qui puissent projeter un cône d'ombre capable d'atteindre la rétine.

particulières de vision, on peut faire apparaître le réseau vasculaire ; en d'autres termes, on peut faire naître l'impression de l'ombre portée par les vaisseaux sur le fond de la rétine. Plusieurs procédés peuvent conduire à ce résultat. Faites entrer dans l'œil un faisceau de lumière par une voie tout à fait anormale, en concentrant, par exemple, avec une lentille, la lumière d'une lampe sur un point de la sclérotique ; la lumière, pour arriver à la rétine, devra traverser la choroïde (membrane essentiellement vasculaire), et on conçoit facilement que l'ombre portée par les vaisseaux frappera sur la partie postérieure de la rétine ; on verra, d'ailleurs, cette ombre se déplacer avec les mouvements de la source lumineuse. Cette expérience révèle encore un fait curieux, sur lequel nous avons déjà appelé l'attention, et qui met bien en évidence la propriété qu'a la rétine de reporter ce qui l'affecte dans la direction suivant laquelle lui viennent dans la vision normale les impressions du dehors. Ainsi, l'image obscure des vaisseaux n'est pas vue par l'œil au point où la sclérotique reçoit le faisceau de lumière, mais à l'extérieur, dans la direction de la cornée transparente, et dans le champ de la vision. Tous les mouvements de la source lumineuse entraînent des mouvements analogues dans l'image, toujours aperçue dans le champ normal de la vision.

On peut encore rendre visibles les vaisseaux propres de la rétine, en agitant devant la cornée un écran opaque percé d'une petite ouverture et placé devant une source vive de lumière. Au bout de quelque temps, l'ombre des vaisseaux apparaît sous forme de traînées moins éclairées sur un fond lumineux. La figure 261, qui représente les vaisseaux de la rétine, tels qu'ils apparaissent lorsqu'on examine le fond de l'œil à l'ophthalmoscope, peut donner une idée de la sensation qu'on éprouve dans cette expérience.

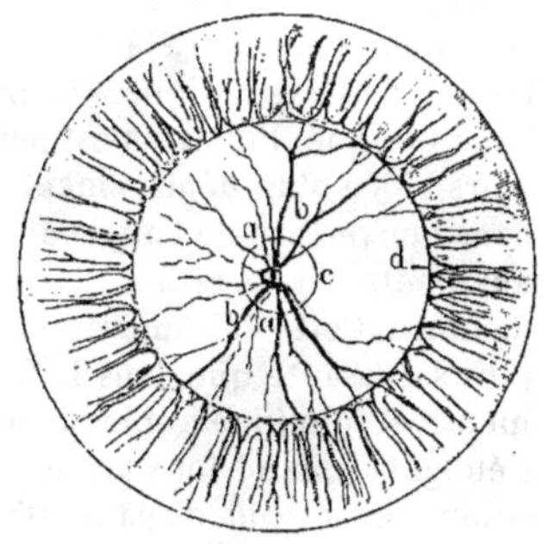

Fig. 261.

VAISSEAUX DE LA RÉTINE.

a, a, rameaux de l'artère centrale de la rétine.
b, b, rameaux de la veine centrale de la rétine.

Mais ce n'est pas toujours à l'état d'*ombre portée* que les éléments anatomiques de l'œil apparaissent dans le champ de la vision. Ils peuvent aussi donner naissance à des images lumineuses. Fixez une nuée blanche, ou un champ de neige, en un mot, un fond blanc vivement éclairé par le soleil : au bout de quelque temps apparaîtront devant vos yeux, à une distance de 1 ou 2 mètres, de petits points brillants, dont l'éclat est proportionné à la clarté du plan que l'on contemple. Le lieu où apparaissent ces points correspond aux parties centrales de la rétine. Les points brillants se multiplient en peu de temps, et l'on constate qu'ils forment des séries, et une sorte de dessin toujours le même, *toujours situé au même lieu.* Ces points brillants, disposés en série, exécutent des mouvements dans une direction toujours la même et avec une même vitesse. Lorsqu'on ferme les yeux, cette apparence s'évanouit presque à l'instant[1]. Les points brillants dont nous venons de parler sont dans un rapport direct avec les glo-

[1] Quelques observateurs doués d'une grande sensibilité peuvent observer ces apparences pendant un certain temps, après avoir fermé les yeux. Elles peuvent donc donner lieu aussi à des images *consécutives.*

bules de sang qui circulent dans les vaisseaux rétiniens. Les globules semi-transparents agissent à la manière de petites lentilles sur les éléments de la rétine.

§ 298.

Notions fournies par le sens de la vue sur l'état de repos ou de mouvement des corps, sur leur distance, sur leur grandeur. — De l'angle visuel. — De l'angle optique. — La rétine ne nous fait rigoureusement distinguer que la quantité, la direction et la couleur des rayons lumineux qui viennent frapper notre œil. Cependant, avec des données aussi peu nombreuses, nous pouvons porter sur les objets que nous voyons des jugements extrêmement variés. Non seulement nous jugeons de leur forme et de leur coloration, mais encore nous apprécions leur grandeur, leur distance, leur état de repos ou de mouvement. La rétine à elle seule ne saurait nous donner toutes ces notions, qui sont le résultat de l'éducation ; mais ces appréciations étant associées par l'habitude à certains mouvements ou à certains états de l'œil, ces mouvements et ces états deviennent ensuite les éléments mêmes de nos jugements.

Ainsi, à l'aide du sens de la vue, on juge de l'état de repos ou de l'état de mouvement des corps, en partie par la fixité ou le déplacement de l'image sur la rétine, c'est-à-dire par la direction permanente ou variable des rayons lumineux ; en partie, aussi, par le mouvement des yeux, qui suivent l'objet quand cet objet se meut. Cela est vrai, du moins, pour les corps qui se meuvent en travers de l'axe optique. Quand le mouvement a lieu dans la direction même de l'axe optique, l'image n'est point déplacée sur la rétine, et si la vue nous donne alors l'idée d'un déplacement, c'est en vertu des changements qui surviennent dans l'ouverture de l'angle optique ; c'est surtout parce que l'image diminue ou augmente sur la rétine, et que l'idée de grandeur est toujours liée à celle de distance. Cette liaison entre la grandeur et la distance des objets n'est nulle part plus saisissante que dans la fantasmagorie. Des figures, dont la grandeur augmente et diminue rapidement sur un plan immobile, paraissent s'avancer ou s'éloigner quand tous les objets intermédiaires, capables de servir de point de comparaison, ont disparu. D'un autre côté, toutes les fois que la distance de l'objet à l'œil est assez considérable pour qu'un rapprochement ou un éloignement de l'objet à cette distance ne puisse se traduire par une modification sensible de l'angle optique, ou par une augmentation ou une diminution appréciable dans les dimensions de l'image projetée sur la rétine, il paraît immobile. Si la réflexion nous avertit que l'objet peut se mouvoir, s'il s'agit, par exemple, d'une personne qui marche devant nous à une très grande distance, ou d'un vaisseau placé en pleine mer, il est impossible d'affirmer si la personne ou le vaisseau s'éloignent ou se rapprochent.

Les notions que nous donne la vue, relativement au mouvement des corps, nous exposent à une foule d'illusions, qui ne tiennent point aux impressions de la rétine, mais à des appréciations inexactes, que la réflexion seule peut détruire. C'est ainsi que le voyageur qui descend en bateau le cours d'une rivière croit voir fuir la rive ; c'est ainsi que, placé dans un wagon de chemin de fer, immobile sur la voie, le voyageur se croit entraîné en sens opposé d'un convoi qui croise celui où il se trouve ; c'est ainsi que le soleil paraît tourner autour de la terre et la lune se mouvoir en sens inverse des nuages, etc. L'image produite sur la rétine s'est réellement mue dans tous ces cas, mais la réflexion seule peut nous enseigner si ce mouvement de translation de l'image est dû au mouvement de l'objet ou au mouvement de l'observateur, l'un ou l'autre de ces mouvements déterminant sur la rétine identiquement les mêmes effets.

Dans le principe, les notions relatives à la *distance* des objets sont confuses, et le sens de la vue a besoin, sous ce rapport, d'une véritable éducation, ainsi que le prouvent et l'observation des enfants nouveau-nés et celle de l'aveugle-né auquel Cheselden rendit la vue. Cette éducation s'accomplit sans réflexion et d'une manière en quelque sorte nécessaire; les animaux ont, comme l'homme, la notion des distances. Nous avons vu précédemment que, pour la vision des objets placés à des distances diverses, il se passait dans l'œil des changements organiques qui avaient pour résultat de faire coïncider toujours les foyers des divers points de l'image à la rétine. Ces mouvements, destinés à accommoder l'œil à la distance de l'objet, et l'effort qui les accompagne, s'associent avec la distance de l'objet qui les occasionne, et deviennent ainsi les signes et en quelque sorte la mesure de cette distance[1].

On désigne sous le nom d'*angle visuel* l'angle sous lequel est vu un objet, c'est-à-dire l'angle formé au centre optique de l'œil (voy. fig. 262) par les rayons partis des extrémités de l'objet[2]. L'angle A*c*B est donc l'angle visuel sous lequel est vu l'objet AB. Si l'objet AB est transporté en A'B', l'angle visuel devient A'*c*B'; l'angle visuel diminue, par conséquent, avec la distance de l'objet. Mais

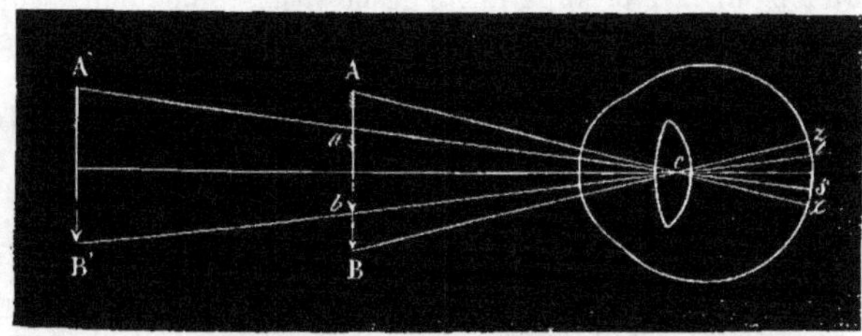

Fig. 262.

le degré d'ouverture de l'angle visuel, on le conçoit, ne fournirait à lui seul que des notions trompeuses sur la distance, car le corps *ab*, plus rapproché de l'œil que A'B', sous-tend exactement le même angle. C'est donc surtout, ainsi que nous le disions, la conscience du mouvement d'*accommodation* qui s'accomplit dans notre œil pour la vue des objets diversement distants, et aussi la conscience du mouvement de convergence des yeux dans la vision binoculaire, qui nous servent de guide.

La quantité des rayons lumineux que chaque objet envoie à l'appareil de la

[1] Nous avons vu précédemment que la vision *binoculaire* contribue aussi à nous donner la notion des distances par la conscience du travail musculaire en harmonie avec le degré de convergence des deux yeux.

[2] On peut également, nous l'avons déjà vu, mesurer l'angle visuel du côté opposé c'est-à-dire du côté de la rétine. En effet, l'angle A*c*B (Voy. fig. 262) est égal à l'angle *xcz*, *opposés qu'ils sont par le sommet*. Pour la même raison, l'angle A'*c*B' = l'angle *tcs*. Ainsi sous l'expression d'*angle visuel*, on désigne indifféremment soit l'angle formé par les rayons partis des extrémités de l'objet au centre optique de l'œil, soit l'angle opposé par le sommet formé par les rayons extrêmes, qui déterminent les limites de l'image rétinienne.

vision contribue aussi à nous faire juger de la distance des objets. A mesure qu'un objet s'éloigne, ses détails nous échappent, il devient moins net, moins éclairé, la quantité de lumière qu'il envoie à l'œil diminuant en raison du carré des distances. L'état de *clarté* d'un même objet, placé successivement à des distances diverses et apprécié par la rétine, est donc aussi un signe de distance. Ici la sensibilité de la rétine joue le principal rôle [1].

Lorsque nous regardons les objets avec un seul œil, nous sommes renseignés sur la forme, la couleur, l'éclat, l'étendue de leur surface ; mais nous ne le sommes pas complètement sur la position que ces objets occupent dans l'espace. Il est vrai que par l'habitude on peut juger assez exactement de la distance à l'aide d'un seul œil ; mais le jugement que nous portons alors dérive d'un ensemble de notions coordonnées par l'éducation, et dont les sources sont multiples. L'association des deux yeux complète sous ce rapport la fonction visuelle, et la vision *binoculaire* comporte une précision que la vision *monoculaire* ne saurait atteindre au même degré.

Qu'il nous suffise de rappeler que les yeux, dans leurs mouvements, affectent des directions variables et que, dans la visée des yeux, les axes optiques qui convergent sur l'objet forment ce qu'on appelle l'*angle optique*. Or la grandeur de cet angle, lié au degré de convergence des yeux et au sentiment de l'effort musculaire qui le détermine, est un des éléments les plus importants dans la notion de distance.

Il y a toutefois, malgré la supériorité de la vision binoculaire sur la vision monoculaire, des erreurs de perspective qui ne peuvent être redressées que par l'expérience. Ainsi, par exemple : de deux lignes *de même grandeur*, celle qui est verticale paraît plus longue que celle qui est horizontale. Telles sont encore les erreurs de perspective suivantes. Lorsqu'on dispose des lignes

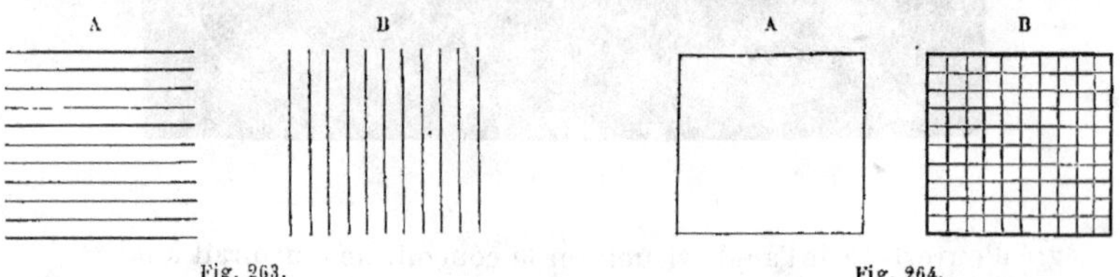

Fig. 263. Fig. 264.

de même grandeur et également espacées, les unes dans la direction horizontale, les autres dans la direction verticale (voy. fig. 263), il est impossible de se défendre de cette illusion que celles qui sont horizontales (A), occupent dans leur ensemble un espace plus étendu en hauteur qu'en largeur, bien que ces deux dimensions soient égales. De même, celles qui sont verticales (B) semblent occuper dans leur ensemble un espace plus étendu en largeur qu'en hauteur. Lorsqu'on trace deux carrés *de même grandeur* (fig. 264)

[1] C'est à la sensibilité de la rétine qu'il faut attribuer une illusion de distance signalée par M. Dove. Si l'on pose un écran opaque percé d'une ouverture de quelques millimètres devant une source lumineuse, et qu'on regarde cette lumière par l'ouverture, en plaçant un prisme devant son œil, on voit un spectre coloré dont le rouge paraît plus rapproché de l'œil que le bleu. Cette illusion tient à ce que la rétine est plus sensible pour le rouge que pour le bleu (l'œil voit encore la couleur rouge à une distance où la couleur bleue lui échappe) ; dès lors le rouge lui paraît plus rapproché et le bleu plus éloigné. Ce phénomène mériterait d'être pris en considération par les peintres : il peut augmenter les effets de perspective ou les contrarier.

et qu'on partage l'un d'eux (B) par des lignes verticales et horizontales régulièrement disposées, il semble que ce carré quadrillé B a des dimensions supérieures au carré A qui est vide.

De même encore, quand on trace deux lignes droites verticales (fig. 265), absolument parallèles et que sur chacune on dispose des traits inclinés de haut en bas et de dehors en dedans, il semble que les parallèles se rapprochent par en haut et s'écartent par en bas : c'est le contraire quand on renverse la figure, parce que les traits inclinés sur les parallèles ont une direction contraire.

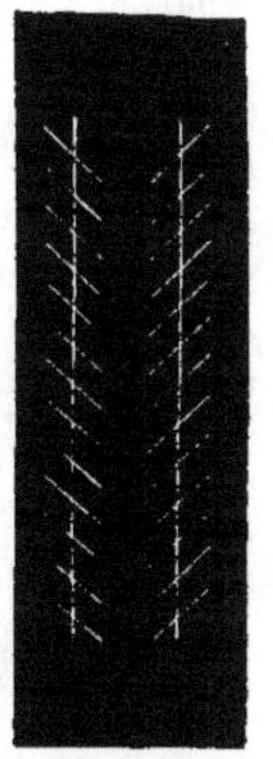

Fig. 265.

Comment jugeons-nous de la *grandeur* des objets? Si cette notion n'était due qu'aux dimensions de l'image produite sur la rétine, tous les objets compris dans un même *angle visuel* (voy. fig. 266), donnant sur la rétine une image d'égale mesure, seraient sentis comme des objets de mêmes dimensions. Les objets AB, CD, EF, GH, KL, très différents de grandeur, placés à des distances diverses, et compris dans le même angle visuel AcB, forment, en effet, des images égales xz sur la rétine. Mais la notion de distance intervient ; il en résulte que, bien que l'image de AB soit égale sur la rétine à l'image de KL, nous conclurons que le corps AB est plus grand que le corps KL, lorsque nous aurons *jugé* qu'il est plus éloigné. En somme l'idée que nous nous formons sur la grandeur d'un objet dépend : 1° de sa distance; 2° de sa grandeur réelle. C'est ainsi par exemple, qu'un cercle de

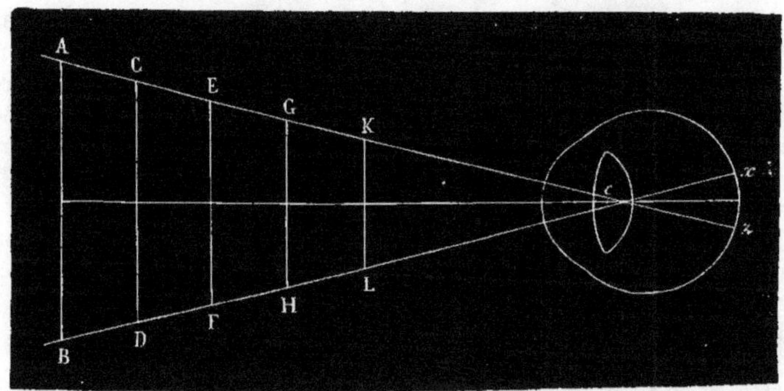

Fig 266.

50 centimètres de diamètre, placé à 10 mètres de l'œil nous semble de la même grandeur qu'un cercle de 1 mètre qui serait placé à une distance double c'est-à-dire à 20 mètres.

Les idées de grandeur et de petitesse des corps n'existent que par comparaison. Dans l'état ordinaire, nous jugeons ces dimensions par opposition, c'est-à-dire parce que l'organe de la vue embrasse en même temps un certain nombre d'objets : c'est pour cette raison que la lune au zénith nous paraît beaucoup plus petite que lorsqu'elle est à l'horizon. De même, nous ne pouvons juger de la distance réelle d'un objet quand il n'existe pas d'objets intermédiaires ou de points de repère. La vue ne peut nous donner aucune idée de la distance prodigieuse qui sépare le soleil et la lune de la terre, et nous croyons presque toucher à un clocher dont le sommet se détache sur le ciel au travers d'une fenêtre ouverte, quand nous n'apercevons ni les champs ni les prés qui nous séparent de lui.

La notion de la *forme* des corps est une notion simple, en tant qu'il ne s'agit que des surfaces, et elle tient à la situation réciproque des points affectés de la rétine. Mais nous ne connaissons réellement la *solidité* des corps que par le toucher. La *mémoire* donne au corps que l'on envisage les faces qu'on ne voit pas, mais qu'on apercevrait si on en changeait la situation. Les impressions de la rétine ne peuvent nous donner que la notion des surfaces. Alors même que nos yeux embrassent en même temps les faces d'un corps angulairement inclinées les unes par rapport aux autres, la rétine ne reçoit que les projections *planes* de ces diverses faces. Les dimensions de ces faces sur la rétine varient suivant l'inclinaison sous laquelle elles sont vues. Ce sont les positions respectives de ces faces, les conditions variables de lumière et d'ombre résultant de leur inclinaison, et aussi les points impressionnés de la rétine, qui réveillent l'idée de solidité *introduite dans l'esprit par le toucher*.

§ 299.

Transmission des impressions par le nerf optique. — Les impressions de la rétine sont transmises à l'encéphale par le nerf optique et seulement par le nerf optique. Les branches du nerf trijumeau, qui se rendent au globe oculaire et qui donnent à la conjonctive sa sensibilité et aux milieux transparents de l'œil les conditions organiques en vertu desquelles leurs qualités dioptriques sont entretenues, agissent en favorisant et en assurant les fonctions de la rétine, mais ne peuvent, en aucun cas, suppléer le nerf optique. Lorsque celui-ci est coupé, détruit ou comprimé par une altération ou une tumeur placée sur son trajet, la vue est anéantie ; elle est plus ou moins profondément troublée quand l'altération n'est que partielle.

Le nerf optique, de même que la rétine, paraît complètement insensible aux irritations mécaniques. Les chirurgiens qui ont pratiqué l'extirpation de l'œil ont constaté le fait sur l'homme ; les physiologistes l'ont souvent piqué, pincé et cautérisé sur les animaux, sans déterminer de sensation douloureuse.

L'irritation et la section du nerf optique ne causent point de douleur, mais elles déterminent des effets analogues à ceux qu'on obtient en comprimant la rétine par un coup porté sur l'œil, ou par une pression vive du globe oculaire ; cette irritation, cette section, donnent lieu à une sensation *subjective* de lumière. Le nerf optique révèle sa fonction spéciale sous l'influence des irritations mécaniques, mais seulement sous forme *subjective*. Quand la lumière frappe directement le nerf optique, elle ne détermine aucune sensation : la lumière *excitant spécial*, ne peut agir sur ce nerf que par l'intermédiaire de la rétine.

Lorsqu'on a pratiqué la section du nerf optique, et, par conséquent, rompu les communications qui existaient entre la rétine et l'encéphale, l'iris est devenu immobile et s'est dilaté (Voy. § 280). Si, dans ces conditions, on excite le bout du nerf optique qui tient à l'encéphale, l'iris se contracte. La sensation subjective de lumière, déterminée dans l'encéphale par l'excitation mécanique ou galvanique du nerf optique, produit sur l'iris, par l'intermédiaire du nerf moteur oculaire commun, les mêmes effets que la sensation de lumière transmise par la rétine elle-même. Lorsque le nerf moteur oculaire commun, qui tient sous sa dépendance les mouvements de l'iris, est, lui aussi, coupé en arrière du ganglion ophthalmique, l'iris est devenu immobile, et le phénomène ne se produit plus.

Les nerfs optiques, nés isolément de chaque côté de l'encéphale, se réunissent avant de pénétrer dans les globes oculaires, et forment un entre-croisement tout particulier, désigné sous le nom de *chiasma*. Dans l'homme et les mammifères, l'entre-croisement n'est pas total, il n'est que partiel. Il est probable que l'entre-croisement ne devient total que dans les animaux chez lesquels la position des yeux sur les parties latérales de la tête ne permet jamais aux yeux de fixer en même temps le même objet. L'entre-croisement partiel est lié à la vision simple au moyen des deux yeux (Voy. §§ 292, 293).

Lorsqu'après la section d'*un seul* nerf optique on excite, mécaniquement ou galvaniquement, le bout cérébral de ce nerf, on observe que les *deux iris* se contractent. La sensation subjective de lumière, qui détermine, en pareil cas, la contraction de l'iris, a été transmise aux deux côtés de l'encéphale, chaque nerf optique contenant, en arrière du chiasma, les éléments des deux rétines. De même, lorsqu'on a mis à découvert sur un mammifère les tubercules quadrijumeaux, on remarque que l'excitation des tubercules, d'*un seul côté*, entraîne des contractions dans *les deux* iris.

Les nerfs optiques transmettent l'impression de la lumière aux tubercules quadrijumeaux (Voy. § 369).

§ 300.

Des mouvements du globe de l'œil. — Le globe de l'œil est mis en mouvement par six muscles, qui sont les quatre muscles droits et les deux obliques. Grâce à ces mouvements, le champ de la vision est singulièrement augmenté, et l'homme peut, sans changer sa position, embrasser une étendue considérable, qui s'agrandit encore par les mouvements de la tête sur la colonne vertébrale et des vertèbres cervicales entre elles.

Le *point de visée*, c'est-à-dire la partie de l'objet que nous fixons plus particulièrement, varie à chaque instant. Instinctivement nous cherchons à embrasser l'objet que nous regardons dans toute son étendue ; il est rare que notre regard et que notre attention restent fixés plus d'une seconde au même point. Il résulte de là qu'il y a peu de muscles dont nous nous servions d'une manière aussi incessante que les muscles du globe oculaire : il y en a peu qui aient plus d'exercice et d'habitude.

Des noms divers, tirés de l'action qu'ils exercent sur le globe de l'œil, ont été donnés aux muscles qui le meuvent. C'est ainsi que le droit externe a reçu le nom d'*abducteur*, le droit interne celui d'*adducteur*, le droit supérieur celui d'*élévateur*, le droit inférieur celui d'*abaisseur*, les deux muscles obliques, les noms de *rotateurs*. La plupart de ces dénominations ne donnent pas de l'action des muscles de l'œil une idée bien précise. Il n'est pas absolument exact de dire que l'œil est abaissé ou qu'il est élevé, ni qu'il se porte en dedans ou en dehors ; l'œil ne subit point de transport d'un lieu dans un autre. Les mouvements du globe de l'œil sont à proprement parler des mouvements de rotation, et, par conséquent, tous les muscles de l'œil sont des muscles *rotateurs*, dans l'acception rigoureuse du mot. L'œil, maintenu en avant par les voiles palpébraux, et en arrière par un plan aponévrotique concave, ne peut que rouler, en quelque sorte, dans cette capsule, solidement fixée au pourtour osseux de l'orbite. Les mouvements qu'exécute le globe de l'œil, analogues à ceux qu'exécuterait une sphère pleine mobile dans une sphère creuse, peuvent être rapportés à trois directions principales : la direction horizontale, la direction verticale, la direction antéro-postérieure. Les mouvements de l'œil se passent ainsi autour de trois axes fictifs : un *axe horizontal*, un *axe vertical*, un *axe antéro-postérieur*.

Les axes verticaux des yeux autour desquels s'exécutent les mouvements en dedans et en dehors sont parallèles et symétriques. Les axes horizontaux et antéro-postérieurs autour desquels s'exécutent les mouvements par en haut et par en bas, ainsi que les mouvements de rotation sur l'axe ne sont, par rapport au globe de l'œil, ni tout à fait horizontaux, ni tout à fait antéro-postérieurs (voy. plus loin, fig. 267); l'appareil de la vision chez l'homme étant organiquement adapté à la vision binoculaire.

L'œil, disions-nous, n'éprouve aucun changement de lieu dans ses mouvements; il roule dans des sens divers, mais sans se déplacer. Cet énoncé absolu n'est pas rigoureusement exact. L'œil dans la vision éprouve de légers mouvements de *propulsion* et de *rétropulsion*. Ces très légers mouvements de déplacement ont été constatés à l'aide d'appareils d'une grande précision (J.-J. Müller, à l'aide d'un appareil à miroir; M. Donders, à l'aide de l'ophthalmomètre). Lorsqu'on ouvre l'œil avec une certaine énergie (action exagérée du muscle releveur de la paupière supérieure), le globe de l'œil est légèrement projeté en avant; mais ce mouvement cesse rapidement quand l'énergie de la contraction se modère. Le mouvement de propulsion s'exagère un peu quand le regard s'abaisse au maximum. Quand le regard s'élève au maximum, il y a au contraire un léger mouvement de rétropulsion. Au reste ces mouvements du globe de l'œil en avant ou en arrière de la position moyenne d'équilibre ne dépassent pas en avant $0^{mm},8$, et, en arrière, $0^{mm},5$; ce qui dans l'ensemble représente, d'après M. Donders, un mouvement de totalité possible qui ne dépasse pas 1 millimètre 3 dizièmes.

Les divers axes de rotation du globe de l'œil (axes vertical, horizontal, antéro-postérieur) ont dans le globe de l'œil un centre commun qu'on peut déterminer à l'aide de deux méthodes (Méthode de M. J.-J. Müller, méthode de M. Volkmann), et dont le tableau ci-joint indique la position. Ce centre n'est

LONGUEUR DE L'AXE DE L'ŒIL.	SITUATION DU CENTRE DE ROTATION			
	Derrière la cornée.	En avant de la face postérieure de la sclérotique.	En arrière du milieu de l'axe de l'œil.	
23,53	13,45	9,99	1,77	Donders et Doyer.
25,55	14,52	11,03	1,75	
22,10	13,22	8,88	2,17	
24,98	13,73	11,25	1,24	Mauthner.
27,23	15,44	11,79	1,82	
23,08	13,01	10,07	1,47	

pas immobile ; il change de position dans les divers mouvements du globe oculaire. MM. J.-J. Müller et Berlin ont constaté que le centre de rotation s'éloigne un peu en arrière à mesure que le globe de l'œil s'élève, et qu'il reprend sa position quand l'œil s'abaisse. Dans les mouvements de l'œil autour de l'axe vertical le centre de rotation ne change pas d'une manière sensible.

En ce qui touche à l'action des muscles on peut dire d'une manière générale que les muscles droit supérieur et droit inférieur meuvent le globe de l'œil autour de l'axe horizontal, les muscles droit externe et droit interne autour de l'axe vertical, les muscles grand et petit oblique autour de l'axe antéro-postérieur.

Les six muscles de l'œil sont en effet disposés de telle sorte qu'on peut les considérer comme antagonistes deux à deux. Le globe de l'œil pouvant tourner dans toutes les directions et sur tous les axes du sphéroïde qu'il représente, il est certain, sans qu'il soit possible de déterminer la part exacte de chacun des muscles, il est certain, dis-je, que les divers groupes de muscles s'associent dans la plupart des monvements de l'œil pour diriger la cornée dans tous les sens imaginables, et que l'innervation qui commande la direction de la visée des yeux incite les muscles isolément ou ensemble dans les proportions les plus diverses.

Il n'y a, on le sait, aucune symétrie géométrique dans la manière dont les muscles moteurs de l'œil s'insèrent sur le sphéroïde oculaire. De plus, le mode suivant lequel un muscle peut faire tourner le globe de l'œil, dans une situation donnée de ce globe, n'est pas nécessairement le mode unique de rotation que le muscle serait capable de produire s'il se contractait seul. De même que la direction d'un navire ne dépend pas seulement de la force qui le meut, mais aussi de la direction des obstacles et particulièrement du gouvernail, de même le mouvement de rotation que détermine un muscle qui se contracte ne dépend pas seulement de la direction et de l'énergie de la force déployée, mais en même temps de la force de résistance ou d'action des autres muscles et en général de toutes les résistances que l'œil rencontre dans l'orbite.

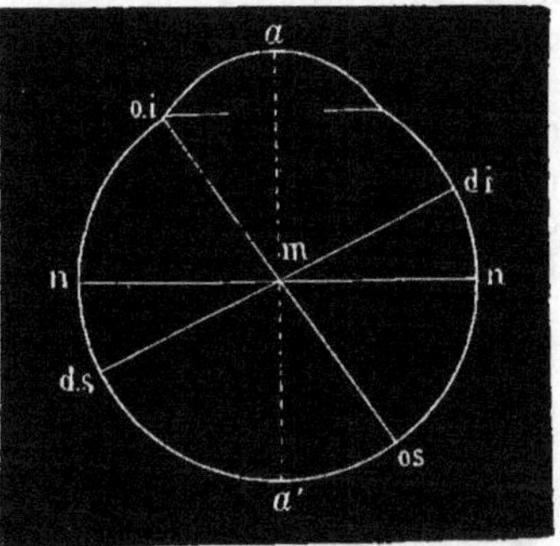

Fig. 267.

COUPE HORIZONTALE DE L'ŒIL GAUCHE (vers la partie moyenne), VUE PAR LE HAUT.

m, centre de rotation.

$n\,n$, ligne mathématiquement perpendiculaire à l'axe optique.

$a\,a'$, l'axe optique.

ds di, axe de rotation des muscles *droits supérieurs* et *inférieurs*

oi, *os*, axe de rotation des muscles *grand* et *petit oblique*.

Ajoutons qu'une ligne qui passerait par le centre de rotation m. et perpendiculairement au plan de section horizontal du globe oculaire, représenterait l'axe de rotation des muscles *droits internes* et *externes*.

Ceci posé, un mot sur le rôle de chacun des muscles et sur leur contribution propre dans les mouvements du globe oculaire. MM. Fick, Ruete et Volkmann se sont particulièrement appliqués à cette détermination. Voici les résultats généraux de leurs recherches. Les droits internes et externes exercent leur action de telle sorte que le mouvement de rotation qu'ils impriment au globe de l'œil s'exécute autour d'un axe qui est sensiblement perpendiculaire au plan horizontal de l'œil et qu'on peut considérer comme vertical (Voy. fig. 267). Les droits supérieurs et inférieurs exercent leur action de telle sorte que l'axe autour duquel le mouvement s'exécute décrit avec l'axe optique non pas un angle droit, c'est-à-dire de 90° (tel qu'il serait si l'axe de rotation était *n n*, fig. 267), mais un angle de 66° à 70°, l'axe de rotation étant réellement *ds*, *di*.

Lorsque les muscles droits supérieurs et droits inférieurs se contractent seuls, le mouvement de rotation qu'ils impriment au globe de l'œil s'accomplit donc, non pas sur l'axe *nn* mais sur l'axe *d s*, *d i*, et il est aisé de se rendre compte de la position de la cornée à chaque moment de la rotation par en haut et par en bas.

Les muscles grands et petits obliques meuvent l'œil sur un axe qui n'est pas exactement l'axe optique de l'œil, mais sur un axe qui fait avec l'axe optique *a a'* un angle de 36 à 38° (Voy. *o i*, *o s*, fig. 267). Il est aisé de concevoir que le mouvement de rotation qu'imprimerait à l'œil gauche (représenté fig. 267) le muscle grand oblique, s'il se contractait seul, est un mouvement *sinistrorsum*, c'est-à-dire de sens contraire à la direction du mouvement des aiguilles d'une horloge, tandis que le mouvement imprimé à ce même œil par la contraction du petit oblique est inverse, c'est-à-dire *dextrorsum*. S'il s'agissait de l'œil droit ce serait le contraire.

On peut voir en outre en jetant les yeux sur la figure 267 que les contractions des muscles obliques ont, en outre, pour effet, vu l'inclinaison de l'axe *oi*, *o* sur l'axe optique, de porter l'un et l'autre la cornée en dehors [1].

Les mouvements de rotation déterminés par les muscles obliques sont particulièrement destinés à contrebalancer les mouvements de la tête et à maintenir la rectitude de la vision quand nous inclinons la tête à droite ou à gauche.

Les physiologistes ont longtemps attribué aux muscles moteurs du globe oculaire le pouvoir de changer, par leurs contractions, les dimensions antéro-postérieures du globe de l'œil, de faire varier la distance qui sépare la rétine du cristallin, et d'accommoder ainsi l'œil au degré d'éloignement des objets. Les uns prétendaient que les contractions des muscles droits avaient pour effet de comprimer latéralement le globe oculaire sur lequel ils s'enroulent, et d'allonger ainsi son diamètre antéro-postérieur. Les autres pensaient qu'en appliquant fortement l'œil contre la capsule fibreuse concave qui le soutient, les muscles droits déterminaient en se contractant, un changement précisément

Volkmann. Poids en grammes, longueur en millimètres, section en millimètres carrés. Poids relatifs.

	DROIT SUPÉRIEUR.	DROIT INTERNE.	DROIT INFÉRIEUR.	DROIT EXTERNE.	OBLIQUE SUPÉRIEUR dit GRAND OBLIQUE	OBLIQUE INFÉRIEUR dit PETIT OBLIQUE.
Poids............	0gr,514	0,747	0,67	0,715	0,285	0,288
Longueur..........	41mm,8	40,8	40,0	40,6	32,2	34,5
Section............	11mmc,34	17,39	15,85	16,73	8,36	7,89
Poids relatif.......	1	1,45	1,30	1,39	0,55	0,57

[1] M. Volkmann a mesuré avec une grande précision la longueur (*du corps charnu*) des muscles de l'œil, leur poids et leur section.

inverse, et amenaient un raccourcissement dans le diamètre antéro-postérieur. Le même désaccord régnait en ce qui concerne l'action des muscles obliques. Nous savons aujourd'hui, à n'en pas douter, que ces changements dans la forme du globe de l'œil, pris en masse, n'existent pas, et nous avons vu précédemment (§ 284) qu'ils ne sont nullement nécessaires pour expliquer l'accommodation de la vue aux diverses distances. J'ajouterai encore que, si l'accommodation, pour la vision à diverses distances, était sous l'influence des agents qui impriment à l'œil ses directions diverses, il en résulterait que la contraction des muscles de l'œil agirait à la fois sur la longueur du diamètre et sur la direction du globe oculaire, et on comprendrait difficilement que l'œil pût se mouvoir sans qu'il survînt du trouble dans la vision, car il n'y a aucune relation entre la *distance* et la *direction* des objets.

Les muscles de l'œil sont animés par trois nerfs : le nerf moteur oculaire commun, qui donne des filets aux muscles droit supérieur, droit inférieur, droit interne et petit oblique; le nerf moteur oculaire externe, qui anime le muscle droit externe ; le nerf pathétique, qui se porte au muscle grand oblique. On s'est demandé pourquoi les muscles de l'œil recevaient leurs nerfs de tant de sources différentes et pourquoi un seul et même nerf, le nerf moteur oculaire commun, par exemple, n'envoyait pas ses filets à tous les agents musculaires qui meuvent le globe oculaire. Diverses explications ont été proposées. Il est probable que cette disposition est en rapport avec ce que nous avons appelé les points similaires des rétines. En effet, dans les mouvements de rotation du globe oculaire autour de l'axe horizontal, c'est-à-dire dans la rotation vers le haut ou vers le bas, les points similaires des deux rétines étant symétriquement situés au-dessus et au-dessous de l'axe horizontal, les muscles droits supérieurs agissent ensemble ainsi que les muscles droits inférieurs, et l'harmonie des mouvements est assurée par l'action d'un seul et même nerf, le nerf moteur oculaire commun. Mais, dans les mouvements de rotation du globe oculaire autour de l'axe vertical et autour de l'axe antéro-postérieur, les points similaires des deux rétines ne se meuvent plus symétriquement ; les deux muscles qui meuvent l'œil autour de l'axe vertical, ainsi que les deux muscles qui le meuvent autour de l'axe antéro-postérieur, reçoivent chacun leurs nerfs d'une source différente. Le droit externe d'un côté agit avec le droit interne du côté opposé, pour faire exécuter la rotation autour de l'axe vertical, et ils reçoivent leurs nerfs, l'un du moteur oculaire commun, l'autre du moteur oculaire externe. Le grand oblique d'un côté agit, dans les phénomènes de la vision, avec le petit oblique du côté opposé, pour faire exécuter la rotation autour de l'axe antéro-postérieur ; ils reçoivent leurs nerfs, l'un du pathétique, l'autre du moteur oculaire commun.

Le nerf moteur oculaire commun participe en conséquence à tous les mouvements de l'œil. Il agit seul sur le globe oculaire dans les mouvements d'élévation et d'abaissement, qui présentent aux objets des points à la fois symétriques et similaires des deux rétines ; il agit avec le nerf moteur oculaire externe pour les mouvements associés autour de l'axe vertical, il agit avec le nerf pathétique pour les mouvements associés autour de l'axe antéro-postérieur ; mouvements qui associent des points similaires, mais non symétriques des rétines.

§ 301.

Orbites. — Les orbites creusées dans les parties supérieures de la face représentent des cavités protectrices, qui abritent l'organe de la vision. Les orbites qui contiennent l'œil, les paupières qui le recouvrent, les sourcils qui le surmontent, et l'appareil lacrymal qui l'humecte, ont un but commun de protection : leur ensemble a reçu le nom de *tutamina oculi*.

La cavité osseuse de l'orbite est une sorte de pyramide à quatre pans, dont le sommet, situé en arrière, correspond au trou qui donne passage au nerf optique, et dont la base, obliquement coupée d'avant en arrière et de dedans en dehors, sert de support aux paupières. Le globe de l'œil n'occupe que la partie la plus évasée de cette cavité osseuse ; toute la partie rétrécie de l'orbite est remplie par les muscles, les nerfs et les vaisseaux de l'œil, et aussi par un coussinet graisseux qui garnit tous les interstices, et concourt (ainsi que le plan aponévrotique concave dont nous avons parlé) à maintenir l'œil dans sa situation fixe et à faciliter ainsi ses mouvements. Lorsqu'une partie de ce tissu adipeux a été résorbée, le globe de l'œil s'enfonce un peu dans l'orbite. C'est ce qui arrive dans toutes les maladies longues et lorsque l'amaigrissement est considérable.

Les orbites sont obliquement dirigées en dehors, d'une quantité telle, que, si on prolongeait par la pensée leurs axes du côté postérieur, ces axes se rencontreraient à l'apophyse basilaire de l'occipital. La direction des axes optiques des globes oculaires n'est pas la même que celle des orbites : la vision binoculaire détermine, en effet, dans les axes optiques une convergence plus ou moins prononcée vers le plan médian. Le nerf optique, qui suit à peu près, dans son trajet, l'axe de l'orbite, ne correspond donc pas exactement au prolongement des axes optiques, et son point d'insertion sur le globe oculaire se fait un peu en dedans de cet axe. Le *punctum cœcum*, placé à l'insertion du nerf optique sur la rétine (lequel n'est pas sensible à la lumière), n'étant pas situé dans l'axe optique, il en résulte (nous l'avons vu), que dans les mouvements associés des deux yeux, lorsque l'image produite au fond de l'un des yeux correspond à cette partie insensible de la rétine, l'image produite en même temps au fond de l'autre œil n'y correspond pas.

§ 302.

Sourcils. — Les sourcils sont formés par une éminence de l'os frontal, par le muscle sourcilier, par la peau qui recouvre ce muscle, et par des poils courts dirigés en dehors et plus ou moins abondants, suivant les individus et suivant les races. Les peuplades méridionales ont généralement les sourcils plus épais que les peuplades du Nord. L'homme et le singe sont les seuls êtres, à proprement parler, qui aient des sourcils ; quelques animaux présentent cependant en ce point des poils longs et roides.

Les sourcils atténuent l'intensité des rayons lumineux venus d'en haut, et protègent l'œil contre la lumière directe du soleil. L'homme augmente la saillie qui forme le sourcil en les *fronçant* par la contraction du muscle sourcilier, et protège ainsi plus efficacement le globe de l'œil.

La saillie sourcilière, et surtout les poils du sourcil, enduits d'humeur sébacée, détournent la sueur du front du champ de la vision. Les sourcils contribuent aussi à l'expression de certains sentiments : ils s'élèvent et s'écartent l'un de l'autre dans l'expression de la joie et de l'espérance ; ils s'abaissent et se rapprochent dans l'expression de la colère et de la crainte. Les mouvements du sourcil sont sous la dépendance du nerf facial ou de la septième paire, qui anime la plupart des muscles de la face.

§ 303.

Paupières. — Les paupières sont des voiles mobiles, destinées à soustraire momentanément l'organe de la vision à l'action de la lumière. Elles sont au nombre de deux chez l'homme. Quelques animaux ont trois paupières : deux sont transversales comme chez l'homme ; la troisième est verticale : on désigne souvent cette dernière sous le nom de *membrane clignotante.* Chez les oiseaux, cette membrane s'avance au-devant de l'œil, de l'angle interne vers l'angle externe, et recouvre complètement le globe oculaire. Chez les ruminants et les solipèdes, elle recouvre seulement une partie du globe de l'œil, et elle est pourvue à sa base d'un cartilage irrégulier et d'un coussinet graisseux. Dans l'espèce humaine, la membrane clignotante n'existe qu'à l'état rudimentaire : elle est réduite à un simple repli de la conjonctive dans l'angle interne de l'œil.

Des deux paupières de l'homme, la supérieure est plus développée que l'inférieure ; et à elle seule elle recouvre environ les trois quarts du globe oculaire au moment de l'occlusion. Les paupières renferment dans leur épaisseur une portion du muscle orbiculaire, des cartilages (*cartilages tarses*), un tissu cellulaire dépourvu de graisse, et dont la laxité est en rapport avec la fréquence et la rapidité du mouvement; à l'extérieur, les paupières sont recouvertes par la peau ; à l'intérieur, par un repli de la conjonctive, qui tapisse aussi le globe de l'œil. Leur bord libre est pourvu de poils ou cils. Les paupières contiennent encore dans leur épaisseur, entre les cartilages tarses et la conjonctive, un appareil glandulaire (glandes de Meibomius), dont le produit de sécrétion est versé par des canaux excréteurs au nombre de trente ou quarante sur le bord libre des paupières. Le bord libre des paupières, ainsi que les cils, se trouvent ainsi enduits d'un vernis gras, analogue à la matière sébacée.

L'humeur de Meibomius retient les larmes sur le globe de l'œil, et s'oppose à leur écoulement sur la joue, tandis qu'elles cheminent vers l'angle interne de l'œil, pour s'engager dans les points lacrymaux et gagner les fosses nasales. Les cartilages tarses, placés dans l'épaisseur des paupières, ont un double effet. En premier lieu, ils conservent la forme des paupières et s'opposent à leur renversement dans les mouvements qu'elles exécutent ; secondement, ils appliquent uniformément les paupières à la surface du globe oculaire, et étalent ainsi le liquide protecteur (larmes) avec régularité, dans les mouvements de clignement. Les mammifères n'ont que des cartilages tarses rudimentaires, représentés par une petite bande cartilagineuse, placée près du bord libre des paupières : cette bande s'oppose au plissement en travers de la paupière, au moment de la contraction de l'orbiculaire des paupières : chez eux, le *corps clignotant*, pourvu d'un cartilage, concourt d'ailleurs à étaler les larmes sur la cornée.

Les paupières peuvent se rapprocher ou s'écarter, c'est-à-dire se fermer ou s'ouvrir. Le mouvement d'occlusion est sous l'influence du muscle orbiculaire des paupières ; le mouvement contraire est sous l'influence du muscle élévateur de la paupière supérieure. La paupière supérieure agit surtout dans ces divers mouvements. La paupière inférieure n'y concourt que pour une très faible part ; elle s'élève un peu au moment de l'occlusion, en vertu de la contraction active du muscle orbiculaire qui entre dans son épaisseur ; elle s'abaisse légèrement au moment de l'ouverture, par la cessation d'action du même muscle orbiculaire. La paupière inférieure peut, d'ailleurs, être encore légèrement abaissée, lorsque le globe oculaire se tourne en bas, entraînée qu'elle est par le repli conjonctival qui l'unit au globe de l'œil.

Pendant le sommeil, les paupières se ferment et restent fermées sans que la volonté intervienne. On ne peut pas dire cependant, qu'en ce moment le muscle orbiculaire soit dans un état *permanent* de contraction (la permanence dans la contraction proprement dite ne s'observe nulle part : Voy. §§ 220, 235). L'occlusion dépend de la tonicité du muscle orbiculaire qui l'emporte sur celle du muscle releveur de la paupière supérieure, de sorte que l'équilibre du repos des muscles est en faveur du premier (Voy. § 227).

Les mouvements d'occlusion et d'ouverture des paupières sont soumis à la volonté. Le mouvement d'occlusion est sous l'influence du nerf facial ou de la septième paire, qui anime le muscle orbiculaire ; le mouvement d'ouverture est sous l'influence du nerf moteur oculaire commun ou de la troisième paire, qui anime le muscle élévateur de la paupière supérieure. Pendant l'état de veille, ces deux muscles agissent tour à tour, de même que les muscles respiratoires, sans que nous en ayons conscience, pour déterminer ce qu'on appelle le *clignement*.

Le clignement a pour effet d'étendre continuellement les larmes à la surface de l'œil et d'entretenir cet organe dans des conditions d'humidité favorables à la vision : il survient par action réflexe, et sous l'influence d'une sensation qui a son point de départ à la surface de la conjonctive. Lorsqu'on résiste volontairement au clignement, cette sensation, ordinairement non perçue, se transforme en un sentiment de picotement assez vif, qui entraîne bientôt le besoin irrésistible de l'occlusion des paupières. La section intracrânienne du nerf de la cinquième paire, qui entraîne l'abolition de la sensibilité de la conjonctive, entraîne comme conséquence l'abolition du besoin de cligner (Voy. chap. *Innervation*, § 355).

En résumé, les mouvements des paupières permettent à l'œil de se soustraire à l'action incessante de la lumière, quoique cependant nous puissions encore, les yeux fermés, distinguer, au travers des voiles palpébraux, la clarté du jour de l'obscurité de la nuit. Ces mouvements mettent le globe oculaire à l'abri du contact des corps extérieurs et s'opposent à l'introduction des corps étrangers d'un petit volume ; ils étalent à la surface de l'œil une humeur lubrifiante (larmes), et ils concourent à diriger cette humeur vers l'angle interne de l'œil dans le canal nasal.

Les cils qui garnissent les paupières concourent avec les sourcils, et plus efficacement qu'eux, à soustraire l'œil à l'influence d'une lumière trop vive ; ils servent encore à retenir les poussières qui voltigent dans l'atmosphère, et s'opposent à leur entrée dans l'œil.

§ 304.

Appareil lacrymal. — L'appareil lacrymal se compose chez l'homme de plusieurs parties : 1° la *glande lacrymale*, glande acineuse, analogue pour la composition aux glandes salivaires (Voy. § 169), logée en partie dans la cavité de l'orbite, vers la paroi externe et supérieure, dans la fossette dite lacrymale, et en partie dans l'épaisseur de la partie externe de la paupière ; 2° les *canaux excréteurs* de la glande lacrymale, qui s'ouvrent isolément, au nombre de huit ou dix vers l'angle externe de l'œil, à la face postérieure de la paupière supérieure ; 3° les *points lacrymaux*, un pour chaque paupière ; ces points sont de petites ouvertures placées à l'angle interne de l'œil, sur le bord libre des paupières ; le point lacrymal de la paupière supérieure regarde en bas ; le point lacrymal de la paupière inférieure regarde en haut ; l'ouverture des points lacrymaux est en même temps inclinée vers le globe de l'œil ; 4° les *conduits lacrymaux*, étendus des points lacrymaux au sac lacrymal ; ces conduits, très fins, occupent l'épaisseur des paupières, entre la conjonctive et le muscle orbiculaire des paupières ; le supérieur se dirige en haut, l'inférieur en bas ; après quoi ils se coudent l'un et l'autre, deviennent horizontaux et vont s'ouvrir dans le sac lacrymal sur sa paroi antérieure, au-dessous du tendon de l'orbiculaire des paupières ; 5° le *sac lacrymal*, placé à l'angle interne de l'œil, dans la gouttière lacrymale ; 6° le *canal nasal*, creusé dans les os de la face et tapissé par une membrane muqueuse, faisant suite à celle du sac lacrymal et des conduits lacrymaux ; ce canal est cylindrique, un peu aplati sur les côtés, légèrement incurvé, et fait communiquer le sac lacrymal avec les fosses nasales, dans le méat inférieur desquelles il vient s'ouvrir.

Les larmes, sécrétées par les glandes lacrymales, sont formées par un liquide clair, limpide, inodore, légèrement salé. Les larmes contiennent environ 99 parties d'eau sur 100, du chlorure de sodium, des phosphates de soude et de chaux, des traces de quelques autres sels, et une petite proportion de matière organique. Les larmes, sécrétées par les glandes lacrymales, sont incessamment versées à la surface du globe oculaire ; elles sont étendues à sa surface par les mouvements des voiles palpébraux, gagnent les points lacrymaux, les conduits lacrymaux, le sac lacrymal, le canal nasal, et entrent dans les fosses nasales, où elles se mélangent avec les mucosités de ces cavités. Dans l'état ordinaire, la quantité des larmes est telle, qu'elle suffit à la lubréfaction de l'œil : une petite partie, exposée à l'air sur la surface du globe de l'œil, est entraînée par évaporation ; le faible excédant s'écoule dans les fosses nasales, par les voies que nous avons indiquées. Lorsque la quantité des larmes est anormalement augmentée sous l'influence des impressions morales vives, les voies étroites des points lacrymaux et des conduits lacrymaux ne suffisent plus à entraîner l'excédant du liquide du côté des fosses nasales, et les larmes, accumulées à la surface du globe de l'œil, s'écoulent sur la joue, malgré le vernis gras dont est enduit le bord libre des paupières. En ce moment, d'ailleurs, la quantité des larmes qui traversent les points lacrymaux, les conduits lacrymaux, le sac lacrymal et le canal nasal est notablement augmentée, ainsi que le prouve le besoin de se moucher qui accompagne le larmoiement.

Dans l'état normal et pendant la veille, les larmes, étalées à la surface oculaire par le mouvement de clignement, doivent se diriger vers l'angle *interne* de l'œil pour s'engager dans les points lacrymaux, et de là dans les fosses nasales. Les larmes sont dirigées du côté interne de l'œil, et par la direction du bord libre de la paupière inférieure, qui forme un plan incliné en dedans, et par le mouvement de clignement lui-même, car, au moment où il se produit, la commissure externe des paupières se porte légèrement en dedans.

Arrivées à l'angle interne de l'œil, les larmes passent dans les points lacrymaux, qui, inclinés vers la surface du globe de l'œil, baignent dans le liquide. Le diamètre capillaire des conduits lacrymaux, et la tendance au vide qui se forme dans le canal nasal au moment de l'inspiration suffisent à les y faire pénétrer. Au moment du clignement, les paupières, qui se rapprochent, pressent sur le globe oculaire, par conséquent sur les larmes qui humectent la conjonctive, et le liquide s'échappe par la seule voie qui lui est offerte, c'est-à-dire par les points lacrymaux. Les larmes passent des conduits lacrymaux dans le sac lacrymal, et, de là, dans le canal nasal, d'où elles s'introduisent enfin dans les fosses nasales. Ajoutons qu'au moment du clignement, le muscle orbiculaire des paupières, en se contractant, exerce sur le sac lacrymal une pression qui doit favoriser l'écoulement des larmes dans le canal nasal.

Pendant le sommeil, la sécrétion des larmes est vraisemblablement très ralentie; l'écoulement vers les fosses nasales est favorisé par la pesanteur, du côté opposé à celui sur lequel a lieu le décubitus. Les larmes cheminent alors de l'angle externe de l'œil vers l'angle interne, le long des replis conjonctivaux qui réunissent le globe de l'œil aux paupières[1]. Les larmes sécrétées du côté du décubitus remontent, par accumulation successive, du côté de l'angle interne de l'œil et gagnent ainsi les points lacrymaux. Il est vrai de dire cependant que l'occlusion des paupières est rarement assez complète pour que le cours des larmes puisse surmonter les effets de la pesanteur. La plupart du temps, les larmes s'écoulent au dehors, du côté du décubitus, sur l'angle externe de l'œil, et, au réveil, on trouve sur cette partie le résidu salin de leur évaporation.

§ 305.

De la vue dans la série animale. — L'appareil de la vision et les conditions optiques de l'œil sont à peu près les mêmes dans la classe des *mammifères* que dans l'espèce humaine : il n'y a guère de différence que dans le volume relatif du globe oculaire, et dans l'ouverture pupillaire, qui, à l'état de resserrement, prend quelquefois une forme allongée, au lieu de la forme circulaire[2]. Quelques animaux, qui passent la plus grande partie de leur vie sous terre, sont remarquables par la petitesse du globe de l'œil : telles sont les taupes. Chez d'autres, qui vivent dans l'eau (cétacés), le cristallin a de l'analogie avec celui des poissons et se rapproche de la forme sphérique. La différence entre la réfrangibilité des milieux transparents de l'œil est, en effet, beaucoup moindre

[1] On a dit aussi que les paupières fermées ne se joignaient que par la lèvre externe de leur bord libre, et qu'il en résultait ainsi un petit canal triangulaire dont le globe de l'œil formerait une des parois. Cela est douteux.

[2] Cette fente est allongée *transversalement* chez le cheval et chez la plupart des animaux domestiques. Elle est allongée *verticalement* chez le chat et chez la plupart des carnassiers nocturnes.

qu'entre celle de l'air atmosphérique et celle des humeurs de l'œil des animaux aériens. La convergence des rayons derrière la lentille cristalline eût été beaucoup amoindrie chez les animaux aquatiques, si l'exagération des courbures du cristallin n'eût rétabli l'équilibre.

La choroïde de l'œil des mammifères offre souvent, dans le fond de l'œil et au-dessous de la rétine, une tache brillante à reflets métalliques, à laquelle on a donné le nom de *tapis*, et qui, réfléchissant en partie la lumière qui a traversé la rétine, donne aux yeux des animaux, envisagés sous certaines incidences, un éclat tout particulier. Le *tapis* est vert doré chez le bœuf, jaune doré chez le chat, bleu argenté chez le cheval, etc. Le tapis doit nuire à la netteté de la vision des objets; mais il donne sans doute aux animaux une sensibilité plus vive à la lumière, la rétine étant *retraversée* en ce point par une partie de la lumière qui n'a point été absorbée par la choroïde. En vertu de cette disposition, les animaux peuvent, sans doute, se guider mieux que l'homme dans une demi-obscurité.

L'œil est placé chez les mammifères dans des orbites dont la direction est telle que les yeux sont dirigés plus ou moins directement sur les côtés. Il n'y a guère que l'homme, les singes et les oiseaux de proie nocturnes dont les orbites soient disposés de manière que la vue s'exerce en avant et simultanément avec les deux yeux. Quelques poissons présentent cependant aussi les deux yeux sur le même côté du corps, soit à la partie dorsale, soit sur l'un des côtés.

L'appareil lacrymal des mammifères se compose d'une glande lacrymale simple ou double, placée à l'angle externe de la cavité orbitaire. Les carnassiers, les rongeurs, les pachydermes, quelques ruminants, présentent, en outre, à l'angle interne de la cavité orbitaire, sous l'origine de la membrane clignotante, une autre glande, dite *glande de Harder*, laquelle fournit une humeur épaisse et blanchâtre, qui s'accumule souvent à l'angle correspondant des paupières. Cette glande existe aussi en vestige chez les solipèdes. Les larmes sont prises également par des points lacrymaux, qui les conduisent, par un sac lacrymal et un canal nasal, à l'entrée des cavités nasales. Quelques rongeurs, les lièvres en particulier, ont les points lacrymaux remplacés par une fente en forme de croissant, qui établit une large communication entre la surface conjonctivale et les fosses nasales.

Les cétacés, qui vivent dans l'eau, et dont l'œil est, comme celui des poissons, continuellement baigné par le liquide ambiant, n'ont point d'appareil lacrymal.

Les *oiseaux* ont le sens de la vue très développé. Ceux d'entre eux qui planent à de grandes hauteurs dans l'atmosphère paraissent distinguer très nettement des objets de petit volume placés à la surface du sol. Les oiseaux présentent dans le centre du globe oculaire un repli rayonné qui s'avance du fond de l'œil vers la face postérieure du cristallin et auquel on donne le nom de *peigne*. Ce repli, infiltré de pigment choroïdien, est formé par un prolongement de la choroïde et recouvert à sa surface par une expansion de la rétine. On ne sait pas très bien de quelle manière le peigne peut concourir à la vision : il est probable qu'il contient des fibres musculaires qui agissent sur le cristallin et concourent à l'accommodation. Les oiseaux de haut vol, qui aperçoivent les objets à de grandes distances, ont, en général, le cristallin peu bombé; ceux qui vivent ordinairement dans l'eau, et qui plongent pour poursuivre leur proie, ont un cristallin à surfaces plus convexes ; il se rapproche de celui des cétacés et des poissons.

Les oiseaux ont des glandes lacrymales ordinairement doubles : l'une située à l'angle externe de l'œil, l'autre à l'angle interne (glande de Harder). Les larmes s'écoulent par deux trous situés à l'angle interne de l'œil, passent dans le sac nasal, et de là dans les fosses nasales.

Les *reptiles* ont souvent trois paupières : quelquefois, cependant, les paupières manquent complètement (serpents) ; le globe oculaire est alors, comme chez les poissons, recouvert seulement par une conjonctive transparente. Il y a chez la plupart d'entre eux des glandes lacrymales rudimentaires. Le cristallin a des formes variables ; les reptiles aquatiques l'ont beaucoup plus bombé que les reptiles terrestres. Chez quelques reptiles, on trouve aussi des vestiges de peigne. Quelques reptiles inférieurs, tels que les protées et les cécilies, qui vivent dans les eaux des cavernes obscures et souterraines, ou qui se creusent des trous dans les lieux sombres et humides, ont des yeux rudimentaires, formés par une capsule remplie d'un liquide transparent, tapissée antérieurement par une expansion nerveuse, et recouverte de pigment à la surface extérieure : le point de la capsule qui est tourné vers l'extérieur en est seul dépourvu. Les yeux sont cachés sous les téguments, au milieu du tissu cellulaire sous-cutané. Ces animaux n'ont qu'une vue très imparfaite.

Les *poissons* manquent de paupières. Leurs yeux, continuellement baignés par le liquide ambiant, sont dépourvus d'appareil lacrymal. Les yeux des poissons sont grands, peu mobiles ; le cristallin est sphérique, leur cornée presque plate, l'iris très peu contractile. La rétine des poissons carnassiers, qui poursuivent leur proie et paraissent la distinguer à d'assez grandes distances, offre une disposition qui rappelle le peigne des oiseaux. Les yeux des myxines, comme ceux des protées, sont placés sous les téguments, et même sous les muscles ; ils sont constitués également par une capsule, enduite extérieurement et dans une certaine étendue d'un pigment foncé. La peau et les muscles placés au-devant de l'œil ne sont pas des diaphragmes tout à fait opaques ; il suffit, en effet, de placer sa main entre les yeux et la lumière du soleil ou celle d'une lampe pour distinguer encore la lueur de la source lumineuse. Les myxines [1] distinguent probablement seulement la clarté du jour de l'obscurité de la nuit, comme d'autres animaux inférieurs.

Parmi les *articulés*, les insectes et les crustacés ont des yeux d'une structure toute particulière. Leurs yeux, dits *composés* ou à *facettes*, sont constitués par l'agglomération d'un nombre considérable de petits tubes rayonnés ou de cônes divergents, dont l'ensemble vient se terminer à la surface, suivant une courbe plus ou moins étendue. Ces cônes, terminés à leur base libre par de petites cornées à forme polygonale, renferment dans leur intérieur une humeur analogue au corps vitré, reçoivent un filet nerveux à leur extrémité profonde, et sont enduits à leur intérieur par un pigment foncé (Voir fig. 268). Chacun des deux yeux, qui n'a que quelques millimètres de diamètre, renferme souvent de dix à vingt mille de ces petits tubes. La cornée, qui ferme chacun de ces petits

[1] Il y a, dans la plupart de nos cours d'eau, une myxine très commune, longue de 5 à 6 centimètres, de la grosseur d'un ver de terre, à laquelle on donne vulgairement le nom de *chatouille* et dont les pêcheurs se servent pour amorcer.

cônes, est enduite de pigment sur la plus grande partie de son étendue, excepté au centre où elle présente un point transparent que la lumière peut traverser.

Les yeux à facettes, quoique différant assez notablement des yeux des animaux supérieurs, donnent néanmoins aux insectes et aux crustacés des images assez exactes des objets extérieurs. Les cônes, étant divergents et disposés comme les rayons d'un segment de sphère, ne laissent parvenir à la terminaison nerveuse placée dans leur fond que les rayons dirigés *suivant leur axe*. Tous les autres rayons, qui tombent plus ou moins obliquement sur les parois intérieures enduites de pigment, sont annulés. La représentation de l'image se fait, par conséquent, sur des milliers de points qui correspondent chacun à des points *isolés* de l'objet extérieur. L'image de cet objet se trouve en quelque sorte représentée par une mosaïque d'une extrême finesse, dont chaque segment microscopique correspond aux dimensions des éléments nerveux placés à l'extrémité profonde des cônes.

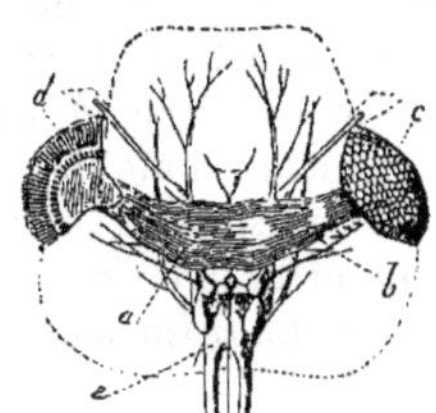

Fig. 268.

YEUX A FACETTES (insectes).

c, œil entier.
d, œil divisé horizontalement pour montrer la direction des cônes.
a, b, nerfs optiques.

L'appareil optique placé au-devant du nerf de la vision des insectes a donc sensiblement les mêmes effets que le globe oculaire des animaux supérieurs. Il est vrai d'ajouter, cependant, que si la vision des insectes et des crustacés est assez nette, une grande quantité de lumière se trouve absorbée par les parois des cônes, et la clarté des objets doit y perdre.

On conçoit que l'étendue du champ visuel, avec les yeux à facettes, dépend du segment de sphère représenté par l'ensemble des cônes. Le prolongement de l'axe des cônes les plus extérieurs détermine cette étendue; sur un œil plat, elle est bien moindre que sur un œil convexe.

Dans la vue de près ou de loin, avec les yeux à facettes, l'*accommodation* n'est pas nécessaire, car il y a toujours dans les rayons émanés de l'objet des rayons qui s'engagent dans les cônes suivant leur axe de figure, et ce sont ceux-là seulement qui sont vus distinctement comme point.

L'œil à facettes des crustacés *aquatiques* est le même que celui des crustacés *terrestres* et des insectes.

Les articulés n'ont pas tous des yeux à facettes. Quelques-uns, les annélides en particulier, ont des yeux *simples*, constitués par une rétine enduite extérieurement de pigment, un corps vitré et une cornée.

Dans beaucoup d'insectes et dans quelques crustacés, les deux espèces d'yeux coexistent. Les yeux simples, au nombre de trois ou plus, sont le plus souvent placés sur le sommet de la tête, entre les deux yeux à facettes. Il est probable que les yeux simples ne voient que de près, et sont surtout en rapport avec la vue de l'aliment, tandis que les autres yeux, donnant à l'animal la notion des corps éloignés, le dirigent dans son vol ou dans ses mouvements.

Les yeux composés ou à facette, sont généralement portés sur un pédicule mobile, inséré au fond d'une fossette particulière. Ce pédicule peut, par ses mouvements, augmenter l'étendue du champ visuel.

Les *mollusques* céphalopodes ont des yeux analogues à ceux des animaux supérieurs. Les poulpes et les seiches ont deux gros yeux logés dans les parties latérales de la tête, composés d'une sclérotique, d'une choroïde, d'une rétines d'une cornée, d'un corps vitré, d'un cristallin ; il y a quelquefois des rudiments de paupières. Les gastéropodes (limaçons, etc.) ont les yeux portés sur des pédoncules saillants, mais ces yeux sont moins parfaits que les précédents : ils ne consistent guère qu'en une vésicule, enduite de pigment, remplie d'une humeur vitrée, et présentant en avant un point transparent.

Quelques mollusques acéphales, et peut-être aussi quelques *animaux rayonnés*, présentent sur quelques points du corps des vésicules enduites de pigment, qu'on désigne quelquefois sous le nom de *points oculaires*, et qui leur donnent sans doute la faculté de distinguer la lumière du jour de l'obscurité de la nuit.

§ 305 *bis*.

Phénomènes physiques et mécanisme de la vision — Indications bibliographiques.

JURIN, Essay upon distinct and indistinct vision, *dans* Complete system of optiks de R. SMITH *Cambridge*, 1730.

H. W. OLBERS, Dissert. de oculi mutationibus internis. *Göttingen*, 1780.

E. HOME, Expériences sur la vision (*Action des muscles sur l'accommodation*), *dans* Bibliothèque britannique, t. IV, 1797.

T. YOUNG, On the mechanism of the eye, *dans* Philosophical Transactions, 1801, trad. française, *dans* Bibliothèque britannique, t. XVIII.

J. WARE, Observations relative to the near and distant sight of different persons, *dans* Philosoph. Transactions ; *London*, 1813.

RIBES, Mémoire sur les procès ciliaires, de leur action sur le cristallin, l'humeur vitrée et l'humeur aqueuse, *dans* Mémoires de la société méd. d'émulation, t. VIII, 1817.

DULONG, Sur l'adaptation de l'œil, *dans* Journal des savants, année 1818.

CHOSSAT, Mémoire sur le pouvoir réfringent de l'œil. — Sur la courbure des milieux réfringents de l'œil, *dans* Annales de chimie et de physique, t. VIII et t. X, 1818 et 1819.

F. H. WEBER, Tractatus de motu Iridis. *Leipzig*, 1821.

J. MILE, De la cause qui dispose l'œil pour voir distinctement les objets placés à différentes distances, *dans* Journal de physiologie de Magendie, t. IV, 1824.

A. DESMOULINS, Sur l'usage des couleurs de la choroïde chez les animaux vertébrés, *dans* Journal de Physiologie de Magendie, t. IV, 1824.

J. MÜLLER, Ueber den Bau der Augen bei den Insecten und crustaceen (*Sur la structure de l'œil des insectes et des crustacés*), Trois mémoires, *dans* Müller's Archiv, 1829.

C. KRAUSE, Einige Bemerkungen Ueber den Bau und die Dimensionen des meuschligen Auges (*Quelques remarques sur la composition et les dimensions de l'œil humain*), *dans* Neckel's Archiv, 1832.

G. J. LUCHTMANUS, Dissert. de mutatione axis oculi secundum diversam distantiam objecti ejus que causa, *Utrecht*, 1832.

BREWSTER (David), on the anatomical and optical structure of the cristalline lenses of animals, *dans* Philosophical Transactions, 1836.

A. W. VOLKMANN, Neue Beiträge zur Physiologie des Gesichtssinnes (*Nouvelles contributions à la physiologie de la vision*) ; *Leipzig*, 1836.

P. N. GERDY, Mémoires sur quelques points de la vision, *dans* Bulletin de l'Académie de médecine, t. II, 1838, t. V et VI, 1840.

L.-L. VALLÉE, Mémoires sur la théorie de l'œil, *dans* Comptes rendus des séances de l'Acad. des sciences, t. IX, XI, XII, XIV, 1839-1843.

HUECK, Die Bewegung der Crystallinse fig. (*Des mouvements de la lentille cristalline*), Leipzig, 1841.

A. BUROW. Beiträge zur Physiologie und Physik des menschlichen Auges (*Mémoire sur la physiologie et la physique de l'œil humain*), *Berlin*, 1842.

BRÜCKE, Ueber den inneren Bau des Glaskörpers (*Sur la structure intérieure du corps vitré*), *dans* Müller's Archiv, 1843.

MAUNOIR, De l'ajustement de l'œil aux différentes distances, *dans* Annales d'oculistique, 1843.

J MAISSIAT, Lois générales de l'optique. Analyse et discussions des principaux phénomènes physiologiques et pathologiques qui s'y rapportent. Thèse conc. *Paris*, 1843.

ROGER, Ueber die Structur und Function der Iris (*Structure et fonctions de l'Iris*), *dans* Frorieps's Notizen, 1843.

V. SZOKALSKY, Du centre de rotation de l'œil, *dans* Comptes rendus de l'Acad. des sciences, 1843.

L. GUARINI, L'Iride si muove per semplice erettismo vascolare oppure per opera di fibre muscolosi, *dans* Omodei Annali Univers. oct., 1844.

DU HALDAT, Recherches sur la vision, *dans* Annales de chimie et de phys., 3ᵉ sér., t. LXXXVIII, 1844.

L. MOSER, Ueber das Auge (*Sur l'œil*), *dans* Dove's Repertorium der Physik, t. V, 1844.

VOLKMANN, Art « Sehen, » *dans* R. Wagner's Handwörterbuch der Physiologie, t. II, 1844.

WARTHON JONES, Lectures on the anatomy and physiology of the eye, *dans* The medical Times. Fevr., 1844.

E. BRÜCKE, Ueber das Verhalten der optischen Medien des Auges gegen die Sonnenstrahlen (*Comment se comportent les milieux optiques de l'œil vis-à-vis des rayons du soleil*), *dans* Müller's Archiv, 1845.

FORBES, Sur l'adaptation de l'œil, *dans* Comptes rendus de l'Acad. des sciences, 1845.

J.-B. LISTING, Beitrag zur physiologischen Optik (*Contribution à l'optique physiologique*), *Göttingen*, 1845.

W. MACKENZIE, On the vision of objects on and in the eye, *dans* Edinb. med. and surg. Journal, t. LXIV, 1845.

STURM, Mémoires sur la théorie de la vision en deux parties, *dans* Comptes rendus de l'Acad. des sciences, t. XX, 1845.

MEYER, Ueber den Sanson'schen Versuch (*Sur l'expérience dite de Sanson*), *dans* Zeitschrift für rationelle medicin, t. V, 1846.

TH. RÜTE, Das Ophtalmotrop. *Göttingen*, 1846 (*L'ophtalmotrope est une représentation artificielle de l'œil*).

E. BRÜCKE, Ueber das Leuchten der menschlichen Augen (*De la phosphorescence de l'œil humain*), *dans* Müller's Archiv, 1847.

LISTING, Beitrag zur physiologischen optik (*Contribution à l'optique physiologique*), *Göttingen*, 1847.

SCHUR, Bemerkungen über die Bewegungen der Iris (*Remarques sur les mouvements de l'iris*), *dans* Griesinger's Sachswochenschrift, t. VII, 1847.

L. VALLÉE, Sur la théorie de l'œil, *dans* Comptes rendus de l'Acad. des sciences, t. XXV, 1847.

G.-C. DONDERS, Ueber den Zusammenhang zwischen dem Convergiren des Sehaxen und dem Accommodations Zustande der Augen (*Sur la liaison qui existe entre la convergence des axes visuels et le pouvoir d'accommodation de l'œil*), *dans* Holländische Beiträge de Vandeen Donders et Moleschott, t. I, 1848.

J. CZERMAK, Beitrag zur Lehre vom Accommodationsvermögen der Auges (*Contribution à la doctrine de l'accommodation de l'œil*), *dans* Verhandlingen der physikolisch-medicinischen Gesellschaft in Wärzburg, t. I, 1850.

J. ENGEL, Ein Beitrag zur Physik des Auges (*Contribution à la physique de l'œil*), *dans* Prager Vierteljahrschrift, t. XXV, 1850.

C.-R. HALL, On the structure and mode of action of the Iris, *dans* Edinburgh medical and surgical Journal, juill., 1844. Extrait des Archives génér. de médecine, 1844.

A. HANNOVER, Bidrag til Odets Anatomie Physiologie og Pathologie (*Mémoire sur l'œil, anat. physiol. et pathologie*), *Copenhague*, 1850.

C. STELLWAG, Beiträge zur Lehre von Accommodationsvermögen des menschlichen Auges (*Contribution à la doctrine de l'accommodation de l'œil humain*), *dans* Wiener Zeitschrift der Gesellschaft der Aerzte. *Mars.*, 1850.

L.-L. VALLÉE, Sur la théorie de l'œil, *dans* Comptes rendus de l'Acad. des sciences, t. XXX, 1850.

FORBES, Ueber die Dimensionen und des Brechungsvermögen des Auges (*Sur les dimensions de l'œil et sur son pouvoir convergent*), *dans* Schmidt's Jahrbücher, t. LXX, 1851.

H. HELMHOLTZ, Beschreibung eines Augenspiegels zur Untersuchung der Netzhaut im lebenden Auge (*Description d'un ophtalmoscope pour l'examen de la rétine de l'œil sur le vivant*), *Berlin*, 1851.

H. MAYER, Zur Physik des Auges (*Sur la physique de l'œil*), *dans* Prager Vierteljahrschrift, t. IV, 1851

LOYER, Théorie de la vision, *dans* Comptes rendus de l'Acad. des sciences, t. XXXIII, 1851.

THOMAS, Beobachtungen über gewisse Erscheinungen welche sich an den Krystallinsen verschiedener Thiere beobachten lassen (*Remarques sur quelques phénomènes qu'on peut voir dans la lentille cristalline de quelques animaux*), *dans* Sitzungsberichte d. k. Akad. d. Wissenschaften zu Wien, t. VI, 1851.

VALLÉE, Sur la théorie de l'œil (*Deux mémoires*), *dans* Comptes rendus de l'Acad. des sciences, t. XXXIII, 1851.

A. HANNOVER, Das Auge; Beiträge zur Anatomie Physiologie und Pathologie dieses Organes (*L'œil; mémoire sur l'anat. la physiol. et la pathol. de cet organe*), *Leipzig*, 1852.

VALLÉE, Sur la théorie de l'œil (*Deux mémoires*), *dans* Comptes rendus de l'Acad. des sciences, t. XXXIV, 1852.

H. Welcker, Ueber Irradiation und einige andere Erscheinungen des Sehens (*Sur l'irradiation et sur quelques autres phénomènes de la vision*), *Giessen*, 1852.

Coccius, Die Anwendung des Augenspiegels nebst Angabe eines neuen Instrumentes (*De l'emploi de l'ophtalmoscope, avec la description d'un nouvel instrument*), *Leipzig*, 1853.

A. Cramer, Het Accommodatievermogen der oogen (*Sur le pouvoir d'accommodation de l'œil*), *Harlem*, 1853.

L. Fick, Ueber Accommodation *dans* Müller's Archiv, 1853.

Helmholtz, Ueber die im Auge eintretende Veränderungen bei Accommodation (*Des changements qui surviennent dans l'œil pendant l'accommodation*), *dans* Berichte der K. Acad. d. Wiss. *Berlin*, février 1853.

Listing, Article : Dioptrik des Auges, *dans* R. Wagner's Haudwörterbuch der Physiologie, t. IV, 1853.

Meyer (de Leipzig), Ueber sphärische Abweichung des menschlichen Auges (*De la non sphéricité de l'œil humain*), *dans* Poggendorf's Annalen, n° 8, 1853.

J. Czermak, Ueber das Accommodationsvermögen des Auges (*Sur le pouvoir d'accommodation de l'œil*), *dans* Prager Vierteljahrschrift, t. III, 1854.

L. Fick, Bemerkungen zur Physiologie des Sehens (*Observations sur la physiologie de la vision*), *dans* Muller's Archiv, 1854.

A. Hasenpatt, De accommodandi facultate. *Berlin*, 1854.

A. Kölliker, Experimenteller Nachweis von der Existenz eines Dilatator pupillæ (*Preuve expérimentale de l'existence d'un dilatateur de la pupille*), *dans* Zeitschrift für wissenschaftliche Zoologie, t. VI, 1854.

G. A. Leonhard, De variis oculorum speculis illorum que usu ; *Leipzig*, 1854.

G. Meissner, Beiträge zur Physiologie des Sehorgans (*Contributions à la physiologie de l'organe de la vue*), *Leipzig*, 1854.

G. V. Reeken, Ontleedkundig onderzoek van den toestel voor accommodatie van het oog (*Recherches sur le pouvoir d'accommodation de l'œil*), *dans* Donders onderzoekingen ; *Utrecht*, 1854-55.

Stellwag, Theorie des Augenspiegel, etc. (*Théorie de l'Ophtalmoscope*) ; *Wien*, 1854.

H. A. Samann, De speculo oculi ; *Königsberg*, 1854.

J. Budge, Ueber die Bewegung der Iris für Aerzte und Physiologen (*Des mouvements de l'iris au point de vue médical et physiologique*) ; *Braunschweig*, 1855.

A. Kramer, Physiologische Abhandlung über das Accommodationsvermögen der Augen ; traduit du hollandais par Doden (*Dissert. physiol. sur le pouvoir d'accommodation de l'œil*) ; *Leer*, 1855.

W. Krause, Die Brechungsindices der durchsichtigen Medien des menschlichen Auges (*Des indices de réfraction des milieux transparents de l'œil humain*) ; *Hannover*, 1855.

H. Müller, Workung des Ciliarmuskels (*Action du muscle ciliaire*), *dans* Verhandlungen der phys. medic. Gesellschaft zu Würtzburg, Déc. 1855.

A. Nagel, Observationes quædam ophtalmoscopicæ ; *Berlin*, 1855.

R. Remak, Ueber das Verhalten der Irismuskeln bei seitlicher Beleuchtung der Netzhaut (*De la manière d'être du muscle irien quand on éclaire une portion de la rétine*), *dans* Deutsche Klinik, n° 27, Juill. 1855.

Ch. Weber, Unterscheidung zweier Wesentlich verschiedener Arten von Accommodation des Auges, etc. (*Distinction de deux modes différents d'accommodation de l'œil*), *dans* Archiv für physiologische Heilkunde, 1855.

Breton, Adaptation de la vue aux différentes distances obtenue par une compression mécanique opérée sur le globe de l'œil, *dans* Comptes rendus Acad. des sciences, II, n° 25, 1856.

Guépin, L'œil et la vision ; *Paris*, 1856.

Von Graefe, Wie Kranke deren eines Auge am Staar operirt ist, Sehen. etc. (*Comment les malades opérés de la cataracte voient*), *dans* Archiv für Ophtalmologie, t. II, 1856.

Helmholtz, Physiologische Optik., *dans* Allgemeine Encyclopädie der Physik, publié par G. Karsten, 1re livr. ; *Leipzig*, 1856.

Hilgard, Contributions to the physiology of sight ; *Cambridge*, 1856.

Rouget, Note sur la convexité de l'iris et la non-existence d'une chambre postérieure de l'œil, *dans* Gazette médicale, n° 50, 1856.

Rouget, Appareil de l'adaptation de l'œil chez les oiseaux, les principaux mammifères et l'homme, *dans* Comptes rendus Acad. des sciences, I, n° 20 et n° 26, 1856.

Ritterich, Zur Lehre vom Schielen und über das Anpassungsvermögen der Augen (*Sur le loucher, et sur le pouvoir d'accommodation des yeux*) ; *Leipzig*, 1856.

Marc Sée, De l'accommodation de l'œil et du muscle ciliaire ; thèse, *Paris*, 1856.

Vallée, Théorie de l'œil (*Suite*), *dans* comptes rendus Acad. des sciences, 1861.

W. Zehender, Anleitung zum Studium der Dioptrik des menschlichen Auges (*Introduction à l'étude de la dioptrique de l'œil humain*) ; *Erlangen*, 1856.

Berger, De oculi humani functione accommodativa Diss. ; *Berlin*, 1857.

Foltz, Accommodation artificielle ou mécanique de l'œil à toutes les distances, *dans* Comptes rendus Académie des sciences, et *dans* Gazette médicale, nos 10 et 13, 1857.

LIEBREICH, De l'Ophtalmoscope et de son usage, *dans* Gazette hebdomadaire de méd. et de chirurgie, n° 27, 1857.

W. MANZ, Ueber den wahrscheinlichen Accommodationsapparat des Fischauges (*Sur l'appareil probable de l'accommodation dans l'œil des poissons*), publié par A. Ecker; *Freiburg*, 1857.

H. MÜLLER, Ueber den Accommodationsapparat im Auge der Vögel, besonders der Falken (*De l'appareil de l'accommodation dans l'œil des oiseaux, spécialement chez le faucon*), *dans* Archiv für Ophtalmologie, t. III, 1857.

H. MÜLLER, Ueber einen ringförmigen Muskel am Ciliarkörper des Menschen und über den Mechanismus der Accomodation (*Sur un muscle annulaire procédant du corps ciliaire chez l'homme, et du mécanisme de l'accommodation de la vue*), *dans* Archiv für Ophtalmologie, t. III, 1857.

SPENCER THOMSON, The structure and function of the eye; *London*, 1857.

VIERORDT, Versuche über die Zeitverhaltnisse des Accommodationsvorganges im Auge (*Recherches sur les phénomènes de l'accommodation dans l'œil, sous le rapport de la durée*), *dans* Archiv für physiologische Heilkunde; *Nouv. ser.*, t. I, 1857.

DONDERS, Winke betreffeud den Gebrauch und die Wahl der Brillen (*Coup d'œil sur l'usage et le choix des lunettes*), *dans* Archiv für Ophtalmologie, t. IV, 1858.

T. H. MAC-GILLAVRY, Onderzoekingen over de hoegrootheid der accomodatie (*Recherches sur les limites du pouvoir d'accommodation*), Dissert.; *Utrecht*, 1858.

J. MANNHARDT, Bemerkungen über den Accomodationsmuskel und die Accomodation, *dans* Archiv für Ophtalmologie, t. IV, 1858.

W. MANZ, Anatomisch-physiologische Untersuchungen über die Accomodation des Fischauges (*Recherches anatomo-physiologiques sur l'accommodation de l'œil du poisson*), Diss.; *Freiburg*, 1858.

TH. NUNNELEY, On the organs of vision their anatomy and physiology; *London*, 1858.

L. VALLÉE, Cours élémentaire complet sur l'œil et la vision chez l'homme et les animaux vertébrés qui vivent dans l'air; *Paris*, 1858.

CH. ARCHER, On the adaptation of the human eye to varying distances, *dans* Proced. of the Royal Society, t. IX. En extrait *dans* Union médicale, p. 380, 1859.

BROWN-SÉQUARD, Recherches expérimentales sur l'influence excitatrice de la lumière, du froid et de la chaleur sur l'iris, *dans* Journal de Physiologie, t, II, 1859.

GIRAUD-TEULON, Théorie de l'ophtalmoscope, etc., *dans* Gazette médicale, n°s 7 et 8, 1859.

C. LANDSBERG, Beschreibung eines neuen Optometers und Ophtalmodiastimeters (*Description d'un nouvel optomètre et d'un ophtalmodiastimètre*), *dans* Mittheilungen des Gewerbe-Vereins für das Königreich; *Hannover*, 1859.

J. REGNAULD, Sur la fluorescence des milieux de l'œil, *dans* Journal de Physiologie de Brown-Séquard, t, II, 1859.

J. SETSCHENOW, Ueber die Fluorescenz der durchsichtigen Augenmedien beim Menschen und einigen anderen Saugethieren (*De la fluorescence des milieux transparents de l'œil, chez l'homme et quelques autres mammifères*), *dans* Archiv für Ophtalmologie, t. V, 1859.

A. ZANDER, Der Augenspiegel seine Form und sein Gebrauch (*l'Ophtalmoscope, sa forme et son usage*); *Leipzig* et *Heidelberg*, 1859.

BRETON, Note sur une propriété du cristallin de l'œil humain, *dans* Comptes rendus de l'Acad. des sciences, t. L, 1860.

A. BAROW, Ueber den Einfluss peripherischer Netzhautpartien auf die Regelung der accomodativen Bewegungen des Auges (*De l'influence des parties périphériques de la rétine pour la régularisation des mouvements d'accommodation de l'œil*), *dans* Archiv für Ophtalmologie, t. VI, 1860.

DONDERS, Beiträge zur Kenntniss der Refractions und Accomodations Anomalien (*Contribution à la connaissance des anomalies de réfraction et d'accommodation*), *dans* Archiv für Ophtalmologie, t. VI, 1860.

GIRAUD-TEULON, De l'influence sur la fonction visuelle des verres de lunette, etc., *dans* Gazette médicale, n°s 8 et 9, 1860.

H. HELMHOLTZ, Physiologische Optik, 2e partie, *dans* KARSTEN's allgemeine Encyclopädie der Physik; *Leipzig*, 1860.

W. HENKE, Der Mechanismus der Accommodation fur Nähe und Ferne (*Mécanisme de l'accommodation pour la vue rapprochée et éloignée*), *dans* Archiv für Ophtalmologie, t. VI, 1860.

J.-H. KNAPP, Ueber die Lage und Krümmung der Oberflächen der menschlichen Krystallinse und den Einfluss ihrer Veränderungen bei der Accommodation auf die Dioptrik des Auges (*Des courbures de surface du cristallin de l'homme, de leur influence et de leurs changements pour l'accommodation des milieux dioptriques de l'œil*), *dans* Archiv für Ophtalmologie, t. VI, 1860.

L.-L. VALLÉE, Complément physico-mathématique de la vision, *dans* Comptes rendus de l'Acad. des sciences, t. LI, 1860.

R. JÄGER, Ueber die Einstellungen des dioptrischenapparats im menschlichen Auge (*Des propriétés de l'appareil dioptrique de l'œil humain*); *Wien*, 1861.

DONDERS, Astigmatismus und cylindrische Gläser; *Berlin*, 1862.

GIRAUD-TEULON, Causes et mécanisme de la polyopie monoculaire; *dans* Comptes rendus Acad. des sciences, 1862.

TROUESSART, Mécanisme et causes de la polyopie monoculaire, *dans* Comptes rendus Acad. dez sciences, 1862.

VOLKMANN, Physiol. Untersuchungen im Gebiete der Optik, 1861.

DONDERS, Die Anomalien der Refraction und Accommodation. Traduct. du holl. en allemand. *Wien*, 1866.

C. NEUMANN, Die Haupt und Brennpunkte eines Linsensystemes. *Leipzig*, 1866.

HENSEN et VOLKERS, Experimentaluntersuchung über den Mechanismus der Akkommodation Kiel, 1868, et *dans* Arch. f. Ophtalm., 1868.

SCHÖLER, Beitr. zur Kenntniss der Irisbewegung, 1869.

ADAMÜK et ADAMÜK et WOINOW, Mechanismus der Accommodation, *dans* Centralblatt et *dans* Arch. fur Ophtalm., 1870 et 1871.

GRÜNHAGEN, Zur Irisbewegung, *dans* Pflüger's Archiv, 1870.

MAURICE PERRIN, Traité pratique d'ophtalmoscopie et d'optométrie. *Paris*, 1870.

GALEZOWSKI, Aperçus sur l'accommodation, *dans* Gaz. hebd., 1871.

LE ROUX, Sur la multiplicité des images oculaires et la théorie de l'accommodation, *dans* Compt. rend. Ac. d. Sc., 1872.

LANDOLT, Axenlänge und Krummungsradius des Auges, *dans* Klin. Monastsber. für Augenheil., 1873.

SMITH, The mechanism of the Accommodation of the eye, *dans* Britisch med. Journ., 1873.

E. CYON, Ueber den Brechungsindex der flüssigen Augenmedien, *dans* Arch. für Aug. und Ohrenheilk., 1874.

HIRSCHBERG, Ueber Bestimmung des Brechungsindex der flüssigen Augenmedien, *dans* Centralbl., 1874.

LE MÊME, Objective Methode für Messing des Hauptbrennweitz der Linse, *dans* Wien. med. Presse, 1874.

REICH, Result. enniger ophtalmometr. und microoptometr. Messungen, *dans* Arch. f. Opht., 1874.

SNELLEN et LANDOLT, Eidoptométrie, *dans* Handb. d. gesam. Augenheilk. *Leipzig*, 1874.

WOINOW, Ueber die Brechungscoefficienten der verschiedenen Linsenschichten, *dans* Klin. Monastsber. für Augenheilk., 1874.

CORNU, Procédé pour déterminer la distance focale, Revue scientif., 1875.

GARIEL, Appareils pour la démonstration des lois élément. de l'optique, *dans* Journ. de physique, 1875.

HIRSCHBERG, Zur Dioptrik des Auges, *dans* Centralbl., 1875.

LANDOLT, Pupillomètre, *dans* Gaz. méd., 1875.

WECKER, Optometer und Optometerspiegel, *dans* Klin. Monastb. für Augenheilk., 1875.

AUBERT, Darstellung der physiologischen Optik, *dans* Handb. d. ges. Augenheilk., *Leipzig*, 1876.

BADAL, Nouvel optomètre, *dans* Gaz. méd., 1876. — Contribut. à l'adaptation *dans* Comptes rend. Soc. Biologie, 1876.

LE MÊME, De la mesure du diam. de la pupille, Société de biol. et Gaz. méd., 1876.

LE MÊME, Sur l'accommodation, Société de biologie et Gaz. méd., 1876.

MAUTNER, Vorlesungen über d. optische Fehler d. Augen., *Wien*, 1876.

HIRSCHBERG, Dioptrik des Kugelflächen und des Auges. Wien, 1876.

POULAIN, Études par l'accommodation. *Paris*, 1876.

COLIN, La question de l'adaptation, *dans* Gazette des Hôpitaux, 1876.

DELABOUSSE, Nouv. principes de dioptrique, *dans* Arch. gén. de méd., 1876.

SCHRÖTER, Zur Dioptrik des Auges., 1876.

BADAL, Méthode nouvelle pour la détermination des points nodaux, *dans* Gazette méd. de Paris, 1877. — Distance du centre optique à la surface de la cornée, *dans* C. rend. Soc. de Biol, 1877.

V. HASNER, Zur Dioptrik des Auges, *dans* Centralbl. für Augenheil., 1877.

HOPPE, Das dioptrische System des Auges, 1877.

LANDOLT, Sur l'accommodation, *dans* Progrès méd., 1877. — L'œil artificiel, *dans* Bullet. de thérapeut., 1877.

MATTHIESSEN, Grundriss der Dioptrik. *Leipzig*, 1877.

E. NAVILLE, La théorie de la vision, *dans* Revue scientifique, 1877.

RUMPF, Zur Lehre von d. binoc. Accommod. Dissert. Inaug. *Heidelberg*, 1877.

FRANCK (François), Sur les nerfs dilatateurs de la pupille, *dans* Trav. Lab. de M. Marey, 1878-1879.

J. PLATEAU, Bibliographie analytique des principaux phénomènes de la vision, comprenant les années 1878 et 1879. *Bruxelles*, 1880.

BADAL, Sur l'œil artificiel, *dans* Comptes rend. Soc. de Biologie, 1878.

A. BOUCHARD, Contribution à l'étude de l'accommodation, *dans* Mém. de méd. et chir. milit., 1878.

Coulon, Étude sur l'accommodation, 1878.
Govi, Sur l'œil artificiel, *dans* Revue scientifique, 1878.
V. Hasner, Das reducirte Auge, *dans* Centralbl. f. Aug., 1878.
Hoppe, Das reducirte Auge, *dans* Centralb. f. Augenheilk, 1878.
Nagel, Zur Bestimmung der Sehaxenlänge, *dans* Centralbl., 1878.
Rosset, The muscle of accommodation and its mode of action, *dans* Americ. Journ. of medic. Sc., 1878.
Domec, Le muscle de l'accommodation et son mode d'action, *dans* Rec. d'opht. de Galezowski. 1879.
A. Fick, W. Kühne, E. Hering, Physiologie des Gesichtssinns, *dans* Hermann's Handbuch der Physiologie 1 vol. *Leipzig*, 1879.
Franck (François), Indépendance des mouvements de la pupille et des variations de la circulation carotidienne, deux mémoires: Gaz. hebdom. et Gaz. méd. de Paris, 1879.
Javal, De l'emploi des lunettes (*Presbytie des emmétropes, myopie, hypermétropie, astigmatisme*), *dans* Revue scientifique, 1879.
Moitessier, Optique physiologique, in-12, 177 fig., 1879.
Javal, Les livres scolaires et la myopie. Communication à l'Acad. de médecine, *dans* Gaz. méd. de Paris, 1880.
Laborde, Recherches expérim. sur le mécanisme de l'act. physiologique des *myotiques* et des *mydriatiques*. Société de biol. — Gazette hebdom. et Gaz. méd., 1880.
Prompt, Note sur le défaut d'achromatisme de l'œil, *dans* Arch. de physiol., 1880.
H. Cohn, Ueber Schrift, Druck und überhandnehmende Kurzsichtigkeit, *dans* Wiener med. Wochenschr., 1880. Reproduit en majeure partie sous ce titre : L'écriture, la typographie et les progrès de la myopie, *dans* Revue scientifique, 1881.

§ 305 *ter*.

Phénomènes physiologiques de la vision. — Propriétés de la rétine. — Mouvements de l'œil. — Indications bibliographiques.

Mariotte, Nouvelle découverte touchant la vue, *dans* ses œuvres. *Lahaye*, 1740.
Buffon, Dissertation sur les couleurs accidentelles, *dans* Mémoires de l'Acad. des sciences, 1743.
W. Porterfield, A treatise on the eye and phenomena of vision. *Edinburgh*, 1759.
D'Arcy, Mémoire sur la durée de la sensation de la vue, *dans* Mémoires de l'Acad. des Sciences, 1765.
Lecat, Traité des sensations, t. II, de la vue. *Paris*, 1767.
Scherffer, Dissertation sur les couleurs accidentelles, *dans* Journal de Physique de Rozier, t. XXVI, 1785.
J.-G. Steinbuch, Beitrag zur Physiologie der Sinne (*Contribution à la Physiologie des sens*). *Nürnberg*, 1811.
W. C. Wells, Observations and experiments on vision, *dans* Philosoph. Transactions. *Lond.*, 1811.
J. Purkinje, Beiträge zur Kenntniss des Sehens in subjectiver Hinsicht (*Contributions à l'étude de la vision, au point de vue subjectif*). *Prag.*, 1819. La seconde partie de cet opuscule a paru à Berlin en 1825.
Ch. Bell, On the motions of the eye, etc., *dans* Philosoph. Transact. *Lond.*, 1823.
Desmoulins, Mémoire sur le rapport dû à l'étendue des surfaces de la rétine et du nerf optique des oiseaux, avec l'énergie et la portée de leur vue, *dans* Journal de Physiologie de Magendie, t. III, 1823.
C.-J. Lehot, Nouvelle théorie de la vision. Quatre mémoires avec supplément. *Paris*, 1823, 1824, 1825, 1826, 1827, 1829.
J.-C. Purkinge, Commentatio de examine physiologico organi visus, etc. *Vratislawiæ*, 1823.
Wollaston, On semi-decussation of the optic nerves, *dans* Philosoph. Trans. *Lond.*, 1824.
Magendie, Sur l'insensibilité de la rétine chez l'homme, *dans* Journal de Physiol. expérimentale, t. V, 1825.
J. Müller, Zur vergleichenden Physiologie des Gesichtsinnes des Menschen und der Thiere (*Physiologie comparée des sens de la vue chez l'homme et les animaux*). *Leipzig*, 1826.
J. Müller, Ueber die phantastischen Gesichtserscheinungen (*Sur les phénomènes de vision subjective*). *Coblentz*, 1826 ; et Article Vue de sa *Physiologie*, t. II.
G.-T. Tourtual, Die Sinne des Menschen, etc. (*les Sens de l'homme*). *Munster*, 1827.
G. Treviranus, Zur Lehre von den Gesichtswerkzeugen und dem Sehen des Menschen und der Thiere (*Des organes et du sens de la vision chez l'homme et les animaux*). *Brême*, 1828.
Holke, Disquisitio de acie oculi dextri et sinistri. *Leipzig*, 1830.

G.-T. Tourtual, Die Chromasie des Auges (*Du chromatisme de l'œil*), *dans* Archiv für Anat. und Physiol. de Meckel, 1830.

G.-T. Tourtual, Die Erscheinung der Schattens und deren physiologische Bedingungen, etc. (*Des images consécutives et de leur cause physiologique*). *Berlin*, 1830.

Chevreul, Sur l'influence que deux couleurs peuvent avoir l'une sur l'autre quand on les voit simultanément, *dans* Mémoires de l'Institut, t. XI, 1832.

Ch. M. Bartels, Beiträge zur Physiologie des Gesichtssinnes (*Contributions à la physiologie de la vision*). *Berlin*, 1834.

A. A. Berthold, Das Aufrechterscheinen der Gesichtsobjecte (*Du redressement des images visuelles*), 2e édition. *Göttingue*, 1834.

J. Plateau, Essai d'une théorie générale comprenant l'ensemble des apparences visuelles qui succèdent à la contemplation des objets colorés, et de celles qui accompagnent cette contemplation, *dans* Annales de chimie et de phys., t. LVIII, 1835.

G. Hermann, Ueber die Bildung der Gesichtsvorstellungen aus den Gesichtsempfindungen (*De la formation des représentations visuelles à l'aide des impressions rétiniennes*). *Leipzig*, 1836.

A. Seebeck, Ueber den bei manchen Personen vorkommenden Mangel an Farbsinn (*Sur le manque de sensibilité à certaines couleurs observé chez quelques personnes*), *dans* Poggendorf's Annalen der phys. und chimie, t. XLII, 1837.

Treviranus, Resultate neuer Untersuchungen über die Theorie des Sehens, etc., (*Résultats des nouvelles recherches sur la théorie de la vision*). *Brême*, 1837.

Ch. Wheatstone, On some remarquable and unobserved phenomena of binocular vision, *dans* Philosoph. Transactions. *London*, 1838.

Chevreul, De la loi du contraste simultané des couleurs et de ses applications. *Paris*, 1839.

V. Szokalski, Influence des muscles obliques de l'œil sur la vision. *Gand*, 1840.

V. Szokalski, Essai sur la sensation des couleurs. *Bruxelles*, 1840.

Hueck, Die Axendrehung des Auges (*De la rotation de l'œil sur son axe*). *Dorpat*, 1838. En analyse *dans* Archives gen. de médecine, 1841.

R. Hasenclever, Die Raumvorstellung aus dem Gesichtssinne (*De la notion de l'espace tirée du sens de la vue*). *Berlin*, 1842.

A.-T. Tourtual, Die dimension der Tiefe im freien Sehen und in stereoskopischen Bilde (*Des dimensions de la profondeur dans la vision ordinaire et dans la vision stéréoscopique*). — La profondeur signifie ici la troisième dimension des corps solides. *Münster*, 1842.

A. Prevost, Essai sur la vision binoculaire. *Genève*, 1843. Et en Extrait *dans* Bibl. univ. de Genève, 1843.

E. Brücke, Ueber die physiologische Bedeutung der stabförmigen Körper und der Zwillingszapfen im Auge der Wirbelthiere (*Sur la signification physiologique des divers éléments de la rétine dans l'œil des vertébrés*), *dans* Müller's Archiv, 1844.

Tourtual, Beobachtungen über den Einfluss des undeutlichen Sehens auf die Entstehung subjectiver Farben (*Observations sur l'influence qu'exerce la vue indistincte sur le développement des couleurs subjectives*), *dans* Medicinisches Correspondenzblatt rheinischer und westphälischer Aerzte. *Avril*, 1844.

R. Teuscher, De identitate retinarum oculi qualitativa. *Iéna*, 1845.

N. Berend, Ueber eine neue Theorie zur Erklärung des Aufrechtsehens (*Nouvelle Théorie pour l'explication de la vue droite avec les images renversées*), *dans* Ammon's Journal für Chirurgie, t. VII, 1847.

A. Burckhardt, Ueber das Sehen von Gegenständen inerhalb unserer Augen (*Sur la vision des objets placés à l'intérieur de notre œil*), *dans* Bericht über die Verhandlungen der naturforschenden Gesellschaft in Basel, t. VII, 1847.

Brown-Séquard, Recherches expérimentales sur l'action de la lumière et sur celle d'un changement de température sur l'iris dans les diverses classes des vertébrés. Deux communications, *dans* Comptes rendus de l'Acad. des sciences, t. XXV, 1847.

C. Donders, Beitrag zur Lehre von den Bewegungen des menschlichen Auges (*Mémoire sur les mouvements de l'œil humain*), *dans* Holländische Beiträge de Vandeln, Donders et Moleschott, 1847.

Ross, Ueber den Mechanismus der Thränenableitung und den Antheil des M. orbicularis palpebrarum an derselben (*Sur le mécanisme du cours des larmes, et sur la part qu'y prend le muscle orbiculaire des paupières*), *dans* Zeitschrift für die gesammte Medicin d'Oppenheim, t. XXXV, 1847.

Zenneck, Ueber das Aufrechtsehen (*Sur la vision droite avec des images renversées*), *dans* Ammon's Journal für Chirurgie, t. VI, 1847.

Donders, Beitrag zur Bestimmung des Sitzes der entoptisch wahrnehmbaren Gegenstände im Auge (*Détermination de la position des images entoptiques, ou subjectives, des objets placés dans l'œil*), *dans* Griesinger's Archiv, t. VIII, 1849.

L. Foucault et J. Regnault, Sur quelques phénomènes de la vision au moyen des deux yeux, *dans* Comptes rendus de l'Acad. des sciences, t. XXVIII, 1849.

B. Gudden, Ueber das Verhältniss des Centralgefasse des Auges zum Gesichtsfelde (*Des rapports des vaisseaux centraux de l'œil avec le champ de la vision*), *dans* Müller's Archiv, 1849.

Purkinje, Article « Sinne im Allgemeinen » (*les Sens en général*), *dans* R. Wagner's Handwört erbuch der Physiologie, t. III. 1849.

A. Waller, Observations on various points connectid with the physiology of vision (*Il est question surtout des phosphènes et de leur application au diagnostic des affections de la rétine*), *dans* Edimburgh medical and surgical Journal. *Avril*, 1849.

Lovering, On a curious phenomenon relating to vision, *dans* Proceedings of the American Association for the advancement of science. *Boston*, 1850.

L. Martinet, Note relative au phénomène du phosphène, *dans* Comptes rendus de l'Acad. des sciences, t. XXXI. 1850.

J. Plateau, Application curieuse de la persistance des impressions de la rétine, 4 mémoires, *dans* Bulletin de l'Académie des Sc. de Belgique. 1850.

E. Brücke, Untersuchungen über subjective Farben (*Recherches sur les couleurs subjectives*), *dans* Poggendorff's Annalen. 1851.

Clavel, Sur les fonctions des muscles de l'œil dans la vision, 2 mémoires, *dans* Comptes rendus de l'Acad. des sciences, t. XXXIII, 1851.

W. Busch, Einiges über die Wirkung des Musculus superior oculi (*Quelques mots sur l'action du muscle droit supérieur de l'œil*), *dans* Müller's Archiv. 1852.

A. Fick, Erörterung eines physiologisch optischen Phänomens (*Explication d'un phénomène physiologique d'optique*). — L'auteur recherche pourquoi une ligne *horizontale* paraît moins grande qu'une ligne *verticale* de même longueur, *dans* Zeitschrift für rationelle Medicin, nouv. ser., t. II. 1852.

S. Hegelmayer, Ueber das Gedächtniss für Linearanschauungen (*Sur la mémoire des appréciations linéaires ou des dimensions*), *dans* Physiologische Archiv für Heilkunde, t. XI, 1852.

H. Helmoltz, Ueber die Theorie der zusammengesezten Farben (*De la théorie du mélange des couleurs*), *dans* Müller's Archiv. 1852.

H. Meyer, Ueber die Schäzung der Grösse und der Entfernung der Gesichtsobjecte aus der Convergenz der Augenachsen (*Sur l'appréciation de la grandeur et de la distance des objets d'après la convergence des axes oculaires*), *dans* Poggendorff's Annalen, t. LXXXV. 1852.

H. Müller, Ueber das Beschauen der Landschaften mit normaler und abgeänderter Augenstellung (*Sur la contemplation du paysage avec les yeux, soit dans leur situation normale, soit dérangés de leur situation normale*), *dans* Poggendorff's Annalen, t. LXXXVI. 1852.

Ritterich, Ueber das Einigungsvermögen der Augen (*Sur la vision simple avec les deux yeux*), *dans* Archiv für physiologische Heilkunde, t. XI. 1852.

Weatstone, On the physiology of vision, *dans* Philosophical Transactions, 1852.

Brücke, Ueber die Wirkung complementär gefärbter Gläser beim binocularen Sehen (*De l'influence des verres colorés par les couleurs complémentaires dans la vision binoculaire*), *dans* Poggendorf's Annalen, *n°* 12, 1853.

A. Fick et du Bois-Reymond, Ueber den blinden Fleck im Auge (*du punctum cæcum dans l'œil*), *dans* Müller's Archiv, 1853.

Grassmann, Zur Theorie der Farbenmischung (*De la théorie du mélange des couleurs*), *dans* Poggendorf's Annalen, *n°* 5, 1853.

A. Hannover, Zur Anatomie und Physiologie der Retina, *dans* Zeitschrift für wissenschaftliche Zoologie, t. v. 1853.

Serre (D'Uzès), Essai sur les phosphènes ou anneaux lumineux de la rétine, fig. *Paris*, 1853.

A. Vittadini, Osservazioni ed esperimenti sulla vista et sul gusto. *Milan*, 1853.

S. Burchardt, Ueber Binocularsehen und Irradiation (*De la vision binoculaire et de l'irradiation*), *dans* Verhand. der naturf. Gesellschaft in Basel. 1854.

A. Burrow, Der gelbe Fleck im eigenen Auge sichtbar (*La tache jaune visible dans son propre œil*), *dans* Müller's Archiv, 1854.

J. Purkinje, Die Topologie der Sinne im allgemeinen, etc. (*Topographie générale des sens, etc.*), *dans* Prager Vierteljahrschrift, 1854.

T.-J. Trouessart, Recherches sur quelques phénomènes de la vision. *Brest*, 1854.

G. Wilson, On the cause of colour-blindness, *dans* Monthly Journal. Sept. 1854.

H. Müller, Ueber die entoptischen Wahrnehmungen der Netzhautgefässe, als Beweismittel für die Lichtperception durch die nach hinten gelegenen Netzhautelemente (*De la perception entoptique des vaisseaux de la rétine, comme preuve que l'impression de la lumière se fait à la partie postérieure de la retine*), *dans* Verhandlungen d. Physik. med. Gesellschaft zu Würzburg, t. V, 1855.

E. Bronner, Cases of colour blindness, *dans* Medical Times and Gazette, 1856.

A. Fick, Einige Versuche über die chromatische Abweichung des menschlichen Auges (*Quelques expériences sur le chromatisme de l'œil humain*), *dans* Archiv für Ophtalmologie, t. II, 1856.

H. Meyer (de Zurich), Ueber den Einfluss der Aufmerksamkeit auf die Bildung des Gesichtsfeldes, etc. (*De l'influence de l'attention sur l'étendue du champ de la vision*. — Beitrag zur Lehre von der Schätzung der Enfernung aus der convergenz der Augenaxen (*De l'estimation de l'éloignement des objets tirée de la convergence des axes oculaires*), *dans* Archiv für Ophtalmologie, les deux mémoires dans le tome II, 1856.

SERRES (d'Uzès), Recherches sur la vision binoculaire simple et double et sur les conditions physiologiques du relief. *Bruxelles*, 1856.

J. TYNDALL, On a peculiar case of colour-blindness, *dans* Philosophical magazine and Journal of Science, t. XI, 1856.

VIERORDT, Die Wahrnehmung des Blutlaufs in der Netzhaut des eigenen Auges (*De la contemplation de la circulation dans la rétine de son propre œil*), *dans* Archiv für physiologische Heilkunde. 1856.

AUBERT ET FÖRSTER, Untersuchungen über den Raumsinn der Retina (*Recherches sur l'étendue sensible de la rétine*), *dans* Archiv für Ophtalmologie, t. III, 1857.

BERGMANN, Anatomisches und physiologisches über die Netzhaut des Auges (*Recherches anatomiques et physiologiques sur la rétine*), *dans* Zeitschrift für rationelle Medicin, 3e sér., t. I, 1857.

CZERMAK, Ueber das Accommodationsphosphen, *dans* Sitzungsberichte d. K. Akad. d. Wissenschaften zu Wien, t. XXVII, 1857.

W. DOVE, Stereoskop mit beweglichen Bildern (*le Stéréoscope à images mobiles*), *dans* Poggendorf's Annalen, t. C, 1857.

W. DOVE, Ueber die Unterschiede monocularer und binocularer Pseudoskopie (*De la différence de la pseudoscopie monoculaire et binoculaire*), *dans* Poggendorf's Annalen d. Phys. und Chemie, t. C, 1857.

W. DOVE, Ueber das Binocularsehen durch verschieden gefärbte Gläser (*De la vue binoculaire à travers des verres diversement colorés*), *dans* Poggendorf's Annalen, t. CI, 1857.

R. EITNER, De symptomatologia musculorum oculi bulbum moventium rectorum et obliquorum; Dissert. *Berlin*, 1857.

GIRAUD-TEULON, Mécanisme de la production du relief dans la vision binoculaire, *dans* Gazette médicale, nos 45, 47, 48, 1857.

J. OPPEL, Bemerkungen zur Stereoskopie, insbefondere zur Erklärung des Glanzes zweifarbger Bilder (*Observations sur la stéréoscopie, et éclaircissement sur l'apparence de deux images diversement colorées*), *dans* Poggendorf's Annalen der Phys. und. chemie, t. C, 1857.

W. POLE, On colour-blindness, *dans* Philosophical magasine and Journal of science, Avril, 1857.

H. AUBERT, Ueber den Einfluss der Entfernung des Objects auf das indirecte Sehen (*De l'influence de l'éloignement de l'objet sur la vue indirecte*), *dans* Untersuchungen zur Naturlehre des Menschen und der Thiere, t. IV, 1858.

H. AUBERT, Ueber die durch den electrischen Funken erzeugten Nachbilder (*Sur les images consécutives provoquées par l'étincelle électrique*), *dans* Untersuchungen zur Naturlehre des Menschen und der Thiere, t. V, 1858.

BUSCH, Zur Wirkung des M. orbicularis palpebrarum, *dans* Archiv für Ophtalmologie, t. IV, 1858.

CHEVREUL, Note sur quelques expériences de contraste simultané des couleurs, *dans* Comptes rendus de l'Acad. des sciences, 1858.

A. CLAUDET, On the Stereomonoscope, a new instrument by which an apparently single picture produces the stereoscopic Illusion, *dans* Philosophical Magazine, t. XVI, 1858.

TH. CLEMENS, Farbenblindheit während der Schwangerschaft, nebst einigen zeitgemässen Erörterungen über Farbenblindheit und deren Ursache im Allgemeinen (*Perte de la notion des couleurs pendant la grossesse, et quelques considérations sur les causes de ce phénomène en général*), *dans* Archiv für physiologische Heilkunde, 1858.

DOVE, Ueber den Einfluss des Binocularsehens bei Beurtheilung der Entfernung durch Spiegelung und Brechung gesehener Gegenstände (*De l'influence de la vision binoculaire, sur le jugement que nous portons sur l'éloignement des objets aperçus dans un miroir ou au travers d'une lentille*), *dans* Poggendorf's Annalen, t. XIV, 1858.

A. FICK, Neue Versuche über die Augenstellungen (*Nouvelles recherches sur les mouvements des yeux*), *dans* Untersuchungen zur Naturlehre des Menschen und der Thiere, t. V, 1858.

ALFRED GRAEFE, Klinische Analyse der Motilitätsstörungen des Auges (*Analyse chimique des troubles de la motilité des yeux*), *Berlin*, 1858.

TH. HAYDEN, On the function of yellow spot in producing unity of visual perception in binocular vision, *dans* Atlanta Journal med. and surgical, Juill. 1850.

HENKE, Die Oeffnung und Schliessung der Augenlieder und des Tränensackes (*De l'ouverture et de la fermeture des paupières et du sac lacrymal*), *dans* Archiv für Ophtalmologie, t. IV, 1858.

C. LANGERHAUS, Quid sit, quod objecta inversa in retina imagine sensu recta percipiantur disseritur, Dissert. *Berlin*, 1858.

F. LASER, De achromasia oculi humani, Dissert. *Königsberg*, 1858.

N. LUBIMOFF, Recherches sur la grandeur apparente des objets, *dans* Comptes rendus de l'Acad. des sciences, 1858.

P. L. PANUM, Physiologische Untersuchungen über das Sehen mit zwei Augen, *Kiel*, 1858.

UEBERWEG, Zur Theorie der Richtung des Sehens (*Théorie de la vision droite avec les images renversées*), *dans* Zeitschrift für rationelle Medicin, t. V, 1858.

Claparède, Beitrag zur Kenntniss des Horopters (*Contributions à la connaissance de l'horoptre*), *dans* Archiv für Anat. und Physiologie (*Müller's Archiv*), 1859.

L. Gemündt, Ueber das binoculare Doppelsehen (*Sur la vue binoculaire double*), *Würzburg*, 1859.

Alfred Grafe, Beiträge zur Lehre über den Einfluss der Erregung nicht identischer Netzhautpunkte (*Contributions à l'étude de l'influence de l'excitation des points non identiques des rétines*), *dans* Archiv für Ophtalmologie, t. V, 1859.

V. Hasner, Ueber das Binocularsehen (*Sur la vue binoculaire*), *dans* Abhandlungen der böhmischer Gesellschaft der Wissenschaften zu Prag., t. X, 1859.

W. Henke, Nachträgliche Bemerkungen über die Wirkung der Augenlied-Muskeln (*Remarques supplémentaires sur l'action des muscles des paupières*), *dans* Archiv für Ophtalmologie, t. V, 1859.

J. Herschel, Remarks on colour-blindness, *dans* Proceedings of the royal Society, t. X, mai, 1859.

Panum, Die Scheinbare Grösse der gesehenen Objecte (*De la grandeur apparente des objets*), *dans* Archiv für Ophtalmologie, t. V, 1859.

V. Recklinghausen, Netzhautfunctionen (*Fonctions de la rétine*), *dans* Archiv für Ophtalmologie, t. V, 1859.

A. W. Volkmann, Das Tachistoskop, ein Instrument, welche, bei Untersuchung des momentanen Sehens den Gebrauch des electrischen Funkens ersatzt (*Le Tachistoscope, instrument qui remplace l'emploi de l'étincelle électrique dans les recherches sur la vue instantanée*), *dans* Verhandl. der sächsicher Gesellschaft der Wissenschaften zur *Leipzig*, 1859.

A. W. Volkmann, Die stereoskopischen Erscheinungen in ihrer Beziehung zu der Lehre von den identischen Netzhautpunkten (*Des phénomènes stéréoscopiques dans leurs rapports avec la doctrine des points identiques des rétines*), *dans* Archiv für Ophtalmologie, t. V, 1859.

E. Wiesener, Observationes de macula Mariottiana ; *Gryphiæ*, 1859.

W. Wundt, Ueber das Sehen mit einem Auge (*De la vision avec un seul œil*), *dans* Zeitschrift für rationelle Medicin, t. VII, 1859.

W. Wundt, Ueber die Bewegungen des Auges (*Sur les mouvements de l'œil*), *dans* Verhandlungen des natur historisch-medicinischen Vereins zu Heidelberg, 1859.

W. Wundt, Zur Geschichte der Theorie des Sehens (*Sur l'histoire de la théorie de la vision*), *dans* Zeitschrift für rationelle Medicin, t. VII, 1859.

F. August, Ueber eine neue Art stereoscopischer Erscheinungen (*Sur une nouvelle sorte de phénomènes stéréoscopiques*), *dans* Poggendorf's Annalen der Physik und Chemie, t. CX, 1860.

M. W. Dove, Ueber Stereoscopie, *dans* Poggendorf's Annalen der Physik und Chemie, t. CX, 1860.

Th. Fechner, Ueber einige Verhältnisse des binocularen Sehens (*Sur quelques particularités de la vue binoculaire*), *dans* Verhandlungen der sächsischer Gesellschaft der Wissenschaften zu *Leipzig*, 1860.

R. Förster, Ueber das Näherstehen der tieferen Doppelbilder bei Lähmung des M. obliquus superior (*De l'apparition des doubles images dans la paralysie du muscle grand oblique*), *dans* Verhandlungen der breslauer med. Section d. schles. Gesellschaft für Vaterl. Cultur. *Breslau*, 1860.

R. Förster, Ueber die Grenzen der Empfindung auf der Retina (*Des limites de sensibilité de la rétine*), *dans* Verhandlungen der breslauer med. Section der schles. Gesellschaft f. Vaterl. Cultur, *Breslau*, 1860,

Giraud-Teulon, De l'unité du jugement ou des sensations dans l'acte de la vision binoculaire, ou de la vision simple et en relief avec deux yeux, *dans* Comptes rendus de l'Acad. des sciences, t. VI, 1860.

G. Meissner, Ueber die Bewegungen des Auges, nach neuen Versuchen (*Des mouvements de l'œil. Expériences nouvelles*), *dans* Zeitschrift für rationelle Medicin, 3e série, t. VIII, 1860.

Nagel, Ueber die gemeinschaftliche Thätigkeit beider Augen (*Sur l'action commune des yeux*), contre la doctrine des points identiques, *dans* Verhandlungen des naturhistorischen medicinischen Vereins zu Heidelberg, t. XVI, 1860.

Von Recklinghausen, Zur Theorie des Sehens (*Sur la théorie de la vue*), *dans* Poggendorf's Annalen der Physik und Chemie, t. CX, 1860.

F. Zöllner, Ueber eine neue Art von Pseudoscopie, etc. (*Sur une nouvelle sorte de pseudoscopie*), *dans* Poggendorf's Annalen der Physik und Chemie, t. CX, 1860.

Becker et Rollet, Beiträge zur Lehre vom Sehen der dritten Dimension (*Contributions à l'étude de la vision dans la perception de la 3e dimension des corps*), *dans* Untersuchungen zur Naturlehre, etc., de *Moleschott*, VIII, 1861.

C. S. Cornelius, Die Theorie des Sehens und räumlichen Vorstellens (*Théorie de la vue et de la notion de l'espace*) ; *Halle*, 1861.

Giraud-Teulon, Physiologie et pathologie fonctionnelle de la vision binoculaire, suivies d'un aperçu sur l'appropriation de tous les instruments d'optique à la vision avec les deux yeux. L'ophtalmoscopie et la stéréoscopie, *Paris*, 1861.

J. Z. Laurence, Remarques sur la sensibilité de l'œil aux couleurs, *dans* Archives génér. de Médecine, sept. 1861 (*Extrait du Glascow medical Journal, juillet* 1861).

N. Nagel, Das Sehen mit zwei Augen und die Lehre von den identischen Netzhautstellen (*De la vue avec les deux yeux et de la doctrine des points identiques*); *Leipzig*, 1861.

Rouget, Des fonctions de la choroïde, *dans* Journal de Physiologie, 1861.

Wundt, Beiträge zur Theorie der Sinneswahrnemung (*Contributions à la théorie des sensations*), *dans* Zeitschrift für rationelle Medicin, t. XII et t. XIV, 1861.

Foltz, Recherches d'anatomie et de physiologie sur les voies lacrymales *dans* Journal de Physiologie, t. V, 1862.

Helmholtz, Ueber die normalen Bewegungen des Menschlichen Auges (*Sur le mouvement de l'œil humain dans l'état normal*), *dans* Archiv für Ophtalmologie, 1862.

Schelske, Zur Farbenempfindung (*Sur la sensation des couleurs*), *dans* Archiv für Ophtalmologie, IX, 1862.

Vierordt, Ueber die Messung der Sehschärfe (*De la mesure de l'étendue de la vue*), *dans* Archiv für Ophtalmologie, IX, 1862.

Wundt, Ueber die Bewegung der Augen (*Sur les mouvements des yeux*), *dans* Archiv für Ophtalmologie, VIII, p. 1 et p. 88, 1862.

Aubert, Physiologie der Netzhaut. *Breslau*, 1864.

Brücke, Physiologie der Farben. *Leipzig*, 1866.

Le même (*Des couleurs au point de vue physique, physiologique et artistique*). Trad. française. *Paris*, 1866.

L. de Vecker, Traité théorique et pratique des mal. des yeux, Paris, 1866.

Helmholtz, Optique physiologique. Trad. française, Javal et Klein. *Paris*, 1867.

E. Hering, Die Lehre vom binocularen Sehen, *Leipzig*, 1868.

Donders, Die Bewegungen des Auges, etc., *dans* Arch. f. Opht., 1870.

Exner, Ueber intermittirende Netzhautreizung *dans* Pflüger's Arch 1870.

Giraud-Teulon, De la rotation du globe oculaire, *dans* Journal de l'anat., 1870.

Woinow, Zur Lehre vom binocularen Sehen, *dans* Arch. f. Opht., 1870.

Le même, Zur Lehre von den Augenbewegungen. — Ueber den Drehpunkt des Auges, *dans* Arch. f. Opht., 1870.

Le même, Zur Farbenempfindung., *dans* Arch. f. Ophtalm., 1870.

Adamük et Woinow, Zur Lehre von den negativen Nachbildern, *dans* Arch. fur Ophtalm., 1871.

Donders, Die Projection der Gesichtserscheinungen, etc., *dans* Arch. f. Opht., 1871.

Lamansky, Die Grenzen der Empfindlichkeit des Auges für Spectralfarben, *dans* Arch. f. Ophtalm., 1871.

Pictet, Mémoire sur la vision binoculaire, *dans* Bibl. univ. de Genève, 1871.

Duval (Mathias), Struct. et usages de la rétine, Th. de conc., *Paris*, 1872.

E. Hering, Zur Lehre vom Lichtsinne, *dans* Sitzungsber. d. K.-K. Acad. *Wien*, 1872, 1873, 1874, six mémoires.

Klein, Influence de l'éclairage sur l'acuité visuelle, *Paris*, 1872.

Maddelstamm, Beitr. zur Lehre von der Lage correspondirender Netzautpunkte, *dans* Arch. f. Opht., 1872.

V. Bezold, Ueber binoculare Farbenmischung, *dans* Pogg. Ann., 1873 et 1874.

Stumpf, Ueber den physiolog. Ursprung der Raumvorstellung, *Leipzig*, 1873.

Berlin, Ueber das Accommodations phosphen, *dans* Arch. f. ophtalm., 1874.

Künkel, Ueber die Abhangigkeit der Farbenempfindung von der Zeit, *dans* Pflüger's Archiv., 1874.

E. Landolt, De la perception des couleurs à la périphérie de la rétine, *dans* Ann. d'ocul., 1874.

Schön, Die Lehre vom Gesichtsfelde und seinen Anomalien, *Berlin*, 1874.

Dobrowlosky, Ueber binoculare Farbenmischung, *dans* Pflüger's Arch., 1875.

Donders, Die corespondirendere Netzhautmeridiane, etc., *dans* Gräfe's Arch., 1875.

Dreher, Zur theorie des Sehens, *dans* Arch. f. Anat. und. Phys., 1875.

Leconte, On some phenomena of binocular vision, *dans* The Americ. journ. of. sc., 1875.

Mach, Grundlinien der Lehre von den Bewegungsempfindungen, *Leipzig*, 1875.

J. Plateau, Sur les couleurs accidentelles. *Bruxelles*, 1875.

Stilling, Zur Lehre von den Farbenempfindungen *dans* Klin. monatesb für Augenheilk. 1875.

Woinow, Beitr. zur Farbenlehre, *dans* Gräfe's Arch., 1875.

S. Boll, Zur Anat. und Physiol. der Netzhaut, *dans* Monatsber. d. Berlin. Acad., 1876 et 1877 et *dans* Centralbl. f. d. med. Wissensch., 1877.

Giraud-Teulon, Sur la loi de rotation dans les mouvements combinés de l'œil, *dans* Ann. d'oculist., 1876.

Schön, Zur Lehre vom Binocularsehen, *dans* Gräfe's Archiv., 1876, 1877, 1878.

J. Plateau, Bibliographie des phénomènes de la vision subjective (*images consécutives, blanches, colorées, phénomènes de contraste*), depuis les temps anciens jusqu'à la fin du XVIIe siècle *Bruxelles*, 1876-1877.

BADAL, Vision des couleurs, Soc. de biol. *dans* Gaz. med. et Gaz. des hôpitaux, 1877.

O. BECKER, Sichtbarkeit des Sehpurpurs, *dans* Klin. Monat. f. Augenheilk,, 1877.

FR. BOLL, Zur Anat. und Physiol., d. Retina, *dans* Arch. f. Anat. und. Physiol., 1877, trad. fr. Ann. d'oculist., 1877.

LE MÊME, De la coloration pourprée de la rétine, *dans* Journ. de l'anat. et de la physiologie 1877 et *dans* Annales d'oculist., même année.

A. CHARPENTIER, La vision avec les diverses parties de la rétine. Thèse, *Paris*, 1877.

A. CHODIN, Ueber die Abhängigkeit der Farbenemfinding von der Lichtstärke, *dans* Mémoires de physiologie de W. Preyer. 1877.

LE MÊME, Ueber die Empfindlichbkeit für Farben in der Peripherie der Netzhaut, *dans* Gräfe's Arch. f. ophtal., 1877.

DONDERS, Die Grenzen des Gesichtsfeldes, etc., *dans* Gräfe's Arch. für Ophtalm., 1877.

A. FAVRE, Recherches clinique sur le Daltonisme, communiquées à l'Acad. de médecine et à l'Associat. française. Gaz. hebdomad., 1877. — Autre communicat. Ac. des sc., comptes rendus, 1878.

GARIEL, De la persist. des impressions de la rétine. Phénakisticope de projection, *dans* Journ. de Physique, 1877.

FR. HOLMGREN, Ueber Sehpurpur und Retinaströme, *dans* Unters. Inst. *Heidellberg*, 1877.

LE MÊME, De la cécité des couleurs (*application aux chemins de fer et à la marine*). *Stockholm*, 1877, traduit en allemand et en français. *Paris*, 1878.

JAVAL, Des verres colorés. Société de biol. et Gaz. des Hôpit. 1877.

LE MÊME, De l'évolution dans le sens de la vue. Société de biol. et Gaz. hebdomad., 1877.

W. KÜHNE, Zur Photochemie der Netzhaut. Heidelberg, 1877. — Sehpurpur, optographie. Plusieurs communications, *dans* Centrall f. d. med. Wissensch., 1877; *dans* la Revue scientifique, 1877.

E. LANDOLT, Des rapports qui existent entre l'acuité visuelle et la perception des couleurs, Société de biologie, 1877.

A. RICCO, Imagini endottiche. — Sopra un fenomeno sogettivo di visione, *dans* Annali d'ot. et *dans* Atti della R. Acad. Modena, 1877.

E. CHARPENTIER, Distinction des sensat. lumineuses et des sensations chromatiques, *dans* Comptes rend. Ac. d. sc., 1878. — Sur la product. de la sensation lumineuse, *Ibid*. 1878.

CHEVREUL, Sur la vision des couleurs, trois notes, *dans* Comptes rend. Ac. d. sc., 1878.

J. DELBŒUF et W. SPRING, Recherches expérimentales et théoriques sur le daltonisme, *dans* la Revue scientifique, 1878.

H. DOR, Zur geschichtlichen Entwicklung des Farbensinnes, *dans* Centrabl. f. prakt. Augenheilk., 1874. — De l'évolution du sens des couleurs. *Paris*, 1878.

E. FICK, Eine Notiz über Farbenempfindung, *dans* Arch. f. d. ges. Physiol., 1878.

A. FICK, Zur Theorie der Farbenblindheit Labor. der Würzb. Hochschule. *Würzburg*, 1878.

LANDOLT et CHARPENTIER, Des sensations de lumière et de couleur de la vision *directe* et *indirecte*, *dans* Comptes rend. Ac. d. sc., 1878.

LEDERER (A.), Farbenblindheit, etc. (*dans ses rapports avec les chemins de fer et la marine*), *dans* Wien. medicinisch. Wochenschrift., 1878.

H. MAGNUS, Die Farbenblindheit. *Breslau*, 1878. Trad. française par J. Souby, 1878.

RICHET (Charles), De l'excitabilité de la rétine. Soc. de biol., 1878.

W. SCHÖN, Zur Lehre vom binocularen Sehen, *dans* Gräfe's Arch. f. Ophtalm., 1878.

AYRES, Zum verhallen des Sehpurpurs, *dans* Untersuch. phys. Instit. d. Univ. *Heidelberg*, 1879.

M.-H. BEAUREGARD, Contrib. à l'étude du rouge rétinien, *dans* J. de l'An. et de la Phys., 1879.

A. CHARPENTIER, Sur la quantité de lumière perdue, dans la mise en activité de l'appareil visuel. — Sur la photométrie des couleurs, *dans* Comptes Rend. Ac. d. sc., 1879.

CUIGNET, La vision rouge, *dans* Recueil d'opht. de Galezowski, 1879.

H. COHN, Ueber contrastfarben Empfindung., *dans* Allg. med. Centralzeit, 1879.

GALEZOWSKI, Sur la perception de la couleur rouge, *dans* Rec. d'opht. de Galezowski, 1879.

JAVAL, De la meilleure forme à donner aux caractères d'imprimerie. — De la couleur à donner au papier. — Physiologie de la lecture. — Hygiène de la lecture. — De la myopie scolaire, *dans* Gaz. med. — Ann. d'oculistique. — Annales d'hyg. publique. — Bull. de l'Ac. de med., 1879.

LE MÊME, L'éclairage public et privé au point de vue de l'hygiène des yeux, *dans* Revue scient., 1879.

MAUREL, Dimension minime de l'image rétinienne, société de biologie. — Gazet. hebdom., 1879.

POUCHET, même sujet, même recueil, 1879.

CH. RICHET et A. BRÉGUET, Influence de la durée et de l'intensité sur la perception lumineuse, *dans* Arch. gén. de méd., 1879.

LES MÊMES, Sur le même sujet, *dans* Arch. de physiol., 1880.

A. CHARPENTIER, Le sens de la lumière et le sens des couleurs, Congrès de Reims, *dans* Gazette hebdom., et *dans* Arch. d'ophtalmologie, 1880.

Le même, Sur la sensibilité de l'œil aux différences de lumière. — Sur la sensibilité différentielle de l'œil pour de petites surfaces lumineuses. — Sur les variations de la sensibilité lumineuse suivant l'étendue de la rétine excitée. — Rapports de la sensibilité lumineuse et de la sensibilité chromatique. — Plusieurs communications, Comptes rendus. Ac. des sciences, 1880 et Gazette médicale, 1881.

Chevreul, Sur la vision des couleurs, *dans* Comp. rendus, Ac. d. sc., 1880.

Dreher, Theorie der Farbenwahrnehmung. *Halle*, 1880.

Galezowski, De la puissance chromatique de l'œil. Chromatoscope. Société de biologie, et Gazette med., 1880.

Javal, De l'acuité visuelle, Soc. de biol., février 1880.

Manolesco, Sur l'acuité visuelle Soc. de biol., *dans* Gaz. méd. et *dans* Ann. d'oculist., 1880.

Plateau, Un mot sur l'irradiation. Archives de Biologie. *Gand*, 1880.

O. N. Rood, Théorie scientifique des couleurs (Young, Helmmholtz), *dans* Revue scientifique et *dans* Silliman Journ. of. sc., 1880.

F. M. Seguin, Images accidentelles des objets blancs, *dans* Ann. de chim. et de phys., 1880.

J. Tyndall, Une théorie des couleurs de Goethe, *dans* Revue scientifique, 1880.

Gillet de Grammont, Procédé expérimental pour la détermination de la sensibilité de la rétine aux impressions colorées. Société de biologie et Gaz. des Hôp., 1881.

Giraud-Teulon, Des aberrations du sens chromatique et du Daltonisme, *dans* Archiv. gén. de méd., 1881.

CHAPITRE IV

SENS DE L'OUIE

§ 306.

Définition. — Organe de l'ouïe. — L'ouïe est le sens qui nous donne la notion du son.

Le *mouvement vibratoire* des corps peut être perçu par l'homme par d'autres organes que celui de l'audition. Ainsi, il peut sentir à l'aide du toucher les oscillations d'une corde qui vibre ; et le son du canon peut ébranler à distance le corps d'un sourd, de même qu'il brise les vitres, sans qu'on puisse dire qu'il est *entendu*. Le mouvement vibratoire des corps n'est donc pas le *son* lui-même, physiologiquement parlant. Il ne devient son qu'à la condition d'impressionner l'organe de l'ouïe, animé par un nerf spécial, dit nerf acoustique. Il en est de même pour les autres organes des sens. Lorsqu'un aveugle-né reconnaît, au toucher, les *couleurs artificielles* déposées sur les corps, il n'a pas plus la notion des couleurs que le sourd n'a celui du son : il ne voit pas par le bout des doigts, mais il sent des surfaces *polies* et des surfaces plus ou moins *rugueuses*, et il a appris qu'on donne à ces diverses surfaces des noms de couleurs différentes.

L'organe de l'ouïe, ou l'oreille, se compose, chez l'homme, de trois parties : 1° oreille externe, comprenant le pavillon et le conduit auditif externe ; 2° oreille moyenne ou caisse du tympan ; 3° oreille interne ou labyrinthe.

Le pavillon de l'oreille de l'homme est une lame cartilagineuse assez irrégulière, présentant des éminences et des dépressions diverses, pouvant être mû, mais dans de très faibles limites, par les muscles auriculaires, en haut (auriculaire supérieur), en avant (auriculaire antérieur), en arrière (auriculaire postérieur). Le muscle auriculaire antérieur a aussi, et surtout, pour effet d'attirer faiblement à lui la petite languette cartilagineuse triangulaire située en avant du conduit auditif, à laquelle on donne le nom de *tragus*, et d'agrandir ainsi l'ouverture du conduit auditif externe.

La lame cartilagineuse qui compose le pavillon est formée de plusieurs pièces réunies entre elles par des ligaments fibreux et par des muscles rudimentaires. Les diverses pièces du pavillon peuvent donc rigoureusement *jouer* les unes sur les autres; mais tous ces mouvements sont fort obscurs chez l'homme et à peu près invisibles.

Le conduit auditif externe (Voy. fig. 269 *b*), cartilagineux en dehors, osseux

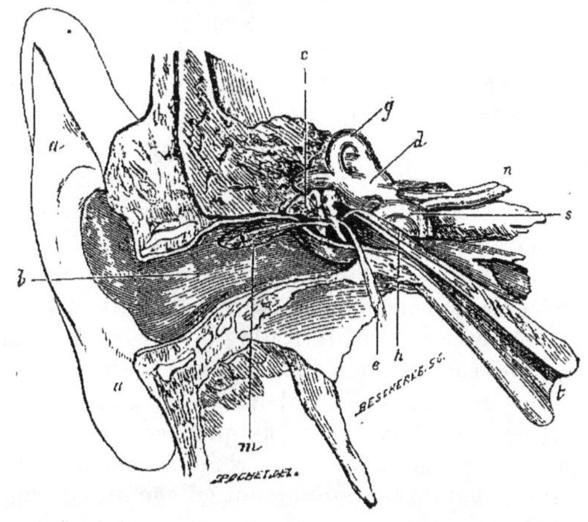

Fig. 269.

a, *a*, pavillon de l'oreille.
b, conduit auditif externe.
c, la chaîne des osselets.
d. vestibule.
e, muscle *antérieur* du marteau.
g, canaux semi-circulaires.
h, muscle *interne* du marteau.
s, limaçon.
m, muscle *externe* du marteau.
n, nerf acoustique.
t, trompe d'Eustache.

en dedans, se termine à la membrane du tympan. Il a une longueur d'environ 3 centimètres, et il est légèrement coudé par en haut.

La membrane du tympan est tendue, à l'extrémité du conduit auditif externe, sur un cadre osseux qui fait corps avec l'os temporal. Cette membrane n'est pas placée perpendiculairement à l'extrémité du conduit; elle fait, avec la paroi inférieure de ce conduit, un angle de 45 degrés environ (Voy. fig. 269). Cette membrane ne forme pas un plan rectiligne, mais une voussure qui fait saillie du côté de l'oreille moyenne[1].

Les osselets de l'ouïe, contenus dans la caisse du tympan, adhèrent entre eux par des articulations. La chaîne continue qu'ils forment mesure toute l'étendue transversale de la caisse du tympan. Cette chaîne se fixe du côté externe, à l'aide du manche du marteau, sur la paroi interne de la membrane

[1] La membrane du tympan telle qu'elle est représentée fig. 269 n'offre pas sa voussure normale. Dans une oreille normale et vivante, dont la cavité de l'oreille moyenne n'est pas ouverte, et dont les osselets n'ont pas été dissociés, la membrane du tympan présente la concavité de sa voussure du côté du conduit auditif externe.

du tympan. A l'autre extrémité de la chaîne, la base de l'étrier vient s'appliquer sur la fenêtre ovale (Voy. fig. 270).

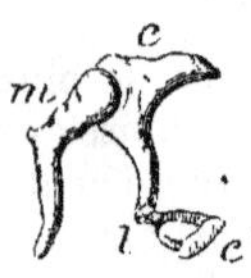

Fig. 270.
CHAÎNE DES OSSELETS DE L'OUÏE.
m, marteau.
e, enclume.
l, lenticulaire.
e, étrier.

La caisse du tympan, bornée en dehors par la membrane du tympan, présente en dedans, deux ouvertures qui la font communiquer avec l'oreille interne ou labyrinthe. Ces deux ouvertures sont la fenêtre ronde et la fenêtre ovale. Ces deux orifices sont terminés par des membranes, et la fenêtre ovale est, de plus, couverte par la base de l'étrier. La caisse du tympan n'offre rien de remarquable en haut et en bas. En arrière, elle présente l'ouverture des cellules mastoïdiennes, qui sont à peu près pour l'oreille ce que sont les sinus pour les fosses nasales. En avant, la caisse du tympan présente l'orifice de la trompe d'Eustache, qui établit sa communication avec l'arrière-gorge (Voy. fig. 269, *t*).

L'oreille interne, qu'on désigne aussi sous le nom de *labyrinthe*, est formée de trois parties : une partie centrale nommée *vestibule*, une partie antérieure ou *limaçon*, une partie postérieure ou *canaux semi-circulaires*. Le limaçon et les canaux semi-circulaires communiquent avec le vestibule. Aux points de communication avec le vestibule, les canaux semi-circulaires sont renflés en ampoules. Le limaçon est un canal osseux formé de deux tours et demi de spire. Ce canal est lui-même partagé dans toute sa longueur par une lame ostéo-membraneuse, qui le partage en deux *rampes*. Le limaçon, avons-nous dit, communique avec le vestibule, mais seulement par l'une de ces rampes (rampe vestibulaire); l'autre rampe (rampe tympanique) aboutit à la caisse du tympan par un orifice qui n'est autre que la fenêtre ronde. Les deux rampes (rampe vestibulaire, rampe tympanique) communiquent au sommet du limaçon. Le limaçon représente donc, dans son ensemble, un canal deux fois et demie contourné dont l'une des extrémités répond à la fenêtre ovale et l'autre à la fenêtre ronde.

Le vestibule, les canaux semi-circulaires et le limaçon sont remplis de liquide. C'est dans leurs parties membraneuses que vont s'épanouir les branches du nerf acoustique.

Pour mesurer le degré d'importance des diverses parties de l'appareil auditif, il suffit de jeter un coup d'œil sur les dispositions de cet appareil dans la série animale. Chez les animaux qui vivent dans l'eau, l'organe de l'ouïe est représenté par un sac rempli de liquide, sur les parois duquel les filets du nerf de l'audition se terminent à la face profonde d'un épithélium muni de prolongements analogues à de grands cils qui peuvent être mis en vibration par les mouvements du liquide dans lequel ils baignent. Le sac auditif (*utricule*) est quelquefois formé de deux cavités qui communiquent ensemble (*utricule* et *saccule*).

Chez les poissons supérieurs, on voit apparaître les canaux semi-circulaires, auxquels viennent se joindre, chez les reptiles, un canal *limacéen*. D'abord droit, ce canal se contourne en spire pour devenir (chez les oiseaux) le limaçon. Simple d'abord, le limaçon se cloisonne de manière à former, comme chez l'homme, deux canaux secondaires ou *rampes*.

Dans l'oreille interne de l'homme, et dans celle des animaux supérieurs, les cavités osseuses du vestibule et des canaux semi-circulaires renferment des sacs membraneux qui ont la forme et les connexions des cavités qui les contiennent. Ces cavités membraneuses sont séparées de la paroi osseuse par un espace rempli de liquide. Les cavités membraneuses étant également remplies de liquide, il en résulte que l'oreille interne membraneuse se trouve aussi complètement immergée.

C'est dans les parois du sac membraneux bilobé (*utricule* et *saccule*) du vestibule et dans les parois des *ampoules membraneuses* des canaux semi-circulaires que viennent s'épanouir les filets nerveux du nerf acoustique. Du côté interne des sacs membraneux, appliquée contre leurs parois et baignée par le liquide, on trouve une poussière minérale (otholites) analogue aux *pierres auditives*, qu'on rencontre chez quelques espèces animales.

Les ampoules des canaux semi-circulaires membraneux sont tapissées par un épithélium dont les cellules sons munies de cils longs et raides.

Le limaçon également rempli de liquide n'est pas doublé intérieurement à la manière du vestibule et des canaux semi-circulaires, par un limaçon membraneux. C'est dans l'épithélium de la lame ostéo-fibreuse qui partage en deux rampes la spire limacéenne que se divisent les nerfs de l'audition. Nous reviendrons plus loin (§ 314) sur ces dispositions spéciales.

§ 307.

Notions d'acoustique applicables à l'audition. — Déjà, à propos de la voix humaine, nous avons signalé la plupart des propriétés du son (Voy. § 253). Nous n'y reviendrons pas, mais nous ajouterons ici quelques données, spécialement applicables à l'organe de l'ouïe.

Les vibrations d'un corps sonore qui se communiquent à l'air ambiant ou à tout autre milieu, gazeux, liquide ou solide, se transmettent comme la lumière dans toutes les directions. Il en résulte que l'*intensité* du son décroît rapidement avec la distance, et que ce décroissement s'opère comme le carré de la distance. Mais si l'intensité du son décroît rapidement lorsque celui-ci se propage *librement* dans toutes les directions et dans un espace indéfini, il n'en est plus de même lorsque les ondes sonores sont dirigées dans un espace limité, dans un *tube cylindrique*, par exemple. Les ondes sonores qui s'engagent dans un tube de ce genre, suivant la direction de son axe, conservent indéfiniment, sauf la perte légère due aux frottements, la même intensité ; car à tous les points du cylindre les tranches d'air qui résonnent ont une même mesure, celle de la section du cylindre.

Le son se propage dans les milieux gazeux, dans les milieux liquides et dans les milieux solides, car tous ces corps peuvent vibrer ; mais la vitesse de propagation n'est pas la même. Tandis que cette vitesse est d'environ 333 mètres par seconde dans l'air tranquille, elle est de 1,400 ou 1,500 mètres dans l'eau, et de 3,000 mètres environ dans les solides.

Les membranes vibrent comme tous les corps ; elles peuvent entrer en vibration, soit par percussion directe, à l'aide d'un corps solide, soit par influence, lorsqu'on fait vibrer, par exemple, un corps sonore dans leur voisinage ; en d'autres termes, elles sont aptes à recevoir les vibrations que l'air leur transmet. Ces vibrations deviennent très sensibles sur les membranes tendues, par les dessins qu'offre, au moment où elles vibrent, la poussière dont on les couvre. En général, le nombre des ventres et des lignes nodales est en rapport avec celui des vibrations (Voy. § 254).

Des *pressions différentes*, appliquées à chacune des faces d'une membrane tendue, exercent une influence capitale sur son pouvoir résonnant. En effet, si on fait le vide dans un vase dont l'ouverture supérieure est fermée par une membrane, il devient très difficile de faire vibrer cette membrane, c'est-à-dire d'y faire apparaître les dessins dont nous parlions. Si l'on augmente la tension de l'air à l'intérieur du vase, la même difficulté se présente, les conditions sont en effet les mêmes, sauf que dans ce dernier cas l'excès de pression est à la face interne de la membrane, au lieu d'être à sa face externe.

La propagation des vibrations des corps gazeux aux corps solides et aux corps liquides, celle des corps solides aux corps liquides, etc., a été étudiée avec soin par M. Müller. Voici une série de résultats expérimentaux qu'on consultera avec fruit :

I. Les ondes sonores des corps solides se transmettent avec plus de force à d'autres corps solides mis en communication avec eux qu'à l'eau ; mais la transmission des ondes a bien plus d'intensité quand elle s'opère des corps solides à l'eau que quand elle s'opère des corps solides à l'air.

II. Les ondes sonores de l'air se transmettent très difficilement à l'eau ; mais elles se communiquent très facilement à ce liquide par l'intermédiaire d'une membrane tendue.

III. Des ondes sonores qui se propagent dans l'eau, et qui traversent des corps solides limités, ne se communiquent pas seulement avec force aux corps solides, mais encore se transmettent des surfaces de ce corps dans l'eau, de manière que le son dans l'eau, au voisinage du corps solide, est entendu *fort* là où il eût été entendu faible d'après la seule transmission dans l'eau.

IV. De minces membranes conduisent le son dans l'eau sans affaiblissement, qu'elles soient ou non tendues.

V. Des masses d'air résonnent dans l'eau, lorsque l'air est renfermé dans des membranes ou des corps solides, et produisent ainsi un renforcement considérable du son.

VI. Les ondes sonores qui passent de l'air dans l'eau, par l'intermédiaire d'une membrane tendue, sont transmises sans changement dans la hauteur du ton.

VII. Les ondes sonores se transmettent de l'air à l'eau, sans changement notable d'intensité, alors même que les membranes se trouvent tendues sur un corps solide résistant, qui est *seul* en contact avec le liquide.

§ 308.

Rôle de l'oreille externe. — Pavillon ou conque auditive. — Conduit auditif externe. — La partie essentielle de l'organe de l'ouïe est l'oreille interne, dans laquelle viennent se ramifier les expansions du nerf acoustique ; c'est la partie où s'opère l'impression. Les autres parties (oreille moyenne et oreille externe) doivent être envisagées comme des organes de perfectionnement.

Les corps de toute nature pouvant transmettre le son, les os de la tête et le rocher pourraient encore remplir ce rôle si l'oreille externe et l'oreille moyenne faisaient défaut, et la notion du son ne serait pas perdue pour cela ; mais l'audition serait singulièrement amoindrie. C'est ce qu'on observe dans beaucoup d'animaux. L'oreille externe et l'oreille moyenne de l'homme et des animaux spuérieurs donnent au son toute sa perfection.

L'oreille externe (conque et conduit auditif) peut être regardée comme un organe collecteur du son. On considère que l'inclinaison la plus favorable du pavillon de l'oreille avec les parois latérales de la tête est celle qui représente un angle de 30 à 45 degrés.

La perte du pavillon de l'oreille n'empêche pas l'audition, et la *hauteur* des sons perçus n'est pas non plus modifiée. La perte du pavillon n'entraîne qu'une certaine dureté de l'ouïe, c'est-à-dire qu'elle ne nuit qu'à l'intensité du son. Le pavillon de l'oreille est donc un cornet acoustique, et on peut s'en convaincre en dirigeant artificiellement la conque du côté où l'on veut distinguer un son confus; mais c'est un cornet qui est loin d'avoir chez l'homme la puissance qu'il a chez les animaux, où non seulement il jouit d'une grande mobilité, mais où il offre une forme conique beaucoup plus favorable à la collection des sons.

La forme singulière de la conque auditive a été diversement interprétée. On a dit que le pavillon à peu près immobile de l'homme, et dont la forme se rapproche plutôt d'un plan que d'un cornet, était mal disposé pour renvoyer les ondes sonores dans le conduit auditif, et qu'il paraissait plutôt destiné à les amortir qu'à les renforcer. On a dit aussi que les dimensions variées des saillies et des dépressions du cartilage auriculaire, ainsi que sa composition assez complexe (il est composé de plusieurs cartilages réunis par des ligaments fibreux), devaient l'empêcher de vibrer jamais *à l'unisson* d'aucun son ; vibrations propres qui eussent été nuisibles à l'audition. On a dit enfin que cette forme était destinée à présenter, dans toutes les directions possibles, une surface perpendiculaire à la direction des ondes sonores, et à diriger toujours une portion des ondes vers l'orifice du conduit auditif externe.

Les recherches faites par M. Schneider, et par M. Rinne, donnent gain de cause à cette dernière supposition. M. Schneider bouche le conduit auditif externe de l'une de ses oreilles (l'oreille gauche par exemple) avec un petit tampon de coton, puis il remplit toutes les anfractuosités de la conque auditive du même côté avec une composition liquide (1 partie de cire, 3 parties d'huile), de manière qu'après le refroidissement, la conque est transformée en une surface plane. Après quoi il enlève le coton qui préservait les parties profondes contre l'introduction de la composition cireuse, et le conduit auditif externe redevient libre. Ecoutant alors un corps sonore placé derrière lui ou devant lui, à égale distance des deux oreilles, l'observateur constate que ce corps est beaucoup mieux entendu par l'oreille droite, dont la conque est restée libre, que par l'oreille gauche. Si l'observateur tourne alors son oreille gauche du côté où vient le bruit, il arrive *tout à coup* un moment où il entend aussi bien avec cette oreille qu'avec l'autre : c'est le moment où le conduit auditif externe se trouve dans la direction précise du corps résonnant. D'où il résulte que la conque auditive, à peu près inutile pour tous les sons qui nous arrivent dans la direction même de l'oreille, est très utile pour tous les sons qui nous arrivent en avant et en arrière, et dans toutes les directions obliques par rapport à l'axe du conduit auditif externe. Lorsque M. Schneider remplissait les conques auditives de ses deux oreilles avec la composition en question, il ne pouvait plus distinguer, toutes les fois que le son n'était pas la direction du conduit auditif, s'il provenait du côté gauche ou s'il provenait du côté droit. Les divers phénomènes dont nous venons de parler étaient plus marqués encore lorsque la face interne de la conque auditive était enduite comme la face externe, lorsque, en d'autres termes, la conque tout entière était noyée dans la composition cireuse.

Le pavillon de l'oreille de l'homme est donc disposé de manière à permettre d'apprécier, dans une certaine mesure, la direction du son. La suppression de l'écran vibrant que représente la conque auditive (soit par l'artifice expérimental de M. Schneider dont nous venons de parler, soit par le procédé plus simple de M. Gellé qui consiste à appliquer, à *coller* en quelque sorte, la conque auditive contre la région mastoïdienne), rend l'orientation plus difficile et plus longue.

Voici une autre expérience, de M. Gellé, qui montre clairement que la conque auditive, indépendamment des notions qu'elle peut fournir relativement à

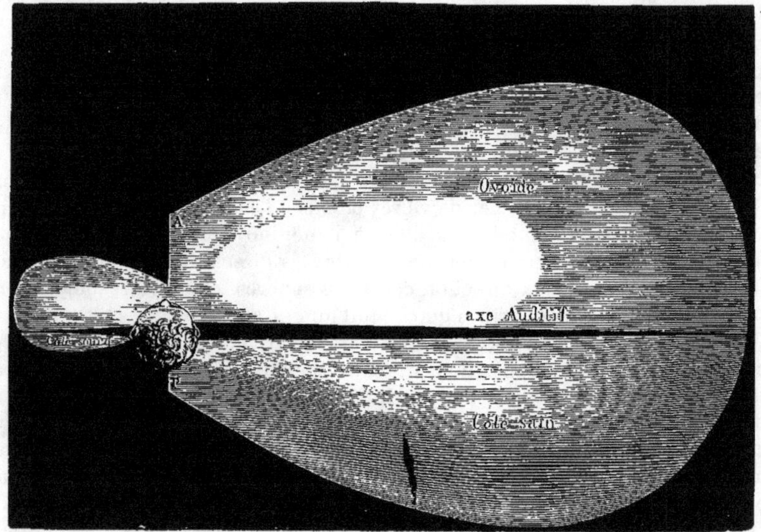

Fig. 271.

l'appréciation de la direction du son, est en même temps un *collecteur* manifestement destiné à augmenter le champ de l'audition. Fermez une oreille et placez dans le conduit auditif externe de l'autre oreille, à l'aide d'un embout convenable, un tube de caoutchouc, de 15 à 20 centimètres de longueur et d'une section analogue à celle du conduit, et posez ensuite devant vous une montre à plat sur la table : tant que l'ouverture libre du tube de caoutchouc ne sera pas ramenée en face du corps sonore, le tic-tac de la montre ne sera pas perçu. Si à l'extrémité libre de ce tube on adapte une carte ordinaire (faisant en quelque sorte fonction de pavillon) et qu'on dirige la surface de la carte du côté de la table, immédiatement, et sans recherches, on entend le tic-tac dans beaucoup de points où on ne l'entendait pas auparavant.

Le pavillon de l'oreille est donc un collecteur de son. D'après sa forme et d'après la position qu'il occupe sur les côtés de la tête, voici, d'après les recherches de M. Gellé, le tracé des distances auxquelles on peut entendre le son, avec une même oreille, c'est-à-dire le tracé du champ de l'audition quand nous sommes immobiles. Il va sans dire que ce champ peut prendre toutes les orientations, c'est-à-dire se transporter dans tous les sens, avec les mouvements de la tête et avec ceux du corps. Lorsque les deux oreilles n'ont pas la même portée (il est assez rare qu'elles soient absolument identiques sur ce rapport), le champ de l'audition peut s'amplifier pour la bonne oreille et se réduire pour la mauvaise, mais le tracé *conserve le même dessin* (Voy. fig. 271. La bonne oreille est à droite; la mauvaise oreille est à gauche).

Les ondes sonores s'engagent dans le *conduit auditif externe* et se dirigent vers la membrane du tympan ; elles y circulent dans un canal à peu près cylindrique et ne perdent rien de leur intensité (Voy. § 307). Les vibrations sonores du conduit auditif externe proviennent de plusieurs sources : les unes ont pénétré directement du dehors, d'autres ont été réfléchies par le pavillon de l'oreille ; d'autres encore ont été communiquées à l'intérieur du canal par ses parois cartilagineuses et osseuses. Les vibrations des parois cartilagineuses et osseuses du canal proviennent, soit de la conque, par continuité de tissu, soit directement de l'air extérieur, et cheminent à travers les os, en même temps que les vibrations aériennes parcourent le conduit auditif externe.

D'après ce que nous avons dit précédemment (Voy. § 307), les vibrations *solides* parviennent plus tôt à la circonférence de la membrane du typan que les vibrations *aériennes* n'arrivent à la surface de la même membrane. Nous reviendrons sur cette condition importante.

Le conduit auditif externe est humecté par un produit spécial, le *cérumen*, qui remplit un rôle de protection en arrêtant et en fixant les corps qui pourraient s'engager au fond du conduit auditif externe et nuire aux fonctions de la membrane du tympan.

§ 309.

Oreille moyenne. — Membrane du typan. — Osselets de l'ouïe. — La chaîne des osselets représente une colonne solide précédée d'une membrane vibrante à laquelle elle est fixée et se terminant à l'oreille interne, cavité remplie de liquide. C'est ici le lieu de rappeler que le son passe plus difficilement de l'air dans l'eau que des solides dans l'eau. L'oreille moyenne ne se rencontre que chez les animaux aériens ; elle est en effet inutile chez les animaux aquatiques, là où les ondes du milieu ambiant qui se transmettent au liquide du labyrinthe sont elles-mêmes des ondes *liquides*.

La membrane du tympan reçoit les vibrations sonores par sa circonférence (vibrations des parois solides du canal auditif externe) et par sa surface (vibrations aériennes du canal). C'est sous ce double mode d'influence que la membrane entre en vibrations.

La membrane du tympan favorise la transmission du son, d'une part, parce qu'une membrane tendue est plus facilement impressionnable aux ondes sonores qu'un corps plein, et, en second lieu, parce que les ondes sonores se transmettent *ensuite* plus facilement à des corps solides sur lesquels la membrane est tendue [1].

La tension de la membrane du tympan est subordonnée à la chaîne des os-

[1] Savart a démontré ces deux points par l'expérience directe.

selets de l'ouïe, laquelle établit d'un autre côté la *continuité* de la membrane avec les parties profondes de l'oreille.

Les osselets de l'ouïe sont au nombre de quatre; le *marteau*, l'*enclume*, le *lenticulaire*, l'*étrier* (Voy. fig. 270). Ces petits os, articulés entre eux, éprouvent de légers mouvements, déterminés par les muscles du marteau et de l'étrier. Ces mouvements sont circonscrits dans de faibles limites, car le commencement de la chaîne est adhérent, par le manche du marteau, à la surface interne de la membrane du tympan, et la fin de la chaîne adhère, par la base de l'étrier, à la membrane de la fenêtre ovale. La chaîne des osselets est donc une sorte de tige qui traverse la caisse du tympan à la manière de l'*âme* des instruments; mais elle en diffère par sa mobilité.

La chaîne des osselets de l'ouïe peut donc, en vertu des muscles qui agissent sur elle, se transformer temporairement en une tige rigide, disposition qui favorise singulièrement la transmission des ondes sonores, ainsi que le prouve l'expérience vulgaire du téléphone à ficelle [1].

Le tympan, auquel adhère du côté externe la chaîne des osselets, a une surface plus grande que la membrane de la fenêtre ovale. Lors donc que les ondes sonores qui ont frappé le tympan sont transmises par la chaîne des osselets à la fenêtre ovale, l'action de la surface entière du tympan se *concentre* sur la petite surface membraneuse correspondant à la base de l'étrier.

Les muscles de la chaîne des osselets sont au nombre de quatre: les muscles *interne, externe, antérieur* du marteau et le muscle de l'*étrier*. Mais de ces quatre muscles, il n'en est que deux dont l'existence soit bien manifeste, et dont l'action soit bien connue: le muscle interne du marteau et le muscle de l'étrier. Le muscle interne du marteau s'insère d'un côté sur la portion cartilagineuse de la trompe d'Eustache, et de l'autre sur le manche du marteau; en se contractant, il tire la membrane du tympan en dedans, avec le marteau, qui adhère à cette membrane. On peut, à juste titre, le désigner sous le nom de *tenseur* de la membrane du tympan. Le muscle de l'étrier, qui s'insère d'un côté à la pyramide (petite éminence située dans la caisse du tympan), et de l'autre côté au collet de l'étrier, peut appliquer, lorsqu'il se contracte, la base de l'étrier sur la fenêtre ovale ; mais il n'est pas à proprement parler, comme on l'a dit, l'antagoniste du muscle tenseur de la membrane du tympan. Il est plutôt un auxiliaire de ce muscle, car il contribue avec lui à *tendre* la chaîne des osselets. Lorsque le muscle de l'étrier se contracte, la base ou platine de cet os tend à s'écarter du labyrinthe par son angle antérieur, tandis que son angle postérieur reste appuyé sur la fenêtre ovale ; la base de l'étrier exécute comme un léger mouvement de volet [2]. En ce qui touche à l'action de ces deux muscles (m. interne du marteau, m. de l'étrier), M. Gellé fait remarquer que leur rôle consiste aussi, pour le premier, à limiter le déplacement de la membrane du tympan *en dehors ;* et pour le second, à limiter la propulsion de l'étrier *en dedans*, et qu'on peut les considérer, à ce point de vue, comme des sortes de *ligaments actifs* régulateurs. Quant au muscle antérieur du marteau, fixé d'un côté à l'épine du sphénoïde, et de

[1] On sait que beaucoup de bruits qui ne parviennent pas à l'oreille quand la ficelle du téléphone est *lâche* sont entendus avec la plus grande facilité quand la ficelle est *rigide*.

[2] M. Gellé a montré, sur le cadavre de l'homme dont on a mis la caisse et le labyrinthe à découvert, que lorsqu'on tire (dans la direction du muscle de l'étrier) sur la tête de l'étrier ou sur la branche descendante de l'enclume, on voit le liquide du labyrinthe *s'abaisser*.

l'autre au sommet de l'apophyse longue du marteau ; quant au muscle externe du marteau, étendu de la partie osseuse voisine du cadre de la membrane du tympan à l'apophyse courte du marteau, on n'est pas fixé sur leur action, ni même sur leur nature musculaire[1].

La membrane du tympan peut donc être tendue par l'intermédiaire du marteau. Cette tension est involontaire, car la contraction du muscle interne du marteau est soustraite à l'influence de la volonté[2].

L'expérience directe a appris que, lorsqu'une membrane tendue vibre sous l'influence des ondulations sonores aériennes qui lui arrivent, elle rend toujours un même son (celui qui correspond à sa tension), quelle que soit la hauteur du son aérien qui la met en branle. L'expérience a encore appris qu'une membrane tendue, et au contact de l'air sur ses deux faces, entre le plus facilement possible en vibration quand le son aérien qui la met en branle est *à l'unisson* de celui qu'elle produirait si on la faisait vibrer directement. Il est donc légitime de conclure que la membrane du tympan proportionne sa tension à la qualité des sons qui la frappent. La membrane du tympan *s'accommode* ainsi, par ses degrés divers de tension, aux divers tons qui lui arrivent. Il en est de la *sensation distincte de l'ouïe* comme de la *vision distincte*, pour l'exercice de laquelle les milieux transparents de l'œil (le cristallin) *s'accommodent* à la distance des objets.

Certains faits pathologiques révèlent d'une manière très démonstrative le rôle accommodateur de la membrane du tympan. Dans les conditions ordinaires de l'audition, l'oreille perçoit *sans interruption* un son de faible intensité qui succède immédiatement à un son très fort de même hauteur. Chez certains sujets atteints de troubles auditifs même légers, on remarque au contraire, ainsi que l'a observé M. Gellé, qu'il survient souvent entre les deux sensations un intervalle silencieux très appréciable : cet intervalle de silence peut s'élever parfois à une minute. Il y a là un *retard d'accommodation* qui doit être mis sur le compte de la membrane du tympan ou mieux sur les muscles tenseurs de la membrane, c'est-à-dire sur les nerfs qui les animent.

L'expérience montre qu'une membrane tendue vibre difficilement, même pour des sons d'une *grande intensité*, quand ceux-ci sont inférieurs pour la hauteur à ceux que rendrait la membrane elle-même pour le degré de tension qu'elle possède. La membrane du tympan est donc mise dans un état de ten-

[1] Dans une étude sur les osselets de l'ouïe dans la série animale, M. Gellé a insisté sur la longueur inusitée du manche du marteau, la brièveté de la branche stapéenne de l'enclume, le peu de développement de l'os de l'étrier, le volume du muscle interne du marteau et la réduction du muscle de l'étrier chez les carnassiers. Chez l'homme, ces deux osselets (marteau et étrier, ainsi que les muscles qui leur sont annexés), sont beaucoup moins disproportionnés. M. Gellé voit dans cette disposition une égalité d'action dans les muscles qui agissent aux deux extrémités de la chaîne des osselets, égalité qui doit contribuer à la régularité et à l'équilibration plus parfaite. Le muscle interne du marteau est animé par un filet provenant du nerf maxillaire inférieur (le maxillaire inférieur renferme la branche *motrice* du nerf de la cinquième partie). La supposition de M. Rouget, que ce muscle recevrait ses filets nerveux du nerf facial ou de la septième paire par l'intermédiaire du ganglion otique et du petit nerf pétreux, n'a pas été confirmée par les expériences de M. Politzer. En outre, M. Vulpian a constaté que dans le cas de section intra-crânienne du facial, les rameaux nerveux du muscle interne du marteau ne sont pas *dégénérés*, tandis, au contraire, qu'ils sont *altérés* quand on a coupé la racine motrice du nerf de la cinquième paire. Quant aux filets nerveux qui animent le muscle de l'étrier, on sait qu'ils viennent du nerf facial.

[2] Quelques personnes peuvent contracter à volonté le muscle interne du marteau et tendre ainsi la membrane du tympan. Ce sont des exceptions rares.

sion forcée, c'est-à-dire dans la situation où elle peut seulement vibrer à l'unisson des sons élevés, et où les vibrations ont le moins d'*amplitude*, toutes les fois qu'un son de grande intensité et de nature à blesser l'ouïe se produit. La membrane du tympan et les muscles qui la meuvent peuvent être, sous ce rapport, envisagés comme des organes protecteurs du sens de l'ouïe. Voici, parmi les nombreuses expériences de M. Polizer, une des plus démonstratives. Sur un chien qu'on vient de tuer, on enlève le plancher supérieur de la caisse du tympan; on fixe sur la tête du marteau un fil de verre de 10 à 12 centimètres de longueur, et à l'extrémité de ce fil on adapte un filament de barbe de plume qui peut écrire sur un cylindre enregistreur. Un tuyau d'orgue est mis en communication avec le conduit auditif à l'aide d'un tube de caoutchouc. On écarte le cerveau, on excite le tronc du nerf trijumeau, pour faire contracter le muscle interne du marteau, c'est-à-dire le tenseur du tympan, et on fait résonner le tuyau d'orgue. Dans ces conditions, les excursions du levier enregistreur des vibrations de la membrane du tympan ont *moins d'amplitude* que quand on fait résonner le tuyau d'orgue, sans exciter le nerf de la cinquième paire.

On obtient le même résultat sur le cadavre de l'homme en tendant artificiellement la membrane du tympan à l'aide de son muscle tenseur. Ces expériences ont été répétées par M. Lucæ. Il a également démontré que les excursions vibratoires du tympan deviennent moins amples à mesure que la tension de la membrane augmente, soit que cette tension soit déterminée par une augmentation de densité de l'air contenu dans la caisse du tympan, soit que la tension soit déterminée par l'air emprisonné à dessein et comprimé dans le conduit auditif externe. Les expériences de M. Lucæ étaient faites à l'aide d'un diapason mis en mouvement par un appareil électro-magnétique suivant le procédé de M. Helmholtz.

Le rôle de protection que remplit la membrane du tympan, lorsqu'elle se tend sous l'influence de ses muscles, peut être mis en évidence à l'aide du téléphone à ficelle. Si on a placé *au contact* de l'un des cornets de l'appareil[1] un corps sonore (une montre ou un diapason en vibration), le son se transmettra avec d'autant plus de netteté à l'autre cornet appliqué sur l'oreille que le fil sera chargé d'un poids tenseur plus considérable. Mais, ainsi que le fait très justement remarquer M. Gellé, il s'agit ici de la transmission, par continuité, d'ondes sonores solides. Ce sont là des conditions expérimentales : ce ne sont pas les conditions ordinaires de l'audition.

L'expérience suivante, dans laquelle les vibrations du corps sonore sont transmises par l'air au téléphone récepteur, donne des résultats d'une application plus directe. Si la montre est placée *à une certaine distance* du cornet récepteur, on constate d'abord que si le fil *n'est pas tendu* le son ne passe pas, c'est-à-dire n'est pas transmis à l'oreille; on peut constater ensuite que le son peut être perçu si on donne au fil une tension équivalente à un poids de 2 à 3 grammes. Pour une tension équivalente à 5 grammes, on atteint le maximum de transmission ; pour une tension de 10 grammes et au-dessus, on n'entend plus rien : c'est le silence. Cette expérience, ainsi que le fait remarquer M. Gellé, donne une juste idée de l'action qu'exerce la membrane du tympan

[1] Le fil doit avoir au plus 60 centimètres de long pour que les expériences soient bien démonstratives.

d'une part comme agent de transmission des ondes aériennes quand elle est modérément tendue, comme agent de protection quand elle est fortement tendue [1].

La membrane du tympan n'est pas indispensable à l'exercice du sens de l'ouïe. Elle peut être perforée et l'ouïe n'en persister pas moins ; mais, suivant M. Bonnafont, qui a rassemblé un grand nombre de cas de ce genre, l'appréciation des tons n'est plus exacte, celle des sons *très bas* ou *très élevés* n'est plus possible.

Le marteau et l'enclume peuvent disparaître aussi sans que l'ouïe soit entièrement perdue. L'oreille peut encore sentir le son ou plutôt le bruit, mais la perception des principales qualités du son (en particulier la notion du ton) est profondément atteinte. Lorsque le lenticulaire et l'étrier ont disparu, le liquide de l'oreille interne s'écoule et l'ouïe disparaît.

D'après M. Bonnafont, les conditions physiques d'une bonne oreille musicale consistent dans une juste harmonie entre la membrane du tympan et le jeu des muscles de la chaîne des osselets. Chez les chanteurs émérites, il a constaté que la membrane du tympan présente une direction telle, qu'elle est en état de recueillir les sons qui s'engagent dans le conduit auditif par tous les points de sa surface. Une membrane du tympan trop oblique, c'est-à-dire trop inclinée, rendrait l'oreille rebelle à certains sons.

§ 310.

La trompe d'Eustache. — L'air de la caisse du tympan. — Les cellules mastoïdiennes. — La trompe d'Eustache, s'ouvrant dans le pharynx, établit une communication entre l'air extérieur et l'air contenu dans la caisse du tympan. L'existence de la trompe est constante chez tous les animaux qui ont une caisse du tympan. La trompe est destinée à maintenir l'*air intérieur* de la caisse à la même pression que l'air extérieur. Les différences de pression entre les deux surfaces d'une membrane entravent en effet le jeu des vibrations. Toute membrane tendue vibre *au mieux*, c'est-à-dire le plus facile-

[1] Les sons qui arrivent à l'organe de l'ouïe chez l'homme sont la plupart du temps des sons *aériens*, et l'organe de l'ouïe est, dans toutes ses parties, disposé pour les percevoir. On peut, cependant, ainsi que nous l'indiquions, percevoir *expérimentalement* des sons *solidiens*, c'est-à-dire des sons engendrés dans des corps solides et transmis sans interruption aux parties profondes de l'organe de l'ouïe. C'est ainsi qu'on entend le tic-tac d'une montre appliquée immédiatement contre les os de la tête ; mais il est certain que le son apporté par l'air et transmis à l'oreille interne par le tympan et la chaîne des osselets détermine une sensation beaucoup plus vive que celle qu'apportent les os crâniens. Appliquez sur le front, à droite par exemple, un diapason qui vibre, puis placez-le en face du conduit auditif externe de l'oreille du même côté, et *à la même distance* : immédiatement le son se renforce.

Quelques mots encore sur les sons *solidiens*. Les expériences de MM. Mach, Lucœ, Hinton, Gellé, ont montré qu'on augmente la sensation sonore, pour les ondes solides qui se propagent dans les os du crâne, par l'occlusion du conduit auditif externe, occlusion qui a pour effet de s'opposer à leur déperdition et en quelque sorte à leur écoulement au dehors.

Si on se rappelle (ainsi que nous l'avons dit précédemment) que les sons solidiens (ou sons au contact) sont difficiles à atténuer, et que les fortes tensions en accroissent l'intensité, tandis qu'au contraire les tensions de la membrane du tympan peuvent, dans les limites physiologiques, atténuer les sons aériens violents, et éteindre les sons aériens faibles, on peut supposer que pour les sons solidiens, l'atténuation et même l'extinction de ces sons peut être produite, non par la membrane du tympan, mais par la pression de la base ou platine de l'étrier, sur le liquide de la fenêtre ovale. Ces inductions physiologiques ont conduit M. Gellé à la constatation des lésions profondes de la caisse au niveau des fenêtres ovale et ronde.

ment, quand elle est pressée sur ses deux faces par des pressions égales (Voy. § 307).

L'air de la caisse du tympan a donc pour effet bien moins de transmettre directement les ondes sonores, que d'assurer les libres vibrations de la membrane du tympan, vibrations que porte rapidement à l'oreille interne la tige solide des osselets interposée entre la membrane tympanique et le labyrinthe.

La trompe communique avec l'arrière-gorge par un conduit, qui dans sa partie profonde est extrêmement étroit. Ce conduit est ordinairement fermé, et il ne s'ouvre que pendant les mouvements de déglutition. La paroi externe de ce conduit, on le sait, est membraneuse et mobile, sa paroi interne cartilagineuse est fixe. C'est le muscle péristaphylin externe [1] qui tout en exerçant son action tensive sur le voile du palais, au moment de la déglutition, écarte en même temps la paroi externe de la paroi interne de la trompe, et établit en ce moment une communication temporaire entre la caisse et le pharynx.

La trompe ne communique donc pas d'une manière permanente avec le pharynx. Le renouvellement de l'air dans la caisse ou mieux le rétablissement de l'égalité de pression entre l'air extérieur et l'air du tympan, a lieu seulement d'une manière intermittente. C'est ici le lieu de remarquer que les mouvements de déglutition qui maintiennent cet équilibre nécessaire ont lieu non seulement pendant le repas, mais encore pendant les périodes intermédiaires, et aussi pendant le sommeil, sans que nous en ayons pour ainsi dire conscience, et à des intervalles assez rapprochés.

Ce fait a été mis hors de doute par les recherches de MM. Politzer, Toynbee, Jago, Gellé, etc., et il explique les effets suivants. Lorsque nous nous transportons brusquement dans un milieu d'une densité différente, nous éprouvons une surdité passagère, parce que l'équilibre ne s'établit pas immédiatement entre le milieu extérieur et la caisse du tympan. La communication par la trompe n'est ni béante ni largement ouverte ; cet équilibre ne s'opère qu'au bout de quelques instants. C'est ce qu'on observe quand on descend sous l'eau dans la cloche à plongeur, ou quand on entre dans la chambre d'un apparail à air comprimé ; c'est ce qu'on observe encore quand on s'élève en ballon et qu'on se trouve *brusquement* transporté dans les couches d'air d'une densité inférieure à celles de la surface du sol.

L'acte de la déglutition maintient donc, d'une manière intermittente, l'équilibre de pression entre l'air de la caisse et le milieu ambiant. On peut s'en rendre facilement compte soi-même. Si on exécute un mouvement forcé d'expiration, le nez et la bouche fermés, l'air se trouve alors *refoulé* dans la caisse et on sent une espèce de choc subit dans l'oreille. On peut alors ouvrir la bouche, sans que l'air accumulé dans la caisse s'échappe (preuve manifeste que la communication entre la caisse et l'arrière-gorge n'est pas permanente). Mais pour le faire sortir, il suffit d'exécuter plusieurs mouvements de déglutition successifs, ou même un seul mouvement de déglutition si on a soin de l'exécuter le nez et la bouche fermés.

Il résulte de tout ceci que, dans les conditions normales, chaque mouvement de déglutition est accompagné d'un changement dans le ressort élastique de la petite masse d'air renfermée dans la caisse, et par conséquent d'un mouvement

[1] Le péristaphylin interne concourt aussi à l'ouverture de la trompe, mais plus faiblement (M. Gellé).

corrélatif de la membrane du tympan. Si on dispose dans le conduit auditif externe un manomètre gradué convenablement ajusté (l'endotoscope de M. Gellé par exemple), on peut, à l'aide des variations de pression de la petite masse d'air emprisonnée dans le conduit auditif externe, et au moyen d'un levier léger qui accuse les oscillations de la colonne manométrique, enregistrer sur un cylindre tournant les mouvements de la membrane du tympan. La figure 272 représente le tracé de ces mouvements.

On voit sur cette figure que chaque mouvement de déglutition se traduit par un très léger mouvement en dehors de la membrane du tympan indiquant la pénétration de l'air extérieur dans la caisse ; on voit aussi que le retour à la

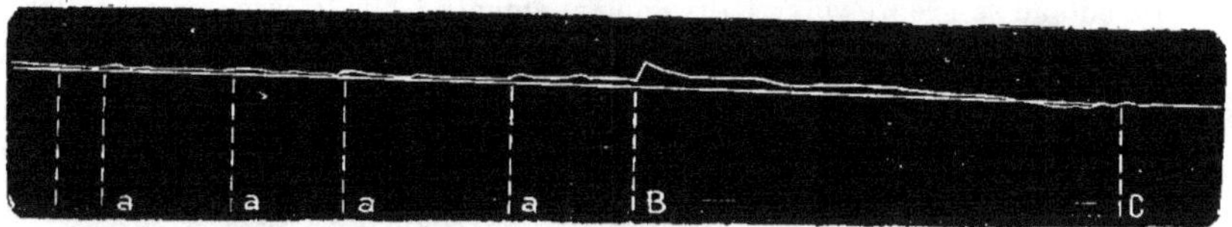

Fig. 272.

a, a, a, a, mouvements de déglutition simple. — *b*, épreuve de Valsalva. — De *b* en *c*, retour de la membrane du tympan à la position d'équilibre.

position moyenne d'équilibre est très prompt. Le point *b* représente l'effet produit par un mouvement d'expiration forcé, le nez et la bouche fermés (expérience dite de Valsalva). On voit que le refoulement, en dehors, de la membrane du tympan, s'accuse par une ascension plus élevée du levier enregistreur, et d'autre part, qu'il faut un temps plus long pour ramener le ressort élastique de la masse d'air emprisonnée à son état d'équilibre instable.

On peut encore constater au moyen du manomètre auriculaire que quand on exécute un mouvement de déglutition en se pinçant le nez, il se produit à ce moment une sorte d'aspiration dans la caisse du tympan, aspiration qui se traduit par un abaissement brusque du tracé, lequel d'ailleurs se relève rapidement.

Si, à l'exemple de M. Gellé, on ajuste dans le conduit auditif externe un tube otoscope, dans l'extrémité libre duquel se trouve engagée la tige d'un diapason (*la* ³), on constate que les vibrations de l'instrument qui parviennent à l'oreille s'éteignent subitement dans les deux conditions suivantes : ou bien quand on exécute un acte de déglutition le nez étant fermé avec les doigts (par raréfaction de l'air de la caisse), ou bien quand, à la manière de Valsalva, on exécute un mouvement d'expiration le nez et la bouche fermés (par augmentation de tension de l'air de la caisse)[1].

Dans les conditions normales, il y a donc entre la cavité du tympan et le pharynx, et malgré l'étroitesse du conduit de la trompe, des communications suffi-

[1] Ces changements de pression sur la face externe ou sur la face interne de la membrane du tympan produisent, *d'une manière passive*, quelques-uns des effets que produit l'action musculaire dans le fonctionnement de l'appareil d'accommodation de l'oreille.

M. Gellé (1882, communication à la Société de Biologie) a encore observé avec le même dispositif expérimental, que le son du diapason, quand il n'est pas très intense, s'éteint brusquement aussi, quand on contracte énergiquement les muscles masticateurs, probablement par contraction *synergique* et exagérée du muscle tenseur de la membrane du tympan.

santes pour entretenir l'équilibre de tension entre l'air tympanique et l'air extérieur. Lorsque ces communications sont suspendues, il en résulte une dureté de l'ouïe qui peut devenir très grande. La communication de la caisse du tympan avec l'extérieur étant rompue, la petite quantité d'air qui y existait se trouve peu à peu résorbée en grande partie, et, par conséquent, raréfiée. Lorsque le canal de la trompe n'est pas complètement oblitéré, on remédie à cette imperfection par des injections d'air.

La trompe sert donc à établir la communication de l'air extérieur avec la caisse, de manière à entretenir l'égalité de pression sur les deux faces de la membrane du tympan, et aussi à écouler vers le pharynx les mucosités de la caisse. A-t-elle encore d'autres usages? Est-ce par la trompe que l'homme qui parle entend sa propre voix? La trompe augmente-t-elle la résonnance du son, à la manière du tuyau des instruments à vent?

On peut objecter à la première supposition que la trompe est moins bien disposée pour transmettre le son que les parties dures qui l'environnent, et, d'ailleurs, l'expérience prouve que nous nous entendons parler par les ondes sonores aériennes qui viennent frapper l'oreille externe, quand l'air résonnant est sorti au dehors. Quand nous entendons le son de notre voix, ce n'est pas le *son laryngien*, tel qu'il arrive de la glotte dans le pharynx, que nous entendons, mais c'est la *voix articulée*, c'est-à-dire le son qui sort de notre bouche, modifié par la langue, les lèvres, les dents, etc. Quant à la seconde supposition, elle n'est pas admissible; il faudrait, pour cela, que la trompe fût un canal béant largement ouvert, ce qui n'est pas, au moins chez l'homme. On ne voit pas d'ailleurs en quoi cela pourrait servir à l'audition; on voit bien mieux, au contraire, en quoi cela pourrait lui nuire.

La caisse du tympan communique en arrière avec les cellules mastoïdiennes. Ces cellules, qui sont remplies d'air, augmentent la petite masse d'air renfermée dans l'oreille moyenne. Peuvent-elles être considérées comme un appareil de résonance? Il faudrait pour qu'il en fût ainsi que l'air de l'oreille moyenne pût être considéré comme le véhicule des ondes sonores, et tel ne paraît pas être son rôle dans l'audition. Les maladies de l'apophyse mastoïde qui contient ces cellules ne paraissent, d'ailleurs, avoir aucune influence sur l'audition. Tout ce qu'on peut dire, c'est qu'en augmentant la provision gazeuse de la caisse du tympan, les cellules constituent une sorte de réserve qui permet aux différences de densité de ne pas se produire trop rapidement. On a remarqué que les cellules mastoïdiennes sont très développées chez les oiseaux de haut vol exposés à de brusques variations de pression atmosphérique.

§ 311.

Oreille interne ou labyrinthe. — Vestibule. — Canaux semi-circulaires. — Limaçon. — Les vibrations sonores arrivent à l'oreille interne, soit par la chaîne des osselets de l'ouïe, mise en vibration par les vibrations de la membrane du tympan, soit par les parois osseuses de la tête.

Mais nous avons déjà fait remarquer que dans l'audition *normale*, le corps vibrant n'est pas relié avec l'oreille interne par une succession continue de solides, et que l'air ambiant est l'agent de transmission du son. D'autre part, nous savons que les vibrations se transmettent bien moins facilement de l'air aux solides, qu'elles ne se transmettent à ces mêmes solides à l'aide de membranes tendues qu'ils supportent (§ 307).

Il en résulte que dans les conditions ordinaires de l'audition, les ondes aériennes sonores qui nous entourent ne communiquent aux os de la tête que de faibles ébranlements. Les vibrations sonores qui servent véritablement à l'audition sont celles qui sont transmises à l'oreille interne par l'oreille externe et moyenne.

Les ondes sonores parviennent à l'oreille interne par la chaîne des osselets, laquelle s'associe à tous les mouvements de la membrane du tympan. L'étrier le transmet à la membrane de la fenêtre ovale, et comme cette membrane est beaucoup plus petite que la membrane du tympan, il en résulte que la moindre vibration de celle-ci ébranle fortement celle-là. Lors donc que sous l'influence d'un ébranlement de l'air extérieur, la membrane du tympan entre en vibration, la base de l'étrier détermine dans le liquide du vestibule (et par le vestibule dans le liquide de toutes les autres parties de l'oreille interne) des alternatives périodiques d'augmentation et de diminution de pression qui s'étendent aux canaux demi-circulaires et au limaçon.

La cavité osseuse du labyrinthe est tout entière remplie de liquide; ses parois ne présentent que deux parties flexibles : la membrane qui ferme la fenêtre ovale (vestibule), la membrane qui ferme la fenêtre ronde (extrémité de la rampe tympanique du limaçon. M. Auzoux avait fait remarquer il y a déjà longtemps, que les liquides qui remplissent l'oreille interne de l'homme et des animaux supérieurs sont contenus dans des cavités solides, et que si l'oreille interne n'eût présenté avec la caisse du tympan d'autre communication que la fenêtre ovale, les mouvements vibratoires communiqués par la chaîne des osselets au liquide de l'oreille interne eussent été très limités, les liquides étant sensiblement incompressibles.

L'existence de la fenêtre ronde et l'élasticité de la membrane qui la ferme permettent à la membrane de la fenêtre ovale de céder sous la pression des mouvements de l'étrier. En effet, la pression exercée sur le liquide de l'oreille interne, au niveau de la fenêtre ovale, par le moyen de la tige des osselets, est transmise par le liquide du vestibule au liquide de la rampe vestibulaire du limaçon, du liquide de la rampe vestibulaire au liquide de la rampe tympanique (au sommet du limaçon ces deux rampes communiquent ensemble); enfin, du liquide de la rampe tympanique à la membrane de la fenêtre ronde, qui cède du côté de l'oreille moyenne, sous l'influence de cette pression. Après quoi la membrane de la fenêtre ronde reprend sa place au moment où la base de l'étrier cesse de presser sur la fenêtre ovale. Il resulte de là une succession de mouvements ou de vibrations isochrones avec les vibrations transmises dans le liquide par la chaîne des osselets. Cette doctrine, en harmonie avec le rôle de la membrane du tympan et avec la nécessité de la présence de l'air (ni raréfié, ni comprimé) dans la caisse tympanique, pour l'exercice normal de l'audition, a été confirmée de tous points par les expériences de M. Politzer et par celles de M. Helmholtz. « Lorsque l'étrier, dit M Helmholtz, presse sur le liquide de l'oreille interne, ce liquide (sensiblement incompressible) n'a qu'une issue pour céder à la pression de l'étrier, c'est la fenêtre ronde avec sa membrane flexible. »

A l'exemple de M. Politzer et de M. Lucœ, on peut introduire dans la fenêtre ronde d'une oreille interne intacte un petit tube de verre très fin étiré sous forme de manomètre; si on presse alors sur la fenêtre ovale en refoulant la base de l'étrier dans le vestibule, on peut voir le liquide coloré monter dans le tube manométrique fixé dans la fenêtre ronde. M. Gellé procède plus simplement à cette démonstration. On pratique une ouverture à la partie supérieure du canal semi-circulaire supérieure sur un rocher frais; il suffit alors de presser de dehors en dedans sur la membrane du tympan pour voir le liquide du canal monter, puis redescendre quand la pression a cessé. On peut aussi ouvrir la caisse du tympan par sa partie supérieure, et pousser *en dehors* la base de l'étrier en pressant convenablement sur la branche descendante de l'enclume : on voit alors, à chaque mouvement en dehors de la base de l'étrier, s'abaisser la couche liquide qui affleure la fenêtre pratiquée au canal semi-circulaire supérieur.

On a cherché à fixer le rôle des trois parties fondamentales de l'oreille interne : *vestibule*, *canaux semi-circulaires*, *limaçon*. Mais il faut bien dire que l'on n'a guère émis, sur ce sujet, que des suppositions plus ou moins plausibles.

Le vestibule et les canaux semi-circulaires sont plus essentiels certainement que le limaçon, car les premiers sont plus constants que le dernier, dans les animaux. A l'animal, auquel le sens de l'ouïe fournit la notion à distance de la proie qu'il cherche ou du danger qu'il doit éviter, la sensation *du bruit* suffit. Aussi, le vestibule et les canaux semi-circulaires ont été considérés comme les organes destinés à recueillir les impressions instantanées et irrégulières caractérisées sous le nom de bruit, et à nous renseigner sur leur intensité; aux canaux semi-circulaires, en raison de leur triple orientation, on a fait jouer en outre un certain rôle dans l'idée de l'espace, et on a considéré enfin le limaçon, qui est l'apanage des espèces supérieures, comme l'organe des sensations *musicales*. Un mot sur ces diverses suppositions, et d'abord rappelons en quelques mots la disposition des appareils nerveux de l'organe de l'ouïe et le lieu précis où ils se terminent.

Le vestibule osseux ainsi que les canaux semi-circulaires osseux contiennent, nous l'avons dit, un vestibule membraneux bilobé (utricule, saccule) et des canaux semi-circulaires membraneux, les uns et les autres remplis de liquide et séparés des parties osseuses par une couche liquide, de telle sorte que ces sacs et ces canaux membraneux sont baignés intra et extra par un liquide dont ils peuvent recevoir les vibrations. C'est dans les parois du vestibule membraneux et dans les ampoules des canaux semi-circulaires membraneux que les nerfs auditifs se terminent. L'utricule est lisse à l'intérieur et présente une tache ovoïde blanchâtre, large de deux ou trois millimètres, saillante de un demi-millimètre, que l'on désigne sous le nom de *tache auditive*, et qui correspond à l'épanouissement du nerf. Il y a également dans le saccule une tache auditive analogue, mais plus petite, correspondant à la terminaison nerveuse.

Les ampoules des canaux semi-circulaires présentent intérieurement une légère saillie en forme de pli, la *crête auditive;* cette crête est tapissée par des cellules d'un épithélium à cylindre au milieu desquelles quelques-unes, plus fusiformes que les autres, présentent de petits prolongements fragiles et élastiques sous forme de longs cils qui baignent dans le liquide. Ces cellules spéciales paraissent, par leur autre extrémité, en relation avec les divisions nerveuses.

Rappelons encore qu'à la surface interne du vestibule membraneux, et dans les points correspondants aux divisions nerveuses, on trouve des corpuscules cristallins adhérents (otolites, otoconies) assez volumineux chez quelques animaux, microscopiques chez l'homme.

La partie membraneuse du limaçon consiste en une lame qui complète la lamelle spirale osseuse et concourt à séparer les deux rampes du limaçon (rampe vestibulaire, rampe tympanique), de telle sorte que l'une des faces de cette lame membraneuse est en rapport avec le liquide de la rampe vestibulaire, l'autre face en rapport avec le liquide de la rampe tympanique.

La lame membraneuse dont il est question se nomme *membrane basilaire.* La membrane basilaire n'a pas le même aspect ni la même constitution dans toute son étendue : sa partie interne est dite *zone lisse*, sa partie externe est dite *zone striée.* La première (zone lisse) est constituée par une substance homogène ; la seconde (zone striée) est formée de fibres placées en travers, droites, rigides, vitreuses, élastiques, auxquelles M. Hensen donne le nom caractéristique de *cordes.*

Les fibres nerveuses du rameau limacéen du nerf acoustique, qui parcourent l'axe ou columelle, traversent, aux divers tours de spire, la lame spirale osseuse, arrivent à la lame basilaire et s'y terminent dans des éléments très compliqués. Les premiers éléments avec lesquels les filets nerveux se mettent en commuuication sont les *cellules* ou *arcs de Corti;* ces arcs occupent la partie interne, ou zone lisse, de la lame basilaire. Un arc complet de Corti se compose de deux piliers, l'un interne en rapport avec les filets nerveux de la branche limacéenne du nerf acoustique, l'autre externe en rapport avec les fibres radiales de la zone striée. Ces articles (ou piliers) sont formés d'une substance homogène transparente, résistante. On les a longtemps considérés comme les organes vibratoires excitateurs des fibres nerveuses ; aujourd'hui on est disposé à placer les organes excitateurs dans les éléments de la zone striée[1]. Les fibres transversales, ou mieux *radiales* de la zone striée, ont une longueur qui va en décroissant d'une extrémité à l'autre du limaçon. On peut concevoir ces fibres radiales comme une sorte de harpe dont les cordes sont disposées de manière à vibrer à l'unisson de tous les sons perceptibles depuis les plus graves, jusqu'aux plus aigus.

Cette doctrine sur le phénomène capital de l'audition a été tout particulièrement développée par M. Helmholtz. L'échelle des sons musicaux, pour les oreilles les plus exercées, ne renferme pas plus de 5376 intervalles ; or le nombre des fibres radiales (ou des *cordes* du clavier de l'audition) est, d'après les estimations les plus modérées, de 6000 au moins (quelques histologistes estiment leur nombre à 13000). Il est donc permis de supposer qu'il y a dans la portion striée de la lame basilaire tous les éléments nécessaires pour correspondre à la totalité de l'échelle diatonique.

M. Auzoux avait émis cette pensée que l'étendue et la finesse de l'ouïe, en ce qui touche à la tonalité, pourrait bien dépendre de l'étendue du limaçon (c'est-à-dire de l'étendue du clavier limacéen). En coulant dans le conduit auditif externe (sur des têtes humaines sèches) de l'alliage d'imprimerie en fusion, on obtient une sorte de lingot, lequel reproduit en relief les diverses parties de

[1] Les arcs de Corti n'existent pas chez les oiseaux, qui ont un sens auditif fin et musical ; les fibres de la zone striée existent au contraire dans la membrane basilaire de tous les animaux qui sont pourvu d'un limaçon.

l'oreille interne (vestibule, canaux semi-circulaires, limaçon)[1]. Or, il est aisé de constater que les dimensions du limaçon varient beaucoup suivant les individus... Tantôt le limaçon décrit deux tours de spire, tantôt deux tours et demi et parfois même trois tours.

Les fibres radiées de la membrane basilaire vibrent donc sous les ébranlements du liquide de la rampe vestibulaire et de la rampe tympanique, et transmettent aux arcs de Corti les vibrations régulières qui correspondent aux tons musicaux. Les arcs de Corti, interposés entre les fibres radiées et les filaments nerveux terminaux du nerf acoustique, se comportent comme des leviers de transmission dont le mécanisme n'est pas suffisamment connu.

Lorsqu'on exécute un trille dans les sons graves, sur n'importe quel instrument, dit M. Helmhotz, l'oreille ne distingue pas nettement chacun des sons du trille lorsque la vitesse est suffisante, tandis que dans les sons élevés, on entend encore chaque son pour cette vitesse. Ce phénomène prouve nettement que les vibrations des éléments vibrants de l'oreille interne pour les sons graves ne s'éteignent pas assez vite pour permettre à deux sons différents de se succéder rapidement sans se confondre. Ce fait prouve encore qu'il doit y avoir dans l'oreille interne des éléments différents qui sont mis en vibration par des sons de hauteur différente et qui donnent la sensation de ces sons.

Les otholites et les cils qu'on trouve à la surface interne du vestibule membraneux et des ampoules des canaux semi-circulaires doivent perdre rapidement les vibrations communiquées par le liquide, et l'on conçoit qu'ils sont bien plus affectés par les secousses et les brusques ondulations du liquide dans lequel ils baignent de toutes parts que par les vibrations rythmées des sons musicaux. Ces appendices ne paraissent guère pouvoir ressentir que les trépidations brusques et irrégulières, c'est-à-dire les bruits.

Les fibres radiées de la lame basilaire du limaçon, tendues entre des attaches osseuses et bandées par des arcs élastiques (arc de Corti), reçoivent d'abord sur la surface de la rampe vestibulaire, et ensuite sur la surface de la rampe tympanique (par la communication du sommet du limaçon), les ondulations régulièrement espacées du liquide et éprouvent ainsi les vibrations rythmées des sons musicaux.

M. Helmholtz insiste encore sur ce fait que nous pouvons percevoir simultanément à la fois un *son musical* et à la fois un *bruit*, ce qui vient à l'appui d'organes impressionnables différents.

Profitant d'une disposition anatomique de l'oreille du cobaye, M. Gellé détruit par broyement le limaçon, des deux côtés. Le cobaye qui n'a éprouvé ni convulsions, ni mouvements giratoires (comme quand la lésion porte sur les canaux semi-circulaires), le cobaye *n'est pas sourd*. Il le deviendra, il est vrai, huit ou dix jours après, mais seulement au moment où la cicatrisation entraîne l'oblitération du vestibule. Mais ce qu'il importe de remarquer, c'est qu'il *entend* (probablement les *bruits*) tant que l'oreille interne privée du limaçon est encore suffisamment intacte.

En résumé, en ce qui touche la sensation des sons musicaux, c'est-à-dire, la sensation de la *hauteur* ou de la *tonalité* des sons, voici comment on peut se rendre compte des choses. Un son arrive à l'oreille

[1] La chaleur du métal en fusion suffit pour carboniser le tissu osseux qu'on détache ensuite par fragments.

interne et ébranle le liquide du vestibule et des rampes du limaçon, la lame basilaire qui sépare ces deux rampes (rampe vestibulaire, rampe tympanique) est ébranlée, ou plutôt il n'y a d'ébranlées, dans cette lame, que les fibres radiées qui sont à l'unisson du son qui les frappe. S'il arrive à l'oreille un son complexe ou un accord, il affecte les fibres radiées correspondant aux divers sons simples contenus dans le composé sonore. Avec une éducation suffisante, c'est-à-dire avec une oreille exercée, on pourra percevoir les sensations isolées correspondant aux divers sons simples.

La sensation du *timbre*[1] dépendrait de ce qu'un son, en outre des fibres radiées correspondant au son fondamental, en mettrait en branle un certain nombre d'autres diversement associées.

Quant à l'*intensité* du son, cette qualité commune capable d'être transmise par tous les éléments auditifs, elle dépend évidemment de l'intensité de l'excitation.

On a déjà signalé un certain nombre de faits qui donnent un grand degré de vraisemblance à la doctrine de M. Helmholtz. M. Moos rapporte, par exemple, l'observation suivante. Un musicien reçoit sur les deux oreilles des coups violents : pendant huit jours, il est absolument sourd pour tous les *sons graves*, mais il est très sensible aux *sons élevés ;* il ne peut juger que par les yeux du *jeu d'une contrebasse*. Puis, tout à coup, l'ouïe redevient normale. Il est vraisemblable que la cause traumatique avait exclusivement porté sur les éléments radiés de la membrane basilaire accordés pour les sons bas.

En ce qui touche à l'action modératrice ou protectrice de la membrane du tympan et de la chaîne des osselets relativement aux fonctions de l'oreille interne, on conçoit que le liquide du labyrinthe recevant les ébranlements transmis par la platine de l'étrier, leur conductibilité pour le son est dans un rapport étroit avec la tension de l'appareil protecteur. Une faible tension, nous l'avons déjà dit, augmente la conductibilité du son, une forte tension la diminue [2].

On a attribué aux canaux semi-circulaires la propriété de nous faire apprécier la direction du son et, par là, de nous donner la notion de l'étendue et de l'espace : on s'est fondé sur leur orientation variée qui correspond aux trois dimensions des corps. Cette hypothèse ne serait admissible qu'à la condition de faire intervenir dans l'audition non seulement les ondulations sonores qui proviennent de l'oreille externe et moyenne, mais encore les vibrations des os de la tête recueillies tangentiellement par les canaux semi-circulaires. Mais les ébranlements des os de la tête dans l'audition normale, ou *aérienne*, interviennent si peu qu'il n'en saurait être question que pour des bruits de très grande intensité. Il faudrait avant tout démontrer que nous jouissons de la faculté d'apprécier la direction du son autrement que par un acte de réflexion, ou que par la différence d'intensité des ébranlements produits dans chaque oreille.

La notion des trois dimensions des corps d'où nous tirons l'idée de l'éten-

[1] Le timbre, c'est-à-dire la *saveur* du son, en quelque sorte, nous permet non seulement de distinguer le son de la flûte de celui du violon, du cor, etc., mais de distinguer les sexes, les âges, les personnes, et jusqu'aux sentiments qui les animent. Le timbre dépend du *nombre*, de la *combinaison* et de l'*intensité relative* des harmoniques du son fondamental.

[2] Voici une expérience très simple et très démonstrative de M. Gellé. On place sur une assiette une vessie de cochon pleine d'eau, une montre en mouvement est appliquée contre la vessie d'un côté ; de l'autre côté on écoute les bruits de la montre au travers de la masse liquide à l'aide d'un tube otoscopique ; on charge ensuite la vessie de poids successivement variés.

due et de l'espace, est une notion très complexe. La vue peut l'*éveiller* dans notre esprit, et peut-être aussi le sens de l'ouïe, bien qu'à un plus faible degré; mais c'est par le toucher seul qu'elle y est *entrée* (Voyez *Toucher*).

§ 312.

De la durée de l'impression auditive. — Estimation de la hauteur du son. — Estimation des sons combinés. — La durée de l'impression auditive n'est pas instantanée, elle ne dépend pas de la durée de l'excitation, mais plutôt de son intensité, et elle ne s'éteint pas immédiatement avec la cause qui l'a fait naître. Il en est de même dans la vision, avec cette différence que la persistance de l'impression acoustique paraît moindre que celle de l'impression rétinienne (Voy. § 289).

La durée de l'impression auditive peut être mesurée d'une manière approximative par la limite inférieure des sons perceptibles. Nous avons vu (§ 253) que cette limite correspondait à 32 oscillations simples par seconde. La durée de l'impression auditive peut donc être estimée 1/32 de seconde. La démonstration directe peut être facilement fournie à l'aide de la roue dentée de Savart, ou de la sirène de Cagniard-Latour, instruments dans lesquels le *son* est formé par une succession de *chocs*, au lieu de l'être par une succession de vibrations élastiques. Lorsque les chocs de ces deux instruments ne dépassent pas 32 par seconde, l'oreille distingue ces chocs; lorsque leur nombre dépasse 32, l'oreille ne perçoit plus qu'un *son continu*, parce que la durée de l'impression produite par chacun des chocs sur la membrane auditive est plus grande que l'intervalle qui les sépare. Le phénomène qui se produit ici est analogue à celui en vertu duquel l'*œil* voit une circonférence ignée lorsqu'on fait tourner rapidement un charbon en ignition.

La possibilité de distinguer les uns des autres les différents sons varie singulièrement suivant les individus. Chacun distingue aisément les tons de la gamme et même les demi-tons, les dièzes et les bémols placés entre deux notes consécutives; mais, lorsque deux tons sont très rapprochés, il faut une oreille très exercée pour les distinguer l'un de l'autre; il faut, comme on le dit, avoir l'oreille musicale ou l'oreille *juste*. La finesse de l'ouïe peut être, à cet égard, portée très loin par l'exercice. M. Seebeck affirme qu'on peut arriver ainsi à distinguer un son qui ne diffère d'un voisin que par 1/1200e dans le nombre des vibrations. Une oreille exercée distingue également des sons différents qui résonnent ensemble, alors même que ces sons sont consonants ou harmoniques.

C'est en vertu de l'habitude que les harmoniques qui accompagnent presque tous les sons que nous appelons *simples*, passent inaperçues, et que les sons, presque tous composés, nous donnent une sensation simple. C'est par une nouvelle éducation qu'une oreille exercée parvient à les décomposer.

Quand nous disons une oreille exercée, nous voulons dire une personne exercée qui écoute avec les deux oreilles; car une seule oreille ne jouit pas de ce pouvoir. Voici une expérience très simple, due à M. Weber, et qui le prouve clairement. Prenez deux montres dans la même main et placez-les ensemble près d'une oreille. Vous distinguerez nettement la succession des chocs résultant des battements combinés, mais il vous sera impossible de distinguer le tic-tac de l'une du tic-tac de l'autre, quoiqu'en réalité ces deux instruments ne rendent pas des sons de même hauteur. Placez maintenant une montre à chaque oreille, et alors seulement vous constaterez qu'elles résonnent différemment. Des expériences analogues ont été faites plus récemment par M. Dove et par M. Fechner, à l'aide de diapasons convenablement disposés, tantôt avec les oreilles libres, tantôt en bouchant l'une d'entre elles. Il résulte de là qu'une seule oreille combine les tons, c'est-à-dire qu'elle ne perçoit qu'une résultante dont la hauteur est en rapport avec les tons composants, tandis que les deux oreilles distinguent aisément deux tons différents qui résonnent.

§ 313.

Estimation de l'intensité, de la direction et de la distance du son. — MM. Renz et Wolf ont cherché à apprécier par expérience quel est le degré de sensibilité de l'organe de l'ouïe pour l'apréciation de l'intensité des sons Une montre est placée sur un support vertical matelassé, support disposé de manière à pouvoir se mouvoir dans une glissière sur un plateau horizontal. En avant du support contre lequel est appliquée la montre est un écran fixe, également matelassé en avant et en arrière pour s'opposer à toute réflexion des ondes sonores. Au centre de l'écran fixe est un trou qui correspond horizontalement au centre de la montre, et par lequel les ondes sonores du mouvement de la montre sont transmises à l'oreille. Les lois de la propagation du son étant, en ce qui regarde l'intensité, les mêmes que pour la propagation de la lumière, il s'ensuit que l'intensité du son de la montre décroît comme le carré de la source sonore à l'oreille, ce qui permet de comparer les intensités.

Voici les résultats les plus saillants de ces expériences : 1° L'éloignement qu'il faut donner à la montre pour que le son ne soit plus perçu varie suivant les jours, ce qui prouve que la sensibilité de l'organe auditif n'est pas toujours la même (il en est ainsi sans doute pour tous les autres organes des sens) ; 2° lorsque deux sons de différente intensité sont entendus immédiatement l'un après l'autre, la sûreté du jugement porté sur leur intensité comparative s'accroît avec la différence des deux sons ; 3° toutes les autres circonstances étant égales, lorsque la différence d'intensité des deux sons est dans le rapport de 10 à 7, on peut encore les distinguer l'un de l'autre. Deux sons, l'intensité de l'un étant représentée par 10, tandis que l'intensité de l'autre le serait par 9, ne peuvent plus être distingués l'un de l'autre. D'où il résulte que le pouvoir de distinguer l'*intensité* du son est beaucoup moins étendu que le pouvoir d'en distinguer la *hauteur*.

M. Scott Alison a fait sur le même sujet des expériences intéressantes. Soit un même ton offert à chaque oreille ; si l'on augmente l'*intensité* de l'un des deux, le son intense seul est entendu par l'oreille à laquelle il correspond. La sensation paraît comme non avenue dans l'autre oreille. Mais aussitôt que les sons offerts à chacune des oreilles, quoique n'étant pas de même intensité, ne sont plus de même tonalité (c'est-à-dire de même hauteur), immédiatement ils sont entendus par chaque oreille en particulier.

Si l'on jette les yeux sur la figure 271 (page 328), qui représente le champ de l'audition, on voit que de chaque côté de la tête existent (correspondant à chaque oreille) des zones latérales, séparées en avant, et surtout en arrière, par des espaces où la capacité auditive est nulle pour les sons faibles et où la portée auditive est moindre pour les sons intenses. L'acuité auditive est d'autant plus grande qu'on se rapproche des axes auditifs, lesquels correspondent au maximum de portée de l'ouïe.

Chaque oreille donnant une sensation distincte dans la sensation commune nous fournit les éléments de l'appréciation de la direction du son ou de l'orientation. Si on réunit les deux axes auditifs, ou plutôt les deux conduits auditifs externes à l'aide du tube *inter-articulaire* de M. Gellé (tube de caoutchouc terminé par deux embouts auriculaires), on constate en plaçant un corps sonore (montre ou diapason) sur le tube, à *droite* ou à *gauche* de son milieu, que la sensation auditive perçue, les *yeux fermés*, est nettement droite ou gauche. Si le corps sonore est placé sur le milieu du tube, c'est-à-dire à égale distance des deux oreilles, l'orientation n'est plus possible. Dans cette dernière expérience (le corps sonore étant placé au milieu même du tube inter-auriculaire de M. Gellé), nous ne connaissons la véritable position du corps sonore, par rapport à notre corps, que par le sens de la vue et non pas par le sens de l'ouïe. En effet, sur un sujet dont les yeux sont d'abord bandés, on peut, les ambouts des tubes inter-auriculaires étant fixés dans les oreilles, faire passer l'anse de ce tube, soit *en avant*, soit *en arrière* de la tête sans qu'il puisse dire si le corps sonore qui est appliqué sur le milieu du tube se trouve en avant ou en arrière de la tête. Il n'y a plus de sensation latérale; l'effort de recherche n'aboutit pas; il n'y a plus conscience de la situation [1].

La *direction* du son ne peut donc être appréciée qu'en le rapportant au côté de l'oreille la plus ébranlée, et aussi par le mouvement instinctif qui nous porte à chercher, par le déplacement du corps, le point de l'espace qui correspond à la plus grande intensité du son. Lorsque l'homme renfermé dans sa demeure entend les bruits du dehors ou le passage lointain d'une voiture, il peut affirmer que le bruit se passe dans la rue, parce que le maximum d'intensité du bruit qui parvient à son oreille correspond à ce côté de l'appartement qu'il occupe, mais il lui est impossible de décider à quelle extrémité de la rue il a lieu. Il lui serait également impossible d'affirmer que le bruit se rapproche ou s'éloigne, si la réflexion, qui ne dépend pas du sens de l'ouïe ne l'avait depuis longtemps accoutumé à juger qu'un son fort qui s'affaiblit est un son qui s'éloigne, et qu'un son faible qui devient plus intense est un son qui se rapproche. La *distance* du corps sonore n'étant présumée que par les divers degrés d'intensité du son, l'appréciation de la distance du son est donc une opération de l'esprit.

Lorsque le ventriloque fait successivement entendre des voix qui paraissent sortir de la cave, du grenier, de la cheminée ou de la rue, ce sont ses intentions, exprimées par sa voix naturelle ou par sa pantomime, qui expliquent les *illusions de direction*. Il a d'ailleurs soin d'enfler ou de diminuer le son pour faire naître l'*illusion de distance*.

§ 314.

Nerf de l'audition. — Sensations subjectives de l'ouïe. — Le nerf qui préside au sens de l'ouïe est le nerf auditif. Ce nerf reçoit sur ses expansions ves-

[1] Il importe de remarquer que dans les expériences dont il s'agit, le tube inter-auriculaire s'abouchant avec le conduit auditif externe, le rôle collecteur des pavillons est supprimé.

tibulaires, ampullaires et limacéennes l'impression des vibrations sonores et les conduit à l'encéphale.

La destruction totale du nerf acoustique entraîne la perte de l'ouïe. Les lésions du nerf acoustique et son irritation directe paraissent éveiller de la douleur chez les animaux. On sait que les ébranlements violents du nerf acoustique dans les sons d'une *intensité extrême*, sont douloureux, même lorsque les vibrations sonores sont transmises au travers de l'organe auditif. Il est probable que la sensation auditive, déterminée par l'excitation directe du nerf auditif, présente le même caractère ; c'est une sorte de sensation auditive exagérée. Lorsque l'on comprend l'oreille interne dans un courant galvanique un peu énergique, en plaçant l'un des pôles dans le conduit auditif externe, et l'autre dans l'arrière-bouche, du côté de la trompe d'Eustache, le passage du courant fait naître un *bourdonnement* continu.

Le sens de l'ouïe est sujet, comme le sens de la vue, à des sensations *subjectives*. Lorsqu'un bruit longtemps prolongé a frappé l'oreille, lorsqu'on a voyagé pendant plusieurs jours dans une voiture sur le pavé, il reste souvent dans l'oreille une sensation de roulement, qui ne disparaît qu'après le repos du sommeil. Les sons un peu intenses font naître à leur suite dans l'oreille un bruit particulier, dit *tintement* d'oreille, qui rappelle les images consécutives de la vision. Les sensations subjectives de l'audition sont communes dans l'insomnie, dans l'indigestion et dans toutes les congestions vers le cerveau. Les hallucinations de l'ouïe sont les plus communes et les plus variées.

La sensation de l'ouïe détermine parfois des phénomènes d'ordre reflexe qui lui sont propres; c'est ainsi que quelques tons élevés, surtout des timbres d'un certain ordre, peuvent produire un frémissement des plus pénibles.

§ 315.

Du sens de l'ouïe dans la série animale. — La partie essentielle et fondamentale du sens de l'ouïe correspond à l'oreille interne de l'homme. A mesure qu'on descend l'échelle animale, les parties accessoires du sens de l'ouïe, telles que la conque auditive, le canal auditif externe, la membrane du tympan, la caisse du tympan, les osselets de l'ouïe, disparaissent. L'oreille interne, qui se montre seule dans les animaux inférieurs pourvus du sens de l'ouïe, se présente aussi chez eux avec une complication qui va sans cesse en décroissant. Le limaçon, les canaux semi-circulaires peuvent disparaître, et l'organe de l'ouïe n'est plus représenté alors que par le *vestibule membraneux;* c'est-à-dire par un sac rempli de liquide, auquel adhèrent de petites concrétions calcaires plus ou moins volumineuses; et sur les parois internes de ce sac viennent se ramifier les expansions d'un nerf spécial. Le sac auditif placé profondément dans l'épaisseur des parties osseuses, cartilagineuses ou testacées, ou plus superficiellement sous les parties molles, reçoit les vibrations sonores (aériennes ou aquatiques, suivant que l'animal vit dans l'air ou dans l'eau) par l'intermédiaire des vibrations des parties qui le recouvrent.

Mammifères. — L'appareil auditif des mammifères diffère peu de l'appareil auditif de l'homme, et le sens de l'ouïe est généralement très développé chez eux. L'appareil collecteur du son, c'est-à-dire la conque auditive, présente, chez la plupart d'entre eux, une *forme* et une *mobilité* qui leur permettent de percevoir des sons de faible intensité, et d'en apprécier assez exactement la direction.

En dirigeant en arrière le cornet auditif, les animaux timides peuvent fuir devant le danger, et proportionner leur course à l'intensité du bruit. Le cornet auditif dirigé en avant concourt, avec le sens de l'odorat, à guider les animaux chasseurs qui poursuivent leur proie. Tantôt le cornet auditif, formé par des cartilages plus ou moins épais et solides, est droit (cheval, âne, chat, lièvre, lapin, etc.) ; tantôt les cartilages plus minces sont plus ou moins étalés, et les oreilles retombent sur les côtés de la tête (chien de chasse, chien épagneul, éléphant, etc.) : dans ce dernier cas, l'animal qui écoute soulève la portion pendante de la conque, de manière que, tantôt elle touche sur les côtés de la tête par son bord postérieur, tantôt par son bord antérieur, etc.

Le canal auditif externe est plus ou moins long, suivant les espèces. Tandis qu'il mesure 5 ou 6 centimètres chez les solipèdes et les ruminants, il est très court chez les carnassiers. La cavité du tympan, séparée du canal auditif externe par la membrane du tympan, présente des différences peu essentielles, qui ne portent que sur ses dimensions. Chez quelques animaux, les cellules osseuses mastoïdiennes et les cellules osseuses supérieures ont un grand développement, et augmentent d'autant sa cavité. La trompe d'Eustache, courte et assez étroite chez les bœufs et la plupart des ruminants, est très dilatée chez le cheval, où elle forme ce qu'on appelle les *poches gutturales*. La chaîne des osselets, le vestibule osseux, les canaux semi-circulaires osseux, le vestibule membraneux, les canaux semi-circulaires membraneux, et enfin le limaçon ne présentent rien de particulier. Comme chez l'homme, la cavité du tympan communique avec le vestibule par l'intermédiaire de la fenêtre ovale sur laquelle s'applique la base de l'étrier, et avec le limaçon par l'intermédiaire de la fenêtre ronde. Les muscles qui meuvent les osselets de l'ouïe, c'est-à-dire le muscle interne du marteau et le muscle de l'étrier, acquièrent chez nos grands animaux domestiques (le cheval et le bœuf) un développement qui permet de les bien étudier.

Oiseaux. — L'appareil de l'ouïe est à peu près aussi complet chez les oiseaux que chez les mammifères, sauf le pavillon de l'oreille, qui fait défaut. Le conduit auditif externe, placé sur les côtés de la tête, est formé par un canal ostéo-membraneux qui traverse le temporal. La caisse du tympan, séparée de ce conduit par une membrane du tympan, offre un grand développement; elle communique avec les cellules osseuses dont sont creusés presque tous les os du crâne. La caisse communique avec l'arrière-bouche, par l'intermédiaire des trompes d'Eustache, formées dans toute leur étendue par un canal osseux revêtu d'une membrane muqueuse. Les trompes se réunissent ensemble au point où elles correspondent avec l'arrière-bouche.

L'oreille interne des oiseaux est formée d'un vestibule, de canaux semi-circulaires et d'un limaçon. Celui-ci est peu développé, et il ressemble à celui des lézards et des serpents. Il n'est point contourné en spirale, mais formé d'un canal osseux terminé en cul-de-sac, presque droit. Il est d'ailleurs partagé, par une cloison délicate, dans le sens de sa longueur, en deux rampes (rampe vestibulaire, rampe tympanique) comme celui des mammifères.

Reptiles. — Les reptiles n'ont ni conque auditive, ni canal auditif externe. La membrane du tympan est à fleur de tête ou cachée sous la peau. Elle n'existe pas toujours, quelques reptiles inférieurs (protées, cécilies, axolotls, tritons) étant dépourvus de caisse du tympan. Lorsque la caisse existe, ce qui est le cas le plus fréquent, elle communique généralement d'une manière très large avec l'arrière-bouche. La trompe d'Eustache est tellement évasée, que la caisse semble une sorte de diverticulum de la gorge. Les osselets de l'ouïe sont souvent réduits au nombre de deux. Lorsque la membrane du tympan manque, ces osselets, fixés, à l'aide de l'étrier, sur la fenêtre ovale du vestibule, s'attachent de l'autre côté au derme cutané.

L'oreille interne est complète chez les reptiles pourvus d'écailles, c'est-à-dire les sauriens et les ophidiens (lézards, crocodiles, serpents); elle est composée d'un vestibule, de canaux semi-circulaires et d'un limaçon. Chez eux, l'oreille interne communique, par conséquent, avec la cavité du tympan, par la fenêtre ovale (fenêtre vestibulaire), et par la fenêtre ronde (fenêtre limacéenne). Le limaçon est d'ailleurs non contourné, et à peu près droit. Chez les reptiles dépourvus d'écaille, c'est-à-dire les batraciens (grenouilles, crapauds, etc.), il n'existe pas de limaçon, ni, par conséquent, de fenêtre ronde. L'oreille interne, réduite au vestibule et aux canaux semi-circulaires, ne communique plus avec le tympan que par la fenêtre ovale. Les reptiles nus, dépourvus de caisse du tympan, dont nous avons parlé plus haut, manquent également de limaçon. Le liquide contenu dans l'oreille interne des reptiles contient, comme celui des oiseaux et des mammifères, une poussière composée de cristaux calcaires microscopiques. Cette poussière ne se présente sous forme de petites pierres d'un certain volume que dans les reptiles les plus inférieurs.

Poissons. — Les poissons n'ont ni oreille externe, ni caisse du tympan, ni limaçon. Leur oreille est réduite à la partie membraneuse du vestibule et des canaux semi-circulaires. Tantôt il y a trois canaux semi-circulaires, tantôt il y en a deux, tantôt il n'y en a qu'un. Le vestibule et les canaux semi-circulaires représentent un ensemble membraneux fermé de toutes parts. Comme il n'y a plus ni osselets de l'ouïe, ni cavité du tympan, il n'y a ni fenêtre ovale, ni fenêtre ronde. Tantôt l'oreille interne membraneuse est logée dans la substance cartilagineuse des os de la tête (poissons cartilagineux); tantôt elle est en partie engagée dans les os du crâne, et libre en partie dans la cavité crânienne, et appliquée contre l'encéphale (poissons osseux). L'oreille interne membraneuse reçoit les expansions du nerf auditif, et est remplie d'un liquide dans lequel on trouve des concrétions calcaires d'un volume plus ou moins considérable.

Articulés. — Beaucoup d'insectes ne présentent rien qui ressemble à un appareil d'audition, et pourtant ces animaux paraissent, en beaucoup d'occasions, être sensibles aux ébranlements sonores. Il est probable que chez ces animaux, comme d'ailleurs chez les rayonnés et chez beaucoup de mollusques, les vibrations sonores peuvent être senties, non comme son, mais comme ébranlement du toucher.

Les crustacés ont un appareil auditif élémentaire placé, de chaque côté, à la base des antennes extérieures; il consiste en un petit sac membraneux rempli de liquide, et sur lequel vient s'épanouir un nerf spécial.

Chez quelques crustacés (les mysis par exemple) il y a des crins ou longs cils extérieurs qu'on peut considérer comme des organes d'audition. M. Hensen a récemment observé au microscope qu'en faisant résonner, au-dessus de l'eau qui les contenait, les sons d'un cor, on voyait vibrer quelques-uns d'entre eux pour certains sons et quelques autres pour d'autres sons.

Mollusques. — Les céphalopodes dibranchiaux (poulpes, sèches, calmars) sont les seuls mollusques dans lesquels on ait constaté, d'une manière positive, l'existence de l'appareil auditif. Il consiste en deux petits sacs membraneux placés de chaque côté dans l'épaisseur du cartilage céphalique. Le sac, rempli de liquide, contient une pierre relativement volumineuse, et sur ses parois membraneuses vient se distribuer un nerf spécial.

§ 315 *bis*.

Le sens de l'ouïe. — Indications bibliographiques.

Bressa, Ueber die Nützen der Eustachischen Röhre (*Des usages de la trompe d'Eustache*), *dans* Reil's Archiv für die Physiologie, t. VIII, 1807-1808.

Autenrieth et Kerne, Beobachtungen über die Fonction einzelner Theile des Gehörs (*Recherches sur les fonctions de quelques parties de l'oreille*), *dans* Reil's Archiv., t. IX, 1809.

Asbury, Remarques sur les fonctions et sur quelques états particuliers de l'organe de l'ouïe, *dans* Bibliothèque médicale, 1818.

Curtis, Treatise on the physiology and diseases of the ear, 2e édit., *Londres*, 1818.

Swan, Observations on some points relating to the physiology and pathology of the ear, *dans* Medico-chirurg. Transactions, t. IX, 1818.

E. Weber, De aure et auditu hominis et animalium, *Leipzig*, 1820.

J.-M. Itard, Traité des maladies de l'oreille et de l'audition, *Paris*, 1821.

Magendie, Sur les organes qui tendent ou relâchent la membrane du tympan et la chaîne des osselets, etc., *dans* Journal de Physiologie de Magendie, t. I, 1821.

P.-A. Kayser, Considérations physiologiques sur l'audition, thèse, *Strasbourg*, 1822.

F. Savart, Recherches sur les usages de la membrane du tympan et de l'oreille externe, *dans* Journal de Physiologie de Magendie, t. IV, 1824.

Flourens, Recherches sur les conditions fondamentales de l'audition et les diverses causes de surdité, *Paris*, 1825.

Esser, Mémoire sur les diverses parties de l'organe auditif, *dans* Ann. des sciences natur., t. XXVI, 1832.

G. Breschet, Recherches anatomiques et physiologiques sur l'organe de l'ouïe et l'audition dans l'homme et les animaux vertébrés, 1836-1838.

W. Kramer, Die Erkenntniss und Heilung der Ohrenkrankheiten (*De la connaissance et du traitement des maladies de l'oreille*), 2e édition, *Berlin*, 1836.

C. Lincke, Handbuch der theoretischen und praktischen Orenheilkunde (*Manuel théorique et pratique des maladies de l'oreille*), t. Ier, *Leipzig*, 1837.

P.-J. Vidal, De la Physiologie de l'organe de l'ouïe, *Paris*, 1837.

S. Savart, Leçons de physique professées au Collège de France (*Acoustique*), *dans* le Journal l'*Institut*, année 1839.

James Sym, An Inquiry into the mechanical functions of the ear, *dans* Edinburgh medical and surgical Journal, t. LV, 1841.

Von Gaal, Die Krankheiten des Ohres (*Les maladies de l'oreille*), *Vienne*, 1844.

M. Frank, Praktische Anleitung zur Erkenntniss und Behandlung der Ohrenkrankheiten (*Instructions pratiques pour la connaissance et le traitement des maladies de l'oreille*), *Erlangen*, 1845.

J. Hyrtl, Vergleichend-anatomische Untersuchungen über das innere Gehörorgan der Menschen und Saugethiere (*Recherches d'anatomie comparée sur l'oreille interne de l'homme et des mammifères*), *Prag*, 1845.

W. Kramer, Beiträge zur Ohrenheilkunde (*Contribution à la médecine des oreilles*), *Berlin*, 1845.

J. Müller, Chapitre : Ouïe, *dans* Traité de physiologie, t. II, 1845.

Schmalz, Erfahrungen über Krankheiten des Gehörs, etc. (*Recherches sur les maladies de l'ouïe, etc.*), *Leipzig*, 1846.

Luschka, Ueber die willkührliche Bewegung des Trommelfells (*Sur le mouvement volontaire de la membrane du tympan*), *dans* Archiv für physiologische Heilkunde, t. IX, 1849.

Fick, Akustisches Experiment (*Expériences d'acoustique*), *dans* Müller's Archiv, 1850.

Hauff, Ueber die wilkürliche Bewegung des Trommelfells (*Sur le mouvement volontaire de la membrane du tympan*), *dans* Würtembergisches Correspondenzblatt, no 17, 1850.

Ed. Weber, Ueber den Mechanismus der menschlichen Gehörorgans (*Sur le mécanisme de l'or-*

gane de l'ouïe chez l'homme), *dans* Verhandl. der sächsisch. Gesellschaft der Wissenschaften, 1851.

J. Gottschalk, De tuba Eustachii in aure hominis et animalium, *Berlin*, 1852.

Harless, Article Hören (ouïe), *dans* Wagner's Handwörterbuch der Physiologie, t. IV, 1853.

Kölliker, Ueber die letzten Endigungen des Nervus cochleæ und die Function der Schnecke (*Sur la terminaison de la branche cochéenne et sur les fonctions du limaçon*). *Würzburg*, 1854.

G. Pilcher, Some points in the Physiology of the Tympanum, *dans* Associat. medical Journal, 1854.

W. Kramer, Zur Physiologie des Menschischen Gehörorgans (*Sur la physiologie de l'organe de l'ouïe chez l'homme*), *dans* Deutsche Klinik, n° 35, sept. 1855, et *dans* Froriep's Notizen, t. III, 1856.

A. Rinne, Beitrage zur Physiologie des Ohres (*Contribution à la physiologie de l'oreille*), *dans* Prager Vierteljahrsschrift, t. I, 1855.

J.-A. Schneider, Die Ohrmuschel und ihre Bedeutung beim Gehör (*Le pavillon de l'oreille et son rôle dans l'audition*), Dissert. Marburg, 1855.

Helmholtz, Ueber die Combinationstöne (*Sur les tons combinés*), *dans* Poggendorf's Annalen der Phys. und Chemie, t. XCIX, 1856.

Renz et Wolf, Unterscheidung differenter Schallstärken (*Recherches sur l'appréciation des bruits d'intensité différente*), *dans* Archiv für physiologische Heilkunde, 1856.

C . Bruhns, Ueber das deutliche Hören (*De l'audition distincte*), dissert., *Göttingen*, 1857.

E. Burdach, Annotationes anatomico-physiologicæ de aure externa, *Königsberg*, 1857.

A.-E. Sturm, De organo auditus cum organo visus comparato, dissert. *Breslau*, 1857.

Auzoux, Chapitre Audition, *dans* Leçons élémentaires d'anatomie et de physiologie, 2e édition, *Paris*, 1858.

H. Clarke, De l'audition après la perforation de la membrane du tympan extrait, *dans* Journal de Physiologie de Brown-Séquard, t. I, 1858.

M. Claudius, Physiologische Bemerkungen über das Gehörorgan der Cetaceen (*Remarques physiologiques sur l'organe acoustique des cétacés*), *Kiel*, 1858.

A. Duméril, Sur les organes des sens, et en particulier sur ceux de l'ouïe, du goût et de l'odorat dans les poissons, *dans* Comptes rendus de l'Acad. des sciences, 1858.

J. Jago, On the fonctions of the tympanum, *dans* Proceedings of the royal Society, t. IX, 1858.

H. Landouzy, Effets de l'électrisation sur l'exaltation de l'ouïe dans la paralysie faciale, *dans* Comptes rendus de l'Acad. des sciences, 1858.

Ch. Lespès, Mémoire sur l'appareil auditif des insectes, *dans* Annales des sciences naturelles. Zoologie, 4e série, t. IX, 1858.

J. Waterston, On the theory of sound, *dans* Philosophical Magazine, t. XVI, 1858.

Bonnafont, Mémoire sur les osselets de l'ouïe et sur la membrane du tympan, *dans* Comptes rendus de l'Acad. des sciences, 1858, et Mémoire séparé, *Paris*, 1859.

J. Moorhead, Contribution to the physiology of hearing, *dans* The Lancet, n° 10, et 11, 1359.

S. Ringer, On the alteration of the pitch of sound by conduction through different media, *dans* Proceedings of the royal Society, t. X, 1859.

F. Fessel, Ueber die Empfindlichkeit des menschlichen Ohres fur Höhe und Tiefe der musikalischen Töne (*De la sensibilité de l'oreille humaine pour les tons musicaux elevés et pour les tons bas*), *dans* Poggendorf's Annalen der Physik und Chemie, t. CX, 1860.

A. Magnus, Beiträge zur Anatomie des mittleren Ohres (*Contribution à l'anatomie de l'oreille moyenne*), *dans* Archiv für pathologische Anat. und Physiologie, t. XX, 1860.

J. Toynbee, On the mode in which sonorous undulations are conducted from the membrana tympani to the labyrinth in the human ear, *dans* Philosophical Magazine, janv. 1860.

Brandt, Ueber Verschiedenheit des Klanges (*Des différences de timbre*), *dans* Poggendorf's Ann., t. XXII, 1861.

A. Politzer, Recherches physiologiques sur l'organe et sur la fonction de l'ouïe, *dans* Comptes rendus de l'Acad. des sciences, 1861.

E.-L. Scott, Inscription automatique des sons de l'air au moyen d'une oreille artificielle. En extrait dans les comptes rendus, Acad. des sc., 1861.

Helmholtz, Die Lehre von den Tonempfindungen (*Théorie des sons comme sensation*), *Braunschweig*, 1862.

J. Erhard, Zur Physiologie des Gehörorgans (*De la physiologie de l'ouïe*), *dans* Archiv für Anat. und Physiologie, 1863.

Lucæ, Ueber die sogenannte Knochenleitung, *dans* Arch. f. Ohrenheilk. 1864. —Même sujet, même recueil, 1869.

Le même, Ueber die Respirations Bewegungen des Trommelfels, *dans* Arch. f. Orenheilk. 1864. — Zur Function der Tuba Eustachii, même recueil, 1867.

Mach, Ueber einige der phys. akust. Angehorige Erscheinungen, *dans* Sitzungsb. d. kk. Akad. d. Wiss. zu Wien, 1864.

Le même, Accommodation des Ohres, *dans* Sitzungsber. der kk. Acad. d. Wissensch. zu Wien, 1865.

Politzer, Ueber subjective Gehörempfindungen, *dans* Wien. med. Wochenschrift, 1865.
Jago, The functions of the Tympanum, *dans* Brit. and. f. med. chirurg. Review, 1867. — Même sujet, même recueil, 1870.
Moos, Ueber das subjective Hören, *dans* Arch. fur. path. Anat., 1867.
Erhard, Des sensat. subjectives de l'ouie. Extrait dans Arch. gén. de médec. 1868.
Helmholtz, Ueber die Mechanik der Gehörknöchelchen, *dans* Pflüger's Arch., 1868.
Henke, Der Mechanismus der Gehörknöchelchen, *dans* Zeit. f. rat. med., 1868.
Politzer, Ueber willkurliche Contraction des tensor Tympani, *dans* Arch. f. Ohrenheilk., 1868.
Buck, Versuche über die Schwingungen der Gehörknöchelchen *dans* Verhandl. d. nat. Hist. med. Ver. zu Heidelberg 1869. — Même sujet, *dans* Arch. für Aug. und Ohrenheilk., 1872.
Samelsohn, Zur Kenntniss des subjectiven Hörens, *dans* Arch. für Path. An., 1869.
Schmidekam, Zur Physiologie des Gehörorgans, *dans* Arb. aus d. kieler Physiolog. Institut, 1869.
Prat, Physiologie de l'audition, 1870.
Blake, Results of exp. on the perception of musical tones, *dans* Boston med. and surg. Journal, 1872.
Burnett, Mechanismus der Gehörknöchelchen, *dans* Arch. f. Aug. und Ohrenheilk., 1872.
Mach et Kessel, Ueber Bewegungen im Gehörorgan, *dans* Centrabl., 1871.
Le même, Ueber die Function der Trommelhöle, *dans* Sitzungsb, d. kk. Acad. d. Wissensch. zu Wien, 1872.
Le même, Ueber die Accommodation des Ohres, même recueil, 1872.
Breuer, Ueber die Function der Bogengänge der Ohrlabyrinths, *dans* Med. Jahrbüch, 1874.
J. Budge, Ueber die Function der M. Stapedius, *dans* Pflüger's Arch., 1874.
Jule, On the mechanism of opening and closing the Eustachian tube, *dans* Journ. of an., 1874.
Lucæ, Accommodation und Accommodationsstörungen der Ohres, *dans* Berlin. klinisch. Woch., 1874.
Mach, Ueber die Function der Ohrmuschel, *dans* Arch. f. Ohrenheil., 1874.
Mach et Kessel, Zur Mechanik des Mittelohres, *dans* Sittungsber d. kk. Acad. d. Wiss. zu Wien, 1874.
Zaufal, die Bewegungen der Rachenmundung der Eustach. röhre, *dans* Archiv fur Ohrenheilk, 1874 et 1875.
Le Roux, Sur les perceptions bi-auriculaires, *dans* Compt. rend. Ac. des sc., 1875.
Lucæ, Zur Function der Tuba Eustachii, *dans* Arch. f. path. Anat., 1875.
Schapringer, Ueber den Nutzen der Schnecke des Labyrinths, *dans* Arch. f. Aug. und Ohrenheilk., 1875.
Löwemberg, De l'échange des gaz dans la caisse, *dans* Comptes rendus Ac. des sc., 1876.
Gellé, Etude de la sensibilité acoustique à l'aide du tube *interauriculaire*, dans Tribune médic., 1876.
Weber Liel, Zur Funct. der Membran des runden Fensters, *dans* Centrabl., 1876.
E. Cyon, Les canaux semi-circulaires, organes périphériques du sens de l'espace, *dans* Comptes rend. Ac. des s., 1877 et thèse, *Paris*, 1878.
Gavarret, Acoustique biologique in-8°, *Paris*, 1877.
Gellé, De l'exploration de la sensibilité acoustique, *dans* Trib. médicale, 1877.
Lucæ, Zur Bestimmung der Horschärfe mittelst des Phonometers, *dans* Arch. f. Ohrenheilkunde. 1877.
Thompson, On Binaural Audition, *dans* Phil. Magaz. 1877 et 1878. — The Pseudophon, même rec., 1879.
Gellé, Les mouvements du tympan étudiés par la méth. graphique, *dans* Trib. médic., 1878.
Hartmann, Ueber Function der Tuba Eustachii, *dans* Arch. f. Physiol., 1877. — Même sujet, *dans* Arch. f. path. Anat., 1878.
Brunner, Zur Lehre von den subjectiven Ohrgeräuschen, *dans* Zeitsch. f. Ohrenheilk., 1879.
Coyne, Les parties molles de l'oreille. Thèse de conc. Paris, 1879.
Steinhauser, The theory of binaural audition, *dans* Philos. Magaz., 1879.
G. Bezold, Experiment. Beobachtungen über den Schalleitungsapparat des menschlichen Ohres, *dans* Arch. f. Ohrenheilk., 1880.
Gellé, Études expérimentales sur les fonct. de la trompe d'Eustache *dans* Comptes rendus, Société de biologie, 1880. — Sur le mécanisme de l'ouvert. des trompes, dans Bulletin Acad. de méd., 1880.
Hensen, Physiologie der Gehörs, *dans* Hermann's Handb. d. Physiol., 1880.
Stefani, Ulteriore contribuzione alla fisiologia dei canali semicircolari, *dans* Arch. p. le scienze med., 1880.
Gellé, Retard de l'accommodation de l'ouie, et par suite de la sensation sonore, *dans* Comptes rendus Congrès internat. *Londres*, 1881.
Coyne, Art. Oreille, *dans* Dict. encyclop. des sc. médic., 1882.
Gellé, Études sur le vertige de Ménière, au point de vue des lésions des fenêtres ovales et rondes, *dans* Arch. de Neurologie, 1882.
König. Expériences d'Acoustique, in-8. Paris, 1882.

CHAPITRE V

SENS DE L'ODORAT

§ 316.

Définition. — Des odeurs. — Le sens de l'odorat est celui qui nous donne la notion des odeurs. Quant à dire ce qu'il faut entendre par l'odeur d'un corps, la chose n'est pas aussi aisée à définir qu'elle semble. Pour les uns, les odeurs sont une sorte de mouvement vibratoire des corps se propageant comme un fluide impondérable, et transmis à la membrane muqueuse olfactive. Pour d'autres, les odeurs sont des particules impalpables des corps, des vapeurs, ayant assez d'analogie avec les gaz odorants. Cette dernière opinion, la plus généralement adoptée, est aussi celle qui paraît la plus vraisemblable. Certaines substances odorantes perdent, en effet, avec le temps, leur odeur, et, avec leur odeur, les parties volatiles auxquelles cette odeur était attachée. La diminution dans le poids des matières odorantes exposées au contact de l'air, quelque faible qu'elle soit, tend aussi à le démontrer.

Des quantités extrêmement faibles de matières odorantes suffisent pour réveiller sur la membrane muqueuse des fosses nasales la sensation de l'odeur. L'expérience de tous les jours le démontre. Du papier qui a contenu du tabac ou du musc s'imprègne des parties odorantes volatiles de ces substances, conserve pendant des mois ou des années leur odeur caractéristique, et réveille la sensibilité de la muqueuse olfactive. En diluant une substance odorante avec de l'eau, jusqu'à ce qu'elle soit devenue inappréciable pour l'odorat, on peut estimer ainsi à quelle dose elle cesse d'être odorante. On peut également introduire un volume donné de gaz odorant dans un volume donné d'air atmosphérique et essayer le mélange à l'odorat, jusqu'aux limites extrêmes de la sensibilité olfactive. On pourrait, de cette manière, grouper en séries les gaz et les liquides odorants, et dresser une sorte de table des odeurs, d'après leur degré d'énergie sur la membrane olfactive, qui vaudrait bien la plupart des classifications proposées en ce genre [1]. L'hydrogène sulfuré est encore sensible à l'odorat dans un mélange d'air atmosphérique qui n'en contient que deux millioniémes de son volume. L'organe de l'odorat est un réactif plus sensible que ceux de la chimie; l'homme reconnaît encore par l'odorat la présence de certains corps placés à dessein dans l'air, alors que les réactifs de la chimie sont impuissants à les déceler : témoin l'odeur du musc. Ne nous étonnons pas, dès lors, si la plupart des altérations de l'air déterminées par la présence des matières odorantes sont encore enveloppées d'obscurité, si le parfum des fleurs et si beau-

[1] De toutes les classifications faites sur les odeurs la plus naturelle est celle qui consiste à les grouper en trois classes : odeurs *agréables;* odeurs *désagréables;* odeurs *indifférentes.* Cette classification même est fort élastique. D'une part il y a de telles différences dans la sensibilité olfactive qu'il est assez difficile de s'entendre sur les substances qui sont odorantes et sur celles qui ne le sont pas ; et d'autre part beaucoup d'odeurs qui sont agréables pour les uns sont désagréables pour les autres et réciproquement.

coup d'autres substances odorantes, ou non, ne peuvent pas être mis en évidence à l'aide des moyens dont nous disposons aujourd'hui.

§ 317.

Organes de l'odorat. — Siège de l'odorat. — Les fosses nasales sont tapissées intérieurement par une membrane muqueuse épaisse, molle, vasculaire, recouverte d'un épithélium cylindrique vibratile, pourvue de glandes en grappe, parcourue par un grand nombre de nerfs, et appliquée sur les parois osseuses des fosses nasales. Cette membrane se développe sur des cornets (cornets supérieurs, moyens, inférieurs), et dans des sinus (sinus frontaux, ethmoïdaux, maxillaires, sphénoïdaux), c'est-à-dire sur des parties saillantes et dans des anfractuosités qui multiplient sa surface. Les animaux, qui ont l'odorat plus développé que l'homme, présentent une muqueuse nasale plus étendue, c'est-à-dire des saillies et des enfoncements plus nombreux.

Le siège réel de l'odorat ne s'étend pourtant pas à toute l'étendue de la membrane muqueuse qui recouvre les fosses nasales et ses dépendances. Les

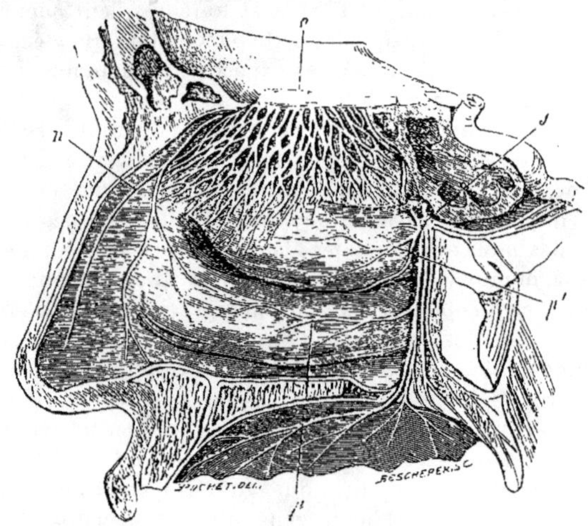

Fig. 273.

o, le nerf olfactif et ses ramifications.
n, filet ethmoïdal du rameau nasal de la branche ophthalmique du nerf de la cinquième paire.
p, rameau nasal du grand nerf palatin.
p', rameau externe du nerf sphéno-palatin.
s, ganglion sphéno-palatin.

sinus ne paraissent que des parties de perfectionnement, destinées à retenir en quelque sorte l'air odorant, en le plaçant en dehors de l'inspiration et de l'expiration, et à *prolonger* ainsi l'impression. Le véritable siège de l'odorat n'existe que sur les parties de la membrane muqueuse des fosses nasales dans lesquelles vont se distribuer les nerfs olfactifs, c'est-à-dire les parties les plus supérieures. Telle est la membrane qui recouvre la voûte des fosses nasales, celle qui revêt les parties supérieures des parois des fosses nasales jusqu'à la naissance des cornets moyens et la partie supérieure de la cloison. La figure 273 représente la distribution du nerf olfactif sur les parois latérales des fosses nasales.

La membrane muqueuse de la voûte et des parois supérieures des fosses nasales correspondant à la distribution nerveuse du nerf olfactif présente une apparence particulière : elle est très riche en nerfs, moins vasculaire, moins pourvue de glandes ; on n'y voit pas de cils vibratiles : sa couleur est *jaunâtre* (cette couleur jaune est surtout marquée sur les animaux à odorat développé ; cette région porte chez eux le nom de *tache jaune*). L'épaisseur de la membrane muqueuse en ce point est d'environ 1 millimètre ; tandis que dans les sinus elle n'est guère que de $0^{mm},3$ à $0^{mm},1$. Il y a entre les cellules de l'épithélium cylindrique qui recouvre cette partie de la muqueuse nasale, d'autres éléments spéciaux (Max Schultze), c'est-à-dire des cellules très allongées terminées en pointe à la manière de fuseaux. Du côté du derme muqueux la pointe profonde de ces fuseaux communique avec des filets nerveux dépouillés de leur myéline, c'est-à-dire avec des cylindre-axes ; à la surface de la membrane pituitaire l'autre pointe du fuseau est libre. Ces éléments peuvent être considérés comme des cellules nerveuses terminales [1].

On peut, par expérience, démontrer que toutes les parties de la membrane muqueuse des fosses nasales ne sont pas aptes à sentir les odeurs. Il suffit pour cela de placer dans les fosses nasales un tube de verre coudé et un peu fin, communiquant avec un vase fermé contenant un gaz odorant. Lorsqu'on place le tube presque horizontalement sur le plancher inférieur des fosses nasales, l'air inspiré par le tube ne donne pas lieu à la sensation de l'odeur ; lorsque le tube est dirigé par en haut, du côté de la voûte des fosses nasales, l'odeur est vivement perçue.

Toutefois il faut avoir soin, dans l'expérience précédente, de ne pas engager le tube par en haut, aussi loin qu'il peut aller. Quand il se rapproche trop de la voûte des fosses nasales, l'odeur devient moins perceptible. Le courant d'air entraîne alors trop rapidement l'air odorant dans les poumons ; il est hors de la portée des sinus où il semble qu'il doive s'introduire pour exciter, *pendant un certain temps*, les nerfs placés au sommet de l'appareil olfactif. Les sinus ne paraissent donc pas inutiles à l'olfaction, mais ils ne jouent qu'un rôle tout à fait secondaire, en prolongeant la durée de l'impression. La membrane qui les tapisse est, en elle-même, incapable de recevoir l'impression odorante ; elle est en dehors du champ de distribution du nerf olfactif. Les sinus frontaux et maxillaires mis à découvert chez l'homme, à la suite d'opérations chirurgicales, se sont montrés tout à fait insensibles à l'impression des odeurs lorsqu'on s'est mis en garde contre leur transport vers le plancher supérieur des fosses nasales.

§ 318.

Des conditions de l'olfaction. — De l'olfaction dans ses rapports avec la respiration. — L'air est le véhicule des odeurs [2]. Pour que les odeurs produisent leur impression sur la membrane muqueuse olfactive, il faut que l'air

[1] Les animaux à odorat très développé et chez lesquels on les voit le mieux sont : le chien et la grenouille.

[2] On ne sent guère dans l'eau. La vapeur d'eau répandue dans l'atmosphère peut favoriser l'odorat dans certaines conditions parce que cette eau qui est à l'état gazeux se charge de quelques principes odorants, volatils par son intermédiaire ; mais l'eau, par elle-même, est nuisible pour notre odorat : quand on a fait passer de l'eau dans les fosses nasales on a perdu pour quelques instants le pouvoir de sentir les odeurs.

soit mis en circulation dans les fosses nasales par les mouvements respiratoires.

En d'autres termes, il faut que la substance odorante soit *amenée au contact* de la partie sentante de la muqueuse nasale. Placés dans un milieu très odorant, nous pouvons, bien que le nez reste ouvert, ne rien sentir, à la condition d'arrêter absolument les mouvements de la respiration. Suspendez la respiration et placez dans les fosses nasales un petit morceau d'une substance très odorante (du camphre par exemple), aucune sensation olfactive ne se produira.

Il faut donc, pour sentir, que le courant d'air porte la substance odorante sur la région olfactive. Lorsque nous sentons une odeur agréable, nous multiplions coup sur coup les mouvements inspiratoires pour remplir les diverses parties des fosses nasales et y accumuler l'air odorant.

Il semblerait que si l'on a inspiré une odeur très vive, qu'on ferme les narines immédiatement après et qu'on continue ensuite à inspirer et à expirer par la bouche, il semblerait, dis-je, que le gaz odorant, qui reste renfermé pendant quelque temps dans les fosses nasales, dût éveiller pendant tout ce temps la sensation de l'odeur qui lui est propre ; il n'en est rien cependant ; la sensation ne dure guère plus alors que si l'on avait laissé l'air circuler librement dans le nez. Le sens de l'odorat paraît donc s'émousser promptement par la répétition d'une même impression. La facilité avec laquelle on s'accoutume à une odeur, si bien même qu'elle devient inaperçue, est connue de tout le monde. C'est encore pour cette raison que les personnes affectées de maladies des poumons ou du larynx, ou de caries dentaires, et dont l'haleine exhale une odeur désagréable, ne s'aperçoivent pas elles-mêmes de la fétidité des gaz expirés. Il ne faut pas conclure de là, comme on l'a fait quelquefois, que l'olfaction n'est possible que dans les mouvements inspiratoires, et qu'elle ne se produit pas dans les mouvements d'expiration. Si la muqueuse nasale des personnes dont nous parlons reste insensible aux odeurs qu'elles exhalent, cela tient à ce que la persistance de l'impression a amorti, et, à la longue, aboli la sensation. Lorsqu'au moment d'une mauvaise digestion, on expulse les gaz de l'estomac par le nez, on perçoit parfaitement l'odeur de ces gaz.

Si l'on ferme avec ses doigts les fosses nasales, au moment de l'inspiration, et si l'on fait passer le courant d'air odorant par la bouche, pour le rendre ensuite par le nez, la sensation produite de cette manière sur la membrane muqueuse olfactive est, il est vrai, moins vive que lorsque l'air odorant a pénétré tout d'abord dans les fosses nasales, par un mouvement d'inspiration. Mais cela tient au mécanisme différent de l'inspiration et de l'expiration. Au moment de l'*inspiration*, l'appel pulmonaire attire l'air des parties supérieures, c'est-à-dire celui des fosses nasales et de tous leurs diverticules, avec une certaine énergie. L'air du dehors, attiré pour combler le vide qui tend à s'opérer dans les parties supérieures du trajet respiratoire, a donc une grande tendance à renouveler l'air de toutes les parties des fosses nasales et à y faire pénétrer ainsi l'air odorant. Au moment de l'*expiration* par le nez, au contraire, l'air qui vient des poumons s'échappe *au plus court*, c'est-à-dire en suivant le plancher inférieur des fosses nasales, et n'a qu'une très faible tendance à déplacer l'air contenu dans les anfractuosités de l'appareil olfactif pour s'y substituer.

Le nez, placé comme une sorte de cornet ostéo-cartilagineux à la partie antérieure et supérieure des fosses nasales, concourt à la perfection du sens de l'odorat, en dirigeant vers la voûte des fosses nasales le courant de l'inspiration. L'air inspiré frappe et se brise ainsi contre la voûte, la partie véritablement sentante. Lorsque le nez manque, l'olfaction est profondément troublée, parce qu'au moment du vide inspiratoire, le courant d'air suit le plus court chemin pour arriver aux poumons, en glissant le long du plancher inférieur des fosses nasales. On remédie à cette infirmité à l'aide d'un nez artificiel, qui joue le même office que le nez naturel.

Le rôle capital que jouent les phénomènes mécaniques de la respiration, dans l'exercice de l'odorat, nous explique comment on peut se rendre presque insensible aux odeurs qu'on veut éviter, sans fermer les fosses nasales et sans cesser de respirer. Il suffit, pour cela, de respirer largement la bouche ouverte, de manière que le courant d'air passe presque entièrement par la bouche. L'air des cavités nasales est alors à peine renouvelé et la sensation considérablement affaiblie. En fermant complètement les narines avec les doigts, et en respirant et en expirant seulement par la bouche, l'air n'est plus renouvelé dans les fosses nasales, et l'odeur passe tout à fait inaperçue.

§ 319.

Différences dans la sensibilité olfactive. — L'impressionnabilité aux odeurs n'est pas la même chez tous les individus. Elle peut varier dans des limites très étendues. Ces différences dépendent et de l'habitude et de l'état du système nerveux. Beaucoup de substances, odorantes pour certaines personnes, sont tout à fait sans odeur pour d'autres : tel est le parfum peu développé de certaines fleurs, du réséda et des violettes par exemple. La finesse de l'olfaction augmente par l'exercice.

De même que certaines personnes sentent ce que d'autres ne sentent pas, de même beaucoup d'animaux dont l'odorat est plus développé que le nôtre ont la notion de beaucoup d'odeurs que nous ne soupçonnons même pas. C'est ainsi que le chien reconnaît à la piste l'odeur de son maître, quelques heures après son passage, et alors même que d'autres personnes ont passé par les mêmes lieux. C'est ainsi que les chiennes en chaleur exhalent une odeur que le mâle reconnaît de loin, et qui lui fait souvent parcourir de grandes distances.

Il est des substances qui affectent agréablement l'odorat de certaines personnes, et qui sont désagréables ou même repoussantes pour d'autres ; l'assa fœtida est de ce nombre, et nous pourrions citer mille autres exemples. Les odeurs, même les plus suaves pour la plupart des autres hommes, deviennent pour quelques-uns le sujet de répulsions qui peuvent aller jusqu'à la syncope. Je ne parle pas ici de l'effet prolongé des odeurs fortes, qui amènent chez la plupart des hommes la migraine, la nausée et même la syncope.

Chacun sait que les odeurs éveillent souvent les désirs vénériens. Elles sont un excitant puissant du système nerveux, et la thérapeutique pourrait sans doute les utiliser.

§ 320.

Le nerf olfactif dans l'odorat. — Des sensations olfactives subjectives. — Le nerf olfactif, ainsi que nous l'avons dit, est le nerf qui donne à la muqueuse nasale la sensibilité spéciale qui la rend apte à recevoir l'impression des odeurs. C'est lui qui transmet à l'encéphale les impressions reçues par la membrane muqueuse olfactive. L'absence congénitale du nerf olfactif est toujours accompagnée d'une *anosmie* complète ; il en est de même de sa destruction morbide. On peut détruire le nerf olfactif sur les animaux sans produire des désordres trop graves. Pendant cette opération, les animaux se montrent insensibles aux irritations qui portent sur ce nerf; la section et l'irritation mécanique passent inaperçues. Le nerf olfactif n'est impressionné que par son excitant spécial, c'est-à-dire par les odeurs, et par les odeurs seulement, de même que le nerf optique ne l'est que par la lumière. Il est probable que les divers modes d'excitation du nerf olfactif ne sont point ressentis comme sensation tactile ni comme sensation douleur, et qu'ils éveillent la sensation propre aux impressions de ce nerf, c'est-à-dire l'odeur [1].

Le nerf olfactif est bien le nerf de l'olfaction. Non seulement l'absence congénitale ou la destruction morbide de ce nerf le prouvent, mais aussi l'expérience. M. Schiff prend cinq jeunes chiens allaités par leur mère. Sur quatre d'entre eux, il pratique dans le crâne la section du nerf olfactif ; sur le cinquième, il pratique une section en arrière des lobes antérieurs du cerveau, au delà des racines des nerfs olfactifs. Tous ces chiens se rétablissent promptement. Le dernier reste dans son état normal, au moins en ce qui regarde le sens de l'odorat ; il sait encore se diriger de lui-même vers les mamelles de sa mère. Quant aux autres, ils ne savent plus les trouver, et pour les entretenir vivants, il faut les nourrir artificiellement. Lorsqu'on les éloigne du nid, ils ne peuvent plus retrouver leur gîte. Lorsqu'on leur introduit un liquide dans la bouche, ils exécutent d'ailleurs des mouvements de succion. Ils restent insensibles à l'odeur de l'hydrogène sulfuré et d'autres gaz fétides qui font fuir d'autres petits chiens non opérés et du même âge.

Lorsqu'on place un flacon d'ammoniaque sous le nez d'un animal ainsi opéré, il finit par se débattre et par se gratter le nez avec sa patte. Mais la sensation provoquée chez lui est plus lente à se manifester que chez les chiens non opérés. L'ammoniaque émet, comme on sait, des vapeurs qui irritent vivement toutes les membranes muqueuses. Si la sensibilité olfactive de la muqueuse nasale a disparu, la sensibilité générale n'en persiste pas moins, car celle-ci est sous l'influence du nerf de la cinquième paire. Il s'agit donc ici non de la sensibilité olfactive, mais de la sensibilité générale. Il arrive en ce moment à la muqueuse nasale ce qui arrive à la membrane conjonctive lorsqu'on approche des yeux un flacon d'ammoniaque : l'animal cherche pareillement à se débarrasser de la cause d'excitation.

L'intégrité de la membrane olfactive (c'est-à-dire des éléments nerveux impressionnables qu'elle renferme) n'est pas moins nécessaire à l'olfaction que l'intégrité du nerf olfactif et que l'intégrité du centre nerveux olfactif auquel aboutit le nerf de l'olfaction. L'inflammation si commune de la muqueuse nasale (coryza) entraîne, on le sait, une anosmie parfois complète. C'est également par l'action qu'exerce sur la muqueuse nasale le nerf de la cinquième paire qu'on peut expliquer les troubles olfactifs qu'entraînent parfois les lésions de ce nerf (V. § 000).

[1] On sait qu'il en est ainsi pour le nerf optique. Toute excitation de ce nerf est sentie, non comme *tact* ou comme *douleur*, mais comme *lumière*.

Le sens de l'odorat est sujet à des sensations *subjectives*, mais ces sensations sont moins connues et moins fréquentes que celles de l'ouïe et de la vue. Les hallucinations du sens de l'odorat, chez les aliénés, portent presque toujours sur des sensations d'odeurs désagréables ; ils se plaignent presque constamment qu'on leur donne des aliments corrompus ou mélangés de matières fécales.

Quant à la direction suivant laquelle les odeurs parviennent au sens de l'odorat, il est évident que ce sens est tout à fait impuissant à nous la faire connaître. Lorsque les odeurs nous sont apportées par les vents, le sens de l'odorat n'est pour rien dans le jugement que nous portons sur leur direction, et en pareille matière on risque fort, d'ailleurs, de se tromper.

§ 321.

Du sens de l'odorat dans la série animale. — Le sens de l'odorat est généralement plus développé chez les mammifères que chez l'homme. Les cornets présentent, chez la plupart d'entre eux, des prolongements osseux papyracés qui multiplient beaucoup l'étendue de la membrane muqueuse pituitaire. Les sinus frontaux sont très spacieux ; la plupart des autres sont rudimentaires. Les volutes osseuses plus ou moins compliquées, dont l'ethmoïde est découpé, remplacent en grande partie les sinus ethmoïdaux.

C'est principalement au développement du cornet inférieur que les ruminants, les carnivores et les rongeurs doivent la multiplication des surfaces olfactives. Chez les premiers, le cornet inférieur se divise à son bord libre en deux lames papyracées, dont l'une se recourbe et s'enroule par en haut et l'autre par en bas. Chez les seconds (chiens, lièvres, lapins), le cornet inférieur se divise et se subdivise en lames et en lamelles, qui rappellent la disposition des lames et lamelles du cervelet. Chez le chien, l'ethmoïde, découpé en lames, multiplie considérablement, dans la partie supérieure des fosses nasales, la surface olfactive. Chez le cheval, les cornets sont moins compliqués : le supérieur se recourbe en lame de haut en bas, et l'inférieur de bas en haut.

Le nez des mammifères est généralement peu détaché des os de la face. Chez les solipèdes et les ruminants, les naseaux, qui jouissent d'ailleurs d'une certaine mobilité et d'une grande sensibilité, proéminent peu en avant. Chez le cochon, le sanglier, la taupe, la musaraigne, le nez se prolonge en avant, sous forme de groin ou de museau ; chez l'éléphant et le tapir, le prolongement acquiert de plus grandes dimensions, le nez se transforme en trompe, et devient surtout un organe de toucher.

La plupart des mammifères présentent, sur le plancher inférieur des fosses nasales, dans le voisinage de l'insertion de la cloison perpendiculaire, et dans l'épaisseur de la pituitaire, un organe allongé, probablement de nature glanduleuse, auquel on donne le nom d'*organe de Jacobson*. Ce corps, très petit dans les carnassiers, est plus développé dans les ruminants, et plus encore dans les rongeurs ; il reçoit des filets nerveux du nerf olfactif et du nerf de la cinquième paire. On suppose que cet organe (qui manque chez l'homme) est en rapport avec l'olfaction ; mais on ignore complètement quel est son mode d'influence.

Oiseaux. — Les oiseaux n'ont pas de sinus ; ils ont de chaque côté trois cornets simples. La surface olfactive n'offre donc point un grand développement.

Les lobes olfactifs d'où procèdent les nerfs de l'olfaction sont pourtant assez développés. Les oiseaux de proie, et les palmipèdes qui vivent de poissons vivants, se distinguent surtout sous ce rapport. Les oiseaux ne paraissent pas cependant avoir une grande finesse d'odorat. C'est bien plutôt la vue, excellente chez eux, que l'odorat qui les guide quand ils recherchent leur nourriture.

Reptiles. — Les reptiles ont des cavités nasales peu spacieuses, constituées par deux canaux s'ouvrant à l'extérieur par des narines et communiquant avec la bouche par deux trous dont est percée la voûte palatine. Chez les reptiles nus, les canaux nasaux sont simplement recouverts par la membrane muqueuse. Chez les reptiles écailleux, on trouve des cornets plus ou moins développés. Les nerfs olfactifs des reptiles gagnent la narine correspondante par un canal osseux et cartilagineux spécial, creusé dans les os du crâne. Les reptiles, et en particulier les batraciens, paraissent avoir le sens de l'odorat assez développé.

Poissons. — Les poissons vivant dans l'eau, l'appareil olfactif n'est pas disposé pour être traversé par le courant d'air de la respiration. Cet appareil consiste chez eux en deux petites cavités terminées en cul-de-sac, s'ouvrant au dehors par deux ouvertures ou narines. Le fond de ces sacs est généralement garni de plis, tantôt groupés comme des rayons autour d'un point central, tantôt rangés en feuillets parallèles. Ce sac reçoit les filets nerveux du nerf qui se détache du lobe olfactif de l'encéphale. L'eau qui apporte les odeurs sur la membrane olfactive des poissons ne peut être que lentement renouvelée, car il n'y a pas de courant continu d'entrée et de sortie. L'odorat est probablement très imparfait.

Invertébrés. — On ne connaît pas l'organe de l'odorat des articulés (insectes, arachnides, crustacés), des mollusques et des rayonnés. Il est certain cependant qu'un certain nombre d'invertébrés, et en particulier les insectes, ne sont pas dépourvus du sens de l'olfaction. Les mouches, les abeilles et les fourmis sont attirées de loin par le miel, le sucre, la viande, etc. Quelques physiologistes supposent que ce sont les antennes ou les tentacules qui sont ici le siège de l'odorat.

Cuvier et Duméril pensaient que l'olfaction des insectes s'effectue à l'aide des stigmates, petits bourrelets renflés, placés à l'ouverture des trachées, sur le passage du courant d'air de la respiration.

§ 321 *bis*.

L'odorat. — Indications bibliographiques.

G.-J. DUVERNEY, Sur l'organe de la vue et de l'odorat, *dans* Mémoires de l'Académie des sciences, t. Ier, 1678.

VAN POLL, De partibus quæ in homine olfactus inserviunt, *Leyde*, 1735.

LINNÉ, Amœnitates academicæ, t. III, 1756.

LORRY, Observations sur les parties volatiles et odorantes, etc., *dans* Mém. de la Société royale de médecine, 1785.

DUMÉRIL, Dissertation sur l'organe de l'odorat et sur son existence dans les insectes, *dans* Magacin encyclopédique, an V (1796).

P. BALDINI, De odorum mechanismo, in corpore humano, *dans* Roemer, dissert. med., *Nurenberg*, 1797.

FOURCROY, Mémoire sur l'esprit recteur de Boerrhaave, l'arome des chimistes français, *dans* Annales de chimie, t. XXVI, 1798.

DESCHAMPS, Des maladies des fosses nasales et de leurs sinus, *Paris*, 1803.
H. CLOQUET, Osphrésiologie, ou traité des odeurs, du sens et des organes de l'olfaction, *Paris*, 1821.
G. BIDDER, Neue Beobachtungen über die Bewegungen des weichen Gaumens und über der Geruchsinn (*Nouvelles observations sur les mouvements du voile du palais et sur le sens de l'odorat*), *Dorpat*, 1838.
P. BÉRARD, article Olfaction du Dict. de médec. en 30 vol., t. XXII, 1840.
AUG. DUMÉRIL, Des odeurs, de leur nature et de leur action physiologique, thèse fac. des sciences, *Paris*, 1840,
BIDDER, article Riechen *dans* R. Wagner's Handwörterbuch der Physiologie, t. Ier, 1842.
R. FRÖLICH, Ueber einige Modificationen der Geruchsinnes (*Sur quelques modifications du sens de l'odorat*), *dans* Sitzungsberichte d. k. Akad. d. Wissenschaften zu Wien, t. VI, 1851.
MALHERBE, Sur les propriétés olfactives de la muqueuse palatine, *dans* Journ. des connaiss. méd. chirurgicales, sept. 1852.
P. LUSSANA, Sul centro nervoso olfattivo, *dans* Gazetta medica Italiana, n° 51, 1855.
AUG. DUMÉRIL, Sur les organes des sens, et en particulier sur ceux de l'odorat et du goût dans les poissons, *dans* Comptes rendus, Acad. des sciences, *Milan*, 1858.
E. OEHL, Su'l nervo et su l'organo olfatorio, 1858.
M. SCHIFF, Der erste Hirnnerv ist der Geruchsnerv (*Le nerf olfactif est bien le nerf de l'odorat*), *dans* Untersuchungen zur Naturlehre der Menschen und der Thiere, t. VI, 1859.
CISOFF, Zur Kenntniss der regio olfactoria, *dans* Centrabl. für d. med., Wissensch, 1874.
DE VINTSCHGAU, Physiol. des Geruchssinnes, *dans* Hermann's Handb. d. Physiol., 1880.

CHAPITRE VI

SENS DU GOUT

§ 322.

Définition. — Le sens du goût est celui qui nous donne la notion des saveurs. La saveur est la sensation particulière qui résulte de l'action des corps sapides sur l'organe du goût. Les corps n'agissent sur le sens du goût qu'à l'état liquide [1]. Toutes les fois que le corps placé dans la bouche est complètement insoluble, il ne fait naître sur la langue que la sensation du toucher. Il ne faut pas confondre avec la sensation gustative les impressions que font naître sur la langue les corps *froids*, les corps *chauds*, les corps *alcalins*, *astringents*. Ces corps agissent aussi, et de la même manière, sur d'autres membranes muqueuses, sur la conjonctive, par exemple ; ce sont des sensations tactiles de contact, de température, de constriction et non des sensations gustatives.

§ 323.

Organe et siège du goût. — L'organe principal du goût est la langue. Cependant, toutes les parties de la langue ne paraissent pas également aptes à l'im-

[1] M. Stich a dernièrement publié une série d'expériences, d'où il résulte que les *substances gazeuses* peuvent aussi stimuler le sens du goût. M. Stich a étudié, sous ce rapport, la vapeur de chloroforme, la vapeur d'acide acétique, l'hydrogène sulfuré, l'acide carbonique, le protoxyde d'azote. Dans toutes ces expériences, le nez était hermétiquement fermé. L'hydrogène sulfuré, le protoxyde d'azote et les vapeurs de chloroforme ont un goût *sucré* ; l'acide carbonique et les vapeurs d'acide acétique ont un goût légèrement *acide*. M. Stich s'est assuré que l'action des gaz avait bien lieu sur le sens du goût, et non sur le sens de l'odorat, en répétant ces expériences sur des personnes atteintes de coryza ou qui avaient perdu le sens de l'odorat.

pression des saveurs; et, de plus, d'autres parties que la langue paraissent transmettre les impressions gustatives. La langue possède à sa surface une membrane muqueuse riche en vaisseaux et en nerfs, et pourvue de papilles nombreuses, de formes différentes.

Dans les diverses parties de la bouche les papilles qui existent à la surface du derme muqueux sont enfouies, comme celles du derme cutané, dans la couche épithéliale. Sur la langue au contraire, les papilles sont groupées de manière à former des saillies très visibles à l'œil et souvent même très volumineuses. La couche épithéliale qui les recouvre est assez épaisse; chez le chat et chez les félins elle forme des étuis cornés très résistants. Les papilles de la langue affectent des formes assez diverses qu'on peut réduire à trois principales : les *filiformes*, les *fungiformes*, les *caliciformes*[1].

Les papilles fungiformes et caliciformes sont composées de papilles simples, souvent en grand nombre, diversement associées.

Principalement groupées derrière le *V* lingual les papilles composées reçoivent de nombreux tubes nerveux (chaque papille en reçoit jusqu'à six et huit). Dans les papilles caliciformes, qui ont été surtout l'objet des recherches histologiques, MM. Löwen et Schwalbe ont trouvé, sur leurs parties latérales, c'est-à-dire dans les sillons de séparation, de petits corps particuliers auxquels ils ont donné le nom de *corpuscules du goût* ou de *cellules gustatives*. Ces corpuscules enfouis dans l'épithélium, dont ils mesurent l'épaisseur, ont la forme de petites bouteilles dont la base correspond au derme papillaire et le goulot à la surface épidermique. Visibles à l'œil, ces corpuscules, qu'on a trouvés chez l'homme et chez les principaux animaux domestiques, mesurent chez le premier près de 1 millimètre de long (0^{mm},7 à 0^{mm},8); ces corpuscules formés de couches emboîtées et en rapport avec les nerfs par leur extrémité profonde ont une certaine analogie, eu égard à leur position au sein de l'épithélium, avec les éléments nerveux de la portion olfactive de la pituitaire.

On admet généralement que les papilles fungiformes et caliciformes sont le siège exclusif de la sensation gustative. Les papilles filiformes ne transmettraient que des impressions de la sensibilité tactile générale.

Les papilles de la langue étant très développées peuvent, comme une sorte de gazon épais, retenir les liquides sapides dans leurs intervalles et prolonger la sensation du goût.

A diverses reprises, on a tenté un grand nombre d'épreuves pour assigner quelles sont, dans la bouche, les parties sur lesquelles peut s'opérer la sensation gustative. L'expérimentation n'est pas aussi facile qu'on pourrait le penser. Pour essayer chaque partie de la membrane muqueuse de la bouche, il faut se servir de matières sapides dissoutes, ou tout au moins solubles, et il est difficile de s'opposer à leur diffusion dans les points voisins de ceux sur lesquels porte l'expérimentation.

Les procédés consistent à déposer, à l'aide de petites éponges fixées à des tiges de baleine, ou à l'aide de pinceaux fins, ou à l'aide de tubes de verre retenant les liquides par capillarité, des substances sapides sur divers points de la bouche. Dans leurs recherches sur le sens du goût, MM. Guyot et Admyrault

[1] On donne le nom de *caliciformes* à des groupes de papilles simples agglomérées sous forme d'une couronne au milieu de laquelle surgit une grosse papille composée, lâchement enchatonnée dans la couronne.

ont imaginé un procédé assez ingénieux pour isoler la partie libre de la langue et pour la soustraire momentanément à l'action des substances d'épreuve : ils l'entouraient d'un petit sac de parchemin ramolli, qui s'appliquait hermétiquement sur elle.

MM. Vernière, Guyot et Admyrault, Panniza, Valentin, Schirmer, Stich, Klaatsch, Drielsma, Neumann [1], de Vintschgau, se sont principalement livrés à cette recherche.

La langue est non pas l'unique siège du goût, comme on le pensait autrefois, et comme quelques-uns le disent encore, mais le principal. Encore la langue tout entière n'est pas sensible à l'impression des saveurs : elle ne l'est qu'à la base dans une assez grande étendue [2], à la pointe et sur les bords [3]. La sensation du goût est nulle sur la partie moyenne de la face supérieure et à la face inférieure de la langue.

On a remarqué depuis longtemps que des sujets auxquels on avait enlevé la langue, ou que de jeunes enfants privés de langue dès le moment de leur naissance, n'avaient pas perdu toute sensation gustative (de Jussieu, 1718). Les expériences ont également démontré que les piliers antérieurs du voile du palais sont sensibles aux impressions gustatives, ainsi que la portion membraneuse du voile du palais la plus rapprochée de la voûte palatine.

Les autres portions de la muqueuse du voile du palais, les piliers postérieurs, la luette, la muqueuse qui recouvre la portion osseuse de la voûte palatine, la muqueuse des joues, des lèvres, des gencives, sont insensibles aux impressions sapides.

Ainsi, en résumé, la base, les bords et la pointe de la langue, les piliers antérieurs du voile du palais et une partie très circonscrite du voile du palais : telles sont les parties qui paraissent être chez l'homme le siège du sens du goût. Il faut même remarquer qu'à l'exception de la pointe et des bords de la langue, où le sens du goût ne paraît exister que comme une sentinelle avancée destinée à nous renseigner sur les substances alimentaires, il faut remarquer, dis-je, que le siège du sens du goût est surtout placé à l'arrière-bouche, et qu'il forme, au niveau de l'isthme du gosier, une couronne ou une sorte d'anneau complet constitué en bas par la base de la langue, sur les côtés par les piliers antérieurs du voile du palais, et en haut par la partie correspondante du voile du palais. La plus grande étendue des surfaces gustatives est placée au point où les substances sapides passent de la bouche dans le pharynx ; et en s'observant avec quelque soin, on remarque que le sens du goût est surtout prononcé au moment de la déglutition.

Les substances amères, à saveur très prononcée, telles que la coloquinte et le sulfate de quinine, ont surtout été employées dans ce genre d'expériences. Les matières sucrées, salées et acides peuvent l'être également. Les sensations

[1] La méthode de M. Neumann diffère sensiblement des autres. C'est à l'aide de l'électricité qui, comme l'on sait, détermine des sensations gustatives, qu'il interroge les divers points de la muqueuse buccale. Son appareil excitateur se termine par deux petites sphères métalliques analogues à deux têtes d'épingles séparées par une distance de un millimètre. La muqueuse sur laquelle on les applique ferme le courant. L'expérimentateur promène son appareil sur tous les points de la langue et de la bouche.

[2] Dans l'étendue du tiers postérieur de la surface de la langue (MM. Stich et Klaatsch).

[3] La sensibilité *gustative* décrit pour ainsi dire, sur les bords de la langue, une sorte de bande de 5 à 6 millimètres de largeur.

gustatives déterminées par les substances salées, sucrées ou acides, apparaissent plus vite que la sensation des amers; mais la sensation de l'amer, plus lente à se produire, persiste beaucoup plus longtemps.

Il ne faut pas oublier que beaucoup de substances alcalines, acides, astringentes, âcres, déterminent des sensations *tactiles* et *thermiques*, et non des sensations gustatives.

Une précaution indispensable pour assurer la rigueur des résultats dans ce genre d'expériences, c'est de fermer le nez avec les doigts, afin de ne point rapporter au sens du goût ce qui appartient à l'odorat (Voy. § 326). Les expérimentateurs n'ont pas toujours tenu compte de cette condition essentielle. Une autre précaution sur laquelle M. Drielsma, dans ses expériences, a particulièrement insisté, c'est de bien rincer la bouche entre chaque épreuve, et de porter *d'abord* sur le point essayé un pinceau imbibé d'eau distillée, pour bien s'assurer que toute sensation gustative antécédente est totalement évanouie.

§ 324.

Causes adjuvantes qui favorisent la gustation. — Lorsqu'on cherche, par expérience, à déterminer si une partie de la langue ou de la bouche est sensible aux saveurs, on est obligé de se placer dans des conditions qui ne sont pas tout à fait celles de l'état normal. On dépose, en effet, la substance sapide dans tel ou tel point, et on attend le résultat, la bouche ouverte et immobile, afin que les substances sapides ne se répandent pas au delà du point en expérience. Il n'en est pas de même lorsque le goût s'exerce. En ce moment, au contraire, la langue s'applique plus ou moins fortement au palais et se promène dans les diverses parties de la cavité buccale. L'application de la langue contre la voûte palatine favorise certainement le goût. Quand on a déposé une substance sapide, même sur les parties incontestablement douées de l'impressionnabilité aux saveurs, le goût se prononce plus vite quand on ferme la bouche et qu'on presse la langue contre la voûte palatine. Ce n'est pas la muqueuse du palais qui goûte en ce moment, l'expérience directe est positive à cet égard; mais l'application de la langue contre la voûte palatine comprime les papilles gustatives et facilite probablement la pénétration de la substance dissoute jusqu'aux éléments nerveux impressionnables.

M. de Wintschgau fixe, de la manière suivante, le temps nécessaire à la perception des impressions sapides (les expériences ont été faites à la pointe de la langue, où elles sont plus faciles). Le moment du dépôt de la substance sapide était rigoureusement noté. Le signal de la perception était donné par la main sur un appareil chronométrique :

La sensation	du goût	du sel	0sec,15
—	—	du sucre	0 ,16
—	—	de l'acide	0 ,17
—	—	de l'amer (sulfate de quinine)	0 ,22

La déglutition, qui fait passer dans le pharynx les aliments divisés par la mastication, favorise la sensation gustative; elle exprime et fait, en quelque sorte, passer à la filière le bol alimentaire sur les parties les plus sensibles de l'appareil gustateur. La mastication, par ses frottements répétés et par le jeu incessant de la langue et de toutes les parties molles, vient en aide au sens du goût ; la salive, en dissolvant les matières sapides solubles et non dissoutes, favorise aussi l'exercice du sens.

Le gourmet qui veut acquérir quelques données précises sur le goût d'une substance sapide promène cette substance dans toutes les parties de la bouche, et ne l'avale qu'après un contact prolongé. Mais le plus grand nombre de ces sensations, ce n'est pas le sens du goût qui les donne, mais bien le sens de l'odorat (Voy. § 326).

§ 325.

De l'étendue du goût. — Des variétés du goût. — Le goût est un sens beaucoup moins fin que l'odorat, c'est-à-dire qu'il n'apprécie la saveur des substances sapides qu'à des doses beaucoup plus élevées que le sens précédent (Voy. § 316). On peut s'en convaincre en dissolvant dans l'eau les substances sapides et en cherchant quel degré de dilution il faut donner à ces substances pour qu'elles cessent d'être appréciées comme saveurs. Une dissolution sucrée, qui ne contient que 1 pour 100 de sucre, est tout à fait *insipide.* Lorsque l'eau que nous buvons ne contient que 1/2 pour 100 de sel marin, elle paraît également tout à fait sans saveur[1]. Les dissolutions très amères conservent de la saveur, alors qu'on les étend d'une plus grande quantité de liquide ; mais, ici encore, le sens du goût reste bien en arrière du sens de l'odorat. L'amertume d'une dissolution d'extrait de coloquinte n'est plus perçue par le goût quand la dissolution ne contient que 1 partie d'extrait pour 5000 parties d'eau.

L'amertume du sulfate de quinine (convenablement dissous à l'aide d'un excipient légèrement acide) est la plus persistante de toutes : il résulte des nombreuses expériences de M. Camerer que quand on dissout une partie de sulfate de quinine dans 100,000 parties d'eau, on peut encore reconnaître l'amertume de cette eau (on la reconnaît environ 33 fois sur 100). Cette délicatesse relative du goût ne s'accommode ni des températures trop basses ni des températures trop hautes : le liquide doit avoir de 20° à 35°. La sensation de l'amer, quoique la plus lente à se produire (§ 323), est donc celle qui est capable de se produire à la plus faible dose.

La sensibilité gustative est extrêmement variable. Certaines personnes semblent à peu près indifférentes à la nature et à la qualité des mets ; d'autres, au contraire, se livrent avec immodération aux jouissances de la table. Toutefois, il faut prendre garde ici de confondre les sensations du goût avec les sensations de l'odorat ; car ce qu'il y a de plus savoureux, de plus subtil dans le sens du goût, ne lui appartient pas, mais dépend du sens de l'odorat.

Les différences individuelles, en ce qui concerne la sensibilité gustative, sont nombreuses. Les expériences de M. de Wintschgau prouvent que quelques personnes reconnaissent, à la pointe de la langue, les sensations gustatives *acides*, *sucrées*, *salées*, quelquefois même la sensation *amère* (qui n'est généralement transmise que par la base de la langue) ; que quelques autres ne ressentent à la pointe de la langue que l'*acide* et le *sucré ;* que quelques autres

[1] C'est ainsi que l'eau ordinaire (de rivière, de puits, de fontaine), qui renferme ordinairement 1, 2 ou 3 pour 1000 (c'est-à-dire 1, 2 ou 3 grammes par kilogramme) de matières salines, nous paraît tout à fait sans goût. Elle est d'ailleurs pour nous une boisson beaucoup plus hygiénique que l'eau distillée.

enfin ne ressentent en ce point aucune saveur [1]. Dans les expériences faites sur lui-même, voici l'ordre suivant lequel les substances sapides étaient ressenties à la pointe de la langue : l'*acide*, toujours ; le *sucré* moins facilement; le *salé* presque jamais ; l'*amer* jamais.

§ 326.

Rapport du goût avec l'odorat. — Lorsqu'on mange de la viande, du pain, du lait, du beurre, de l'huile, on distingue assez nettement si la viande est de la viande de bœuf, de mouton, de veau ou de gibier. si le beurre est de bonne ou de mauvaise qualité, si l'huile a goût d'olive ou si elle a goût de noix; cependant les sensations agréables ou désagréables qu'on ressent alors cessent complètement lorsqu'on ferme les fosses nasales, et qu'on s'oppose ainsi à l'introduction des vapeurs odorantes dans les fosses nasales par la partie supérieure du pharynx (Voy. § 318). Si l'on continue à manger les substances dont nous venons de parler, *le nez fermé et les yeux bandés*, il est complètement impossible d'en distinguer aucune. Il est tout à fait impossible de distinguer également, de cette manière, si l'on boit de bon ou de mauvais vin : le bouquet caractéristique du liquide a disparu. Les aliments paraissent alors sans goût; on ne ressent que leur saveur *salée* ou *sucrée*. Il en est de même quand on boit du café, du thé, du chocolat, des liquides vanillés, etc., et qu'on se place dans les mêmes conditions expérimentales. Tout arome disparaît, il ne reste plus que la saveur *amère*, ou *sucrée*, suivant la manière dont ces boissons sont accommodées.

Le même phénomène se produit lorsqu'un coryza (rhume de cerveau) a rendu la muqueuse nasale insensible aux odeurs. Les seules saveurs qui persistent alors sont les saveurs *sucrées*, *amères*, *salées*, *acides*. Le sens du goût est donc bien plus restreint qu'il ne nous paraît, et la plupart des jouissances qu'il semble nous procurer ne lui appartiennent pas.

Le sens du goût ne reconnaît, par conséquent, que quatre sortes de substances sapides, ou que quatre qualités des corps : l'*amer*, le *sucré* (ou le doux), l'*acide*, le *salé* [2].

§ 327.

Rapport du goût avec la digestion. — Le siège du goût étant particulièrement situé à la base de la langue, se trouve en quelque sorte associé avec la déglutition. L'attrait des sensations gustatives nous invite à la déglutition et, par conséquent, au transport des aliments dans l'estomac. Quant à la sensation de *dégoût* qui survient, dit-on, quand l'estomac est convenablement rempli d'aliments, il faut avouer qu'elle est assez trompeuse et qu'elle se trouve souvent en défaut. Les animaux ont, sous ce rapport, beaucoup plus de raison que l'homme, ou, pour mieux dire, plus d'instinct.

La merveilleuse aptitude que possèdent les animaux de repousser les aliments nuisibles et de choisir ceux qui leur conviennent ne dépend pas du sens

[1] Conditions individuelles dont il faut tenir compte dans les interprétations relatives aux nerfs du goût (Voy. § 328).

[2] Dans les expériences relatives au siège du goût, il faut donc faire usage des substances sucrées, salées, acides et amères, comme, par exemple, de *sel*, de *sucre*, de *vinaigre*, de *sulfate de quinine*.

du goût, mais du sens de l'odorat, dont le champ est beaucoup plus étendu; elle ne succède pas à la préhension de l'aliment, mais elle la *précède*.

§ 328.

Des nerfs du goût. — Des sensations subjectives du goût. — La langue reçoit ses filets nerveux de trois sources (Voy. fig. 274) : du *nerf lingual*, branche

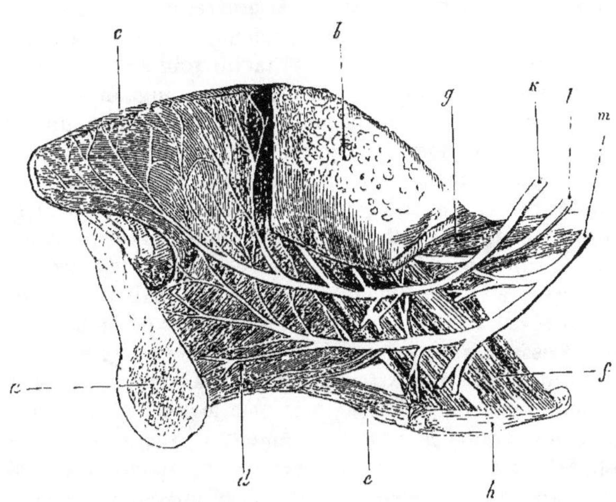

Fig. 274.

a, coupe de l'os maxillaire inférieur.
b, face dorsale de la langue.
c, coupe verticale de la langue.
d, muscle génio-glosse.
e, faisceau hyoïdien du muscle génio-glosse.
f, muscle hyo-glosse.
g, muscle stylo-glosse.
h, os hyoïde.
k, nerf lingual, avec lequel se trouve confondue la corde du tympan.
l, nerf glosso-pharyngien.
m, nerf hypoglosse.

du trijumeau; du nerf *glosso-pharyngien* et du nerf *hypoglosse*. Il faut ajouter que la langue reçoit encore des filets nerveux qui viennent du nerf facial, par l'intermédiaire de la corde du tympan, confondue avec le nerf lingual.

Le nerf hypoglosse, qui répand ses filets dans les muscles de la langue, est le nerf qui préside à ses mouvements; il est évidemment tout à fait étranger à la sensation du goût (Voy. § 361).

Le nerf lingual, après avoir abandonné quelques filets sensitifs dans les muscles de la langue, vient se terminer à la muqueuse qui recouvre la langue depuis sa pointe jusqu'à la jonction des deux tiers antérieurs. La corde du tympan accolée au nerf lingual accompagne ce nerf dans sa distribution. La membrane muqueuse qui recouvre le tiers postérieur de la langue reçoit ses filets du nerf glosso-pharyngien.

M. Panizza qui refuse à la partie antérieure de la langue la sensibilité gustative, pour la localiser sur la base de la langue et aux piliers du voile du palais, considère naturellement le nerf glosso-pharyngien comme le nerf du goût, et ne donne au nerf lingual que la faculté de percevoir les impressions tactiles, lesquelles sont très vivement ressenties à la pointe de la langue, ainsi que nous le verrons plus loin. M. Panizza a tiré de ses expériences les conclusions suivantes : 1° l'excision des nerfs hypoglosses n'est accompagnée que de la paralysie des muscles de la langue ; la sensibilité tactile et la sensibilité gustative sont conservées : observation répétée depuis par tous les physiologistes ; 2° l'excision des deux nerfs linguaux anéantit la sensibilité tactile de la langue : le mouvement et la sensibilité gustative sont conservés. Le chien mange avec plaisir de la viande, du pain et du lait ; mais il les rejette, si l'on mélange ces matières avec une décoction de substance très amère, de coloquinte, par exemple ; 3° l'excision des deux nerfs glosso-pharyngiens est suivie de l'anéantissement du goût. Les mouvements et la sensibilité tactile sont seuls conservés. L'animal mange tout ce qu'on lui donne sans la moindre répugnance. A l'état normal, il éprouve un insurmontable dégoût pour la coloquinte ; or, un animal auquel on a coupé les deux nerfs glosso-pharyngiens mange indifféremment de la viande qui a séjourné dans une macération de coloquinte, et il boit même le liquide.

Les faits notés par M. Panizza sont parfaitement exacts, mais les conclusions qu'il en a tirées n'en découlent pas nécessairement. Lorsqu'un animal mange sans dégoût des substances imprégnées de coloquinte, cela prouve que la sensation de l'amertume est perdue ou très amoindrie, mais non pas que toutes les autres sensations gustatives sont abolies. Il résulte d'expériences plus récentes de MM. Inzani et Lussana que les saveurs *amères* et les saveurs *sucrées* sont précisément celles qui sont le mieux ressenties dans la partie postérieure de la bouche, sur la membrane muqueuse animée par le nerf glosso-pharyngien. Les saveurs *acides* (les saveurs *piquantes, brûlantes, styptiques*, qui ne sont que des variétés de la saveur acide), et les saveurs *salées* seraient plus facilement perçues par les autres parties douées de sensibilité gustative, c'est-à-dire sur les bords et à la pointe de la langue.

M. Panizza, pour douer spécialement le nerf glosso-pharyngien de la fonction gustative, conteste nécessairement les propriétés gustatives de la pointe et des bords de la langue. Or, il est constant que ces parties sont aussi le siège du goût, et il est certain que le nerf glosso-pharyngien ne va pas jusque-là.

Le rôle de la corde du tympan dans le sens du goût a été très diversement apprécié et reste encore entouré d'une certaine obscurité. Sur un malade atteint de paralysie faciale (paralysie des nerfs de la septième paire), M. Neumann a observé que tout le bord de la langue, depuis la partie moyenne jusqu'à la pointe, avait perdu la sensibilité gustative. D'où il tire cette conclusion (d'accord avec un certain nombre de faits d'expériences signalés depuis longtemps par M. C. Bernard), que la corde du tympan est un nerf de gustation. Il rappelle que dans un certain nombre de maladies de l'oreille (à cause de la paralysie concomitante de la corde du tympan), on voit disparaître la sensibilité gustative des bords de la langue. Il résulterait aussi des expériences plus récentes de M. Moos que la compression de la corde du tympan (dans certaines opérations de l'oreille) entraîne des lésions momentanées du goût.

MM. Inzani et Lussana ont observé sur l'homme, après la paralysie de la partie sensible du trijumeau (nerf de la cinquième paire), d'où procède le nerf lingual, que la sensibilité tactile était perdue dans le côté correspondant de la langue, tandis que la sensibilité gustative était conservée là où elle existe, c'est-à-dire sur le bord de la langue jusqu'à la pointe. C'est aussi à la corde du tympan que M. O. Wolf attribue le sens du goût dans les deux tiers antérieurs de la langue (bord et pointe). Après la section de la corde du tympan sur l'homme, le goût avait disparu du côté correspondant de la langue, et il avait reparu après le rétablissement de la cicatrice nerveuse [1]. Il y a, il est vrai, dans la science, plusieurs faits de paralysies du nerf de la cinquième paire (d'où procède le nerf lingual) accompagnées de la perte de la *sensibilité tactile* et du *goût*, à la pointe et sur les bords de la langue du côté paralysé ; mais il se pouvait faire que la lésion porta en même temps sur la corde du tympan. Suivant MM. Inzani et Lussana, quand on coupe le nerf lingual, on observe à la fois la disparition de la sensibilité tactile et celle de la sensibilité gustative dans les parties correspondantes de la langue. Mais quand, sur les animaux, on a soin de ne couper que la corde du tympan, en respectant le nerf de la cinquième paire (c'est-à-dire la portion de ce nerf qui conjointement avec la corde du tympan constitue le nerf lingual), la sensibilité tactile est conservée, et la sensibilité gustative seule est abolie. M. Schiff serait arrivé aux mêmes résultats. M. Lussana cite enfin un fait qui serait plus concluant encore. Il aurait d'abord (opération délicate) coupé sur un chien les deux glosso-pharyngiens, et plus tard les deux cordes du tympan et l'animal aurait entièrement perdu le sens du goût, tandis que la langue avait conservé, *en avant*, la sensibilité tactile.

Quelques mots encore sur le rôle présumé de la corde du tympan dans la gustation. Ce nerf, on le sait, s'accole au nerf lingual et se confond avec lui. Dans la distribution périphérique du lingual, la corde du tympan s'arrête-t-elle à la glande sous-maxillaire comme on l'a supposé quelquefois, ou bien se rend-elle avec le lingual jusqu'à la langue ? Les dissections les plus délciates ne peuvent rien nous apprendre sur ce point ; mais cette distribution dans la langue ne peut plus être contestée, depuis que M. Vulpian a montré qu'après la section de la corde du tympan au-dessus de son anastomose avec le lingual, ou qu'après l'arrachement du nerf facial (d'où procède la corde du tympan) on trouve au milieu des fibres du nerf lingual qui se distribuent à la langue des fibres nerveuses *dégénérées* [2], qui ne peuvent appartenir qu'à la corde du tympan.

La corde du tympan a donc ses filets terminaux dans la langue ; mais, est-ce un nerf sensitif, est-ce un nerf moteur ? En d'autres termes, la corde du tympan conduit-elle de la périphérie au centre les impressions sensitives (qui seraient ici des impressions gustatives), ou bien conduit-elle du centre à la périphérie (comme les autres branches du nerf de la septième paire d'où elle procède) les incitations motrices ?

Les faits que nous avons signalés précédemment (MM. Neumann, Moss, Inzani, Lussana, Schitt), sembleraient prouver que la corde du tympan est un nerf de sensibilité (de sensibilité gustative). Si la corde du tympan transmet les impressions gustatives, si c'est un nerf à fonctions centripètes, quel trajet les fibres gustatives suivent-elles pour gagner le centre encéphalique ou perceptif ? Les uns (M. Lussana) supposent qu'elles remontent par le nerf de Wrisberg (dépendance de la septième paire) ; les autres (M. Schiff, par exemple) supposent qu'elles remontent vers les centres nerveux par l'intermédiaire du nerf de la cinquième paire, parce que les lésions du nerf facial ne porteraient aucune

[1] Ce qui enlève à cette observation une partie de sa valeur, c'est qu'en même temps que le goût la sensibilité générale avait disparu, et que les deux sensibilités ont reparu ensemble.

[2] Voyez plus loin (*Innervation*) les expériences classiques de M. A. Waller.

atteinte au sens du goût, tandis que la section intra-crânienne du trijumeau ou nerf de la cinquième paire, avant le ganglion de Gasser, déterminerait les mêmes effets sur le sens du goût que la section de la corde du tympan. Enfin, MM. Carl et Urbant-schitsch supposent que les impressions gustatives gagnent le centre perceptif par l'intermédiaire du glosso-pharyngien [1].

Il règne donc encore sur ce sujet plus d'une incertitude. Toutefois, il faut remarquer, d'une part, que les lésions du nerf facial ont été souvent accompagnées de lésions gustatives ; d'autre part, que si les lésions du nerf de la cinquième paire apportent un trouble manifeste dans le sens du goût du côté correspondant à la lésion, ces troubles de la sensation on les rencontre aussi dans d'autres organes de sens, et on peut dire dans la plupart des organes des sens qui ont leur siège sur les membranes muqueuses, membranes dont la constitution histologique paraît être plus ou moins profondément modifiée par la lésion des nerfs de sensibilité qu'elles contiennent (Voy. *Nerf de la cinquième paire*).

Ce qu'il y a de plus vraisemblable relativement au rôle de la corde du tympan, c'est que ce nerf est un nerf non pas sensitif, mais un nerf moteur, c'est-à-dire un nerf à fonctions centrifuges. Les expériences de Cl. Bernard et celles de M. Vulpian tendent à démontrer qu'il agit par l'intermédiaire des filets qu'il envoie aux vaisseaux, c'est-à-dire par les vaso-moteurs, lesquels peuvent, en modifiant la circulation, déterminer, dans les papilles linguales, un état d'érection en rapport avec la sensation du goût.

En somme, les nerfs incontestables du goût sont le glosso-pharyngien et le lingual (branche de la cinquième paire). En outre, M. de Vintschgau admet que les quatre sensations gustatives fondamentales répondent à des fibres nerveuses spéciales.

Quelques physiologistes ont contesté la spécialité d'action des nerfs du goût et cherché à rattacher la perception des saveurs, au moins pour quelques-unes d'entre elles, à des phénomènes de sensibilité générale. Pour les sensations sucrées et amères, cette confusion n'était guère possible. La sensation du goût *salé* et du goût *acide* se prêtent mieux à cette supposition qui consiste à considérer ces sensations comme des modes d'excitation analogues à celle que produisent les substances astringentes; mais cette supposition ne supporte pas le contrôle expérimental. Les solutions de sel marin assez étendues pour n'éveiller en aucune manière la sensibilité générale sur les parties les plus sensibles, éveil-

[1] La doctrine de M. Panizza a été récemment soutenue de nouveau par M. Carl et M. Urbantschitsch. Mais leurs conclusions, tirées de l'observation de quelques faits pathologiques, sont ce qu'on peut appeler des conclusions d'interprétation. A la suite des lésions de l'oreille moyenne, ils ont observé la perte du goût sur les bords et à la portion correspondante de la pointe de la langue du côté de la lésion auriculaire. Comme le nerf trijumeau (nerf de la cinquième paire qui fournit le lingual) et le nerf facial (nerf de la septième paire qui fournit la corde du tympan) étaient intacts, ils rattachent l'abolition du goût à la destruction (dans l'oreille moyenne) du *filet de Jacobson*, branche du nerf glosso-pharyngien qui se rend dans l'oreille moyenne.

Ils expliquent de la manière suivante le trajet que suivraient les fibres nerveuses gustatives de la langue pour se sendre aux centres nerveux par la voie du nerf glosso-pharyngien : — Les filets nerveux gustatifs accolés d'abord au tronc du nerf lingual gagneraient le nerf maxillaire inférieur, puis le ganglion otique, puis le petit nerf pétreux superficiel, lequel s'anastomose avec le filet de Jacobson, et enfin par le filet de Jacobson ils gagneraient le nerf glosso-pharyngien. Ajoutons qu'ils proposent encore une autre interprétation, qui n'est également qu'une supposition analogue à la précédente, et qui serait celle-ci : les filets gustatifs accolés d'abord à la corde du tympan gagneraient le ganglion géniculé du facial, puis le petit nerf pétreux superficiel, puis le filet de Jacobson, puis le nerf glosso-pharyngien.

lent néanmoins le sens du goût lorsqu'elles sont mises en contact avec les parties de la langue qui sont manifestement le siège de la sensibilité gustative. On sait également que les acides ne peuvent exciter la sensibilité générale que quand ils sont concentrés et que cette excitation n'a pas les mêmes caractères que la sensation du goût acide, laquelle ne se produit distinctement que quand les liqueurs sont suffisamment étendues.

Le sens du goût donne quelquefois lieu à des sensations *subjectives*. On range généralement parmi les sensations gustatives de ce genre celles qu'on fait naître en appliquant sur la langue les deux pôles d'une pile. Quelques physiologistes pensent que la sensation est provoquée ici par *décomposition* des liqueurs salines de la bouche. On croit avoir remarqué que le goût *acide* est perçu au pôle positif, et le goût *alcalin* au pôle négatif; or, c'est de cette manière, on le sait, que se groupent les acides et les bases dans la décomposition des sels par le courant. Mais il faut dire que M. de Vintschgau en appliquant l'un des électrodes sur la langue et l'autre sur une partie plus ou moins éloignée du corps, a remarqué que quelle que soit l'électrode placée sur la langue (que ce soit le positif ou le négatif), la sensation gustative reste la même. C'est une sensation de nature particulière, un peu âcre et qu'il considère comme l'éveil direct de l'impression gustative.

Des sensations *subjectives* du goût peuvent être éveillées par des modifications purement nerveuses ; mais la plupart du temps la sensation n'est subjective qu'en apparence, et elle s'opère à l'aide des substances déposées dans l'intérieur de la bouche par les sécrétions. Dans le diabète sucré, les malades accusent parfois le goût du sucre ; quand cela a lieu, on peut mettre en évidence le sucre déposé par sécrétion dans les liquides buccaux. Le sucre qui circule dans les vaisseaux sanguins des diabétiques, et qui se trouve en contact, par transsudation, avec les nerfs du goût, dans l'épaisseur même de la langue, ne paraît pas éveiller la sensation gustative. On pourrait, il est vrai, objecter que l'absence du goût sucré chez les diabétiques dont le sang contient du sucre dépend de l'habitude qui aurait émoussé la sensation[1]; mais, s'il en était ainsi, on ne comprendrait pas que les diabétiques reconnussent le sucre aussi bien que les personnes saines, quand il en existe dans leurs aliments; et c'est ce qui arrive. Les sensations subjectives du goût ne paraissent donc pas s'opérer aux dépens des liquides placés dans l'*épaisseur* des organes de la gustation. S'il en était autrement, nous aurions sans cesse le goût du sang; or, ce goût n'est éveillé que lorsque le sang est épanché dans la bouche même.

§ 329.

Du sens du goût dans la série animale. — Le sens du goût est beaucoup moins développé chez les animaux que chez l'homme. Ce n'est pas le sens du goût, mais bien le sens de l'odorat, qui les guide dans le choix des aliments, car ce choix précède la préhension de l'aliment. L'incertitude qui existe sur le siège du goût est plus grande à mesure qu'on descend dans la série animale. Il est vraisemblable que la partie supérieure des voies digestives qui partage chez l'homme, avec la langue, la propriété de transmettre

[1] On sait qu'il existe du sucre à l'état normal dans le sang. Nous parlons ici de la surcharge que le diabète entraîne à sa suite.

les impressions du goût, préside seule à cette sensation chez la plupart des espèces animales où la langue fait défaut, ou bien chez ceux où cet organe, transformé en appareil de préhension, est corné ou armé d'appendices en forme de dents.

La langue des *mammifères* ressemble, en général, à celle de l'homme. La langue du chien est couverte de papilles molles et nombreuses, comme dans l'espèce humaine. Celle des grands ruminants, celle du chat et des animaux du même genre, présentent des papilles inclinées en arrière, renfermées dans un étui corné, plus ou moins épais. Quand l'animal broute, ces papilles concourent à fixer la langue sur la touffe d'herbe qu'il veut saisir ; quand l'animal carnassier lèche la proie qu'il a déchirée, la surface rugueuse de la langue tend à faire sortir le sang dont il se délecte. D'autres mammifères ont la langue à peu près dépourvue de papilles ; tels sont les fourmiliers, les échidnés, les cétacés.

Les *oiseaux* ont le sens du goût assez obtus ; ils avalent leurs nourritures presque sans la mâcher. Leur langue est généralement dure et demi-cartilagineuse, surtout du côté de la pointe. Les granivores, en particulier, se distinguent sous ce rapport. Les oiseaux de proie, qui vivent de chair, ont la langue plus charnue.

Quelques *reptiles* ont une langue épaisse et charnue ; mais elle est plus souvent mince, protractile, quelquefois bifide, et constitue principalement chez eux un organe de préhension destiné à saisir les insectes dont ils se nourrissent.

Les *poissons* ont une langue rudimentaire. Chez beaucoup d'entre eux elle est à peine mobile, et garnie, comme la plupart des autres parties de la cavité buccale, de prolongements cornés ou osseux, qui aident l'animal à retenir la proie. Si les poissons sont encore doués du sens du goût, celui-ci doit être confiné à la partie supérieure des voies digestives, ou bien, ce qui est plus probable, les cavités de l'odorat sont aussi chez eux le siège des impressions du goût.

Dans les invertébrés, il n'y a plus rien qui ressemble à la langue. Si la notion des saveurs existe chez eux (les insectes l'ont sans doute), elle a son siège dans les parties molles de la bouche, des suçoirs ou des trompes.

§ 329 *bis*.

Le goût. — Indications bibliographiques.

CHEVREUL, Des différentes manières dont les corps agissent sur l'organe du goût, *dans* Journal de Physiologie de chirurgie, t. IV, 1824.

W. HORN, Ueber den Geschmacksinn des Menschen (*Sur le sens du goût chez l'homme*), *Heidelberg*, 1825.

A. VERNIÈRE, Sur le sens du goût, *dans* Répertoire gén. d'anat. et de physiol. de Breschet, t. IV, *Paris*, et *dans* Journal des progrès, t. III et IV, 1827.

E. PICHT, De gustus et olfactus nexu, præsertim argumentis pathologicis et experimentis illustrato, *Berlin*, 1829.

GUYOT et ADMYRAULT, Mémoire sur le siège du goût chez l'homme, *Paris*, 1830.

PANNIZA, Ricerche sperimentali sopra i nervi, *Pavie*, 1834.

GUYOT et ADMYRAULT, Sur le siège du goût chez l'homme, *dans* Archives gén. de médecine, 2e série, t. XIII, 1837.

BRILLAT-SAVARIN, Physiologie du goût, 5e édition, *Paris*, 1838.

FLEMMING, Ueber den Ekel (*Sur le dégoût*), *dans* Med. Correspondenz Blatt d. wissenschaft. Vereins für Aerzte und Apoth., *Mecklembourg*, 1843,

L. GUARINI, Quelques observations relatives à l'action de la corde du tympan dans la gustation, *dans* Annales médico-psychologiques (1843).

BIDDER, Article : Schmecken, *dans* R. Wagner's Handwörterbuch der Physiologie, t. III, 1846.

GUYOT, Note sur l'anesthésie du sens du goût, *dans* Comptes rendus de l'Acad. des sciences, t. I, n° 23, 1856.

R. SCHIRMER, Nonnullæ de gustu disquisitiones, dissert. *Greifswald*, 1856.

A. STICH, Ueber die Schmeckbarkeit der Gase (*Sur la saveur des gaz*), *dans* Annales des Charité-Kraukenhauses zu Berlin, 1857.

LE MÊME, Beiträge zur Kentniss der Chorda Tympani (*Contribution à l'étude des fonctions de la corde du tympan*), même recueil, 1857.

LE MÊME, Ueber das Ekelgefühl (*Sur le sentiment du dégoût de l'homme*), *dans* Annalen des Charité-Kraukenhauses zu Berlin, t. VIII, 1858.

STICH et KLAATSCH, Ueber den Ort der Geschmacksvermittlung (*Sur le lieu de l'impression des saveurs*), *dans* Archiv für pathologische Anat. und Physiologie, t. XIV, 1858.

STICH et KLAATSCH, Ueber das Gefühl im Munde mit besonderer Rücksicht auf Geschmack (*Du toucher dans la bouche, avec ses rapports avec le sens du goût*), *dans* Arch. für pathologische Anat. und Physiologie, t. XVII, 1859.

R. SCHIRMER, Einiges zur Physiologie des Geschmacks (*Sur la physiologie du goût*), *dans* Deutsche Klinik, n°s 13, 15, 18, 1859.

J. ROSENTHAL, Ueber den elektrischen Gesmack (*Sur la sensation du goût sous l'influence électrique*), *dans* Arch. fur Anat. und Physiologie (Müller's Archiv), 1860.

CAMERER, Die Grenzen der Schmeckbarkeit, *dans* Pflüger's Archiv, 1870.

DE VINTSCHGAU et HÖNIGSCHMIED, Versuche über die Reactionszeit einer Gesmaksempfindung, dans Arch. f. ges. Physiol., 1877.

DE VINTSCHGAU, Physiol. des Geschmakssinns, *dans* Herman's Handb. d. Physiol., 1880.

CHAPITRE VII

SENS DU TOUCHER

§ 330.

Définition. — Le sens du toucher, répandu sur toute l'enveloppe cutanée, est celui qui nous fournit les notions les plus nombreuses et les plus variées. Le toucher est le premier des sens; il est en même temps le plus répandu dans l'échelle animale, et il subsiste seul quand les autres ont disparu. Nous lui devons la sensation de *douleur;* le toucher nous avertit de la *présence* des corps; il nous éclaire sur leur *forme*, sur leur *consistance*, sur leur *poids*, sur leur *température*. Le toucher nous fait connaître la *situation* des corps par rapport à notre propre corps et par rapport aux corps environnants, et conduit ainsi l'esprit, par une transition insensible, à la notion du *nombre*, à celle de l'*étendue* et à celle de l'*espace*.

Quand nous touchons avec la main une partie quelconque de notre corps, notre main sent la partie qui est touchée, et la partie touchée sent la main qui la touche; nous éprouvons une double sensation. Quand nous touchons avec la main un corps quelconque, une table, un arbre, nous sentons la partie touchée, mais suivant l'heureuse expression de Buffon, ni l'arbre, ni la table ne nous rendent *sentiment pour sentiment*. C'est ainsi que nous savons qu'il y a quelque chose qui n'est pas nous, et *que ce quelque chose existe en dehors de nous.* Le toucher, en nous fournissant les preuves les plus démonstratives de l'existence des corps, nous distingue et nous sépare par là même du monde extérieur, et nous donne la conscience de notre existence propre.

Le toucher peut s'exercer par toute la surface de la peau, par toutes les parties du corps dites *sensibles ;* mais certains départements de l'enveloppe générale possèdent une finesse que n'ont pas les autres. La peau qui recouvre la paume des mains, et surtout la face palmaire des doigts, se distingue sous ce rapport, et comme elle se trouve en même temps développée sur des segments mobiles qui peuvent embrasser les corps et se mouler à leur surface, elle est par excellence le siège du toucher.

En général, nous ne *touchons* guère les objets qu'avec les mains ; d'autres parties, telles que les lèvres, la langue, jouissent d'une sensibilité au moins égale à la sienne ; mais elles sont accommodées à d'autres fonctions, et, par conséquent, moins disposées à cet usage. Quant aux autres parties du corps, généralement recouvertes par les vêtements, le toucher y est beaucoup plus obscur.

On a souvent donné le nom de sensibilité *tactile* à la sensibilité générale, et limité le sens du *toucher* à la sensibilité de la paume de la main. Cette distinction est vague et mal déterminée. L'attention est nécessaire à l'exercice de tous les organes des sens, à l'exercice du toucher comme à celui de la vue et à celui de l'ouïe. Le son d'une pendule qui frappe les heures passe souvent inaperçu à l'oreille, et dans une grande contention d'esprit les yeux parcourent machinalement le texte d'un livre sans le lire réellement. Il en est de même du toucher ; il ne mérite véritablement ce nom que lorsqu'il est accompagné d'un degré d'attention suffisant. Il y a entre le tact et le toucher la même différence qu'il y a entre voir et regarder, entendre et écouter. Ces mots, qui expriment des choses différentes, correspondent pourtant aux mêmes organes des sens. Il en est de même pour le sens du toucher ; son organe (la peau animée par les nerfs) est le même partout ; il peut différer en divers points par le degré de la sensibilité ; mais les notions qu'il fournit sont essentiellement les mêmes.

Le toucher existe donc, à des degrés divers, sur toutes les surfaces tégumentaires sensibles. La peau et l'extrémité de la langue sont des organes de toucher par excellence ; mais la conjonctive, les fosses nasales, la bouche, le gosier, la partie supérieure de l'œsophage, la fin de l'intestin, le vagin, le canal de l'urèthre, sont sensibles aussi, quoique plus obscurément, à l'impression des corps extérieurs. Toutes ces parties reçoivent directement leurs nerfs de l'axe cérébro-spinal.

Les surfaces tégumentaires internes, c'est-à-dire les membranes muqueuses de l'intestin, de la vessie, des canaux excréteurs des glandes, ne nous donnent jamais de véritables notions de toucher. La membrane interne des vaisseaux est dans le même cas. Nous ne sentons pas le sang circuler dans nos vaisseaux, pas plus que nous ne sentons l'aliment cheminer dans l'intestin. Les surfaces tégumentaires internes sont sensibles cependant, mais leur sensibilité est *généralement inconsciente* comme celle des diverses parties qui reçoivent leurs nerfs du système ganglionnaire du grand sympathique. Les surfaces tégumentaires internes transmettent parfois les impressions de la sensibilité, non pas sous la forme de notion du toucher proprement dit; mais sous forme de *douleur*.

La peau, réellement organisée pour le toucher, ne peut d'ailleurs exercer efficacement son action qu'autant que les impressions sont circonscrites dans certaines limites. Lorsque ces limites sont dépassées, la sensation du toucher devient facilement aussi une sensation de *douleur*, devant laquelle toutes les appréciations du toucher disparaissent.

§ 331.

Ce qui n'appartient pas au toucher. — Des diverses sortes de toucher. — Pour peu qu'on réfléchisse un instant à la manière dont le toucher s'exerce, on ne tarde pas à se convaincre que la sensibilité cutanée ne peut nous donner, *à elle seule*, toutes les notions qu'on lui attribue. Lorsque nous touchons un corps et que nous jugeons qu'il est chaud ou qu'il est froid ; lorsque, promenant notre main sur la surface d'un corps, nous jugeons de sa forme et de son volume, la sensibilité cutanée est seule venue en aide ici à notre jugement. Mais, lorsque nous disons d'un corps qu'il est *résistant*, qu'il est *dur* ou qu'il est *mou*, lorsque nous jugeons qu'il est *pesant* ou qu'il est *léger*, évidemment ces notions ne nous sont pas fournies par la sensibilité cutanée seule ; elles supposent une certaine somme de force musculaire déployée, soit pour constater la résistance ou la cohésion du corps, soit pour s'opposer à sa chute en raison de sa pesanteur. C'est le sentiment instinctif du degré de contraction musculaire qui nous sert de mesure pour l'appréciation de ces diverses qualités du corps. Le toucher comprend donc deux ordres de phénomènes : les uns sont circonscrits à la sensibilité cutanée, les autres mettent en jeu tout à la fois la sensibilité cutanée et la contraction musculaire. La contraction des muscles, qui survient ici comme auxiliaire de la sensibilité cutanée, lui est subordonnée. Partout, ainsi que nous le verrons, les phénomènes moteurs sont intimement liés dans leurs manifestations avec les phénomènes de la sensibilité.

Le toucher n'est possible qu'autant que les nerfs qui se distribuent à la peau sont dans leur état d'intégrité. Si une paralysie des nerfs de *sensibilité* (Voy. § 342), du membre supérieur, par exemple, a rendu la peau de la main tout à fait insensible, et aboli ainsi le toucher, l'homme non seulement ne distingue plus à l'aide de son membre ni la forme des corps, ni leur température, mais il n'est plus averti de leur présence, et il les laisse tomber quand on les dépose dans sa main sans qu'il s'en aperçoive. L'homme a perdu, avec la sensibilité, le pouvoir d'associer la contraction musculaire nécessaire pour soutenir le poids du corps ; mais la vue peut venir en aide au membre qui, paralysé du sentiment, conserve encore le mouvement. Averti de la présence du corps qu'on place dans sa main, le patient peut le soutenir alors sans le laisser échapper ; ses yeux font en quelque sorte l'office de la sensibilité tactile qui fait défaut, et lui donnent la mesure de la contraction nécessaire pour le maintenir en équilibre. La paralysie de la sensibilité dans les membres inférieurs, avec conservation du mouvement, est accompagnée pareillement du trouble de la locomotion. L'homme ne sent plus alors le sol sur lequel il marche, la notion du point par lequel il touche terre fait défaut ; l'*équilibre* devient difficile à conserver. La vue, il est vrai, peut lui venir en aide dans une certaine mesure ; mais la progression dans les ténèbres est presque impossible [1].

On désigne souvent sous le nom de *sens musculaire*, de *sens d'activité musculaire*, de *conscience musculaire* le sentiment que nous avons de la contraction musculaire et de la position variée de nos organes de locomotion, alors même que les yeux sont fermés. Le jeu des muscles et des articulations détermine dans les nerfs musculaires (les muscles, et les ligaments articulaires beaucoup moins sensibles que la peau, le sont néanmoins) et dans toutes les parties sensibles dont les rapports sont modifiés par le mouvement, détermine, dis-je, des sensations qui nous instruisent sur les états de nos muscles.

Nous avons ainsi la conscience de la contraction musculaire, de son énergie, de son étendue, de la rapidité du mouvement ou de sa lenteur, de sa direction ; toutes notions qui conduisent à la précision dans le mouvement. Cette sensation particulière, associée dans le principe à la vue ou à la mémoire de la vue, nous donne sur la position de notre corps, sur celle des membres, sur celle des segments des membres les uns par rapport aux autres, des notions sûres et précises ; c'est grâce au sens musculaire (bien différent, comme on le voit, du toucher proprement dit) que nous connaissons même dans l'obscurité, et sans l'intervention du toucher, la situation dans l'espace des diverses parties de notre corps.

La perte de la sensibilité d'un membre (qui entraîne la perte de la sensibilité tactile et la perte de la sensibilité des muscles) entraîne naturellement la perte du sens d'activité musculaire et fait disparaître du même coup, la notion du mouvement, celle de la position des parties et celle de la mesure du mouvement. Aussi a-t-on donné, quelquefois et non sans raison, au sens musculaire le nom de *sens de la stabilité ou de l'équilibre*.

Quelques physiologistes croient que la sensibilité obscure des muscles (quelques-uns leur refusent toute sensibilité) ne peut nous fournir ces notions précises, et ils pensent que nous ne connaissons la contraction des muscles que par les sensations que ces contractions déterminent dans les parties sensibles voisines, la peau par exemple. Les expériences de M. Cl. Bernard répondent à ces suppositions. Lorsqu'on coupe les racines postérieures ou sensitives des nerfs qui vont aux membres postérieurs (grenouille, chien), la sensibilité musculaire et la sensibilité tactile étant supprimées à la fois, la contraction des muscles a perdu toute précision. L'irrégularité du mouvement est extrême et beaucoup plus accusée que sur une grenouille dont on a supprimé seulement la sensibilité tactile en dépouillant les membres postérieurs de leur enveloppe tégumentaire.

On a cherché, en s'appuyant sur des faits pathologiques, à séparer la *sensibilité tactile* de la *sensibilité-douleur*, et on a pensé que ces deux ordres d'impressions cheminaient par des éléments nerveux différents, qui pouvaient être

[1] Pour que l'homme qui marche conserve son équilibre, il faut nécessairement que la verticale qui passe par le centre de gravité de son corps tombe en même temps sur la *base de sustentation*, c'est-à-dire sur l'espace couvert par la plante des pieds, ou sur le parallélogramme qui les réunit. Dans l'état normal, la *sensibilité* de la peau du pied, en nous donnant la notion des points du sol *touchés*, et par conséquent en nous faisant connaître leurs relations avec notre corps, maintient instinctivement le centre de gravité du corps dans la verticale qui passe par la base de sustentation.

isolément paralysés. Cette manière de voir n'est pas suffisamment justifiée. Les impressions du toucher et les impressions de la douleur paraissent n'être que des modes différents d'expressions, ou que des degrés divers, de sensibilité. On voit des paralysies incomplètes de la sensibilité dans lesquelles les attouchements de la peau ne sont pas ressentis, et dans lesquelles le pincement de la peau et les piqûres ne causent point de douleur et n'éveillent que l'impression de simples attouchements. Dans l'ivresse de l'éther et du chloroforme, n'assistons-nous pas, d'une manière en quelque sorte graduée, à l'extinction de la sensibilité ? Quand l'ivresse commence, les attouchements commencent par n'être plus sentis ; quand l'ivresse est plus avancée, les piqûres, les brûlures, les plaies par instruments tranchants sont encore senties, mais sans douleur, et comme de simples attouchements ; enfin, quand l'ivresse est complète, la sensibilité est complètement abolie. La même série de phénomènes se produit lorsqu'on détermine l'analgésie locale à l'aide de la glace, ou à l'aide d'un jet d'éther qui produit le refroidissement des parties par évaporation. Les degrés de la sensibilité tactile peuvent encore être mesurés par des poids. Lorsque les poids sont extrêmement faibles (un milligramme, un demi-milligramme), ils ne se font pas sentir ; en augmentant peu à peu leur valeur, on passe successivement par les sensations de *contact*, de *pression*, de *douleur*.

Dans les parties douées de la sensibilité tactile, la douleur peut donc être considérée comme la sensation normale portée à un degré extrême. Il importe toutefois de remarquer que la douleur est la seule forme sous laquelle la sensibilité s'accuse dans les parties normalement insensibles aux impressions du toucher, telles que les muqueuses et les viscères intérieurs. Il faut d'ailleurs ajouter que ces impressions de douleur qui révèlent des excitations d'une mesure anormale ne fournissent que des notions confuses sur le point précis où elles ont pris naissance.

La sensibilité *interne*, quand elle se révèle (car elle est ordinairement nulle, ou plutôt inconsciente), revêt d'ailleurs des caractères spéciaux. Dans les muscles, nous l'avons dit, cette sensibilité qui nous donne la notion de l'état d'activité musculaire est, dans les conditions ordinaires, tout à fait inconsciente ; elle ne se révèle guère a notre attention que par le sentiment de *la fatigue* qui succède au travail musculaire exagéré [1].

Il y a beaucoup d'autres sensations *internes*. La plupart passent inaperçues soit parce qu'elles sont très faibles, soit par suite de l'habitude ; mais elles se révèlent de temps à autre avec une violence quelquefois extrême. Quelques-unes de ces sensations, comme des sortes de sonnettes d'alarme, ont pour but d'assurer l'exercice d'une fonction en souffrance ; on leur donne le nom de

[1] Les muscles ne reçoivent pas seulement les nerfs moteurs qui leur transmettent l'incitation motrice centrifuge ; ils possèdent aussi des filets nerveux centripètes ou de sensibilité qui transmettent les notions du sens musculaire. L'existence de ces filets nerveux centripètes a été contestée ; mais les expériences suivantes de M. Sachs ne permettent pas de les révoquer en doute. On coupe toutes les racines *antérieures* (c'est-à-dire les racines motrices) du nerf sciatique de la grenouille : or, à l'époque où toutes les fibres nerveuses motrices qui vont dans les muscles sont *dégénérées* par suite de cette section, on trouve encore dans les muscles des fibres nerveuses absolument intactes qui correspondent manifestement aux racines postérieures du nerf sciatique (voy. chap. *Syst. nerveux*). Autre expérience : sur une grenouille empoisonnée par la strychnine (dans le but d'augmenter l'excitabilité réflexe), M. Sachs coupe le nerf musculaire qui *se perd* dans le muscle couturier, et excite le bout central de ce nerf ; immédiatement il se produit, par voie réflexe, des crampes qui indiquent clairement qu'il y a dans ce nerf musculaire des filets centripètes ou de sensibilité.

besoins : tels sont la faim, la soif, le besoin du sommeil, etc. La satisfaction de ces besoins entraîne au contraire une sensation de bien-être.

En résumé, les sensations dont la peau est le siège, c'est-à-dire les sensations du toucher, les seules dont nous ayons à nous occuper ici, se réduisent à deux : 1° la sensation du *contact* ou de la *pression ;* 2° la sensation de *température.* On pourrait y ajouter la sensation de la douleur (dont la peau est le plus souvent le siège), si cette sensation n'appartenait pas, soit d'une manière permanente soit accidentellement, à toutes les parties sensibles superficielles ou profondes.

§ 332.

Organe du toucher. — Des nerfs de la peau. — Corpuscules du tact ou de Meissner. — Corpuscules de Pacini. — Corpuscules de Krause. — La peau est par excellence le siège du toucher, à la condition qu'elle soit en communication avec le système nerveux. Toutes les parties de la peau ne sont pas douées cependant de la sensibilité tactile. La couche superficielle, ou l'épiderme, couche dépourvue de vaisseaux et de nerfs, et par conséquent insensible, est destinée seulement à protéger la couche profonde (derme) sur laquelle elle se déploie. Les véritables organes du toucher sont les *papilles*, saillies situées à la superficie du derme, constituées, comme le derme auquel elles appartiennent, par un tissu conjonctif assez résistant, dans l'intérieur duquel circulent des vaisseaux et des nerfs. M. Wagner et M. Kölliker ont constaté que toutes les papilles cutanées ne reçoivent pas de nerfs, comme on l'avait cru jusqu'à présent. Par conséquent, il y a des papilles *nerveuses* ou *tactiles* et des papilles qui ne le sont point; ces dernières contiennent seulement des vaisseaux (Voy. fig. 275).

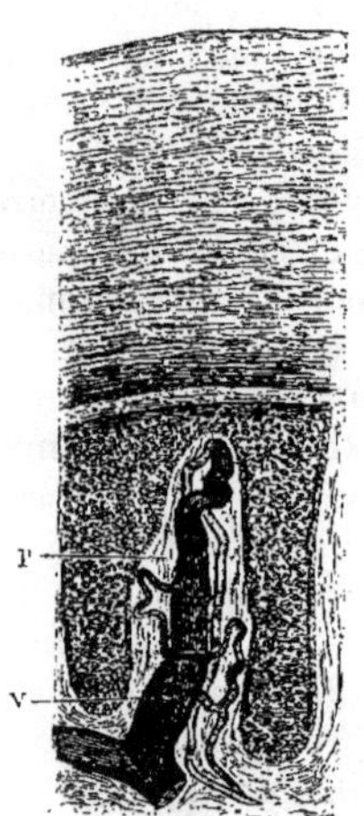

Fig. 275.

PAPILLE CUTANÉE POURVUE DE VAISSEAUX (d'après M. Ranvier).

P, tissu de la papille.
anse vasculaire.

Les faisceaux de tubes nerveux rampent dans les couches profondes du derme, et de distance en distance se détachent un ou deux tubes nerveux qui gagnent les papilles nerveuses. Les papilles pourvues de nerfs renferment dans leur partie centrale un renflement particulier dans lequel vient se terminer le ou les tubes nerveux. Ce corpuscule, connu sous le nom de *corpuscule de Meissner* [1] ou de *corpuscule du tact*, occupe la partie centrale de la papille : il a la forme et les apparences d'une petite pomme de pin (Voyez fig. 276) dont la longueur est d'environ un dixième de millimètre ($0^{mm},7$) et la largeur d'un vingtième de millimètre ($0^{mm},05$).

Ces corpuscules n'existent que dans les papilles pourvues de nerfs. Ils existent dans une papille sur quatre à la dernière phalange des doigts; dans une papille sur dix à la deuxième phalange; dans une papille sur vingt-cinq à la première phalange; dans une papille sur 50 dans les autres parties de la paume de la main; ailleurs ils sont beaucoup plus rares. Les corpuscules du tact sont composés d'une petite masse homogène résistante parsemée de noyaux ovoïdes

[1] Les corpuscules du tact ont été signalés pour la première fois par M. Meissner.

autour de laquelle le tube nerveux (il y en a souvent deux) décrit un ou deux tours de spire et au sein de laquelle se perd le cylindre-axe qui s'est dépouillé de ses enveloppes. D'après les recherches récentes de M. Ranvier les cylindres-axes, après un trajet sinueux, se terminent au milieu des cellules des corpuscules du tact par des boutons plus ou moins aplatis (Voy. fig. 276). Dans les parties depuis longtemps paralysées de la sensibilité, les corpuscules de Meissner disparaissent en subissant la régression adipeuse.

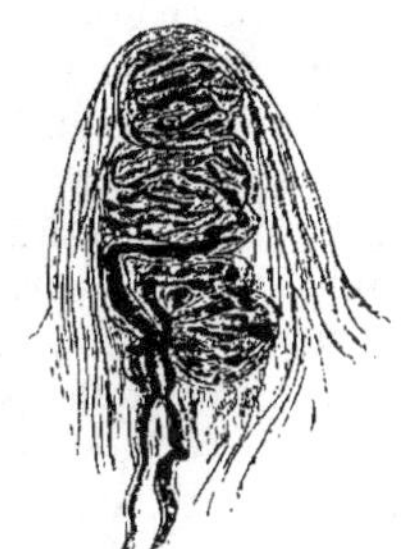

Fig. 276.
PAPILLE CUTANÉE POURVUE DE NERFS, AVEC CORPUSCULE DE MEISSNER (d'après M. Ranvier).

M. Kölliker donne pour usage au corpuscule du tact de servir de soutien au filet nerveux au moment du toucher, et d'empêcher ce filet de céder et de *fuir*, pour ainsi dire, sous les impressions tactiles. Ce petit corps, dans les papilles *sensibles* de la paume de la main et de la plante du pied, aurait une certaine analogie, quant au rôle qu'il joue, avec les ongles. On sait que ceux-ci, en effet, dans le toucher avec la main, contribuent à l'exactitude de l'application de la pulpe du doigt sur les objets explorés, en formant un plan de soutènement dans le sens opposé à la compression.

On trouve encore, non dans la peau, mais *sous la peau*, au sein du tissu cellulaire sous-cutané et sur le trajet des nerfs, d'autres corpuscules *beaucoup plus volumineux* que les corpuscules du tact, et auxquels on donne le nom de *corpuscules de Pacini* ou de *Vater*. Ces corpuscules existent dans des points assez divers : à la paume de la main, à la plante du pied, à la face palmaire des doigts et des orteils, à l'avant-bras, au cou, au niveau des articulations, etc.

Les corpuscules de Pacini ont de 1 à 4 millimètres de diamètre, ils consistent en un bulbe ovoïde, à couches concentriques, qui reçoit par une de ses extrémités un tube nerveux, lequel réduit à son cylindre-axe le parcourt dans toute son étendue et dont le mode de terminaison est assez obscur. Ces corpuscules sont-ils tactiles ? Il y a sur le parcours des nerfs de la conjonctive, du gland et du clitoris, des corpuscules de plus petit volume, qui ont beaucoup d'analogie avec les précédents et qu'on désigne sous le nom de *corpuscules de Krause ;* ces corpuscules ne sont pas étrangers sans doute à la grande sensibilité de ces parties.

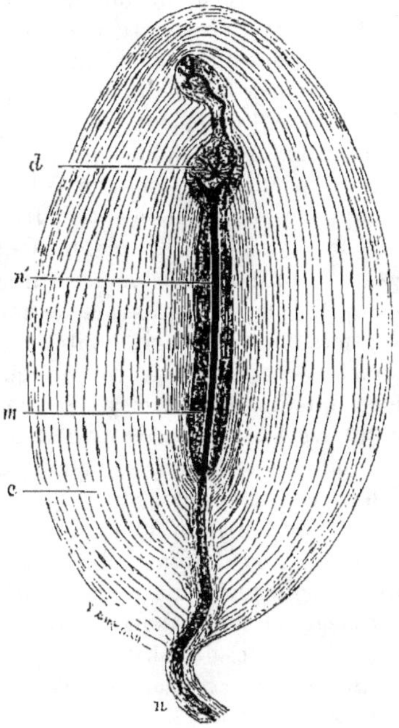

Fig. 277.
CORPUSCULE DE PACINI (d'après M. Ranvier).
n, tube nerveux complet.
n', cylindre-axe ou engagé dans la substance du corpuscule.
d, terminaison ramifiée du cylindre-axe.
c, couches concentriques du corpuscule de Pacini.

Les papilles cutanées sont très visibles à la langue, où l'épiderme leur forme une sorte d'étui, et leur conserve ainsi leur indépendance. Partout ailleurs, les papilles de la peau sont couvertes plus ou moins complètement par l'épiderme, de manière que leur individualité disparaît. A la paume des mains, et particulièrement à l'extrémité palmaire des dernières phalanges, elles sont disposées suivant des lignes courbes qui forment des séries concentriques visibles à l'extérieur. Dans les autres points de la peau, elles sont irrégulièrement distribuées, et tout à fait dissimulées per l'épiderme.

La peau seule nous donne ce qu'on peut appeler les notions *délicates* du toucher. M. T. Weber a constaté, par l'expérience directe (sur un homme dont le bras et l'avant-bras dénudés par un phlegmon présentaient les muscles *à nu*), que les parties dépourvues de peau ne ressentent point les impressions du toucher, ni même des pressions faibles. Il faut comprimer les muscles assez énergiquement pour que la sensibilité des muscles entre en jeu. Les différences de température de l'eau, entre 0° et 40°, ne sont point ressenties par les muscles. Lorsque l'eau est à une température plus élevée, le patient éprouve simplement un sentiment de douleur.

On peut dire d'une manière générale que les nerfs sensibles, touchés partout ailleurs qu'à leur extrémité périphérique dans la peau, ne donnent point les sensations du toucher, mais celles de la douleur ; et de plus, la détermination du lieu de la douleur ne correspond point au lieu où le nerf est impressionné. Le sentiment de la douleur est rapporté en un certain point qui correspond à la terminaison périphérique des filets nerveux du nerf; en d'autres termes, c'est la partie dans laquelle se termine le nerf sensible qui *souffre*. Submergez complètement le coude et les parties voisines du bras et de l'avant-bras dans de l'eau à 0°, au bout de quelques instants vous ressentirez dans les doigts, non pas un sentiment de température, mais un sentiment de douleur, principalement le long des branches terminales du nerf cubital, c'est-à-dire dans les derniers doigts. Le nerf cubital est, en effet, assez superficiel au coude et facilement accessible, par conséquent, au refroidissement. Chacun sait pareillement que quand on froisse ou que l'on comprime le nerf cubital en ce même point, c'est-à-dire derrière l'épitrochlée, on ressent immédiatement une douleur vive dans le petit doigt et l'annulaire. Lorsque les amputés souffrent dans leurs moignons, la douleur nerveuse est rapportée aux extrémités périphériques du nerf du moignon, et par conséquent dans le membre qui fait défaut.

Ces faits ne doivent point être perdus de vue en pathologie; ils nous expliquent pourquoi la partie dite *douloureuse* par le patient n'est pas toujours celle où siège le mal. Dans les opérations de rhinoplastie, qui consistent à réparer les pertes de substance du nez à l'aide d'un lambeau cutané emprunté au front, *avec conservation du pédicule*, les sensations tactiles du nez nouveau sont rapportées au front.

§ 333.

La sensation tactile proprement dite. — Différences du toucher dans les différentes régions de la peau. — Esthésiomètres. — Esthésiométrie. — La couche épidermique qui recouvre les papilles du derme n'offre pas partout la même épaisseur. Dans certains points, la couche épidermique est très mince, comme aux lèvres, par exemple ; dans d'autres, elle est très épaisse, et les papilles cutanées se trouvent comme noyées dans l'épiderme : le talon, par exemple, offre une couche épidermique de 4 ou 5 millimètres d'épaisseur, et quelquefois même de 1 centimètre. Il en résulte que certaines impressions qui déterminent de la douleur sur des parties recouvertes d'un épiderme très fin ne causent sur d'autres parties qu'un simple sentiment de toucher.

Une partie qui a perdu son épiderme transforme en douleurs tous les attouchements : c'est ce qu'on peut observer sur le derme dénudé des vésicatoires. Les papilles en elles-mêmes, et lorsqu'elles sont dépourvues de leur épiderme protecteur, ont donc une sensibilité exagérée, qui, loin de favoriser la délicatesse du toucher, lui fait, au contraire, obstacle.

Certaines productions cornées ou épidermiques résistantes donnent au sens du tact, non pas une grande délicatesse au point de vue de la forme des objets, mais contribuent à renseigner très exactement l'homme et surtout les animaux, et en raison même de leur rigidité, sur la présence, la consistance et la résistance des corps : tels sont les dents, les poils (surtout les poils longs et raides dont sont garnies les lèvres de beaucoup d'animaux), le sabot du cheval, etc.

La sensibilité de la peau offre de grandes différences suivant les régions. M. Weber est le premier qui ait cherché à estimer le degré de la sensibilité à l'aide de mesures précises. Le moyen d'estimation dont il a fait usage consiste à chercher quelle distance il faut donner à deux pointes qui touchent en même temps la peau, pour que ces deux pointes produisent deux impressions séparées et soient *senties isolément*. Ce procédé donne bien la mesure de la *finesse* du toucher. Ouvrez un compas, appliquez les pointes de ce compas sur les lèvres, appliquez-les ensuite sur la joue ou sur le dos de la main, etc., et vous constaterez que si les deux pointes ont été senties *distinctement* sur les lèvres, avec un écartement de 4 millimètres, par exemple, cet écartement ne donnera sur les joues que la sensation d'un seul contact, et il faudra, pour que la double sensation se produise en ce point, que l'écartement des pointes soit porté à 8 ou 9 millimètres environ. Ces expériences ont été faites sur tous les points du corps ; il est loisible à chacun de les répéter. On donne au compas à pointes mousses construit pour ce genre de recherches le nom d'Esthésiomètre. L'instrument qui porte ce nom a reçu des dispositions diverses : tantôt il a la forme d'un compas dont le degré d'ouverture est mesuré par un quart de cercle sur lequel se meut la branche mobile ; tantôt, ainsi que le représente la figure 278, il a la forme de la mesure des cordonniers. Ainsi qu'on peut le voir sur la figure, un curseur *b* mobile sur une tige graduée s'éloigne plus ou moins de la branche immobile.

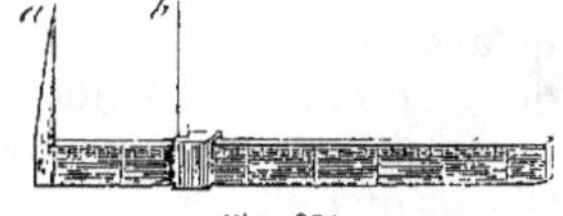

Fig. 278.
ESTHÉSIOMÈTRE. (Mesure des cordonniers.)

La possibilité de distinguer ainsi deux impressions voisines et *simultanées* varie beaucoup suivant les régions, et on peut, sous ce rapport, construire une véritable échelle de sensibilité. Il faut dire que cette échelle n'est pas absolument la même pour tous les individus, et qu'on peut aussi observer sur soi-même des différences qui ne sont pas les mêmes à tous les moments et qui dépendent de conditions diverses. Mais ce qu'il y a de plus curieux dans ces déterminations, c'est bien moins leurs valeurs absolues que leurs valeurs relatives.

La partie la plus sensible à ce genre d'expériences, c'est la pointe de la langue. Celle-ci distingue les deux impressions lorsque l'écartement des pointes n'est que de 1 millimètre. La partie la moins sensible est la région du dos. Dans cette partie, on ne distingue les deux impressions que quand elles sont séparées par la distance relativement considérable de 50 millimètres environ : cette région est donc, en quelque sorte, cinquante fois moins sensible que la pointe de la langue. L'extrémité des doigts de la main (c'est-à-dire la face palmaire de la dernière phalange ou la pulpe des doigts) vient après la langue : elle distingue deux impressions, séparées seulement de 1mm,5 l'une de l'autre ; elle est donc à peu près aussi sensible que la langue. Les autres phalanges des doigts ne distinguent les deux impressions qu'à une distance de 3 millimètres : c'est aussi le degré de finesse de la sensibilité des lèvres. Celui des joues et des paupières est beaucoup moindre, il correspond à une distance des pointes de 7 à 9 millimètres.

La différence qui existe entre la finesse des impressions du toucher à la peau des joues et à la peau des lèvres rend compte d'un phénomène singulier. Prenez un compas ; écartez les branches, je suppose, de 4 ou 5 millimètres, puis placez les pointes sur la joue. En ce lieu, l'écartement n'est pas apprécié, et le contact ne détermine qu'une seule impression. Puis, tout en maintenant les deux pointes contre la joue, descendez l'instrument du côté des lèvres ; aussitôt que le compas arrive dans le voisinage des lèvres, il semble que le compas *s'ouvre*, parce qu'en ce lieu la sensibilité est capable d'apprécier *les deux* impressions des pointes.

C'est aussi par suite de la différence des impressions du toucher à la pulpe des doigts et à la paume de la main, qu'un anneau appliqué à plat semble plus grand sur la pulpe des doigts que sur la paume de la main.

Le degré de sensibilité de la peau, mesuré à l'aide de l'esthésiomètre, prouve que la sensibilité va en décroissant des extrémités des membres vers le tronc. La finesse du toucher est moindre à l'avant-bras qu'à la main, moindre au bras qu'à l'avant-bras, elle est moindre à la jambe qu'au pied, moindre à la cuisse qu'à la jambe. En comparant les membres entre eux, on constate également qu'elle est moindre au membre inférieur qu'au membre supérieur. On constate encore qu'elle est moindre à la face dorsale de la main et du pied qu'à leur face plantaire, moindre à la face dorsale des membres que dans le pli des articulations, etc.

Si, au lieu d'un esthésiomètre à deux pointes, on prend un instrument de ce genre ayant 3, 4, 5, 6, 10 pointes, on peut encore, quand les pointes sont suffisamment espacées, distinguer 3, 4, et même 5 impressions simultanées ; au delà la sensation devient confuse et il est à peu près impossible de déterminer le nombre des contacts [1].

Quand les impressions du toucher sont *successives*, elles ne peuvent être isolément perçues qu'à la condition d'être *séparées par des intervalles suffisants* ; dans le cas contraire, elles donnent lieu à une sensation continue. Une roue dentée qui tourne donne une sensation continue à la main appliquée sur elle à partir du moment où la main reçoit 64 chocs à la seconde.

Les divers degrés de la sensibilité tactile sont évidemment des phénomènes d'ordre nerveux en rapport avec la richesse ou la pauvreté, en nerfs, des divers départements de la peau. Les recherches de M. Czermak sur la finesse

[1] Ces expériences peuvent être facilement faites à l'aide d'une plaque de liège garnie d'épingles.

comparée du toucher chez l'enfant et chez l'adulte ont jeté quelque jour sur ce sujet. Sur quatre enfants de dix à douze ans, il a trouvé que l'écartement qu'il faut donner aux pointes de l'instrument (pour que les deux impressions tactiles soient isolément senties) peut être diminué chez les enfants, et cela dans toutes les régions. M. Goltz a obtenu plus récemment des résultats analogues. Ces expériences confirment le calcul de M. Harting, qui, en étudiant la distribution des nerfs dans la peau de l'enfant, est arrivé à ce résultat, d'ailleurs facile à prévoir, que la quantité des fibres nerveuses primitives est plus grande chez l'enfant que chez l'adulte, *pour une même surface de peau.*

M. Czermak a encore constaté que la finesse du toucher de la peau du ventre n'est pas la même chez la femme, avant et pendant la grossesse, c'est-à-dire à deux époques pendant lesquelles l'étendue de la peau n'est pas la même. Il a fait les mêmes observations sur des points de la peau artificiellement distendus, c'est-à-dire alors que la distribution nerveuse de la peau n'est pas changée, tandis que la surface à laquelle correspond cette distribution augmente.

L'attention et l'exercice doivent être pris en sérieuse considération dans les jugements que nous portons à l'aide du toucher, et ces éléments d'ordre psychique ont une importance capitale. Lorsqu'on répète pendant une heure ou deux les expériences d'esthésiométrie, on constate, en effet, que la *distance minimum* à laquelle nous pouvons encore distinguer deux impressions peut diminuer de moitié, ou même des trois quarts, par l'exercice aidé de l'attention.

C'est par la même raison que la finesse du tact est plus grande chez les aveugles que chez le commun des hommes. M. Goltz, qui a essayé la finesse du tact chez les aveugles, à l'aide de l'esthésiomètre, a constaté qu'elle était peu supérieure à celle des autres hommes *dans les premières années*, mais que cette différence allait croissant et qu'elle était très augmentée chez les aveugles de vieille date.

Quand on se livre sur soi-même à des expériences d'esthésiométrie, on peut, nous venons de le dire, rendre beaucoup plus fines les impressions du toucher (on peut quadrupler cette finesse). Le progrès est d'abord très rapide, puis plus lent. Mais ce qu'on a gagné, on le perd aisément et rapidement, à moins d'un exercice *régulier et permanent*, ce qui est le cas pour les aveugles.

MM. Wolkman et Fechner ont encore constaté un fait intéressant, et qui rattache sous un certain rapport le sens du toucher au sens de la vue. Lorsqu'on pratique, sur un point de la peau du bras, les expériences d'esthésiométrie, et qu'après un grand nombre d'épreuves, la faculté de distinguer les *distances minimum* a augmenté en ce point, cette augmentation dans la finesse des appréciations du toucher existe en ce moment, aussi, sur l'autre bras (auquel on n'avait pas touché), dans le point symétrique correspondant, nouvelle preuve qu'il ne s'agit pas ici de simples modifications locales.

L'inégalité dans la puissance tactile de la peau introduit des différences très remarquables dans le jugement que nous portons sur la *forme* et même sur le *volume* des corps. Appliquez sur la langue l'extrémité d'un crayon taillé en triangle, reportez ensuite cette extrémité sur la joue. Dans le premier cas vous avez la sensation d'un corps de *forme* triangulaire; dans l'autre, une sensation de contact pure et simple, ou celle d'un corps mousse tout au plus. Prenez une natte de cheveux, appliquez-la sur la joue, vous n'en sentirez pas les *détails;* appliquez-la sur les lèvres, ou sur la langue, ou bien appliquez-y la pulpe des doigts, ces détails deviennent distincts.

Dans les points de la peau où la finesse du toucher est le moins développée, on se trompe également sur le volume du corps, *tel que la main nous le donne*, parce qu'en effet la distance *minimum* suivant laquelle nous pouvons reconnaître deux points séparés nous sert d'unité de mesure. Ainsi, lorsque, par exemple, nous sentons distinctement les deux pointes d'un compas écartées de 9 millimètres et placées sur la joue, il nous est impossible d'apprécier le degré d'écartement; ou bien, si nous le comparons avec les notions les plus habituelles fournies par le toucher des doigts, nous jugeons cet écartement beaucoup plus petit qu'il n'est. Dans nos jugements, en effet, nous rapportons tout à une commune mesure, c'est-à-dire à la sensibilité de la main, qui devient ainsi une sorte d'arbitre. Aux deux pointes du compas on peut substituer un corps d'un petit volume. On conçoit, d'après cela, que si on applique ce corps, par exemple, dans le dos ou sur d'autres régions d'un toucher peu délicat, il devient impossible d'acquérir, non seulement sur sa forme, mais même sur son volume, des notions conformes à celles que nous donne le toucher des mains ou des lèvres.

Ces particularités du toucher tiennent aussi à ce que nous ne pouvons porter, en ce qui touche à la *localisation* précise des impressions du tact, que des jugements qui ne sont pas d'une précision absolue. Ces imperfections du sens tactile se révèlent tout particulièrement dans l'obscurité. Si, les yeux bandés, on touche un point de la peau du dos de la main à l'aide d'une pointe noircie, il est rare que la même pointe noircie tombe une seconde fois exactement sur le point primitivement touché, et alors même que les deux tentatives sont faites presque coup sur coup ; il y a la plupart du temps un écart de 2 ou 3 millimètres.

MM. Dorn et Panum, Aubert et Kammler ont cherché à apprécier le degré de sensibilité de la peau par un procédé autre que celui employé par M. Weber. Ce procédé consiste à appliquer sur une surface de peau, toujours la même (soit un carré de 3 millimètres de côté), des corps diversement pesants, et à rechercher quelle valeur *minimum* doit avoir ce poids pour être senti. La finesse du toucher, appréciée de cette manière, ne conduit pas à des résultats identiques aux précédents, et cela se conçoit aisément, car, à l'aide de ces deux méthodes, on étudie deux ordres de phénomènes différents. Il résulte d'un grand nombre d'épreuves faites sur des hommes et sur des femmes dont on avait bandé les yeux, que la partie sur laquelle l'impression est la plus délicate est le visage. Sur le front, les tempes et les joues un poids de 2 milligrammes est senti. La pulpe des doigts ne sent distinctement qu'autant que le poids est au moins de 10 à 15 milligrammes. Il n'est pas inutile de faire remarquer que la pulpe des doigts est la seule partie de la peau (avec la plante des pieds) qui soit dépourvue de poils ; or, au visage, la pression transmise dans le sein de la peau par les racines des poils contribue, sans doute, à la finesse de l'impression. De nombreuses expériences faites au bras, à l'avant-bras, à la main, à la cuisse, etc., ont d'ailleurs montré qu'il n'y a pas le moindre rapport entre la notion de la pression et la faculté de distinguer (suivant la méthode de Weber) deux impressions peu distantes l'une de l'autre. Ainsi l'appréciation de distance est la même, que les points voisins de la peau soient chargés de 3 grammes ou qu'ils soient chargés de 1,000 grammes. La sensation du *tact*, on pourrait dire du *contact*, n'est en réalité que le premier degré de la sensation de *pression*, au delà de laquelle commence la sensation de la *douleur*. La sensation de pression accompagne la plupart des sensations de contact, et les remplace quand elle augmente.

L'étude des sensations de pression et des notions plus ou moins précises qu'elle nous donne suivant qu'elle augmente ou diminue peut être faite à l'aide de tiges à surfaces de sections variées, qu'on applique sur divers points de la peau et dont l'extrémité supérieure, surmontée d'un plateau de balance, peut recevoir des poids. La sensation de pression peut aussi être mise en jeu par des liquides (pris à la température de la peau, pour dégager l'expérience de la sensation thermique). Une veine liquide, soumise à une pression uniforme, qui frappe la peau sur un point limité, et avec une certaine force, éveille une sensation de pression analogue à celle d'un corps solide. Lorsque la surface pressée est très étendue, quand par exemple la main et le bras sont plongés jusqu'au coude dans de l'eau, à la température de la peau, la pression exercée par le liquide sur la main et l'avant-bras passe à peu près inaperçue; il y a là une sorte d'équilibre uniforme qui obscurcit la sensation. La sensation de pression ne se fait guère sentir qu'au niveau de la ligne circulaire qui correspond à la surface du liquide, c'est-à-dire là où la différence de pression est surtout accusée. La sensation d'une pression circulaire au point qui correspond à la surface du liquide est d'autant plus vive, on le conçoit, que la densité du liquide est plus grande. Quand on plonge son doigt dans une masse de mercure, on sent comme un anneau qui monte ou qui descend le long du doigt à mesure qu'on l'enfonce ou qu'on le retire.

§ 334.

La sensation de la température. — Lorsqu'un corps placé à la surface de la peau paraît chaud ou froid, ce n'est jamais que par une apppréciation comparative avec la chaleur de notre propre corps que nous portons un jugement (la chaleur animale est, en moyenne, de + 37°). Le corps nous paraît chaud quand sa température l'emporte sur celle de la main qui le touche; il paraît froid dans le cas contraire. Le plus souvent la main, comme d'ailleurs tous les organes éloignés du centre de la circulation, est à une température inférieure de quelques degrés à la température moyenne du corps (§ 163); il en résulte que les corps qui accusent, au thermomètre, une température de + 37°, + 36°, + 35°, + 34°, nous paraissent chauds à la main. On conçoit aussi comment des corps peuvent paraître chauds quand on les applique sur certaines parties de la peau, et froids quand on les applique sur d'autres; comment la main est parfois chaude par rapport au visage, tandis qu'elle est froide par rapport aux aisselles ou à la face interne des cuisses. Dans tous ces cas, nous ne jugeons que des différences.

Les notions de température que nous tirons du toucher des corps ne peuvent donc, en aucun cas, remplacer les appréciations rigoureuses et absolues du thermomètre. Le toucher ne peut pas nous faire sentir les différences légères de température. En essayant successivement, à l'aide de la main, un même corps diversement échauffé, il est rare qu'on puisse distinguer des différences plus petites que 2 ou 3 degrés centigrades. En trempant chacune des mains en même temps dans deux vases remplis d'eau, à des températures presque semblables, tout ce qu'on peut faire avec de l'exercice, c'est de distinguer un demi-degré centigrade de différence.

Cette appréciation comparative est d'ailleurs très limitée, et n'est possible que pour des températures qui s'éloignent peu, en plus ou en moins, de la température normale du corps. Pour des températures relativement très chaudes ou relativement très froides, le pouvoir de distinguer les différences de température est très borné ; le sentiment *douleur* masque alors le résultat de l'impression tactile.

L'*étendue* de la surface impressionnée a aussi une grande importance dans la sensation de température. Si, à l'exemple de M. Fick, on pratique sur une carte épaisse une petite ouverture de 1 millimètre de diamètre, il est impossible de distinguer l'une de l'autre l'impression de contact produite par une pointe d'aiguille ou par un filet d'eau chaude. La supposition que les impressions de la sensibilité tactile et que les impressions de la sensibilité thermique chemineraient sur des conducteurs nerveux différents n'est donc pas vraisemblable. Quelle que soit d'ailleurs l'idée qu'on se forme touchant cette transmission, il n'en est pas moins certain que l'impression de chaleur ou de froid éprouvée par la peau est proportionnée à l'étendue de la surface de contact. Un corps d'une température plus élevée qu'un autre, et qui ne touche la peau que par quelques points, n'éveille pas aussi vivement la sensation de température qu'un autre corps d'une température moins élevée et qui touche la peau par une grande surface.

La *nature* du corps joue un rôle capital dans l'appréciation de la température et dans le jugement que nous pouvons porter à l'aide du toucher. Tous les corps, en effet (nous ne parlons pas des corps vivants), ont une tendance naturelle à se mettre en équilibre de température avec les corps qui les avoisinent. Lorsque nous saisissons avec les mains un corps *bon conducteur* de la chaleur, il nous paraît plus froid qu'un autre, parce qu'il enlève à la main plus de chaleur qu'un autre corps *mauvais conducteur*. Les métaux, qui sont de bons conducteurs, nous paraissent plus froids que les pierres et le bois (corps mauvais conducteurs), quoique leur température absolue soit rigoureusement la même. Un métal *échauffé* nous paraît également plus chaud qu'un corps non métallique, porté à la même température.

La *chaleur spécifique* des corps conduit à des erreurs analogues dans les appréciations de la température à l'aide du toucher. Chauffez à un égal degré de température une masse de zinc, une masse de cuivre et une masse de mercure ; le cuivre et le zinc paraîtront plus chauds que le mercure. La chaleur spécifique du cuivre et du zinc est plus considérable que celle du mercure ; ils ont absorbé plus de chaleur que le mercure pour s'élever d'un certain nombre de degrés, ils en rendent conséquemment davantage pour s'abaisser d'un même nombre de degrés[1]. D'où il faut conclure que la température des corps ne nous est pas donnée par le toucher comme par le thermomètre. Ce que nous sentons par le toucher, ce sont les *pertes* ou les *acquisitions* de chaleur éprouvées par la peau, au contact du corps.

Voici un autre exemple qui fera bien sentir la différence qu'il y a entre les indications absolues du thermomètre et les appréciations du toucher. L'air étant, je suppose, à la température moyenne de + 18°, c'est-à-dire à une température qui ne nous donne ni l'impression du froid, ni l'impression de la cha-

[1] Chaleur spécifique du cuivre 0,09 ; chaleur spécifique du zinc 0,09 ; chaleur spécifique du mercure 0,03.

leur[1], si nous plongeons notre main (dont la température est, dans ces conditions, à peu près de + 30 à 32°) dans de l'eau à + 20°, nous éprouvons une sensation de froid, bien que l'eau soit plus chaude que l'air, et cela parce que notre main perd plus rapidement une grande quantité de chaleur.

Il est impossible de se rendre un compte exact du mécanisme de la sensation de température. Lorsque la main touche un corps chaud, elle gagne de la chaleur, les papilles s'échauffent; lorsque la main touche un corps froid, elle perd de la chaleur, les papilles se refroidissent. De là, sans doute, un mouvement obscur de dilatation ou de contraction des papilles et des éléments nerveux qu'elles renferment.

On a cherché à apprécier la finesse de la sensibilité-température à l'aide de procédés analogues à ceux qui ont conduit à dresser l'échelle des sensibilités tactiles, c'est-à-dire à l'aide d'un esthésiomètre dont les pointes étaient remplacées par des tubes remplis d'eau chaude. Il résulte de ces recherches que la sensibilité thermique des différentes régions ne suit pas exactement la topographie de la sensibilité tactile. L'appréciation de distance entre les deux impressions thermiques simultanées est d'autant plus délicate d'ailleurs que les températures simultanées sont plus différentes.

Il est douteux qu'il y ait des régions en quelque sorte privilégiées pour la sensibilité thermique comme pour la sensibilité tactile. L'expérience a encore montré que la localisation précise de l'impression thermique n'est pas aussi nettement circonscrite que celle de l'impression tactile.

Les degrés extrêmes de température déterminent des sensations douloureuses qui peuvent aller jusqu'à la brûlure, jusqu'à la congélation. La douleur de la brûlure est une des plus vives que l'homme puisse ressentir. Lorsqu'un corps très chaud est touché par la peau, l'épiderme et le derme se dessèchent, et ce desséchement peut être porté jusqu'à la désorganisation. Lorsque le corps éprouve un certain degré de froid, il survient, par suite d'une action nerveuse réflexe qui retentit d'abord sur les muscles lisses de la peau (chair de poule) et ensuite sur les muscles de la vie animale, des frissons, des tremblements et des claquements de dents. Quand le froid extérieur est très intense, le toucher se trouve fort affaibli; cet affaiblissement est dû, sans doute, à une action directe sur les éléments anatomiques des nerfs de sensibilité.

La sensibilité à la température est celle qui s'évanouit le plus tard dans les paralysies complètes de la sensibilité. Darwin (l'ancien) parle de paralytiques qui avaient perdu la possibilité de distinguer par le toucher la forme et les aspérités des corps et qui pouvaient encore percevoir par la peau la notion de la chaleur. Des observations de ce genre ont été faites de nos jours. Elles ne prouvent pas cependant (comme on a cru pouvoir le conclure) qu'il y ait un sens pour la température, et un sens pour le toucher ou la *pression*, sens qui seraient dévolus à des nerfs de sensibilité spéciale différente.

[1] La température de la peau est généralement supérieure à la température ambiante. (La température de la peau dans les points recouverts sur les vêtements, tronc et membres, est de + 33° environ. La température des parties découvertes est extrêmement variable et souvent beaucoup plus basse.) La peau reçoit cette température et des actions organiques et surtout du sang. Il y a donc un apport continu de chaleur qui vient du dedans, et une déperdition continue par contact, rayonnement et évaporation. L'apport et la perte s'équilibrent, de manière que la peau conserve une température sensiblement constante et de telle sorte, qu'en vertu de l'habitude, nous n'avons pas la sensation de température quand l'air ambiant se maintient à un degré moyen. Toute rupture de cet équilibre moyen entraîne une sensation de froid ou de chaud par perte ou par gain.

Nous avons fait remarquer que lorsque les parties de la peau impressionnées sont très circonscrites (ou 2 millimètres carrés), il est à peu près impossible, même dans les régions les mieux douées, de distinguer les impressions du toucher des impressions thermiques. Pour déterminer une sensation nettement définie, il paraît donc nécessaire qu'un certain nombre d'éléments nerveux soient impressionnés en même temps.

§ 335.

Appréciation de la résistance et du poids. — Ainsi que nous l'avons dit, le degré de solidité d'un corps, l'obstacle que ce corps oppose au déplacement, ou l'effort commandé par son poids exigent l'intervention de la contraction des muscles. Si le toucher entre en jeu, en ce moment, pour nous faire connaître en même temps les autres propriétés du corps, il n'en est pas moins vrai que c'est le degré de la contraction musculaire qui nous éclaire sur les qualités de dureté, de mollessé, de résistance, de poids.

Remarquons que, dans le toucher proprement dit, alors que nous ne prenons connaissance que de la forme ou de la température d'un corps, la contraction des muscles est étrangère, il est vrai, au jugement que nous formons sur ces qualités, mais qu'elle *intervient* encore pour promener successivement la main sur les diverses parties de l'objet, ou pour fléchir les doigts qui l'embrassent.

Lorsque les corps soutenus dans la main sont d'un poids médiocre, le sentiment de la contraction musculaire nécessaire pour faire équilibre à leur poids nous conduit à des appréciations assez exactes, que l'exercice rend plus rigoureuses. La différence qui existe entre un poids de 100 grammes et un poids de 105 grammes peut être assez facilement appréciée à l'aide de la main droite. La main gauche est beaucoup plus inhabile à ce genre d'expériences ; cela dépend sans doute de l'habitude. Pour des poids très lourds, ou pour des poids très légers, nous ne pouvons acquérir ainsi que des notions très imparfaites.

§ 336.

Illusions du toucher. — Chatouillement. — Durée de la sensation. — Sensations consécutives et subjectives, etc. — La main de l'homme est placée à l'extrémité d'un levier mobile qui la dirige dans tous les sens ; elle est fractionnée en segments nombreux, opposables, chacun en particulier, à l'un d'entre eux (pouce) ; elle peut ainsi prendre les positions les plus diverses, varier et multiplier ses points de contact avec les objets : elle est un organe de toucher par excellence. Lorsqu'on saisit avec chaque main un corps différent, ces deux corps ne confondent point leur impression unique ; ils sont perçus chacun en particulier. La main peut cependant fournir une illusion assez singulière (Voy. fig. 279). Lorsqu'on promène sur une table un petit corps arrondi *a*, une boule de cire, par exemple, avec la pulpe des doigts indicateur *c* et médius *b* rapprochés l'un de l'autre, on sent bien distinctement un corps arrondi, et on ne sent qu'un seul corps ; mais si l'on engage l'indicateur sous le médius, de manière à placer le petit corps dans l'angle formé par la rencontre du bord externe de l'indicateur *e* et du bord interne du médius *f*. immédiatement il semble que l'on touche *deux* corps arrondis au lieu d'un. On peut constater le même phénomène en croisant le médius avec l'annulaire, ou l'indicateur avec l'annulaire, ou l'annulaire avec le petit doigt, ou le médius avec le petit doigt, ou l'indicateur avec le petit doigt, etc.

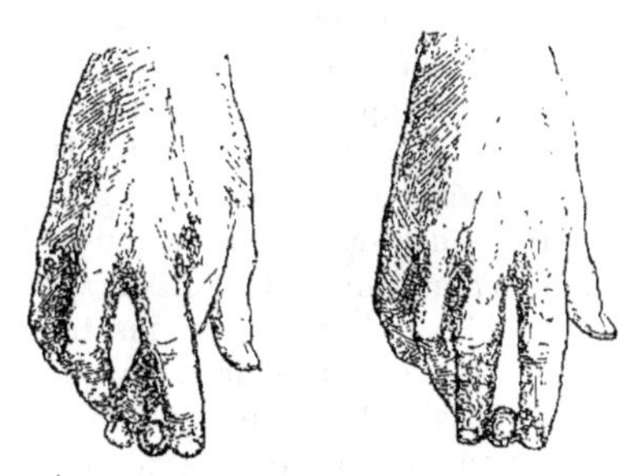

Fig. 270.
EXPÉRIENCE D'ARISTOTE.

L'illusion dont nous parlons tient évidemment au changement artificiel apporté à la *relation normale* des surfaces sensibles. On peut la faire naître encore en plaçant un corps sphérique entre les deux genoux croisés; ou, comme l'a indiqué récemment M. Czermak, en introduisant ce corps sphérique entre les lèvres. Tant que les deux lèvres sont dans leurs rapports normaux, le corps paraît unique; aussitôt que l'expérimentateur change le rapport des deux bords libres des lèvres en tirant l'une à gauche et l'autre à droite, le corps semble double, et la distance supposée entre les deux corps est estimée d'autant plus grande que les lèvres se correspondent par des points plus éloignés.

Aristote avait déjà donné une explication satisfaisante de ce phénomène. Il dépend très certainement de ce que les filets nerveux de chaque département de la surface sentante périphérique sont dans un rapport constant et déterminé avec le cerveau, rapport qu'il n'est pas en notre pouvoir de changer. Dans l'expérience de la main et dans celle des lèvres, chaque surface sentante donne la notion d'une demi-sphère *complétée par l'imagination*. Quand les parties sentantes (les deux doigts ou les deux lèvres) sont dans leur situation normale, les deux surfaces sphériques senties se regardent et concourent toutes deux à la sensation d'un corps unique. Quand la position respective des parties sensibles n'est plus normale, chaque partie impressionnée donne l'idée d'une sphère. Dans les opérations de la rhinoplastie, quand on renverse par en bas un lambeau de la peau du front pour former un nez, c'est par la même raison que les attouchements sur le nez nouveau ne sont pas rapportés entre les yeux et la bouche, mais au front.

— Le *chatouillement* est une sensation particulière du toucher, accompagnée souvent d'un rire involontaire et convulsif qui rentre dans la condition des mouvements réflexes. Certaines parties de la peau sont, à cet égard, plus sensibles que d'autres, et ce ne sont pas celles qui sont les plus sensibles au toucher. La plante du pied, en effet, se distingue surtout sous ce rapport, et elle juge assez mal de la forme des objets. On peut exciter la sensation du chatouillement sur les parties latérales du nez, sous le dessous des yeux, avec les barbes d'une plume, tandis que la pulpe des doigts est à peu près insensible à ce genre d'excitation. Les sensations voluptueuses du tact peuvent être rapprochées du chatouillement. Les parties qui éprouvent vivement les sensations voluptueuses, comme le gland et le clitoris, présentent aux extrémités des nerfs des corpuscules spéciaux (corpuscules de Krause).

— Les sensations *subjectives* du toucher sont fréquentes. C'est à elles qu'il faut rapporter la plupart du temps le sentiment de la douleur, et nous ne pourrions indiquer leurs divers modes sans passer en revue le cadre nosologique : tantôt ce sont des douleurs de pression ou tension, tantôt des douleurs lancinantes, tantôt ce sont des sensations de froid ou de fraîcheur, tantôt des sensations de chaleur, etc., etc. [1].

— Lorsque l'application de l'agent tactile est instantanée, la durée de la sensation tactile peut dépasser celle de l'application, bien que la durée de l'impression, ainsi que nous l'avons vu, puisse être en réalité très courte. La persistance des sensations du toucher est beaucoup plus évidente pour les impressions thermiques. Lorsqu'on applique, par exemple, un fragment de métal très refroidi sur le front, la sensation de froid persiste après qu'on l'a retiré. Mais il n'est pas inutile de remarquer que la température détermine des modifications locales de circulation qui changent les conditions de la sensibilité.

Rappelons, enfin, que l'habitude a une très grande influence sur la sensation du toucher; il serait plus exact de dire sur les phénomènes de la sensibilité en général. Les vêtements qui nous entourent ne sont plus ressentis ; la présence d'une pièce dentaire dans la bouche, qui paraît d'abord insupportable, ne tarde guère à passer inaperçue, etc.

§ 337.

Du sens du toucher dans la série animale. — Le toucher n'existe pas chez les animaux avec la même perfection que chez l'homme. Réparti sur la membrane dont la surface du corps est recouverte, le toucher s'exerce la plupart du temps d'une manière passive, et mérite plutôt le nom de sensibilité que celui de toucher proprement dit. Les poils (crins, soies, laine), les plumes, les enveloppes cornées ou calcaires, qui recouvrent le corps de beaucoup d'animaux, n'abolissent pas la sensibilité tactile, autant qu'on pourrait le penser, car ces parties transmettent aux tissus sensibles sous-jacents les ébranlements qu'ils éprouvent, mais ils limitent singulièrement le nombre des notions que l'animal peut tirer du contact des corps. Il est averti de leur présence, mais la température et la forme ne peuvent être appréciées par lui que d'une manière très imparfaite.

Parmi les *mammifères*, quelques-uns présentent certaines parties plus ou moins bien disposées pour le toucher. Le singe a ses quatre membres terminés par des mains, disposition qui a valu à l'ordre tout entier le nom de *quadrumanes;* mais ces mains présentent de nombreuses imperfections. Les singes ne peuvent mouvoir leurs doigts séparément; leur pouce beaucoup plus court ne peut être opposé aussi aisément aux autres doigts, et la paume des mains, servant en même temps à la progression, se couvre d'un épiderme calleux. Quelques singes ont la queue *prenante*, c'est-à-dire que cet organe très mobile leur sert à embrasser les corps et à les saisir comme avec une main.

Les solipèdes, les ruminants, les carnivores, chez lesquels l'extrémité des membres est terminée par un sabot simple ou double, ou par des griffes et par une peau calleuse, n'ont, à l'aide du pied, qu'un toucher très imparfait. La sensibilité, émoussée par la substance cornée, s'accommode en ce point avec les

[1] Nous avons déjà fait remarquer que les sensations subjectives de chaleur et de froid ne sont pas toujours accompagnées de l'élévation ou de l'abaissement de la température dans la partie où cette sensation est rapportée.

fonctions locomotrices ; mais elle n'est pas cependant abolie, et l'animal peut avoir avec le pied la notion distincte de la *résistance*, de la *solidité* et de la *consistance*. Chez les animaux dont nous parlons, la corne repose d'ailleurs sur un derme dont l'élément papillaire est très développé, et qui doit, par conséquent, ressentir avec une certaine vivacité les ébranlements communiqués par le sol ou par les corps extérieurs. Chez les solipèdes et les ruminants, les lèvres reçoivent une grande quantité de nerfs ; elles sont très mobiles chez les premiers, et sont utilisées pour le toucher.

Les carnivores (le chien, par exemple) ont l'ouverture des fosses nasales garnie d'un tissu dépourvu de poils, toujours humide, très sensible, qui leur sert aussi à toucher les objets. Chez le cochon, le sanglier, l'éléphant, le tapir, la taupe, la musaraigne, le nez, prolongé en forme de groin ou de trompe, constitue un organe de toucher qui acquiert chez l'éléphant une grande perfection.

Quelques animaux présentent sur la lèvre supérieure des poils longs et raides qui transmettent aux tissus sensibles sur lesquels ils s'implantent les ébranlements qu'ils reçoivent : telles sont les moustaches du chat, du rat, du phoque, etc. Les piquants du hérisson et du porc-épic avertissent aussi, de la même manière, l'animal de la présence des corps extérieurs.

Les *oiseaux* couverts de plumes, et dont les membres antérieurs sont transformés en ailes pour le vol, ont les pattes couvertes d'écailles à la face dorsale et tapissées inférieurement par une peau peu riche en nerfs et sur laquelle s'étend un épiderme épais et résistant : ils n'ont, par les pattes, qu'un toucher très imparfait. Lorsque l'oiseau veut toucher, c'est en général le bec qui lui sert à cet usage. Implanté dans un derme riche en filets nerveux, le bec transmet les ébranlements qu'il reçoit, à la manière de la corne du sabot du cheval et des enveloppes solides des articulés.

Les *reptiles* n'ont point d'organe spécial du toucher. Ceux qui sont recouverts d'une peau nue et humide (batraciens) paraissent doués d'un toucher plus délicat que ceux qui ont le corps revêtu d'écailles. Quelques reptiles, dont la langue est très protractile, s'en servent, non seulement comme organe de préhension, mais aussi comme organe de toucher. Chez les serpents, le corps tout entier peut remplir un pareil office, en s'enroulant autour du corps.

Quelques *poissons* présentent sur les côtés de l'ouverture buccale des prolongements plus ou moins développés nommés *barbillons*. Ces prolongements reçoivent des nerfs, et sont de véritables organes de toucher. Les nageoires, particulièrement celles qui sont placées sur les côtés, et qui sont suspendues dans les chairs, peuvent aussi transmettre les impressions tactiles.

Les *articulés*, recouverts de tests cornés (insectes) ou calcaires (crustacés), sentent les ébranlements du dehors par toute l'enveloppe de leur corps ; ils présentent aussi du côté de la tête des prolongements (*antennes* ou *palpes*) qui jouissent d'un toucher plus délicat. Lorsqu'on touche ces prolongements, l'animal se déplace vivement, se retourne en boule ou s'envole, etc. Les *mollusques* et les *zoophytes*, dont la peau est généralement molle et humide, ont une sensibilité obtuse répandue sur la surface du corps. Quelques-uns d'entre eux présentent des prolongements très développés et souvent multiples (*bras* ou *tentacules*), qui paraissent doués d'une sensibilité plus vive que le reste du corps ; tels sont les céphalopodes, les polypes, les hydres, etc.

§ 337 *bis*.

Le toucher. — Indications bibliographiques

J.-F. Schröter, Das Menschliche Gefühl oder Organ des Getastes (*De la sensibilité chez l'homme ou de l'organe du toucher*), *Leipzig*, 1814.

J. Purkinje, De examine physiol. organi visus et systematis cutanei, *Breslau*, 1823.

C.-J. Inderfurth, De sensus in cute aberrationibus, *Bonn*, 1822.

E.-H. Weber, De subtilitate tactus diversa in diversis partibus, *dans* l'ouvrage intitulé : De pulsu, resorptione, auditu et tactu, *Leipzig*, 1834.

Graves, Observations on the sense of touch, *dans* Edinburgh new philosophical journal, t. XLI, 1836.

Belfield-Lefèvre, Recherches sur la nature, la distribution et l'organe du sens tactile, *Paris*, 1837.

Gerdy, Mémoire sur le tact et les sensations cutanées, *dans* journal l'Expérience, 1842.

R. Willis, On the special function of the skin, *dans* London medical Gazette, 1843.

Rumpelt, Der Tastsinn als Organ in physio-psychischer Beziehung (*L'organe du toucher sous le rapport physiologico-psychique*), *dans* Haser's Archiv, t. VIII, 1846.

Beau, Recherches cliniques sur l'Anesthésie suivies de considérations sur la sensibilité, *dans* Archives gén. de médecine, 4e série, t. XVI, 1848.

C. Brunner, Ueber die Wirkungen, welche verschiedene Substanzen durch Berührung auf nervenschwache Personen ausüben (*Sur les effets que déterminent diverses substances sur le toucher des personnes nerveuses*), *Berne*, 1848.

L. Stuart, Sense of touch and its relation to the vitality of blood, *dans* the Lancet, mai, 1849.

E.-H. Weber, Article « Tastsinn und Gemeingefühl » (*Toucher et sensiblité générale*), *dans* R. Wagners's Handwörterbuch der Physiologie, t. III, 1849.

Le même, Beweise dass nur die fähig sind, uns die Empfindungen von Wärme, Kälte und Druk zu verschaffen (*Preuves que les organes du toucher sont seuls capables de nous fournir les notions de chaleur, de froid et de pression*), *dans* Müller's Archiv, 1849.

R. Lichtenfels, Ueber das Verhalten des Tastsinnes bei Narcosen der Centralorgane geprüft nach der Weberschen Methode (*Du toucher pendant le narcotisme du système nerveux central; études faites à l'aide du procédé de Weber*), le narcotisme était produit par la belladone, l'atropine, la daturine ou la morphine. *Dans* Sitzungsberichte d. k. Akad. der Wissenschaften zu Wien, t. VI, 1851.

A. Kölliker, Ueber den Bau der Cutispapillen und die sogenannten Tastkörperchen (*Sur la structure des papilles, et sur ce qu'on appelle les corpuscules du tact*), *dans* Zeitschrift für wissenschaft. Zoologie, t. Ier, 1852.

O. Landry, Recherches physiologiques et pathologiques sur les sensations tactiles, *dans* Archives gén. de médecine, juill. et sept., 1852.

G. Valentin, Ueber die Dauer der Tasteindrüke (*Sur la durée des impressions du toucher*), *dans* Arch. für physiologische Heilkunde, t. XI, 1852.

E.-H. Weber, Ueber den Raumsinn und die Empfindungskreise (*Sur le sens de l'étendue et sur les cercles de sensibilité*), *dans* Leipziger Berichte, 1852.

G. Meissner, Beiträge zur Anatomie un Physiologie der Haut (*Contributions à l'anatomie et à la physiologie de la peau*), *Leipzig*, 1853.

G. Meissner, Zur Lehre vom Tastsinn (*Sur la théorie du toucher*), *dans* Zeitschrift für rationnelle Medicin, n. ser., t. IV, 1854.

R.-F. Bathye, An experimental inquiry into the existence of a sixth sense, here called the sense of force, *dans* Monthly, Journ. of méd., fevr., 1855.

J. Czermak, Tastsinn (*Le sens dv toucher*), *dans* Sitzungsberichte der K. Acad. d. Wissenschaften zu Wien, mars 1855.

Le même, Ueber den Mangel des Tastsinnes an Theilen die von der Haut entblösst sind (*Sur l'absence du sens du tact sur les parties dépouillées de la peau*), *dans* Archiv für physiologische Heilkunde de Vierordt, 1855.

J. Czermack, Zur Lehre vom Raumsinn der Haut (*Sur le sens de l'étendue dans la peau*), *dans* Untersuchungen zur Naturlehre des Menschen und. der Thiere, t. I, 1856.

Türck, Vorlaufige Ergebnisse von Experimentaluntersuchungen zur Ermittlung der Haut-Sensibilitats Bezirke (*Résultats des recherches expérimentales pour déterminer l'étendue des cercles de sensibilité de la peau*), *dans* Sitzungsberichte der Kais. Akademie der Wissenschaften zu Wien, t. XXI, 1856.

H.-F. Lindemann, De sensu coloris, *Hale*, 1857.

H. Aubert et Kammler, Untersuchungen über den Druck und Raumsinn der Haut (*Recherches sur le sens appréciateur de la pression et de l'étendue, sur la peau*), *dans* Untersuchungen zur Naturlehre des Menschen und der Thiere, t. V, 1858.

BROWN SÉQUARD, Sur la sensibilité tactile et sur le moyen de la mesurer dans l'anesthésie et l'hyperesthésie, *dans* Journal de Physiologie, t. I, 1858.

F. GOLTZ, De spatii sensu cutis. Dissert., *Königsberg*, 1858.

A. KAMMLER, Experimenta de variarum cutis regionum minima pondera sentiendi virtute, Diss. *Breslau*, 1858.

E.-H. SIEVEKING, The Aesthesiometer (*Instrument pour mesurer la finesse du toucher suivant la méthode de M. Weber*), *dans* the Britich and foreign Review, janv., 1858.

E.-H. SIEVEKING, On the relation of common and tactile sensibility in disease, *dans* the British and foreing Review, oct., 1858.

A.-W. VOLKMANN, Ueber den Einfluss der Uebung auf das Erkennen räumlicher Distanzen (*De l'influence de l'habitude pour la connaissance de l'étendue*), *dans* Verhandlungen der K. sächsische Gesellschaft der Wissenschaften zu Leipzig, 1858.

W. WUNDT, Ueber den Gefühlsinn mit besonderer Rucksicht auf dessen räumliche Wahrnehmungen (*Sur le sens du toucher avec des réflexions sur les appréciations que nous donne ce sens sur l'étendue*), *dans* Zeitschrifo fur rationnelle Medicin), t. IV, 1858.

F.-A.-R. DOHRN, De varia variarum cutis partium ponderum impositorum discrimina sentiendi facultate, *Kiliæ*, 1859.

G. MEISSNER, Untersuchungen über den Tastsinn (*Recherches sur le toucher*), *dans* Zeitschrift für rationnelle Medicin, t. VII, 1859.

A. FICK, Zur Physiologie des Tatsinns (*Sur la physiologie du toucher*), *dans* Untersuchungen zur Naturhehre des Menschen und der Thiere, t. VIII, 1868.

W. KRAUSE, Die terminalen Körperchen der einfach sensiblen Nerven (*Les corpuscules terminaux des nerfs de la sensibilité générale*), *Hannover*, 1860.

A. WUNDERLI, Beitrag zur Kenntniss des Tastsinns (*Contribution à la connaissance du toucher*), Dissert. *Zürich*, 1860.

R. DOHRN, Ueber die Druckempfindligkeit der Haut (*Sur la sensibilité de la peau à la pression*), *dans* Zeitschrift für rationelle Medicin, 3me série, t. X, 1861.

GUENIOT, D'une Hallucination du toucher particulière à certains amputés, *dans* Journal de physiologie, 1861.

HEYD, Der Tastsinn der fussohle als Equilibrirungsmittel des Korpers beim Stehen (*Le toucher du pied envisagé comme moyen d'équilibration dans la station*), Dissert. *Tübingen*, 1861.

W. KRAUSE, Ueber die Function der Vater'schen Körperchen (*Sur la fonction des corpuscules de Pacini*), *dans* Zeitschrift für rationelle Medicin, t. VIII, 1862.

GOLTZ, Ein neues Verfahren die Scharfe des Drucksinns der Haut zu prüfen (*D'une nouvelle méthode pour apprécier la délicatesse du toucher, par le degré de pression*), *dans* Centralblatt für die med. Wissenschaften, n° 18, 1863.

NOTHNAGEL, Zur Physiol. und Phatol. des Temperatursinns, *dans* Arch. f. klin. Med., 1866.

RAUBER, Ueber den Wärme-ortsinn, *dans* Centralbl., 1869.

KOTTENKAMP et ULRICH, Vertuche über den Raumsinn (*Recherches sur le sens de l'espace*), *dans* Zeitsch. f. Biol., 1870.

VIERORDT, Développement du sens de lieu de la peau, *dans* Journ. de l'anatomie, 1870.

PAULUS, Versuche über den Raumsinn *dans* Zeitsch. für Biol., 1871.

RICKER, Versuche über den Raumsinn, *dans* Zeitsch. für Biol., 1873 et 1874.

HARTMANN, der Raumsinn, *dans* Zeitsch. für Biol., 1874.

MANOUVRIEZ, Nouvel Esthésiomètre à pointes isolantes, *dans* Arch. de Physiol., 1876.

KLUG, Zur Physiologie des Temperatursinns *dans* Trav. du lab. de Physiol. de Leipz g, 1876.

BLOCH, Sensations électriques et sensations tactiles, *dans* Trav. du labor. de M. Marey, 1877.

KLUG, Zur Physiologie des Raumsinns, *dans* Arch. f. Physiol., 1877.

BLOCH, Durée de la persistance des impressions du tact dans les différentes régions du corps, *dans* Trav. labor. de M. Marey, 1878-79.

FUCHS, Ueber die Wärmeempfindung der Hornhaut, *dans* Stricker's med. Jahrb., 1878.

O. SIMON, Ueber die Gestalt der Weber's Empfindungskreise (*Sur les cercles de sensibilité de Weber*), *dans* Arch. f. Physiol., 1878.

L. LEWINSKI, Ueber den Kraftsinn (*Sur le sens de la force, c'est-à-dire le sens musculaire*), *dans* Arch. f. Pathol. Anat. 1879.

MÜLLER, Ueber die Maasbestimungen des Ortsinns, *dans* Pflüger's Archiv, 1879.

O FUNKE, Physiologie des Tastsinns, *dans* Hermann's Handb. d. Physiologie, 1880.

HERING, Physiologie des Temperatursinns, *dans* Hermann's Handbuch der Physiologie, 1880.

CHAPITRE VIII

FONCTIONS DU SYSTÈME NERVEUX (INNERVATION)

SECTION I

Phénomènes généraux de l'innervation.

§ 338.

Propriétés générales du système nerveux. — Le système nerveux, composé de masses centrales et de prolongements périphériques répandus dans les diverses parties de l'organisme, est le siège de la sensibilité, celui des perceptions sensoriales et des facultés intellectuelles et affectives; il est l'agent incitateur des mouvements volontaires ou involontaires, et il tient sous sa dépendance, dans une certaine mesure, les fonctions de nutrition.

Les prolongements du système nerveux, c'est-à-dire les *nerfs,* conduisent les impressions sensitives qui vont des organes périphériques aux centres nerveux, et les incitations motrices qui vont des centres nerveux aux organes contractiles. Quant aux *centres nerveux*, ils sont à la fois des centres de sensibilité (consciente ou inconsciente), des centres d'action (ou centres moteurs), et des centres psychiques.

Les impressions *perçues* sont des sensations. Les impressions *non perçues* appartiennent plus particulièrement (mais non exclusivement) à la sphère organique ou végétative; mais elles ne sont des impressions, dans le sens physiologique du mot, qu'à la condition d'être transmises au centre nerveux, lequel répond comme centre d'action *inconscient*, par ce qu'on appelle un acte réflexe.

La propriété fondamentale du système nerveux, c'est d'être excitable, c'est-à-dire de répondre aux excitants. L'*excitabilité* nerveuse n'est pas la même dans toutes les parties de ce système. On peut dire d'une manière générale que les nerfs, c'est-à-dire les prolongements périphériques, sont beaucoup plus excitables que les centres.

Lorsque le système nerveux a été excité, cette excitation se transmet et se propage fatalement dans des points divers et déterminés, plus ou moins distants du lieu excité. Une excitation, même faible, peut se propager à tout le reste du corps. On peut donc dire que le rôle général du système nerveux consiste à régulariser, universaliser, harmoniser les excitations. Ce qui distingue essentiellement les animaux pourvus d'un système nerveux de ceux qui en sont dépourvus, c'est que chez ces derniers l'excitation reste localisée à la région excitée. C'est par l'intermédiaire du système nerveux que les diverses manifestations de la vie se trouvent liées les unes aux autres; c'est par lui que cet ensemble complexe de parties qui entrent dans la composition du corps forment un tout coordonné, en un mot un individu[1].

[1] Dans les organismes tout à fait inférieurs il n'y a rien qui ressemble au système nerveux. La matière protoplasmique se présente sous forme d'une simple cellule (infusoires, protozoaires,

§ 339.

Composition et structure. — Tubes nerveux, cellules nerveuses. — Le système nerveux des animaux vertébrés se compose : 1° d'un axe central renfermé dans le canal rachidien et dans la cavité du crâne (axe cérébro-rachidien); 2° de prolongements périphériques (nerfs), qui établissent la communication entre les organes sensibles ou contractiles et le centre perceptif et excitateur.

La division dont nous parlons n'est pas aussi tranchée qu'on pourrait le penser. En effet, les conducteurs nerveux qui partent de l'axe cérébro-rachidien, ou qui y arrivent, ne se perdent pas immédiatement dans la masse nerveuse, mais continuent leur trajet dans l'épaisseur même de l'axe cérébro-rachidien, de manière à donner à certaines parties des centres nerveux le rôle de conducteurs. D'une autre part, les nerfs eux-mêmes présentent, sur leur trajet périphérique, des masses isolées ou *ganglions;* organes peu volumineux, il est vrai, mais qui offrent dans leur structure et leurs fonctions une certaine analogie avec les centres nerveux eux-mêmes.

Les animaux sans vertèbres, et par conséquent sans canal rachidien et sans cavité crânienne, manquent d'axe cérébro-rachidien. Leur système nerveux central n'est plus composé que de ganglions reliés entre eux par des filets de communication qui établissent l'unité du système; c'est de ces ganglions que procèdent les prolongements périphériques, c'est-à-dire les nerfs qui vont se distribuer dans les organes.

Les nerfs sont composés par des éléments microscopiques bien définis, auxquels on donne le nom de *tubes nerveux primitifs.* Les tubes nerveux sont formés de trois parties : 1° une enveloppe, ou *gaine de Schwann;* 2° une substance intérieure, la *myéline* ou *moelle nerveuse ;* 3° une fibre centrale, ou *cylindre-axe,* placée au centre de la myéline.

Les tubes nerveux, accolés entre eux suivant la direction longitudinale du nerf et réunis par un tissu conjonctif assez résistant (névrilemne), constituent le nerf lui-même. Les tubes nerveux primitifs présentent des dimensions assez variables, suivant les régions où on les examine. Ces dimensions peuvent varier de $0^{mm},005$ à $0^{mm},01$ de diamètre. Les tubes nerveux les plus fins se rencontrent dans les nerfs des organes des sens et dans les racines postérieures des nerfs rachidiens.

Sur un nerf pris chez l'animal vivant, c'est-à-dire sur un nerf *tout à fait frais,* les *tubes nerveux* apparaissent au microscope, comme de petits cylindres *homogènes.* Il est difficile, il est même impossible de distinguer l'un de l'autre le contenant et le contenu. Mais, au bout de quelque temps, la *moelle nerveuse*

monades, amibes). Les diverses fonctions que nous distinguons dans les êtres supérieurs s'accomplissent dans la masse, qui semble uniforme, de l'être microscopique. Les animaux se nourrissent sans appareil digestif, sentent sans appareils sensitifs, se meuvent sans système contractile distinct du reste du corps ; il semble qu'ils sont sensibles et contractiles par tout leur être. Quand l'organisme se perfectionne les fonctions se localisent en des parties déterminées. Pour nous en tenir à la physiologie des êtres supérieurs qui doit seule nous occuper, qu'il nous suffise de rappeler que chez eux il y a des appareils distincts qui président à la réception des impressions, d'autres à leur élaboration, et d'autres à la transmission des incitations dans les organes qui doivent agir.

intérieure se *coagule* d'une manière plus ou moins régulière, et alors le tube nerveux primitif devient variqueux. La coagulation de la myéline donne souvent aux tubes nerveux l'apparence représentée dans la figure 280. Après la coagulation spontanée de la moelle nerveuse, on aperçoit parfois, par place, dans le tube primitif une partie centrale distincte de la myéline : ce sont les vestiges du cylindre-axe, c'est-à-dire de la partie la plus essentielle du tube nerveux primitif. Si on ne l'aperçoit pas nettement dans les tubes primitifs, après la coagulation de la moelle nerveuse, c'est que cette coagulation altère les rapports normaux des parties et en masque la présence.

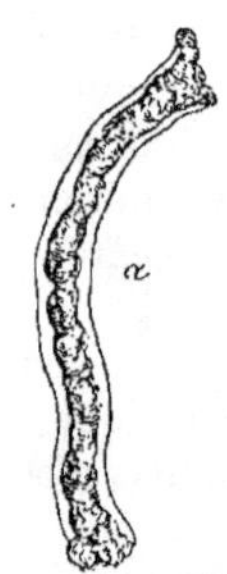

Fig. 280.
TUBE NERVEUX ALTÉRÉ APRÈS LA MORT.
(Grossissement 500 diamètres.)

Sur les nerfs tout à fait frais, le cylindre-axe n'est pas visible, non plus que l'enveloppe du tube primitif lui-même, ou gaine de Schwann, parce que toutes ces parties sont transparentes. Mais, à l'aide de certains réactifs, on peut faire apparaître à la fois, instantanément, et le cylindre-axe et le manchon de myéline, et la gaine de Schwann (Voyez fig. 281).

La *gaine de Schwann* est constituée par une membrane transparente anhyste. Le cylindre-axe (ou *cylinder-axis*) est formé par une substance albuminoïde qui a de l'analogie avec la fibrine. On suppose que le cylindre-axe est lui-même constitué par un faisceau de fibrilles associées. Certains agents chimiques (le nitrate d'argent par exemple) font apparaître sur le cylindre-axe des stries transversales dont la signification n'est pas connue. La *myéline* (ou moelle nerveuse) placée entre le cylindre-axe et la gaine de Schwann est formée par une substance abondante en matière grasse phosphorée ou lécithine. Dans les nerfs les cylindres-axes des tubes nerveux sont donc entourés d'une matière grasse demi-solide qui les *isole* des cylindres-axes des tubes voisins.

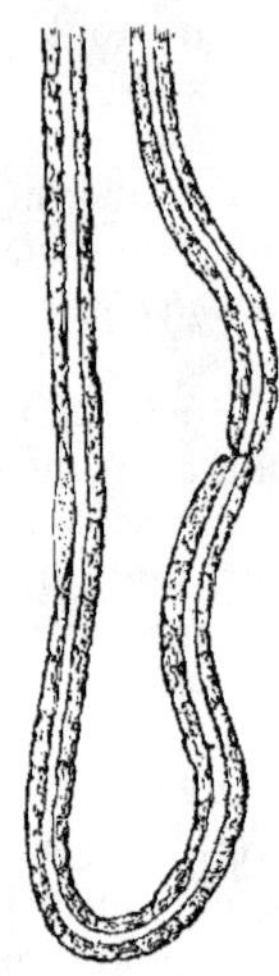

Fig. 281.
TUBE NERVEUX (pris sur l'animal vivant).
(Grossiss. 500 diam.)

Les tubes nerveux présentent de distance en distance des étranglements qui ont été signalés pour la première fois par M. Ranvier (Voy. fig. 282), ces étranglements annulaires divisent les nerfs en segments qui ont environ 1 millimètre de longueur. On les aperçoit très nettement quand on a rendu le tube nerveux opaque (noir au microscope) à l'aide de l'acide osmique. Au niveau des étranglements la gaine de Schwann est appliquée sur le cylindre axe, de sorte que la myéline seule est interrompue, et que le cylindre-axe reste continu. Ces étranglements qui sont les vestiges du développement des tubes nerveux (chaque segment correspondant à une cellule originaire) permettent, grâce à l'absence de myéline à leur niveau, la pénétration des liquides de nutrition jusqu'au cylindre-axe du tube nerveux.

Les tubes nerveux existent non seulement dans les nerfs mais dans les centres nerveux. Ce sont eux qui composent les parties *blanches* des centres nerveux ; mais ils ne peuvent pas être séparés aisément les uns des autres sans déchirures.

Dans la substance blanche des centres nerveux, le tube nerveux consiste en un cylindre-axe entouré d'un manchon de myéline ; la gaine de Schwann a disparu. Ajoutons qu'en pénétrant dans la substance grise des centres les cylindres-axes se dépouillent de leur manchon de myéline, et le tube nerveux n'y est représenté que par son cylindre-axe. Ajoutons encore que, du côté périphérique, les nerfs en pénétrant dans les tissus dans lesquels ils vont se ramifier perdent d'abord leur manchon de myéline; le cylindre-axe n'est plus entouré que par la gaine de Schwann qui finit elle-même par disparaître. A leur terminaison dans les tissus, les nerfs ne sont donc représentés que par des cylindres-axes [1].

Il y a encore dans les nerfs, et tout spécialement dans le système du grand sympathique, outre les

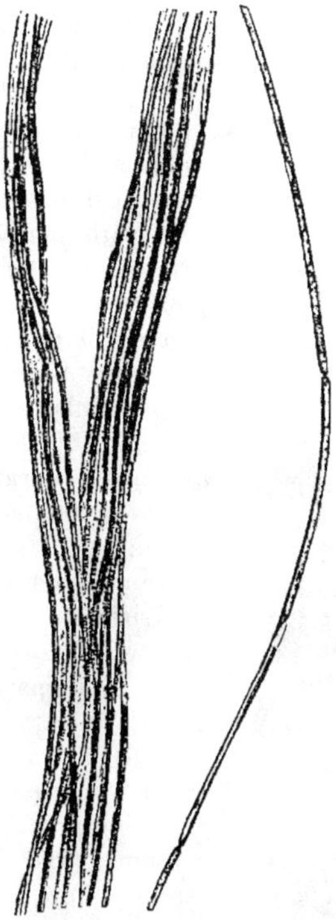

Fig. 282.
TUBES NERVEUX (Ranvier).
(Grossissement 125 diamètres.)
Myéline colorée en noir par l'acide osmique.

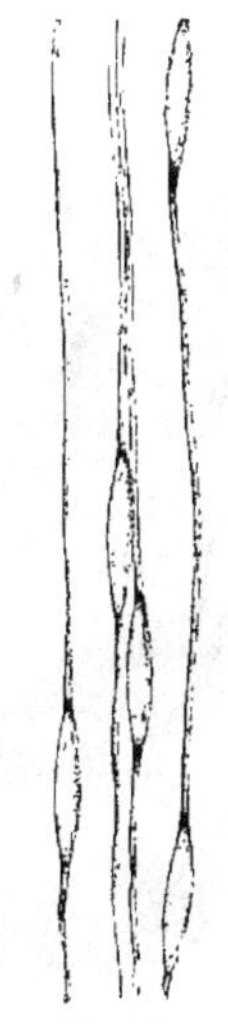

Fig. 283.
FIBRES DE REMAK.
(Grossissement 300 diamètres.)

tubes nerveux dont nous venons de parler, d'autres fibres nerveuses plus fines que celles dont nous avons parlé. Ces fibres, d'apparence grisâtre, ont de 0mm,002 à 0mm,003 de diamètre; on les désigne communément sous le nom de fibres de Remak (Voy. fig. 283). Ce sont bien des fibres nerveuses et non des

[1] Voici une figure schématique qui peut donner une idée générale de ces dispositions anatomiques :

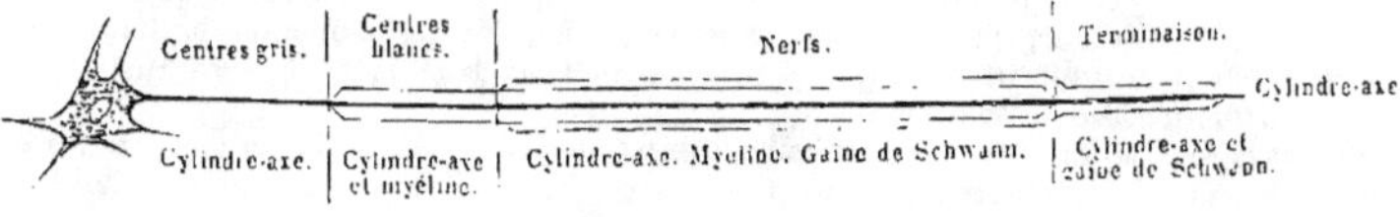

Fig. 284. — Schéma.

fibres de tissu conjonctif, comme on l'a cru longtemps; elles n'en ont ni l'aspect ni les réactions chimiques. Ces fibres nerveuses, *grises* ou *de la vie organique*, comme on les appelle quelquefois, ne diffèrent pas essentiellement des tubes nerveux dont il vient d'être question. Elles paraissent correspondre à l'axe central (*cylinder-axis*) des tubes nerveux, axe sur lequel la gaine de Schwann est immédiatement appliquée et sur laquelle les noyaux de la gaine de Schwann font saillie. Ce seraient des tubes nerveux auxquels il ne manquerait que la myéline. Quelques histologistes les regardent comme des tubes nerveux à l'état embryonnaire.

Les parties grises des centres nerveux (cerveau et moelle) contiennent, outre les tubes nerveux réduits aux cylindres-axes, d'autres éléments nerveux d'une importance capitale : ce sont les *cellules nerveuses*. Les cellules nerveuses se rencontrent également dans les ganglions du grand sympathique[1]. Les cellules nerveuses (Voy. fig. 285) ont des dimensions très variables, de $0^{mm},01$ à $0^{mm},09$. Les plus grosses sont sur la limite des objets visibles à l'œil nu; les cellules nerveuses sont formées d'un corps cellulaire, d'un noyau, d'un nucléole et de prolongements multiples. Parmi ces prolongements la plupart sont ramifiés. Il y en a généralement un qui ne se ramifie point (prolongement de *Deiters*); on le regarde comme un cylindre-axe en communication d'une part avec la cellule et de l'autre avec un tube nerveux. Quant aux prolongements ramifiés on pense qu'ils mettent en communication les cellules les unes avec les autres. Les réseaux que forment ces prolongements, au sein de la substance grise, sont tellement inextricables qu'il est difficile de savoir si les communications se font directement de cellules à cellules ou si ces communications ne s'établissent que par l'intermédiaire de ces réseaux[2].

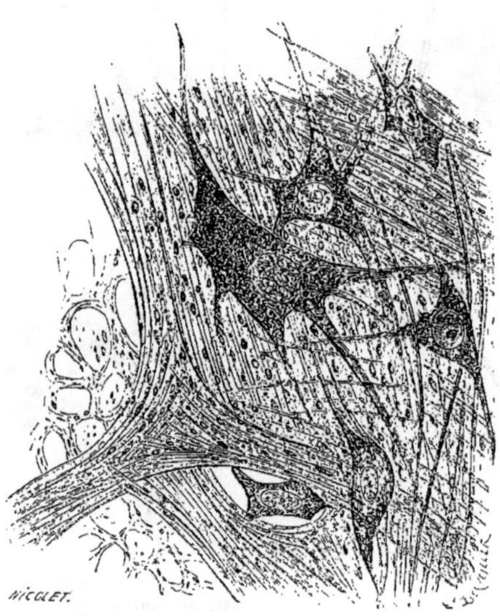

Fig. 285.
CELLULES NERVEUSES MULTIPOLAIRES (Mathias Duval).
(Grossissement 200 diamètres.)

C'est un point de science qui laisse encore à désirer que celui qui concerne les connexions des cellules nerveuses avec les tubes nerveux primitifs. Ce qui est bien certain, c'est que ces connexions existent; les travaux des microgra-

[1] On peut ranger aussi, parmi les cellules nerveuses, des éléments nerveux qu'on rencontre à la périphérie : dans les organes des sens, dans la rétine, dans la membrane basilaire du limaçon, dans la muqueuse olfactive, dans les papilles du tact, dans la muqueuse gustative (Voyez *Vue*, *Ouïe*, *Olfaction*, *Goût*, *Toucher*).

[2] Dans les cornes antérieures de la substance grise de la moelle, où l'on rencontre les cellules nerveuses les plus volumineuses, on peut voir quelques communications de cellules à cellules qui paraissent *directes*.

phes le démontrent de la manière la plus évidente. Mais un certain nombre de questions restent encore irrésolues.

Toutes les cellules nerveuses communiquent-elles avec des tubes nerveux ? Toutes les cellules ont-elles des prolongements ? En est-il de libres. En un mot, y a-t-il ce qu'on appelle des cellules *apolaires* ?

Les cellules qu'on désigne ainsi sont-elles mutilées par la préparation ? Ou ces cellules, généralement de petit volume, sont-elles des cellules nerveuses embryonnaires (myélocites de M. Robin) ?

Il est des cellules nerveuses qui paraissent n'avoir qu'un seul prolongement. Cette disposition est-elle réelle, ou n'est-elle qu'une apparence trompeuse qui dépendrait de la rupture d'autres communications ?

Ce qui paraît mieux démontré, c'est que parmi les cellules il en est qui sont pourvues seulement de deux prolongements. (Ce mode de communication a été particulièrement rencontré dans les ganglions placés sur le trajet des racines postérieures des nerfs rachidiens.)

Ce qui est tout à fait démontré, c'est que les cellules nerveuses qui entrent dans la composition de la substance grise de la moelle et de l'encéphale présentent, pour la plupart, des prolongements multiples.

Dans la substance grise, les cellules nerveuses, les cylindres-axes et les prolongements de cellules sont plongés dans un tissu particulier qu'on a désigné sous le nom de névroglie et sur la nature duquel il règne encore une assez grande obscurité. Est-ce seulement un tissu de nature conjonctive ; ce tissu ne contient-il pas des éléments nerveux embryonnaires à l'état de formation continue ? Ce sont des points qui appellent de nouvelles recherches.

§ 340.

Du cours des tubes nerveux. — Origines et terminaisons. — Les tubes nerveux qui entrent dans la composition des nerfs s'accolent les uns aux autres, ainsi que nous l'avons vu, et se prolongent, depuis les centres nerveux d'où ils émanent, jusqu'à l'organe dans lequel ils se répandent. Accolés dans les nerfs, les tubes nerveux ne communiquent point les uns avec les autres. Lorsqu'une branche se détache d'un nerf pour se porter à un autre, c'est-à-dire lorsque deux nerfs s'anastomosent, les tubes ne s'abouchent point entre eux, comme les vaisseaux sanguins ; ils passent simplement d'une branche à l'autre, en continuant, dans la nouvelle branche à laquelle ils s'accolent, leur trajet indépendant.

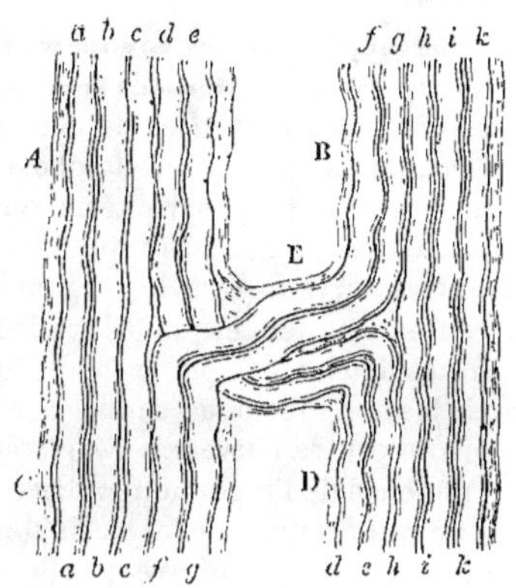

Fig. 286.

La figure 286 représente un mode d'échange fréquent entre les éléments des nerfs. Les tubes nerveux *d*, *e* du nerf AC passent dans le nerf BD et font ultérieurement partie de ce nerf : les tubes *f*, *g* du nerf BD passent dans le nerf AC et vont se répandre avec ce nerf dans les organes.

Les tubes nerveux qui cheminent dans les nerfs abordent les centres nerveux, se dépouillent de leur gaine de Schwann dans la substance blanche, puis de leur myéline dans la substance grise, et se mettent en rapport, à des hauteurs diverses et dans des points déterminés, avec les cellules nerveuses, par l'intermédiaire du cylindre-axe.

Du côté de la périphérie, les tubes nerveux se dépouillent peu à peu de la myéline et enfin de la gaine de Schwann et se réduisent à leur cylindre-axe. Le cylindre-axe lui-même se termine soit dans des renflements spéciaux affectant des formes variées (éléments nerveux de la rétine, de la membrane basilaire de l'oreille interne; cellules spéciales de la muqueuse gustative ou olfactive; plaques terminales des muscles; corpuscules de Meissner, de Krause, de Pacini), soit par des extrémités libres. Dans ce dernier cas, le cylindre-axe se divise dans les parties sensibles en filets d'une ténuité extrême représentant les éléments dissociés du *cylinder-axis* (Langerhaus).

On peut donc systématiser d'une manière générale l'ensemble du système nerveux, et considérer ce système comme formé par une multitude innombrable de tubes ou de fibres nerveuses en communication dans les centres, avec les cellules de la substance grise, et rayonnant vers la circonférence, en se séparant peu à peu les uns des autres, pour se terminer dans les divers tissus.

Les tubes nerveux des nerfs se mettent dans l'épaisseur de la moelle épinière en communication avec les cellules de la substance grise, qui occupe le centre de cet organe; ces cellules elles-mêmes, par leurs prolongements, forment une sorte de réseau en continuité avec les masses encéphaliques. Nous verrons plus tard que l'ablation du cerveau n'entraîne pas la suppression de toute influence nerveuse sur le corps de l'animal décapité. La moelle, bien que *conductrice*, n'exerce pas moins par elle-même une action propre sur les organes; en un mot elle est un centre nerveux au même titre que le cerveau [1].

§ 341.

Les nerfs sont des conducteurs. — Transmission des impressions sensitives. — Transmission des incitations motrices. — L'examen le plus superficiel des fonctions nerveuses démontre qu'il y a dans ce système deux sortes d'actions, ou, pour exprimer la chose plus clairement, deux sortes de *courants*, l'un qui marche de la périphérie vers le centre, c'est-à-dire des organes vers les centres nerveux; l'autre qui marche du centre à la périphérie, c'est-à-dire des centres nerveux vers les organes. Lorsque j'approche ma main ou mon doigt trop près du feu, et que je le retire pour éviter la brûlure, l'impression de température déterminée par le foyer de combustion à la surface de la peau a cheminé par les nerfs jusqu'au centre nerveux, où elle a été perçue (courant *centripète*); puis le centre nerveux a réagi, et les muscles sont entrés en contraction sous l'influence de l'incitation motrice dirigée en sens opposé (courant *centrifuge*).

Ce qui prouve que les nerfs sont bien les conducteurs de l'impression sentie à la peau, ce qui prouve qu'elle n'a pas cheminé par d'autres tissus, c'est qu'il suffit que les nerfs soient divisés en un point quelconque de leur trajet pour que cette transmission se trouve suspendue. La transmission n'ayant plus lieu,

[1] Ajoutons que le cerveau, lui-même, est à la fois *centre nerveux* dans ses parties grises, et *conducteur nerveux* dans ses parties blanches.

l'impression n'est plus transportée aux centres nerveux; elle n'est plus sentie, il n'y a plus de douleur.

Ce qui prouve que l'excitation motrice se transmet par les nerfs aux parties contractiles, c'est que, si le nerf ou les nerfs incitateurs du mouvement (nerfs *moteurs*) sont divisés sur un point quelconque de leur trajet, la volonté est devenue impuissante à faire mouvoir le membre; celui-ci ressent encore la douleur, mais il ne peut plus s'y soustraire.

Autre exemple : Lorsque l'œil est frappé par une vive lumière qui vient faire impression sur la rétine, celle-ci, transmise au cerveau par le nerf optique, réagit en sens opposé par les nerfs ciliaires, et l'iris se contracte, etc.

Les fibres nerveuses[1], dans lesquelles les impressions cheminent de la périphérie au centre par un courant *centripète*, et celles dans lesquelles les impressions cheminent du centre à la périphérie par un courant *centrifuge*, sont accolées entre elles dans la plupart des nerfs, et aussi dans les centres nerveux; elles ne sont isolées et distinctes qu'en certains points seulement. C'est parce que ces deux sortes d'éléments sont groupés et intimement réunis ensemble dans la plupart des nerfs, que leur section entraîne le plus souvent et l'*insensibilité* et la *privation du mouvement volontaire* dans les parties où ces nerfs vont se distribuer.

Dans les exemples que nous avons choisis, l'excitant *chaleur* et l'excitant *lumière* peuvent être remplacés, on le conçoit, par tout autre excitant de la sensibilité; les phénomènes produits sont identiques. La stimulation peut être portée, non plus sur les expansions périphériques des nerfs, mais sur un point quelconque de leur trajet; le résultat ne change point, au moins dans ce qu'il a de caractéristique. Ainsi, lorsqu'on met à nu un nerf *sensitif* sur un point quelconque de son parcours, et qu'on vient à exciter mécaniquement ce nerf, on éveille sur l'animal une sensation de douleur, comme si on avait excité la partie sensible d'où il procède. Lorsqu'on vient à exciter, au contraire, un nerf *moteur* sur un point quelconque de son parcours, la sensibilité n'entre point en jeu, mais les parties contractiles, dans lesquelles ce nerf va répandre ses filets, se contractent à l'instant.

Si l'on excite un nerf *mixte*, c'est-à-dire un nerf contenant à la fois des fibres sensitives et des fibres motrices, il se développe instantanément deux effets partant du point excité : l'un suit la direction centrifuge et fait contracter les muscles, l'autre suit la direction centripète et éveille la sensibilité.

Soit par exemple un nerf rachidien, c'est-à-dire un nerf mixte (fig. 287, page suiv.). Si on excite ce nerf au point C, l'excitation se transmettra à la fois dans le sens CB (courant centripète) et dans le sens de CA (courant centrifuge), déterminant du côté de l'encéphale E une sensation de douleur, et du côté du muscle M une contraction. Si le nerf est seulement moteur, l'excitation de C cheminera seulement dans le sens de CA; si le nerf est seulement sensitif, l'excitation de C cheminera seulement dans le sens de CB.

On a quelquefois identifié le rôle conducteur des nerfs avec le courant électrique, c'est à tort. Le courant nerveux, c'est-à-dire la modification nerveuse

[1] Nous employons ici, et nous emploierons dans le cours de ce chapitre, l'expression de *fibres nerveuses*, parce que c'est l'expression la plus usitée; mais il ne faut pas oublier que les fibres nerveuses complètes sont des *tubes*. Il est vrai que dans ces tubes, ce qui est essentiel c'est le cylindre-axe, c'est-à-dire une véritable fibre.

qui succède à l'excitation du nerf, est une sorte de vibration moléculaire ou d'onde qui se propage dans les nerfs avec une vitesse infiniment moins grande que celle des courants électriques.

Le courant nerveux présente en outre ce caractère très différent, de nature organique, et tout à fait spécial : c'est qu'il semble s'accroître à mesure qu'il se transmet. Si par exemple on applique une excitation *de même mesure* sur deux points d'un même nerf musculaire, l'excitation du point du nerf le plus éloigné

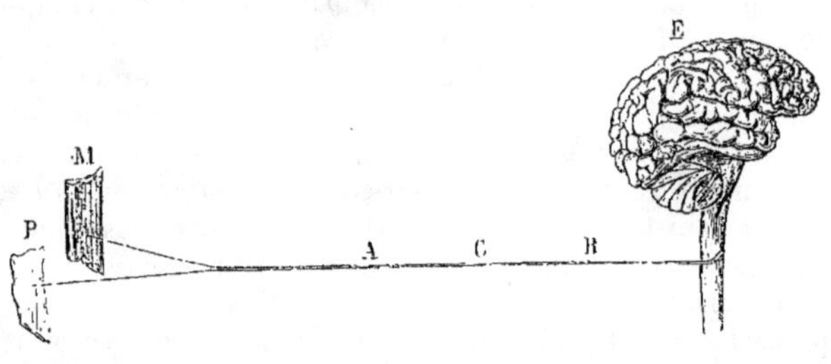

Fig. 287.

du muscle détermine une contraction plus forte que celle du point le plus rapproché. De même, les nerfs de sensibilité transmettent des impressions plus vives quand l'excitation porte sur leurs extrémités périphériques, c'est-à-dire quand la longueur du courant centripète est plus considérable.

L'élément anatomique qui conduit la vibration ou l'onde nerveuse est certainement le cylindre-axe. Lorsqu'on lie un nerf, la *continuité physique* du conducteur existe toujours et cependant il cesse de remplir sa fonction (nouvelle preuve qu'il ne s'agit pas d'un courant électrique). Ce qui importe, au point de vue de la conduction nerveuse, c'est donc bien moins la continuité physique que la continuité *physiologique*.

La chaleur, le froid, qui semblent ne rien changer à l'apparence physique du nerf, les modifications internes régressives (invisibles à l'extérieur) dont les nerfs peuvent être le théâtre peuvent aussi suspendre ou détruire sa conductibilité. En comprimant graduellement un nerf et en le décomprimant avec précaution, on peut faire disparaître et réapparaître sa conductibilité [1].

§ 341 *bis*.

Des excitants des nerfs et de l'excitabilité nerveuse. — Les nerfs peuvent être excités à l'aide des agents mécaniques, thermiques, chimiques, électriques. L'excitation peut mettre en jeu la sensibilité ou le mouvement suivant les points où elle est appliquée. Les excitants qui mettent en jeu la sensibilité

[1] La conductibilité du nerf paraît survivre à son excitabilité. M. Grünhagen, M. Spilzman, M. Lüchsinger ont expérimentalement constaté qu'en faisant agir, sur certaines portions des nerfs mises à nu, des substances qui détruisent l'excitabilité du nerf en ce point, on peut encore, en excitant ce nerf plus haut (dans un point plus rapproché des centres nerveux), faire contracter les muscles dans lesquels il se répand. Si on excite sur une grenouille le nerf sciatique d'un côté, jusqu'à ce que ce nerf soit complètement épuisé (au point de vue de l'excitation locale), on peut, en excitant l'animal sur un autre point, faire contracter de nouveau le membre qui ne répondait plus à l'excitation directe de son nerf.

sont la plupart du temps les agents extérieurs que nous venons d'énumérer. Quant aux agents excitateurs du mouvement, ils peuvent être les mêmes; mais, dans les conditions ordinaires, l'incitation motrice part des centres nerveux, la plupart du temps avec l'intervention de la volonté (quelquefois sans elle); en d'autres termes l'excitant du mouvement est une incitation physiologique.

On peut exciter *mécaniquement* les nerfs à l'aide de la pointe d'un scalpel, ou d'une aiguille, ou encore en comprimant le nerf à l'aide des mors d'une pince. Mais ce sont là des procédés peu délicats, dont il est presque impossible de graduer l'énergie et qui ont le grave inconvénient de détruire le nerf tout en l'excitant. C'est pour obvier à ces inconvénients qu'on a construit de petits appareils à l'aide desquels l'excitation mécanique est obtenue soit à l'aide d'un petit marteau, soit à l'aide d'un poids léger qui tombe d'une certaine hauteur. On peut constater ainsi que l'effet obtenu est sensiblement proportionnel au degré d'excitation. Si on prend, par exemple, la secousse musculaire comme mesure de l'excitation du nerf qui se rend à un muscle, on peut voir que la hauteur de la secousse (convenablement recueillie par un appareil enregistreur) croît, jusqu'à un certain degré, avec la hauteur de chute du petit poids excitateur.

Le *froid* et le *chaud*, en d'autres termes les changements de température, peuvent agir comme excitants des nerfs, à la condition toutefois que ces variations de température soient suffisantes et qu'elles s'opèrent d'une manière brusque. Quand on réchauffe ou qu'on refroidit très lentement les nerfs on n'observe aucun effet excitant. Les nerfs de sensibilité sont plus accessibles aux excitants thermiques que les nerfs moteurs.

Les terminaisons nerveuses périphériques se montrent beaucoup plus sensibles à la température que les troncs nerveux. Nous pouvons apprécier des fractions de degré, quand nous plongeons la pulpe des doigts dans un liquide dont la température est un peu supérieure à celle de la main. D'autre part, l'expérience sur les animaux vivants nous apprend que pour éveiller à nouveau la sensibilité d'un *tronc nerveux* qui vient d'être excité par une élévation ou un abaissement de température, il faut généralement que la différence thermique soit au moins de 5 degrés.

Les excitants *chimiques* appliqués sur les nerfs peuvent déterminer la contraction des muscles où se répandent les nerfs; ils excitent plus difficilement la sensibilité.

Presque toutes les substances chimiques peuvent exciter les nerfs. Les acides agissent avec plus d'énergie que les alcalis; les uns et les autres ne doivent pas être trop étendus. Les dissolutions salines sont aussi des excitants des nerfs, mais il faut pour cela que les solutions soient suffisamment concentrées. Lorsque l'eau salée ne contient que 5 à 10 grammes par litre de chlorure de sodium elle est sans action; à 30 grammes par litre la solution est suffisamment excitante; à 60 grammes elle l'est davantage, mais l'excitabilité nerveuse est rapidement détruite. L'excitation du nerf est plus forte, et la disparition de l'excitabilité du nerf est plus prompte encore, quand on dépose sur lui du sel en poudre, lequel s'empare rapidement de l'eau du nerf et le dessèche. On peut répéter aisément les expériences de ce genre à l'aide d'une patte de grenouille, dont le nerf, isolé dans une certaine étendue, repose dans un verre de montre. C'est dans ce verre qu'on dépose soit la solution saline soit le sel en nature (Voy. fig. 288). L'excitation du nerf se traduit par la contraction des muscles de la patte.

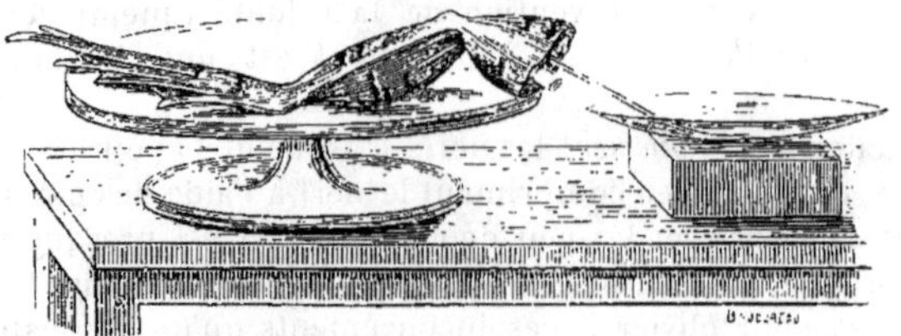

Fig. 288.

L'alcool et l'éther sont aussi des excitants; mais ils entraînent rapidement l'inexcitabilité. Les agents chimiques parmi lesquels on peut ranger les agents toxiques paraissent agir avec beaucoup plus d'énergie sur les terminaisons des nerfs que sur les troncs nerveux.

MM. Ch. Richet a montré que beaucoup de liquides ou de solutions qui, placées sur les troncs nerveux, ne produisent aucun effet ni de sensibilité ni de mouvement, peuvent déterminer de la douleur et des actions réflexes variées quand on les place au contact de membranes sensibles (les muqueuses ou la peau), telles sont par exemple l'eau faiblement acidulée, l'essence de térébenthine, etc.

Lorsqu'on a introduit sous la peau d'une grenouille quelques gouttes d'une solution de chlorhydrate de strychnine on la place dans un état d'excitabilité toute particulière. Il suffit alors de lui toucher l'extrémité de la patte pour déterminer une violente attaque convulsive. La plupart du temps, au contraire, l'animal ne réagit pas si on touche le tronc du nerf sciatique préalablement mis à nu. M. Ch. Richet fait encore observer que l'oxygène et l'air atmosphérique, sans action sur les troncs nerveux, déterminent sur les plaies, c'est-à-dire sur les extrémités périphériques des nerfs, une sensation douloureuse que les obturateurs (diachylum, taffetas gommé) font disparaître.

Lorsqu'on détermine l'anesthésie locale par un jet d'éther ou de chloroforme, il est vraisemblable qu'il se produit non pas seulement une réfrigération (le froid est un anesthésique) déterminée par l'évaporation rapide du liquide à la surface cutanée, mais une action directe sur les extrémités nerveuses par pénétration dans l'épaisseur du derme, action qui excite un instant et qui bientôt anéantit la sensibilité.

Nous verrons, plus tard, que les centres nerveux (la substance grise des centres nerveux) ressentent très vivement aussi l'influence des excitants chimiques et toxiques, lorsque ces agents sont transmis au sein du système par la circulation.

L'*électricité* est un puissant agent d'excitation pour les nerfs et pour le système nerveux en général. Nous reviendrons sur ce sujet avec les développements qu'il mérite (Voy. § 348). Bornons-nous à dire pour le moment que l'électricité appliquée à un nerf n'est pas la cause immédiate du mouvement du muscle ou de la douleur ressentie, mais qu'elle agit à la manière des agents précédents pour mettre en jeu l'action nerveuse. Il convient d'ajouter que cet excitant est le plus délicat et le plus énergique que nous connaissions, et que les nerfs y sont plus sensibles encore que les muscles[1]. Les nerfs peuvent devenir insensibles à l'excitation mécanique, chimique et thermique et répondre encore à l'excitant électrique : on le voit souvent dans les expériences sur les animaux ; on peut le voir aussi chez l'homme (ou plutôt chez la femme) dans certaines formes d'hystérie.

Les nerfs qui se rendent aux muscles paraissent plus sensibles à l'excitant électrique que les nerfs chargés de la transmission sensitive. Des courants extrêmement faibles qui n'éveillent plus la sensibilité sont encore capables de déterminer la contraction des muscles correspondants à la distribution du nerf excité.

Les nerfs qui portent aux muscles l'incitation motrice sont plus sensibles à l'excitation que les muscles eux-mêmes. Un courant d'une très faible intensité est encore capable de faire contracter un muscle, quand on l'applique sur le nerf qui l'anime et alors qu'il est sans effet sur le muscle lui-même. L'excitabilité comparée des nerfs et des muscles peut être étudiée facilement sur les animaux à sang froid ; sur la grenouille par exemple.

Après la mort, l'excitabilité nerveuse persiste dans les nerfs, pendant un temps qui varie suivant les espèces animales. Chez les vertébrés à sang froid (poissons, batraciens, reptiles), l'excitabilité des nerfs persiste 12 à 16 heures après la mort; dans la saison d'hiver on peut encore trouver les nerfs excitables pendant 24 à 36 heures. Dans l'un et l'autre cas, il faut avoir soin, pour constater cette persistance, de protéger les parties contre le dessèchement dû à l'évaporation[2]. Chez l'homme la disparition de l'excitabilité nerveuse est beaucoup plus rapide. Au bout d'une heure les nerfs des suppliciés ne présentent plus trace d'excitabilité. Il est probable que celle-ci disparaît au bout d'un temps beaucoup plus court (10 à 15 minutes). La contractilité musculaire dure, on le sait, beaucoup plus longtemps chez l'homme et sur les mammifères, car on peut la constater pendant plusieurs heures et jusqu'au début de la rigidité musculaire, surtout après la mort violente[3].

Lorsqu'on divise un nerf sur l'animal vivant, le bout périphérique du nerf divisé perd peu à peu son excitabilité : c'est ce qu'on peut constater en interrogeant l'action nerveuse à l'aide de la contraction des muscles que les nerfs animent; l'excitabilité disparaît successivement du point de section vers la périphérie. Au bout de quatre jours (Longet) le bout coupé a perdu toute excitabilité sur les mammifères. L'excitabilité se maintient encore quelque temps dans les branches nerveuses périphériques; puis elle finit par disparaître dans toute l'étendue du nerf; cette disparition de l'excitabilité marche de pair avec les altérations progressives qui s'accomplissent dans les éléments du nerf. Ces altérations

[1] Aussi, quand on veut exciter les muscles, en appliquant les électrodes d'un appareil d'induction, sur la peau humide, il est nécessaire, quand on veut localiser l'action sur les muscles de la région en expérience, de *s'éloigner* du passage des nerfs qui vont au delà de la région.

[2] Il suffit pour cela de placer l'animal sous une cloche renversée.

[3] Nous faisions remarquer, il y a un instant, que, sur *l'animal vivant*, les nerfs étaient plus excitables que les muscles, c'est-à-dire qu'ils répondent à des excitations incapables de faire contracter directement les muscles. Mais cette comparaison n'est possible qu'autant que l'excitabilité nerveuse existe. Quand après la mort elle a disparu, il est évident que la comparaison n'est plus possible; l'excitabilité musculaire, quoique mise en éveil moins facilement par les excitants très faibles, persiste plus longtemps dans les muscles que l'excitabilité nerveuse dans les nerfs. Il va sans dire que pour constater la persistance de l'excitabilité musculaire, il faut employer des courants d'une certaine intensité, les courants très faibles étant sans effets sur les muscles même *vivants*.

sont déjà visibles au microscope au bout d'une semaine, dans les points voisins de la section nerveuse.

L'extinction de l'excitabilité d'un nerf coupé chemine pour les filets moteurs de ce nerf, nous venons de le voir, dans le sens périphérique; l'extinction de l'excitabilité pour les filets *sensitifs* du même nerf paraît se produire en sens inverse.

§ 342.

Des fibres nerveuses conductrices des impressions sensitives. — Des fibres nerveuses conductrices des incitations motrices. — Distinction de ces fibres dans les nerfs rachidiens et dans les nerfs crâniens. — Les impressions sensitives et l'incitation motrice cheminent en sens inverse et par deux ordres d'éléments nerveux. Cette distinction est fondamentale et nous y reviendrons plus d'une fois. Il est nécessaire de nous y arrêter un instant et d'établir le fait sur des données expérimentales positives.

L'existence, dans le système nerveux, de deux sortes d'éléments, les uns conducteurs des impressions sensitives, les autres conducteurs des incitations motrices, avait été pressentie et supposée plus d'une fois par les physiologistes; elle n'a reçu la consécration expérimentale que de nos jours. Le physiologiste anglais Charles Bell, en établissant (en l'année 1811) que les fibres nerveuses conductrices des impressions sensitives et les fibres conductrices des incitations motrices sont *groupées isolément* dans le point où les nerfs se détachent de la moelle épinière, et qu'elles jouissent de propriétés distinctes, a fait une des plus belles découvertes de la physiologie [1].

[1] Les droits de Charles Bell à cette grande découverte sont quelquefois contestés. Tout le monde reconnaît qu'il a fait sur la distinction des nerfs sensitifs et des nerfs moteurs de la face des expériences décisives ; on convient bien aussi qu'il a dit et répété que les racines des nerfs rachidiens ont des fonctions différentes ; que les antérieures sont motrices et les postérieures sensitives ; mais quelques personnes croient devoir attribuer à Magendie l'honneur d'avoir, le premier, *expérimentalement* démontré les propriétés différentes de ces racines : cette question de priorité est assez importante pour mériter de nous arrêter un instant.

Si nous ouvrons le *Journal de physiologie* de Magendie (numéro du mois d'août 1822, tome II, page 276), nous trouvons un mémoire intitulé : « *Expériences sur les fonctions des racines des nerfs rachidiens.* Dans ce mémoire, Magendie nous apprend qu'ayant coupé sur un jeune chien, âgé de 6 semaines, les racines postérieures des *paires lombaires et sacrées* d'un côté, et recousu la plaie, il put constater l'insensibilité du membre postérieur correspondant ; ce membre avait d'ailleurs conservé ses mouvements ; une seconde, une troisième expérience, sur des chiens de la même portée, furent suivies des mêmes résultats.

« Je commençai, dit Magendie, à regarder comme probable que les racines postérieures pourraient bien avoir des fonctions différentes des racines antérieures, et qu'elles étaient plus particulièrement destinées à la sensibilité.

« Restait à couper les racines antérieures, en laissant intactes les postérieures... J'avoue que la chose me parut d'abord impossible ; cependant je ne cessai d'y rêver, pendant deux jours. Ayant ouvert le canal rachidien, je m'aperçus qu'en tirant sur la dure-mère vertébrale on pouvait entrevoir les racines antérieures, au moment où elles vont percer cette membrane. Il ne m'en fallut pas davantage, et en quelques instants j'eus coupé toutes les paires que je voulais diviser.

« Le membre postérieur du côté de l'opération était complètement immobile et flasque, tandis qu'il conservait une sensibilité non équivoque... Enfin, pour ne rien négliger, j'ai coupé, à la fois, les racines antérieures et postérieures ; il y a eu perte absolue de sentiment et de mouvement.

« J'ai répété et varié ces expériences sur plusieurs espèces d'animaux... »

Dans le même recueil, numéro d'octobre de cette même année 1822, Magendie revient sur ce sujet (Expériences sur les fonctions des racines des nerfs qui naissent de la moelle épinière *Journ. de Phys.*, t. II, page 366), et ce nouveau mémoire se termine par ces mots :

« Avant de terminer cet article je dois donner quelques éclaircissements sur la nouveauté des résultats que j'ai annoncés. Quand j'ai écrit la note contenue dans le numéro du mois d'août, je

MM. Magendie, Müller, Valentin, Cl. Bernard, Longet, et on peut ajouter tous les physiologistes de nos jours, ont répété les expériences de Charles Bell; ils les ont étendues et complétées. Si le fait fondamental, mis en lumière par ces expériences, a soulevé dans le principe une opposition qui n'a jamais manqué aux grandes découvertes, cette opposition même, en multipliant les expériences, a contribué à rendre le fait plus évident encore.

La démonstration peut être faite sur tous les vertébrés. Dans le principe, les continuateurs de Charles Bell l'avaient tentée le plus souvent sur les reptiles, parce que ces animaux sont faciles à se procurer, parce que le procédé opératoire est plus simple, parce qu'enfin ce sont des animaux à sang froid, qui supportent longtemps, sans périr, la plupart des mutilations. Mais l'expérience faite sur de grands mammifères (tels que chiens, moutons, chevaux), quoique plus difficile à pratiquer, est bien plus probante, en ce qui concerne les applications à l'espèce humaine. En opérant avec soin, non seulement on peut conserver vivants les animaux pendant plusieurs jours, mais ils peuvent guérir des suites de l'opération.

Voici comment on procède : on ouvre le canal rachidien, par la partie postérieure (supérieure chez les animaux quadrupèdes), en coupant d'abord les parties molles et en divisant ensuite avec précaution les lames vertébrales, à l'aide de ciseaux-pinces à lames très fortes. La dure-mère rachidienne, mise à nu

croyais être le premier qui eut songé à couper les racines des nerfs spinaux, mais je fus bientôt détrompé par un écrit, que M. Shaw eut la complaisance de m'envoyer. Il est dit dans cet écrit que M. Ch. Bell avait fait cette section il y a treize ans... »

La brochure que M. Shaw envoyait à Magendie est intitulée : *Idea of a new anatomy of the brain, by ch. Bell, London*, 1881.

Cette courte brochure ne paraît pas toutefois avoir porté la conviction dans l'esprit de Magendie, car voici en quels termes il formule ses appréciations :

« Le fait que les racines antérieures sont destinées au mouvement, tandis que les postérieures appartiennent plus particulièrement au sentiment, paraît, dit Magendie, avoir échappé à Ch. Bell. »

Cette appréciation est-elle juste? C'est ce qu'il nous reste à examiner.

Charles Bell, dans la brochure dont il est question, fait d'abord observer que les nerfs rachidiens se détachent de la moelle par une double racine et que les propriétés des nerfs dépendent de leurs connexions avec les centres nerveux. Il pense que cette disposition est une occasion de vérifier son opinion (à savoir qu'il y a des nerfs de mouvement et des nerfs de sentiment) par la voie de l'expérimentation; et il continue en ces termes; je cite textuellement :

« On Laying bare the roots of the spinal nerves, I found that I could cut across the posterior « fasciculus of nerves, which took its origin from the posterior portion of the spinal marrow, wit- « hout convulsing the muscles of the back; but that, on touching the anterior fasciculus with the « point of the knife, the muscles of the back were immediately convulsed. »

Il résulte manifestement de ce passage : 1° que Charles Bell a procédé à la démonstration des propriétés des racines des nerfs rachidiens par la voie expérimentale; 2° qu'ayant divisé en travers la *racine postérieure* d'un nerf rachidien à la région dorsale, les muscles correspondants de la région dorsale n'ont montré aucune contraction pendant l'opération ; 3° qu'en touchant avec la pointe de son instrument la *racine antérieure* il a vu les muscles de la région dorsale se contracter immédiatement.

Charles Bell n'a donc pas seulement émis une vue théorique en ce qui touche au rôle des racines des nerfs rachidiens : *il n'est pas douteux qu'il a résolu, le premier, cette question par la voie expérimentale*. Pendant environ dix ans, ces expériences paraissent être restées ignorées, ou à peu près, en France.

Ce n'est qu'en 1822 que Magendie, sans les connaître, entreprit ses expériences sur les racines des paires *lombaires* et *sacrées*, paires nerveuses dont la distribution correspondant aux membres postérieurs offre des conditions bien plus favorables au point de vue de la démonstration. Ce n'est qu'à partir de ce moment que ces expériences démonstratives, chaque jour répétées, et vulgarisées, par Magendie et ses élèves en France, et par J. Müller en Allemagne, entrèrent dans le domaine de la physiologie courante.

Nous nous plaignons quelquefois, non sans raison, de ne pas toujours être jugés avec impartialité. Si nous voulons qu'on soit juste envers nous, commençons par l'être envers les autres.

par l'ouverture du canal rachidien, est incisée. Les *racines postérieures* des nerfs, recouvertes par le feuillet viscéral arachnoïdien, apparaissent. On coupe très doucement, avec des ciseaux fins, les insertions du ligament dentelé sur les parties latérales de la moelle, afin de découvrir les *racines antérieures* des nerfs. Cela fait, on laisse reposer pendant quelque temps l'animal (deux ou trois heures), puis on procède à l'expérience.

L'expérience peut être faite soit sur les racines *intactes*, soit sur les racines *divisées*. Elle consiste à les exciter tour à tour à l'aide de stimulants variés et à examiner les résultats. La stimulation peut avoir lieu à l'aide des agents mécaniques, des agents chimiques ou des agents électriques. L'excitation mécanique est préférable ; c'est celle qui donne les résultats les plus nets et les plus tranchés. Le courant électrique ne doit pas être employé (du moins pour mettre en évidence les propriétés dont nous parlons). Quand le courant, en effet, dépasse une certaine mesure, l'action produite s'étend au-delà des limites du point excité ; il peut survenir des effets de voisinage qui compliquent les résultats.

La moelle étant mise à nu sur l'animal vivant, et les racines postérieures et antérieures des nerfs conservant leurs connexions naturelles avec la moelle, voici ce qu'on observe. Si l'on vient à toucher avec la pointe d'un scalpel ou à presser légèrement avec les mors d'une pince la *racine postérieure*, l'animal accuse immédiatement, par ses cris et son agitation, une vive douleur. Il cherche souvent à fuir, c'est-à-dire qu'il exécute des mouvements ; mais ces mouvements sont des mouvements d'ensemble qui ne portent pas plus spécialement sur les membres ou sur les parties auxquelles correspond la racine du nerf rachidien en expérience que sur toute autre partie. Ces mouvements généraux sont la réponse de la sensibilité mise en jeu. Si l'on excite la *racine antérieure* seule, l'animal ne crie ni ne s'agite ; il reste tout à fait impassible. Le membre dans les muscles duquel vont se distribuer les branches nerveuses correspondantes au nerf rachidien en expérience éprouve, au contraire, immédiatement un mouvement convulsif, une espèce de secousse ; toutes les autres parties restent dans le repos.

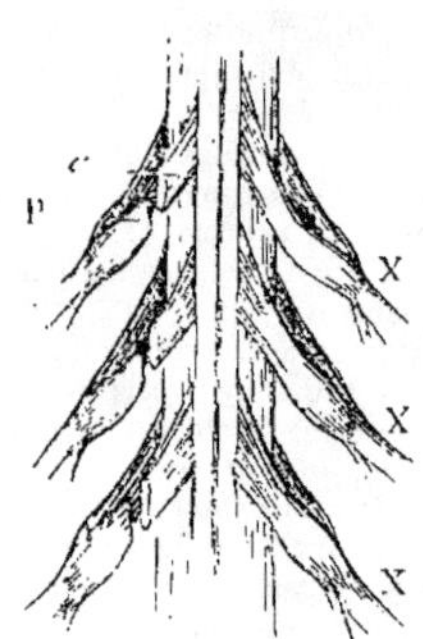

Fig. 269.

MOELLE VUE PAR SA PARTIE POSTÉRIEURE.

p, bout *périphérique* de la racine postérieure après la section.
c, bout *central* de la racine postérieure après la section.
x, *x*, *x*, les deux racines des nerfs intacts.

Déjà on peut conclure de ce premier fait que la racine antérieure est une racine incitatrice de mouvement, c'est-à-dire qu'elle éveille la contraction dans les muscles et que la racine postérieure est une racine de sensibilité, c'est-à-dire qu'elle conduit aux centres nerveux l'impression douleur.

En modifiant l'expérience, on peut se convaincre encore, de la manière la plus claire, que la direction du courant nerveux suivant lequel cheminent les impressions qui mettent en jeu la sensibilité n'est pas la même que la direction du courant excito-moteur ; le premier courant des impressions est bien centripète, c'est-à-dire qu'il marche dans la racine postérieure, en se dirigeant *vers la moelle* (en venant, par conséquent, des branches périphériques du nerf, ou des organes, vers les centres nerveux), tandis que le second (courant excito-moteur) est bien centrifuge, c'est-à-dire qu'il marche dans la racine antérieure du nerf, en se dirigeant de la moelle *vers les organes*.

En effet, la racine postérieure d'un nerf rachidien étant divisée par sa partie moyenne (Voy. fig. 289), si l'on irrite le *bout périphérique p*, on n'obtient rien, l'animal ne bouge ni ne crie ; pas le moindre mouvement convulsif dans la partie correspondant au nerf en expérience. Si l'on irrite le *bout central c* de la même racine, il se produit une douleur vive, une grande agitation [1].

La racine antérieure du nerf étant à son tour divisée par sa partie moyenne (Voy. fig. 289 *bis*), l'irritation du bout central *c* n'est point ressentie par l'animal et ne détermine aucun mouvement. L'irritation du bout périphérique *p* n'est point non plus ressentie, mais elle est suivie d'un mouvement convulsif dans la partie correspondant aux divisions terminales du nerf.

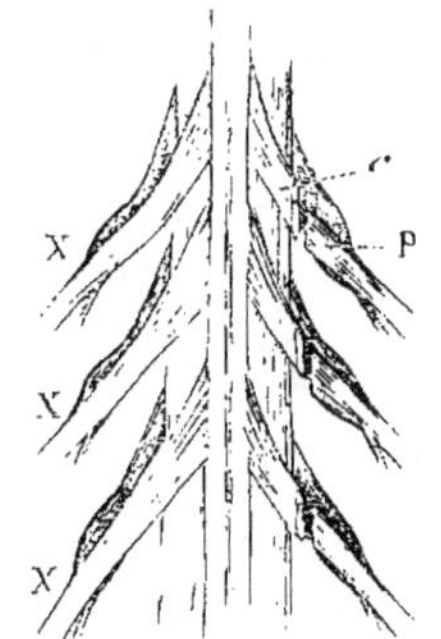

Fig. 289 *bis*.

MOELLE VUE PAR SA PARTIE ANTÉRIEURE.

x, x, x, les deux racines des nerfs intacts.
p, bout *périphérique* de la racine antérieure après la section.
c, bout *central* de la racine antérieure après la section.

Les nerfs sont donc composés de deux sortes de filets nerveux : filets nerveux pour la sensibilité, filets nerveux pour le mouvement. Au sortir du canal rachidien, les deux racines des nerfs se sont non seulement accolées, mais intimement mélangées et ne forment plus qu'un tronc commun, d'où procèdent les branches nerveuses. Dans ces branches, les deux éléments *sensitif* et *moteur* sont intimement réunis et forment ainsi des nerfs *mixtes*.

Au moment de leur distribution terminale dans les organes, les éléments nerveux d'ordre différent s'isolent. Les nerfs, pénétrant dans les parties contractiles, abandonnent les filets sensibles aux organes doués de sensibilité (la peau, par exemple), et les filets moteurs aux organes contractiles (muscles). Il ne faudrait pas croire, cependant, que la distribution des filets sensitifs ou moteurs soit exclusive. Les organes contractiles, ou les muscles, quoique doués d'une moindre sensibilité que la peau, ne sont pas complètement insensibles aux impressions mécaniques : ils contiennent donc aussi des filets nerveux de sensibilité. Il en est de même de la peau ; il est vrai qu'elle reçoit presque exclusivement des filets de sensibilité, mais le derme contient, au milieu de ses éléments conjonctifs et élastiques, des *fibres musculaires lisses*, groupées autour de certains éléments de la peau ; elle possède donc aussi, mais en faible proportion, des fibres nerveuses motrices. La proportion des éléments sensitifs ou moteurs est subordonnée au rôle des parties dans lesquelles ces éléments vont se terminer ; et ce n'est que dans la profondeur des tissus et à leurs confins périphériques que les deux éléments nerveux, jusque-là confondus, se partagent inégalement entre eux.

Les nerfs qui se détachent de la moelle épinière constituent donc des nerfs mixtes, aussitôt après la réunion de leurs racines, et il est impossible de constater isolément, ensuite, leurs propriétés motrices et leurs propriétés sensitives

[1] Le bout *périphérique* de la racine *divisée* ne tient plus au centre nerveux ; il correspond aux organes ou aux tissus, c'est-à-dire qu'il est continu avec la portion du nerf qui se distribue dans les parties. Le bout *central* est celui qui tient à la moelle ; il n'est plus en communication qu'avec les centres nerveux.

sur les divers points de leur trajet périphérique. Il n'en est pas de même des nerfs qui naissent de l'encéphale. Plusieurs d'entre eux présentent, pendant un assez long trajet, soit des propriétés motrices comme les racines antérieures des nerfs, soit des propriétés sensitives comme les racines postérieures des nerfs rachidiens[1]. Ici encore apparaît la division fondamentale du système nerveux en ses deux éléments fonctionnels. L'un des nerfs crâniens, surtout (le nerf trijumeau ou de la cinquième paire), ressemble beaucoup, par son mode d'origine, aux nerfs rachidiens, et comme il conserve, pendant la plus grande partie de sa distribution, l'indépendance de ses racines, il se prête facilement à l'expérience (Voy. § 355). L'expérimentation sur les nerfs crâniens vient corroborer les résultats obtenus sur les racines des nerfs rachidiens.

Il faut dire qu'à l'époque où la distinction des éléments nerveux du sentiment et du mouvement n'avait pas encore été expérimentalement démontrée, des faits pathologiques avaient conduit à penser qu'il en devait être ainsi. On avait remarqué, en effet, que les membres peuvent être paralysés de trois manières. Que si, le plus souvent, le mouvement et la sensibilité sont abolis ensemble, on peut observer aussi la persistance du mouvement avec la perte de la sensibilité, et réciproquement[2]. Ajoutons que, de nos jours, la démonstration expérimentale peut être faite sans opération sanglante, à l'aide de substances toxiques qui, à certaines doses, ont la propriété d'anéantir l'une des propriétés des nerfs sans toucher à l'autre; tel est, par exemple, le curare qui frappe d'inertie le pouvoir incitateur du mouvement, sans toucher à la sensibilité.

L'anatomie ne montre d'ailleurs aucune différence appréciable entre les éléments des racines postérieures et ceux des racines antérieures des nerfs rachidiens, non plus qu'entre les nerfs crâniens moteurs et les nerfs crâniens sensitifs. Ce sont partout les mêmes tubes nerveux primitifs. Ce qui différencie mieux, anatomiquement, les racines antérieures et les racines postérieures, c'est que ces dernières présentent sur leur trajet, à un centimètre environ de la moelle, un renflement ou ganglion (voy. fig. 288 et 289). C'est immédiatement après ce ganglion que les deux racines des nerfs se réunissent pour former le tronc commun ou mixte. Le ganglion situé sur la racine postérieure des nerfs rachidiens est constitué par des tubes nerveux diversement enchevêtrés, et par des cellules nerveuses en relation avec eux, et qui semblent toutes bi-polaires. Les nerfs crâniens, doués de sensibilité, présentent aussi, à peu de distance de leur origine, des renflements du même genre. Ce n'est pas à leur existence que les racines postérieures des nerfs doivent leurs fonctions de sensibilité. Lorsqu'on excite, en effet, la racine postérieure d'un nerf *entre le ganglion et la moelle*, l'animal est aussi sensible à cette excitation qu'à celle du nerf excité *au-delà* du ganglion; pourtant, dans le premier cas, le ganglion n'est pas sur le chemin de l'impression sentie.

[1] C'est sur les nerfs de la face de l'*âne* (nerf de la cinquième paire et nerf de la septième paire) que Charles Bell a établi tout d'abord, par expérience, la distinction des nerfs sensitifs et des nerfs moteurs.

[2] Ce sont les faits de cette nature qui avaient conduit Boerhaave à écrire cette phrase significative au chapitre *de nervis morborum* de ses *Institutiones medicæ* (Leyde, 1708) : « Ex medulla exit duplex genus nervorum, unum motui, alterum sensui inserviens, nec unquam inter se communicans. »

§ 342 *bis*.

La propriété de transmettre les impressions sensitives, et celle de transmettre les incitations motrices, est-elle liée à la constitution des tubes nerveux conducteurs? Les nerfs tirent-ils leurs propriétés conductrices spéciales, de leurs connexions périphériques, et de leurs connexions centrales? — Comme on n'a constaté aucune différence morphologique entre les tubes nerveux conducteurs d'impressions sensitives et les tubes nerveux conducteurs d'incitations motrices, on peut naturellement se demander si les nerfs ne sont pas des conducteurs en quelque sorte *indifférents*, tirant leur spécialité d'action de leurs connexions avec les masses nerveuses centrales ou de leurs terminaisons dans les organes périphériques sensibles ou contractiles. MM. Gluge et Thiernesse, M. Vulpian, M. P. Bert ont cherché à aborder cette question par la voie expérimentale. Disons d'abord qu'un nerf coupé en travers se cicatrise comme toute partie vasculaire divisée. Cette cicatrice on la favorise en maintenant en présence les bouts du nerf divisé à l'aide d'un point de suture. Au bout de deux à quatre mois, la réunion est complète : les éléments nerveux sont régénérés au niveau de la division (ainsi qu'on peut le constater à l'aide de l'observation microscopique), et les fonctions du nerf sont rétablies.

M. Vulpian découvre, sur le chien, le nerf lingual et le nerf hypoglosse. Le premier de ces nerfs, le lingual, transmet aux centres nerveux les impressions tactiles de la langue, c'est un nerf de sensibilité ; le second, l'hypoglosse, transmet aux muscles de la langue l'incitation motrice, c'est un nerf moteur. Ces deux nerfs sont voisins l'un de l'autre et cheminent parallèlement dans une partie de leur trajet : c'est en ce point que l'expérimentateur les divise en travers l'un et l'autre (Voy. fig. 290). Puis il réunit par un point de suture le bout *central* du nerf lingual avec le bout *périphérique* du nerf hypoglosse [1], en ayant soin

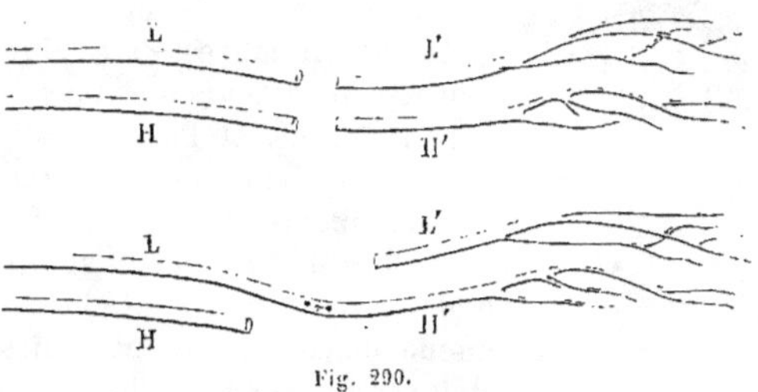

Fig. 290.

d'exciser une portion de H et de L', c'est-à-dire des deux segments de nerfs qui ne sont pas en expérience, afin de donner plus de netteté au résultat ; puis il referme la plaie. Au bout de quatre mois, on met les parties à nu, et on constate que les nerfs suturés sont réunis par une cicatrice complète. Si on vient alors à exciter le nerf lingual au-dessus de la cicatrice, c'est-à-dire en L, on peut faire contracter les muscles de la langue, dans les conditions nouvelles faites au nerf lingual (dont les rameaux périphériques sont remplacés par ceux de l'hy-

[1] Le bout *central* du nerf lingual est celui qui tient à l'encéphale. Le bout *périphérique* du nerf hypoglosse est celui qui tient à la langue.

poglosse). Ce nerf transmet donc l'incitation motrice et cette action s'exerce dans le sens centrifuge, tandis que dans les conditions normales le nerf lingual transmettait les impressions sensitives, et dans un sens opposé.

La conclusion qu'il paraissait légitime de tirer de ces expériences, c'est que le sens du courant nerveux dans les nerfs ne dépend pas des tubes nerveux eux-mêmes, mais des connexions des nerfs. Mais voici d'autres tentatives de M. Vulpian qui montrent que cette expérience est moins démonstrative qu'elle ne le paraissait au premier abord. En effet, on procède d'abord comme ci-dessus, c'est-à-dire qu'on détermine, à l'aide d'une suture, la réunion du bout central du nerf lingual avec le bout périphérique du nerf hypoglosse; puis, quatre mois après cette opération, on coupe la corde du tympan du côté opéré (dans son passage au travers de la caisse). Douze jours après cette section on découvre le lingual uni à l'hypoglosse. Si on excite alors le nerf lingual, on n'observe pas la moindre contraction dans les muscles de la langue. Cependant, ainsi que le fait remarquer M. Vulpian, la réunion était complète et le bout de l'hypoglosse uni au lingual parfaitement régénéré [1]. Le mouvement des fibres musculaires de la langue qu'on pouvait observer dans les expériences précédentes doit donc être rapporté non au nerf lingual, mais aux fibres nerveuses de la corde du tympan, nerf moteur qui, on le sait, s'unit et se confond avec le nerf lingual.

En somme, il s'agissait de réunir un nerf de sensibilité avec un nerf moteur. Or l'un des nerfs était bien un nerf de mouvement (le nerf hypoglosse), tandis que l'autre nerf, le lingual, n'était pas un nerf sensitif mais un nerf mixte (par sa fusion avec la corde du tympan), de sorte que les conditions de l'expérience ne se trouvaient pas réalisées.

Les expériences de M. Bert sont conçues sur un tout autre plan, et fort originales. L'extrémité de la queue d'un rat est fixée à l'aide de quelques points de suture dans une petite plaie de la région dorsale (Voy. fig. 291). Au bout de quelque temps la queue de l'animal est en quelque sorte greffée au lieu de suture. On coupe alors la queue à son origine naturelle et l'animal se trouve avoir une queue qui part du dos. Or dans cette queue, les attouchements qui portent sur l'extrémité nouvelle (autrefois sa racine) sont ressentis par l'animal, et par conséquent cheminent le long de la queue dans un sens contraire au sens primitif. Mais ces signes de sensibilité ne se montrent qu'au bout d'un temps assez long, vers la fin du quatrième mois, et il est permis de se demander si les fibres nerveuses ne sont pas des fibres régénérées. D'autre part ces fibres nerveuses, à supposer que ce soient les mêmes qui transmettent les impressions sensitives dans un sens opposé au sens primitif, ne cessent pas d'être des fibres conductrices d'impressions sensitives; elles sont toujours en connexions avec la peau, et le rétablissement de la conduction nerveuse au point de la greffe dorsale suppose le développement de tubes nerveux de nou-

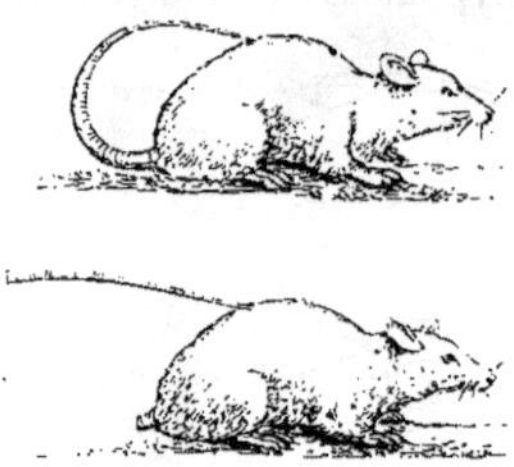

Fig. 291.

[1] Les résultats sont les mêmes lorsqu'on coupe *tout d'abord* la corde du tympan (au lieu de la couper tardivement), et si on soude *ensuite* le lingual à l'hypoglosse.

velle formation qui rétablissent la connexion avec les centres nerveux. Cette expérience, tout intéressante qu'elle est, ne juge donc pas la question relative à la substitution possible de la conduction sensitive à la conduction motrice, en d'autres termes, la question de la conductibilité indifférente des deux sortes de nerfs.

On peut dire que ce problème n'a pas reçu jusqu'ici de solution satisfaisante. Pour arriver à le démontrer il faudrait pouvoir changer dans un nerf à la fois ses connexions périphériques et ses connexions centrales ; or, c'est là un problème hérissé de difficultés, et dont les données premières sont presque irréalisables. Il faudrait trouver quelque part deux nerfs cheminant côte à côte, dont l'un serait exclusivement sensitif et l'autre exclusivement moteur. Il s'agirait alors de couper ce nerf sensitif sur un point de son trajet et de le souder par le bas avec le bout périphérique d'un nerf musculaire et attendre d'abord la cicatrisation de la suture; cela fait il s'agirait de couper ce même nerf sensitif plus haut et de le souder, par en haut, avec le bout central d'un nerf moteur. Mais où trouver ce nerf moteur et ce nerf sensitif? La chose est moins facile qu'on ne pense. Les nerfs crâniens sont les seuls qui se présentent avec ce caractère, et encore, ce caractère tranché n'existe que dans les points voisins de leur origine, là où l'expérience n'est pas possible. La plupart de leurs branches, sinon toutes, reçoivent par anastomose des filets des nerfs voisins, et ne sont (à peu près sur aucun de leurs points abordables), ni exclusivement sensitives ni exclusivement motrices.

Le problème dont nous parlons, à supposer qu'on puisse le résoudre par un artifice expérimental qui paraît difficile à réaliser, n'a d'ailleurs, il faut bien le dire, qu'un intérêt d'ordre spéculatif. Quelque vraisemblable que soit la conductibilité indifférente des nerfs, il n'en reste pas moins ce fait certain, patent, que les nerfs qui *procèdent* des parties sensibles conduisent dans le sens centripète et seulement en ce sens les impressions du dedans; et cet autre fait non moins certain que les fibres nerveuses qui viennent de certaines cellules centrales (encéphale ou moelle) et qui se terminent dans les organes contractiles, conduisent les incitations motrices dans le sens centrifuge, et seulement en ce sens.

§ 342 *ter*.

De la sensibilité dite récurrente. — On désigne sous ce nom un phénomène curieux, fugace, difficile à observer. On ne peut le constater ni sur les oiseaux, ni sur les reptiles, ni sur les poissons: on ne le trouve que sur les mammifères vigoureux (en particulier sur les chiens) dont les expressions nerveuses sont vives. Ce phénomène ne se montre pas toujours, même dans ces conditions. Il faut, pour que la sensibilité dite récurrente apparaisse, un ensemble de circonstances dont l'expérimentateur n'est pas le maître: il la cherche souvent sans pouvoir la constater.

Entrevue pour la première fois par M. Magendie en 1839 (ou par M. Longet dans le laboratoire de M. Magendie), M. Magendie ne peut plus la constater à nouveau pendant près de six années. Ce n'est guère que quand M. Claude Bernard l'eût retrouvée en 1844, que la plupart des physiologistes ont pu la constater à leur tour.

Voici en quoi consiste ce phénomène. Nous avons vu que les racines postérieures sont sensibles, tandis que les antérieures sont privées de sensibilité. Or, voici ce qui peut arriver. La moelle d'un chien ayant été mise à découvert, si on vient à exciter la racine antérieure, cette racine étant intacte ainsi que la postérieure, l'animal (*s'il a été longtemps laissé en repos après sa préparation*) accuse, par un peu d'agitation ou par un faible gémissement, une légère sensibilité. Cette sensibilité disparaît d'ailleurs rapidement, et si l'animal est conservé on ne la retrouve pas toujours ni le même jour, ni le lendemain.

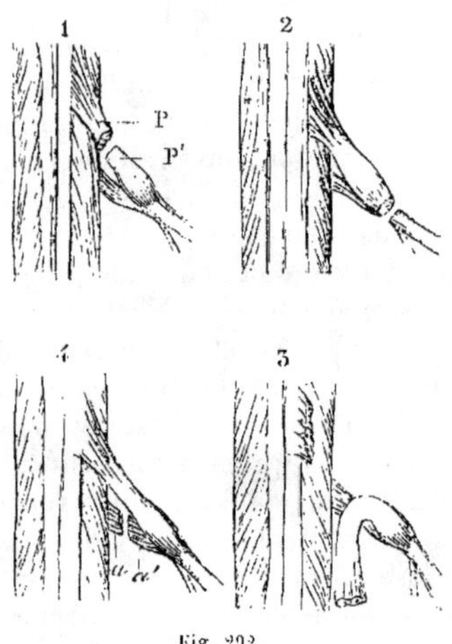

Fig. 292.

D'où vient cette sensibilité ? Vient-elle des connexions de la racine antérieure avec la moelle ? Non, car si on coupe la racine antérieure (fig. 292, 4), le bout central *a* de cette racine est inexcitable ; le bout périphérique *a'* est seul légèrement sensible. Donc cette faible sensibilité de la racine antérieure ne dépend pas de ses connexions avec la moelle. Coupez, au contraire, la racine postérieure en laissant la racine antérieure intacte (voy. fig. 292, 1), toute sensibilité a disparu dans la racine antérieure *a*.

Il est donc évident que la faible sensibilité de la racine antérieure n'est qu'une sensibilité d'emprunt. Cette sensibilité est-elle communiquée, comme on le dit, par la racine postérieure ? Viendrait-elle, par exemple, de l'endroit où la racine postérieure s'unit à l'antérieure, à l'aide de fibres nerveuses qui remonteraient dans la racine antérieure jusqu'à un point indéterminé. Quelque singulière que fût une pareille interprétation, c'est ce qu'on a cru tout d'abord. Mais cette supposition est démentie par l'expérience. Lorsqu'on pratique, en effet, la section du tronc mixte résultant de la jonction des deux racines (fig. 292, 2), la racine antérieure n'accuse jamais aucune trace de sensibilité : c'est un point que M. Cl. Bernard a nettement établi.

S'il y a dans la racine antérieure des fibres sensitives de retour, celles-ci proviendraient-elles de plus loin, c'est-à-dire d'un point plus rapproché de la périphérie. Ce point, M. Schiff l'avait d'abord placé au niveau des grands plexus (plexus cervical, plexus brachial, plexus lombaire) ; puis, on s'est demandé s'il ne se serait pas plus rapproché encore de la périphérie. Mais ne voit-on pas combien cette supposition purement imaginaire est plus étrange encore que la première. Il faudrait admettre, en effet, qu'indépendamment des fibres nerveuses conductrices des impressions sensitives qui remontent des parties périphériques sensibles vers les centres nerveux, par la racine postérieure, il existerait d'autres fibres sensitives, accolées aux fibres nerveuses conductrices des incitations motrices, qui conduiraient les impressions sensitives dans le même sens que les incitations motrices (c'est-à-dire à contre-sens de la direction physiologique), et cela tout le long de la distribution des nerfs moteurs, pour regagner ensuite, en compagnie des véritables nerfs de sensibilité, la racine postérieure des nerfs.

Les expériences souvent citées de MM. Arloing et Tripier, relatives à la sensibilité de la patte du chien, ne sont pas de nature, comme quelques-uns le pensent, à trancher le problème dans le sens d'une pareille hypothèse. Elles prouvent seulement que des trois nerfs du membre antérieur qui fournissent des rameaux terminaux à la patte d'un chien, il ne suffit pas d'en couper un, ni même deux pour insensibiliser la patte, mais qu'il faut les couper tous les trois, ce qui revient à dire que les impressions sensitives nées à la périphérie, sur les surfaces sensibles, suivent, pour arriver à la moelle par les racines postérieures des nerfs, des voies multiples qui dépendent des anastomoses nerveuses et qui échappent au scalpel. En un mot, les impressions du toucher et de la douleur peuvent être amoindries par la section successive des troncs nerveux qui résument la distribution nerveuse terminale, mais le passage de ces impressions paraît être assuré, dans une certaine mesure, tant qu'il leur reste encore une voie pour gagner la racine postérieure [1].

Au lieu de faire intervenir des fibres nerveuses dites de retour que personne n'a jamais vues et au lieu d'aller chercher bien loin l'explication de la sensibilité dite récurrente, il nous semble que les faits d'expériences comportent une explication beaucoup plus simple, et d'ailleurs très naturelle.

Lorsqu'on excite sur un animal vivant le bout périphérique d'une racine antérieure divisée, il en résulte comme conséquence inévitable une contraction spasmodique et involontaire dans les muscles correspondant à la division motrice du nerf excité. Quoi de surprenant à ce que cette contraction *qui surprend l'animal*, et *qu'il n'a pas voulue*, soit accompagnée de douleur, c'est-à-dire d'une *plainte?*

Sans doute, dans les conditions ordinaires, la contraction de nos muscles, *dirigée par la volonté*, n'est pas douloureuse et la sensibilité musculaire fort obscure nous renseigne simplement sur l'état des parties tout en nous permettant de régler, de mesurer et de coordonner le mouvement. Mais le phénomène si commun de la crampe, qui n'est autre chose que la contraction spasmodique d'un groupe de muscles non modérée par la volonté, n'est-il pas *douloureux*, quelquefois même très douloureux? or n'y a-t-il pas entre ces deux états la plus surprenante analogie ? N'est-il pas extrêmement vraisemblable que la sensation que peut éprouver l'animal quand on excite la racine antérieure est le résultat de la compression des fibres nerveuses de sensibilité que possèdent les muscles.

L'absence de la sensibilité récurrente chez les animaux qui n'ont pas de réactions musculaires énergiques, l'inconstance du phénomène, sa disparition rapide à mesure que l'influence incitatrice de la racine antérieure sur la contraction musculaire s'affaiblit, ne sont-ce pas là autant de preuves de plus ?

Ainsi donc, si l'excitation d'une racine antérieure intacte, si l'excitation du bout périphérique d'une racine antérieure coupée peuvent être suivies d'une plainte ou d'un gémissement de l'animal, ce n'est pas parce que cette racine contient des filets de sensibilité, mais parce qu'en sollicitant la contraction des muscles elle peut mettre en jeu la sensibilité de ces organes.

Tout concourt donc à prouver que les racines antérieures des nerfs rachi-

[1] La section du nerf médian chez l'homme (MM. Laugier et A. Richet), avec réapparition rapide d'un certain degré de sensibilité de la main dans la partie correspondante à la division terminale du nerf, est un fait de même ordre. Cette observation avait même été faite dix ans avant les expériences de MM. Arloing et Tripier.

diens ne contiennent que des filets conducteurs des incitations motrices, de même que les racines postérieures ne renferment que des filets conducteurs des impressions sensitives.

§ 343.

De la distinction des fibres nerveuses conductrices des incitations motrices et des fibres nerveuses conductrices des impressions sensitives dans l'axe cérébro-spinal. — Les nerfs se détachant de la moelle épinière par deux ordres de racines à fonctions distinctes, Charles Bell avait émis la pensée que les *faisceaux* de la moelle épinière sur lesquels ces racines prennent leur insertion (ou plutôt, physiologiquement parlant, dans lesquels *plongent* les racines postérieures et d'où *émergent* les racines antérieures), avait émis, dis-je, la pensée que ces faisceaux avaient aussi des fonctions distinctes. Il avait donc supposé que les faisceaux postérieurs de la moelle, de même que les racines postérieures des nerfs, étaient des conducteurs d'impressions sensitives ; et que les faisceaux antérieurs de la moelle, de même que les racines antérieures des nerfs, étaient conducteurs des incitations motrices. Cette supposition, séduisante par sa simplicité, ne s'étant pas trouvée d'accord avec l'expérience, Charles Bell y renonça plus tard. Elle fut reprise en France par M. Longet, qui crut l'avoir démontrée ; mais les expériences de M. Brown-Séquard, de M. Van Deen, de M. Schiff, de M. Chauveau, de M. Vulpian, de M. Fick, de M. Huizinga, de M. Giannuzzi, etc. ; ont prouvé jusqu'à l'évidence que cette doctrine ne peut plus être admise aujourd'hui. La supposition physiologique dont nous parlons avait en outre engendré une erreur anatomique, que les recherches de l'histologie ont depuis longtemps rectifiée. On pensait, en effet, sans d'ailleurs l'avoir anatomiquement démontré, que les faisceaux postérieurs de la moelle épinière étaient composés par la série des tubes nerveux des racines postérieures des nerfs, remontant *directement* vers l'encéphale. De même, on supposait que les faisceaux antérieurs étaient composés par la série des tubes nerveux des racines antérieures des nerfs descendant *directement* de l'encéphale vers les organes. Quant aux faisceaux latéraux de la moelle, il n'y avait point de place pour eux dans cette doctrine, et on les confondait un peu arbitrairement avec les faisceaux antérieurs, sous le nom de faisceaux antéro-latéraux [1].

Il est démontré aujourd'hui que les racines des nerfs, les racines antérieures comme les racines postérieures, traversent les fibres longitudinales de la moelle et procèdent des cornes de la substance grise centrale, soit au niveau même du point où elles se détachent de la moelle, soit à des distances plus ou moins éloignées de ce point.

[1] On désigne sous le nom de faisceaux *postérieurs* de la moelle épinière le segment nerveux compris dans toute l'étendue de la moelle entre le sillon médian postérieur et la ligne d'insertion des racines postérieures des nerfs rachidiens.

Les faisceaux *antérieurs* de la moelle sont compris entre le sillon médian antérieur et la ligne d'insertion des racines antérieures des nerfs rachidiens.

Les faisceaux *latéraux* comprennent l'espace qui existe, sur les côtés, entre les deux séries d'insertions des racines antérieures et des racines postérieures des nerfs rachidiens.

Les faisceaux de la moelle ne sont pas des *cordons* dans la rigueur du mot, comme on les appelle quelquefois. Ils sont unis intimement et confondus sur leurs limites, de telle sorte que leur ensemble forme comme une espèce de cylindre blanc, *continu*, au centre duquel se trouve placée la substance grise de la moelle. Les faisceaux de la moelle n'ont donc pas de limites absolument tranchées.

La distinction, *dans les centres nerveux*, des éléments dévolus à la sensibilité, et des éléments incitateurs du mouvement, est hérissée de difficultés. La science est aujourd'hui en possession de quelques résultats bien déterminés, tirés d'expériences variées, entreprises par des expérimentateurs différents, et à des points de vue divers, offrant par conséquent toutes les garanties d'exactitude désirables ; mais il existe encore de nombreuses lacunes.

Avant tout, il faut remarquer que, des parties à fonctions différentes entrant dans la composition d'un même cylindre (moelle) et d'une même masse sphérique (encéphale), l'expérimentation doit être conduite avec beaucoup de circonspection, pour ne pas attribuer les fonctions d'une partie nerveuse à une autre partie voisine en rapport de contiguïté intime avec elle.

Il importe donc de localiser l'excitation sur des points nettement déterminés. Il faut se garder surtout de recourir à l'excitation électrique qui dépasse presque fatalement les limites du point excité. On ne peut guère procéder ici qu'à l'aide d'aiguilles fines.

L'excitabilité des centres peut se traduire, de même que pour les nerfs, ou par les cris ou par les mouvements de l'animal ; mais il faut remarquer qu'on se trouve, dans les centres nerveux, en présence d'un ordre de phénomènes (les actions réflexes, voy. § 344) qui rendent l'interprétation des résultats obtenus, beaucoup moins simple et parfois incertaine [1].

Lorsqu'on agit avec les précautions convenables sur une moelle mise à découvert, on peut constater, tous les expérimentateurs sont d'accord sur ce point, que les faisceaux *postérieurs* de la moelle sont *sensibles*. M. Chauveau a nettement établi que cette sensibilité est plus vive dans les points voisins des racines postérieures de la moelle que dans les autres.

Il y a donc très vraisemblablement dans les faisceaux postérieurs de la moelle des parties sensibles et des parties qui ne le sont pas ; parties dont la détermination précise est moins facile à prouver qu'on ne pense. Les fibres qui forment ces faisceaux sont de deux ordres : 1° celles qu'on peut appeler les fibres propres de la moelle (nous verrons § 365 quelles sont leurs connexions avec les centres gris, et avec les nerfs) ; 2° les éléments des racines postérieures des nerfs, qui traversent le faisceau postérieur pour se rendre à la substance grise. Or ces deux ordres de fibres ne sont pas aussi nettement localisés dans la substance blanche de la moelle qu'elles le sont au point où se fait le départ des racines, aussi est-il difficile de savoir si l'agent excitateur touche seulement les unes, seulement les autres, ou les unes et les autres en même temps. Dans la région dorsale et dans la région lombaire, les fibres des racines postérieures des nerfs qui gagnent la substance grise de la moelle sont trop disséminées pour qu'on puisse être assuré d'interroger isolément la substance propre des faisceaux postérieurs, et l'excitation court le risque de porter sur les filets intra-médullaires des racines postérieures des nerfs, qui sont incontestablement sensibles. Mais à la région cervicale les filets intra-médullaires des racines

[1] Les excitants appliqués aux centres nerveux peuvent d'ailleurs produire, en outre de la sensibilité et des mouvements dans les muscles des membres et du tronc, d'autres phénomènes moins visibles qui, n'étant accompagnés ni des gémissements de l'animal ni de la contraction des muscles de la vie animale, pourraient passer inaperçus : tels sont, par exemple, les mouvements de la pupille, et ceux de la tunique musculaire des vaisseaux, d'où résultent des modifications dans la tension sanguine, modifications qui ne peuvent être constatées que par une méthode expérimentale spéciale (Voyez § 94 et § 98).

postérieures des nerfs sont plus groupés, moins divergents dans les éléments de la moelle, aussi en portant l'excitation à égale distance de deux racines postérieures, on constate qu'en ces points le faisceau postérieur n'est pas sensible [1].

Si donc les faisceaux postérieurs de la moelle sont sensibles en quelques points aux excitants mécaniques, cette sensibilité ne semble pas être propre aux faisceaux eux-mêmes, mais paraît être empruntée aux éléments intra-médullaires des racines postérieures des nerfs qui les traversent.

Les faisceaux antérieurs et latéraux de la moelle paraissent insensibles aux excitations; de plus, lorsqu'on les excite, il ne survient pas de mouvements dans les parties situées au-dessous de l'excitation (MM. Van Deen, Huizinga, Chauveau, etc.) [2]. Des mouvements se montrent parfois quand on agit à l'aide d'une *forte* excitation mécanique *comprenant une certaine étendue du faisceau,* mais il est permis de penser que, dans ces conditions, l'excitation n'a pas été circonscrite aux fibres propres des faisceaux, mais qu'elle a atteint les filets des racines antérieures des nerfs qui les traversent. D'un autre côté, nous verrons plus tard que la section des faisceaux antérieurs, et même la section simultanée des faisceaux antérieurs et des faisceaux latéraux, n'entraîne pas nécessairement la perte des mouvements des parties situées au-dessous de la section. On ne peut donc pas dire que les faisceaux antérieurs de la moelle sont moteurs, pas plus qu'on ne peut dire que les faisceaux postérieurs sont sensitifs, *dans le sens qu'on attache à ces expressions, lorsqu'on les applique aux racines antérieures et aux racines postérieures des nerfs.*

La substance grise de la moelle est insensible, son excitation n'éveille point de douleur chez l'animal et n'amène point de mouvements dans les parties [3].

On peut faire pour l'encéphale les mêmes observations que pour la moelle. D'une manière générale on peut dire que la substance grise est inexcitable par les agents mécaniques et que si la substance blanche est excitable dans certaines parties telles que le bulbe, la protubérance, etc., les phénomènes de sensibilité ou de mouvement qui peuvent succéder à l'excitation proviennent non de la masse nerveuse prise dans son ensemble, mais de quelques-uns de ses éléments, directement ou indirectement excités. Nous reviendrons sur ce sujet qui a été depuis quelques années l'objet de très nombreuses recherches.

[1] Tel est le résultat des nombreuses expériences de M. Van Deen et de M. Chauveau. Ces dernières sont d'autant plus probantes, qu'elles ont été faites sur les grands animaux chez lesquels les dimensions de la moelle permettent de localiser d'une manière plus précise les excitations. M. Brown-Séquard arrive aussi aux mêmes conclusions, c'est-à-dire qu'il considère l'excitation des *fibres propres* des faisceaux postérieurs de la moelle comme n'éveillant aucune douleur chez l'animal. Cependant, comme les excitants peuvent parfois déterminer des mouvements d'ordre réflexe, il regarde leur excitation, tout en étant capable de déterminer des mouvements d'ordre réflexe, comme conséquence de cette excitation *non sentie.* M. Dittmar considère également que l'excitation des fibres propres des faisceaux postérieurs de la moelle est capable de déterminer, d'*une manière inconsciente,* une contraction réflexe de la tension musculaire des vaisseaux et, par suite, une modification dans la tension sanguine. Cette question de l'insensibilité des fibres propres postérieures de la moelle est, il faut bien le dire, au nombre des questions les plus difficiles à résoudre par la voie expérimentale: ajoutons que MM. Vulpian, Fick, Giannuzzi les regardent comme sensibles.

A ce propos, il n'est pas inutile de faire remarquer : 1° que les nerfs sont sensibles à tous les excitants; 2° que la substance blanche des centres nerveux (moelle et encéphale) ne répond qu'à l'excitant électrique; 3° que la substance grise paraît insensible à tous nos agents d'excitation.

[2] L'excitation convenablement pratiquée des faisceaux antérieurs ne paraît pas, non plus, entraîner de modification dans la tension sanguine (M. Dittmar).

[3] La substance grise de la moelle est excitable d'une autre manière, qu'on pourrait appeler physiologique (sang, et substances circulant avec le sang). Voyez pour plus de détails les § 365 et 366 consacrés à l'étude des fonctions de la moelle épinière.

Bornons-nous, pour le moment, à faire remarquer que dans les points de l'encéphale où les fibres conductrices centripètes et centrifuges s'écartent en rayonnant pour s'irradier dans les hémisphères, la localisation des conducteurs sensitifs et moteurs a pu être faite (Voyez § 372).

Il y a dans la substance grise des centres nerveux deux sortes de cellules nerveuses : 1° de *grandes cellules;* 2° de *petites cellules* d'un diamètre deux ou trois fois moindre que les premières. C'est des grandes cellules groupées dans les cornes antérieures de la moelle que se détachent les racines antérieures des nerfs rachidiens qui conduisent les incitations motrices à la périphérie; c'est avec les petites que se mettent en communication les racines postérieures qui conduisent vers le centre les impressions sensitives. Dans les hémisphères cérébraux les régions les plus superficielles de la substance grise corticale sont occupées par de petites cellules, tandis que les régions profondes de la même substance contiennent les cellules de grande dimension qui rappellent les grandes cellules des régions antérieures de l'axe spinal. Dans le cervelet, au contraire, les grosses cellules sont groupées dans les couches superficielles et les petites cellules dans les couches profondes de l'écorce grise.

§ 344.

De l'action réflexe. — On donne le nom d'action réflexe à cette propriété très générale du système nerveux en vertu de laquelle des *mouvements* succèdent à des *impressions*, que ces impressions aient été ou n'aient pas été *senties* ou *perçues*.

Les mouvements réflexes ne sont donc pas des mouvements exceptionnels. Ils s'accomplissent sans cesse dans l'animal vivant, sur presque tous les points, et ils jouent dans la physiologie du système nerveux, principalement dans la sphère de la vie organique ou inconsciente, un rôle considérable. Les mouvements réflexes desservent les actes, en quelque sorte fatals, de la vie de nutrition au même titre que les mouvements volontaires desservent la vie de relation.

Dans les mouvements que nous avons passés en revue précédemment (livre II, chap. 1er), ceux-ci étaient précédés d'une sensation ou d'une volition dont le mouvement était la réponse : il s'agissait là d'*actions réflexes conscientes*. Lorsqu'au contraire une impression chemine sur les fibres nerveuses sensitives vers la moelle ou vers l'encéphale, et qu'elle se *réfléchit* ensuite, dans une direction centrifuge, sur les filets conducteurs des incitations motrices, sans que l'homme ou les animaux en soient avertis, le système nerveux opère une *action réflexe inconsciente.*

Ces actions inconscientes s'accomplissent sans relâche dans les parties où pénètrent les nerfs; aussi a-t-on quelquefois réservé le nom d'actions réflexes aux mouvements non voulus qui succèdent à des impressions non perçues. Mais il suffit de réfléchir un instant pour se convaincre que les mouvements réflexes dépassent le domaine de la vie végétative et qu'ils ont un caractère de généralité bien plus étendu. A la suite de sensations *perçues*, on peut voir des mouvements *involontaires* se montrer dans des muscles de la vie animale, et la sensation qui les engendre peut-être plus ou moins éloignée des parties qui se meuvent. Lorsqu'on irrite la luette, ou les parties reculées du voile du palais avec les barbes d'une plume, à la sensation perçue succèdent des mouvements involontaires de vomissement, mouvements dans lesquels entrent en jeu des muscles de la vie animale (diaphragme, muscles de l'abdomen). Le seul souvenir d'un objet répugnant peut même déterminer des efforts involontaires de vomissement.

Lorsqu'on excite la membrane pituitaire, on provoque l'éternuement, c'est-à-dire qu'à une sensation perçue succède encore le mouvement non voulu des muscles de l'appareil respiratoire. La plupart des efforts de toux succédant à un picotement des bronches (l'inflammation rend très vive l'excitabilité de la muqueuse des bronches) sont du même genre. Quand on touche la muqueuse très sensible du vestibule du larynx, ou quand on excite les nerfs laryngés supérieurs qui conduisent aux centres nerveux les impressions sensitives de la muqueuse du larynx, la toux (c'est-à-dire une contraction musculaire énergique et involontaire qui met en branle un grand nombre de muscles) en est aussi la conséquence. Le rire, le sanglot, le bâillement sont la plupart du temps d'origine psychique, peuvent être rapprochés des actions précédentes ; ainsi d'ailleurs que le tremblement des membres et le claquement de dents (voir contraction involontaire de muscles volontaires) qui surviennent à la suite d'une vive impression de froid à la surface de la peau.

Les actes musculaires involontaires, qui succèdent à des sensations perçues, peuvent se montrer non seulement sur les muscles de la vie animale, mais aussi sur les muscles de la vie organique. Les sensations douloureuses de la peau, par exemple, peuvent accélérer, ou retarder, ou même suspendre temporairement les mouvements du cœur. Les émotions morales vives agissent sur la vessie; elles peuvent, en accélérant les mouvements intestinaux, déterminer des évacuations.

Si donc, dans les actes réflexes les plus répandus (ceux de la vie organique), nous ne pouvons ordinairement constater qu'une surface sensible excitée et une partie contractile qui se meut, il peut y avoir, et il y a souvent entre le début de l'acte réflexe et la réaction motrice qui le termine, un phénomène psychique de perception qui s'interpose et qui s'ajoute. La réaction motrice réflexe qui répond à l'impression n'implique donc pas nécessairement l'*ignorance* de cette impression, d'où il résulte que l'animal, alors même qu'il est averti par la sensibilité, n'est pas toujours le maître de supprimer la réponse de l'excitation, et que la force excito-motrice qui détermine alors le mouvement est une force vive qui doit fatalement produire ses effets.

Les actions réflexes ont été souvent classées. Prenant en considération la nature des nerfs qui provoquent l'action et la nature des parties qui entrent en jeu, on les a souvent groupés sous deux chefs : 1° mouvements réflexes de la vie organique provoqués, soit par un nerf de la vie organique, soit par un nerf de la vie animale ; 2° mouvements réflexes de la vie animale, provoqués soit par un nerf de la vie animale, soit par un nerf de la vie organique. On les a aussi divisés, plus simplement, en mouvements réflexes conscients et en mouvements réflexes inconscients. Il serait mieux peut-être, afin de ne pas rapprocher les uns des autres les actes les plus disparates, de les grouper autour des principales fonctions de l'économie, et de distinguer les réflexes sensoriels, digestifs, respiratoires, circulatoires, génitaux, etc. C'est ainsi, du reste, qu'on les désigne le plus souvent. L'étude approfondie de tous les actes réflexes qui s'accomplissent en nous nous entraînerait hors des limites de cet ouvrage ; nous ne pouvons que jeter un rapide coup d'œil sur les plus importants d'entre eux.

Parmi les réflexes sensoriels, se présentent en première ligne les mouvements involontaires de l'iris commandés par la sensibilité de la rétine et dont nous avons déjà parlé (voir § 280). Lorsque la pupille se rétrécit sous l'influence des fibres circulaires de l'iris, le point de départ du mouvement est à la rétine. L'impression lumineuse ressentie par la rétine se transmet au nerf optique et de là au centre nerveux encéphalique. Celui-ci réagit par le nerf de la troisième paire ou moteur oculaire commun dont les filets terminaux vont à l'iris. L'insensibilité morbide de la rétine, la solution de continuité du nerf optique ou celle du nerf de la troisième paire, ou leur compression par une tumeur ou un épanchement, entraînent la paralysie de l'iris : la pupille reste immobile et dilatée sous l'influence des fibres radiées [1].

En accommodant l'ouverture de la pupille au degré de sensibilité de la rétine, le mouvement réflexe de l'iris exerce donc une action protectrice ; c'est là, pour le dire en passant, le caractère le plus général de tous les actes réflexes automatiques [2].

Dans le mouvement de clignement, en vertu duquel la paupière s'abaisse périodiquement sur le globe oculaire pour étaler les larmes à sa surface, l'impression obscure du contact de l'air sur la conjonctive détermine un courant centripète vers le centre encéphalique, lequel réagit à son tour dans la direction centrifuge par les filets nerveux qui déterminent la contraction du muscle orbiculaire des paupières.

Lorsque l'aliment est arrivé à l'isthme du gosier, il passe en vertu d'un mouvement involontaire très compliqué de la bouche dans l'œsophage, en traversant le pharynx (conduit à la fois respiratoire et digestif) accommodé pour un instant très court à son passage. C'est là encore un mouvement réflexe type, dont le point de départ est l'impression déterminée par le bol alimentaire

[1] Les fibres radiées de l'iris sont animées par le grand sympathique : l'excitation de ce nerf dans sa portion cervicale peut entraîner la dilatation de la pupille, la section de la portion cervicale du grand sympathique détermine un effet contraire, c'est-à-dire la contraction de la pupille.

L'excitation de la moelle cervicale entraîne les mêmes effets que celle du grand sympathique (qui s'en détache), c'est-à-dire la dilatation pupillaire. Disons encore que tous les excitants violents qui mettent en jeu la sensibilité générale retentissent par l'intermédiaire de la moelle sur la pupille et l'agrandissent. Ajoutons enfin que ces effets ne se produisent plus quand les filets du grand sympathique qui vont à l'iris sont coupés.

On désigne communément le rétrécissement permanent de la pupille sous le nom de *myosis*, et son agrandissement permanent sous celui de *mydriase*. Certaines substances (calabarine, atropine) qui agissent sur le système nerveux central amènent tantôt le myosis et tantôt la mydriase, suivant que l'excitation porte sur l'encéphale (myosis) ou sur la moelle (mydriase). Les maladies inflammatoires du cerveau ou de la moelle pouvant agir dans le même sens, l'état de l'iris devient un signe précieux de diagnostic.

L'état de l'iris fournit aussi de précieux renseignements dans l'administration des anesthésiques, du chloroforme en particulier. On sait que l'inhalation des vapeurs de chloroforme ne tarde pas à amener un rétrécissement de la pupille ; mais pendant quelques instants les excitations vives (celles de l'opération par exemple) déterminent encore, par action médullaire réflexe, une dilatation pupillaire passagère. Bientôt ces excitations ne produisent plus rien ; le rétrécissement pupillaire est fixe et permanent. On peut considérer qu'en ce moment l'action réflexe étant anéantie, l'anesthésie est complète ; il serait dangereux dès lors de continuer l'inhalation.

[2] Ajoutons que le centre nerveux encéphalique où se fait la réflexion motrice (tubercules quadrijumeaux) n'est pas le centre *de la vue consciente*. Aussi, il peut arriver, quand la lésion siège dans les hémisphères, *les tubercules quadrijumeaux étant intacts*, que le mouvement réflexe de l'iris se produit encore sous l'influence de la lumière, alors que la *sensation de la vue est abolie*.

sur la muqueuse de l'isthme du gosier, et dont la réponse inconsciente consiste dans la mise en jeu d'un très grand nombre de muscles.

Lorsque les aliments se massent dans l'estomac pour y séjourner, les ouvertures stomacales (cardia et pylore) doublées de muscles l'y retiennent; ce n'est qu'à un certain moment de la digestion, que sous une influence du même genre le pylore s'entr'ouvre pour leur livrer passage.

Le vomissement peut être envisagé comme un acte réflexe anormal dont le point de départ est tantôt dans l'estomac, tantôt dans le système nerveux central et qui met en jeu un grand nombre de muscles (diaphragme, muscles abdominaux); il s'accompagne d'une dilatation inusitée de l'ouverture cardiaque.

Les mouvements péristaltiques de l'intestin qui font cheminer la masse alimentaire, l'excrétion des liquides digestifs destinés à agir sur elle, la défécation qui expulse le résidu non digéré, sont également des mouvements du même ordre, et dont le point de départ est le stimulus de l'aliment ou du résidu alimentaire.

Les mouvements respiratoires sont dus à l'action du bulbe (V. § 367), et ne paraissent pas, dans les conditions ordinaires, pouvoir être assimilés à une action réflexe ordinaire, parce que l'excitation sensitive cutanée ou pulmonaire qui sollicite l'action bulbaire passe inaperçue; mais toutes les fois qu'interviennent des influences sensitives périphériques anormales, ces excitations retentissent d'une manière plus ou moins profonde sur le rhythme de ces mouvements. La toux, l'éternuement, le hoquet, le bâillement dont nous parlions plus haut, se classent naturellement ici.

Les mouvements réflexes sont d'une évidence telle dans la sphère des actes génitaux (érection, éjaculation, etc.), qu'il est à peine besoin de les mentionner.

Les sécrétions, qu'elles soient continues, intermittentes, temporaires, obéissent à une influence dont le point de départ est le plus souvent l'impression déterminée sur la membrane muqueuse sur laquelle s'ouvrent les canaux d'excrétions (salive, bile, suc pancréatique, etc.), impression la plupart du temps non sentie, mais à laquelle vient parfois se joindre l'élément psychique : témoin la suppression de la sécrétion salivaire et l'augmentation de la sécrétion urinaire dans les émotions morales vives.

Il n'y a pas d'appareil dans l'économie où les phénomènes de l'action réflexe soient plus nombreux et plus complexes que l'appareil circulatoire. Les mouvements du cœur, si manifestement modifiés par les impressions morales et aussi par toutes les excitations qui mettent en jeu la sensibilité générale, en sont le témoignage le plus visible. Dans le sein des organes, le calibre des petits vaisseaux est dans un état d'oscillation perpétuelle en rapport avec les phénomènes des sécrétions et de la nutrition.

Ajoutons que le point de départ des contractions de la tunique musculaire qui entre dans la constitution des parois vasculaires est dans les excitations ou dans les impressions périphériques ou profondes, la plupart du temps non perçues. Nous reviendrons plus loin sur ce sujet d'une importance extrême (V. § 377 *bis*).

§ 345.

Mécanisme physiologique des actions réflexes. — Conditions et lois de l'action réflexe. — L'action réflexe a son siège dans l'axe cérébro-spinal. Toute action de ce genre est anéantie quand les nerfs qui transmettent les impressions ou quand ceux qui transmettent les incitations motrices ne communiquent plus avec les centres nerveux.

L'action nerveuse dans laquelle interviennent l'impression *perçue* et le mouvement *volontaire* exige, pour se manifester, la *continuité* du cerveau avec la moelle, et disparaît lorsque l'encéphale est séparé de la moelle. L'action réflexe est bien moins localisée. Elle a son siège dans toutes les parties des centres nerveux. Il suffit que les nerfs par lesquels cette action s'exerce tiennent à un *tronçon* de l'axe cérébro-spinal, pour qu'elle se manifeste. Lorsqu'on a décapité un animal à sang froid et qu'on excite vivement un de ses membres, ce membre se contracte. Il est évident que le courant centripète n'a pas pu dépasser la moelle, et qu'il s'est transformé dans la moelle en un courant centrifuge ou réflexe. D'un autre côté, lorsqu'on décapite un mammifère et qu'on vient immédiatement à irriter la conjonctive, la paupière se ferme. L'action réflexe s'est opérée *centripétalement* par le nerf de la cinquième paire (nerf sensible), et *centrifugalement* par le nerf de la septième paire (nerf moteur). Ajoutons, d'ailleurs, que dans ce cas comme dans le précédent, l'impression n'a pas été *sentie* et le mouvement n'a pas été *voulu*. Toutes les causes, en effet, qui suspendent l'arrivée du sang à l'encéphale entraînent la perte de connaissance, partant l'insensibilité et la perte de la volonté.

Les phénomènes de l'action réflexe peuvent être étudiés avec beaucoup d'avantage sur les animaux à sang froid, décapités. Ces phénomènes existent sur les animaux à sang chaud comme sur les animaux à sang froid, mais comme chez les animaux supérieurs, la mort des tissus est beaucoup plus rapide, le pouvoir réflexe disparaît promptement après la décapitation; aussi la constatation des phénomènes y est-elle entourée de plus de difficultés.

Pour que l'excitation sensible, perçue ou non perçue, se réfléchisse sous forme d'excitation motrice sur les parties contractiles, il faut, disons-nous, que les conducteurs centripètes (sensitifs) et centrifuges (moteurs) soient en relation avec l'axe nerveux. Ce principe fondamental est d'une démonstration facile. Sur une grenouille décapitée toute excitation de la peau détermine un mouvement musculaire, localisé ou d'ensemble, dont l'énergie est en rapport avec l'intensité de l'excitation. Si on introduit alors une tige métallique dans le canal vertébral, en un mot si on détruit la moelle, l'excitation des parties sensibles, quelque énergiques qu'elle soit, n'entraîne plus aucun mouvement[1].

Lorsque la moelle est détruite, les muscles, nous le savons (§ 220), n'ont pas perdu leur contractilité, cette propriété des muscles dure longtemps encore, et ils peuvent répondre aux excitants qui portent directement sur eux.

Lorsque la moelle est détruite, les nerfs conducteurs des incitations motrices conservent aussi pendant un assez long temps, alors qu'on les excite directement, la propriété de faire contracter les muscles dans lesquels ils se distribuent. Aucun doute n'est donc possible, c'est bien, ici, la moelle qui est le siège de l'action réflexe. Nous verrons qu'on peut circonscrire le siège de cette action d'une manière plus précise encore, et le localiser dans la substance grise de la

[1] L'étude scientifique des actes réflexes commence avec Prochaska (1784), elle a été poursuivie par Legallois et Marshal-Hall. De nos jours, les actions réflexes sont devenues un objet d'étude universel.

moelle (§ 366), de la moelle allongée, de la protubérance, et dans celles des divers renflements encéphaliques.

Tout acte réflexe implique donc : 1° une surface sensible impressionnée P (Voy. fig. 293) ; 2° un nerf centripète A ; 3° un centre nerveux représenté ici

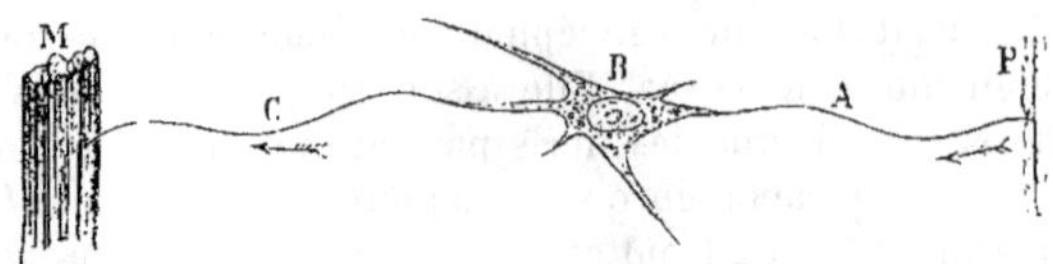

Fig. 293. — Schéma.

par une cellule de la substance grise B ; 4° un nerf centrifuge C ; 5° un organe contractile M. C'est à l'arc ABC, qui commence à l'organe sensible et qui finit à l'organe contractile, qu'on donne souvent le nom d'*arc réflexe.*

Le point mystérieux de cet arc est le point B ou centre récepteur ; c'est le point où le courant nerveux change de sens ou, pour mieux dire, celui où l'impression se transforme en incitation motrice. On comprend, par la simple inspection de la figure, que l'action réflexe ne peut s'accomplir qu'autant que l'arc ABC est partout continu, et qu'en quelque point qu'il soit interrompu, toute action réflexe disparaît.

Ajoutons encore que l'arc réflexe comprend probablement deux sortes de cellules. Le mouvement réflexe le plus simple qu'on puisse imaginer nécessite-

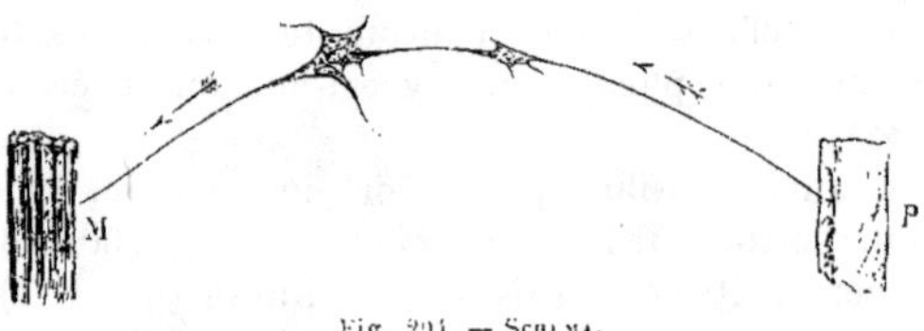

Fig. 294. — Schéma.

rait l'intervention d'une cellule dite *sensitive*, et celle d'une cellule dite *motrice*, réunies entre elles par une fibre intermédiaire (Voy. fig. 294).

Pour déterminer expérimentalement les actions réflexes il convient de faire porter l'excitation sur les parties les plus sensibles, c'est-à-dire sur les points qui correspondent à la division périphérique des nerfs sensibles : à la peau par exemple. Les muscles dénudés, et excités, répondent, comme on le sait, par une contraction fibrillaire locale qui n'est que la mise en jeu de la contractilité, mais on n'obtient de cette manière, sur l'animal décapité, que des mouvements réflexes peu marqués ; les muscles ne jouissent en effet que d'une sensibilité assez obscure.

L'action réflexe peut être mise en jeu à l'aide des excitants variés que nous avons précédemment passés en revue. Généralement c'est à l'aide des mors d'une pince (excitant mécanique) qu'on cherche à l'éveiller ; en pinçant les orteils ou la queue de l'animal. Lorsqu'on se borne à toucher ou à pincer très faiblement la partie sensible, il peut se faire que l'action ne se produise pas ; mais on constate souvent que plusieurs excitations très faibles et rapprochées peuvent déterminer une réponse motrice, comme si ces excitations s'étaient additionnées.

Il n'est pas toujours facile de mesurer exactement les excitants mécaniques, à moins toutefois d'employer de petits chocs gradués. Les excitants chimiques se prêtent plus facilement à la mesure; on peut, en effet, se servir de solutions acides ou caustiques plus ou moins étendues. On constate qu'à un certain état de dilution l'action est nulle, qu'elle commence à une certaine dose (1/50e par exemple) par un mouvement qui peut se faire attendre une ou deux secondes; que pour une dose plus forte (1/25e ou 1/12e par exemple) le mouvement qui succède à l'excitation est presque instantané, etc.

Parmi les substances chimiques capables d'exciter les mouvements réflexes, M. Ch. Richet cite tout particulièrement l'essence de térébenthine. Placée sur les muqueuses, sur la conjonctive ou sur la peau dénudée de son épiderme, elle détermine des douleurs très vives (son action dissolvante sur la myéline semble la mettre rapidement au contact du cylindre-axe). Lorsqu'on verse quelques gouttes d'essence de térébenthine sur la peau (molle) de la grenouille on détermine immédiatement une action réflexe intense et généralisée.

Les courants électriques permettent aussi de doser avec précision à la fois la valeur de l'excitation et la durée qui s'écoule entre le moment de l'excitation et la production du mouvement. On peut d'ailleurs ici, de même qu'à l'aide des excitants chimiques, recueillir le tracé des mouvements réflexes à l'aide d'appareils enregistreurs appropriés. Ajoutons que pour obtenir des résultats absolument comparables il convient d'appliquer l'excitant électrique non sur les parties sensibles (dont la résistance inégale introduit une inconnue dans le problème), mais sur les nerfs sensibles qui, bien moins excitables sur le tronc que dans leurs ramifications terminales, permettent seuls, quand on emploie l'électricité comme excitant, des expériences d'une certaine précision.

Les excitants thermiques peuvent éveiller les actions réflexes: mais quand l'action thermique est vive, on a remarqué depuis longtemps qu'il n'y a plus aucune relation entre l'énergie de l'excitant et la réponse musculaire [1].

Il résulte de tout ceci, que pour la constatation expérimentale des actions réflexes, les excitants mécaniques et chimiques doivent être préférés aux excitants électriques et thermiques.

Les phénomènes de l'action réflexe ne se bornent pas à faire naître des mouvements dans les parties voisines du point excité; il arrive qu'une excitation, même limitée, pourvu qu'elle ait une intensité suffisante peut mettre en

[1] Une condition dont il faut tenir grand compte, c'est le mode d'application ou plutôt la *soudaineté* de l'action excitante. Lorsqu'une grenouille décapitée est plongée dans de l'eau acidulée à un certain degré, à 1/25e par exemple (Ac. sulfurique ou chlorhydrique), l'impression produite sur la peau détermine une action réflexe qui se traduit par des mouvements généralisés. Mais, si le même animal est plongé dans de l'eau pure, et si on ajoute avec précaution et *goutte à goutte* la quantité d'acide nécessaire pour porter le mélange au même degré d'acidité, l'animal peut rester absolument immobile. Il en est de même quand on place une grenouille décapitée dans de l'eau à la température ambiante, et qu'on échauffe *doucement* et *graduellement* la température de cette eau. On peut ainsi, sans déterminer de contraction chez l'animal, atteindre un degré de température qui eut entraîné une action réflexe énergique si l'animal avait été brusquement immergé dans cette eau préalablement échauffée.

Il semble donc que les excitants des nerfs ne peuvent exercer leur action excitante qu'à la condition de provoquer un changement *brusque* dans l'équilibre des parties sensibles!

jeu un grand nombre de parties, par exemple le système locomoteur tout entier de l'animal.

Quand une grenouille a été empoisonnée par la strychnine, à une dose qui lui permet de vivre encore pendant quelques heures, son excitabilité nerveuse est portée à un point d'exaltation tel qu'un simple attouchement sur un point quelconque de l'animal détermine des convulsions tétaniques générales.

M. Pflüger a étudié avec beaucoup de soin les conditions de la réaction réflexe. Il a montré que non seulement les effets produits croissent avec l'intensité de l'excitation, mais encore que l'extension de la réaction ne se produit pas au hasard, mais d'une manière déterminée et suivant certaines lois qui portent aujourd'hui son nom, et qu'on désigne sous les noms de : 1° loi de *localisation;* 2° loi d'*irradiation;* 3° loi de *généralisation;* 4° loi de *coordination.*

Pour une excitation très modérée qui porte par exemple sur le membre postérieur droit d'une grenouille, on constate que le mouvement réfléchi ne dépasse pas les muscles voisins ou rapprochés du point excité, et que par exemple le membre n° 1 (fig. 295) entre seul en mouvement (*localisation*).

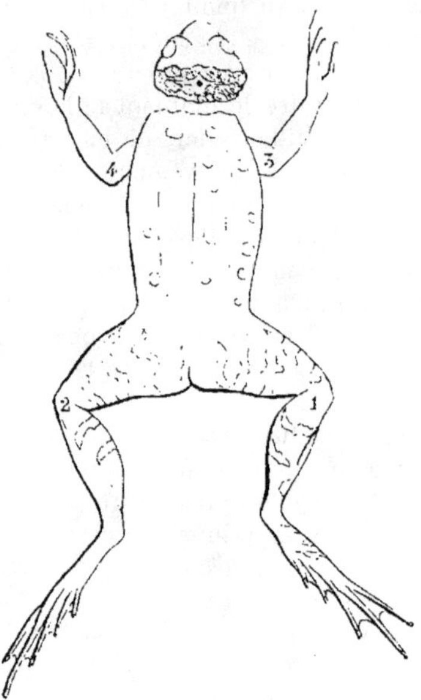

Fig. 295.

Si l'excitant est plus énergique, bien qu'appliqué toujours au même point, c'est-à-dire à la patte du membre postérieur droit, non seulement les muscles du membre n° 1, mais les muscles homologues du membre postérieur n° 2 peuvent entrer en jeu (*irradiation* transversale). Si l'excitation va croissant, les muscles du membre antérieur du côté correspondant à l'excitation, c'est-à-dire du membre n° 3, peuvent aussi entrer en contraction, de sorte que les membres 1, 2 et 3 se contractent (*irradiation* transversale et longitudinale). Pour une excitation plus vive encore, les membres 1, 2, 3, 4 peuvent entrer en action (*généralisation*).

Il semble qu'il y ait une communication plus facile et plus courte entre les racines sensitives et motrices d'une même région qu'entre les mêmes racines pour des régions éloignées.

La figure schématique 296 peut donner une idée du chemin suivi par les impressions sensitives et par les incitations motrices réfléchies, dans les divers cas que nous venons d'énumérer. Pour une excitation faible de la peau de la patte en P, par exemple, les muscles de la partie 1 entrent seuls en jeu; pour une excitation moyenne, l'impression dépasse A et gagne B, incitant les muscles de la partie 2; pour une excitation plus forte elle peut gagner C et mettre en jeu les muscles de la partie 3; pour une excitation plus forte encore, elle peut gagner D et inciter les muscles de la partie 4. On conçoit encore qu'une excitation extrêmement vive s'irradiant d'emblée jusqu'en E se généralise à toutes les parties qui communiquent avec ce point supérieur.

Les actes réflexes présentent enfin un dernier caractère dont l'interprétation se laisse malaisément pénétrer, nous voulons parler de la *coordination*. Lorsque sur un animal décapité on excite la patte, ce n'est pas par une contraction quelconque des muscles du membre que répond l'animal; on ne voit pas par exemple, comme dans certaines convulsions, tous les muscles entrer dans une contraction tétanique d'ensemble, c'est par la contraction des fléchisseurs que l'animal *retire* la patte excitée. Il y a là un mouvement coordonné et adapté à un but; c'est un mouvement de conservation ou de défense.

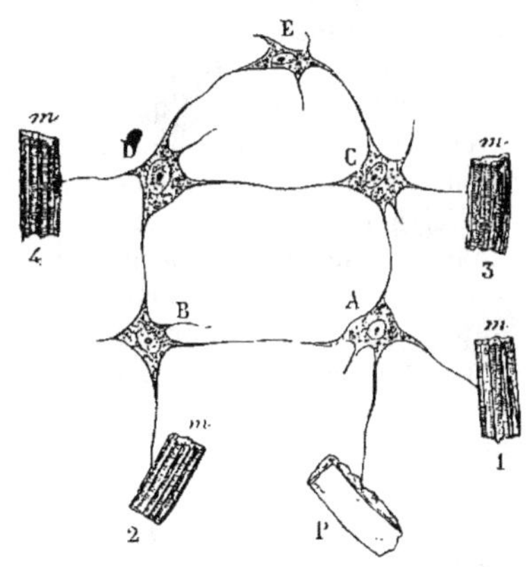

Fig. 296. — Schéma.

Ces mouvements coordonnés et adaptés se présentent encore dans des conditions plus difficilement explicables. Lorsqu'à l'aide d'une baguette de verre on dépose une goutte d'acide sulfurique ou azotique sur l'un des côtés de la région dorsale d'une grenouille, ce n'est pas seulement par un mouvement de fuite que l'animal cherche à se soustraire à l'irritation. Après quelques mouvements de locomotion, il s'arrête et cherche, en ramenant vers le dos la patte postérieure, du côté correspondant à la cautérisation, à se débarrasser de la cause excitante.

Voici une autre expérience, indiquée par M. Auerbach, et plus singulière encore. On décapite une grenouille, on lui ampute le membre postérieur du *côté gauche, au milieu de la cuisse;* après quoi on dépose sur son dos, *à gauche*, une goutte d'acide sulfurique. L'animal, après un certain nombre d'efforts infructueux tentés à l'aide du moignon du membre amputé, rentre dans le repos. On dépose alors sur son dos, *à droite*, une goutte d'acide. La patte postérieure du côté droit, qui est intacte, se porte alors vers la région qu'on vient d'exciter, et la gratte vivement; puis, comme si le résultat obtenu suggérait à l'animal une impulsion instinctive nouvelle, la patte dépasse la ligne moyenne pour se porter *à gauche*, au niveau de la première excitation, qui n'avait pu être atteinte [1].

L'expérience suivante de M. Gergens est d'autant plus intéressante qu'elle a pour sujet un animal beaucoup plus rapproché de l'homme. On prive un chien vivant de son cerveau non par la décapitation (la décapitation chez les animaux supérieurs est suivie de près, nous l'avons dit, par la disparition de l'action réflexe), mais par un courant d'eau qui le désorganise. Après quoi on excite

[1] Nous avons souvent répété cette expérience, dont on a longtemps contesté les résultats. On n'obtient pas toujours la série des actes annoncés par M. Auerbach, ce qui paraît dépendre de la saison et du degré d'excitabilité de la grenouille (degrés très variables); mais elle réussit parfois de la manière la plus saisissante.

vivement la partie inférieure de la région thoracique sur un côté de l'animal. La patte postérieure correspondante au côté excité s'y porte de suite. On couche alors le chien sur le côté qui a été excité, de manière que la patte postérieure correspondante ne peut plus se mouvoir; aussitôt on voit la seule patte qui soit libre, c'est-à-dire la patte du côté opposé, se porter au point excité [1].

M. Vulpian a observé que dans certaines formes d'hémiplégies incomplètes, avec perte de connaissance, le chatouillement de la main paralysée du mouvement entraînait parfois l'occlusion des doigts de la main restée saine.

C'est ici le lieu de rappeler que les actes très compliqués et qui exigent de la part de l'homme la plus grande attention peuvent, quand le système nerveux y est en quelque sorte accommodé, s'accomplir d'une manière tout à fait automatique et devenir de véritables actes réflexes coordonnés : telle par exemple l'artiste qui exécute un morceau compliqué alors que sa pensée est ailleurs, etc. Il est d'autres actes réflexes ou automatiques *très compliqués*, dans lesquels un grand nombre de parties entrent en jeu et se coordonnent d'une manière si parfaite qu'ils semblent toucher aux actes psychiques : telle est la série d'actes compliqués en vertu duquel l'oiseau par exemple entreprend et réalise la construction de son nid, etc. Nous reviendrons plus tard sur ces réflexes d'ordre supérieur dont le point de départ paraît situé plus haut que l'axe médullaire.

Pour rester dans les actes réflexes qui ont manifestement leur centre d'action dans l'axe gris de la moelle épinière, il importe de remarquer que les expériences sur la coordination des mouvements réflexes, et en particulier celles de M. Auerbach, ne réussissent qu'à une condition, c'est que l'animal n'ait été décapité que depuis quelques instants; sur une grenouille décapitée *depuis deux ou trois heures* et cependant maintenue bien vivante dans de la mousse humide [2], les expériences dont il est question ne réussissent plus. Il semblerait que les résultats obtenus soient la conséquence d'une sorte de mémoire médullaire rudimentaire qui disparaîtrait rapidement [3]. Mais ce n'est là, il faut bien l'avouer, qu'une tentative d'explication, c'est se payer de mots que de dire que l'axe gris de la moelle possède un pouvoir psychique élémentaire. L'action nerveuse réflexe interposée entre la sensation inconsciente et l'incitation motrice involontaire est tout aussi inexplicable que les actes perceptifs et volontaires.

Jusqu'ici nous n'avons étudié l'action réflexe que sur les animaux décapités. Mais on peut diviser l'animal par la partie moyenne, et l'on peut voir encore les membres postérieurs de l'animal se contracter sous l'influence de leur excitation directe. Le pouvoir réflexe est bien évidemment alors localisé dans le fragment de moelle auquel appartiennent les nerfs qui vont se répandre dans

[1] Sur les invertébrés les actes réflexes coordonnés peuvent être facilement observés (grillons, dytiques, etc.).

[2] Une grenouille décapitée peut être conservée vivante plusieurs jours dans un milieu humide et frais.

[3] Nous faisions remarquer plus haut qu'une excitation trop faible pour entraîner un mouvement réflexe pouvait devenir efficace à la condition d'être répétée. Dix, vingt, trente petits chocs, répétés à une seconde d'intervalle, peuvent en quelque sorte s'*additionner* et déterminer une action réflexe (plus énergique même que la somme de tous ces petits chocs si celle-ci agissait d'un seul coup). M. Stirling a remarqué que les excitations faibles peuvent accumuler leurs effets même quand elles sont séparées par un intervalle de deux secondes, et de plus que la durée de l'excitation latente (jusqu'au moment de la réponse motrice de la moelle) peut être de 60 à 90 secondes. C'est cette *summation*, cet *emmagasinement*, cette persistance inconsciente des impressions qu'on pourrait comparer à une sorte de mémoire.

la partie excitée. Quand on a affaire à un animal à sang froid très excitable comme l'anguille par exemple, on peut la diviser en tronçons et chacun des tronçons conserve un pouvoir réflexe.

Toutes les fois que l'axe cérébro-spinal est enlevé sur l'animal vivant, nous le répétons, toute trace d'action réflexe disparaît. La contraction fibrillaire due à la contractilité des muscles a bien encore lieu localement, mais jamais on ne voit la contraction survenir dans des lieux *voisins* ou *éloignés* du point excité. L'action réflexe disparaît également toutes les fois que la partie de l'axe cérébro-spinal correspondante aux nerfs de la partie excitée est détruite ou enlevée. Lorsque, sur un animal vivant, on excite la muqueuse du voile du palais ou du gosier avec la barbe d'une plume, on fait naître des mouvements involontaires de déglutition ou de vomissement. Après l'enlèvement du bulbe rachidien, centre nerveux d'où procèdent les nerfs du pharynx, l'excitation du gosier ne fait plus naître ces mouvements. — L'abolition de l'action réflexe sur l'animal, dans les parties correspondantes à la portion détruite de l'axe cérébro-spinal, est la preuve que les ganglions du grand sympathique, qui persistent après cette mutilation, ne sauraient être envisagés comme de petits centres nerveux, agissant en vertu d'une action réflexe propre, comparable à celle de l'axe cérébro-spinal.

Les faits tirés de l'étude des invertébrés qui n'ont pas d'axe cérébro-spinal, mais seulement une chaîne nerveuse ganglionnaire, ne peuvent éclairer sur ce point la physiologie des êtres supérieurs.

Quelques mots encore sur les divers modes d'excitation capables de déterminer les mouvements réflexes. Lorsque sur une grenouille décapitée, dont la moelle est intacte, on vient à exciter les viscères, on voit survenir des phénomènes analogues à ceux que détermine l'excitation de la peau, c'est-à-dire que les membres sont agités de mouvements, moins vifs il est vrai, mais cependant très évidents. Lorsque les parties de la moelle dans lesquelles vont se rendre les filets de communication du grand sympathique ont été enlevées, l'excitation des viscères est incapable de faire de nouveau mouvoir, par action réflexe, les membres d'une grenouille décapitée. Les muscles des viscères sont devenus également incapables de se mouvoir par action réflexe [1].

Lorsque sur un animal décapité on partage la moelle, non pas par une section perpendiculaire à sa longueur, mais en la divisant *dans sa totalité*, et longitudinalement, en deux moitiés, l'une droite et l'autre gauche, de manière que chaque moitié de moelle conserve sa moitié de substance grise, l'action réflexe persiste: mais, on le conçoit aisément, elle se montre uniquement dans le côté excité. Elle peut aussi se traduire par des mouvements dans des parties autres que la partie excitée, mais toujours du côté de l'excitation. Ainsi, en pinçant fortement le membre postérieur, le membre antérieur du même côté peut entrer en contraction.

Tout cet ordre de phénomènes désignés assez vaguement en physiologie sous

[1] Lorsqu'on a détruit la moelle épinière d'une grenouille décapitée à l'aide d'une tige métallique introduite et promenée dans le canal rachidien, on peut encore, il est vrai, déterminer des mouvements dans le canal alimentaire par l'excitation directe de l'intestin. Mais ces mouvements durent peu, et l'excitation ne tarde pas à rester sans réponse. Les ganglions sympathiques ont besoin, pour exercer une action *durable*, d'emprunter leur force excito-motrice à la moelle. Lorsque la moelle est intacte, l'excitation intestinale est suivie de mouvements pendant tout le temps que vit l'animal décapité.

l'expression de *sympathies*, expression qui tend d'ailleurs à disparaître, rentrent dans les mouvements par action réflexe. Quel que soit son point de départ dans le système nerveux périphérique, tout phénomène dit sympathique est un acte réflexe qui exige, pour son accomplissement, que l'excitation produite se transmette, par l'intermédiaire des nerfs, aux centres nerveux, les seuls capables de réfléchir l'excitation motrice.

Les sympathies qu'entretiennent entre elles les diverses parties d'un organe ou d'un tissu, et que la pathologie met souvent en évidence, se propagent par l'intermédiaire du système nerveux. Les mouvements produits par action réflexe sont ici moins évidents que ceux dont nous avons parlé jusqu'à présent, mais ils n'en sont pas moins réels. C'est par une *réaction* qui porte particulièrement sur les tuniques *contractiles* des vaisseaux que les phénomènes de nutrition et de sécrétion se trouvent modifiés sur des points plus ou moins éloignés du tissu ou de l'organe malade. C'est ainsi que le coryza peut se transformer en catarrhe, la gonorrhée en orchite; c'est ainsi que les maladies de l'œil passent d'un côté à l'autre, que le rhumatisme parcourt un grand nombre d'articulations, que, dans l'état physiologique et pathologique, la mamelle se gonfle en même temps que l'utérus, etc.

Nous venons de parler des tuniques contractiles des vaisseaux, et des mouvements que les muscles qui entrent dans la composition de ces tuniques peuvent éprouver sous l'influence des nerfs qu'ils reçoivent, nerfs auxquels on donne le nom de vaso-moteurs. L'étendue et la continuité des actes réflexes dont le système circulatoire est le théâtre, leur variabilité, le grand nombre des causes qui peuvent agir pour les modifier, donnent à cette partie de la physiologie une importance de premier ordre et nous y consacrerons plus loin un paragraphe spécial (voy. § 377 bis). Il nous suffira de dire que ces nerfs, compris dans la sphère du grand sympathique, tirent leur action, de même que tous les prolongements périphériques du système nerveux, de l'axe cérébro-spinal; que la tension vasculaire dont les variations sont en rapport avec les actes nutritifs et sécrétoires est sous l'influence des excitations perçues ou non perçues, que la moelle [1] reçoit des parties périphériques ou profondes. Tout phénomène de sensibilité retentit sur l'organe central de la circulation; tout agent toxique ou non qui exerce une action sur le système nerveux central modifie la pression du sang dans les vaisseaux, etc., etc.

En résumé, pour qu'une impression ou pour qu'une irritation portant sur une partie sensible soit perçue ou sentie par l'animal, et pour qu'il réagisse volontairement, il faut que la partie sensible communique avec la moelle, et que la moelle communique avec l'encéphale. Si l'on pratique une section qui interrompt la communication de la moelle avec l'encéphale, l'impression ne sera plus *sentie*, et le mouvement *volontaire* sera anéanti. Le siège de la sensibilité et le point de départ des mouvements volontaires sont donc dans l'encéphale. Puisqu'un animal *décapité* ou même *fragmenté* exécute des mouvements quand on excite un point de la peau, l'action réflexe n'a évidemment pas son siège dans l'encéphale, car la *moelle* suffit seule alors à sa manifestation. Mais cette action n'est pas seulement possible dans la moelle, car le *tronçon céphalique* de l'animal peut exécuter aussi des mouvements quand on l'excite conve-

[1] Sous l'expression de moelle il faut joindre la moelle proprement dite la portion encéphalique de la moelle ou moelle allongée (bulbe et protubérance).

nablement. Donc, le siège de l'action réflexe n'est pas localisé dans un point particulier du système nerveux, à la manière de la sensibilité consciente et du mouvement volontaire. L'action réflexe a son siège dans l'axe gris de la moelle et dans les portions grises de la moelle allongée et des renflements encéphaliques[1]. Les sections multiples de la moelle, laissant à chacune des parties correspondantes aux segments nerveux la possibilité de se contracter sous l'influence des excitants directs, le prouvent manifestement,

Il n'est donc pas nécessaire que les fibres nerveuses, qui des organes se rendent à la moelle, remontent vers l'encéphale, pour que l'incitation motrice soit réfléchie vers les organes. La moelle agit, par elle-même, comme centre nerveux, en transformant des impressions en mouvements. Seulement, lorsque l'encéphale a été retranché (et avec l'encéphale la *sensibilité* et la *volonté*), ces phénomènes s'accomplissent automatiquement et sans conscience.

La moelle épinière n'est donc pas seulement un conducteur d'impressions et d'incitations volontaires, dirigeant les premières vers l'encéphale et recevant les autres de l'encéphale pour les transmettre par les nerfs vers les organes. Elle reçoit, sans que l'encéphale intervienne, et par conséquent sans les percevoir, les impressions du dehors, et elle renvoie en échange les incitations motrices.

Pour que l'action réflexe puisse s'exercer dans la moelle, ainsi que dans la moelle allongée (protubérance et bulbe), il est nécessaire que les racines des nerfs soient en connexion avec la substance grise de la moelle épinière, ou avec les amas de substance grise de la moelle allongée. La substance grise (qui n'est, en somme, que l'assemblage des cellules nerveuses) est le centre ou la condition *sine qua non* de l'action nerveuse ; la faculté de réaction lui appartient ; c'est dans son sein que les conducteurs centripètes se transforment en conducteurs centrifuges. Au reste, la nécessité de cette connexion entre les tubes nerveux et la substance grise n'est pas propre aux actes réflexes ; elle est générale dans le système nerveux ; la sensibilité perçue et les incitations motrices volontaires y sont soumises dans les points spéciaux du système nerveux auxquels ils correspondent. La substance blanche des centres nerveux est constituée, en effet, ainsi que les nerfs, par l'accolement des tubes nerveux primitifs, et la seule substance qui appartienne en propre aux *centres*, c'est la substance grise, ou l'ensemble des cellules nerveuses. Partout les tubes nerveux (soit à l'état de cordons isolés, soit rassemblés sous forme de masses nerveuses) établissent les communications entre les organes moteurs et sensibles et les masses nerveuses *grises*. La substance grise est donc le centre fondamental de l'action nerveuse, le foyer même de l'innervation. La moelle, la moelle allongée, le cerveau et tous ses renflements, possèdent, dans leur épaisseur ou à leur surface, des amas de substance grise plus ou moins étendus, auxquels viennent aboutir et d'où partent les conducteurs nerveux des impressions et du mouvement.

Ces diverses propositions sont aujourd'hui d'une évidence indiscutable. S'il était besoin de les appuyer sur l'expérience, il suffirait de rappeler l'expérience qui consiste à pratiquer sur la moelle, entre la région dorsale et la région lombaire, une incision circulaire comprenant toute la substance

[1] Quand ces parties sont détruites sur le segment céphalique de l'animal, tout mouvement réflexe est anéanti dans cette partie.

blanche, et laissant intact seulement l'axe gris central. Or, lorsqu'on excite convenablement *un* membre *postérieur*, on peut observer des contractions réflexes et dans *les* membres postérieurs, et dans *les* membres *antérieurs*.

§ 346.

Influence du sang sur l'action nerveuse. — Des actes nutritifs dans le système nerveux. — Les lois de Waller. — Le sang exerce sur l'action nerveuse une influence de premier ordre, qui se fait sentir à la fois sur les centres nerveux et à la fois sur les prolongements périphériques du système, c'est-à-dire sur les nerfs. L'irrigation sanguine est, dans ses rapports avec l'action nerveuse, tout particulièrement importante chez les animaux à sang chaud. Si les animaux à sang froid peuvent encore se mouvoir et leurs diverses fonctions s'exercer pendant un temps plus ou moins long après la suppression de la circulation, après l'excision du cœur, par exemple, les mammifères, dont le système nerveux central ne reçoit plus de sang, sont promptement frappés de mort.

Lorsqu'on lie les deux artères carotides sur un animal, sur le chien, par exemple, il ne paraît éprouver rien de bien fâcheux; mais il ne faut pas oublier que le cerveau reçoit aussi du sang par les artères vertébrales. On possède plusieurs exemples d'oblitération des deux artères carotides chez l'homme, sans qu'il soit survenu d'accidents notables du côté du système nerveux. Mais la marche lente et *progressive* de l'oblitération peut en expliquer l'innocuité. Il serait plus hasardeux d'arguer de ces faits, et surtout des résultats de l'expérimentation sur les chiens et les lapins, pour conclure à l'innocuité probable de la ligature *simultanée* des deux carotides ; cette ligature simultanée a été pratiquée une seule fois chez l'homme, et elle a été suivie de mort. Les ligatures pratiquées à des intervalles de temps suffisants pour permettre le développement des voies circulatoires collatérales (bien qu'ayant amené parfois des désordres momentanés, tels qu'hémiplégies temporaires, état comateux, délire, vertiges, syncopes, céphalalgie) peuvent être suivies de guérison complète.

La ligature simultanée des artères vertébrales et des artères carotides est généralement suivie de la mort des animaux. MM. Tenner et Kussmaul ont constaté que chez les lapins la ligature de ces quatre artères détermine des accidents épileptiformes constamment suivis de mort. Dans quelques cas exceptionnels, la ligature des deux carotides et des deux vertébrales pratiquée sur les *chiens* n'a pas amené la mort, mais on a constaté plus tard par l'autopsie que la circulation s'était rétablie par voie collatérale (par les artères du rachis, par les œsophagiennes et les cervicales ascendantes).

Chez le cheval, où, contrairement à ce qui a lieu chez la plupart des animaux, les artères vertébrales sont presque rudimentaires, la ligature des artères carotides seules, lorsqu'elle est pratiquée simultanément, entraîne des accidents épileptiformes suivis de mort. Cette ligature représente, chez lui, celle des quatre troncs artériels chez le lapin.

La décapitation, qui entraîne la cessation immédiate de l'action du sang sur le système nerveux encéphalique, entraîne la mort immédiate des animaux et de l'homme. Il ne reste plus dans les deux segments qu'une excitabilité momentanée du système nerveux, qu'on peut mettre en évidence en excitant des mouvements dans les parties par des procédés divers ; mais ces mouvements sont de l'ordre des mouvements réflexes ; ils succèdent à des impressions non *senties* (voy. § 344 et 345). La rupture du cœur ou d'un gros tronc vasculaire entraîne rapidement la suspension de l'influence du sang sur l'axe nerveux cérébro-spinal et est suivie d'une mort presque subite.

Stenon, Flourens, M. Brown-Séquard et M. Vulpian ont démontré dans de nombreuses expériences que la soustraction du sang amène, chez les animaux supérieurs, la disparition rapide de la sensibilité et de la force excito-motrice. Ces expériences ont consisté soit à lier l'aorte par une ligature (Stenon), soit à déterminer sur les animaux des hémorrhagies graves (Brown-Séquard), soit à interrompre la circulation en injectant dans les vaisseaux qui se rendent au cœur des poudres inertes qui transforment rapidement le sang en une masse immobile (Flourens, Vulpian).

Les expériences dans lesquelles on lie l'aorte sur le lapin, le chien, le cochon d'inde, sont particulièrement intéressantes parce qu'on peut ensuite enlever la ligature et ramener par le retour de la circulation dans l'axe cérébro-spinal la sensibilité et le mouvement dans le train postérieur de l'animal, sensibilité et mouvement qui s'étaient graduellement éteints et qui avaient généralement disparu au bout de vingt à trente minutes.

Lorsqu'un animal a succombé à la suite d'hémorrhagie on peut, si on injecte dans les vaisseaux du sang défibriné à 35 ou 40°, et si on a soin d'entretenir la respiration artificielle, voir réapparaître la force excito-motrice. La sensibilité consciente ne reparaît pas (il faudrait pour cela ressusciter l'animal), mais les mouvements par action réflexe reprennent toute leur énergie.

L'influence du sang sur les parties périphériques du système nerveux, c'est-à-dire sur les nerfs, n'est pas moins remarquable. Les effets sont les mêmes que sur les centres, mais ils se produisent plus lentement. On observe d'ailleurs ici des différences assez grandes relativement à la durée de l'extinction de la sensibilité et des mouvements volontaires. Ces différences tiennent à l'espèce de l'animal, et au mode expérimental mis en usage pour déterminer l'interruption circulatoire ; elles tiennent aussi au sujet de l'expérience qui peut être plus ou moins excitable.

Le procédé de M. Brown-Séquard consiste à pratiquer sur l'animal la ligature des deux artères fémorales. M. Vulpian, de son côté, injecte une poudre inerte (lycopode), en grande quantité, dans la partie inférieure de l'aorte abdominale de manière à oblitérer les vaisseaux des membres postérieurs et à y supprimer le cours du sang. Ou bien encore, il pratique la section d'un membre postérieur en respectant les nerfs, de sorte que le membre n'est plus en communication circulatoire avec le reste de l'animal, et qu'il ne tient plus au tronc que par les nerfs.

A l'aide de son procédé, M. Brown-Séquard a vu la *sensibilité* des pattes disparaître chez le lapin au bout de vingt minutes, chez le chien au bout de trente, chez le cochon d'Inde au bout de quarante-cinq. M. Vulpian, de son côté, a vu souvent la *sensibilité* ne s'éteindre chez le lapin qu'au bout d'une heure et chez les chiens qu'au bout de plus de deux heures. M. Vulpian a observé de plus que le pouvoir excito-moteur volontaire disparaît le premier; la sensibilité bien qu'affaiblie persiste encore quelque temps, alors que tout mouvement volontaire est impossible, puis s'affaiblit de plus en plus et disparaît.

Quelques expériences de M. Cl. Bernard semblent démontrer que les nerfs, dans les parties privées de sang, perdent leurs propriétés excito-motrices du centre à la périphérie et leurs propriétés sensitives de la périphérie vers le centre, c'est-à-dire suivant la direction physiologique des courants nerveux.

L'extinction temporaire du mouvement volontaire et de la sensibilité par la suppression de l'irrigation sanguine dans les parties (ou, comme on le dit, par ischémie) peut être facilement obtenue à l'aide du procédé d'Esmarch, c'est-à-dire par l'application d'une bande élastique dont on entoure un membre, de son extrémité vers sa racine, de manière à suspendre momentanément la circulation [1]. Tout d'abord les nerfs commandent encore aux muscles, puis le mouvement volontaire devient de plus en plus difficile; la volonté devient enfin tout à fait impuissante, et la sensibilité ne tarde pas à s'éteindre. Au bout de vingt à vingt-cinq minutes le membre est paralysé du mouvement volontaire et insensible. Ajoutons que la suppression de la bande est suivie du retour gradué du mouvement et de la sensibilité [2].

Lorsqu'on pratique chez l'homme, dans un but chirurgical, la ligature de la principale artère d'un membre, les mêmes phénomènes se produisent, avec une intensité généralement moindre, parce que les voies collatérales entretiennent une circulation provisoire. On voit les fonctions nerveuses, d'abord affaiblies, se rétablir au fur et à mesure que la circulation collatérale nouvelle en se développant remplace les voies anciennes de la circulation. Ajoutons qu'en supprimant brusquement le sang qui affluait à un membre, la ligature y amène un refroidissement auquel le chirurgien doit remédier.

Quand on étudie attentivement les phénomènes relatifs à la disparition de la sensibilité comme conséquence de l'anémie expérimentale, on remarque que l'abord du sang (aussi bien sur les ramifications nerveuses terminales des nerfs que sur les centres) détermine une excitabilité passagère des parties, à laquelle succède une diminution de la sensibilité, rapide d'abord et de plus en plus lente. Les chirurgiens ont souvent signalé un état d'excitabilité passagère et très douloureuse immédiatement après la ligature des grosses artères d'un membre.

Si la suppression du liquide nourricier qui se rend aux parties sensibles entraîne la perte du mouvement et de la sensibilité, si une simple attitude forcée entraîne, par compression vasculaire, cet engourdissement momentané que chacun connaît et qui n'est que le premier degré de l'impotence et de l'insensibilité ; si la suppression du sang qui se porte vers l'axe cérébro-rachidien entraîne les mêmes effets, il en résulte manifestement que le courant des impressions sensitives et celui des incitations motrices sont corrélatifs d'un travail nutritif ou bio-chimique, à la fois périphérique et central, qui est la condition organique de leur manifestation.

L'action nerveuse, au moins dans ses grandes expressions, présente le carac-

[1] Ce procédé a été utilisé par la chirurgie. En anémiant ainsi les parties on peut pratiquer des opérations, sans épanchement de sang.

[2] C'est aussi en supprimant l'abord du sang ou tout au moins en le diminuant considérablement (par action sur le système vasculaire périphérique), que l'application de la glace et que l'évaporation rapide de l'éther projeté sur une partie sensible peuvent amener l'engourdissement et l'insensibilité.

tère de l'intermittence, à peu près d'ailleurs comme l'action musculaire. Un nerf excité, le centre nerveux excité, réagissent, mais pendant un certain temps : des excitations trop répétées finissent par rester sans réponse. Il faut, en effet, un certain laps de temps pour que les actes nutritifs rendent au système épuisé son activité première.

La substance nerveuse qui compose le corps de la cellule et le cylindre-axe des tubes nerveux, de même que la substance musculaire, semble accumuler par suite des actes nutritifs une force en puissance, ce que dans l'ancienne médecine on appelait une force *potentielle*, capable de se dépenser sous l'influence des excitants.

Ce que l'expérimentation démontre tous les jours sur les animaux, certains états pathologiques le révèlent chez l'homme. Sollicités par des excitations profondes et peu connues, les accès convulsifs de certaines névroses ne sont que des décharges périodiques suivies d'une période de prostration, ou de reconstitution nutritive.

M. Waller a constaté depuis longtemps qu'un nerf mixte coupé en travers s'altère rapidement, du côté du bout périphérique (bout qui tient aux organes). Cette altération débute rapidement; on peut manifestement en constater les effets au bout d'une semaine. Pour les éléments moteurs, elle progresse du point de section du nerf vers la périphérie; pour les éléments sensitifs, de la périphérie vers le centre, c'est-à-dire dans le sens physiologique de la conduction nerveuse.

Au lieu de diviser un nerf mixte, on peut faire porter la section sur les racines des nerfs rachidiens. M. Waller, qui a étudié les altérations qui succèdent à la section des racines nerveuses, a opéré sur le chat. Chez cet animal la seconde paire rachidienne fait exception à la règle commune; le ganglion de la racine postérieure de cette paire *est extrarachidien* (l'union des deux racines se fait en dehors du canal rachidien), en sorte que l'expérience est relativement facile, car on peut expérimenter sur les racines sans qu'il soit nécessaire d'ouvrir le canal rachidien.

Si on coupe les deux racines comme le représente la figure 297 (A), c'est-à-dire la racine antérieure *a* par son milieu, et la racine postérieure P, *entre le ganglion et la moelle*, on peut constater au bout de quelque temps : 1° que le bout périphérique de la racine antérieure s'altère et que son bout central reste inaltéré; 2° que le bout périphérique de la racine postérieure, celui qui tient au ganglion, reste inaltéré, tandis que son bout central s'altère.

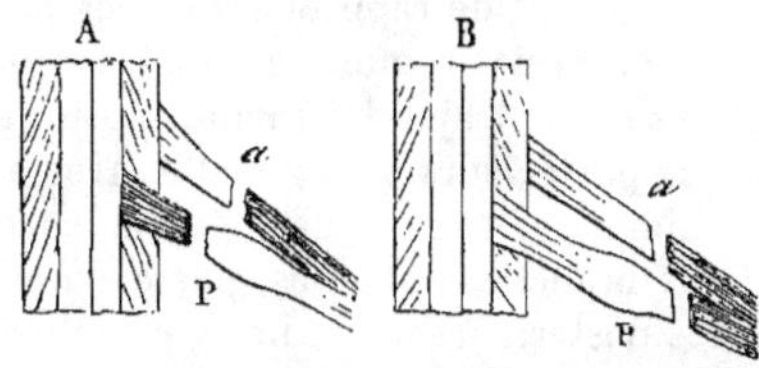

Fig. 297. — Schéma.

Si on coupe les racines comme le représente la figure 297 (B), on constate pour la racine antérieure *a* les mêmes effets que dans la première expérience, la coupe étant la même; mais, pour la racine postérieure P qui a été coupée *entre le ganglion, et la périphérie*, on voit le bout périphérique correspondant aux organes s'altérer, tandis que le bout central qui tient au ganglion reste inaltéré.

D'où M. Waller conclut que la moelle exerce une action conservatrice sur la racine antérieure, et que le ganglion placé sur la racine postérieure exerce une action du même genre sur la racine postérieure; qu'en d'autres termes la moelle ou, d'une manière plus précise, les cellules de la substance grise de la moelle sont le centre trophique des fibres motrices, et que les cellules nerveuses des ganglions placées sur les racines postérieures sont les centres trophiques des fibres sensitives. L'ignorance dans laquelle nous sommes relativement à la nutrition des nerfs n'est guère éclairée par cette explication, et dans l'état actuel de nos connaissances on ne voit pas trop ce que peut être la nutrition d'un élément nerveux par un autre.

Le fait observé par M. Waller n'en est pas moins d'une grande importance, quelle qu'en puisse être plus tard l'interprétation. Il donne d'ailleurs la clef des altérations que subissent les nerfs lorsqu'ils sont divisés sur un point quelconque de leur trajet. On sait que si les nerfs rachidiens sont mixtes dans toutes leurs branches, il n'en est pas de même à la face. A côté des nerfs mixtes qui y existent aussi, il y a des nerfs *sensitifs* et des nerfs *moteurs*. Or, la division des nerfs sensitifs entraîne, au point du vue de la dégénérescence nerveuse, les mêmes conséquences que la division des racines rachidiennes postérieures, lorsque ces racines sont divisées entre le ganglion et la périphérie (fig. 297 B), c'est-à-dire que le bout périphérique du nerf s'altère tandis que le bout central qui tient encore au ganglion (les nerfs sensitifs crâniens présentent des ganglions à leur origine) reste inaltéré. Quand on divise un nerf moteur, on constate des effets semblables à ceux qui suivent la section des racines antérieures : le bout périphérique du nerf s'altère, le bout central qui tient à la moelle reste inaltéré. Enfin dans la division des nerfs *mixtes*, ainsi que nous l'exposions plus haut, on conçoit comment le bout périphérique seul dégénère à la fois dans ses éléments sensitifs et dans ses éléments moteurs.

Cette relation en quelque sorte nécessaire d'un nerf, qu'il soit moteur, sensitif ou mixte, avec son centre trophique, permet de retrouver son véritable trajet, quelles que soient les anastomoses dans la distribution de ses branches et de ses rameaux, à l'aide de sections nerveuses convenablement pratiquées. L'examen microscopique permet de reconnaître les fibres nerveuses altérées, et aussi le sens dans lequel ces altérations se produisent; ce procédé de recherches a éclairé certains points obscurs de la physiologie des nerfs crâniens.

Il convient de rapprocher de ces faits d'expérience les observations faites sur l'homme, relativement à l'état des nerfs et des ganglions spinaux (ganglions placés sur le trajet des racines postérieures), dans les cas de sclérose[1] des faisceaux postérieurs de la moelle, avec atrophie des racines postérieures des nerfs rachidiens. Dans ces cas, on peut trouver les nerfs sensitifs tout à fait sains (leurs branches cutanées, par exemple) malgré l'atrophie considérable des racines postérieures. Les nerfs périphériques se trouvent dans les mêmes conditions que si on avait coupé la racine postérieure entre le ganglion et la moelle (voyez fig. 297 A). D'autres faits démontrent aussi que la sclérose des faisceaux postérieurs de la moelle précède l'atrophie des racines postérieures. Dans la maladie dont nous parlons, les phénomènes de la sensibilité périphérique sont profondément troublés ; les nerfs cependant ne sont pas atteints ; le mal a ses origines dans le centre médullaire.

[1] On désigne sous le nom de *sclérose* un travail de prolifération de la substance conjonctive qui unit les fibres nerveuses dans les faisceaux de la moelle, prolifération accompagnée d'augmentation de consistance, et qui a pour conséquence la compression et en quelque sorte l'étouffement des éléments nerveux.

§ 347.

Des phénomènes intimes de l'action nerveuse. — Des propriétés électriques qu'on peut constater dans les nerfs. — Lorsqu'on examine la substance cérébrale, la substance de la moelle épinière, ou le tissu des nerfs au moment où un animal éprouve et manifeste une vive douleur, ou au moment où il exécute des mouvements, l'œil ne peut absolument saisir aucun changement ni dans les centres nerveux, ni dans les nerfs. Le transport des impressions du dehors au dedans, et le transport des incitations motrices du dedans au dehors, démontré par l'expérience, ne sont accompagnés d'aucun phénomène visible à l'œil.

Diverses hypothèses ont été invoquées successivement pour expliquer le transport des impressions et de l'incitation motrice dans les nerfs. Autrefois on supposait que les nerfs étaient parcourus par des courants de liquides, et on les avait assimilés à des espèces de vaisseaux particuliers. On a fait circuler aussi, dans l'intérieur des nerfs, une sorte de fluide impondérable qui, sous le nom d'*esprits animaux*, a joué un grand rôle dans les ouvrages physiologiques ou philosophiques du dix-septième et du dix-huitième siècle. Ces suppositions n'ont pas besoin d'être réfutées. Nous ferons remarquer seulement que, si l'anatomie de structure a démontré que les tubes nerveux contiennent une substance demi-solide, *myéline* ou *moelle nerveuse*, cela ne confirme en rien la doctrine d'une prétendue circulation de liquide dans les nerfs. Il y a au centre de cette moelle un axe solide qui ne se meut point, et la myéline, substance d'ailleurs secondaire au point de vue de l'action nerveuse, est d'une consistance telle, qu'elle ne peut se prêter à des mouvements analogues à ceux du sang dans ses vaisseaux. D'ailleurs le système nerveux manque d'organe d'impulsion.

L'idée la plus conforme aux lois générales de la transmission des forces consiste à regarder les nerfs en action comme des conducteurs parcourus par des mouvements moléculaires dirigés tantôt de la périphérie au centre, tantôt du centre à la périphérie, mouvements moléculaires ayant une certaine analogie avec les mouvements vibratoires insensibles des tiges solides qui transmettent les ondes sonores, dans le sens de leur longueur.

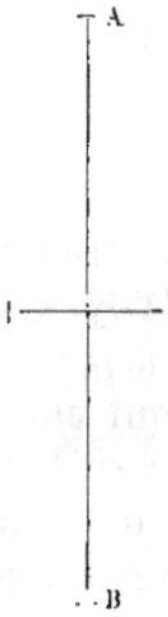

C'est ici le lieu de rappeler que les cylindres-axes que contiennent les tubes nerveux doivent être dans leur état d'intégrité pour que les phénomènes de l'action nerveuse puissent se produire; il faut de plus qu'il y ait *continuité* des tubes nerveux. La *contiguïté* ne suffit pas aux phénomènes de transmission. Si, en effet, le nerf AB (Voy. fig. 298) est divisé dans sa continuité par une section S, l'excitation portée sur le bout B, qui correspond aux organes, ne se transmet plus en A vers les centres nerveux, sous forme d'impression sensitive, et réciproquement, l'excitation qui porte sur le point A ne réveille plus la contraction des organes du côté de B. On a beau maintenir en contact les deux bouts de la section au point S, le nerf a perdu ses fonctions conductrices centripètes et centrifuges. Le nerf perd également ses propriétés conductrices, lorsqu'au lieu de le diviser en travers, on applique simplement sur lui une ligature. La ligature, comme la section, interrompt également, en effet, la *continuité du contenu* des tubes

A
S
B
Fig. 298.

nerveux. Ces deux expériences suffisent pour démontrer que l'assimilation des nerfs avec les conducteurs métalliques de nos appareils d'électricité dynamique n'est pas fondée ; car dans ces appareils le contact par *rapprochement* des deux extrémités du conducteur suffit pour rétablir la continuité du courant.

D'autres expériences démontrent encore, de la manière la plus claire, que si les phénomènes de l'action nerveuse ne manquent pas d'analogie avec les phénomènes électriques, ce n'est pas en comparant les nerfs aux conducteurs métalliques de nos appareils électro-dynamiques qu'on peut arriver à établir un parallèle utile.

Quoique les nerfs soient très sensibles à l'*excitation* électrique, ainsi que nous l'avons dit plusieurs fois déjà, et que cette excitation soit la plus propre à réveiller la sensibilité dans les filets sensitifs et l'incitation motrice dans les filets moteurs, cela ne veut pas dire que les nerfs soient de bons conducteurs de l'électricité. Cela tient à d'autres conditions, sur lesquelles nous reviendrons dans un instant.

Les nerfs sont d'assez mauvais conducteurs de l'électricité, l'expérience la plus simple le démontre aisément. Supposons que le courant d'une pile très faible passe par un fil métallique et qu'un galvanomètre soit compris dans le circuit, l'aiguille du galvanomètre sera déviée d'une certaine quantité, proportionnée à la section du fil et à l'intensité du courant de la pile. Interposons maintenant dans le courant un segment de nerf : immédiatement le courant cesse de passer, et l'aiguille du galvanomètre revient au zéro du cadran indicateur.

Les nerfs ne conduisent pas mieux l'électricité que de l'eau légèrement salée ; or, l'eau salée, ainsi qu'on le sait, conduit 16 millions de fois moins bien que les métaux, à égalité de section. Les nerfs ne conduisent pas mieux l'électricité que les autres parties animales, et il y a des parties animales qui conduisent mieux le courant que les nerfs eux-mêmes : les muscles sont de ce nombre. M. Matteucci estime, en effet, que les muscles conduisent l'électricité quatre fois mieux que les nerfs [1]. Les nerfs conduisent l'électricité, à peu près comme les tendons, et sensiblement de même qu'un fil de coton, ou de toute autre matière, imbibé d'eau salée. Lorsqu'autrefois on voulait assimiler les courants nerveux aux courants de l'électricité dynamique, on disait que les nerfs étaient de bons conducteurs de l'électricité ; on commençait par affirmer un fait inexact.

Les nerfs, bien que mauvais conducteurs du courant électrique, n'en présentent pas moins, lorsqu'on les interroge d'une certaine manière, des traces d'électricité. Ils ont cela de commun avec les muscles et avec d'autres organes (Voy. § 225). Ainsi, quand on réunit à l'aide d'un conducteur métallique la *surface naturelle* d'un nerf avec sa *surface de section*, on obtient un faible courant qui chemine, *dans le conducteur interposé*, de la surface naturelle du nerf vers la surface de section ; c'est aussi la direction du courant des muscles. De même que pour les muscles, quand on touche deux points *symétriques* de la surface de section, ou deux points *symétriques* de la surface naturelle, le circuit métallique interposé n'est traversé par aucun courant; il est traversé, au contraire, par un courant très faible, quand ces points sont *insymétriques* (Voy. § 225).

[1] D'après M. Eckhard, les muscles conduiraient seulement une fois et demie mieux que les nerfs.

Les propriétés électriques des nerfs sont plus difficiles à mettre en évidence que les propriétés électriques des muscles, et les courants qu'on obtient ainsi sont faibles, ce qui s'accorde avec ce que nous savons sur les actions chimiques qui interviennent dans la nutrition des parties, celles-ci étant beaucoup moins actives dans les nerfs que dans les muscles. Il s'ensuit que, pour constater dans les nerfs les propriétés dont nous parlons, on a dû recourir à des instruments d'une sensibilité extrême. Le galvanomètre multiplicateur dont s'est servi M. du Bois-Reymond est composé d'un fil de cuivre de 0^{mm},1 de section, faisant de 10,000 à 15,000 tours. De plus, pour que les indications fournies par ce multiplicateur, *extrêmement sensible*, ne fussent pas trompeuses, il fallait que l'aiguille du multiplicateur ne *bougeât* pas, quand les deux extrémités du fil étaient plongées dans un liquide *indifférent ;* en d'autres termes, il fallait faire usage d'*électrodes*[1] impolarisables. Pour remplir cette condition, M. du Bois-Reymond fait communiquer les deux extrémités du fil du galvanomètre avec deux lames de

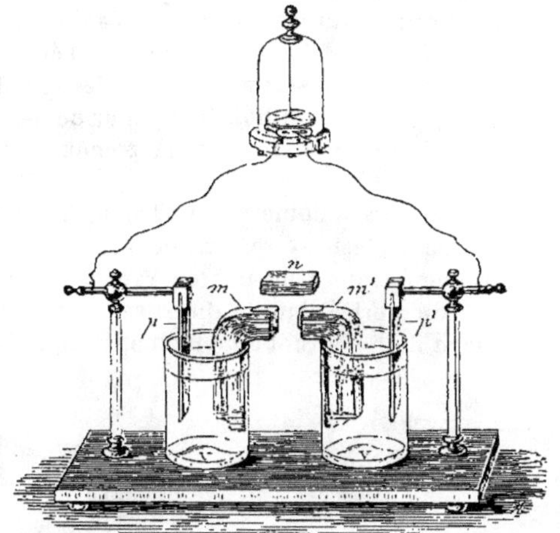

Fig. 299.

platine (Voy. fig. 299 p, p') maintenues *à poste fixe*, par deux supports isolants, dans deux verres V, V' remplis d'une dissolution concentrée de chlorure de sodium[2]. Dans les deux verres V' et V plongent deux petites masses de papier à filtre (Voy. fig. 299, m, m', et fig. 300) complètement imbibées de la même dissolution de chlorure de sodium. Avant de procéder à l'expérience, on met en rapport les deux petits paquets m, m', en appliquant sur eux un autre paquet n (également formé de papier imbibé) ; c'est-à-dire qu'on ferme ainsi le circuit humide de la figure 299. Si l'aiguille du galvanomètre *ne bouge pas*, c'est qu'il n'y a pas trace de courant dans l'appareil, et tout est convenablement disposé pour l'expérience. On enlève le paquet n, et c'est à son lieu et

[1] On désigne sous le nom d'*électrodes* les pôles par où débouchent, pour ainsi dire, les courants.

[2] Les lames de platine p, p' sont enduites de vernis dans les portions qui ne sont pas immergées, et aussi au point qui correspond au contact de l'air avec le niveau du liquide.

place qu'on dispose le nerf ou toute autre partie animale sur laquelle on veut expérimenter. De cette manière, on évite les contacts métalliques. Comme la solution saline qui infiltre les masses de papier *m*, *m'* pourrait agir par imbi-

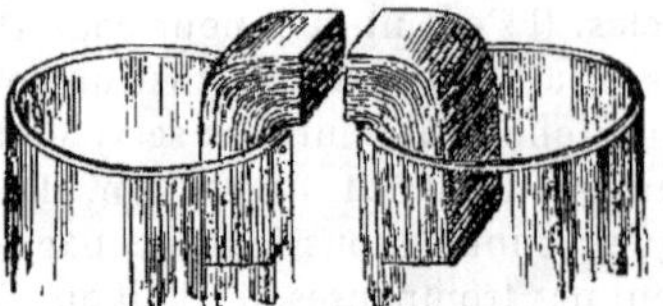

Fig. 300.

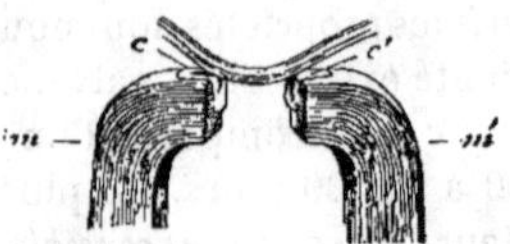

Fig. 301.

bition sur le nerf ou sur les parties animales d'épreuve, et les altérer, on place sur chaque paquet *m*, *m'* un fragment de vessie (Voy. fig. 301, *c c'*) préalablement imbibé d'une dissolution d'albumine ou de sérum du sang (analogue, par conséquent, au liquide normal qui infiltre les tissus animaux).

M. Engelmann, qui s'est particulièrement occupé de l'étude des actions électriques des muscles et des nerfs, se sert pour électrodes impolarisables, au lieu des petites masses en papier de M. du Bois-Reymond, de petits cylindres d'argile recouverts d'un lambeau de mésentère de grenouille humecté avec du sérum sanguin.

Lorsqu'on ferme le circuit galvanométrique à l'aide d'un nerf disposé comme le représente la figure 301, c'est-à-dire lorsque les deux électrodes humides *m*, *m'* du circuit galvanométrique sont mis en rapport avec deux points pris sur la *surface naturelle* du nerf, l'aiguille du galvanomètre reste immobile et n'accuse point le passage d'un courant ; de même, lorsque le nerf est disposé

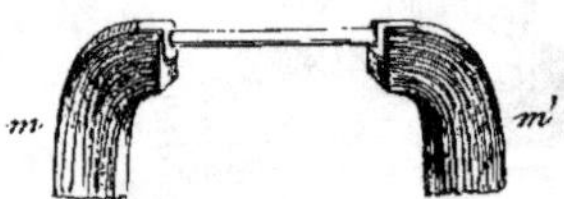

Fig. 302.

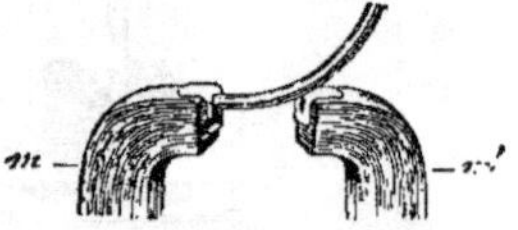

Fig. 303.

de manière à ce que les *deux surfaces de section* soient mises en rapport avec les électrodes, ainsi que l'indique la figure 302, on ne constate aucun courant. Lorsque, au contraire, le circuit galvanométrique est fermé à l'aide du nerf disposé comme le représente la figure 303, c'est-à-dire lorsque l'un des pôles (*m*) touche la *surface de section* du nerf, et l'autre pôle (*m'*) la *surface naturelle* du nerf, l'aiguille du galvanomètre accuse le passage d'un courant dont la direction est celle que nous avons indiquée.

Lorsqu'on ne cherche pas à déterminer la *direction* et l'*intensité* du courant dont il est question, et qu'on veut simplement le constater, on peut se servir aussi d'une *patte galvanoscopique*. On désigne sous ce nom une patte de grenouille séparée de l'animal et à laquelle on conserve adhérent le nerf sciatique sur la plus grande longueur possible (Voy. fig. 304). Cette patte est isolée sur un plateau de verre ; on applique l'extrémité du nerf (*surface de section*) sur la masse de papier imbibé *m'*, tandis qu'une portion de la *surface naturelle* du nerf repose sur une autre masse *m*. Les deux masses de papier reposant dans une auge commune remplie d'une dissolution de chlorure de sodium, le circuit humide se trouve fermé. Au lieu d'un arc métallique, c'est un circuit liquide qui établit

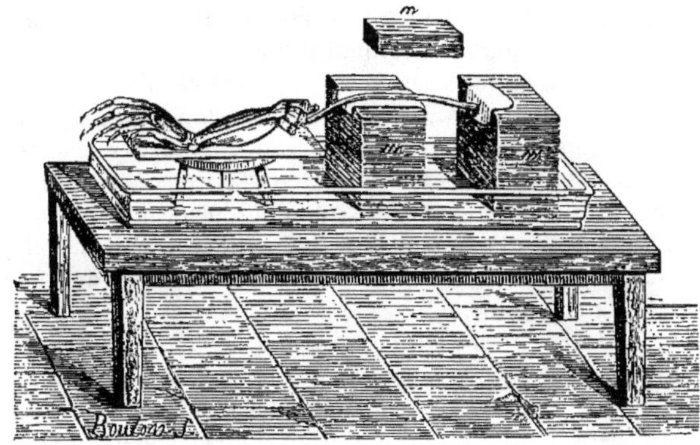

Fig. 304.

la communication entre la surface de section et la surface naturelle du nerf. Bien que cet arc liquide soit faiblement conducteur, il l'est assez pour que le courant qui se développe entre la surface de section et la surface naturelle du nerf provoque une légère secousse dans la patte de grenouille.

Lorsqu'on excite un nerf mis à découvert à l'aide de l'électricité dynamique, l'application du courant détermine dans ce nerf un changement moléculaire particulier qui se révèle par une sorte de polarisation d'où résulte une augmentation d'excitabilité au pôle négatif; de plus, la modification moléculaire déterminée sur le segment du nerf compris entre les deux pôles entraîne une modification corrélative dans toute l'étendue du nerf, et il en résulte un changement d'état qui se manifeste dans le nerf par un faible courant électrique. C'est à ce pouvoir en quelque sorte latent et qui se manifeste quand on dérange l'état d'équilibre du nerf, que M. du Bois-Reymond a donné le nom de *electro-tonus* ou de force *électro-tonique*.

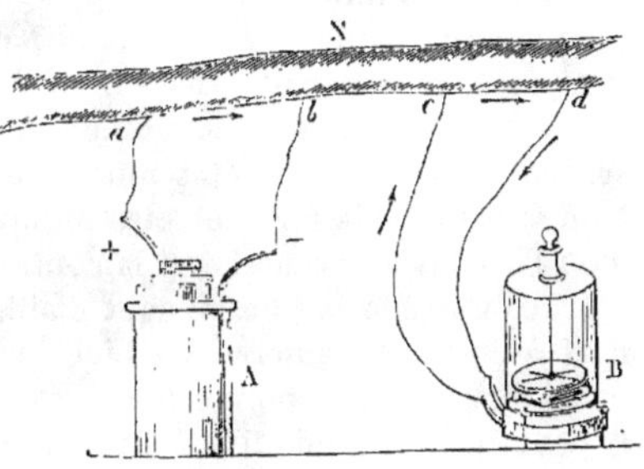

Fig. 305.

Voici comment on peut constater ce phénomène. Soit N un fil de coton imbibée d'eau salée (Voy. fig. 305), avec lequel le galvanomètre B se trouve en rapport par ses deux extrémités *c* et *d*. Faites passer un courant dans le fil N, en appliquant les deux pôles d'une pile en *a* et *b*; il est évident que le galvanomètre ne bougera pas. Le courant de la pile passera tout entier dans le segment du fil humide interposé entre les pôles de la pile, de *a* en *b*. Maintenant, supposons que N, au lieu d'être un fil humide, représente un nerf vivant, et que l'expérience soit disposée exactement de la même manière. Au moment où le courant de la pile A passera dans le nerf de *a* en *b*, le galvanomètre B accusera en même temps le passage d'un courant, dont la direction de *c* en *d* est figurée par les flèches; c'est-à-dire que non-seulement le segment du nerf compris entre les deux points d'application des pôles de la pile est traversé par un courant, mais encore le nerf *tout entier* est traversé en ce moment par un courant de même sens.

Il semble résulter de cette expérience que les molécules du nerf sont, pendant le repos du système nerveux, dans un *état statique d'équilibre* dont elles sont dérangées au moment où le courant passe. De plus, ce changement a lieu en même temps dans toute l'étendue du nerf; car non-seulement on peut recueillir un courant au galvanomètre, quand on place le galvanomètre d'essai *au-dessous* de la partie du nerf comprise dans le courant de la pile, mais il se montre également quand on place le galvanomètre *au-dessus* de la partie du nerf soumise à l'action du courant.

L'état moléculaire du nerf *à l'état statique* a été idéalement représenté par M. du Bois-Reymond par une succession de molécules péripolaires (Voy. fig. 306 A). L'état *dynamique* correspondrait à un changement dans l'état électrique des molécules nerveuses, en vertu duquel celles-ci se disposeraient comme les molécules liquides d'une pile, en se correspondant par des pôles de nom contraire (Voy. fig. 306 B)[1].

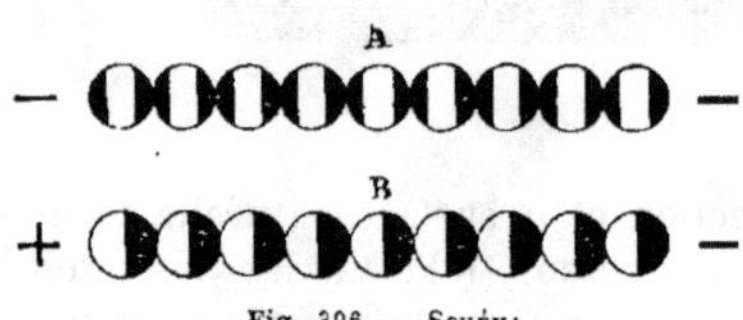

Fig. 306. — Schéma.

De ces diverses expériences M. du Bois-Reymond conclut que, dans les phénomènes de l'action nerveuse, il suffit qu'un changement moléculaire se développe sur un point même très circonscrit d'un circuit nerveux, pour entraîner dans toute l'étendue du nerf un changement moléculaire, d'où résulte le développement d'un courant nerveux.

C'est à l'aide de la *force électro-tonique* que M. du Bois-Reymond explique les phénomènes de la contraction musculaire *induite* (Voy. § 227, p. 65). Soit en effet (Voy. fig. 307) une patte de grenouille G placée sur un support en verre, et dont le nerf sciatique *a* est *appliqué* contre le nerf sciatique *b* d'une autre patte de grenouille. Lorsqu'on plonge le pôle *p* de la pile M dans le verre rempli de mercure qui est à côté de lui, c'est-à-dire en d'autres termes, quand on fait passer un courant dans le nerf *b* par les points x et x', toute l'étendue du nerf *b* est parcourue en ce moment par un courant (d'après l'expérience représentée fig. 305). Mais l'état modifié du nerf *b* réagit (quand la pile n'est pas trop faible) sur la force électro-tonique du nerf *a*, dont l'équilibre est rompu; d'où l'excitation du nerf *a* et la contraction de la patte G.

Le courant de la pile M peut d'ailleurs, on le conçoit, être appliqué sur le nerf *b* de deux manières. Ou bien le courant peut être dirigé dans ce nerf du point x au point x' comme le représente la figure (courant *descendant*), ou bien il peut être dirigé de telle sorte que le point x' corresponde au pôle positif, et représente, par conséquent, l'entrée du courant, tandis que le point x correspondrait au pôle négatif et représenterait, par conséquent, la sortie du courant

[1] Cette conception théorique a été également appliquée par M. du Bois-Reymond aux phénomènes électriques qu'on peut constater dans les muscles (Voyez pour les développements § 227, pages 65 et 66).

(courant *ascendant*). Lorsqu'on fait passer un courant de ces deux manières. on observe la contraction secondaire de la patte G à la fermeture et à l'ouverture du courant, que celui-ci soit ascendant ou descendant. Mais lorsque la source d'électricité est très faible, on n'obtient plus la contraction secondaire de la

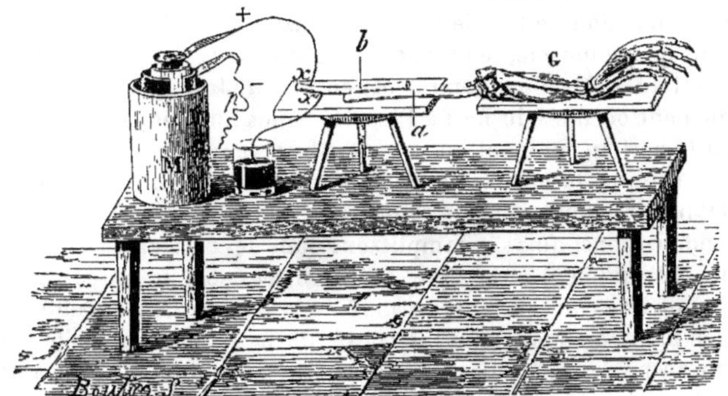

Fig. 307.

patte G qu'à la *fermeture* du courant descendant et qu'à l'*ouverture* du courant ascendant. Ces phénomènes rentrent dans les lois générales des effets physiologiques de l'électricité appliquée aux nerfs, effets que nous examinerons avec plus de développements dans le paragraphe suivant.

L'électrotonus peut encore donner la clef d'un autre phénomène, auquel M. du Bois-Reymond a donné le nom de *contraction paradoxale*. Supposons que le nerf A (Voy. fig. 308) se divise dans son trajet en deux branches *m* et *b* ; si on fait passer un courant d'une certaine force par les points *c* et *d*, non-seulement l'état électro-tonique de la fibre nerveuse *eb* sera modifié, mais de proche en proche aussi celui des autres fibres du nerf, de telle sorte que non-seulement la fibre *eb* fera contracter les parties musculaires dans lesquelles se répandent ses filets terminaux, mais les fibres *m* feront aussi contracter les muscles dans lesquels elles se répandent, si ce sont des fibres nerveuses motrices; ou elles réveilleront la sensibilité, si ce sont des fibres nerveuses sensitives [1]. Il résulte de là que, lorsqu'on veut mettre en évidence les propriétés spéciales des racines des nerfs rachidiens, il faut plutôt avoir recours à l'excitation mécanique qu'à l'excitation galvanique (Voy. § 342). Quand on emploie le courant de la pile dans ce genre d'expériences, il peut arriver que les racines excitées réagissent *au delà* du ganglion intervertébral sur les fibres nerveuses de la racine opposée, et font naître simultanément les effets de l'excitation des deux racines, c'est-à-dire des résultats mixtes qui introduisent une cause d'erreur dans les résultats.

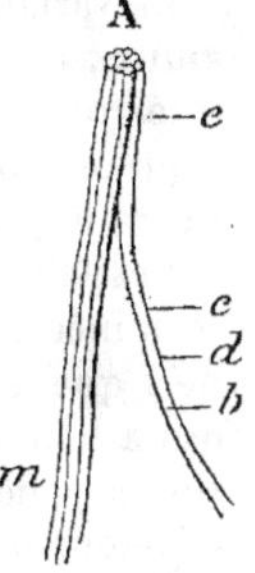

Fig. 308.

Il convient immédiatement de faire remarquer que les phénomènes dont il

[1] Ajoutons que, lorsque les expériences de cette nature portent sur des nerfs qui se distribuent dans les parties contractiles, on constate pareillement, en examinant les divers *moments* de la contraction, l'influence de la *direction* du courant appliqué sur le nerf *eb* (Voy. § 348).

s'agit sont des faits expérimentaux que l'on n'obtient qu'à l'aide de l'excitation électrique. Les excitants physiologiques qui déterminent l'action des nerfs et de leurs branches ne sont pas de même nature. Dans les conditions ordinaires et normales, une branche qui entre en jeu, soit pour transmettre une impression soit pour transmettre en sens contraire une incitation motrice, n'entraîne pas la mise en action de tout le tronc nerveux auquel elle appartient.

De même que le muscle, le nerf peut être envisagé à deux moments différents: quand il est au *repos*, ou quand il est en *action*. Jusqu'ici nous nous sommes principalement occupés du nerf à l'état de repos ; un mot sur les modifications que subit le nerf au moment où le courant nerveux le traverse, c'est-à-dire au moment précis où le nerf, sous l'influence de la volonté ou sous l'influence d'un excitant, transmet soit une impression, soit une incitation motrice.

Les modifications qui s'accomplissent dans le nerf en action sont d'ordre chimique, thermique et électrique. Les dernières sont les mieux connues.

Nous venons de voir que sur un nerf au repos on pouvait obtenir un courant dirigé dans le conducteur interposé, de la surface naturelle à la surface de section du nerf (et par conséquent dans le nerf lui-même, de sa profondeur à sa surface). Or, toutes les fois que le nerf entre en action, quel que soit l'excitant (mécanique, thermique, chimique, physiologique) [1], ce courant de repos disparaît ou même change de sens ; c'est ce qu'on appelle la *variation négative*. Il en est du nerf comme du muscle (§ 227).

Il suffit, pour constater la variation négative, d'interroger le nerf sciatique d'une grenouille empoisonnée par la strychnine. A chaque secousse tétanique convulsive de l'animal, le courant nerveux physiologique qui incite le mouvement entraîne dans le nerf un courant négatif que révèle la déviation de l'aiguille du galvanomètre mis en rapport convenable avec le nerf en expérience.

La variation négative est inséparable de la conduction nerveuse physiologique ; elle ne se produit plus quand la continuité physiologique du nerf est interrompue ; tout ce qui détruit la conduction nerveuse (ligature du nerf, rapprochement des bouts sectionnés après section) fait donc également disparaître le phénomène dont nous parlons.

Ces faits permettent de regarder l'électrotonus comme une modification déterminée dans le tissu du nerf par le passage du courant, dans les points du nerf que le courant traverse. Il se produit ici quelque chose d'analogue à ce qui a lieu dans les piles hydro-électriques en action, c'est-à-dire une polarisation par décomposition des liquides organiques (de l'eau) et une tendance au développement, au niveau des électrodes d'un courant de sens contraire.

L'électrotonus est engendré par l'excitant, et il ne se produit qu'avec l'excitant électrique ; on peut donc dire que c'est un phénomène électrique provoqué. Quant à la variation négative, elle est bien un phénomène d'ordre nerveux ; elle se produit dans tout le trajet du nerf, et on peut la constater toutes les fois que l'action nerveuse entre en jeu, et *quelque soit l'excitant* qui éveille cette action.

On peut donc observer, soit dans le nerf au repos, soit dans le nerf en action, l'existence de forces électro-motrices ; mais nous répéterons ici ce que nous avons déjà dit précédemment (§ 277, pages 67-69), à propos des muscles. Dans

[1] Il faut avoir soin de ne pas employer ici comme excitant l'électricité qui détermine une sorte de polarisation, ainsi que nous l'avons dit plus haut.

les nerfs au repos, on ne peut les constater qu'en interposant un circuit métallique entre deux surfaces organiques, dont l'une est artificielle et expérimentale, ou qu'en établissant à l'aide de nerfs, dérangés de leur situation normale, des rapports nouveaux et artificiels entre les parties. Les courants qu'on peut constater dans les nerfs *au repos*, de même que dans les muscles, de même aussi que dans beaucoup d'autres tissus animaux ou végétaux (quand on les recherche à l'aide des mêmes procédés) sont des courants provoqués.

Rappelons encore ici que, dans leurs nombreuses expériences, MM. Hermann et Engelmann ont toujours remarqué que la grandeur de la force électro-motrice mesurée au galvanomètre croît avec le temps écoulé depuis la lésion qui a mis à découvert la profondeur des parties, et qu'elle s'accroît avec l'altération progressive de cette surface nouvelle. Tout concourt donc à prouver que quand les parties sont dans leur état d'intégrité, et dans leurs *rapports normaux*, les états électriques moléculaires qu'engendrent d'une manière incessante les métamorphoses de la nutrition, se produisent et se détruisent *in situ*, c'est-à-dire se neutralisent sur place.

Quant aux courants qui se développent dans les nerfs *en action* (courants qu'on caractérise sous le nom de variation négative), ils ne prouvent pas l'existence de courants dans le nerf au repos, mais ils accusent l'existence corrélative d'un travail bio-chimique ou de nutrition, qui accompagne toute vibration nerveuse moléculaire.

§ 348.

Action de l'électricité sur le système nerveux. — Le courant électrique est l'excitant le plus propre à mettre en jeu l'action nerveuse : on le conçoit aisément d'après les développements dans lesquels nous sommes entrés.

L'électricité peut être appliquée à l'économie animale de bien des manières. On peut la faire agir sur les parties recouvertes de la peau, et généralement on se propose alors de déterminer un ébranlement plus ou moins énergique, dans les organes superficiels et profonds placés sur le passage du courant, c'est-à-dire de produire une commotion, une douleur plus ou moins vive. On emploie généralement à cet effet l'électricité de *tension*, c'est-à-dire la décharge des appareils d'électricité *statique* (machine électrique, bouteille de Leyde, condensateurs variés). D'autres fois on a recours à l'électricité *dynamique*, c'est-à-dire au courant de la pile. Les effets de cette électricité ne sont pas tout à fait les mêmes ; c'est moins la tension que la quantité d'électricité mise en mouvement qui agit alors sur les organes, et les effets produits sont ici bien moins violents. Quand ces courants sont énergiques et longtemps soutenus, ils peuvent produire en même temps des effets chimiques et même des effets calorifiques, effets étrangers à la mise en jeu de l'excitabilité nerveuse. D'autres fois, enfin, on a recours à des courants d'*induction*, courants ayant à la fois la propriété des courants de *tension* et des courants de *quantité* et pouvant être envisagés, au point de vue physique, comme tenant le milieu entre les deux sources d'électricité précédentes.

Nous avons dit déjà que les divers organes, eu égard à leur conductibilité électrique, peuvent être assimilés à des liquides faiblement salins ; qu'ils sont sensiblement analogues quant à leur pouvoir conducteur, et que les nerfs eux-mêmes, bien que l'électricité agisse sur eux d'une manière spéciale, ne conduisent pas mieux l'électricité que les autres tissus.

Les actions spéciales déterminées par l'électricité dans l'économie animale consistent d'ailleurs essentiellement en des phénomènes de mouvement et de sensibilité ; c'est-à-dire que les propriétés qui distinguent les systèmes musculaires et nerveux se trouvent mises en jeu par cet excitant.

Nous avons vu précédemment que l'électricité appliquée directement aux muscles éveille en eux la propriété qui les caractérise, c'est-à-dire la contractilité. Ici, nous envisagerons l'électricité dans ses rapports avec les éléments excitables du système nerveux, c'est-à-dire avec les nerfs. Cette étude remonte aux premiers temps de l'électricité, et elle a donné naissance, depuis Volta et Galvani, à un nombre considérable de travaux [1].

L'électricité, envisagée comme agent excitateur des fonctions du système nerveux, a des propriétés communes avec les excitants mécaniques et chimiques. Comme eux, elle fait naître la *douleur*, quand on l'applique aux nerfs sensitifs ; comme eux, elle excite le mouvement, quand on l'applique aux nerfs moteurs ; comme eux, elle fait naître *à la fois* le mouvement et la douleur, quand on l'applique à un nerf mixte ; comme eux, elle éveille la sensation de lumière, quand on l'applique à la rétine ou au nerf optique, la sensation du son quand le courant traverse le nerf acoustique, etc.

Nous nous occuperons d'abord de l'action des courants *induits* sur les nerfs, c'est-à-dire des courants produits par ce qu'on appelle les *bobines d'induction*. Cette électricité, qui met en mouvement des quantités variables d'électricité, a toujours une certaine tension ; aussi les courants d'induction, qu'on peut d'ailleurs graduer à volonté, de manière à les rendre aussi faibles que l'on veut, sont-ils très propres à l'excitation des nerfs. Ajoutons que leur action est sensiblement instantanée, comme la durée du courant induit lui-même, d'où il suit que les résultats de cette action sont plus simples que ceux du courant de la pile, lequel est un courant continu.

Je rappellerai d'abord une des premières expériences de M. Chauveau. Quoiqu'elle ne porte point sur les nerfs, mais sur les muscles, elle n'en est pas moins instructive ; elle nous donnera la clef de phénomènes analogues qui se montreront sur les nerfs, et qu'on a quelquefois attribués, mais à tort, à une action propre des nerfs. Il s'agit d'un mode d'excitation qu'on pourrait appeler *unipolaire*. On découvre un muscle sur un animal vivant, et on attend que l'excitabilité du nerf qu'il reçoit ait disparu. On place alors l'un des rhéophores [2] sur la surface du muscle, et l'autre sur une autre partie quelconque de l'animal. Lorsque le courant est fort, le muscle se contracte, quelque disposition qu'on donne au courant, c'est-à-dire, soit que le rhéophore positif corresponde au muscle, soit qu'il corresponde au corps de l'animal. Mais, lorsqu'on a affaibli *suffisamment* le courant, le muscle ne se contracte pas lorsque le rhéophore positif repose sur lui, c'est-à-dire lorsque le muscle est situé au *point d'entrée*

[1] Nous signalerons tout particulièrement au lecteur le travail de M. Chauveau, intitulé *Théorie des effets physiologiques de l'électricité appliquée à l'organisme animal* (Voy. la bibliographie à la fin du chapitre de l'innervation). Il y trouvera une analyse judicieuse des travaux de la plupart de ses devanciers, et un nombre considérable d'expériences personnelles.

[2] Rhéophore (de ῥεῖν, couler, et φέρειν, porter), porte-courant. On donne ce nom aux conducteurs métalliques qui terminent chacun des pôles de la pile. Le rhéophore positif correspond au pôle positif de la pile ; le rhéophore négatif correspond au pôle négatif.

de l'électricité ; il se contracte, au contraire, lorsque le rhéophore négatif repose sur le muscle, c'est-à-dire lorsque le muscle est au *point de sortie* de l'électricité. D'où il résulte que le pouvoir excitateur du courant qui traverse le muscle est plus efficace au point de sortie qu'au point d'entrée ; ou encore, que la tension du courant excitateur est plus forte au point de sortie qu'au point d'entrée. Cela est si vrai, que si on diminue la tension au point de sortie ; si, par exemple, le rhéophore négatif, qui est appliqué sur le muscle, offre une grande surface, la contraction ne se manifeste plus.

Découvrons maintenant le nerf sciatique d'une grenouille ; appliquons l'un des rhéophores sur le tronc de ce nerf et l'autre rhéophore sur la cuisse ou sur la patte de l'animal ; si le courant est fort, les muscles de la jambe se contracteront, quelle que soit la direction du courant. Si ce courant est suffisamment faible, l'effet de ce courant sera nul si le rhéophore positif repose sur le nerf ; la contraction de la patte, animée par le nerf, se montrera, au contraire, si le rhéophore négatif est appliqué sur le nerf. On peut couper le nerf, au lieu de le laisser dans son état de continuité avec les centres nerveux, et appliquer l'un des rhéophores sur le bout périphérique de ce nerf convenablement isolé, et l'autre rhéophore sur les muscles correspondant à la distribution périphérique du nerf, on obtient les mêmes résultats, c'est-à-dire une contraction quand le courant est ascendant, et point de contraction quand il est descendant [1].

Voici une autre expérience bien démonstrative. On applique le rhéophore positif sur le tronc du nerf facial d'un cheval, et le rhéophore négatif sur le tronc du nerf facial opposé. Si le courant est suffisamment faible, les muscles qui sont animés par le nerf sur lequel repose le rhéophore négatif sont les seuls qui se contractent.

Il résulte de ces expériences, que M. Chauveau a variées de beaucoup d'autres manières, que les courants agissent sur le point par lequel ils sortent du nerf, à la manière des excitants mécaniques. Les phénomènes se passent comme si le nerf sur lequel repose le rhéophore négatif était excité en ce point par les mors d'une pince, par exemple [2].

On conçoit aisément, d'après ce qui précède, pourquoi, lorsque les deux rhéophores d'un courant (même de faible intensité, comme les précédents) sont appliqués *tous les deux* sur le tronc d'un nerf, la contraction des muscles animés par ce nerf se manifeste, quelle que soit la position respective des rhéophores. En effet, que le courant soit ascendant ou qu'il soit descendant, c'est-à-dire que le rhéophore positif soit plus loin du centre que le négatif, ou réciproquement, le rhéophore négatif n'en est pas moins appliqué sur le nerf, et les effets de la tension du courant à sa sortie s'exercent sur le nerf dans le point correspondant.

Ce dernier fait, du reste, n'est exact qu'autant que le nerf est tout à fait frais et que, par conséquent, il possède partout à peu près la même excitabilité. Au bout de quelque temps, et en vertu du principe posé précédemment, c'est-à-dire en vertu de la décroissance de l'excitabilité des nerfs excito-moteurs du

[1] Le courant *ascendant* est celui qui traverse les parties en se dirigeant de la circonférence au centre, c'est-à-dire du rhéophore *positif* appliqué sur le muscle au rhéophore *négatif* appliqué sur le nerf. Le courant *descendant* est celui dans lequel les rhéophores sont appliqués dans un sens opposé.

[2] MM. Baierlacher, Fick et Pflüger ont également appelé l'attention sur la prédominance d'acton du rhéophore négatif dans l'éveil des actions nerveuses.

centre à la périphérie, il résulte que, lorsqu'un courant faible est appliqué à un nerf dont l'excitabilité est diminuée, le courant descendant fait contracter le muscle, alors que le courant ascendant n'a plus ce pouvoir. Dans le courant descendant, en effet, le rhéophore négatif correspond à une région du nerf où l'excitabilité est moins affaiblie; dans le courant ascendant, au contraire, le rhéophore négatif est appliqué sur une portion du nerf qui n'est plus suffisamment excitable.

De même, lorsque sur un nerf frais on écrase avec une pince la portion du nerf comprise entre les deux rhéophores, le courant descendant seul fait contracter les muscles. L'écrasement du nerf, en effet, en détruisant la continuité des tubes nerveux, ne change point la conductibilité du nerf pour le courant de la pile, mais il s'oppose à l'action du nerf sur les muscles quand le nerf est excité au-dessus de l'écrasement. Quand donc le rhéophore négatif est au-dessus de l'écrasement il n'y a point de contraction; celui-ci a lieu, au contraire, quand il est au-dessous.

Les expériences précédentes peuvent être répétées à l'aide de l'électricité statique ou de tension en se servant de la décharge de faibles condensateurs On peut constater aussi de cette manière la supériorité d'action de l'électricité à son point de sortie des tissus.

L'application du courant de la pile au tissu des nerfs présente des caractères spéciaux sur lesquels nous devons maintenant nous arrêter. Les courants d'induction, comme les décharges de l'électricité statique, offrent un caractère d'instantanéité que n'a pas le courant *continu* de la pile.

Lorsqu'on exerce une action mécanique, lorsqu'on applique un agent chimique sur un nerf, la sensibilité ou le mouvement des parties sont mis en jeu; la disparition de la douleur, ou celle du mouvement, concorde avec la suppression de l'excitant. Il n'en est pas tout à fait de même avec le courant de la pile. En général, le résultat (douleur ou mouvement) se montre *au moment* de l'application de l'électricité : il ne se manifeste plus pendant que le courant passe[1] : il peut apparaître de nouveau *au moment* où le courant *cesse* de passer. L'électricité de la pile n'est donc pas, pour le système nerveux, un excitant tout à fait analogue aux excitants chimiques ou mécaniques. C'est ici le lieu de rappeler une expérience de M. du Bois-Reymond, dont nous avons déjà parlé. Si on applique sur un nerf les rhéophores d'une pile à courant assez faible pour ne déterminer aucun effet, on peut, en laissant les rhéophores appliqués sur le nerf, augmenter *peu à peu* la force de la pile et par conséquent celle du courant, sans déterminer le moindre effet sur le nerf. Au contraire, tout changement *soudain* de la force de la pile, même quand ce changement est faible, entraîne immédiatement l'excitation du nerf.

Voici une autre expérience très démonstrative et qui montre bien l'influence que peut exercer un changement très faible d'excitation pourvu qu'il soit brusque. Le nerf sciatique d'une patte de grenouille (voy. fig. 309) est disposé de telle sorte que le nerf détaché sur une certaine longueur forme une boucle, et que les deux parties repliées au point B se touchent. Au moment où *on ferme* en A le courant d'une pile, c'est-à-dire au moment où on excite le nerf, la patte C se contracte sous l'influence de l'excitation; puis pendant que le courant passe, elle

[1] A moins que la pile ne soit composée d'un très grand nombre de couples, et que, par conséquent, elle n'ait une forte tension.

reste dans le repos. Or, il suffit, *tandis que le courant passe*, de rompre le contact nerveux au point B, pour que la patte éprouve un mouvement contractile. Il a donc suffi de changer brusquement la longueur du nerf excité qui était d'abord ABC, et de lui donner une longueur plus grande ABMC, pour changer les conditions de l'excitation, et pour produire une excitation nouvelle.

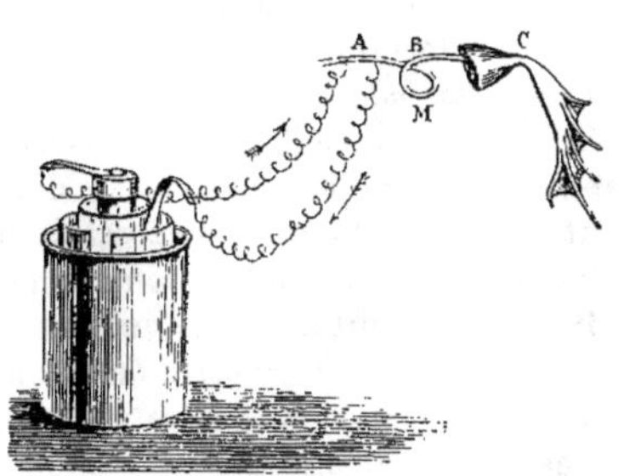

Fig. 309.

Dans toutes les expériences qu'on peut faire à l'aide du courant de la pile, une condition des plus essentielles, et dont il importe de tenir grand compte, c'est de bien déterminer l'*intensité* du courant de l'appareil électro-moteur employé, car cette intensité détermine des effets variables comme elle. Il importe aussi que les courants employés soient des courants à *force constante*, car les variations *dans l'intensité* des courants déterminent des effets analogues à ceux que produisent l'*établissement* et la *rupture* des courants. C'est surtout pour n'avoir pas tenu suffisamment compte de ces diverses conditions, que les expérimentateurs se sont quelquefois trouvés en désaccord sur les effets des appareils hydro-électriques appliqués à l'étude des courants nerveux.

M. J. Regnauld a proposé de faire usage, dans les recherches d'électro-physiologie, de courants produits par une pile thermo-électrique bismuth et cuivre, où l'on peut à volonté augmenter ou diminuer le nombre des couples. Cette pile, dont chaque couple n'a guère qu'une tension équivalente à 1/150e d'un couple de Daniell, offre encore cet avantage que la différence des températures des soudures pouvant facilement être maintenue invariablement de 100 degrés (eau bouillante, glace fondante) pendant toute la durée de l'expérience, on a ainsi à sa disposition un courant tout à fait constant. Le procédé de M. Regnauld a ce double avantage de permettre d'étudier l'action sur le système nerveux de courants peu intenses et constants, et de les graduer en faisant concourir l'effet d'un nombre plus ou moins grand de couples.

Lorsqu'on fait passer un courant dans un nerf, on peut opérer de deux manières. Ou bien le courant est appliqué sur le nerf de manière qu'il se dirige du centre à la périphérie (c'est-à-dire que le rhéophore + de la pile est placé sur le nerf du côté du centre nerveux, et le rhéophore — du côté de la périphérie), *courant descendant*. Ou bien le courant est dirigé de la périphérie au centre (c'est-à-dire que le rhéophore + de la pile est placé du côté périphérique, et le rhéophore — du côté central), *courant ascendant* [1].

Supposons d'abord que le nerf excité par le courant soit un nerf *mixte* (le nerf sciatique de la grenouille isolé des tissus voisins, par exemple). Voici ce qu'on observe à l'aide des courants faibles :

1° Il faut au moins deux couples bismuth et cuivre pour obtenir des effets sensibles, et quelquefois il faut en employer jusqu'à sept, ce qui prouve déjà

[1] On désigne aussi le courant *descendant* sous le nom de courant *direct*, et le courant *ascendant* sous le nom de courant *inverse*. Nous éviterons ces expressions, qui prêtent à la confusion.

que l'excitabilité du système nerveux n'est pas la même chez tous les individus, ni probablement à tous les moments.

2° Le passage de l'électricité dynamique, dans le nerf doué de toute son excitabilité, détermine la contraction des muscles qu'il anime à la *fermeture* du courant *descendant*.

3° Le passage de l'électricité dynamique, dans le nerf doué de toute son excitabilité, détermine la contraction des muscles qu'il anime à la *fermeture* du courant *ascendant*. La force nécessaire pour amener ce résultat dépasse toujours celle qui amène la contraction à la fermeture du courant *descendant*.

4° Pendant tout le temps que le courant passe et au moment de l'*ouverture* du courant (*descendant* ou *ascendant*), on n'observe rien.

Quand on agit, non plus sur le nerf intact, mais sur le nerf sciatique séparé de ses communications avec la moelle (ou sur un animal dont on a détruit la moelle), voici ce qu'on observe : 1° contraction à la *fermeture* du courant *descendant ;* 2° contraction à l'*ouverture* du courant *ascendant* (J. Regnauld et Cl. Bernard).

Lorsqu'au lieu d'employer des courants faibles et gradués on augmente l'énergie des courants en se servant dès l'abord d'un grand nombre de couples, on obtient les résultats notés par la plupart des observateurs, c'est-à-dire des contractions à la fermeture et à l'ouverture du courant descendant, aussi bien qu'à la fermeture et à l'ouverture du courant ascendant.

M. Nobili a publié sur ce sujet un mémoire bien connu des physiciens et des physiologistes. Il faisait usage d'une pile au moins équivalente, pour l'énergie, à cinquante des couples de la pile de M. Regnauld. Les faits observés par lui et par ceux qui ont répété ses expériences dépendent de la force des courants déployée dès l'origine pour exciter les nerfs. M. Nobili partage en cinq périodes le degré d'excitabilité des nerfs sous l'influence du courant de la pile.

Les faits observés par MM. Regnauld et Bernard sur le nerf sciatique séparé de la moelle, et dont nous venons de parler, correspondent à la troisième période de Nobili, c'est-à-dire à cette période où l'excitabilité des nerfs commençait à être assez diminuée pour compenser la trop forte énergie du courant employé.

EXPÉRIENCES DE NOBILI.		COURANT DESCENDANT.	COURANT ASCENDANT.
1re période......	Fermeture. Ouverture.	Contraction. Contraction.	Contraction. Contraction.
2e période.......	Fermeture. Ouverture.	Contraction. Contraction faible.	0 Contraction.
3e période.......	Fermeture. Ouverture.	Contraction. 0	0 Contraction.
4e période.......	Fermeture. Ouverture.	Contraction 0	0 0
5e période.......	Fermeture. Ouverture.	0 0	0 0

Les recherches de M. Pflüger ont été faites sur le nerf sciatique de la grenouille dans des conditions plus précises ; il se servait de trois sortes de courants : les uns *très faibles*, les autres *moyens*, les autres *forts*. Voici le résultat de ces expériences comparatives.

EXPÉRIENCES DE PFLUGER.	COURANT DESCENDANT.	COURANT ASCENDANT.
Courant *faible*...............	Fermeture, contraction. Ouverture 0	Fermeture, contraction. Ouverture 0
Courant *moyen*...............	Fermeture, contraction. Ouverture, contraction.	Fermeture, contraction. Ouverture, contraction.
Courant *fort* : un élément de Bunsen..................	Fermeture, contraction. Ouverture 0	Fermeture 0 Ouverture, contraction.

On peut voir par ce tableau, très symétrique, que les effets des courants faibles sont les mêmes que ceux observés par MM. Bernard et Regnauld sur le nerf sciatique *intact*. Ajoutons que les résultats obtenus avec des courants faibles, par MM. Matteucci, Bezold, Rosenthal, Schiff, Chauveau, sont également identiques.

M. Ritter a donné un tableau sur les effets amenés par la fermeture et l'ouverture du courant, tableau analogue à celui de Nobili, mais plus détaillé, et sur lequel on voit apparaître des effets étudiés plus tard par MM. Pflüger, Eckhard, Wundt, Rosenthal, Heidenhain, Bezold, etc. Voici en quoi consistent ces effets :

Je suppose qu'on découvre un nerf et qu'on comprenne un segment plus ou moins étendu de ce nerf dans le courant d'une pile de force moyenne. Le muscle dans lequel se distribue le nerf se contracte au moment où le courant vient à être fermé ; puis, pendant tout le temps que le courant passe dans le nerf, le muscle reste au repos. C'est là un fait bien connu. Mais de plus, pendant tout le temps que dure le passage du courant dans le nerf, l'*excitabilité du nerf* sur un autre point de son parcours (au-dessus ou au-dessous) est augmentée, pour tous les genres d'excitants.

M. Pflüger a poursuivi cette étude, entrepris un grand nombre d'expériences, et publié plusieurs mémoires sur ce sujet. Voici, en substance, les résultats auxquels il est parvenu, et qu'il a résumés sous forme de lois : 1° Lorsqu'on applique sur un nerf un courant faible *ascendant*, l'excitabilité de ce nerf est augmentée *en avant* du courant (en d'autres termes, le nerf est devenu plus excitable quand on l'excite entre les centres nerveux et le point où est appliqué le courant) ; c'est ce que M. Pflüger nomme le *katelectrotonus ascendant*. 2° Lorsqu'on applique sur un nerf un courant faible *descendant*, l'excitabilité de ce nerf est augmentée *en avant* du courant (c'est-à-dire entre le point où est appliqué le courant et la périphérie) ; c'est ce que M. Pflüger nomme le *katelectrotonus descendant*. 3° Lorsqu'on applique sur un nerf un courant faible *ascendant*, l'excitabilité de ce nerf est diminuée *derrière* le courant (c'est-à-dire entre le point où est appliqué le courant et la périphérie) ; c'est ce que M. Pflüger nomme l'*anelectrotonus* descendant. 4° Lorsqu'on applique sur un nerf un courant faible *descendant*, l'excitabilité de ce nerf est diminuée *derrière* le courant (c'est-à-dire entre les centres nerveux et le point où est appliqué le courant); c'est ce que M. Pflüger nomme l'*anelectrotonus* ascendant. M. Rosenthal, qui (après MM. Eckhard et Pflüger) a cherché quelle influence le courant *direct* et le courant *inverse* d'une pile faible exercent sur un nerf lorsqu'ils le traversent pendant un certain temps, formule ainsi ses conclusions : Tout courant constant, qui traverse pendant un certain temps un nerf, place ce nerf dans des conditions telles, que son pouvoir incito-moteur est augmenté pour l'ouverture d'un courant semblable à celui qui agit et pour la fermeture d'un courant de sens opposé ; le pouvoir incito-moteur du nerf en expérience est, au contraire, diminué pour la fermeture du premier et pour l'ouverture du second. MM. Wundt, Heidenhain et Bezold résument leurs expériences à peu près dans les mêmes termes que M. Rosenthal [1].

Jusqu'ici il n'a été question que des nerfs mixtes. Comment se comportent les nerfs *moteurs* et les nerfs *sensitifs*, c'est-à-dire quels effets obtient-on de l'application du courant de la pile aux racines *antérieures* et aux racines *postérieures* des nerfs rachidiens ? Avec des courants forts ou de moyenne intensité, les effets obtenus sont ceux de l'excitation mécanique des racines, c'est-à-dire : sensibilité *à l'ouverture* et *à la rupture* des courants pour les racines postérieures ; mouvements convulsifs *à l'ouverture* et *à la rupture* du courant pour les racines antérieures. Mais avec les courants faibles, ces racines se comportent-elles comme les nerfs mixtes ; y a-t-il aussi du mouvement, seulement à la fermeture du courant (racines antérieures), et de la sensibilité seulement à la fermeture du courant (racines postérieures) ? MM. Matteucci et Longet avaient cru (en agissant notamment sur les racines motrices) que le courant se comportait autrement que sur les nerfs mixtes, c'est-à-dire que le mouvement se produisait à l'ouverture du courant descendant. MM. Martin-Magron et E. Rousseau, et plus récemment M. Schiff, ont signalé les causes d'erreur auxquelles doivent être attribués ces résultats et fait rentrer les actions nerveuses des racines des nerfs dans les lois générales que nous avons exposées [2].

[1] M. Wundt distingue deux modifications différentes, déterminées par l'action du courant sur les nerfs. La première, connue depuis Ritter et décrite par M. Pflüger, de beaucoup la plus importante, se manifeste par l'action suffisamment prolongée du courant. Outre cette modification, M. Wundt en décrit une autre, qui est fugace, et qui ne se montre que par l'action très courte et pour ainsi dire instantanée du courant de la pile. Cette modification différerait de l'autre, en ce que tous les phénomènes observés seraient ici de sens opposé.

[2] Il est surtout question dans ce chapitre de l'action de l'électricité *sur le tissu nerveux lui-même*. Mais on peut encore éveiller la sensibilité et le pouvoir incito-moteur des nerfs, en appliquant l'électricité dans des points plus ou moins distants des nerfs, à la surface tégumentaire, par exemple. Ces tentatives ont surtout été faites dans un but thérapeutique.

Les appareils dans lesquels l'électricité se trouve à l'état *statique* ou de *tension* sont ceux qui déterminent sur le système nerveux les effets de commotion les plus énergiques. L'électricité accumulée sur des conducteurs et à un état de forte tension traverse facilement les tissus et généralise plus aisément ses effets. Aussi, toutes les fois qu'on veut agir sur l'ensemble du système nerveux, a-t-on recours à la machine électrique, à la bouteille de Leyde et autres condensateurs. Les appareils d'électricité dynamique, tels que les divers appareils d'induction, sont préférables quand il s'agit de faire des applications localisées. L'application du courant, indépendamment des effets de sensibilité, éveille la contractilité du tissu musculaire sous-jacent, et comme les tissus qui recouvrent les nerfs sont aussi bons, si ce n'est meilleurs conducteurs de l'électricité que les nerfs eux-mêmes, le courant se transmet aux branches nerveuses voisines par l'intermédiaire des tissus ambiants (peau et muscles). Il s'ensuit que la contraction, qui ne se manifeste qu'entre les deux points touchés par les rhéophores, quand le courant est faible, se généralise, au contraire, aux muscles voisins ou éloignés, animés par le nerf ou les nerfs sur lesquels peut agir le courant, quand celui-ci a une tension suffisante.

On a aussi utilisé les *courants* de la pile (avec grand nombre d'éléments), comme source de

§ 348 *bis.*

Influence de la température. — Influence de l'éther, du chloroforme et de divers poisons. — La température exerce sur les nerfs une action qui a de l'analogie avec celle qu'elle exerce sur les muscles, et sur laquelle nous avons insisté précédemment (Voy. § 168, Ire PARTIE). Ainsi que nous l'avons dit, cette influence est étroitement liée à la température propre des animaux, et elle diffère chez les animaux à température constante, dits à sang chaud, et chez les animaux à température variable, dits à sang froid. Chez ces derniers une température de 35° suffit pour anéantir l'action musculaire en déterminant la coagulation de la substance des muscles.

L'élévation de température peut déterminer aussi l'inertie nerveuse. Mais elle doit être un peu plus élevée. Voici une expérience de M. Cl. Bernard qui le

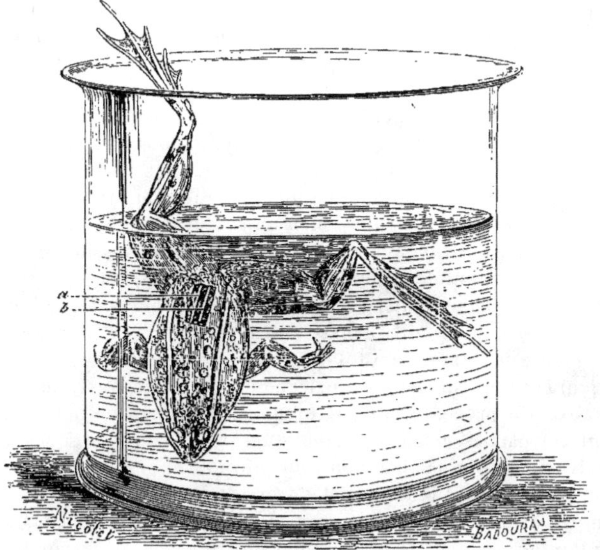

Fig. 310.

démontre. On plonge une grenouille dans un bain d'eau à une température de 35° à 38°, de telle sorte que le corps entier soit immergé, sauf l'un des membres postérieurs (Voy. fig. 310). On attend que la période convulsive qui précède la

chaleur, dans le but de produire des cautérisations superficielle ou profondes. Le courant constant de la pile peut actionner en effet un cautère métallique dont la chaleur se régénère à mesure qu'elle tend à s'éteindre dans les parties.

On a aussi cherché à utiliser l'action chimique et décomposante du courant de la pile, en plongeant à demeure et à distance les électrodes d'une pile, *à forte tension* au sein des tissus qu'on veut modifier. Le courant se trouvant fermé par les tissus, ceux-ci éprouvent par action électrolytique des modifications chimiques et destructives, qui peuvent favoriser la séparation ou la résolution des tumeurs.

C'est aussi l'action modificatrice du courant continu qu'on cherche à obtenir, quand on applique à la surface de la peau, et pendant un certain temps, les électrodes à surface plus ou moins étendue de piles à tensions variées.

rigidité musculaire des parties submergées soit terminée. Si on applique alors un excitant électrique de moyenne intensité sur les nerfs lombaires de l'animal préalablement mis à nu, on constate que l'excitation du nerf lombaire *b* reste ans effet sur la cuisse du même côté, tandis que l'excitation du nerf *a* est suivie d'un mouvement convulsif dans le membre correspondant.

L'action nerveuse n'est donc pas encore anéantie, et elle se traduit par une contraction dans les seuls muscles qui, n'étant pas envahis par la rigidité thermique, peuvent encore répondre à l'incitation nerveuse motrice.

Chez les animaux à sang froid, une température *modérée* de 15 à 20° paraît favorable à l'action nerveuse. Les nerfs et les muscles sont alors plus excitables que dans la saison froide; il est vrai que l'excitabilité s'épuise rapidement quand on la sollicite coup sur coup, et que si les réactions sont plus vives elles sont moins durables.

Chez les animaux à sang chaud dont la température est sensiblement constante et qui sont organisés de manière à résister non seulement aux abaissements, mais aussi aux élévations de température, la résistance à la chaleur est plus longue et plus efficace; mais quand les tissus intérieurs ont atteint la température de 45°, les muscles deviennent rigides et la mort ne tarde pas à survenir. Il est probable que, chez les animaux supérieurs le système nerveux, de même que chez les animaux à sang froid, est atteint après le système musculaire.

Les abaissements de température qui sont beaucoup moins nuisibles et pour les animaux à sang froid et pour les animaux à sang chaud, entraînent la diminution de l'excitabilité nerveuse aussi bien en ce qui touche à la transmission des impressions sensitives qu'en ce qui touche la transmission des incitations motrices. La diminution de la puissance excito-motrice est plus directement la conséquence des abaissements de température qui portent sur l'ensemble de l'économie et par conséquent sur les centres nerveux; la diminution de la sensibilité, et même son extinction totale, sur des points plus ou moins étendus, est plus particulièrement déterminée par l'action localisée du froid sur la surface tégumentaire. Un procédé souvent employé en chirurgie pour insensibiliser localement les parties consiste à appliquer de la glace ou à projeter un jet d'éther pulvérisé sur la partie qu'on veut refroidir [1].

Le froid appliqué localement sur les troncs nerveux superficiels (nerf cubital au coude par exemple) engourdit non seulement la sensibilité mais peut aussi paralyser temporairement le mouvement des muscles correspondant à la distribution nerveuse.

Action de l'éther et du chloroforme. — Par son action sur les centres nerveux, l'inhalation des vapeurs d'éther ou de chloroforme anéantit la sensibilité. Ces vapeurs placent l'homme et les animaux dans une sorte d'ivresse rapide et momentanée; la peau perd sa sensibilité, les organes des sens deviennent insensibles à leurs excitants naturels, l'œil ne voit plus, l'oreille n'entend plus [2].

Quand l'inhalation n'est pas poussée très loin, il arrive souvent que le patient auquel on pratique une opération douloureuse entend ce qu'on dit autour de

[1] L'éther agit en empruntant à la peau une grande quantité de chaleur pour passer à l'état de vapeur.

[2] Quand la rétine devenue insensible ne commande plus les mouvements de l'iris, il faut se tenir sur ses gardes, et ne pas pousser plus loin l'inhalation. Il convient même de s'arrêter quand la conjonctive oculaire a perdu sa sensibilité et que le mouvement de clignement ne répond plus à l'attouchement du globe de l'œil.

lui, et même voit confusément l'opérateur, bien qu'il n'ait pas la conscience de ce qu'on lui fait. La sensibilité générale paraît donc disparaître la première; nous parlons de la sensibilité consciente. Le patient crie parfois et son visage se contracte, et pourtant il ne se souvient de rien au réveil. Ces cris et ces mouvements, involontaires les uns et les autres, sont de l'ordre des contractions musculaires sans conscience, c'est-à-dire de l'ordre des phénomènes réflexes. Lorsque l'éthérisation ou la chloroformisation sont complètes, les muscles sont devenus lâches, et, lorsqu'on les coupe, ils se rétractent moins que dans l'état normal. Lorsqu'un animal est profondément plongé dans le sommeil de l'éther ou du chloroforme, les excitants appliqués à la peau sont incapables de susciter des contractions dans les muscles du tronc ou des membres. Quant aux muscles intérieurs, ils conservent plus longtemps la propriété de réagir par des contractions. S'ils avaient perdu, comme les muscles de la vie animale leurs réactions accoutumées et nécessaires, l'homme ou l'animal ne pourrait continuer à vivre.

Durant le sommeil de l'éther et du chloroforme, il survient dans l'encéphale, des modifications de circulation remarquables. Sur des chiens auxquels il avait préalablement enlevé une portion de la voûte du crâne, M. Durham a constaté que sous l'influence du chloroforme les vaisseaux de la pie-mère, et notamment les veines, sont distendus et gonflés, et que cette distension disparaît peu à peu à mesure que l'ivresse du chloroforme se dissipe. Les vaisseaux reprennent, quand l'animal est revenu à lui-même, un volume qui n'est pas le quart de celui qu'ils avaient pendant le sommeil anesthésique; ils étaient d'un violet foncé, et ils redeviennent rosés et même pâles.

Lorsque les nerfs sont mis à découvert sur un animal anesthésié par le chloroforme ou par l'éther, l'excitation directe du nerf fait contracter les muscles dans lesquels ce nerf répand ses filets. Par conséquent un nerf mixte qui ne transmet plus les impressions sensitives, est encore capable de transmettre, du côté des muscles, l'excitation motrice. La sensibilité consciente s'éteint ici avant le pouvoir excito-moteur.

Pendant le sommeil de l'éther et du chloroforme, les mouvements respiratoires sont notablement ralentis. Lorsque ce sommeil devient mortel, ce qui est arrivé malheureusement quelquefois, c'est ou bien par la suspension des phénomènes mécaniques de la respiration, ou bien par la suspension de l'action du système nerveux sur les mouvements du cœur, que la mort arrive en un court espace de temps.

Le ralentissement dans les mouvements de la respiration entraîne l'échange incomplet des gaz dans le poumon; le sang veineux se débarrasse incomplètement de l'acide carbonique. Si le sommeil est longtemps prolongé, l'acide carbonique s'accumule dans le sang, et le sang qui circule dans le système artériel n'a plus sa couleur rutilante, ainsi qu'on a pu le constater sur les animaux. Lorsque l'éthérisation ou la chloroformisation sont poussées jusqu'à la mort des animaux, la cause de la mort est donc assez complexe. Elle dépend d'abord de l'action de l'éther ou du chloroforme sur le système nerveux, action qui tend à ralentir les mouvements respiratoires et les mouvements du cœur [1]. Les trou-

[1] Lorsqu'on place un cœur arraché de la poitrine d'un animal vivant dans une atmosphère remplie de vapeurs d'éther ou de chloroforme, le cœur cesse de battre beaucoup plus tôt que lorsqu'on le laisse à l'air libre.

bles de l'hémostase surviennent secondairement, et le sang, incomplètement revivifié, n'excite plus suffisamment les centres nerveux. La mort par le chloroforme peut être ou une syncope compliquée d'asphyxie, ou une asphyxie compliquée de syncope.

Action des poisons. — Un poison n'agit guère qu'autant que l'absorption l'introduit dans le torrent circulatoire et que la circulation le porte dans l'intimité des tissus. Les poisons exercent leur action première soit sur le système nerveux, soit sur le système musculaire. Il y a des poisons qu'on appelle *nerveux* et d'autres qu'on appelle *musculaires;* les premiers sont les plus nombreux. Longtemps on a cru que l'action toxique d'une substance débutait toujours par le système nerveux ; on sait aujourd'hui que certaines substances (sulfo-cyanure de potassium, upas-antiar, par exemple) administrées à dose suffisante, lorsqu'elles sont portées par le sang vers les muscles, abolissent la contractilité musculaire et entraînent la mort des animaux non pas en paralysant l'action nerveuse des muscles respirateurs ou l'action nerveuse cardiaque, mais en supprimant la propriété fondamentale des muscles et en les frappant ainsi d'inertie.

Quand un poison est déposé à la surface du tissu sur lequel il agit, quand un poison dit nerveux, par exemple, est déposé directement sur l'encéphale ou sur la moelle mise à nu, les phénomènes de l'empoisonnement peuvent ne pas se manifester si la dose est faible, ou tout au moins ils se manifesteront plus tardivement que si la substance toxique était injectée dans le sang, ou même que si elle était déposée sur un tissu très vasculaire, sur la peau dénudée de son épiderme, ou sur certaines muqueuses. Cela tient évidemment à ce que le poison ne pouvant généraliser ses effets qu'à la condition de pénétrer avec le sang dans l'intimité même des tissus, la pénétration est moins facile et moins prompte sur les parties médiocrement vasculaires, que sur les surfaces riches en vaisseaux (peau et muqueuse).

Les substances toxiques déterminent donc d'autant mieux l'empoisonnement, qu'elles arrivent dans l'intimité du tissu par l'*intermédiaire du sang.* Cette condition tient évidemment à ce que la circulation seule peut généraliser l'effet de la substance dans l'ensemble tout entier du système sur lequel elle agit.

Ce qui n'est pas le moins surprenant dans les phénomènes de l'empoisonnement, c'est la faible dose à laquelle quelques poisons peuvent agir. M. Marshall-Hall avait constaté autrefois qu'il suffisait de 1/1000 de grain ($0^{gr},00005$) d'acétate de strychnine pour empoisonner une grenouille, et M. Harley a montré plus récemment qu'il suffit d'injecter dans l'abdomen ou dans le poumon d'une grenouille 1/8000 de grain ($0^{gr},000006$) du même sel de strychnine pour amener sur une grenouille les contractions tétaniques au bout de huit à dix minutes, et la mort au bout d'environ deux heures. Aussi est-il permis de dire que les animaux (la grenouille en particulier) sont, pour la strychnine, des réactifs plus sensibles que ceux de la chimie. L'acide cyanhydrique (acide prussique) agit aussi, comme chacun sait, à des doses extrêmement faibles ; mais il n'est pas facile de les apprécier aussi rigoureusement, parce que c'est un corps plus difficile à manier.

La rapidité des phénomènes d'empoisonnement dépend de deux conditions : 1° de la nature du poison ; quand le poison est capable d'agir à faible dose, la rapidité de l'empoisonnement est grande, par cette raison que les premières parcelles de poison introduites dans le sang suffisent pour déterminer des effets toxiques ; 2° des parties sur lesquelles le poison est déposé ; les divers tissus, en effet, n'absorbent pas avec la même facilité (Voy. *Absorption*, §§ 68 et suiv.).

Un très grand nombre de physiologistes ont étudié, dans ces dernières années, l'action des poisons sur l'économie animale, et analysé, avec beaucoup de soin, l'influence exercée par ces substances sur les divers systèmes de l'économie. Nous ne pourrions, sans sortir des bornes de cet ouvrage, placer sous les yeux du lecteur le détail de ces expériences, qu'on consultera avec fruit dans les ouvrages originaux [1]. Nous nous bornerons à consigner ici les résultats les plus saillants.

L'un des poisons dont les effets ont été le mieux étudiés, c'est le *curare*, dont nous avons parlé déjà ; poison qui jouit de la propriété de paralyser les éléments excito-moteurs du système nerveux. Quand on introduit un fragment de curare sous la peau d'une grenouille, l'empoisonnement se produit silencieusement, sans convulsions, sans contractions tétaniques : ses membres et tout son corps tombent en quelques minutes dans un état complet de flaccidité, et au bout d'un temps qui varie avec la dose du poison l'animal meurt, c'est-à-dire que la respiration cesse. Mêmes phénomènes chez les animaux à sang chaud, seulement la mort est plus rapide.

Quand on ouvre une grenouille empoisonnée par le curare, on constate que le cœur n'a pas cessé de battre ; on l'a même vu continuer de battre, quoique plus faiblement, pendant vingt-quatre heures. Les muscles de la locomotion restent contractiles à l'excitation directe pendant plusieurs heures ; la contractilité est également conservée dans les muscles intérieurs (muscles lisses). Les membres préservés contre l'action du poison, par la ligature des vaisseaux qui s'y rendent, peuvent se contracter encore sous l'influence des excitations qui portent sur un point quelconque de la *surface cutanée du corps empoisonné*.

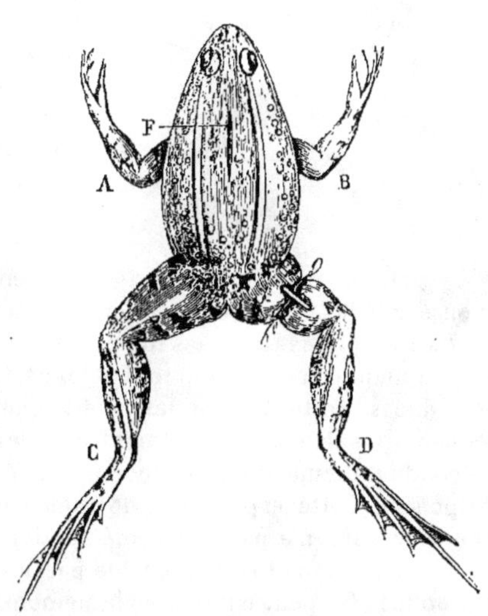

Fig. 311.

Soit une grenouille (Voy. fig. 311), dont le membre postérieur D a été fortement lié de manière à y intercepter toute circulation, et dont le nerf sciatique mis à nu, soulevé, et non compris dans la ligature, établit la communication entre les muscles du membre et les centres nerveux. Si on empoisonne la grenouille en lui introduisant un fragment de curare sous la peau du dos, en F, au bout de peu de minutes les excitations les plus vives portées sur la peau de l'animal en un point quelconque, sur les pattes C, A ou B par exemple, restent sans effet sur les membres excités ; seul, le membre D, dans lequel la circulation est suspendue (et qui est resté en dehors de l'imprégnation du poison par le sang) se contracte.

[1] Voy. la bibliographie, à la fin du chapitre de l'*Innervation*.

La transmission des impressions sensitives n'a donc pas été supprimée par le poison ; les nerfs sensitifs continuent à transmettre ces impressions vers le centre nerveux. Celui-ci n'a pas, non plus, perdu son pouvoir incito-moteur, puisque le nerf sciatique du côté du membre D a conduit à la cuisse l'incitation motrice venue du centre. Le curare n'a donc exercé son action sur les nerfs moteurs que dans les parties de l'animal pénétrées par le sang empoisonné. Voici une autre expérience non moins démonstrative (Voy. fig. 312). On met à nu, sur la partie dorsale de l'animal, les deux nerfs lombaires qui se portent vers les deux membres postérieurs, puis on comprend dans une ligature tout l'ensemble du tronc de l'animal ; sauf les deux nerfs lombaires. Toute la partie de l'animal située au-dessous du lien ne communique donc plus avec l'appareil circulatoire, et ne reçoit plus de sang. Il n'y a plus au-dessous du lien qu'une communication nerveuse entre les centres nerveux et le train postérieur de l'animal. On curarise alors l'animal comme dans l'expérience précédente par une petite plaie pratiquée à la partie supérieure du dos. Au bout de quelques minutes, toute la moitié antérieure de l'animal offre les apparences caractéristiques de l'empoisonnement : si on excite les membres postérieurs, ceux-ci répondent immédiatement par une contraction.

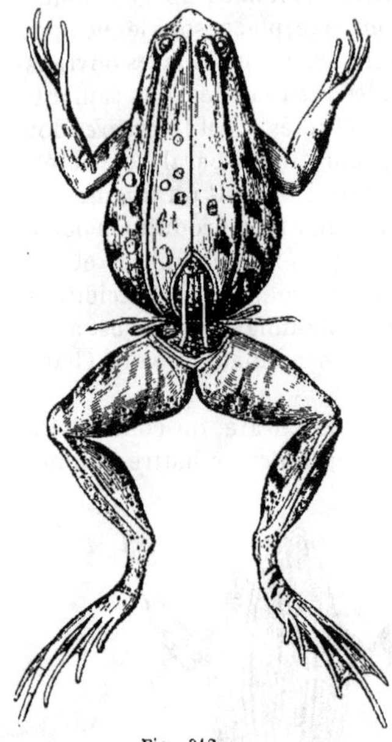

Fig. 312.

Si on excite les membres antérieurs ou toute partie de la surface sensible située *au-dessus* de la ligature, les membres antérieurs restent immobiles, mais ce qui prouve manifestement que toutes les parties de l'animal, même les parties empoisonnées, restent sensibles, c'est que cette excitation de la partie empoisonnée est suivie de mouvement dans les pattes postérieures de l'animal, là où les conducteurs nerveux des incitations motrices n'ont pas reçu l'action directe du poison. Cette expérience, de même que la précédente, prouve également que le curare n'a pas supprimé l'action des centres nerveux, car ceux-ci ont reçu l'impression et l'ont réfléchie par les nerfs moteurs de la partie non empoisonnée. On peut compléter la démonstration en enlevant rapidement le lien qui intercepte la circulation dans le train postérieur. Quand il est enlevé, et au bout de peu d'instants (les membres postérieurs de l'animal ayant reçu l'impression locale du poison par l'irrigation sanguine), les excitations les plus vives appliquées soit sur ces membres, soit sur un point quelconque de l'animal, ne sont plus suivies d'aucun mouvement.

Il résulte de tout ceci : 1° que le curare avant de déterminer la mort de l'animal [1] porte d'abord son action sur les nerfs moteurs et laisse intacts les nerfs

[1] Quand la dose du poison est très faible l'animal peut survivre ; les effets toxiques sont limités à l'action sur les nerfs moteurs ; l'action spéciale du curare sur certains éléments nerveux à l'exclusion des autres est ici bien nette.

sensitifs ; 2° si l'animal ne répond pas aux excitations, ce n'est pas que celles-ci ne parviennent pas aux centres nerveux, ni même que ceux-ci ne la ressentent pas, mais parce que les conducteurs des incitations motrices ne remplissent plus leur office ; 3° ces expériences permettent encore de localiser d'une manière tout à fait précise le point des conducteurs nerveux moteurs sur lesquels le curare exerce directement son action. Évidemment ce n'est ni dans leur trajet médullaire, ni même dans leur trajet le long des membres, que les nerfs moteurs sont atteints ; l'expérience représentée figure 311 montre en effet que le membre D de la grenouille curarisé se contracte encore sous l'influence d'une excitation périphérique quelconque. Or, sur cet animal toute la portion du nerf sciatique placée dans l'épaisseur du membre postérieur, au-dessus de la ligature, reçoit l'influence du sang toxique, et cependant son pouvoir incito-moteur est intact. On peut, d'ailleurs, constater par l'expérience directe, en détachant

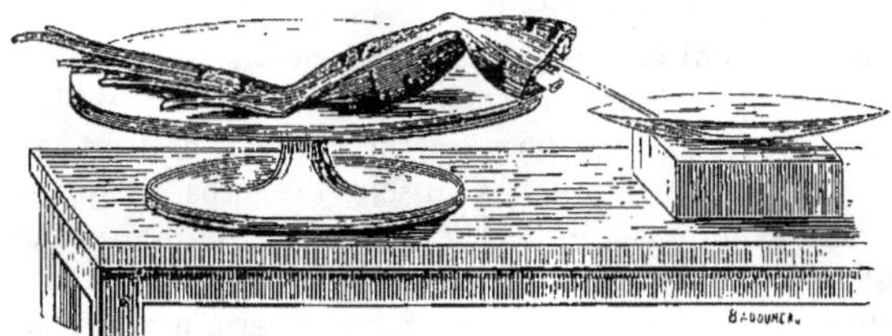

Fig. 313.

du tronc le membre de la grenouille (Voy fig. 313), et en disséquant le nerf sciatique sur une certaine longueur, que ce nerf plongé dans une dissolution de curare peut encore, quand on l'excite entre la capsule et le membre, faire contracter les muscles dans lesquels il se termine. Le pouvoir incito-moteur des nerfs centrifuges paraît donc ne pouvoir être paralysé que par imprégnation *périphérique* du sang curarisé; d'où cette conclusion : l'action du poison se produit sur les *plaques nerveuses terminales* des nerfs musculaires.

Lorsque l'animal doit mourir, les mouvements sollicités dans les parties qui n'ont pas reçu l'imprégnation directe du poison cessent peu à peu de se produire sous l'influence des excitations, par conséquent la sensibilité qui persistait et qui les éveillait s'éteint. Lorsque l'extinction de la sensibilité et celle du pouvoir réflexe de la moelle sont consommées, on peut encore, pendant quelque temps, solliciter des contractions dans les muscles par l'*excitation directe*. La *contractilité* musculaire disparaît en effet la dernière ; il semble même que le curare prolonge la durée de cette propriété. La rigidité cadavérique qui vient y mettre un terme survient plus tard dans les muscles d'un animal empoisonné par le curare que dans les muscles d'un animal qui a succombé à un autre genre de mort[1].

[1] Le curare ne paraît pas être un poison tout à fait aussi violent que la strychnine. Il résulte des expériences de M. Kölliker et de celles de M. Vulpian que, quand on a donné à une grenouille 0gr,0001 (c'est-à-dire 1 dixième de milligramme) de curare, l'animal qui paraît mort, étant conservé dans de la mousse humide (mais non dans l'eau), ressuscite pour ainsi dire au bout de quatre jours. Les mouvements du cœur n'ont pas cessé, et ont entretenu la vie de l'animal. De même, des chiens qui paraissaient morts ont été rappelés à la vie par la respiration artificielle.

Le premier effet du curare est donc de paralyser le mouvement en détruisant l'action périphérique des nerfs moteurs. Sur les animaux supérieurs chez lesquels les mouvements respiratoires ne peuvent être suspendus sans entraîner rapidement la mort, on conçoit quelle est la gravité d'un pareil poison. Le nerf sensitif jouit encore de ses propriétés, mais son excitation, non plus que la volonté de l'animal, sont incapables de se traduire par une contraction. L'action des nerfs sensitifs s'éteint enfin ; ajoutons que les mouvements du cœur, ceux des muscles lisses et ceux des tuniques vasculaires qui persistent encore finissent aussi par être atteints.

Quand le curare est administré aux animaux par la voie intestinale, les phénomènes observés sont beaucoup moins marqués et beaucoup plus lents à se produire. L'absorption ne faisant pénétrer que successivement et peu à peu cette substance dans le sang, l'élimination peut en débarrasser au fur et à mesure l'économie et l'animal peut résister. Mais lorsqu'on lie les artères rénales, les phénomènes caractéristiques de l'empoisonnement par le curare ne tardent guère à se montrer, avant même que les accidents urémiques ne se produisent.

Strychnine. — Ce qui caractérise essentiellement la strychnine, au point de vue des effets visibles qu'elle détermine sur l'aninal, ce sont les contractions tétaniques qui s'emparent de tous les muscles du corps, et qui reviennent par accès. Sur un animal empoisonné par la strychnine, toute excitation éveille une convulsion. La grenouille présente à cet égard une excitabilité extrême ; il suffit de l'attouchement le plus léger pour déterminer sur une grenouille strychninée une contraction tétanique générale. C'est pendant un accès convulsif que les animaux supérieurs succombent par suite du tétanos des muscles de la respiration, et, par conséquent, par asphyxie. L'action du poison est précipitée par le manque de respiration ; ce qui le prouve, c'est qu'on peut prolonger beaucoup la vie des chiens empoisonnés par la strychnine, en établissant une respiration artificielle.

M. Harley, en administrant successivement ou simultanément à un animal du curare et de la strychnine, a observé des faits curieux. Une grenouille reçoit 1/500 de grain ($0^{gr},0001$) de curare ; au bout de trois minutes l'effet du poison se fait sentir par la paralysie de tout le système locomoteur. On lui donne alors 1/20 de grain ($0^{gr},0025$) de strychnine : les contractions tétaniques de la strychnine apparaissent au bout de cinq minutes. Quand on intervertit l'ordre, on voit survenir d'abord les contractions tétaniques de la strychnine, que fait bientôt cesser l'administration du curare. On introduit simultanément dans l'abdomen d'une grenouille 1/500 de grain de curare et 1/40 de grain de strychnine. Au bout de dix minutes les contractions tétaniques de la strychnine apparaissent ; au bout de vingt minutes, paralysie et flaccidité complète des membres et du tronc. Le lendemain la grenouille est rétablie. M. Harley conclut de ces expériences que ces deux substances se neutralisent dans l'organisme. M. Vella a fait sur le chien des observations analogues. Il introduit la strychnine dans l'estomac, les contractions tétaniques caractéristiques apparaissent ; il injecte une solution de curare dans le sang, les contractions se suspendent. Il injecte dans la masse du sang d'un autre chien un mélange de strychnine et de curare ; la dose de chacune de ces substances aurait tué l'animal ; ce mélange laisse l'animal survivre.

Le point de départ des convulsions périodiques de la strychnine est dans les centres nerveux ; si le nerf sciatique de l'un des membres postérieurs a été coupé avant l'administration du poison, tout mouvement convulsif est naturellement supprimé dans ce membre. Si, au contraire, on laisse le nerf sciatique intact, et si on lie l'artère iliaque primitive d'un côté avant d'empoisonner l'animal, le membre qui ne reçoit plus de sang n'en subira pas moins les contractions tétaniques comme les autres.

On a remarqué que les oiseaux et les cobayes sont beaucoup moins sensibles à la strychnine que les chiens et les lapins ; il faut pour obtenir des résultats à peu près identiques quintupler ou décupler la dose.

D'après M. Funke, l'action de la strychnine sur le système nerveux consisterait dans l'activité de ce système exagérée jusqu'à épuisement. Lorsqu'on applique, dans l'état normal ou de repos, sur la substance des nerfs, de la moelle ou de l'encéphale, un papier de tournesol, on constate que cette substance est parfaitement neutre. Lorsque le système nerveux a été soumis à une activité prolongée et exagérée, la substance nerveuse présente une réaction acide (nous avons vu quelque chose d'analogue dans les muscles). Or, quand l'animal succombe aux contractions tétaniques de la strychnine, les centres nerveux et les nerfs de l'animal présentent la réaction acide.

Le *sulfocyanure de potassium* agit en abolissant d'abord la contractilité des muscles (Bernard). Ceux-ci ne répondent plus aux excitants directs ; ils ont perdu leur contractilité, c'est ce qu'on appelle un poison musculaire. L'animal succombe à la paralysie du cœur. Lorsqu'on empêche l'arrivée du poison dans un membre, en liant les vaisseaux qui s'y rendent, l'excitation des parties empoisonnées amène encore par action réflexe des contractions dans le membre situé au delà de la ligature. Plus tard le système nerveux central s'affecte à son tour.

L'*upas-antiar* (suc de l'*antiaris toxicaria*, arbre de la famille des artocarpées) agit comme le sulfocyanure de potassium ; c'est un poison musculaire ou un poison du cœur. Le premier effet de ce poison est d'anéantir la contractilité dans les muscles, aussi il tue rapidement l'animal en arrêtant les mouvements du cœur, ainsi d'ailleurs que l'avait constaté M. Brodie. Cet effet est prompt chez les mammifères (une ou deux minutes) ; un peu plus lent sur les grenouilles, animaux à circulation et absorption plus lente (cinq à huit minutes). L'animal succombe sans convulsions (Kölliker, Pélican, Martin-Magron, Kühne).

La *vératrine* (alcaloïde extrait des graines de la cévadille, ou *veratrum sabadilla*) est encore un poison musculaire, ses premiers effets se montrent du côté des muscles, qui perdent promptement leur contractilité. Le cœur s'arrête promptement et perd son excitabilité. L'excitabilité des nerfs sensibles n'est pas anéantie, mais seulement diminuée (Kölliker, Kühne).

La *conicine* (alcaloïde d'aspect huileux extrait de la grande ciguë) et la *nicotine* (alcaloïde d'aspect huileux extrait du tabac) ont des effets analogues à ceux du curare. La nicotine seule détermine chez l'animal quelques secousses tétaniques qui durent peu. L'un et l'autre de ces alcaloïdes paralysent les extrémités nerveuses motrices et ne paraissent pas affecter les nerfs de la sensibilité, pas plus que la contractilité musculaire. Le cœur continue à battre longtemps encore après la mort de l'animal.

L'*opium* et la plupart de ses alcaloïdes (thébaïne, codéine, narcotine, morphine) ont une action d'abord convulsivante, et ensuite une action narcotique ou anesthésiante.

L'opium et ses dérivés paraissent exercer leur action principale sur la substance grise des centres nerveux, ainsi que l'indique la disparition rapide des actions réflexes dans l'encéphale et dans la moelle. L'action sur le cœur, celle sur les muscles lisses celle sur les vaisseaux et sur le cœur ne s'éteint que tout à fait à la fin.

Les oiseaux sont beaucoup moins sensibles à l'action des opiacés que les mammifères.

L'acide *cyanhydrique* (acide prussique) est le plus toxique de tous les poisons. Il anéantit l'action nerveuse dans son foyer même, c'est-à-dire dans les centres nerveux ; aussitôt que le poison a été porté par l'absorption sur les centres nerveux, la mort survient (chez la grenouille), silencieusement et sans convulsion. Chez les animaux à sang chaud, la mort extrêmement rapide est accompagnée de crampes tétaniques, de dyspnée et de dilatation pupillaire [1].

L'*atropine* (belladone) peut être considérée comme un poison des centres ; la respiration s'arrête par empoisonnement du bulbe et la mort arrive sans convulsions. L'atropine détermine, on le sait, la dilatation pupillaire ou mydriase. Cette action peut aussi se produire par instillation sur l'œil ; on obtient ainsi une action paralysante directe sur le sphincter irien.

La *physostigmine* (fève de Calabar) est aussi un poison des centres nerveux ; son action est, dans une certaine mesure, antagoniste de celle de l'atropine. La pupille est rétrécie, la sensibilité persiste jusqu'à la mort ; les mouvements volontaires sont paralysés, ce qui rapproche ce poison du curare.

L'*aconitine*, la *digitaline* peuvent être considérés comme des poisons du cœur.

L'action des *venins* a une grande analogie avec celle des poisons végétaux que nous venons de passer en revue ; mais on n'a pas analysé avec autant de précision l'influence qu'ils exercent sur les divers éléments du système nerveux et sur le système musculaire. M. Vulpian a récemment appelé l'attention des physiologistes sur un fait d'un autre ordre qui n'est pas moins curieux. Les recherches de M. Vulpian ont porté sur les venins cutanés de quelques batraciens. Il a constaté que le venin cutané du triton est un poison pour le chien [2], pour le cochon d'Inde, pour la grenouille ; mais qu'il n'est point un poison pour le triton lui-même. Le venin de la salamandre terrestre fait périr les grenouilles, et non les salamandres. Le venin cutané de la salamandre et celui du triton font périr les crapauds, tandis que le venin du crapaud n'est pas toxique pour le crapaud. Le venin du triton paraît avoir de l'analogie avec les poisons qui anéantissent d'abord la contractilité musculaire ; on remarque, en effet, chez les animaux auxquels on l'a inoculé, que les contractions du cœur s'affaiblissent rapidement, ainsi que la contractilité musculaire.

§ 349.

Vitesse de transmission des courants nerveux. — Cette transmission, si on l'envisage dans ses rapports avec celle de l'électricité, est infiniment plus lente.

[1] La mort survient après une minute environ chez le chien quand on a déposé quelques gouttes d'acide prussique sur la conjonctive ; il faut plus d'une minute quand on l'a déposé sur la langue.

[2] Pour tuer un chien, il a fallu rassembler le venin cutané de plusieurs tritons. Il est probable que ce venin serait aussi un poison pour des animaux de plus forte taille, et même pour l'homme, s'il était inoculé à dose suffisante. Les naturalistes ont depuis longtemps signalé les ophthalmies contractées pendant la dissection du triton.

Il semble que les changements moléculaires des éléments nerveux, qui accompagnent ce transport, aient besoin d'un certain temps pour se produire.

Haller avait cherché à apprécier cette vitesse. Il prononçait, à voix basse et le plus rapidement possible, des lettres ou des chiffres ; puis, multipliant la distance nerveuse qui sépare l'encéphale de l'appareil phonateur, par le nombre des lettres ou des chiffres prononcés, il estimait que la vitesse de la transmission nerveuse devait être d'environ 50 mètres par seconde. Cette méthode approximative avait conduit Haller, comme nous l'allons voir, à un résultat aussi exact que les méthodes plus rigoureuses dont nous disposons aujourd'hui.

C'est M. Helmhotz qui le premier a cherché à appliquer à cette recherche la rigueur expérimentale, et il a fait sur ce sujet un grand nombre d'expériences sur les grenouilles. Sa méthode, modifiée par M. Valentin, et perfectionnée par M. du Bois-Reymond, consistait en deux épreuves successives : 1° il excitait un nerf à une certaine distance du muscle qu'il anime, au point *a* par exemple (Voy. fig. 314), et il notait le temps écoulé entre le moment de l'excitation du nerf et le moment de la contraction du muscle ; 2° il excitait ensuite le nerf dans un point plus rapproché du muscle au point *b* par exemple, et il notait de combien avait diminué le temps écoulé entre l'excitation et la contraction. Cette diminution de temps, on le conçoit, représentait précisément la vitesse de l'agent nerveux dans une longueur de nerf connue.

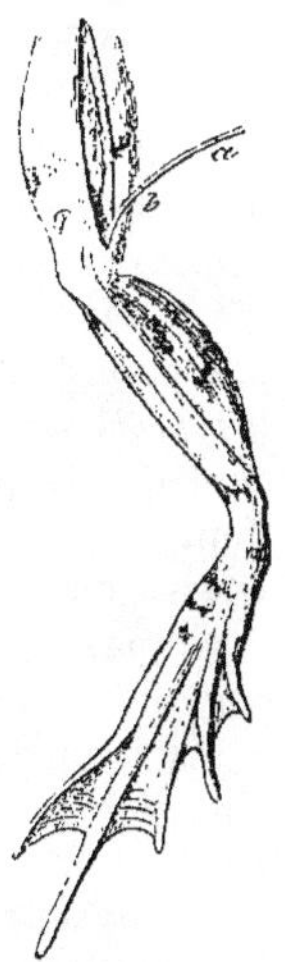

Fig. 314.

L'appareil employé par M. Helmholtz était très simple : il consistait en une pile dans le circuit métallique de laquelle était compris un galvanomètre. La durée des oscillations de l'aiguille était calculée par avance. Une patte de grenouille était introduite dans le circuit, et tellement disposée, que le plus faible raccourcissement de la patte, amené par la contraction de ses muscles, produisait la rupture du courant entre la pile et le galvanomètre. A l'aide d'un artifice mécanique, l'excitation du nerf de la patte était *simultané* avec la *fermeture* du courant du galvanomètre, et le courant se *rompait* au moment précis où la patte se contractait. Le chemin parcouru par l'aiguille du galvanomètre, au moment de la rupture, indiquait le temps écoulé entre l'excitation du nerf et le début du mouvement. En procédant ainsi, M. Helmholtz a reconnu que la vitesse du courant nerveux était d'*environ* 30 mètres par seconde.

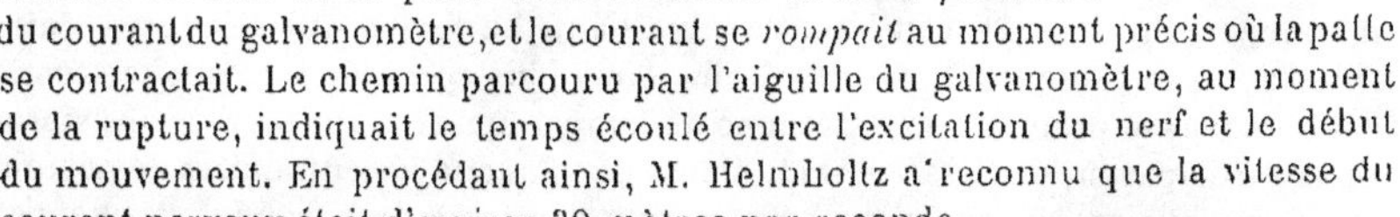

La méthode employée par M. Valentin et par M. du Bois-Reymond ne diffère de celle qu'avait employée M. Helmholtz que par l'introduction dans le circuit d'un appareil chronométrique spécial mis en jeu par la contraction des muscles en expérience, et dont les indications pouvaient être considérées comme plus rigoureuses que les oscillations de l'aiguille galvanométrique. Ajoutons que les résultats obtenus sont sensiblement concordants avec ceux de M. Helmholtz.

Depuis quelques années, l'emploi de la méthode graphique a beaucoup simplifié ce genre de recherches et mis à la portée de tous des expériences que des mains très expérimentées pouvaient seules tenter autrefois.

Voici, en peu de mots, sur quel principe reposent les appareils nouveaux que

MM. Harless, Fick, Marey et Chauveau ont perfectionnés. Un muscle est fixé de telle sorte que l'une de ses extrémités vient toucher (à l'aide d'un style) la surface du cylindre d'un appareil enregistreur mû d'un mouvement circulaire continu. L'état de repos du muscle se trouve représenté sur le cylindre par une ligne droite, et chaque contraction par une courbe. Lorsqu'on excite le nerf à des points variés, et dont les intervalles sont connus, il est facile, par l'examen du tracé des courbes, de reconnaître le retard ou l'avance des contractions musculaires, en tenant compte des temps écoulés. La mesure du temps écoulé est donnée soit par un chronomètre, soit par une syrène, ou mieux encore par un diapason dont les vibrations (le *nombre* de ces vibrations est connu pour l'unité de temps) tracent en même temps leur empreinte sur le cylindre enregistreur.

Les recherches dont nous venons de parler ont été faites sur les animaux. Quant à l'homme, certains phénomènes sur lesquels nous avons déjà appelé l'attention peuvent, avant même de recourir à des expériences de précision, donner quelques indications approximatives. Lorsqu'un pianiste exécute sur son instrument une cadence aussi rapide que sa volonté peut le lui permettre, il ne dépasse guère dix chocs par seconde. Chaque mouvement du doigt se compose de deux temps ; il faut, en effet, que les *extenseurs* le relèvent et que les *fléchisseurs* l'abaissent. Les nerfs transmettent ici l'excitation motrice du centre à la périphérie vingt fois par seconde, par des conducteurs nerveux, dont on peut évaluer la longueur à 1 mètre. On pourrait donc supposer que la vitesse du courant nerveux est de 20 mètres par seconde ; toutefois, ce ne serait pas assez. Nous savons en effet que la contraction musculaire ne s'opère pas instantanément sous l'influence de l'excitant.

Il y a entre le moment où le muscle est excité et celui où la contraction débute, un *temps perdu* dont il faut tenir compte. La vitesse du courant nerveux serait donc, ici, estimée trop basse.

La physiologie de l'homme ne pouvait se contenter de ces évaluations approximatives. On a appliqué les méthodes expérimentales à la détermination de la vitesse du courant nerveux *chez l'homme*. M. Marey excite, sur lui-même, au travers des téguments, un tronc nerveux superficiel, d'abord très près du muscle, et ensuite à 30 centimètres plus haut. Le temps qui s'écoulait entre l'excitation et la contraction musculaire était plus considérable dans le second cas que dans le premier : la différence de temps, mesurée sur le tracé des vibrations du diapason, était de $0^s,01$. M. Marey conclut que 30 centimètres de nerf ont été parcourus par le courant nerveux en 1 centième de seconde, et que par conséquent le courant nerveux excito-moteur chemine dans les nerfs avec une vitesse de 30 mètres par seconde. Il est à remarquer que cette mesure a été trouvée sensiblement la même par beaucoup d'observateurs. M. Baxt, par exemple (laboratoire de M. Helmholtz), à l'aide d'un procédé expérimental un peu différent, a cherché à évaluer la vitesse du même courant nerveux (courant excito-moteur ou centrifuge). M. Baxt coulait autour de son avant-bras un moule en plâtre qui l'entourait de toutes parts, sauf un point. Par ce point, sorte de fenêtre ou d'ouverture, le moment précis de la contraction des muscles était indiqué par le gonflement musculaire transmis par une tige convenablement disposée. L'excitation nerveuse avait lieu sur le nerf radial, tantôt en haut du bras, tantôt en bas, en deux points séparés l'un de l'autre par un intervalle de

40 centimètres. (Cette distance avait été vérifiée par de nombreuses dissections.) La différence entre les deux séries d'expériences exprimait la vitesse de l'agent nerveux moteur, rapportée à une étendue de 40 centimètres. M. Baxt conclut de ses recherches que cette vitesse est de 31^{m},50 par seconde. M. Lamansky estime cette vitesse également à 31 mètres; M. Bernstein à 32 mètres; M. de Wittich, à 33^{m},3. La concordance de toutes ces expériences est remarquable.

Si la mesure de la vitesse nerveuse, sur les conducteurs centrifuges, est relativement facile, on n'en peut dire autant en ce qui touche à la vitesse suivant laquelle cheminent, de la périphérie vers les centres perceptifs, les *impressions sensitives*, c'est-à-dire à la vitesse nerveuse sur ses conducteurs centripètes. Le procédé de M. Schelske consiste à faire passer une décharge électrique faible sur un point éloigné des centres nerveux (l'extrémité d'un membre par exemple), et à noter le temps écoulé entre le moment de la décharge et le moment précis de la sensation. La même excitation électrique est ensuite appliquée en un point plus rapproché des centres nerveux, et séparé du précédent par une distance connue. L'expérimentateur compare le temps qui s'est écoulé dans ces deux séries d'expériences, entre la décharge et la sensation, et il en tire la conclusion. Cette conclusion, c'est que la vitesse de la transmission sensitive est égale à la vitesse de la transmission motrice, car il l'estime à 29^{m},6 par seconde. Mais il faut dire que le réactif de l'expérience n'étant plus ici la contraction musculaire, mais l'éveil de la sensibilité, le problème se complique d'un acte psychique qui rend l'expérience plus complexe. Il n'est pas surprenant qu'il se produise ici des écarts assez considérables qui dépendent soit des individus mis en expérience, soit du moment où l'expérience est tentée, soit du procédé d'excitation, soit surtout de la région excitée. M. René a dernièrement appelé l'attention sur ces divers points et montré que la transmission de l'index à l'encéphale n'a pas la même vitesse que la transmission du pied ou du front. Cette dernière a été trouvée plus lente que celle du pied [1]. On ne sera donc pas surpris que cette vitesse, estimée par M. Schelske à 29 ou 30 mètres par seconde, l'ait été à 94 mètres par M. Kohlrausch, à 132 mètres par M. Bloch, à 60 mètres par M. Helmholtz. Ce qui paraît résulter de ces expériences diverses, c'est que, d'une manière générale, la conduction des impressions sensitives est plus rapide que celle des incitations motrices et qu'elle est souvent du double. Avec M. Ch. Richet on peut l'estimer entre 50 et 60 mètres par seconde.

D'après les évaluations d'un grand nombre de physiciens la vitesse de l'électricité sur les conducteurs métalliques de nos lignes télégraphiques est de 30,000 kilomètres ou de 30,000,000 de mètres par seconde. La vitesse des courants nerveux sur leurs conducteurs serait donc environ un million de fois moins rapide que celle des courants électriques sur les conducteurs métalliques de nos appareils. Remarquons encore que la vitesse des vibrations sonores, dans les liquides, étant de 1,400 mètres par seconde, et de 3,000 mètres environ dans les solides, on voit que la vitesse des vibrations nerveuses (incito-motrices, par exemple), transmises par les conducteurs nerveux qui sont mi-liquides et mi-solides, est environ soixante fois moins rapide que les ondes sonores solides, et trente fois moins rapide que les ondes sonores liquides.

[1] La transmission des impressions sensibles par les mains et par les pieds *accoutumés*, en quelque sorte, à cette conduction, est généralement plus rapide que celle des autres parties.

Cette lenteur relative du courant nerveux, rend extrêmement probable l'existence, dans le nerf qui fonctionne, d'une série concomitante de modifications bio-chimiques ayant une certaine analogie avec les décompositions et reconstitutions moléculaires successives du liquide dans les courants hydro-électriques.

Ainsi que nous venons de le dire, la vitesse des courants nerveux n'est certainement pas toujours la même, et nous connaissons quelques-unes des causes qui peuvent la faire varier. MM. Helmholtz et du Bois-Reymond avaient noté déjà dans leurs expériences, que la température a une influence marquée. M. Helmholtz, en particulier, avait constaté qu'en échauffant artificiellement le bras, on pouvait arriver a doubler cette vitesse, et qu'on pouvait aussi la ralentir en le refroidissant. Cette influence retardatrice du froid est surtout marquée sur les animaux à température variable ou animaux à sang froid, et aussi sur les animaux à sang chaud, pendant la période durant laquelle quelques-uns d'entre eux se rapprochent temporairement des animaux à sang froid, c'est-à-dire pendant l'hibernation.

En calculant le temps qui s'écoule entre le moment où l'on démasque une source lumineuse et celui où l'œil perçoit la lumière, M. Charpentier a constaté que la vitesse de transmission des impressions lumineuses varie avec l'exercice. Ces variations sont moindres pour la lumière blanche que pour les rayons colorés ; elles sont beaucoup plus grandes pour la vision périphérique que pour la vision directe.

M. Marey a remarqué que la répétition de la transmission nerveuse agit en ralentissant cette vitesse, et que quelques agents toxiques qui exerçent leur action sur le système nerveux central, la strychnine, par exemple, semblent l'accélérer.

Nous savons encore que sur les malades atteints d'ataxie la vitesse de la transmission nerveuse paraît singulièrement ralentie. En ce qui regarde la transmission des courants sensitifs, on a parfois observé qu'il s'écoule $0^s,2$ entre le moment où un bruit soudain frappe l'oreille et celui où le patient l'entend[1] ; on a signalé un écart de $1^s,5$ entre le moment où le gros orteil est excité et le moment où la sensation est perçue (M. Ch. Richet). Ici se pose, toutefois, la question de savoir si le retard tient au conducteur nerveux ou s'il ne tient pas plutôt au centre perceptif, question à laquelle il n'est pas facile de répondre.

Quant à la question de savoir si l'intensité de l'excitation exerce une influence quelconque sur la vitesse de la transmission nerveuse, elle est encore douteuse.

M. Helmholtz avait déjà, par la comparaison des résultats obtenus à l'aide de sa méthode, émis la pensée que la vitesse de transmission était moins rapide dans les centres nerveux que dans les nerfs. M. Wundt a cherché à élucider directement la question en ce qui touche à la moelle épinière. M. Wundt détermine la contraction d'un muscle par l'excitation de la *racine antérieure* d'un nerf rachidien en appliquant l'excitateur très près du point où la racine antérieure se détache de la moelle, et il mesure le temps qui s'écoule entre l'excitation et la contraction. Il excite ensuite la *racine postérieure* du même nerf rachidien, au

[1] En supposant que le trajet de l'oreille interne au bulbe est de 10 centimètres, cette vitesse correspondrait seulement à un mètre parcouru en 2 secondes.

point où la racine pénètre dans la moelle, et il mesure également le temps qui s'écoule entre le moment de l'excitation, et la *contraction réflexe* qui se produit dans le même muscle. Dans cette seconde épreuve, le retard dans la contraction musculaire doit être mis sur le compte de la traversée du courant nerveux au travers de la moelle. Dans ce trajet réflexe, la conduction nerveuse se complique de l'acte en vertu duquel l'impression sensitive se transforme en incitation motrice. M. Wundt a toujours trouvé le courant nerveux moins rapide dans la moelle que dans les nerfs ; on peut estimer sa vitesse à 15 mètres par seconde. Cette vitesse, du reste, paraît très variable, et beaucoup plus que celle du courant nerveux dans les nerfs. Il y a, en outre, de grandes différences suivant les espèces animales. D'autre part, M. Rosenthal a montré que si l'intensité de l'excitation n'avait qu'une influence douteuse sur la vitesse des courants nerveux dans les nerfs, il n'en était pas de même en ce qui touche à la vitesse de ces courants dans la moelle : la durée de la réflexion du mouvement, dans son trajet intra-médullaire, est manifestement raccourcie par l'intensité de l'excitant.

§ 350.

Des poissons électriques. — Quelques poissons présentent, sur divers points du corps, des appareils particuliers, qui offrent une certaine ressemblance avec des condensateurs électriques. A l'aide de ces appareils, les poissons dits électriques peuvent, lorsqu'ils sont touchés, ou même spontanément, donner naissance à des décharges qui offrent, avec celles de nos appareils d'électricité statique, une remarquable analogie. Les conducteurs métalliques, placés convenablement en rapport avec leurs corps, peuvent déterminer une décharge, comme les conducteurs de nos appareils. Les corps non conducteurs interceptent cette action. On peut même faire briller l'étincelle électrique, lorsqu'on fait passer la décharge de la torpille ou celle du gymnote par des circuits métalliques *interrompus*. En un mot, le courant qui traverse les fils métalliques conducteurs (mis en rapport convenable avec les organes électriques de ces poissons) donne la commotion, produit des élévations de température dans les fils, et peut aimanter les aiguilles d'acier introduites dans les tours de spire des conducteurs[1].

L'organe électrique des *torpilles*, placé de chaque côté du corps de l'animal, est composé d'une série de colonnettes ou prismes dirigés perpendiculairement, du dos de l'animal vers son ventre. Ces prismes, au nombre d'envion 500, dans chaque appareil, sont essentiellement composés de *parties membraneuses* et de *liquides organiques* interposés. La partie membraneuse consiste dans une série de petits diaphragmes, ou lamelles superposées. Les lamelles sont en nombre considérable, car les prismes ayant 4 centimètres de hauteur contiennent 1,500 à 2,000 diaphragmes. Ces petits diaphragmes, qui n'ont guère que 0^{mm},004 d'épaisseur, sont séparés les uns des autres par des espaces de 0^{mm},02 remplis par le liquide. L'appareil reçoit des nerfs qui, venant s'appli-

[1] Les poissons électriques sont : les *torpilles* (*torpedo Risso, torpedo unimaculata, torpedo marmorata, torpedo Galvanii*), le *silure* (*silurus electricus*), le *gymnote* (*gymnotus electricus*), le *tetraodon electricus*, le *trichiurus electricus*.

Dans ces dernières années, on a découvert les propriétés électriques dans d'autres poissons tels que : *gymnaschus niloticus, mormyrus longipinnis, mormyrus oxyrynchus, mormyrus dorsalis*

quer contre la surface inférieure des diaphragmes, se trouvent au contact du liquide contenu dans l'espace situé au-dessous d'eux.

L'appareil électrique du *gymnote* (anguille de Surinam) a de l'analogie avec le précédent; il est placé aussi sur les côtés du corps de l'animal, mais ses dimensions sont beaucoup plus grandes; il a environ 60 centimètres de longueur. En outre, les diaphragmes adossés dans les séries de pyramides n'ont point leurs surfaces disposées comme ceux de la torpille; ces lamelles sont perpendiculaires à la direction du corps, de sorte que l'une de leurs surfaces regarde la tête et l'autre la queue. Aussi, tandis que dans la torpille le courant est dirigé de la surface dorsale à la surface ventrale, dans le gymnote le courant est dirigé de la tête à la queue. En d'autres termes, l'extrémité dorsale des pyramides de l'appareil de la torpille représente le pôle positif, tandis que dans le gymnote ce pôle correspond à l'extrémité céphalique de l'organe. Il y a, de chaque côté du corps du gymnote, environ quarante-huit séries de diaphragmes. Chaque série contient environ 4,000 diaphragmes sur lesquels sont appliqués des filets nerveux; ces diaphragmes sont également séparés par des espaces remplis de liquide. Les diaphragmes de l'appareil du gymnote sont plus compliqués que ceux de la torpille. M. Pacini, qui a étudié ces organes avec beaucoup de soin, a reconnu qu'ils étaient formés de deux parties superposées : l'une qu'il appelle *corps cellulaire*, et l'autre, très mince, qu'il appelle *lamelle fibrillaire*. Ces deux éléments membraneux sont aussi séparés l'un de l'autre par un liquide. M. Pacini, qui cherche à établir la ressemblance de ces organes avec des piles, compare la membrane fibrillaire à la cloison de porcelaine poreuse qui sépare les liquides dans les piles à deux liquides.

L'organe électrique du *mormyrus longipinnis*, décrit par M. Kölliker, est analogue aux précédents; il est formé par quatre séries de diaphragmes placés longitudinalement sur les côtés de la queue, deux de chaque côté. Chacune de ces séries est composée de 140 à 150 diaphragmes, séparés les uns des autres par des intervalles de $0^{mm},1$ remplis de liquide.

L'organe électrique du *silure* a été étudié par M. Pacini. Il présente des caractères particuliers qui le distinguent des précédents; il n'est point formé de séries parallèles et symétriques. Il se compose de plans membraneux entre-croisés dans toutes les directions, formant par leurs entre-croisements des alvéoles octaédriques d'une capacité d'environ 1 millimètre cube, et remplis de liquide. En outre, cet organe forme une masse alvéolaire qui enveloppe *tout le corps de l'animal*, moins les nageoires et l'extrémité du museau. Il s'ensuit que l'animal est plongé dans son organe électrique comme dans un sac. Le silure étant complètement enveloppé par son organe électrique, le courant de décharge n'a pas de direction déterminée; il peut sortir d'un point quelconque de sa surface. Dans le silure, il y a une masse abondante de tissu adipeux, qui forme une couche continue interposée entre l'appareil électrique et le corps de l'animal. Le silure, entouré d'un tissu *mauvais conducteur*, se trouve ainsi *isolé* au milieu de son appareil. Les autres poisons électriques, dont l'appareil est placé de chaque côté du corps, ne présentent point de masses analogues de tissu adipeux, parce que la direction du courant a une tendance naturelle, au moment de la décharge, à compléter son circuit au travers de l'appareil lui-même; tandis que, dans le silure, enveloppé de *toutes parts* par l'appareil, le courant aurait, à chaque décharge, traversé le corps de l'animal par le chemin le plus court.

Ce qu'il y a de bien remarquable dans tous les poissons dont nous venons de parler, c'est que *la décharge de l'organe électrique est volontaire*. On peut toucher impunément un poisson électrique, même en mettant en rapport les deux pôles opposés de l'organe électrique, sans ressentir aucune commotion; mais si l'on vient à irriter l'animal, la décharge peut se produire et se répéter à chaque irritation.

Nos appareils électriques ne nous offrent rien de semblable. Si nous touchons convenablement un réservoir où se trouve accumulée de l'électricité à l'état de tension, la décharge a lieu *au moment* du contact. D'un autre côté, si nous établissons la communication entre les deux pôles d'un appareil électro-dynamique, le passage du courant s'opère d'une manière *continue*.

Au bout de quelque temps, et à la suite de commotions répétées, la décharge des poissons devient de plus en plus faible, ce qui prouve que l'électricité fournie par l'appareil ne se produit pas instantanément, et qu'il lui faut un certain temps pour s'y accumuler. Après plusieurs heures de repos, le courant a repris toute sa force. Il est donc vraisemblable que l'électricité renfermée dans l'appareil électrique des poissons s'y trouve à l'état de tension ou à l'état *statique*. Mais il reste toujours à démontrer pourquoi les deux électricités accumulées dans l'appareil, comme dans un condensateur, ne se reconstituent pas nécessairement, quand on établit la communication entre le pôle positif et le pôle négatif de l'organe, et comment le système nerveux qui est en communication avec lui, par des nerfs volumineux, peut lui donner ou lui retirer cette propriété suivant la volonté de l'animal [1].

Il est à remarquer que lorsque le poisson lance sa décharge, sous l'influence des nerfs qui vont se porter à l'organe électrique, les nerfs agissent par action centrifuge, exactement comme quand les nerfs moteurs déterminent la contraction des muscles.

Il résulte des recherches de M. Marey (recherches faites à l'aide du myographe, du signal électro-magnétique de M. Deprez, et de l'électromètre de M. Lippmann), que l'analogie entre les phénomènes électriques de la torpille et les phénomènes musculaires peut être poursuivie plus loin.

La décharge des poissons électriques se compose en effet de flux successifs d'électricité, de même qu'une contraction musculaire se compose d'une série de secousses successives. La fréquence de ces flux varie de 60 à 140 par seconde; ces flux sont de même sens et s'ajoutent les uns aux autres comme s'ajoutent les secousses d'un muscle qu'on tétanise. Toutes les influences physiques ou physiologiques qui augmentent ou diminuent l'énergie de la contraction musculaire et capables de modifier la fréquence et le rythme des secousses d'un muscle paraissent produire sur la décharge électrique de la torpille une influence du même genre.

[1] Parmi les faits jusqu'à présent connus de l'électricité, le magnétisme offre une certaine analogie avec ce phénomène singulier. Sur un aimant, en effet, l'électricité se trouve accumulée aux deux pôles et s'y maintient à l'état statique, tant que l'aimant est en repos. On a beau joindre les deux pôles de l'aimant à l'aide de conducteurs métalliques, ceux-ci n'accusent le passage d'aucun courant et ne déterminent aucune commotion. Il n'en est plus de même lorsque l'aimant est mû par un mouvement rapide : son électricité passe alors immédiatement à l'état dynamique; elle détermine des courants dans les conducteurs convenablement placés, et elle excite des commotions, etc.

L'appareil électrique des poissons est donc un appareil spécial, qui n'a point son analogue dans les animaux vertébrés. Cet appareil, qui sert aux poissons de moyen d'attaque ou de défense, est sous l'influence du système nerveux, mais il n'est pas un système nerveux. On n'a jamais observé de phénomènes analogues à ceux des poissons électriques sur les animaux vertébrés dépourvus d'un *organe électrique* spécial.

Le rôle du système nerveux, dans ses rapports avec l'organe électrique des poissons, semble consister à mettre cet appareil dans les conditions nécessaires pour que la force électro-motrice développée par les phénomènes chimiques de la nutrition se maintienne en ce point à l'état de séparation, et ne se recombine pas sur place, comme cela a lieu dans la trame de tous les tissus. Lorsque les nerfs qui se rendent à l'organe électrique sont divisés, ou lorsque le lobe nerveux central d'où ces nerfs se détachent est enlevé (ce lobe est placé à la partie supérieure de la moelle, où il forme un renflement qu'on peut comparer aux olives du bulbe rachidien), l'organe électrique perd rapidement ses propriétés.

§ 351.

Influence du système nerveux sur les fonctions de nutrition en général. — Influence du système nerveux sur la température animale. — Les fonctions de nutrition, c'est-à-dire celles de respiration, d'absorption, de sécrétion, etc., se rencontrent dans tous les êtres organisés; elles sont communes aux animaux et aux végétaux. Ce qui distingue essentiellement les animaux des végétaux, c'est le *mouvement* et la *sensibilité*. Le système nerveux est propre aux animaux. Il tient sous sa dépendance les organes du mouvement : c'est le système nerveux qui anime les muscles, et leur permet de mouvoir les parties solides sur lesquelles ils se fixent; c'est lui qui donne la sensibilité aux organes, et établit ainsi entre l'animal et le monde extérieur les rapports les plus variés. Mais le système nerveux est-il sans influence sur les fonctions de nutrition?

Il y a des animaux qui, placés aux degrés inférieurs de l'échelle zoologique, ne présentent point de système nerveux distinct, et qui, cependant, vivent et se nourrissent. On n'en tirera pas la conclusion que le système nerveux est étranger aux fonctions de nutrition chez les animaux supérieurs pourvus de ce système. De même, les animaux inférieurs dont nous parlons présentent des mouvements manifestes; ils sont composés d'un tissu homogène et contractile : en tirera-t-on la conclusion que le système nerveux, qui fait ici défaut, est étranger aux mouvements des muscles dans les animaux supérieurs?

La plante immobile sur le sol où elle a pris racine absorbe, respire, sécrète et se nourrit sans intermédiaire d'un système organique analogue au système nerveux. L'animal qui naît, prend naissance aux dépens d'un blastème de cellules qui paraît uniforme dans l'origine; les tissus se développent et s'accroissent alors que le système nerveux n'existe pas encore, et ce système lui-même se développe et s'accroît comme eux. Sur l'animal et sur l'homme, arrivés à leur complet développement, la suppression ou la section des nerfs d'un membre, qui entraîne dans ce membre la paralysie de la sensibilité et celle du mouvement, n'entraîne pas nécessairement la suspension des phénomènes de la nutrition, et le membre, quoique séparé de ses liens avec le système nerveux, continue encore à vivre[1]. Un muscle séparé du système nerveux continue donc à se nourrir et conserve son pouvoir excito-moteur. M. Brown-Séquard ainsi que M. Bidder ont constaté que la contractilité musculaire (appréciée par l'excitation directe des muscles) n'avait pas encore disparu deux ans après la section des nerfs : ajoutons qu'une longue portion avait été réséquée pour se mettre en garde contre la cicatrisation.

Ce n'est pas à dire pourtant que le système nerveux soit sans influence sur les fonctions de nutrition. La section des nerfs des muscles, *en déterminant leur inaction*, les *prédispose* à une dégénérescence progressive, qui peut se terminer à la longue par leur atrophie.

N'oublions pas que les fonctions les plus essentielles de la vie organique sont accompagnées de *mouvements* chez l'animal. La respiration et la circulation en particulier ne sont possibles qu'autant que le jeu des puissances musculaires, qui agrandissent la cage thoracique, sont dans leur état d'intégrité. Il suffit de léser sur les animaux supérieurs certains points du système nerveux pour entraîner la cessation des mouvements de la poitrine, et pour amener immédiatement la mort. La cessation des mouvements de l'estomac, de ceux des intestins, entraîne pareillement, en peu de temps, des désordres graves dans la digestion. Les lésions de l'axe cérébro-spinal retentissent promptement sur les *mouvements* du cœur, et amènent une profonde perturbation dans la circulation, ou même sa cessation quand elles sont très étendues, etc.

En dehors de l'influence exercée par le système nerveux sur les *mouvements* des muscles dans l'accomplissement des fonctions de nutrition, l'expérience démontre que les actes intimes de la nutrition et des sécrétions sont plus ou moins modifiés lorsque les nerfs qui se rendent aux organes sont divisés.

Nous reviendrons plus loin sur ce sujet. Nous examinerons seulement ici le rôle du système nerveux central et du système nerveux periphérique, sur les phénomènes de la chaleur animale.

Déjà (voyez § 165), nous avons fait remarquer que le système nerveux, s'il n'est par lui-même (comme consommateur d'oxygène, c'est-à-dire comme tout tissu vivant), qu'un producteur de chaleur analogue aux autres, jouait néanmoins, par l'influence qu'il exerce sur l'appareil vasculaire, un rôle de distribution ou de répartition du plus grand intérêt. La chaleur animale, en effet, comporte des phénomènes de trois ordres : création de chaleur; répartition de la chaleur créée; pertes de la chaleur. La création de la chaleur est un phénomène de nutrition auquel le système nerveux ne reste pas étranger, d'une part parce qu'en augmentant ou en diminuant l'abord du sang, il crée un milieu plus ou moins favorable aux échanges nutritifs et à leurs conséquences chimiques et thermiques; d'autre part parce qu'il commande l'action musculaire qui est aussi un générateur de chaleur.

Quant à la répartition et à la dépense de la chaleur, le système nerveux apparaît évidemment comme l'agent principal de la fonction régulatrice en vertu

[1] M. Schiff avait déjà observé que les os d'un membre d'un jeune animal continuent à se développer après la section des nerfs de ce membre. MM. Vulpian et Philipeaux coupent sur un chien de deux mois le nerf sciatique et le nerf crural d'un membre, en enlevant un segment de ces nerfs. Quatre mois plus tard on trouve les os de ce côté non seulement aussi développés que ceux du membre sain, mais il arrive même, ordinairement, que ces os sont hypertrophiés.

de laquelle la température des animaux à sang chaud oscille autour d'un point d'équilibre à peu près fixe.

Lorsqu'on coupe les nerfs sciatique et crural d'un membre postérieur sur un chien ou sur un lapin, les conditions de la vie des tissus ne paraissent pas sensiblement modifiées; cependant on peut constater que si on plonge l'animal dans de l'eau glacée, l'influence du froid se fait sentir plus vivement sur ce membre que sur les autres : la production de chaleur a donc diminué dans le membre dont les muscles ne communiquent plus avec le système nerveux.

On peut aussi supprimer l'influence des nerfs sur les muscles de l'animal en le *curarisant* [1]. Un animal maintenu pendant longtemps en cet état peut se refroidir et se transformer en une sorte d'animal à sang froid et on voit la production d'acide carbonique diminuer ainsi que la consommation d'oxygène.

La section de la moelle, entre la région cervicale et la région dorsale, qui supprime pour la plus grande partie des muscles de l'économie l'influence nerveuse des parties supérieures du système nerveux central, est également suivie d'un abaissement de la température et d'une diminution correspondante dans la production de l'acide carbonique.

Il résulte des expériences de M. Pflüger sur les lapins, et de celles de M. Frédéricq sur les pigeons, que l'ablation des hémisphères cérébraux laisse à peu près intacte la température de l'animal et son pouvoir de résistance. Nouvelle preuve que l'action nerveuse qui s'exerce sur les muscles et les maintient dans une sorte de tension permanente (tonicité) ne descend pas des hémisphères, mais procède de la moelle, du bulbe et de la protubérance.

La suppression d'influence nerveuse entraîne d'ailleurs la diminution de température de deux manières : à la fois par la diminution dans la production de chaleur et à la fois par l'augmentation des pertes qui s'accomplissent aux surfaces, la masse du sang qui circule dans le réseau superficiel étant augmentée par suite de la paralysie des vaisseaux.

Des résultats très divers ont été annoncés à la suite des sections ou des lésions de la moelle, à diverses hauteurs. Beaucoup de physiologistes ont remarqué, au lieu des abaissements de température dont nous parlons, des élévations *partielles* ou *locales*, dans certaines parties. Mais l'étude plus approfondie de ces faits en apparence contradictoires a démontré qu'il ne s'agit pas d'une augmentation dans la production de la chaleur, mais d'une répartition inégale soit par dilatation des vaisseaux dans certains points, soit par constriction dans d'autres, sous l'influence de l'excitation plus ou moins durable déterminée par la *lésion* nerveuse centrale. C'est ainsi qu'on peut constater également qu'après la section du nerf sciatique d'un côté, la patte du côté de la lésion est plus chaude que celle du côté sain, bien que le pouvoir thermogène du membre soit en réalité réduit. Il ne s'agit là en effet que d'une exagération momentanée de l'irrigation sanguine, déterminée par la dilatation vasculaire.

L'élévation de température d'un membre après la section des nerfs qui vont s'y rendre est, on peut le dire, constante, mais il importe d'insister sur ce point, elle est *passagère*. Au bout de quelques jours (3 ou 4 sur le chien), l'équilibre est rétabli; à partir de ce moment la température s'abaisse et reste notablement inférieure. Voici à cet égard une des expériences les plus démonstratives de M. Goltz.

[1] Si l'on opère sur un chien ou sur un lapin, il faut naturellement entretenir la respiration artificielle pour le maintenir vivant.

On coupe sur un chien le nerf sciatique du *côté droit*, et quelques jours après on coupe la moelle à la région dorsale. Deux jours après cette seconde opération on prend la température des pattes : on constate 29° à la patte droite, et 38° à la patte gauche. On coupe alors le sciatique du *côté gauche* : au bout de quelques minutes la patte droite est à 24°, la patte gauche est à 39°. Il y a entre les deux pattes une différence de 15° ; elles sont cependant dans les mêmes conditions d'innervation (la moelle et les deux nerfs sciatiques sont coupés) ; mais il y a cette différence que la section du sciatique est plus récente *à gauche*.

C'est ainsi encore qu'à la suite des contusions qui portent sur les nerfs du bras (le nerf cubital par exemple), on voit généralement la température des doigts s'abaisser, tandis que si on plonge le coude dans l'eau glacée, on peut voir la température des doigts s'élever ; dans le premier cas il s'agit d'une excitation des tuniques des vaisseaux qui entraîne une constriction vasculaire, dans le second cas il s'agit d'une paralysie temporaire ; l'irrigation sanguine est diminuée dans un cas, et augmentée dans l'autre.

Toutes les fois qu'on a procédé d'une manière rigoureuse en dosant les produits de la combustion respiratoire chez les animaux auxquels on avait coupé la moelle, toujours on a vu ces produits s'abaisser et par conséquent la source de chaleur diminuer.

Les centres nerveux exercent donc une action qu'on peut appeler indirecte ou plutôt *directrice* sur les actes nutritifs, et par suite sur la production de la chaleur. De là à rechercher s'il n'y aurait pas dans le système nerveux des centres spéciaux ou *centres de température*, il n'y avait qu'un pas. Beaucoup de tentatives ont été faites sous ce rapport (par MM. Tcheschichin, Naunyn, Quincke, Schreder, etc.), mais il n'est rien moins que prouvé qu'il existe dans les centres nerveux soit un ou plusieurs points nettement limités qui pourraient être considérés comme de véritables centres, ou comme de véritables foyers thermiques. Tout ce qu'on peut dire d'après l'ensemble des faits jusqu'ici connus, c'est que la production de chaleur est dans une liaison étroite avec les différentes parties de l'axe gris encéphalo-médullaire par l'intermédiaire des prolongements nerveux périphériques qui se rendent aux muscles ou dans les tuniques des vaisseaux.

§ 351 *bis*.

Des régénérations des nerfs. — Du rétablissement des fonctions nerveuses. — Lorsqu'un nerf du tronc ou des membres a été divisé, les parties dans lesquelles il envoyait ses filets périphériques sont instantanément privées de la sensibilité et du mouvement volontaire. Plus tard, il peut arriver ou que les fonctions de sensibilité et de mouvement soient anéanties pour toujours, ou qu'elles se rétablissent peu à peu au bout d'un temps plus ou moins long. Lorsque le sujet de l'observation est un homme ou un animal adulte, il faut attendre ce résultat deux, trois ou quatre mois [1]. Lorsqu'il s'agit d'un animal

[1] Chez l'homme adulte le rétablissement de la fonction nerveuse après la section est long. Il n'est guère *complet* qu'au bout de dix ou douze mois. Dans le retour de la sensibilité des parties, on observe dans un ordre inverse les phénomènes que nous avons signalés plus haut (Voy. Toucher). C'est la sensation des *attouchements* qui réapparaît d'abord. Lorsqu'on traverse la peau avec des aiguilles, au début de la période de rétablissement, il n'y a pas de douleur, mais une sensation obscure de toucher : il en est de même pour les corps très chauds. Ce n'est que plus tard que la sensibilité à la douleur et à la température réapparaît.

très jeune, le rétablissement de la fonction est plus rapide : on voit la sensibilité et le mouvement commencer à réapparaître au bout d'un mois environ, pour se rétablir progressivement et complètement au bout d'un temps plus long. Lorsque la fonction est rétablie et qu'on examine le nerf qui avait été divisé, on trouve la plaie nerveuse cicatrisée ; les deux bouts séparés se sont réunis et le nerf a repris sa continuité.

Toutes les blessures des nerfs, avons-nous dit, ne se cicatrisent pas, ou tout au moins ne se réunissent pas par une cicatrice *nerveuse*. Il faut, en effet, pour que le nerf se reconstitue dans sa continuité, que les deux bouts du nerf coupé soient maintenus l'un près de l'autre. Lorsque les parties ne se correspondent pas ou que le nerf a subi une trop grande perte de substance ou que les deux bouts, bien que maintenus en regard l'un de l'autre, sont à plusieurs centimètres de distance [1], la cicatrice peut se former encore, mais elle ne devient pas nerveuse et la fonction ne se rétablit pas.

Tandis qu'il se passe au niveau de la section ou de la résection nerveuse un travail de cicatrisation qui peut se terminer ou non par le rétablissement de la fonction du nerf, d'autres phénomènes surviennent dans le bout périphérique du nerf, qui ne sont pas moins curieux.

Aussitôt qu'un nerf est coupé, il survient rapidement dans le bout périphérique des modifications qu'on peut déjà constater au bout de peu de jours et qui ont été bien étudiées par M. Waller et par M. Ranvier. La myéline commence par se segmenter en petites masses plus ou moins volumineuses ; le cylindre axe se partage ainsi en segments sinueux, et la gaine de Schwann ne renferme bientôt plus qu'une masse granulo-graisseuse fragmentée. Cette dégénérescence s'étend jusqu'aux dernières ramifications terminales du nerf. Du côté du segment central du nerf divisé la myéline paraît éprouver quelques modifications, mais la partie essentielle, c'est-à-dire les cylindres axes, sont conservés.

Lorsque les nerfs doivent se réunir à l'aide d'une cicatrice nerveuse qui rétablira la double fonction conductrice, ce sont les cylindres-axes du bout central qui sont le point de départ de cette régénération. Ces cylindres-axes bourgeonnent et se prolongent, d'abord dépourvus de myéline, dans la cicatrice nerveuse, pénètrent soit dans les anciennes gaines de Schwann qui représentent seules l'ancien nerf, ou entre ces gaines, s'entourant à la fois de myéline et de gaines nouvelles, par une sorte d'expansion périphérique et centrifuge.

Les éléments nerveux de nouvelle formation ne naissent donc point par une genèse en quelque sorte autogène du nerf ; ils procèdent du bout supérieur par formation progressive, et quand le nouveau nerf est formé, on peut dire qu'il remplace entièrement l'ancien, dans tout le bout périphérique.

La restauration complète du bout périphérique est lente. Plus d'une année après la section nerveuse, M. Vulpian a trouvé que le diamètre des fibres nerveuses du bout périphérique d'un nerf régénéré est encore inférieur au diamètre normal.

[1] La cicatrisation peut encore se faire quand les deux bouts sont à une distance de 1, 2, 3, 4 centimètres. Ainsi, 4 ou 5 centimètres d'écartement, telle paraît être, chez l'homme, la limite au delà de laquelle la cicatrise nerveuse ne s'opère plus.

§ 351 *ter*.

Des phénomènes d'arrêt dans le système nerveux. — De l'inhibition. — Du transfert de la sensibilité. — Il y a environ quarante ans que les frères Weber appelaient pour la première fois l'attention des physiologistes sur un curieux phénomène dont nous avons déjà parlé. Ils constataient qu'une excitation suffisamment énergique des nerfs pneumogastriques, ou d'un seul, ou du bout périphérique de ces nerfs coupés entraînait la suspension temporaire des mouvements du cœur. Plus tard, M. Pflüger remarquait qu'en appliquant sur le nerf grand splanchnique (branche abdominale du grand sympathique) les deux pôles d'un appareil d'induction, on pouvait déterminer soit les mouvements de l'intestin, soit leur paralysie momentanée. Plus tard encore, M. Rosenthal montra que les mêmes phénomènes de suspension momentanée se produisaient du côté des mouvements mécaniques de la respiration quand on excitait les pneumogastriques intacts ou le bout central des pneumogastriques coupés, et il crut même pouvoir localiser cette action dans les nerfs laryngés supérieurs. Depuis cette époque, beaucoup de phénomènes du même genre ont été signalés par les physiologistes. M. Schiff et M. Folz, entre autres, ont constaté que toutes les excitations qui portent sur une partie sensible quelconque, sur l'enveloppe cutanée par exemple, pourvu qu'elles aient une énergie suffisante, peuvent entraîner des actions d'arrêt et notamment la suspension momentanée des mouvements du cœur ; expériences importantes qui ont singulièrement élargi la sphère des phénomènes d'arrêt en montrant qu'ils peuvent aussi bien se produire par la voie indirecte des actes réflexes, que par l'excitation directe des nerfs centrifuges.

M. Brown-Sequard imprègne de chloroforme la surface de la peau d'un animal (chien, chat ou lapin) ; après quelques mouvements réflexes déterminés dans les peauciers et les muscles sous-jacents, on constate bientôt une diminution de la respiration, une sorte d'engourdissement et une *anesthésie* plus ou moins complète.

Si on continue à verser du chloroforme sur la peau de l'animal, les mouvements du cœur diminuent, la chaleur s'abaisse et la mort survient rapidement. Évidemment la cause de cette mort rapide ne peut être attribuée à l'entrée du chloroforme dans le sang. D'une part, les animaux respiraient à l'aide d'un masque et d'un long tube l'air extérieur, et d'autre part, l'absorption lente et insensible de la peau ne saurait expliquer de pareils effets qu'on ne peut rattacher qu'à une influence exercée sur le système nerveux central par l'ensemble des nerfs de la sensibilité générale[1]. Qui ne sait que des émotions vives ont parfois pour effet d'amener presque instantanément un anéantissement profond avec résolution des membres et comme une sorte de paralysie momentanée ? Qui ne sait que des impressions du même genre peuvent suspendre les sécrétions ou au contraire les provoquer ? Qui ne sait que l'action brusque du froid sur la peau peut être suivie d'un arrêt en quelque sorte convulsif de la respiration, etc. ?

Il y a donc là une influence manifeste des centres nerveux qui se traduit non

[1] Les effets souvent mortels des brûlures très étendues en surface, quoique superficielles, sont évidemment du même genre.

par un mouvement, mais au contraire par un arrêt ou par une suspension. C'est à cet ordre de faits qu'on a donné le nom de phénomènes d'*inhibition* [1].

Ces faits, et beaucoup d'autres du même genre, n'ont pas cessé de préoccuper les physiologistes, et on a plus particulièrement poursuivi leur étude dans le domaine de la circulation, c'est-à-dire dans la sphère des actions vasomotrices qui tiennent dans une dépendance étroite les actes nutritifs et sécrétoires, et, par conséquent, la vie même des éléments anatomiques. Nous reviendrons plus loin sur cet important sujet (voy. § 377 *bis*).

Pour le moment nous nous bornerons à rappeler brièvement les diverses interprétations qui ont été proposées pour se rendre compte de ces phénomènes singuliers, dont, il faut bien le dire, la véritable signification nous échappe encore.

Et d'abord, y a-t-il, dans le système nerveux, des conducteurs spéciaux auxquels conviendrait le nom de *nerfs d'arrêt* qu'on leur donne souvent, et qui, au lieu de porter du centre à la périphérie les incitations motrices, transmettraient des incitations opposées et agiraient en quelque sorte d'une manière suspensive ? En d'autres termes, existe-t-il des nerfs centrifuges dont le rôle consiste non à faire contracter les muscles dans lesquels ils se terminent, mais à amener dans ces muscles un état précisément contraire et tout à fait analogue à celui qui résulterait pour eux de la suppression des communications avec les centres nerveux, de telle sorte que leur action, qu'on pourrait appeler *paralysante*, aurait pour effet de supprimer temporairement la tonicité musculaire ?

Il convient de rappeler ici un fait d'expérience qui n'est probablement pas sans avoir quelques rapports avec ceux dont nous parlons. Lorsqu'on a séparé le membre postérieur d'une grenouille et qu'après avoir détaché sur une certaine longueur le nerf sciatique, on plonge l'extrémité de ce nerf dans de l'eau saturée de sel marin (Voy. plus haut fig. 313), l'excitation déterminée par la dissolution, qui s'insinue peu à peu dans le nerf, s'accompagne d'une série continue de petites convulsions. Si on applique alors sur la partie du nerf interposée entre le récipient et le membre les deux électrodes d'une pile à faible tension, les mouvements convulsifs s'arrêtent un instant, au moment de la fermeture et au moment de l'ouverture du courant. Voilà donc un nerf qui, sous l'influence d'une excitation chimique (sel marin), transmettait aux muscles une incitation motrice, et qui, doublement excité et par le sel marin et par une application électrique, ne transmet plus rien.

C'est pour cette raison que M. Cl. Bernard comparait le phénomène de l'inhibition au phénomène physique de l'interférence, et il se demandait si, chez l'animal vivant, l'influence nerveuse qui vient d'un certain point des centres ne pouvait pas être diminuée ou même entravée par une influence nerveuse surajoutée venant d'un autre point ; si par exemple les influences nerveuses motrices qui viennent de la moelle ne peuvent pas être amoindries ou supprimées par des influences nerveuses descendant soit du bulbe, soit d'autres centres encéphaliques.

Ce n'est pas là, du reste, une pure supposition. M. Setschenow et M. Goltz ont constaté directement que l'excitation des tubercules quadrijumeaux, celle des

[1] INHIBITION. Ancien terme de jurisprudence tombé en désuétude, synonyme de *défense* ou de *prohibition*.

couches optiques et de certains points des hémisphères peuvent amoindrir et même suspendre les actions motrices réflexes de la moelle, alors qu'on sollicite celle-ci suivant les méthodes connues. M. Setschnow a même cherché si l'on ne pourrait pas circonscrire en certains points, sous le nom de centres modérateurs, les portions de l'encéphale qui, mises en jeu par de fortes excitations sensitives périphériques ou centrales, mettraient en quelque sorte en activité ces centres d'arrêt, d'où diminution ou suppression de l'action motrice réflexe. Mais il faut dire que cette localisation est restée jusqu'à présent problématique. Il est permis d'ailleurs de se demander si les parties du système nerveux central capables de déterminer, quand elles entrent en jeu, des actions modératrices peuvent être localisées, et si elles ne peuvent pas s'associer de façons diverses.

M. Schlosser a cherché à expliquer les actes d'arrêt, par l'éveil *simultané* dans le système nerveux central, d'une incitation au mouvement dans les muscles antagonistes, de sorte que le mouvement réflexe qui, dans les conditions simples, devrait se produire, se trouverait enrayé. Mais si une pareille explication peut à la rigueur s'appliquer aux mouvements des muscles du tronc et des membres, elle laisse absolument en dehors les phénomènes d'arrêt dont les vaisseaux sont le théâtre. D'une part, en effet, il n'y a pas ici de muscles antagonistes, et d'autre part, l'inhibition consiste non dans le repos des muscles, repos qui est encore un état de demi-activité, mais dans un véritable état de paralysie qui entraîne la dilatation vasculaire.

Ce qui paraît certain toutefois, c'est que les centres encéphaliques semblent exercer sur le centre médullaire une action modératrice; que si la moelle actionne elle-même d'une manière continue (tonicité) les parties contractiles avec lesquelles elle se trouve liée par l'intermédiaire des nerfs, les centres modérateurs, si tant est qu'on puisse les localiser dans les parties supérieures, interviennent non d'une manière continue mais intermittente, sous certaines influences et à certains moments.

Quelques-uns croient même qu'il y a lieu d'établir une sorte de progression; et de même que le cerveau exercerait une influence modératrice sur la moelle, les hémisphères cérébraux exerceraient une action du même genre sur les centres cérébraux profonds. Comme exemple à l'appui, on pourrait invoquer ce fait bien connu que tout exercice psychique caractérisé par une forte contention d'esprit anéantit, annihile, pour ainsi dire, l'exercice des organes des sens, du sens de l'ouïe, en particulier [1], si bien qu'on pourrait dire que le noyau d'origine du nerf acoustique est *inhibé* par les circonvolutions cérébrales.

Tous les expérimentateurs ont remarqué, et on peut faire cette remarque tous les jours, que les réactions réflexes d'une grenouille sont beaucoup plus énergiques, quand elle a été décapitée que lorsqu'elle est intacte; que des excitations auxquelles la grenouille intacte ne répondrait pas, ou répondrait à peine, entraînent, quand on a enlevé l'encéphale, des mouvements énergiques et généralisés.

Dans l'action d'arrêt qu'exerce le nerf pneumogastrique sur le cœur, non par voie centripète, mais par voie centrifuge [2], le centre encéphalo-rachidien

[1] Qui ne sait que le bruit d'une pendule qui sonne les heures passe souvent inaperçu.

[2] On peut déterminer l'arrêt momentané du cœur en excitant les nerfs pneumogastriques intacts. Mais quand on cherche à produire l'arrêt en excitant les nerfs pneumogastriques *après leur section*, c'est sur le *bout périphérique* que doit porter l'excitation.

n'intervient pas nécessairement ; on se trouve ici en présence d'un cas tout à fait particulier. Le cœur, en effet, renferme en lui des éléments nerveux (des ganglions) qui agissent à la manière des centres et qui entretiennent ses mouvements alors même qu'il a été enlevé de la poitrine d'un animal vivant. C'est donc sur un appareil nerveux qui lui appartient qu'agissent les excitations des nerfs qui vont au cœur. L'excitation du pneumogastrique agit sur cet appareil comme une sorte de frein, et exerce une action modératrice ou suspensive sur les mouvements cardiaques. L'excitation des filets cardiaques qui viennent du grand sympathique agit sur le cœur en produisant une action contraire, et accélère ses mouvements. Le cœur est d'ailleurs d'une extrême sensibilité, et toute impression externe ou interne agit sur son appareil nerveux. Tantôt l'action est accélératrice et paraît être transmise par la moelle et les filets sympathiques; tantôt l'action prend la voie du bulbe et du nerf pneumogastrique : elle est alors modératrice et peut aller jusqu'à la syncope : c'est ce qu'on observe souvent dans les émotions vives d'origine psychique.

Prenant pour type l'action spéciale du système nerveux sur le cœur, quelques physiologistes ont cherché à interpréter de la même manière les actes d'inhibition partout où ils se produisent. M. Goltz, en particulier, suppose qu'il y a dans les muscles, et notamment dans les tuniques musculaires des vaisseaux, un système de *ganglions* de petit volume assez comparables à ceux du cœur. La section des nerfs qui vont aux tuniques musculaires n'agirait pas en déterminant par cette rupture la perte de la tonicité. Les petits centres ganglionnaires maintiendraient d'une manière continue une certaine tonicité que les nerfs qui viennent du dehors auraient pour mission de diminuer ou d'annihiler. M. Goltz s'appuie principalement sur des expériences relatives à l'excitation des nerfs sciatiques, expériences qui lui auraient donné non un rétrécissement des vaisseaux de la jambe et de la patte, mais une dilatation. C'est ici le lieu de rappeler une expérience bien démonstrative de M. Vulpian. On met à nu le nerf sciatique d'un chien, puis on enlève avec un instrument tranchant la pulpe digitale des doigts de la patte du même côté. Aussitôt que l'instrument tranchant a fait son œuvre, le sang s'écoule par les surfaces, très vasculaires, de toutes ces petites plaies. On excite alors le nerf sciatique à l'aide d'un appareil électrique de force moyenne, immédiatement le sang s'arrête. On supprime l'excitation, le sang recommence bientôt à couler. Évidemment le premier effet de l'excitation du nerf sciatique a produit ici une constriction vasculaire, et non pas une dilatation. Il est vrai que les excitations de certains nerfs, surtout quand elles sont vives, peuvent, après une première période de contraction, souvent très courte, amener, par une sorte d'épuisement momentané, une dilatation vasculaire passagère, mais ce n'est là qu'un effet consécutif. C'est ainsi du moins qu'il convient d'interpréter un grand nombre d'expériences contradictoires.

En ce qui touche aux mouvements des vaisseaux, on considère souvent que les nerfs qui procèdent du grand sympathique peuvent être, d'une manière générale, regardés comme les messagers des actions constrictives, et les nerfs cérébro-spinaux comme ceux des actions modératrices ou dilatatrices. Mais il faut alors supposer qu'il y a dans tous les nerfs des éléments nerveux de ces deux ordres. Il est loin, d'ailleurs, d'être démontré que cette distinction soit aussi complète que quelques-uns le croient ; et plusieurs des faits que nous avons signalés ne sont pas en harmonie avec cette supposition.

Il ne manque pas de physiologistes qui pensent que les mêmes conducteurs nerveux centrifuges peuvent tantôt solliciter le mouvement et tantôt l'arrêter, suivant le mode d'après lequel les centres incitateurs sont sollicités à l'action. On peut, en effet, remarquer que sur les animaux, et sur l'homme en particulier, les excitations périphériques de moyenne intensité (pincement, choc léger, brûlure légère) entraînent généralement l'accélération des mouvements du cœur, tandis que les agressions vives, brûlures avec le fer rouge, chocs violents sur l'abdomen, émotions morales profondes, peuvent au contraire ralentir et suspendre ces mouvements de manière à produire une syncope temporaire; parfois même entraîner une syncope durable, et par conséquent mortelle.

Toutes les questions relatives aux phénomènes d'arrêt sont donc encore fort obscures. Ce qu'il y a en somme de plus vraisemblable, c'est que le mystère de ces actions d'arrêt doit être recherché dans les profondeurs de la substance grise du système nerveux, c'est-à-dire dans les cellules nerveuses. Celles-ci paraissent pouvoir, dans certaines circonstances, je ne dirai pas anéantir, ce qui serait contraire à tout ce que nous savons sur la conservation de l'énergie, mais dissimuler l'action qui semble devoir succéder fatalement à l'impression, c'est-à-dire la créer, sans la rendre libre, l'emmagasiner et la conserver à l'état latent pour la dispenser à un moment donné sous l'influence d'une excitation nouvelle, venue du dehors ou du dedans. Nous avons à peine besoin de faire remarquer que nous touchons là à un ordre de phénomènes très complexes parmi lesquels peuvent être rangés, entre autres, les faits de coordination et de mémoire.

— A côté des actions d'arrêt, qui sont des phénomènes de mouvement, il convient d'en placer d'autres, tout aussi inexpliqués, qui montrent que, dans l'ordre de la sensibilité, il semble y avoir aussi des effets suspensifs du même genre. Nous voulons parler des faits sur lesquels MM. Burq et Gellé ont récemment appelé l'attention et qu'on désigne communément sous le nom de *transfert*.

Les phénomènes de ce genre ne peuvent guère être étudiés sur les animaux, et ils n'ont été observés jusqu'ici que sur l'homme, ou, pour parler plus exactement, sur la femme; et encore, dans des conditions qui ne sont pas l'état normal. Certaines formes de l'*hystérie* sont accompagnées de la diminution ou de la perte plus ou moins complète de la sensibilité dans des portions du corps plus ou moins étendues : dans une main, un avant-bras, etc. Or, on a vu ces anesthésies locales paraître et disparaître sous des influences diverses [1]. Tout en faisant la part de la simulation, qui est aussi l'un des caractères, et l'un des plus communs, de la maladie dont nous parlons, il paraît démontré que quand la sensibilité reparaît dans une partie où elle avait disparu, elle peut disparaître en même temps dans la partie symétrique située de l'autre côté. Ce transport, ou ce transfert, comme on l'appelle, on l'a vu se produire, aussi, pour la sensibilité auditive. Ajoutons que ces déplacements sont peu durables, et que l'état initial reparaît promptement, nouveau point de ressemblance avec les actions d'arrêt du mouvement, qui sont des actions passagères.

[1] Les applications locales de plaques métalliques, de rondelles de bois de palissandre, d'acajou, etc., auxquelles M. Burq et d'autres après lui, ont attribué le pouvoir de ramener la sensibilité dans les parties anesthésiées, paraissent agir en frappant l'imagination du patient, qui est d'une excitabilité tout à fait anormale, et déterminent un ébranlement d'ordre psychique qu'on peut considérer comme la véritable cause du phénomène.

On peut ranger dans les phénomènes du même genre certains faits, tirés de l'observation clinique, et dans lesquels on a vu la perception des impressions de la sensibilité de l'une des parties du corps, être rapportée à la partie symétrique du côté opposé. Nous nous bornerons, sous ce rapport, à citer l'observation suivante que nous empruntons à M. A. Ollivier. Un vieillard de 82 ans est examiné une heure après le moment où il venait de s'affaisser sans pousser un cri. Le patient est dans le coma. La sensibilité et le mouvement sont conservés à gauche; en effet, quand on excite les membres supérieurs ou inférieurs de ce côté il exprime qu'il a senti, par un grognement et par un mouvement de retrait du membre excité. Du côté droit, la paralysie du mouvement est complète dans les deux membres : la sensibilité, quoique profondément troublée, n'est cependant pas complètement éteinte dans toute l'étendue de ce côté. Le membre supérieur droit est, il est vrai, tout à fait insensible, et le patient ne répond d'aucune manière aux excitations qui portent sur ce membre. Mais toutes les fois qu'on excite ou la cuisse droite, ou la jambe droite, ou le côté droit du tronc, le malade soulève son bras gauche avec lenteur, et au bout de trois ou quatre secondes il porte la main *sur le point symétrique* de celui qui a été excité. Si l'on a pincé la cuisse droite, par exemple, il porte par un mouvement de défense la main gauche sur la cuisse gauche au point qui correspond exactement au point qui a été pincé à droite. Le malade semble étonné de ne pas rencontrer la main qui le pince et qu'il cherche. En vain prend-on le bras gauche du patient pour le porter à droite à l'endroit pincé. Il ramène son bras vers la cuisse gauche dans le point où il *lui semble* que l'excitation a eu lieu. Ce fait, qu'il est assez difficile d'expliquer, montre d'ailleurs, après beaucoup d'autres, que les *perceptions* de la sensibilité sont de l'ordre encéphalique.

§ 351 *quater*.

Propriétés générales du système nerveux central et périphérique.— Indications bibliographiques.

TH. WILLIS, Cerebri anatome ac nervorum descriptio et usus, *Londres*, 1744.

A. HALLER, Mémoire sur la nature sensible et irritable des parties du corps animal, *Lausanne*, 1756.

E.-G. BALDINGER, Epitome neurologiæ physiologico-pathologicæ, *Göttingen*, 1778.

DELAROCHE, Analyse des fonctions du système nerveux, *Genève* et *Paris*, 1778.

ALEX. MONRO, Observations on the structure and functions of the nervous system, *Edinburgh*, 1783.

J. PROCHASKA, Commentatio de functionibus systematis nervosi, *Prag.*, 1784.

E. PLATNER, De causis consensus nervorum physiologicis, *Leipzig*, 1790. (Réimprimé dans LUDWIG, scriptor. min. nevrol., 1791-95.)

VALLI, Lettres sur l'électricité animale, 1792.

MONRO (Alex.), Experiments on the nervous system with opium and metallic substances, *Edinburgh*, 1793.

G.-R. TREVIRANUS, Ueber Nervenkraft und ihre Wirkungsart (*De la force nerveuse et de son mode d'action*), *dans* Reil's Archiv, t. I, 1795.

LE MÊME, Neue Untersuchungen über Nervenkraft (*Nouvelles recherches sur la force nerveuse*), *dans* le tome II de ses *Physiologische Fragmente*, *Hannover*, 1797-99.

HOME (ÉVERARD), On the irritability of nerves, *dans* Philosophical Transactions, 1801.

A. ADAMUCCI, Système mécanique des fonctions nerveuses, *Paris*, 1808.

BELL (Ch.), Idea of a new anatomy of the brain, *London*, 1811.

B.-C. BRODIE, Further experiments and observations on the influence of the brain on the generation of animal heat, *dans* Philosophical Transactions, 1812.

RUDOLPHI (Ch.-A.), Ueber die sensible Atmosphäre der Nerven (*De l'atmosphère de sensibilité des nerfs*), *dans* Denkschriften der Berl. Akad. der Wissenschaften, 1812-13.

CARUS, Versuch einer Darstellung des Nervensystem (*Essai d'exposition du système nerveux*, *Leipzig*, 1815.

C. BEHREND, Dissertatio de Atmosphæra nervorum sensitiva, *Dantzick*, 1816.

G. WEDEMEYER, Physiologische Untersuchungen über das Nervensystem, etc. (*Recherches physiologiques sur le système nerveux*), *Hanover*, 1818.

WILSON PHILIP, On experimental inquiry into the laws of the vital functions, etc., *Londres*, 1818.

J.-F. LOBSTEIN, Discours sur la prééminence du système nerveux dans l'économie animale, *Strasbourg*, 1821.

MAGENDIE, Expériences sur les fonctions des racines des nerfs rachidiens, *dans* Journal de physiologie, t. II, 1822.

J. SHAW, On account of some experiments of the nerves; with some observations, *dans* The Lond. med. and phys. Journal, t. XLIII, 1822.

J. SWAN, Observations on some points relating to the anatomy, physiology and pathology of the nervous systems, *London*, 1822.

FLOURENS, Recherches physiques sur les propriétés et les fonctions du système nerveux dans les oiseaux vertébrés, *dans* Archives gén. de médecine, t. II, 1823.

BELL (Ch.), Exposition of the natural system of the nerves of the human body, *Londres*, 1824, traduct. française de Genest, *Paris*, 1825.

FLOURENS, Recherches expérimentales sur les propriétés et les fonctions du système nerveux, *Paris*, 1824, 2e édition, 1842.

LACRAMPE-LOUSTEAU, Recherches patholog. et expériment. sur différentes fonct. du système nerveux, *Paris*, 1824.

L.-A. DESMOULINS, Anatomie des systèmes nerveux des animaux à vertèbres, appliquée à la physiologie et à la zoologie (*Avec la collaboration de Magendie*), *Paris*, 1825.

P.-L. LUND, Physiologische Resultate dér Vivisectionen neuerer Zeit (*Résultats physiologiques des vivisections dans les temps modernes*), trad. allemande du danois, *Copenhague*, 1825.

C.-G. SCHŒPS, Ueber die Verrichtungen verschiedener Theile des Nervensystems (*Expériences à l'aide de vivisections sur les diverses parties du système nerveux*), *dans* Mekel's Archiv, 1827, traduct. française dans Journ. complément. des sc. méd., t. XXX, 1828.

FLOURENS, Nouvelles expériences sur le système nerveux, *dans* Annales des sciences naturelles, t. XIII, 1828.

F.-C. BELLINGERI, Considerationi sopra il sistema nervoso, *dans* Annale d'Omodei, t. III, 1828.

MARIANINI, Mémoire sur la secousse qu'éprouvent les animaux au moment où ils cessent de servir d'arc de communication entre les pôles d'un électro-moteur, etc., *dans* Journal des progrès des sc. méd., t. XVIII, 1829.

C. BELL, Mémoire sur les nerfs de la face (*Traduction d'un mémoire contenu dans les Transactions philosophiques de Londres*, 1829), *dans* Journal de physiologie de Magendie, t. X, 1830.

J.-B. DAVID, De l'identité du fluide nerveux et du fluide électrique, *Thèse Paris*, 1830.

PERSON, sur l'hypothèse des courants électriques dans les nerfs, *dans* Journal de physiologie de Magendie, t. X, 1830.

FLANDIN, Observations diverses sur le système nerveux, etc., *dans* Journal complém. des sc. médic., t. XXXIX, 1831.

J. MÜLLER, Nouvelles expériences sur l'effet que produit l'irritation mécanique et galvanique sur les racines des nerfs spinaux, *dans* Annales des sciences natur. zool., t. XXII, 1831.

M. FODERA, Recherches expérimentales sur le système nerveux, *dans* Journal complémentaire des sciences médicales, t. XVI, 1833; et t. XVII, XX, XXI, XXVI, XXVII.

M.-C. SEUBERT, De functionibus radicum anteriorum et posteriorum nervorum spinalium commentatio, *Carlsruhe* et *Baden*, 1833.

AL. WALKER, The nervous system anatomical and physiological, etc., *Londres*, 1834.

F. LUSSANA et G. MORGANTI, Alcune osservatione fisiol. sul sistema nervoso, *dans* Annali universali di medicina, 1835.

CH. BELL, The nervous system of the human body; with an appendix of cases and consultations, *Edinburgh*, 1836.

F. CLARK, Practical anatomy and elementary physiology of the nervous system, *Londres*, 1836.

KRONENBERG, Plexuum nervorum structura et virtutes, *Berlin*, 1836.

MARSHALL-HALL, Lectures on the nervous system, *Londres*, 1836.

PANIZZA, Ricerche sperimentale sopra i nervi, sous forme de lettre au prof. Buffalini, *Pavie*, 1834 (*En extrait dans l'Encyclographie médicale*, 1re livr., 1836).

HERBERT MAYO, Powers of the nerves, in health and in disease, etc., *Londres*, 1837.

A.-J. JOBERT (de Lamballe), Études sur le système nerveux, *Paris*, 1838.

MARSHALL-HALL, Lectures on the nervous system and its diseases, *Londres*, 1838, et *dans* The Lancet, même année.

STEINRÜCK, De regeneratione nervorum, *Berlin*, 1838.

BLANDIN, Note sur la distinction des nerfs rachidiens en nerfs sensitifs et nerfs moteurs, *dans* Annales des sciences natur., t. XI, 1839.

BLANDIN, Bulletins de l'Acad. de médecine. Discussion relative à la distinction des nerfs en nerfs sensitifs et en nerfs moteurs. Année 1839.

CALMEIL, Article SYSTÈME NERVEUX (*Physiologie*), *dans* le Dictionnaire de médecine en 30 vol., t. XX, 1839.

MAGENDIE, Leçons sur les fonctions et les maladies du système nerveux, *Paris*, 1839.

SHAW (Alex.), Narrative of the discoveries of sir Charles Bell in the nervous system, *Londres*, 1839.

STROMEYER, De combinatione actionis nervorum et motorium et sensoriorum, *Erlangen*, 1839.

BUDGE, Untersuchungen über das Nervensystem (*Recherches sur le système nerveux*), *Frankfurt*, 1841.

TH.-L.-W. BISCHOFF, Ueber electrische Ströme in den Nerven (*Des courants électriques dans les nerfs*), *dans* Müller's Archiv, 1841.

BIDDER, Ueber die Möglichkeit des Zusammenheilens functionell verschiedener Nervenfasern (*Sur la possibilité de l'union par cicatrice des fibres nerveuses de fonctions différentes*), *dans* Müller's Archiv, 1842.

LONGET, Anatomie et physiologie du système nerveux dans l'homme et les animaux vertébrés, *Paris*, 1842.

MATTEUCCI, Sur l'électricité animale et sur les poissons électriques, *dans* Comptes rendus de l'Acad. des sciences, 1843.

MEYER (Hermann), Untersuchungen über die Physiologie der Nervenfaser (*Recherches sur la physiologie des fibres nerveuses*), *Tübingen*, 1843.

FOVILLE, Traité de l'anatomie, de la physiologie et de la pathologie du système nerveux cérébro-spinal, *Paris*, 1844.

MATTEUCCI, Traité des phénomènes électro-physiologiques des animaux, *Paris*, 1844.

MATTEUCCI et LONGET, Sur la relation qui existe entre le sens du courant électrique et les contractions musculaires dues à ce courant, *dans* Annales de chimie et de physique, 1844.

SPIESS, Physiologie des Nervensystems, *Brunswick*, 1844.

HALFF, Einige Bemerkungen über die normale und abnorme Thätigkeit der sensiblen Nerven; Empfindung und Schmerz (*Quelques remarques sur l'action normale et anormale des nerfs de sensibilité; sensibilité et douleur*), *dans* Haser's Archiv, t. VII, 1845.

C. HEIDLER, Die Nervenkraft in Sinne der Wissenschaft gegen über dem Blutleben (*La force nerveuse au point de vue de la science, et la vie du sang*), *Braunschweig*, 1845.

VOLKMANN, Beitrag zur nähern Kenntniss der motorischen Nervenwirkungen (*Contribution à l'étude de l'action des nerfs moteurs*), *dans* Müller's Archiv, 1845.

PARCHAPPE, Études historiques sur l'anatomie et la physiologie du système nerveux, *dans* Ann. médic.-psychologiques, 1846-1847.

CL. BERNARD, Recherches sur les causes qui peuvent faire varier l'intensité de la sensibilité récurrente, *dans* Comptes rendus de l'Académie des sciences, t. XXV, 1847.

V. BIBRA et HARLESS, Die Wirkung des Schwefeläthers in chemischer und physiologischer Beziehung (*Des effets de l'éther sulfurique sous le rapport chimique et physiologique*), *Erlangen*, 1847.

J. VAN DEEN, Ein Beitrag zur Ætherisation (*Mémoire sur l'éthérisation*), *dans* Froriep's Notizzen, n° 43, 1847.

KILIAN, Versuche über die Restitution der Nervenerregbarkeit nach dem Tode (*Expériences sur la réstitution de l'excitabilité des nerfs après la mort*), *Giessen*, 1847.

LONGET, Expériences relatives aux effets de l'inhalation de l'éther sulfurique sur le système nerveux, *dans* Archives gén. de méd., *mars* 1847.

LE MÊME, Note sur la sensibilité récurrente, *dans* Comptes rendus de l'Acad. des sciences, t. XXV, 1847.

MAGENDIE, Sur la sensibilité récurrente, *dans* Gazette médicale, n° 27, 1847.

PICKFORD, Bemerkungen über die Wege welche die von Aussen mitgetheilte Electricität im thierischen Körper einschlägt (*Remarques sur la voie que prennent les courants électriques appliqués au corps animal*), *dans* Zeitschrift für rationelle Medicin, t. VI et t. VII, 1847 et 1849.

TH. WILLIAMS, On the laws of the nervous force, *dans* The Lancet, *nov.*, 1847.

LE MÊME, Zur Lehre von dem Verhältniss der Ganglienkörper zu den Nervenfasern (*Des rapports des fibres nerveuses avec les corpuscules nerveux des ganglions*), avec un appendice de Volkmann, *Leipzig*, 1848.

H. ROSENTHAL, De nervorum physiologia galenica, *Berlin*, 1848.

WALKER (Al.), An essay on the physiology of the nervous system, *dans* the Lancet, *nov.* 1848.

L. AUERBACH, De irritamentis nervorum studia critica, *Berlin*, 1849.

DU BOIS-REYMOND, Untersuchungen über thierische Electricität (*Recherches d'électricité animale*), *Berlin*, 1849, 2e édit., 1860.

LE MÊME, Das peripherische Nervensystem der Fische anatomisch und physiologisch untersucht (*Le système nerveux périphérique des poissons, au point de vue anat. et physiologique*), *Rostock*, 1849.

HELMHOLTZ, Messungen über den zeitlichen Verlauf des Zuckung animalischer Muskeln und die

Fortpflanzungsgeschwindigkeit der Reizung in den Nerven (*Mesure de la durée de la contraction musculaire et de la transmission des courants nerveux*), *dans* Müller's Archiv, 1850, et dans le même recueil, 1852.

J. Budge et Waller, Untersuchungen über das Nervensystem (*Recherches sur le système nerveux*), *Weimar*, 1851, et *dans* Comptes rendus, t. XXXIII, 1851 et t. XXXIV, 1852.

C. Eckhard, Die chemische Reizung der motorischen Froschnerven (*De l'excitation chimique des nerfs moteurs de la grenouille*), *dans* Zeitschrift für rationelle Medicin, nouv. sér., t. I, 1851.

C. Eckhard, Zur Theorie der Vagus-Wirkung (*Sur la théorie de l'action du nerf pneumogastrique*), *dans* Müller's Archiv, 1851.

M. Schiff, Ueber die Empfindlichkeit in den vorderen Nervenwurzeln (*Sur la sensibilité des racines antérieures des nerfs*), *dans* Archiv für physiolog. Heilkunde, t. X, 1851.

H. Stannius, Zwei Reihen physiologischer Versuche (*Deux séries d'expériences physiologiques*, *Rostock*, 1851, et *dans* Müllers' Archiv, 1852.

J. Budge, Vorläufige Mittheilung einer neuen Entdeckung in der Nervenphysiologie (*Communication sur une nouvelle découverte de physiologie nerveuse*), *dans* Froriep's Tagesbericht, 1852.

J. Budge, Ueber die verschiedene Reizbarkeit eines und desselben Nerven an verschiedenen Stellen derselben (*De l'excitabilité variable d'un même nerf sur des points divers de son trajet*), *dans* Froriep's Tagesbericht, 1852.

Eichholtz, Das sensitive Nervensystem, *dans* Berliner medicin. Zeitung, n°s 21, 22, 105, 1852.

A. Waller, Nouvelle méthode anatomique pour l'investigation du système nerveux, *Bern.*, 1852. En anglais *dans* London Journal of med. sc , 1852.

R. Wagner, Neurologische Untersuchungen (*Recherches névrologiques*), *dans* Gottinger gelehrte Anzeigen, *avril* 1853.

A. Waller, Mémoires sur le système nerveux (*Neuf mémoires*), t. XXXIV et XXXV, 1852, t. XXXVI, 1853.

Eckhard, Physiologie des Nervensystems, *Giessen*, 1854.

E. Huschke, Schädel, Hirn und Seele des Menschen und der Thiere, nach Alter, Geschlecht und Race dargestellt (*Le crâne, l'encéphale, et l'âme de l'homme et de l'animal suivant l'âge, le sexe, la race*), etc., av. fig., *Iéna*, 1854.

R. Wagner, Neurologische Untersuchungen (*Recherches névrologiques*), *Göttingen*, 1854.

J. Casselberg, Inquiry into the physiology of the organic nervous system, *dans* The American Journ. of med. sciences, *juill.*, 1855.

M. Schiff, Untersuchungen zur Physiologie der Nervensystems, *Frankfurt*, 1855.

Boucard, Sur le mode d'action de l'éther, du chloroforme et en général des substances anesthésiques *dans* Gazette des hôpitaux, n° 12, 1856.

Büchner (Louis), Kraft und Stoff (*Force et matière*), *Frankfurt*, 1856.

G. Harley, On the physiological action of strychnia, *dans* The Lancet, n° 4, 1856.

Heidenhain, Physiologische Studien (*Études physiologiques, volume consacré à la physiologie des nerfs et des muscles*), *Berlin*, 1856.

Kölliker, Physiologische Untersuchungen über die Wirkung einiger Gifte (*Recherches physiologiques sur les effets de quelques poisons*), *dans* Archiv für patholog. Anat. und Physiologie, t. X, 1856.

W. Marmé et Moleschott, Ueber den Einfluss des Lichtes auf die Reizbarkeit der Nerven (*De l'influence de la lumière sur l'excitabilité des nerfs*), *dans* Untersuchungen zur Naturlehre des Menschen und der Thiere, t. I, 1856.

W. Pavy, Remarks on the physiological effects of strychnia and the woorali poison, *dans* Guy's Hospital reports, 3e série, t. II, 1856.

E. Pflüger, Ueber die durch constante Ströme erzeugte Veränderung des motorischen Nerven (*Sur le changement qu'apporte dans les nerfs moteurs l'application d'un courant constant*), *dans* Medicinische Centralzeitung, n°s 22 et 57, 1856.

Waller, Expériences sur la section des nerfs et sur les altérations qui en résultent, *dans* Gazette médicale, n° 14, 1856.

Cl. Bernard, Leçons sur les effets des substances toxiques et médicamenteuses, *Paris*, 1857.

E. du Bois-Reymond, Untersuchungen über thierische Electricitat (*Recherches sur l'électricité animale*), *dans* Untersuchungen zur Naturlehre des Menschen und der Thiere, t. II, 1857.

Eckhard, Herr Dr Pflüger und seine Untersuchungen über die Physiologie des Elektrotonus (*Le Dr Pflüger et ses recherches sur la physiologie de la force électrotonique*), *dans* Zeitschrift für rationelle Medicin, t. VIII, 1857.

Flourens, Note sur la sensibilité de la dure mère, des ligaments et des tendons, *dans* Comptes rendus de l'Acad. des sciences, 1857.

J. Rosenthal, Ueber Modification der Erregbarkeit durch geschlossene Ketten und die Voltaischen Abweselungen (*Des modifications de l'excitabilité nerveuse déterminées par les courants directs et inverses*), *dans* Berliner Monatsberichte, *décembre* 1857.

E. Haber, Quam vim venenum curare exerceat in nervorum cerebro-spinalium systema (*Dissert.*, *Breslaw*, 1857, traduit en allemand *dans* Archiv für Anat. und Physiologie (Müller's Archiv), 1859.

KÖLLIKER, Einige Bemerkungen über die Wirkung des Upas-Antiar (*Quelques remarques sur l'action de l'Upas-Antiar*) *dans* Verhandlungen der physik. med. Gesellschaft in Würzburg, t. VIII, 1857.

A. KUSSMAUL et A. TENNER, Untersuchungen über Ursprung und Wesen der fallsuchtartigen Zuckungen bei der Verblutung, so wie der Fallsucht uberhaupt (*Recherches sur l'origine et l'essence des convulsions épileptiformes dans les pertes de sang, et de l'épilepsie en particulier*), *dans* Untersuchungen zur Naturlehre des Menschen, t. III, 1857.

LINAS, Sur la sensibilité des tendons, *dans* Comptes rendus, Acad. des sciences, 1857.

E. PELIKAN, Physiologische und toxikologische Untersuchungen über Curare (*Recherches physiologiques et toxicologiques sur le curare*), *dans* Archiv für pathologische Anat. und Physiologie, t. XI, 1857.

VULPIAN, Étude physiologique des venins du crapaud, du triton et de la salamandre terrestre, *dans* Gazette médicale, n° 2, 1857.

A. YERSIN, Recherches sur les fonctions du système nerveux dans les animaux articulés. En extrait *dans* Bibliothèque universelle de Genève, 1857.

CL. BERNARD, Note sur les quantités variables d'électricité nécessaires pour exciter les propriétés des différents tissus, *dans* Gazette médicale, n° 8, 1858.

CL. BERNARD, Leçons sur la physiologie et la pathologie du système nerveux, 2 vol., *Paris*, 1858.

G. BIRKNER, Das Wasser der Nerven in physiologischer und pathologischer Beziehung (*L'eau des nerfs sous le rapport physiologique et pathologique*), avec préface de Harless, *Augsburg*, 1858.

BROWN-SÉQUARD, Influence de l'oxygène sur les propriétés vitales de la moelle épinière et des nerfs moteurs et sensitifs, *dans* Journal de physiologie, t. I, 1858.

BROWN-SÉQUARD, Lectures on the physiology and pathology of the central nervous system. The influence of the nervous system upon nutrition, secretion, and animal heat, *dans* The Lancet, n°s 19, 20, 21, 22, 1858.

A. CIMA, Ricerche intorno ad alcuni punti di Elettrophysiologia, *Bologne*, 1858.

A. FLIES, De degeneratione et regeneratione nervorum necnon de vi gangliorum trophica, *Diss.*, *Berlin*, 1858.

FLOURENS, De la circulation nerveuse, *dans* Comptes rendus de l'Acad. des sciences, 1858.

E. HARLESS, Molekulare Vorgänge in den Nervensubstanz (*Phénomènes moléculaires dans la substance nerveuse*), *dans* Abhandlungen der kais. bayerschen Akademie der Wissenschaften, t. VIII, 1858.

HARLESS, Ueber die Bedeutsamkeit der Nervenhüllen (*De la signification de la tubulisation des nerfs*), *dans* Zeitschrift für rationelle Medicin, t. IV, 1858.

E. de KIEDROWSKI, De quibusdam experimentis quibus quantam vim habeat acidum hydrocyanicum in nervorum systema cerebro-spinale atque in musculos systematis vertebralis probatur, *Dissert.*, *Breslau*, 1858.

KÖLLIKER, Ueber die Vitalitat der Nervenröhren der Frösche (*De la vitalité des tubes nerveux de la grenouille*), *dans* Zeitschrift für wissenschaftliche Zoologie, t. IX, 1858.

KÖLLIKER, Einige Bemerkungen zur Geschichte der physiologischen Untersuchungen über das Urari (*Quelques remarques sur l'histoire des recherches physiologiques sur le curare*), *dans* Verhandlungen der physik. med. Gesellschaft in Würzburg, 1858.

KÖLLIKER, Zehn neue Versuche mit Urari (*Dix expériences nouvelles avec le curare*), *dans* Zeitschrift für wissenschaftliche Zoologie, t. IX, 1858.

A. DE LA RIVE, De l'électricité au point de vue physiologique et de ses applications à la thérapeutique, t. IIIe du Traité d'électricité théorique et appliquée, *Paris*, 1858.

MATTEUCCI, Cours d'électro-physiologie (Traduction française de Leçons publiées dans le recueil italien *Il nuovo cimento*), *Paris*, 1858.

PELIKAN, Action physiologique de l'Upas Anthiar et de l'Anthiarine, *dans* Gazette médicale, n° 13, 1858.

J. REGNAULD, Recherches électro-physiologiques, *dans* Journal de physiologie de Brown-Séquard, t. I, 1858.

E. ROUSSEAU, A. LESURE et MARTIN-MAGRON, Action des courants électriques étudiés comparativement sur les nerfs mixtes et sur les racines antérieures rachidiennes, *dans* Gazette médicale, n°s 15, 16, 21, 1858.

SETSCHENOW, Einiges über die Vergiftung mit Schwefelcyankalcium (*Quelques mots sur l'empoisonnement par le sulfocyanure de potassium*) *dans* Archiv für pathologische Anat. und Physiologie, t. XIV, 1858.

BROWN-SÉQUARD, Sur la vitesse du courant nerveux, *dans* Journal *le Progrès*, 1859.

A. CHAUVEAU, Théorie des effets physiologiques produits dans l'organisme par les courants instantanés et par les courants continus, *dans* Journal de physiologie de Brown-Séquard, n°s 7, 8, 9, 10, 11, 1859 et 1860.

J. COGHILL, Lectures on the structure and relations of the nervous system at the periphery, *dans* The Lancet, n°s 8, 9, 11, 12, 16, 18, 1859.

FAIVRE, Expériences sur l'extinction des propriétés des nerfs et des muscles après la mort chez les grenouilles, *dans* Gazette médicale, n° 1, 1859.

H. Friedberg, Ueber die Innervation der durch Ueberpflanzung gebildeten Nase (*De l'innervation du nez après l'opération de l'autoplastie*) *dans* Archiv für pathologische Anatomie und Physiologie, t. XVI, 1859.

O. Funke, Beiträge zur Kenntniss der Wirkung des Urari und einiger anderer Gifte (*Contribution à la connaissance de l'action du curare et de quelques autres poisons*), *dans* Verhandlungen der sächsische Gesellschaft der Wissenschaften, 1859.

G. Gluge et Thiernesse, Sur la réunion des fibres nerveuses sensibles avec les fibres motrices, *dans* Journal de Physiologie, t. II, 1859.

Gubler, De la sensibilité récurrente envisagée comme phénomène de la sensation réflexe, *dans* Gazette médicale, n° 40, 1859.

E. Harless, Ueber den Einfluss der Länge eines gereizten Nervenstückes (*Sur l'influence de la longueur des segments de nerfs que l'on excite*), *dans* Münchener gelehrte Anzeigen, n°s 25, 26, 27, 1859.

E. Harless, Ueber den Einfluss der Temperaturen und ihrer Schwankungen auf die motorischen Nerven (*De l'influence de la température et de ses modifications sur les nerfs moteurs*), *dans* Zeitschrift für rationelle Medicin, t. VIII, 1859.

E. Harless, Ueber Lebensreize der Nerven (*Sur l'excitant vital des nerfs*), *dans* Intelligenz-Blatt ärztliches Organ für Bayern's Heilkunde, n° 17, 1859.

R. Heidenhain, Neurophysiologische Mittheilung (*Note sur la physiologie des nerfs*), *dans* Allgemeine medicinische Centralzeitung, n° 10, réponse de Pflüger, n° 11, nouvelle note de Heidenhain, n° 16, nouvelle réponse de Pflüger, n° 10, dans le même recueil, même année, 1859.

W. Keferstein, Beitrag zur Geschichte der Physik der elektrischen Fische (*Contribution à l'histoire physique des poissons électriques*), *dans* Nachrichten von der Universitat, etc., zu Göttingen, n° 3, 1859.

Martin-Magron et Buisson, Action comparée de l'extrait de noix vomique et du curare sur l'économie animale, *dans* Journal de Physiologie, t. II, 1859.

Moreau (Arm.), Recherches sur les racines de sentiment et de mouvement chez les oiseaux, *dans* Gazette médicale, n° 41, 1859.

E. Pflüger, Untersuchungen über die Physiologie des Electrotonus. *Berlin*, 1859.

E. Pflüger, Vorläufige Mittheilung ueber das Gesetz der electrischen Empfindungen (*Essai sur la loi des sensations électriques*), *dans* Allgemeine medicinische Centralzeitung, n° 69, 1859.

Philippeaux et Vulpian, Note sur des expériences démontrant que les nerfs séparés des centres nerveux peuvent, après s'être altérés, se régénérer tout en demeurant isolés de ces centres et recouvrer leurs propriétés physiologiques, *dans* Gazette médicale, n° 43, 1859.

J. Rosenthal, Ueber den Einfluss höherer Temperatur auf motorische Nerven (*Influence des hautes températures sur les nerfs moteurs*), *dans* Allgemeine medicinische Centralzeitung, n° 96, 1859.

M. Schiff, Recherches sur les propriétés électriques des nerfs vivants, *dans* Gazette médicale, n° 49, 1859.

Schiff, Lehrbuch der Muskel und Nervenphysiologie. *Lahr*, 1859.

Vulpian, Sur les effets de la nicotine sur la grenouille, *dans* Gazette médicale, n° 46, 1859.

W. Wundt et Schelske, Ueber den Einfluss des Curaregiftes auf Nerven und Muskeln (*Sur l'influence du curare sur les nerfs et les muscles*), *dans* Verhandlungen des naturhistorisch-Medicinischen Vereins zu Heidelberg, 1859.

C. Ambrosoli, Ueber die Verbindung der sensiblen und der motorischen Nerven (*Sur la réunion des nerfs sensitifs et moteurs*), *dans* Schmidt's Jahrbücher, n° 12, 1860.

L. Beale, Die Endigung der Nerven in den querstreiften Muskeln, *dans* Britisch med. Journ., *juillet*, 1860.

Bezold (Von), Untersuchungen über die Einwirkung des amerikanischen Pfeilgiftes auf die motorischen Nerven (*Recherches sur l'effet du curare sur les nerfs moteurs*). En deux parties, *dans* Archiv für Anat. und Physiologie (Müller's Archiv), 1860.

Brown-Séquard, Course of lectures on the physiology and pathology of the central nervous system, *Philadelphie et Londres*, 1860.

Brown-Séquard, Sur l'indépendance des propriétés vitales des nerfs moteurs, *dans* Journal de Physiologie, t. III, 1860.

A. Eulenberg, Bemerkung über die Wirkungen der Metalsalze auf die motorischen Froschnerven (*Remarque sur les effets des sels métalliques sur les nerfs moteurs de la grenouille*), *dans* Allgemeine medicinische Centralzeitung, n° 66, 1860.

E. Harless, Ueber den Einfluss der Temperaturen und ihrer Schwangungen auf die motorischen Nerven (*De l'influence de la température et de ses oscillations sur les nerfs moteurs*), *dans* Zeitschrift für rationelle Medicin, 3e série, VIIIe vol., 1860.

W. Kühne, Ueber die Wirkung des amerikanischen Pfeilgiftes (*Sur l'action du curare*), *dans* Archiv für Anat. und Physiologie (Müller's Archiv), 1860.

Martin-Magron et Fernet, Sur l'influence que peut exercer la polarisation dans l'action de l'électricité sur le système nerveux, *dans* Comptes rendus de l'Acad. des sciences, 1860.

C. Matteucci, Sur le pouvoir électro-moteur secondaire des nerfs et d'autres tissus organiques, *dans* Comptes rendus de l'Acad. des sciences, 1860

H. Munk, Untersuchungen über die Leitung der Erregung im Nerven (*Recherches sur la transmission de l'excitation dans les nerfs*), *dans* Archiv für Anat. und Physiologie (Müller's Archiv), 1860.

Philippeaux et Vulpian, Recherches expérimentales sur la régénération des nerfs séparés des centres nerveux, *dans* Gazette médicale, n° 27, 31, 32, 1860.

R. Schelske, Ueber die Veränderungen der Erregbarkeit der Nerven durch die Wärme (*Des changements que détermine dans l'excitabilité des nerfs l'influence de la chaleur*), *Heidelberg*, 1860.

J. Williams, On the cerebro-spinal fluid, *dans* The Lancet, *février* 1860.

Brown-Séquard, Sur diverses questions relatives à la sensibilité, *dans* Journal de Physiologie, 1861.

A. Moreau, Distinction anatomique et physiologique des nerfs de sentiment et de mouvement chez les poissons, *dans* Gazette médicale, 1861.

Philippeaux et Vulpian, Sur la régénération des nerfs transplantés, *dans* Comptes rendus, Acad. des sciences, 1861.

Liégeois, Origine et distribution des nerfs vaso-moteurs de la grenouille, *dans* Gazette médicale, 1862.

E. Faivre, Recherches sur la distinction de la sensibilité et de l'excitabilité dans différentes parties des dytisques marginalis *dans* Comptes rendus, Acad. des sciences, 1863.

Philippeaux et Vulpian, Réunion bout à bout des fibres nerveuses sensitives avec les fibres nerveuses molaires, *dans* Comptes rendus Acad. des sciences, 1863. Ier fascic., p. 54 et 1009.

Fick, Untersuchungen über electrische Nervenreizung. *Braunschweig*, 1864.

Cyon, Ueber den Einfluss der hinteren Nervenwurzeln auf die Erregbarkeit der vorderen, *dans* Ber der Sachs Gesselsch. d. Wissensch., 1865.

A. Eulenburg, Sur la suture des nerfs, *dans* Gazette hebdomad. de méd. et de chirurgie, 1865, n°s 6 et 15.

Luys, Recherches sur le système nerveux cérébro-spinal. Sa structure, ses fonctions, ses maladies, avec atlas, *Paris*, 1865.

Simonoff, Hemmungsmechanismus der Saugethiere, *dans* Archiv f. Anat., 1866.

Vulpian, Physiologie générale et composée du système nerveux. Cours professé en 1865 au muséum d'Hist. naturelle, *Paris*, 1866.

Guttmann, Die Lehre von dem Einflusse der hinteren Wurzeln auf die Erregbarkeit der vorderen, *dans* Centralbl. f. d. med. Wissensch., 1867.

W. Leube, Untersuchungen über d. Strychninwirkung, *dans* Archiv f. Anat. und Physiol., 1867.

Brown-Séquard, Sur l'arrêt immédiat des convulsions par l'irritation de quelques nerfs sensitifs, *dans* Archives de Physiologie, 1868.

Heidenhain, Ueber den Einfluss der hinteren Wurzeln auf die Erregbarkeit der vorderen, *dans* Archiv f. die gesammte Physiologie, 1868.

Hermann, Untersuchungen zur Physiolog. d. Musk. und Nerven. *Berlin*, 1868.

Munk, Untersuchungen über das Wesen der Nervenerregungen. *Leipzig*, 1868.

Ranke, Die Lebensbedingungen der Nerven, 1868.

Fick, Beiträge zur Lehre von der electrischen Nervenreizung. *Wien*, 1869.

Nothnagel, Bewegunshemmende Mechanismen, *dans* Centralblatt 1869.

Tarchanow, Ueber d. Wirkung d. Erwarmung. resp. Erkält. auf d. sensiblen Nerven, *dans* Bullet. de l'Acad. d. sc. de Saint-Pétersbourg, 1870.

Baxt, Reizung der Hautnerven durch verdünnte Schwefelsäure, *dans* Berichte d. Sächs. Gesselsch., 1871.

Bernstein, Untersuchungen über den Erregungsvorgang im Nerven und Muskelsystem. *Heidelberg*, 1871.

S. Mayer, Ueber die Einwirkung d. Strychnin auf d. vasomotorische Nervencentrum, *dans* Sitzungsber. d. Wien. Acad., 1871.

A. Heinzmann, Ueber die Wirkung thermischer Reize auf die Empfindungsnerven, *dans* Arch. für d. gesammte Physiologie, 1872.

J. Tarchanow, Ueber die Summirungserscheinungen bie Reizungen sensibler Nerven d. Frosches, *dans* Bullet. de l'Acad. des sc. de Saint-Pétersbourg, 1872.

Pointcarré, Leçons sur la Physiologie du système nerveux, 1872-1876.

P. Berger, Distribution et parcours des différents ordres de fibres qui entrent dans la composition de l'axe cérébro-spinal, *dans* Arch. de Physiologie de Brown-Séquard, 1874.

Sachs, Physiologische und anat. Untersuch. über die sensiblen Nerven der Muskeln, *dans* Arch. f. Anat. und Physiol., 1874.

Weir-Mitchell, Des lésions des nerfs et de leurs conséquences (édit. angl., 1872 : Traduct. française de M. Dastre, 1874).

Wundt, Untersuchungen zur Mechanik der Nerven und Nerven-Centren. *Stuttgard*, 1874-1876.

E. Cyon, Zur Hemmungstheorie d. reflectorischen Erregungen, *dans* Beiträge zur Anat. und Physiol. als Festgabe Carl Ludwig, 1875.

Fratscher, Ueber continuirliche und langsame Nervenreizung, *dans* Jenaische Zeitsch. f. Naturwissensch., 1875.

ARLOING et TRIPIER, Des condit. de la persistance, de la sensibilité dans le bout périphérique des nerfs sectionnés, *dans* Arch. de Physiol., 1876.
ROSENTHAL, Les nerfs et les muscles (édit. française), 1878.
BROWN-SÉQUARD, Faits relatifs à la mise en jeu ou à l'arrêt des propriétés motrices, *dans* Arch. de Physiol., 1879.
HERMANN, Allgemeine Nervenphysiologie, *dans* Handbuch der Physiologie, 1879.
SIGMUND MAYER, Specielle Nervenphysiologie, *dans* Hermann's Handbuch der Physiologie, 1879.
CH. RICHET, Physiologie des muscles et des nerfs (Leçons professées à la Faculté). *Paris*, 1881.
A. RENÉ, Étude expérimentale sur la vitesse nerveuse chez l'homme, *dans* Gazette des hôpit. *Paris*, 1882.
L. FREDERICQ, Sur la régulation de la température, *dans* Comptes rendus de l'Acad. des sc. de Belgique. *Décembre* 1882.

SECTION II

Propriétés des diverses parties du système nerveux.

ARTICLE I

DES NERFS

§ 352.

Nerfs crâniens. — Nerfs rachidiens. — Les nerfs qui se détachent de l'axe cérébro-rachidien ont été divisés par les anatomistes en nerfs rachidiens et en nerfs crâniens, c'est-à-dire en nerfs qui se détachent du centre nerveux contenu dans le rachis, et en nerfs qui se détachent du centre nerveux renfermé dans la boîte crânienne. Cette division n'est pas seulement anatomique, elle est encore physiologique. Tandis que tous les nerfs rachidiens se comportent de même, et naissent par deux ordres de racines ayant des propriétés spéciales, les nerfs crâniens n'ont, pour la plupart, qu'une origine simple ou une seule racine; ceux qui naissent par deux ordres de racines, et qui se rapprochent ainsi des nerfs rachidiens, offrent d'ailleurs, dans leur distribution ultérieure, des caractères propres que ne présentent point les nerfs rachidiens.

Les nerfs *rachidiens*, au nombre de 31 paires (8 cervicales, 12 dorsales, 5 lombaires, 6 sacrées), après s'être détachés de la moelle par deux ordres de racines, l'une antérieure, l'autre postérieure, convergent vers le trou de conjugaison, et se réunissent bientôt en un tronc commun. Les racines d'origine du nerf ont à peine confondu leurs filets en un tronc commun, que ce tronc se divise à sa sortie du trou de conjugaison en deux branches terminales, lesquelles contiennent à la fois des filets sensitifs et des filets moteurs. Les nerfs rachidiens, à leur sortie du trou de conjugaison, sont donc des nerfs *mixtes*.

Les nerfs rachidiens, peu après leur union en un tronc commun, se divisent donc en deux branches qui divergent à la sortie du trou de conjugaison. L'une des branches se porte en avant, l'autre en arrière. Les *branches postérieures* se portent dans les muscles postérieurs du tronc et dans la peau de cette région. Les *branches antérieures* se portent vers la partie antérieure du tronc et forment les *plexus* cervicaux, brachiaux, lombaires et sacrés qui alimentent les muscles et la peau du cou, les muscles et la peau du tronc, les muscles et la peau des membres supérieurs et des membres inférieurs.

Les nerfs rachidiens président à la contraction des muscles du tronc et des membres ; ils donnent aux muscles la sensibilité obscure qu'ils présentent; ce sont eux enfin qui donnent à la peau du tronc, à celle des membres et à celle de la partie postérieure de la tête, la sensibilité tactile qui lui est propre. Le segment antérieur de la tête reçoit ses filets sensitifs d'un nerf crânien (le nerf de la cinquième paire, ou trijumeau).

Les nerfs *crâniens* naissent dans des points variés de l'encéphale, et sortent par les trous de la base du crâne. Il y a douze paires de nerfs crâniens (classification de Sœmmering), qui sont : 1° les nerfs *olfactifs ;* 2° les nerfs *optiques ;* 3° les nerfs *moteurs oculaires communs ;* 4° les nerfs *pathétiques ;* 5° les nerfs *trijumeaux ;* 6° les nerfs *moteurs oculaires externes ;* 7° les nerfs *faciaux ;* 8° les nerfs *auditifs ;* 9° les nerfs *glosso-pharyngiens ;* 10° les nerfs *pneumogastriques ;* 11° les nerfs *spinaux ;* 12° les nerfs *hypoglosses.*

Les nerfs olfactif, optique et acoustique nous ont déjà occupés dans l'étude des sensations (Voy. §§ 320, 299, 314). Nous avons vu que l'excitation mécanique, chimique ou galvanique éveille en eux la sensation qui leur est propre. Ils agissent comme conducteurs, à la manière des autres nerfs; ils reportent dans les points de l'encéphale où ils se terminent l'impression reçue à leur extrémité périphérique, et c'est dans l'encéphale que l'impression devient lumière, son, etc. Lorsqu'un de ces nerfs est détruit sur un point quelconque de son trajet intracrânien, la sensation disparaît. La portion du nerf qui reste adhérente à l'organe des sens, et qui est séparée de l'encéphale, a perdu ses propriétés conductrices.

Les nerfs olfactifs proprement dits, ou filets olfactifs, naissent au niveau de la lame criblée de l'ethmoïde. Les prolongements renflés, non cylindriques, creux chez l'embryon, d'où naissent les filets, sont des lobes et non des nerfs. Chez les mammifères, le doute n'est d'ailleurs pas possible, les lobes olfactifs sont une dépendance des lobes frontaux. Le lobe olfactif, ainsi que l'a montré M. Broca, se continue avec le lobe du corps calleux et le lobe de l'hippocampe.

Le nerf optique aboutit au corps genouillé et aux tubercules quadrijumeaux (aux tubercules quadrijumeaux antérieurs, seulement, d'après M. Huguenin).

Le nerf auditif, qui vient du bulbe, apparaît immédiatement au dehors de la protubérance, par deux ordres de racines. L'une sort au niveau de la fossette sus-olivaire; l'autre, composée de filets nombreux, traverse horizontalement le plancher du quatrième ventricule en formant les barbes du *calamus scriptorius.* L'une et l'autre de ces racines procèdent d'un noyau d'origine situé au-dessus de celui du glosso-pharyngien, sur le prolongement de la corne postérieure de substance grise intrabulbaire[1].

Si nous faisons abstraction des nerfs des organes des sens (olfactif, optique, acoustique), tous les autres nerfs crâniens peuvent être, dans leur ensemble, considérés comme deux paires rachidiennes, lesquelles sortiraient de la base du crâne par deux ordres de trous (analogues aux trous de conjugaison) placés aux points de jonction des trois vertèbres crâniennes, qui sont ainsi qu'on le sait : la vertèbre antérieure ou l'os frontal, la vertèbre moyenne ou le sphénoïde et les deux pariétaux, la vertèbre postérieure ou l'occipital. Par le premier trou

[1] Le point où les nerfs *se séparent* des centres nerveux ne représente que leur origine *apparente.* On peut suivre plus ou moins profondément les fibres d'un nerf dans le centre nerveux lui-même, c'est à-dire poursuivre son origine *réelle;* c'est une recherche difficile.

de conjugaison, représenté par la fente sphénoïdale, le trou grand rond et le trou ovale, sortent ce qu'on pourrait considérer comme la première paire, c'est-à-dire le nerf moteur oculaire commun, le pathétique, le mot. ocul. externe, la portion non ganglionnaire du nerf trijumeau (racine motrice de cette paire composée); la portion ganglionnaire du nerf trijumeau (racine sensitive de cette même paire). Par le deuxième trou de conjugaison représenté par le trou déchiré postérieur et le trou condylien antérieur, sortent ce qu'on pourrait considérer comme la seconde paire, c'est-à-dire : les nerfs pneumogastrique et glosso-pharyngien d'une part (représentant surtout les racines sensitives) et, d'autre part, les nerfs facial, spinal, hypoglosse (représentant les racines motrices de ladite paire).

§ 353.

Nerf moteur oculaire commun. — Ce nerf se détache des pédoncules cérébraux dans le sillon qui sépare les pédoncules de la protubérance. Le nerf moteur oculaire commun a son origine *réelle*, ou son centre encéphalique, au-dessous des tubercules quadrijumeaux, près de la ligne médiane, dans la substance grise située sous l'aqueduc de Sylvius. Le nerf moteur oculaire commun (Voy. fig. 315) va se distribuer à tous les muscles de l'œil, sauf le droit externe et le grand oblique, c'est-à-dire qu'il donne le mouvement au releveur de la paupière supérieure, au droit supérieur, au droit inférieur, au droit interne, au muscle petit oblique; de plus, la branche du petit oblique fournit au ganglion ophthalmique ce qu'on appelle sa courte racine ou sa racine motrice. Cette racine, après avoir traversé le ganglion, correspond aux nerfs moteurs efférents qui vont à l'iris et au muscle ciliaire (Voy. plus loin, fig. 321). C'est à ces nerfs que l'iris doit de pouvoir diminuer l'ouverture de la pupille : ils président à la contraction du sphincter irien; c'est à ces nerfs que le muscle ciliaire doit de pouvoir accommoder l'œil pour la vision des objets placés aux diverses distances. De même que le muscle ciliaire est le muscle accommodateur de l'œil, de même on peut dire de ces nerfs qu'ils sont les nerfs de l'accommodation.

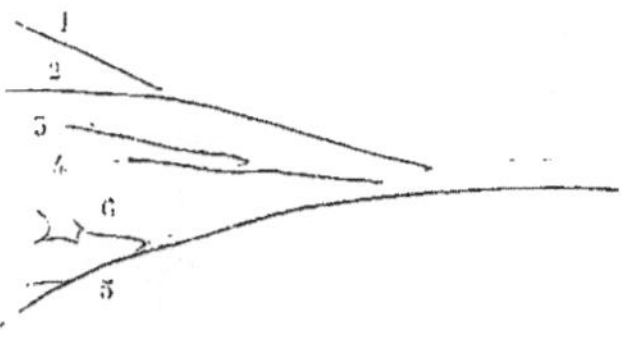

Fig. 315.

NERF MOTEUR OCULAIRE COMMUN (Schema).

1, filets pour le releveur de la paupière supérieure.
2, filets du muscle droit supérieur.
3, filets du droit interne.
4, filets du droit inférieur.
5, filets du petit oblique.
6, racine motrice du ganglion ophthalmique.

Lorsque le nerf moteur oculaire commun est coupé sur les animaux, ou lorsqu'il est détruit ou comprimé par des tumeurs sur le vivant, on voit survenir la *paralysie* du sphincter de l'iris et, comme conséquence, la dilatation permanente de la pupille. Il survient aussi, on le conçoit, un certain trouble dans la vision au point de vue de l'accommodation. Il est vrai que l'œil resté sain, pouvant encore s'accommoder, la vision nette des objets n'est pas détruite.

La paralysie des muscles dans lesquels se distribue le nerf moteur oculaire commun se traduit à l'extérieur par un *prolapsus* de la paupière supérieure, dû à la paralysie du muscle releveur de la paupière supérieure. Il s'ensuit encore un *strabisme externe*. Le strabisme externe s'explique aisément par la paralysie du muscle droit interne et par la persistance de la tonicité (Voy. § 226) dans le muscle droit externe resté intact. On peut aussi constater que le globe de l'œil, du côté de la paralysie du nerf moteur commun, est plus saillant que celui du côté sain ; il y a une légère exophthalmie, laquelle s'explique par la suppression de la tonicité de la plupart des muscles de l'œil. Il faut encore remarquer que le strabisme externe entraîne la diplopie. Cette diplopie est croisée. Les choses se passent ainsi dans le principe, et tant que l'œil sain n'a pas pris sur l'œil dévié une supériorité d'action qui l'annihile : c'est ce qui a lieu chez les strabiques de vieille date.

Le nerf moteur oculaire commun est un nerf essentiellement moteur. Mais ne renferme-t-il pas quelques filets de sensibilité ? Lorsqu'on excite le nerf moteur oculaire commun sur les animaux, dans la cavité orbitaire, les animaux accusent de la douleur ; le nerf est légèrement *sensible*. Cette sensibilité est empruntée au nerf ophthalmique qui lui envoie une anastomose dans le trajet intracrânien, le long du sinus caverneux. Ces filets de sensibilité, étrangers au nerf moteur oculaire lui-même, répondent à la sensibilité musculaire.

Chez l'animal récemment tué, il est facile de montrer l'influence motrice de ce nerf sur les muscles de l'œil ; il suffit d'exciter le nerf, dans le crâne, avec une pince ou avec les pôles d'une pile faible, pour exciter des contractions dans tous ces muscles, et aussi dans l'iris [1]. On a souvent constaté, sur l'homme décapité, que l'excitation du nerf moteur oculaire commun dans l'orbite entraîne la contraction de la pupille.

§ 354.

Nerf pathétique. — Ce nerf a son origine *apparente* en arrière des tubercules quadrijumeaux, sur les côtés de la valvule de Vieussens. L'origine *réelle* de ce nerf est la même que celle du moteur oculaire commun ; les deux noyaux d'origine sont accolés l'un à l'autre (d'après M. Huguenin, l'origine du pathétique est disposée de telle sorte que le noyau du côté gauche donne naissance au pathétique du côté droit et réciproquement).

Le nerf pathétique est destiné à un seul muscle de l'œil, le muscle grand oblique. Lorsqu'on vient à exciter ce nerf dans l'intérieur du crâne, sur un animal récemment tué, on aperçoit sur le globe oculaire un léger mouvement de rotation sur l'axe antéro-postérieur en vertu duquel la pupille est portée en bas et en dehors. Lorsque la voûte osseuse de l'orbite est enlevée, on constate directement que ce mouvement est déterminé par les contractions du muscle grand oblique. La section ou la paralysie de ce nerf abolit le mouvement dont nous parlons. Il n'y a plus de rotation de l'œil quand la tête s'incline du côté lésé. De plus, en vertu de la tonicité persistante du petit oblique, la pupille est légèrement déviée en haut et en dedans. Il y a diplopie, avec images non croisées, c'est-à-dire que l'image de gauche est engendrée par l'œil gauche, l'image de droite par l'œil droit; celle du côté lésé est plus basse que celle du côté sain. On conçoit que les deux images se rapprochent quand la tête s'incline du côté sain et qu'elles s'éloignent quand la tête s'incline du côté lésé, c'est-à-dire dans le sens où la rotation de l'œil est abolie.

[1] Voir, pour plus de détails sur les mouvements de l'iris, le § 375.

§ 355.

Nerf trijumeau (ou trifacial, ou de la cinquième paire). — Le nerf trijumeau naît de l'encéphale par *deux racines*. Il offre, sous ce rapport, avec les nerfs rachidiens une certaine analogie. L'une de ces racines est, en effet, une racine sensitive, et l'autre une racine motrice. Ces deux racines ont leur origine apparente au même point, sur les côtés de la protubérance annulaire, là où les fibres transversales de la protubérance prennent le nom de pédoncules cérébelleux moyens. Si on pénètre dans l'épaisseur de la protubérance on voit que la racine motrice vient d'un petit noyau situé en dedans de la racine sensitive; la racine sensitive peut être suivie dans trois directions : 1° la plus grande partie des fibres de cette racine se prolongent dans une colonne de substance grise qui représente la corne postérieure de la moelle, dans le bulbe et la protubérance; 2° d'autres fibres peuvent être suivies jusqu'à la substance grise du quatrième ventricule ; 3° d'autres encore se rendent sur les côtés de l'aqueduc de Sylvius.

L'expérience a prouvé, de la manière la plus certaine, que la *petite* racine de ce nerf est une racine motrice, tandis que la *grosse* racine est une racine sensitive. La grosse racine, ou racine sensitive, présente, comme les racines postérieures des nerfs rachidiens, un renflement ganglionnaire peu après son origine. Ce renflement est connu sous le nom de ganglion de Gasser. La réunion de la portion sensitive du nerf trijumeau avec sa portion motrice n'a lieu qu'au delà du ganglion, comme pour les nerfs rachidiens. Mais ce qui établit entre les nerfs rachidiens et le nerf trijumeau une différence essentielle, c'est que la portion ganglionnaire ou sensitive de ce nerf ne se réunit pas entièrement à la portion non ganglionnaire pour former un nerf mixte. Loin de là, il n'y a qu'une faible partie de la portion ganglionnaire qui se réunisse à la portion non ganglionnaire pour former la branche *maxillaire inférieure* (Voy. fig. 316). Les deux branches supérieures du nerf de la cinquième paire sont exclusivement fournies par la racine sensitive : ce sont la branche *ophthalmique* et la branche *maxillaire supérieure*.

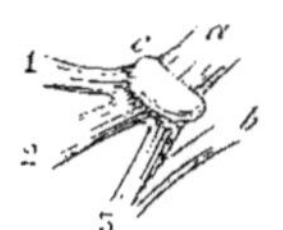

Fig. 316.

a, racine sensitive du nerf de la 5e paire.
b, racine motrice.
c, ganglion de Gasser.
1, branche ophthalmique.
2, branche maxill. supérieure.
3, branche maxill. inférieure.

Les branches ophthalmique et maxillaire supérieure sont donc des nerfs sensitifs, tandis que la branche maxillaire inférieure est un nerf mixte.

La branche supérieure de la cinquième paire, ou branche ophthalmique (Voy. fig. 317), donne la sensibilité au globe oculaire, à la conjonctive, à la muqueuse nasale et à ses sinus, à la peau du front jusqu'à la partie supérieure de la tête, à la paupière supérieure, à la partie supérieure du nez, elle donne en outre les rameaux de la glande lacrymale. La branche ophthalmique donne aussi aux muscles intra-orbitaires, au sourcilier, au frontal et à l'orbiculaire la sensibilité obscure dite sensibilité musculaire.

La branche moyenne ou maxillaire supérieure (fig. 318) du nerf de la cinquième paire donne la sensibilité à la muqueuse nasale, à la trompe d'Eustache, à la partie supérieure du pharynx, au voile du palais, à la voûte palatine, aux gencives, aux dents supérieures, à la paupière inférieure, à la partie inférieure du nez, aux joues, à la lèvre supérieure ; elle donne également la sensibilité aux muscles correspondants de la face et des lèvres.

La branche inférieure du nerf de la cinquième paire ou nerf maxillaire inférieur (fig. 319) donne la sensibilité à la peau des tempes, à une partie de l'oreille externe, à la partie inférieure du visage, à la lèvre inférieure, au plan-

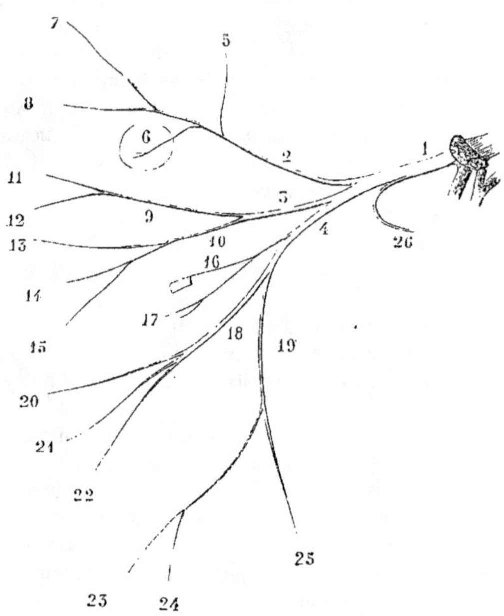

Fig. 317.

BRANCHE OPHTHALMIQUE DE LA CINQUIÈME PAIRE (Schema).

1, tronc de la branche ophthalmique.
2, nerf lacrymal.
3, nerf frontal.
4, nerf nasal.
5, rameau malaire.
6, rameau de la glande lacrymale.
7, filet temporal.
8, filet palpébral.
9, nerf frontal externe.
10, nerf frontal interne.
11, filets frontaux.
12, filets palpébraux.
13, filets frontaux.
14, filets palpébraux.
15, filets nasaux.
16, filet du ganglion ophthalmique (racine sensitive).
17, nerfs ciliaires directs.
18, nerf nasal externe.
19, nerf nasal interne.
20, filets frontaux.
21, filets palpébraux.
22, filets nasaux.
23, nerf naso-lobaire.
24, rameaux des cornets.
25, rameaux de la cloison.
26, filet de la tente du cervelet.

cher inférieur de la bouche, aux deux tiers antérieurs de la langue ; elle donne aussi la sensibilité aux muscles correspondants. Cette branche donne le mouvement, par ses filets moteurs, aux muscles temporaux, masséters, ptérygoïdiens externes et internes, ventres antérieurs des digastriques, mylohyoïdiens, péristaphylins internes et palato-staphylins.

En résumé, la cinquième paire donne la sensibilité à presque tous les téguments cutanés et muqueux de la face (Voy. fig. 320). En outre elle donne le mouvement à un groupe de muscles qui agissent pendant la mastication.

On peut exciter directement le nerf de la cinquième paire dans l'intérieur du crâne, après avoir soulevé le cerveau avec précaution ; on constate ainsi que la portion ganglionnaire est douée d'une vive sensibilité.

La section intracrânienne du tronc *entier* de la cinquième paire, au moment de son passage sur le sommet du rocher, entraîne immédiatement l'abolition de la sensibilité de toutes les parties que nous venons de signaler, et la paralysie des muscles auxquels il donne des filets.

La section intracrânienne du nerf de la cinquième paire s'opère, sur l'animal vivant, à l'aide d'un petit instrument très délié, qu'on introduit en avant du conduit auditif externe, en perforant l'os temporal, après avoir mesuré par avance, dans le crâne ouvert d'un animal de même espèce, la profondeur à laquelle il faut faire pénétrer l'instrument, et la direction qu'il faut lui donner pour diviser le nerf. Cette section est accompagnée d'une *très vive* douleur, ce qui établit directement encore que ce nerf est doué d'une grande sensibilité. D'un autre côté, lorsque, après avoir enlevé le cerveau sur un animal, on détache les origines du nerf de la cinquième paire de la protubérance, on peut exciter le bout périphérique de la grosse racine sans déterminer le moindre mouvement dans les parties auxquelles va se distribuer ce nerf. Lorsque l'excitation porte sur la petite racine ou racine non ganglionnaire, les muscles auxquels va se porter le nerf maxillaire inférieur entrent en contraction, et comme ces muscles sont principalement des

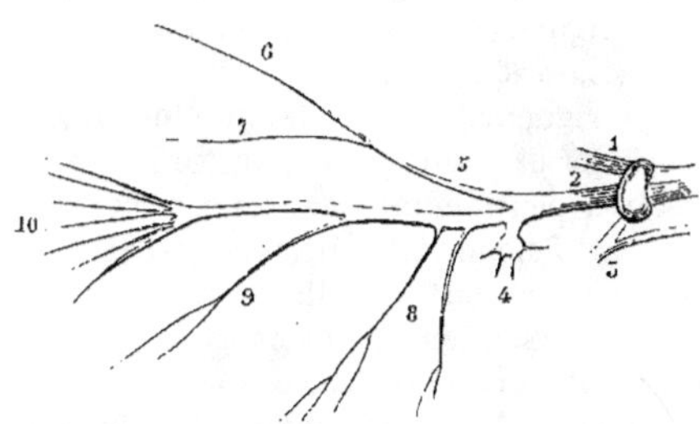

Fig. 318.

BRANCHE MAXILLAIRE SUPÉRIEURE DE LA CINQUIÈME PAIRE (Schema).

1, branche ophthalmique.
2, branche maxillaire supérieure.
3, branche maxillaire inférieure.
4, ganglion sphéno-palatin.
5, rameau orbitaire.
6, filet lacrymo-palpébral.
7, filet malaire.
8, rameaux alvéolo-dentaires postérieurs.
9, rameaux alvéolo-dentaires antérieurs.
10, épanouissement du nerf sous-orbitaire.

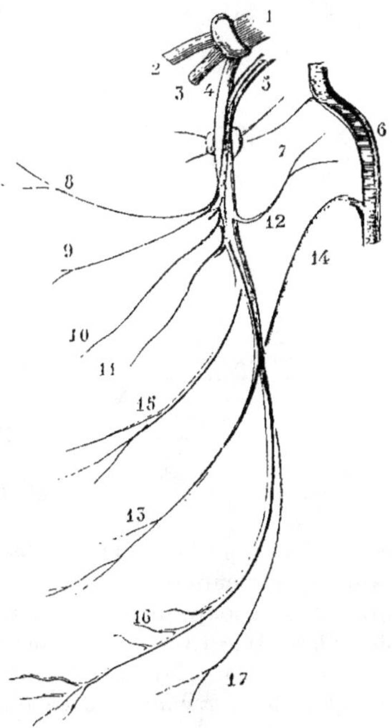

Fig. 319.

BRANCHE MAXILLAIRE INFÉRIEURE DE LA CINQUIÈME PAIRE (Schema).

1, racine sensitive du nerf de la cinquième paire. — 2, branche ophthalmique. — 3, branche maxillaire supérieure. — 4, branche maxillaire inférieure. — 5, racine motrice du nerf de la cinquième paire. — 6, nerf facial ou de la septième paire. — 7, nerf pétreux. — 8, nerf temporal. — 9, nerf massétérin. — 10, nerf du ptérygoïdien interne. — 11, nerf du ptérygoïdien externe. — 12, nerf auriculo-temporal. — 13, nerf lingual. — 14, corde du tympan. — — 15, nerf buccal. — 16, nerf dentaire inférieur. — 17, rameau du digastrique et du mylo-hyoïdien.

muscles *masticateurs*, la mâchoire inférieure se rapproche de la supérieure. Cette expérience, souvent répétée par les observateurs, prouve que la partie sensible du nerf correspond à la grosse racine, et la partie motrice à la petite. Elle prouve encore que, dans le nerf maxillaire inférieur, la portion nerveuse qui fait contracter les muscles vient de la petite racine du nerf trijumeau, car l'irritation de la grosse racine, qui, elle aussi, concourt à la formation du nerf maxillaire inférieur, n'est suivie d'aucun mouvement dans les muscles de la mâchoire.

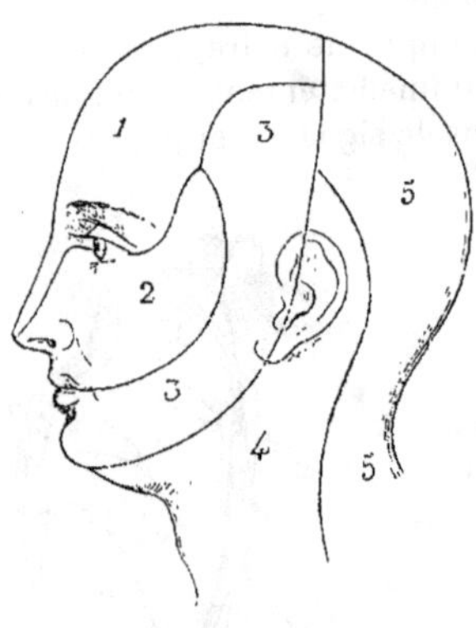

Fig. 320.

1, distribution cutanée de la branche ophthalmique.
2, distribution cutanée de la branche maxillaire supérieure.
3, 3, distribution cutanée de la branche maxillaire inférieure.
4, distribution cutanée des branches antérieures des nerfs cervicaux.
5, 5, distribution cutanée des branches postérieures des nerfs cervicaux.

C'est à la racine non ganglionnaire du trijumeau et à la portion motrice du nerf maxillaire inférieur, qui lui fait suite, que Bellingeri a donné le nom de *nerf masticateur*. Cette dénomination est plutôt physiologique qu'anatomique, car elle s'applique à un nerf qui n'est pas isolé dans toutes les parties de son trajet. Il est vrai que les filets fournis aux muscles et ceux qui vont se distribuer à la peau et aux muqueuses peuvent être, dans une certaine mesure, suivis à l'aide du scalpel et rapportés à leur véritable origine, c'est-à-dire à la racine motrice ou à la racine sensitive, et qu'on peut ainsi, à la rigueur, séparer le nerf maxillaire en ses deux parties composantes, sensitive et motrice, depuis son origine jusqu'à sa terminaison. Mais la dissection peut induire en erreur, car elle est, en beaucoup de points, tout à fait artificielle. La véritable distribution des fibres sensitives et des fibres motrices du nerf maxillaire inférieur est bien plus rigoureusement déterminée par l'expérience, qui consiste à irriter directement la racine motrice du nerf de la cinquième paire après l'enlèvement du cerveau. La dissection des rameaux du nerf maxillaire inférieur aurait toujours laissé une grande incertitude dans l'esprit, pour savoir quels sont les filets du nerf maxillaire inférieur qui viennent de la racine ganglionnaire, et quels sont ceux qui viennent de la racine non ganglionnaire; et ce n'est que par les résultats fournis par les expériences physiologiques que l'anatomie est parvenue à rapporter les divisions de ce nerf à leur véritable source.

Influence du nerf de la cinquième paire sur les organes des sens. — Lorsque le nerf de la cinquième paire a été coupé sur un animal dans l'intérieur du crâne, la sensibilité et le mouvement ont disparu dans les parties animées par ce nerf. Le mouvement de clignement ne s'opère plus sur l'œil du côté correspondant à la section du nerf. La sensibilité de la conjonctive est en effet anéantie : la sensation de picotement déterminée par le contact de l'air sur cette membrane n'est plus sentie, le besoin de cligner n'existe plus. On peut promener les barbes d'une plume, appliquer la pulpe du doigt sur le globe de l'œil, l'animal n'en a pas connaissance, et les paupières restent immobiles.

Quand l'animal survit à l'opération, on constate qu'au bout de quelques jours la cornée devient opaque ; elle s'ulcère même parfois, et l'œil se perd en se vidant. Dans le principe, on avait pensé que cette altération de l'œil devait être attribuée au dessèchement de l'œil (par cessation du mouvement de clignement, les larmes n'étant plus étalées à la surface du globe oculaire), et à l'action irritante des poussières et des autres influences extérieures. Mais M. Magendie qui, le premier, avait observé les désordres dont nous parlons, avait déjà constaté que, ni la section du nerf de la septième paire (suivie de la paralysie du sphincter des paupières), ni l'excision des paupières, opérations qui mettent à découvert le globe oculaire, quoique suivies d'ophthalmie, ne sont capables de produire dans le globe oculaire des désordres semblables à ceux qui résultent de la section de la cinquième paire. MM. Snellen et Donders ont confirmé la justesse de cette observation et, comme M. Magendie, ils ont constaté pareillement que l'extirpation de la glande lacrymale n'entraîne point l'opacité de la cornée.

Les désordres qui surviennent dans la nutrition du globe de l'œil après la section du nerf de la cinquième paire tiennent donc évidemment à la suppression d'action de la branche ophthalmique de ce nerf. Le mode de cette action, resté longtemps assez obscur, a été élucidé, avec beaucoup de sagacité, par M. Snellen. L'auteur constate d'abord que des tissus dont les nerfs ont été coupés sont tout aussi capables que les autres de s'enflammer sous l'influence des agents mécaniques et chimiques. M. Snellen constate, en outre, comme l'avait déjà observé M. Schiff, que l'application d'une suture aux paupières (d'un animal dont on a coupé le nerf de la cinquième paire), pour empêcher le contact de l'air, retarde un peu, mais n'empêche ni le développement ni l'intensité de l'inflammation oculaire. L'expérimentateur se demande alors si les corps étrangers et durs, contre lesquels l'animal se choque à chaque instant avec son globe oculaire découvert et privé de sensibilité, ou avec son globe oculaire, couvert de paupières *également insensibles*, ne seraient pas capables de produire une inflammation de la cornée avec ses suites. L'auteur imagine alors un nouveau procédé. Après avoir coupé le nerf de la cinquième paire à un lapin et fermé les paupières du côté lésé par une suture, il fixe au-devant de l'œil, par quelques fils, l'oreille du même côté (l'oreille *reste encore sensible* après la section du trijumeau). De cette façon, l'œil se trouve soustrait aux influences traumatiques.

Dans une première expérience, la cornée resta parfaitement transparente jusqu'au sixième jour, moment où les fils de la suture tombèrent avec la suppuration des paupières. Les fils étant tombés, le pus s'amassa dans l'œil entr'ouvert, la cornée devint opaque et les phénomènes ordinaires ne tardèrent pas à se manifester. Dans une autre expérience, au moment où les fils se relâchèrent, on renouvela les points de suture, et le succès fut tel que, jusqu'au dixième jour, c'est-à-dire jusqu'au moment de la mort de l'animal, la cornée garda son état normal. M. Snellen tire de ses expériences la conclusion que les altérations qui surviennent au globe de l'œil, à la cornée en particulier, sont l'effet des causes traumatiques, alors que l'œil, privé de sensibilité, a perdu la faculté de se soustraire aux influences du dehors. Cette conclusion est celle que M. Brown-Séquard, dès 1849, tirait des observations faites après la section du nerf sciatique. Il avait remarqué que les ongles du membre inférieur se déformaient, que les poils tombaient par places, qu'il survenait à la longue des ulcérations, et il avait attribué ces divers effets à la perte de la sensibilité et aux frottements contre le sol qui en étaient la conséquence.

M. Schiff a répété les expériences de M. Snellen. Sur cinq lapins, les résultats généraux (consignés dans la thèse de M. Hauser) ont été sensiblement les mêmes[1].

La cinquième expérience de M. Schiff est surtout saisissante. On pratiqua sur un jeune lapin la section du nerf trijumeau des deux côtés, et on conserva l'animal par l'alimentation artificielle (il faut alimenter artificiellement l'animal, car la sensibilité de la muqueuse buccale et le jeu des mâchoires sont abolis). L'œil gauche fut fermé par suture et protégé par l'oreille. L'œil droit fut seulement fermé par suture. Le cinquième jour, dans la matinée, l'animal fut trouvé mort. La cornée de l'œil gauche était saine; la cornée de l'œil droit était opaque.

La section du rameau carotidien, qui établit la communication entre le ganglion cervical supérieur du grand sympathique et le ganglion ophthalmique, entraîne aussi des altérations de nutrition dans l'œil, altérations qui débutent par l'injection des vaisseaux de l'iris et de la conjonctive (Voy. § 377).

Un phénomène souvent observé après la section du nerf de la cinquième

[1] M. Schiff signale, en outre, l'injection des vaisseaux de l'iris et de la conjonctive comme conséquence de la lésion de la cinquième paire, et comme *prédisposition* à l'inflammation du globe de l'œil, lorsque celui-ci n'est pas protégé par la paupière et par l'*oreille*. La paralysie des vaisseaux (d'où l'injection) pourrait être la conséquence de la section de la portion du grand sympathique qui procède du rameau carotidien, et qui se rend au ganglion ophthalmique, ou de la section des filets anastomotiques du grand sympathique que reçoit le ganglion de Gasser et qui se distribueraient dans l'œil par l'intermédiaire des branches de la cinquième paire (voy. fig. schématique 321).

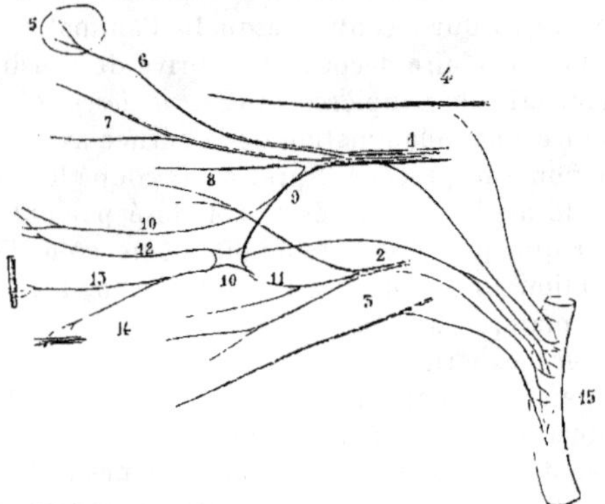

Fig. 321.

DISTRIBUTION NERVEUSE DU GLOBE DE L'ŒIL ET DE SES MUSCLES (Schema).

1, branche ophthalmique.
2, nerf moteur oculaire commun.
3, nerf moteur oculaire externe.
4, nerf pathétique.
5, glande lacrymale.
6, nerf lacrymal.
7, nerf frontal interne et externe.
8, nerf nasal.
9, racine sensitive du ganglion ophthalmique.
10, nerfs ciliaires directs provenant du nasal.
11, racine motrice du ganglion ophthalmique provenant du moteur oculaire commun.
12, filets ciliaires sensitifs provenant du ganglion ophthalmique.
13, filets moteurs pour l'iris provenant du ganglion ophthalmique.
14, filets moteurs pour le muscle ciliaire provenant du ganglion ophthalmique.
15, le plexus carotidien et les branches qu'il fournit à tous les nerfs de l'œil.

paire dans l'intérieur du crâne, c'est le *rétrécissement* de la pupille, rétrécissement qui diminue peu à peu. Or, le même phénomène survient aussi sur les animaux auxquels on a coupé le filet carotidien, qui fait communiquer le ganglion ophthalmique avec le ganglion cervical du grand sympathique; il est, dès lors, assez probable que la section intracrânienne de la cinquième paire a en même temps porté sur le filet de communication dont il est question, filet qui passe très près des racines de la cinquième paire[1]. Le rétrécissement de la pupille peut être expliqué par la paralysie des *fibres rayonnées* de l'iris, lesquelles sont sous l'influence du grand sympathique (Voy. § 373), et par la persistance de l'action tonique du *sphincter* de l'iris, lequel est sous l'influence du nerf moteur oculaire commun (Voy. § 353).

Lorsque le nerf de la cinquième paire est coupé dans l'intérieur du crâne, il survient aussi des troubles dans l'organe de l'odorat, troubles qu'il est assez difficile d'expliquer. L'expérience apprend peu de chose à cet égard, car tout ce qui est relatif aux odeurs est difficile à bien apprécier sur les animaux. On sait

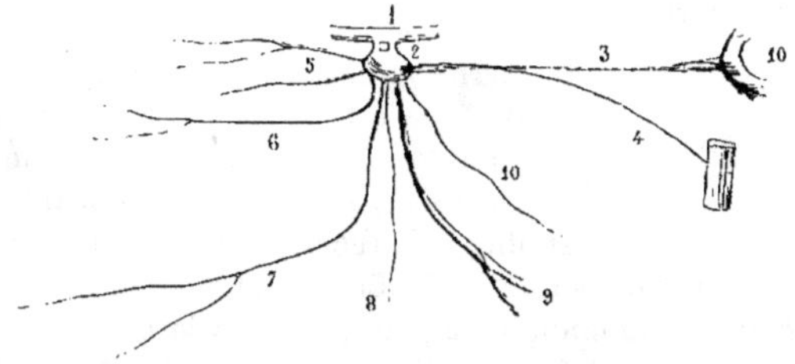

Fig. 322.

GANGLION SPHÉNO-PALATIN OU DE MECKEL (Schema).

1, branche maxillaire supérieure.
2, filets de cette branche allant au ganglion.
3, grand pétreux superficiel venant de la septième paire.
4, rameau carotidien du grand sympathique (la réunion des rameaux nerveux 3 et 4 se nomme nerf vidien).
5, nerfs sphéno-palatins.
6, nerf naso-lobaire.
7, grand nerf palatin ou palatin antérieur.
8, petit nerf palatin ou palatin moyen.
9, nerf palatin postérieur.
10, nerf pharyngien.

seulement qu'alors la muqueuse nasale éprouve des modifications de nutrition. Elle rougit, elle devient molle et saignante; la sécrétion en est augmentée (Schiff), et l'odorat paraît très affaibli. On sait qu'un simple coryza suffit pour altérer profondément l'odorat. Lorsqu'on extirpe le ganglion sphéno-palatin (fig. 322), on n'observe guère qu'un écoulement séreux comme dans le coryza, et probablement un affaiblissement de l'olfaction. (MM. Alcok, Cl. Bernard et Prevost.)

La paralysie de la cinquième paire est quelquefois accompagnée d'une certaine dureté de l'ouïe[2]. Si l'ouïe est troublée, cela provient sans doute de la cessation d'influence des filets nerveux qui se détachent du ganglion optique (venant indirectement du nerf maxillaire inférieur) (Voy. fig. 323). Lorsqu'on

[1] M. Schiff, qui a observé le rétrécissement de la pupille sur le lapin, ne l'a point observé sur le chat et sur le chien. Cela ne tiendrait-il pas au rapport un peu différent du filet anastomotique du grand sympathique ?

[2] Quand on coupe le nerf de la cinquième paire dans l'intérieur du crâne, il peut arriver qu'on coupe en même temps le nerf acoustique. Il faut donc se méfier des résultats.

coupe (chez un lapin) le nerf de la cinquième paire dans l'intérieur du crâne, ou quand la lésion porte manifestement sur la portion intra-bulbaire de ce nerf, on observe dans l'oreille interne des lésions de nutrition sur lesquelles MM. Mathias Duval, Laborde et Gellé ont appelé l'attention. Tout le contenu liquide du labyrinthe est modifié et ressemble à du blanc d'œuf à moitié cuit. Il est évident qu'une pareille lésion entraîne la surdité.

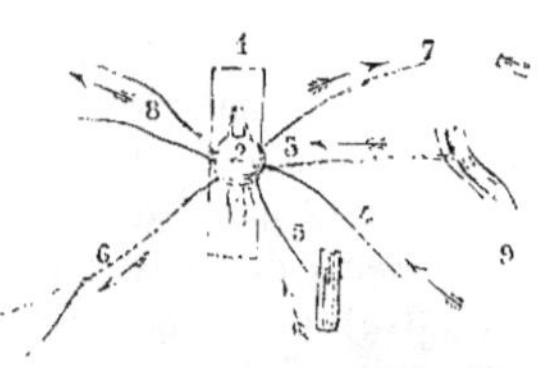

Fig. 323.

GANGLION OTIQUE OU D'ARNOLD (Schema).

1, tronc du maxillaire inférieur (nerf mixte).
2, ganglion otique, ses communications avec le maxillaire inférieur.
3, petit nerf pétreux.
4, rameau de Jacobson (venant de la neuvième paire).
5, filet sympathique venant du plexus de l'artère méningée moyenne.
6, branche du péristaphylin externe.
7, branche du muscle interne du marteau.
8, branches temporales sensitives.
9, tronc du nerf facial ou de la septième paire.

S'il est vrai que le nerf lingual (branche du maxillaire inférieur) tient sous sa dépendance non seulement la sensibilité tactile de la langue, mais encore la sensibilité gustative de ses bords et de sa pointe, il est évident que la section intracrânienne de ce nerf entraîne à la fois l'abolition de ces deux modes de sensibilité (Voy. §§ 323, 328).

Lorsque le nerf de la cinquième paire est coupé, la sécrétion de la salive est ralentie. L'excitation du nerf augmente, au contraire, cette sécrétion, ce dont on s'est convaincu sur des animaux chez lesquels on avait établi des fistules aux canaux excréteurs [1]. La glande sous-maxillaire et la glande sublinguale reçoivent leurs nerfs du ganglion sous-maxillaire et du ganglion sublingual. Ces ganglions sont en communication avec le nerf lingual de la cinquième paire, et avec la corde du tympan de la septième paire, auxquels il faut joindre quelques filets du grand sympathique accolés à l'artère linguale et à ses divisions. Rappelons encore que la glande parotide reçoit des filets de la branche auriculo-temporale de la cinquième paire, à laquelle viennent se joindre des filets de la septième paire.

§ 356.

Nerf moteur oculaire externe. — Le nerf moteur oculaire externe apparaît dans le sillon de séparation de la protubérance et du bulbe, son origine réelle correspond à un noyau situé de chaque côté de la ligne moyenne, sous le plancher du quatrième ventricule et accolé au noyau d'origine du nerf facial. D'après MM. Huguenin, Duval et Laborde, le centre originaire du nerf moteur oculaire externe serait uni au centre originaire du moteur oculaire commun du côté opposé par des fibres commissurales. Des fibres du même genre uniraient le noyau du moteur oculaire externe au noyau du pathétique du même côté.

Le nerf moteur oculaire externe, qu'on pourrait appeler aussi nerf abducteur de l'œil, se répand dans le muscle droit externe. La distribution de ce nerf dans un seul muscle, tandis que le nerf moteur oculaire commun se distribue

[1] Lorsqu'on se propose d'activer la sécrétion des glandes salivaires par l'excitation du nerf de la cinquième paire, il faut donc que l'excitant (on s'est particulièrement servi dans ces expériences du courant des appareils d'induction) soit appliqué sur les branches correspondantes aux glandes en expérience, et il faut que ces branches soient *intactes*. Lorsque les branches ont été coupées, ce n'est pas l'excitation du bout périphérique, mais bien celle du bout central, qui active la sécrétion (Voy. pour plus de détails, §§ 172 et 371 *bis*).

dans les autres muscles de l'œil, est vraisemblablement en rapport avec le mode d'association des mouvements des deux yeux dans l'exercice de la vision (Voy. § 300).

L'expérience qui consiste à exciter directement ce nerf dans l'intérieur du crâne est une expérience difficile. Ce nerf prenant naissance sur les confins postérieurs de la protubérance, à l'endroit où les faisceaux du bulbe rachidien s'engagent sous les fibres transversales de la protubérance, on ne peut parvenir jusqu'à lui qu'en soulevant toute la masse encéphalique. En procédant avec beaucoup de précautions, M. Longet a constaté que l'animal paraît insensible à son excitation.

Lorsqu'on a enlevé le cerveau, on peut exciter le bout périphérique du nerf à l'aide d'excitants variés, et constater directement qu'il fait contracter le muscle droit externe, de sorte que la pupille se tourne en dehors.

Lorsque ce nerf est paralysé isolément sur l'homme vivant, la pupille se trouve portée en dedans en vertu de la tonicité persistante du muscle antagoniste (le muscle droit interne) ; il y a strabisme interne, et de plus, diplopie.

§ 357.

Nerf facial. — Le nerf facial apparaît en dehors du précédent, dans le sillon de séparation de la protubérance annulaire et du bulbe rachidien. L'origine réelle du facial dans l'intérieur de la protubérance et du bulbe est assez compliquée. Ce nerf qui emprunte quelques filets au noyau d'origine du moteur oculaire externe procède principalement d'un noyau situé plus inférieurement, dans le voisinage de l'olive (MM. Deiters, Mathias Duval). Le trajet intra-médullaire du facial décrit une sorte de coude.

A partir du noyau inférieur, il se prolonge presque horizontalement en arrière, remonte en haut dans le voisinage du plancher du quatrième ventricule, se met en rapport avec le noyau d'origine du moteur oculaire externe, puis se porte de nouveau horizontalement en avant, pour sortir au dehors. Il s'engage bientôt dans l'aqueduc de Fallope, et sort du crâne par le trou stylo-mastoïdien. Les branches terminales du nerf facial animent les muscles occipital, auriculaire postérieur, auriculaire supérieur, auriculaire antérieur, frontal, sourcilier, orbiculaire palpébral, grand zygomatique, petit zygomatique, canin, élévateur propre de la lèvre supérieure, élévateur commun de l'aile du nez et de la lèvre supérieure, myrtiforme, transverse du nez, pyramidal, orbiculaire des lèvres, buccinateur, triangulaire, carré, muscle de la houppe du menton, peaucier, ventre postérieur du digastrique, stylo-hyoïdien, stylo-glosse, glosso-staphylin, et muscle de l'étrier. Par l'intermédiaire du ganglion sphéno-palatin, il fournit aux muscles du voile du palais.

Lorsqu'on excite les principales branches du nerf facial qui se distribuent à la face, l'animal se montre très sensible à l'excitation ; lorsqu'on l'excite à sa sortie du crâne, c'est-à-dire au-dessous du trou stylo-mastoïdien, il est sensible encore, mais beaucoup moins. La sensibilité de ce nerf à la face provient en très grande partie des filets sensitifs de la cinquième paire, qui presque partout marchent accolés avec lui et sont confondus dans le même névrilemme. Ces deux nerfs, en effet, se distribuent ensemble à presque toutes les parties molles du visage : l'un (nerf facial) abandonne ses filets dans les muscles, l'autre (nerf de la cinquième paire) se porte en majeure partie dans les téguments cutanés et muqueux.

Le nerf facial, à son origine, est-il un nerf purement moteur? est-il tout à fait insensible? La démonstration directe n'est pas facile, quoiqu'elle ait été annoncée. Si l'on cherche à exciter le nerf facial à son origine, sans détruire le cerveau, il faut, en effet, soulever celui-ci et le renverser, pour découvrir la partie antérieure du bulbe rachidien. Or, cette expérience n'est guère possible sans déchirure, et l'animal est alors tellement abattu, qu'on ne peut guère tirer de conclusions positives de l'expérimentation; mais on peut chercher à résoudre le problème par voie indirecte.

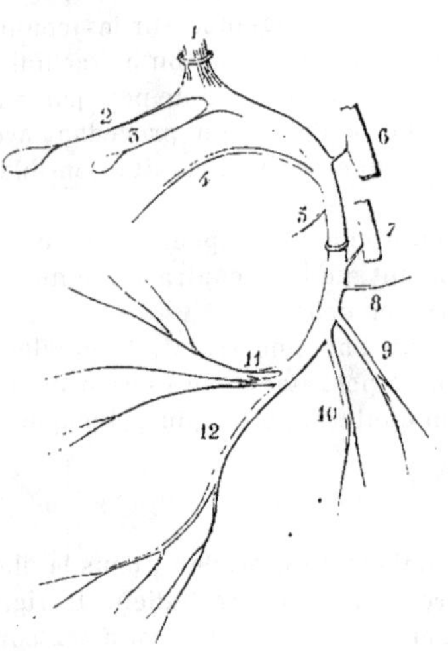

Fig. 324.

NERF FACIAL OU DE LA SEPTIÈME PAIRE (Schema).

1, nerf facial à son entrée dans l'aqueduc de Fallope.
2, grand nerf pétreux allant au ganglion sphéno-palatin.
3, petit nerf pétreux allant au ganglion otique.
4, corde du tympan.
5, filet du muscle de l'étrier.
6, anastomose du facial avec le pneumogastrique.
7, anastomose du facial avec le glosso-pharyngien.
8, rameau auriculaire postérieur.
9, nerfs du digastrique et du stylo-hyoïdien.
10, nerfs du stylo-glosse et du glosso-staphylin.
11, branche terminale supérieure ou temporo-faciale.
12, branche terminale inférieure ou cervico-faciale.

Les paralysies de la cinquième paire, qui entraînent la perte de la sensibilité dans les téguments de la face, ne sont point accompagnées de la perte du mouvement. Réciproquement, dans la paralysie du nerf facial, qui entraîne la paralysie du mouvement, la sensibilité des téguments est conservée du côté correspondant de la face.

Lorsque le nerf de la cinquième paire a été coupé dans le crâne, les branches du nerf de la septième paire, qui se répandent à la face, sont devenues insensibles à l'excitation. C'est donc principalement l'adjonction de la branche auriculo-temporale de la cinquième paire au niveau du trou stylo-mastoïdien, celle des filets sus-orbitaires et mentonniers de la cinquième paire, au niveau des trous de même nom, qui communiquent au nerf facial la sensibilité que montre l'animal *intact*, lorsqu'on irrite les branches terminales de la septième paire.

Le nerf facial paraît être *légèrement* sensible après sa sortie du trou stylo-mastoïdien, alors qu'il n'a pas encore reçu les anastomoses du nerf de la cinquième paire, et, de plus, sa sensibilité n'est pas éteinte complètement lorsque le nerf de la cinquième paire a été divisé dans le crâne. Cette légère sensibilité, le nerf facial la doit à sa communication anastomotique avec le nerf pneumogastrique. Quand ce rameau est coupé, toute sensibilité a disparu dans le nerf facial (Cl. Bernard)[1].

[1] Il ne faut pas forcer les faits et vouloir se faire sur les propriétés exclusivement sensitives ou exclusivement motrices des nerfs des idées trop absolues. La distinction est nette et tranchée pour les racines originaires des nerfs rachidiens; elle l'est aussi pour les origines des nerfs crâniens, et pour la plupart des branches du nerf de la cinquième paire; mais la distinction cesse

Lorsqu'on examine les origines du nerf facial, on remarque qu'il se détache du bulbe par deux racines : l'une, qui constitue la plus grande partie du nerf ; l'autre, très petite, qui lui est tout à fait accolée, et qu'on désigne quelquefois sous le nom de nerf de Wrisberg. On a quelquefois considéré cette partie du nerf facial comme une sorte de racine sensitive dont le ganglion géniculé constituerait le ganglion. On l'a considéré aussi comme destiné à fournir ultérieurement les filets de l'étrier et du muscle interne du marteau. Si les filets du muscle de l'étrier procèdent manifestement du nerf facial, il faut, en ce qui touche au muscle interne du marteau, supposer que les filets du ganglion otique qui vont à ce muscle procèdent du facial par le petit nerf pétreux superficiel ; mais un certain nombre de faits tendent à prouver que les filets que le ganglion otique fournit au muscle interne du marteau sont empruntés à la portion motrice du nerf maxillaire inférieur. On a considéré aussi le nerf de Wrisberg comme une sorte de racine erratique du glosso-pharyngien, procédant du même centre gris, s'accolant aux origines du nerf facial, s'engageant avec ce nerf dans l'aqueduc de Fallope pour s'en détacher plus bas sous le nom de corde du tympan, et se rendre à la langue comme les autres branches terminales du glosso-pharyngien. Déjà nous avons parlé de cette supposition (§328). En somme, on peut dire que la signification précise de cette portion du nerf facial reste encore entourée d'obscurité, et qu'il n'est pas possible, dans l'état actuel de la science, de distinguer physiologiquement ce qu'on appelle le nerf intermédiaire de Wrisberg du tronc même du nerf facial[1].

Le nerf facial est le seul qui fournisse des filets moteurs aux muscles de la face ; aussi doit-on le considérer comme le nerf de l'expression. On peut, après avoir mis à mort un animal et lui avoir enlevé l'encéphale, irriter mécaniquement le bout périphérique du nerf facial, et faire contracter ainsi les muscles du visage.

L'excitation du facial donne des résultats peu marqués en ce qui touche à l'action de ce nerf sur les muscles du voile du palais. Cependant M. Nuhn a vu ces mouvements sur un supplicié et M. Davaine a pu les constater sur les animaux. Il ne faut pas oublier néanmoins que d'autres filets nerveux se rendent à ces muscles ; les filets qui leur viennent du glosso-pharyngien par exemple.

Dans les paralysies du nerf facial, les muscles d'un côté de la face étant paralysés, les muscles du côté sain entraînent le visage de leur côté, en vertu de leur force tonique, et la face prend une expression particulière. Il y a du côté paralysé comme une sorte de masque immobile et bouffi qui suit passivement les mouvements de l'autre moitié de la face.

Les paralysies du nerf facial, chez l'homme, peuvent être superficielles ou

d'être tranchée aussitôt qu'on s'éloigne des origines. Les éléments conducteurs des impressions sensitives et des incitations motrices, j'ai à peine besoin de le rappeler, conservent leur signification, alors qu'ils sont accolés dans les nerfs, alors même qu'ils sont accolés dans les centres nerveux. Tantôt ils apparaissent distincts là où les nerfs se séparent des centres, tantôt ils sont accolés au lieu d'être séparés. Les tubes nerveux, qu'ils marchent séparément vers leur destination ultérieure, ou qu'ils se rassemblent et se rapprochent dans un névrilemme commun, n'en conservent pas moins les propriétés qui leur sont propres. Les filets sensitifs du nerf de la cinquième paire et les filets moteurs du nerf facial, réunis entre eux dans les branches auriculo-temporales, sous-orbitaires et mentonnières, ne président pas moins, les uns à la sensibilité des parties, et les autres au mouvement musculaire.

[1] M. Cl. Bernard supposait que le nerf de Wrisberg était une racine du système sympathique encéphalique, et il regardait l'intumescence gangliforme du nerf de la septième paire comme un ganglion de ce système.

profondes. Les premières, beaucoup moins graves que les secondes, sont généralement déterminées par l'influence du froid sur le nerf facial à sa sortie du trou stylo-mastoïdien; il y a dans ces paralysies déviation des traits de la face. Mais dans les paralysies profondes il y a, *en outre*, déviation de la luette, gêne de la déglutition, et troubles auditifs.

Influence du nerf de la septième paire sur les organes des sens. — Quand ce nerf est paralysé sur l'homme, ou quand on l'a coupé sur un animal, à la sortie du trou stylo-mastoïdien, le muscle orbiculaire des paupières ne se contracte plus, les paupières ne peuvent plus s'abaisser sur le globe de l'œil. L'œil du côté paralysé paraît même plus grand que l'autre, en vertu de la tonicité persistante du muscle releveur de la paupière supérieure animé par le nerf moteur oculaire commun. Il peut résulter de cette paralysie des troubles graves dans la vision, et il y a ordinairement un état inflammatoire chronique de la membrane conjonctive, par suite du contact prolongé de l'air. Les muscles du globe de l'œil peuvent toutefois suppléer en partie le mouvement de clignement; ce n'est plus la paupière qui étale les larmes sur le globe de l'œil, c'est l'œil lui-même qui se meut sous la paupière. Les larmes s'écoulent sur la joue, parce que les points lacrymaux n'ont plus leur direction normale (Voy. § 304).

Dans les paralysies du nerf facial, on a quelquefois observé un affaiblissement de l'odorat, qui est assez difficile à expliquer. On l'a attribué à la paralysie des muscles qui entourent l'orifice extérieur des narines, paralysie qui, tout en n'empêchant pas le courant d'air de traverser les fosses nasales, s'opposerait à l'écartement actif des narines, qu'on regarde comme une cause adjuvante assez essentielle de l'odorat.

Le nerf facial anime le petit muscle de l'étrier. La paralysie du nerf facial est quelquefois accompagnée d'une sensibilité douloureuse de l'audition, la membrane du tympan ne pouvant plus remplir aussi exactement son rôle protecteur (Voy. § 309).

Le nerf facial fournit, un peu avant sa sortie par le trou stylo-mastoïdien, un rameau assez volumineux, qu'on désigne sous le nom de *corde du tympan*. Ce rameau traverse de part en part la caisse du tympan, et sort du crâne par un petit orifice situé au voisinage de l'épine du sphénoïde. Ce nerf s'accole au nerf lingual et va se terminer avec lui dans la membrane muqueuse de la langue. Beaucoup de suppositions, nous l'avons vu plus haut, ont été faites sur le rôle de ce nerf singulier, et il faut dire qu'il reste encore, à cet égard, à éclaircir plus d'une obscurité (Voy. § 328).

L'excitation de la corde du tympan ou de son bout périphérique, quand elle a été divisée, produit une dilatation des vaisseaux; la salive coule abondamment, et en même temps les veines de la glande ramènent, en ce moment, non plus du sang brun, mais du sang rouge. (Voy. § 172 et § 172 *bis*.)

Les branches du nerf facial qui vont à la glande parotide ou aux vaisseaux de la glande exercent sur la sécrétion de la glande parotide une influence analogue à celle que la corde du tympan exerce sur la sécrétion sous-maxillaire. On sait qu'on peut exciter la sécrétion de la salive parotidienne en touchant la muqueuse des joues avec du vinaigre: or, M. Cl. Bernard a remarqué que, quand on a coupé la branche auriculo-temporale, cet effet ne se produit plus. D'un autre côté, on favorise la sécrétion par l'excitation directe de cette branche nerveuse. En effet, M. Ludwig, en excitant directement le nerf facial dans le conduit auditif interne (après avoir enlevé le cerveau et lié les carotides), a remarqué que de deux papiers rouges de tournesol placés dans chaque canal de Sténon, celui qui correspondait au nerf facial excité était ramené au bleu (on sait que la salive est légèrement alcaline).

§ 358.

Nerf glosso-pharyngien. — Le nerf glosso-pharyngien apparait sur les côtés du bulbe rachidien, au-dessus du pneumogastrique. Il vient à la fois d'un noyau gris, noyau sensitif, situé dans le bulbe sous le plancher du quatrième ventricule, et à la fois d'un noyau gris situé plus profondément et qu'on peut considérer comme son noyau moteur. Ce nerf est manifestement mixte dès son origine, c'est-à-dire composé de filets sensitifs et moteurs. Lorsqu'on excite ce nerf sur l'animal vivant, aussitôt après sa sortie du crâne, sur le chien ou sur le chat, on obtient de faibles signes de sensibilité. Les recherches anatomiques de M. Debrou, les expériences physiologiques de M. Volkmann, de M. Klein et de M. Chauveau prouvent que ce nerf tient sous sa dépendance les muscles du pharynx et quelques muscles du voile du palais (stylo-pharyngiens, constricteur supérieur et moyen, péristaphylins internes et palato-staphylins). Les filets que le nerf glosso-pharyngien abandonne dans les muscles digastrique, stylo-hyoïdien et stylo-glosse, paraissent devoir être rattachés à son anastomose avec le nerf facial (Voy. fig. 325).

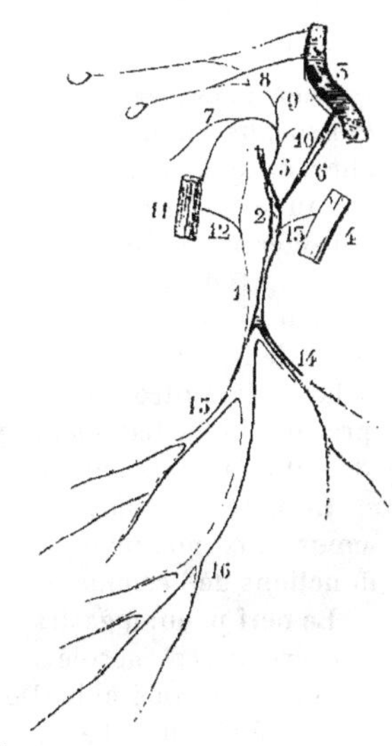

Fig. 325.

NERF GLOSSO-PHARYNGIEN OU DE LA NEUVIÈME PAIRE (Schema).

1, tronc du nerf.
2, ganglion d'Andersh.
3, tronc du nerf facial.
4, tronc du nerf pneumogastrique.
5, filet de Jacobson.
6, anastomose avec le facial.
7, rameau (du filet de Jacobson) pour la trompe.
8, rameau (du filet de Jacobson) allant au grand et petit nerf pétreux.
9, rameau (du filet de Jacobson) pour la fenêtre ronde.
10, rameau (du filet de Jacobson) pour la fenêtre ovale.
11, plexus carotidien (du grand sympathique).
12, rameau anastomotique de ce plexus avec le ganglion d'Andersh.
13, anastomose avec le pneumogastrique.
14, rameaux musculaires (ventre postérieur du digastrique, stylo-glosse, stylo-hyoïdien).
15, rameaux pharyngiens et tonsillaires (muscles et muqueuse du pharynx).
16, rameaux linguaux (muqueuse du tiers postérieur de la langue).

Le nerf glosso-pharyngien ne donne pas seulement des filets aux muscles du pharynx et des filets de sensibilité à la muqueuse des parties où il distribue ses filets; il communique aussi à la base de la langue la sensibilité générale et à la fois la sensibilité gustative dont elle jouit.

La faible sensibilité de ce nerf aux impressions tactiles tient peut-être à ce qu'une grande partie de ses filets est dévolue à la sensibilité spéciale du goût. La sensibilité du glosso-pharyngien est, en effet, d'une nature spéciale. Les impressions du toucher sur le point de la langue qui correspond à ses expansions ne sont pas nettement localisées. Les attouchements déterminent en outre une sensation vague de malaise ou de nausée, par une sorte d'action réflexe qui peut être accompagnée de mouvements de vomissements.

La sensibilité du glosso-pharyngien provoque un autre mouvement réflexe important, celui de la déglutition. Lorsqu'on excite le bout central de ce nerf sur un animal, dont les centres nerveux sont conservés, on voit très fréquemment se produire des mouvements de déglutition. On peut donc dire du glosso-pharyngien qu'il n'est pas seulement le nerf du goût, mais encore le nerf de la déglutition.

Le glosso-pharyngien donne une branche remarquable (filet de Jacobson) qui vient du ganglion d'Andersh et qui fournit de nombreux rameaux à la muqueuse de la caisse du tympan.

§ 359.

Nerf pneumogastrique. — Le nerf pneumogastrique, de même que le nerf glosso-pharyngien, procède à la fois d'un noyau d'origine situé sous le plancher du quatrième ventricule et limitrophe du précédent, et à la fois d'un noyau accessoire situé plus en avant dans l'épaisseur du bulbe, et qu'on peut considérer comme un noyau moteur.

Le nerf pneumogastrique apparaît sur les côtés du bulbe rachidien, audessous de l'origine du glosso-pharyngien et sort du crâne par le trou déchiré postérieur, en compagnie du glosso-pharyngien et du spinal. Ce nerf présente à la sortie du trou déchiré un renflement ganglionnaire (ganglion jugulaire) et presque immédiatement au-dessous un second renflement allongé de 2 ou 3 centimètres de longueur (ganglion plexiforme).

Le nerf pneumogastrique fournit des rameaux au pharynx, au larynx, au cœur, aux poumons, à l'estomac, et exerce son influence sur trois grandes fonctions de l'économie : la respiration, la circulation et la digestion.

Le nerf pneumogastrique, au moment où il sort du crâne par le trou déchiré postérieur, est accolé au nerf spinal, et reçoit de ce nerf une branche anastomotique considérable. De plus, ces deux nerfs naissent de la moelle dans des points différents. La présence de renflements ganglionnaires sur le pneumogastrique, l'absence de ganglion sur le spinal, le mode d'origine de ces deux nerfs, et un certain nombre de faits que nous analyserons bientôt, ont porté quelques physiologistes à confondre ces deux nerfs en une seule description, et à les comparer à une paire rachidienne dont le pneumogastrique serait *la racine sensitive*, et le spinal *la racine motrice*. Ces deux nerfs, en se fondant ensuite ensemble (en partie au moins), formeraient par leur accolement un certain nombre de branches mixtes. Cette manière de voir, proposée par M. Bischoff et depuis abandonnée par lui, reprise et habilement soutenue par M. Longet, a été, il y a déjà longtemps, reconnue contraire aux faits.

Il est certain, en effet, et toutes les expériences le démontrent, que le nerf pneumogastrique est un nerf *mixte*, dès son origine encéphalique. La sensibilité du nerf pneumogastrique n'a jamais fait doute pour personne ; lorsqu'on l'irrite ou lorsqu'on le coupe sur un point quelconque de son trajet, les animaux accusent une vive douleur. Mais ce qui prouve que ce nerf n'est pas seulement un nerf de sentiment, c'est que son irritation dans le crâne, alors qu'il n'a encore reçu ni l'anastomose du spinal, ni celle d'autres nerfs, détermine des contractions dans les muscles constricteurs supérieurs et inférieurs du pharynx, dans quelques-uns des muscles du voile du palais (Bischoff et Reid), et aussi dans les muscles de l'œsophage et de l'estomac (Valentin, Van Kempen). De plus, les animaux sur lesquels on a pratiqué l'ablation complète des nerfs spinaux dans le crâne[1] présentent encore des mouvements dans les parties où vont se distribuer les branches du pneumogastrique. Ce dernier argument, il est vrai, ne constitue pas une certitude, mais seulement une présomption, attendu que le nerf pneumogastrique pourrait emprunter des filets moteurs à ses autres anastomoses, au-dessous du trou déchiré postérieur. Mais l'excitation directe du pneumogastrique dans le crâne, et avant toute anastomose, ne peut laisser subsister aucun doute à cet égard.

La facilité avec laquelle on peut couper au cou le nerf pneumogastrique, et aussi l'importance de sa distribution (cœur, poumons, estomac), ont conduit depuis longtemps les physiologistes à examiner les effets de cette section. Rappelons que, lorsqu'on coupe le nerf pneumogastrique au cou, on ne tranche pas seulement le nerf, tel qu'il se détache du bulbe rachidien : le tronc du pneumogastrique, au cou, contient la branche interne du spinal qui fait corps avec lui; il a reçu aussi quelques filets anastomotiques (provenant du facial, du glosso-pharyngien et de l'hypoglosse (Voy. fig. 326). La section au cou du nerf pneumogastrique, en supprimant l'action de ce nerf, supprime donc en même temps celle des autres fibres nerveuses qui lui sont accolées.

Influence du nerf pneumogastrique sur l'appareil digestif, le foie et l'absorption. — Le nerf pneumogastrique, par sa branche pharyngienne (qui contribue à la formation du plexus pharyngien), donne non-seulement la sensibilité au pharynx, mais fournit des rameaux aux muscles du pharynx et contribue à la déglutition. Si la section du pneumogastrique au cou ne trouble pas ordinairement la déglutition

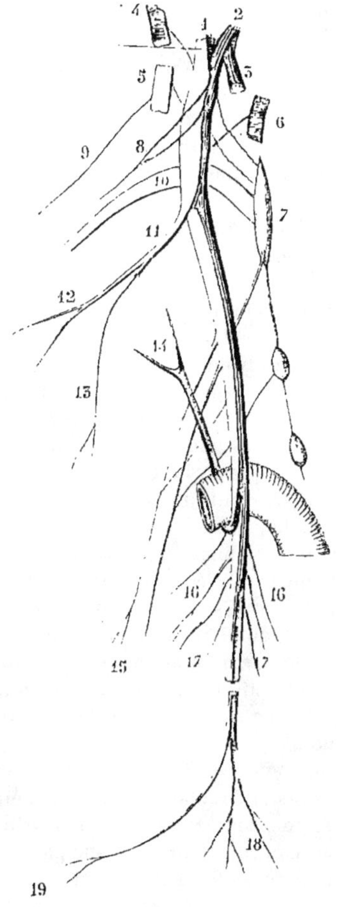

Fig. 326.

NERF PNEUMOGASTRIQUE OU DE LA DIXIÈME PAIRE (Schema).

1, tronc du pneumogastrique.
2, tronc du spinal fournissant au pneumogastrique une branche interne anastomotique.
3, branche externe du spinal.
4, nerf facial.
5, nerf glosso-pharyngien.
6, nerf hypoglosse.
7, ganglion cervical supérieur (grand sympathique.
8, branches pharyngiennes du pneumogastrique.
9, branches pharyngiennes du glosso-pharyngien.
10, branches pharyng. du grand sympathique.
11, nerf laryngé supérieur.
12, branche interne du laryngé supérieur.
13, branche externe du laryngé supérieur.
14, nerf laryngé inférieur ou récurrent.
15, filets cardiaques provenant à la fois du pneumogastrique et du grand sympathique.
16, 17, rameaux œsophagiens et ram. pulmonaires.
18, branches terminales du pneumogastrique pour l'estomac.
19, br. termin. du pneumogastrique allant au foie.

[1] Voy. § 360, à l'article du nerf spinal, le procédé mis en usage à cet effet par M. Bernard.

pharyngienne, c'est que cette section est toujours pratiquée *au-dessous* de l'origine de la branche pharyngienne. Pour couper le nerf pneumogastrique au-dessus de la branche pharyngienne, il faudrait remonter profondément sous la mâchoire.

Au reste, ce n'est pas seulement par les filets du pneumogastrique que sont animés les muscles du pharynx. S'il est vrai que l'excitation du pcumogastrique dans le crâne fait contracter le constricteur supérieur et le constricteur inférieur, l'excitation du spinal dans le crâne fait également contracter les constricteurs du pharynx[1]. Dans ses expériences d'extirpation du nerf spinal, M. Bernard a toujours noté une certaine gêne de la déglutition.

L'œsophage et l'estomac reçoivent leurs nerfs de sensibilité et de mouvement du nerf pneumogastrique et du nerf spinal. L'excitation du nerf pneumogastrique dans le crâne, et avant toute anastomose, amène des mouvements non équivoques dans les parties dont nous parlons; celle du spinal également. Ces filets sont confondus dans le pneumogastrique pris au cou.

En paralysant le mouvement, la section des nerfs pneumogastriques au cou entrave les phénomènes de la déglutition œsophagienne et suspend l'influence mécanique de l'estomac sur la digestion (Voy. §§ 26 et 29). La section d'un seul nerf, surtout quand cette section est faite sur le nerf pneumogastrique du côté gauche, permet encore à la déglutition œsophagienne de s'accomplir quoique plus lentement; les mouvements de l'estomac ne sont pas non plus complètement paralysés. Lorsque les deux nerfs sont coupés la masse alimentaire n'est plus successivement promenée dans l'estomac, et ses diverses parties ne sont plus soumises à l'action des sucs digestifs. Quand on retire cette masse de l'estomac d'un animal dont les nerfs pneumogastriques sont coupés, on trouve que sa surface est en partie chymifiée; mais le centre est à peu près intact.

En ce qui touche à la sécrétion du suc gastrique il faut tenir compte du point où la section des nerfs a eu lieu. Cette section est, le plus souvent, pratiquée au cou, or les résultats sont complexes, attendu que les actes respiratoires et circulatoires sont en même temps atteints. C'est ainsi qu'on a constaté, sur des animaux à fistule gastrique, qu'après la section des pneumogastriques au cou, la quantité du suc gastrique est généralement diminuée et que la réaction acide de ce suc tantôt persiste ou tantôt disparaît. M. Schiff, par exemple, qui a pratiqué un grand nombre de fois la section des deux pneumogastriques au cou, a constaté que sur vingt-trois opérations de ce genre le suc gastrique était resté *faiblement acide* treize fois, et que douze fois l'estomac ne sécrétait plus qu'un liquide à réaction *neutre*. Il a constaté, en outre, que la neutralité de la sécrétion gastrique coïncidait avec la gêne apportée par la section de ces nerfs dans les phénomènes de la respiration, gêne qui n'est pas la même pour tous les animaux. Mais lorsqu'on coupe les deux pneumogastriques à la partie inférieure de l'œsophage (par conséquent au-dessous des rameaux cardiaques et pulmonaires), la sécrétion du suc gastrique ne paraît modifiée ni dans sa quantité, ni dans sa qualité (MM. Budge, Schiff, Kritzler, Beaunis).

[1] Le glosso-pharyngien fait aussi contracter le constricteur moyen (Voy. § 358). Le grand sympathique fournit aussi des filets au pharynx. C'est, en définitive du plexus pharyngien formé par des filets du spinal, du pneumogastrique, du glosso-pharyngien et du grand sympathique, que procèdent les nerfs du pharynx.

Lorsque l'aliment est avalé *sans être divisé*, par un animal dont les nerfs pneumogastriques sont coupés, il reste souvent trois ou quatre jours dans l'estomac. Les aliments réduits en bouillie et introduits à petites doses successives dans l'estomac d'animaux dont les nerfs pneumogastriques sont coupés peuvent être digérés et servir à la réparation. Quand on veut conserver vivants les animaux après la section des pneumogastriques, il faut donc avoir soin, après avoir pris certaines précautions relatives à la respiration (Voy. plus loin), de leur faire prendre une alimentation liquide, ou très divisée.

Si les animaux succombent au bout d'un temps variable à la section des pneumogastriques, cela tient surtout à l'influence exercée par ces nerfs sur d'autres organes, sur l'appareil de la respiration par exemple [1].

M. Cl. Bernard, après avoir découvert la fonction glycogénique du foie, constata que la section des nerfs pneumogastriques au cou entrave la production du sucre dans le foie. Mais l'action des pneumogastriques sur le foie n'est pas une action directe, ou centrifuge. Quand les deux nerfs pneumogastriques sont coupés, en effet, la piqûre du bulbe sur le plancher du quatrième ventricule produit encore son action glycosurique. L'effet de l'excitation bulbaire se transmet non par la voie des pneumogastriques, mais par celle du grand sympathique. Il suffit, en effet, d'exciter le *bout central* des nerfs pneumogastriques coupés pour déterminer une glycosurie artificielle. Dans les conditions ordinaires, l'influence du nerf pneumogastrique sur la fonction glycogénique s'exerce donc par voie *centripète*, et l'expérience a démontré qu'elle procède des filets thoraciques de ce nerf, soit des filets pulmonaires (soit des filets cardiaques).

La disparition des aliments liquides placés dans l'estomac des chiens dont les pneumogastriques sont coupés prouve que l'absorption n'est pas suspendue. On peut objecter, il est vrai, que l'absorption s'est produite dans l'intestin. Mais, quand on injecte des substances vénéneuses dans l'estomac des chiens dont on a lié le pylore et dont les pneumogastriques sont coupés, cette section n'empêche pas le poison de pénétrer dans les vaisseaux et d'amener l'empoisonnement. Tout ce qu'on peut dire, c'est qu'il y a peut-être un peu plus de lenteur dans le phénomène ; la section des nerfs peut entraîner, en effet, dans les circulations locales, des modifications qui ralentissent le cours du sang. Il ne faut pas oublier, lorsqu'on pratique ces expériences, que chez quelques animaux (le cheval, par exemple) l'estomac absorbe très peu, même quand les nerfs pneumogastriques sont intacts (Voy. § 60).

Influence du pneumogastrique sur les mouvements du cœur. — L'influence qu'exerce le système nerveux et en particulier le pneumogastrique sur les mouvements du cœur a été longuement examinée plus haut (Voy. § 112). Nous n'ajouterons ici que quelques remarques complémentaires.

[1] Lorsqu'*un seul* nerf pneumogastrique a été coupé, les animaux peuvent survivre. La survie des chiens après la section *des deux* nerfs pneumogastriques dépend surtout du point où la section a eu lieu. Quand la double section a été faite à la partie inférieure de l'œsophage, c'est-à-dire *au-dessous* des branches que le pneumogastrique donne au poumon et au cœur, l'animal peut survivre un très long temps, surtout si on a soin de l'alimenter à l'aide de substances réduites en bouillie. Quand la section des deux nerfs pneumogastriques a été faite *au cou*, c'est-à-dire au-dessus des branches pulmonaires et cardiaques, les chiens ne survivent ordinairement que une ou deux semaines, et encore faut-il prendre certaines précautions pour se mettre en garde contre l'asphyxie possible (Voy. plus loin). Quand ces précautions ont été prises ; quand, de plus, on les alimente convenablement (alimentation liquide), ils peuvent être conservés un mois, un mois et demi ; on en a conservé pendant deux mois.

Le cœur reçoit ses nerfs de deux sources : des filets cardiaques du pneumogastrique et de la portion cervicale du nerf grand sympathique ; on sait, en outre, qu'il contient dans l'épaisseur de ses parois des ganglions nerveux, disposés en trois groupes dans le voisinage des orifices auriculo-ventriculaires.

Lorsque les deux pneumogastriques ont été coupés au cou sur l'animal, il survient une accélération remarquable des battements du cœur. Cet effet n'est pas déterminé seulement par l'agitation et l'émotion inséparables de toute opération : il persiste pendant les jours qui suivent. Le nombre des battements du cœur est souvent presque doublé.

Les nerfs pneumogastriques exercent donc une influence marquée sur les mouvements du cœur. Cette influence paraît être *modératrice*. En effet, MM. Ed. Weber et Budge, ayant fait passer le courant *énergique* d'un appareil d'induction par le tronc du nerf pneumogastrique des mammifères, des oiseaux et des poissons, ont observé les premiers que le cœur suspend ses contractions[1]. Ces expériences ont été maintes fois répétées et contrôlées.

L'expérience peut se faire sur les deux pneumogastriques ou sur un seul; le résultat est le même, lorsque le courant a une énergie suffisante. On a remarqué, d'ailleurs, que le ralentissement et la suspension cardiaque sont plus facilement obtenus par la galvanisation du pneumogastrique du côté droit chez certains animaux (solipèdes, lapins) et par la galvanisation du pneumogastrique gauche chez certains autres (chien).

L'excitation des nerfs cardiaques qui viennent du ganglion cervical inférieur du grand sympathique détermine au contraire une accélération des contractions du cœur. De là le nom d'*accélérateurs* donné à ces nerfs par opposition au nom de *modérateurs* donné aux nerfs pneumogastriques.

L'action modératrice du nerf pneumogastrique se révèle encore d'une autre manière. Nous avons vu précédemment que la digitaline agit sur le cœur en ralentissant ses contractions. Or, cet effet ne se produit manifestement que par l'action centrifuge des nerfs pneumogastriques, car si ces deux nerfs sont divisés sur l'animal, la digitaline reste sans action sur le cœur. D'autre part, M. Dastre a récemment observé que si on asphyxie un animal, on peut, au moment où le cœur s'arrête, le remettre en mouvement en coupant les deux nerfs pneumogastriques, c'est-à-dire en supprimant l'*action arrestatrice* qui leur appartient.

Rappelons ici que l'action du pneumogastrique sur le cœur appartient réellement au nerf spinal (Voy. § 112).

MM. Ludwig et Cyon ont constaté que parmi les filets nerveux qui vont du pneumogastrique au cœur, ou plutôt qui remontent du cœur, par le pneumogastrique, vers la moelle allongée, il en est qui conduisent, vers les centres, des impressions centripètes. Ces filets nerveux, on les désigne quelquefois sous le nom de *nerfs sensibles du cœur* ou, quand ils constituent un nerf isolé (comme sur le lapin), sous le nom de *nerf dépresseur*. L'excitation de son bout périphérique ne produit aucun effet ; l'excitation de son bout central au contraire produit un abaissement marqué de la pression artérielle. Il y a donc dans le nerf pneumogastrique, à côté des filets qui exercent, par action *centrifuge*, une action modératrice sur le cœur, d'autres filets par lesquels sont trans-

[1] Le cœur est alors au repos, c'est-à-dire en diastole.

mises, dans le sens *centripète*, les impressions sensitives (non perçues) nées soit à la surface interne du cœur, soit dans la musculature même de l'organe, et qui règlent l'équilibre de la pression cardio-vasculaire.

Les excitations intra-cardiaques que les substances excitantes introduites dans le sang déterminent, sur le cœur, ou peuvent déterminer par action réflexe l'excitation des filets moteurs centrifuges du pneumogastrique. Les réflexes cardiaques centrifuges du pneumogastrique ne sont pas seulement d'origine cardiaque, ils peuvent avoir leur origine dans les branches sensitives du même nerf qui vont au poumon ou à l'estomac. Rappelons que dans les réflexes cardiaques d'origine périphérique, réflexes nombreux et fréquents, l'action motrice centrifuge chemine du côté du cœur par les pneumogastriques.

Ajoutons enfin que tout ce qui excite le système nerveux central peut produire les mêmes effets. Telles sont les émotions morales, qui peuvent aller jusqu'à la syncope; telles sont les douleurs violentes de quelque nature qu'elles soient et sur quelque point qu'elles se montrent.

Lorsqu'on plonge des cœurs de grenouille dans de l'eau salée, ils cessent bientôt de se contracter spontanément, et de plus ils deviennent insensibles aux excitants. Lorsqu'on les plonge ensuite dans l'eau pure, ils recommencent à battre spontanément, et ils recouvrent aussi leur contractilité. M. Vulpian, qui a fait connaître ces résultats, compare l'action qu'exerce l'eau salée sur les rameaux des nerfs pneumogastriques contenus dans l'épaisseur des fibres charnues du cœur, à l'action qu'exercent les courants d'induction sur le tronc de ces mêmes nerfs.

MM. Eulenburg et Ehrenhaus plongent des cœurs de grenouille dans une dissolution étendue de digitaline (0^{gr}, 05 de digitaline pour 125 grammes d'eau); le cœur continue à battre spontanément quelques instants, puis il cesse, recommence, cesse encore, et ainsi de suite, avec de grandes intermittences de 1 minute à 1 minute 1/2. Le nombre des contractions diminue entre les intermittences. On suppose que cette action s'exerce par l'intermédiaire des filets intracardiaques du nerf pneumogastrique.

Influence du pneumogastrique sur la respiration. — Le nerf pneumogastrique donne des filets moteurs aux muscles du larynx, de la trachée et des bronches; il donne des filets sensitifs au larynx, à la trachée et aux bronches ou plus exactement il contient des filets sensitifs centripètes qui viennent de la muqueuse laryngée, trachéale et bronchique : c'est ce que démontrent les effets consécutifs à l'irritation produite par les gaz irritants (ammoniaque, acide sulfureux)[1].

Les animaux ne succombent point après la section d'*un seul* nerf pneumogastrique : on n'observe alors chez eux qu'un changement dans le timbre de la voix. On a plus d'une fois pratiqué chez l'homme la section d'un nerf pneumogastrique dans un but chirurgical. M. Fano a rapporté l'observation d'une résection de l'un des nerfs pneumogastriques, pratiquée accidentellement chez l'homme par Roux. Il s'agissait d'une tumeur cancéreuse siégeant sur le côté du cou. On ne remarqua absolument rien d'anormal dans la *mécanique* respiratoire. La seule chose observée fut une modification dans le timbre de la voix.

[1] D'après M. F. Franck les filets sensitifs pulmonaires remontent vers le bulbe par l'intermédiaire des nerfs récurrents.

Lorsqu'on a coupé *les deux* pneumogastriques sur un animal, il survient, la plupart du temps, un trouble immédiat de la respiration, et tous les signes de la suffocation apparaissent. Si l'animal est très jeune, il succombe généralement en peu d'instants. Les animaux adultes résistent mieux, mais ils ne tardent pas, en général, à succomber par asphyxie, soit au bout de peu d'heures, soit au bout de quelques jours. L'asphyxie est due à la paralysie des muscles de la glotte. Les lèvres de la glotte ne se maintenant plus écartées l'une de l'autre, à chaque mouvement respiratoire, par l'action de leurs muscles dilatateurs, l'air, qui se précipite dans le vide amené par la dilatation pulmonaire et qui s'engage avec une certaine force dans l'orifice comparativement étroit du larynx, déprime les cordes vocales *sans résistance*, et tend à obturer le conduit aérien. Cette difficulté de respirer augmente les efforts d'inspiration de l'animal, et les effets dont nous parlons s'exagèrent encore [1]. C'est pour cela que, dans toutes les expériences où l'on veut prolonger la vie de l'animal, on fait une large incision à la trachée au-dessous du larynx.

Malgré cette opération accessoire, les animaux succombent fatalement au bout de quelques semaines, et ce n'est que par un hasard heureux qu'on peut les conserver vivants pendant un mois ou deux [2]. Quand on pratique l'autopsie des animaux qui, *quoique pourvus d'une ouverture à la trachée*, ont succombé en quelques heures, on trouve des parcelles alimentaires engagées dans le larynx et jusque dans les bronches : il est évident que ce sont ces corps étrangers qui, obstruant l'arbre aérien, ont déterminé l'asphyxie. La section des pneumogastriques a, en effet, non seulement privé du mouvement les muscles de la glotte, mais elle a rendu insensible la muqueuse laryngienne, et l'animal ne cherche pas à se débarrasser par des efforts d'expiration des substances intempestivement introduites dans le vestibule sus-glottique, parce qu'elles ne mettent plus en jeu la sensibilité de la muqueuse, et qu'il n'en a pas conscience. On a proposé, pour remédier à ce genre de mort, de placer dans l'incision pratiquée à la trachée une canule recourbée, *volumineuse*, qui, remplissant le calibre intérieur de l'arbre aérien, permet le libre accès de l'air extérieur et s'oppose mécaniquement à l'entrée dans les voies aériennes des aliments qui traversent le pharynx.

Les nerfs qui animent les muscles du larynx sont les laryngés supérieurs et les laryngés inférieurs ou récurrents. Dans la section du nerf pneumogastrique au cou, les laryngés supérieurs ne sont pas toujours compris dans la section; ils peuvent continuer d'être en relation avec l'encéphale ; mais ils n'animent qu'un seul muscle du larynx, et encore ce muscle n'est pas un dilatateur

[1] Chez les *vieux* animaux la glotte inter-aryténoïdienne, comprise entre les apophyses cartilagineuses et résistantes des aryténoïdes, présente, ainsi que l'a remarqué M. Longet, une ouverture *constante*, alors même que les cordes vocales sont appliquées l'une contre l'autre. La rigidité des cartilages aryténoïdes s'oppose à leur affaissement sous la pression de l'air inspiré. Chez les jeunes animaux le peu de développement des apophyses antérieures des cartilages aryténoïdes et la souplesse de toutes les parties du larynx font qu'au moment de l'inspiration la glotte se ferme à peu près complètement, quand les pneumogastriques n'animent plus les muscles glottiques.

[2] Les animaux peuvent survivre indéfiniment à la section cervicale des deux nerfs pneumogastriques, mais à une condition, c'est qu'on laisse entre la section de l'un des pneumogastriques et celle de l'autre un intervalle d'au moins cinq ou six mois (Haighton, Vulpian) ; c'est qu'en d'autres termes, l'un des nerfs soit cicatrisé avant la division de l'autre. Les animaux dont on coupe *simultanément les deux nerfs pneumogastriques* périssent fatalement au bout d'un temps plus ou moins long.

(Voy. § 252); tandis que le laryngé inférieur, qui se détache plus bas du pneumogastrique, à la partie inférieure du cou, est toujours situé au-dessous de la section cervicale du pneumogastrique.

Le tronc du nerf pneumogastrique comprend au cou, ainsi que nous l'avons déjà dit, la portion anastomotique du spinal. Or, les filets par lesquels les nerfs laryngés communiquent le mouvement aux muscles du larynx proviennent-ils exclusivement du nerf spinal, ou de l'un et de l'autre? Deux voies expérimentales peuvent conduire à la solution de cette question : 1° l'excitation dans le crâne des racines originaires du nerf pneumogastrique et des racines originaires du nerf spinal; 2° la destruction du nerf spinal, suivant le procédé de M. Bernard. L'excitation directe de la racine du nerf pneumogastrique dans le crâne, sur l'animal fraîchement décapité, fait naître des contractions dans les muscles du larynx. L'excitation de la racine du spinal amène des contractions dans les mêmes muscles. D'un autre côté, l'ablation complète du nerf spinal est suivie de troubles profonds dans la voix (Voy. § 360) ; mais la respiration continue, et la glotte offre encore un libre passage à l'entrée et à la sortie de l'air. Il résulte de là que les muscles du larynx reçoivent des filets moteurs à la fois du pneumogastrique et à la fois du spinal. Les filets du pneumogastrique ont pour effet, ainsi que le remarque M. Bernard, de mettre le larynx dans les conditions de dilatation nécessaires à la respiration, tandis que les filets empruntés au nerf spinal sont en rapport avec les mouvements des muscles qui rapprochent les lèvres de la glotte, lorsque cet organe se dispose pour la production du son.

Le nerf pneumogastrique fournit à la trachée, aux bronches, aux poumons, de nombreuses branches, qui, se réunissant à des branches venues de la portion cervicale du grand sympathique, forment un plexus autour de la racine des poumons et accompagnent les bronches dans leurs subdivisions terminales. La plupart des expérimentateurs sont d'accord pour attribuer la mort lente des animaux, après la section des nerfs pneumogastriques, aux désordres qui surviennent du côté des poumons.

Si l'on pratique l'autopsie des animaux qui ont succombé, on trouve un engouement pulmonaire, accompagné d'engorgement sanguin, des exsudations séro-œdémateuses, et parfois une hépatisation pulmonaire rappelant celle de la pneumonie. Les bronches sont remplies de mucosités. Le mucus bronchique a empêché l'arrivée de l'air jusqu'aux extrémités radiculaires des bronches, et l'échange des gaz, qui constitue l'essence de la respiration, est devenu de plus en plus impossible : l'animal a succombé à une asphyxie lente.

Pourquoi les bronches, qui ne sont plus animées par le nerf pneumogastrique, ont-elles alors une tendance anormale à l'engorgement muqueux? On a fait observer que les fibres musculaires des bronches animées par le nerf pneumogastrique, étant paralysées par la section de ce nerf, ne pouvaient plus expulser les mucosités continuellement sécrétées à leur surface. Mais il n'est pas probable que, dans l'état normal, la membrane muqueuse des bronches sécrète des mucosités qu'elle écoulerait par l'orifice supérieur du larynx. M. Traube suppose que les mucosités de la partie supérieure des voies digestives, ainsi que les liquides de l'alimentation, s'engagent dans le larynx, où elles ne sont plus senties, et, de là, dans les extrémités des bronches, dont elles amènent peu à peu l'engorgement. L'explication de M. Schiff, appuyée par les recherches de MM. Wundt, Panum et Arnsperger, nous paraît plus vraisemblable : il attribue la mort à l'engorgement sanguin, qui survient par paralysie des vaisseaux ; engorgement d'où résultent des épanchements interstitiels et une double pneumonie. Les altérations inflammatoires des poumons ont été constatées d'ailleurs par la plupart des observateurs.

Le rythme respiratoire paraît réglé, au moins en partie, par des excitations sensitives inconscientes dont le point de départ paraît être à la surface muqueuse des poumons, et qui remontent au centre nerveux régulateur de la respiration par l'intermédiaire des nerfs pneumogastriques. Lorsqu'on coupe ces nerfs les mouvements respiratoires diminuent de nombre. Il n'est pas rare de les voir diminuer de moitié. Nous avons souvent observé que quelques minutes après la section des pneumogastriques le nombre des mouvements respiratoires qui était de 70 à 80 (chez le lapin) tombait brusquement à 40 et à 30 par minute.

M. Snellen a constaté le premier, sous la direction de M. Donders, qu'en appliquant sur le tronc du nerf pneumogastrique un courant d'induction, non seulement on obtient l'effet signalé par MM. Weber et Budge, savoir, la suspension momentanée des mouvements du cœur, mais aussi la suspension momentanée des mouvements respiratoires.

L'arrêt respiratoire que produit l'excitation vive du pneumogastrique est un phénomène d'ordre *centripète* qui se produit par un mécanisme inverse de l'arrêt cardiaque. Quand on a coupé le nerf pneumogastrique, l'arrêt respiratoire se produit en effet, par l'excitation *du bout central* du nerf divisé, et non par l'excitation *du bout périphérique*.

M. Rosenthal, M. Traube et plus récemment M. F. Franck et M. Fréderícq, ont étudié avec beaucoup de soin les phénomènes d'arrêt respiratoire.

Quand on excite le bout central des nerfs pneumogastriques divisés, les résultats dépendent du degré de l'excitation. Pour une excitation faible la respiration s'accélère, pour une excitation moyenne la respiration se ralentit ; pour une excitation forte la respiration s'arrête dans l'état respiratoire où se trouve l'animal, c'est-à-dire tantôt en inspiration, tantôt en expiration, par une sorte de contraction tétanique.

Quand on a coupé les deux nerfs pneumogastriques et qu'on a ainsi ralenti les mouvements respiratoires, l'*excitation faible* des deux bouts centraux ramène la respiration ralentie au rythme normal [1].

On peut donc supposer que dans les conditions normales, l'air exerce à la surface intérieure du poumon une impression que le nerf vague transmet au bulbe. Cette action centripète sur le mécanisme respiratoire n'est pas d'ailleurs exclusive au nerf pneumogastrique. Toute excitation produite dans la sphère des nerfs de sensibilité générale entraîne un changement dans le rythme respiratoire ; tantôt il y a une accélération (quand l'excitation est modérée), tantôt il y a un véritable arrêt momentané de la respiration (toutes les fois que l'excitation a une certaine violence).

[1] Ajoutons que l'ablation des hémisphères cérébraux ne modifiant en rien les effets de l'excitation du bout central du pneumogastrique sur la respiration (M. Christiani, M. Henrijean), on doit en conclure que le centre de réflexion qui met en jeu la mécanique respiratoire, sous l'influence de l'excitation nerveuse sensitive du pneumogastrique, est situé dans le système nerveux plus bas que les hémisphères.

En somme, il peut y avoir, non seulement dans les poumons, mais dans toutes les parties sensibles, superficielles ou profondes, des excitations fortes ou faibles, perçues ou non perçues, capables de modifier le rythme respiratoire.

§ 360.

Nerf spinal. — Le nerf spinal ou *nerf accessoire de Willis* se distingue par la singularité de ses origines. Chez l'homme, il naît sur les côtés du bulbe rachidien, et ses insertions multiples s'étendent inférieurement le long de la moelle cervicale jusqu'au niveau de la cinquième paire cervicale environ. Dans quelques mammifères, et, entre autres, dans le cheval, les insertions de ce nerf descendent jusqu'au niveau de la première paire dorsale. Les filets d'origine cervicale se détachent du faisceau latéral de la moelle. Le nerf, ainsi constitué par la réunion de nombreux filets, remonte dans le crâne, d'où il ressort par le trou déchiré postérieur intimement accolé au nerf pneumogastrique.

L'origine réelle du spinal dans le bulbe est voisine de celle du nerf glosso-pharyngien et du nerf pneumogastrique, dans un noyau placé sur les côtés du plancher du quatrième ventricule. Les origines cervicales profondes se font le long de la moelle cervicale, dans la corne antérieure de substance grise.

Au-dessous du trou déchiré postérieur, le nerf spinal se partage en deux parties : une branche externe, qui reste libre, et une branche interne, qui s'accole, s'unit et se confond avec le nerf pneumogastrique. La branche interne ou anastomotique du nerf spinal paraît correspondre à la partie du nerf qui se détache du bulbe rachidien, tandis que la branche externe, ou branche libre, paraît correspondre aux filets de ce nerf qui se détachent le long de la moelle cervicale.

Lorsqu'on excite le nerf spinal dans son trajet intrarachidien et intracrânien, il se montre insensible aux irritations mécaniques. Lorsqu'on excite la branche *externe* ou branche libre du nerf spinal, elle se montre également insensible. Le nerf spinal est donc un nerf moteur.

Déjà (§ 359) nous avons fait remarquer que la portion du nerf spinal unie au pneumogastrique fournit à tous les muscles internes du larynx, par l'intermédiaire du laryngé inférieur ou récurrent. Ajoutons que le filet du nerf laryngé supérieur (branche du pneumogastrique), qui se rend au muscle cricothyroïdien, paraît pouvoir être également rattaché à la branche anastomotique du nerf spinal[1].

Quant à la branche externe ou branche libre du nerf spinal, elle se porte en dehors et va se diviser dans deux muscles déjà innervés par les branches du plexus cervical : le sterno-cléido-mastoïdien et le trapèze, lesquels jouent leur rôle dans l'expression, dans la phonation et dans le chant. L'émission du son, en effet, nécessite une certaine durée ou une *tenue* de l'expiration ; les muscles précédents peuvent ménager l'écoulement de l'air du soufflet respiratoire. On remarque que les animaux auxquels on coupe la branche externe du spinal n'émettent plus que des sons brefs, et expirent d'un seul coup. Le nerf spinal est donc à bon droit désigné sous le nom de nerf vocal.

[1] Lorsqu'on a arraché le nerf spinal dans le crâne, suivant la méthode de M. Cl. Bernard, on trouve dans le nerf laryngé supérieur des *fibres dégénérées* (fibres de Waller), et d'autre part, l'excitation directe des nerfs laryngés supérieurs ne détermine plus de contraction dans les muscles cricothyroïdiens.

Après la section de la branche externe, la voix est donc conservée, bien que son émission prolongée soit gênée. Les muscles trapèze et sterno-cléido-mastoïdien sont paralysés en partie (ils reçoivent encore des filets du plexus cervical et du plexus brachial); ils ne soutiennent plus aussi bien le thorax et ne fournissent plus *un point fixe aussi solide* aux contractions musculaires puissantes (Voy. § 240). Aussi les animaux n'exécutent plus qu'avec peine les mouvements qui exigent une certaine énergie et sont essoufflés au moindre effort.

L'anastomose du nerf spinal avec le pneumogastrique au niveau du trou déchiré lui-même ne permet pas de le couper au cou, au-dessus de l'anastomose. D'autre part, les origines multiples de ce nerf rendent la section complète de sa portion intracrânienne presque impossible, ou bien il faut faire subir aux animaux une mutilation telle, qu'ils succombent en peu d'instants[1]. M. Bernard a imaginé un procédé très ingénieux, à l'aide duquel il est possible d'enlever complètement ce nerf sur l'animal vivant, et d'étudier ainsi les modifications qui surviennent après son enlèvement. Ce procédé consiste à saisir le spinal à sa sortie du trou déchiré postérieur, et à opérer, *par arrachement*, la destruction de toutes ses origines[2]. Dans toutes ses expériences, M. Bernard a d'ailleurs vérifié, par l'autopsie des animaux, que l'extirpation était complète.

Le premier résultat de ces expériences, c'est que les animaux survivent à l'extirpation du nerf spinal. Le nerf spinal étant enlevé, les mouvements auxquels préside le nerf pneumogastrique persistent. Tout ce qu'on observe alors chez l'animal *au repos*, c'est la *disparition de la voix* et une *certaine gêne de la déglutition*.

Après l'arrachement d'un seul nerf spinal, la voix devient rauque ; après l'arrachement des deux nerfs spinaux, l'aphonie est complète. Quand l'animal veut faire entendre un son, il ne parvient qu'à produire un *souffle expiratoire* plus ou moins rauque, comme quand on expire avec force, mais point de voix proprement dite. Quant à la respiration, elle continue à s'opérer comme à l'état normal, *même sur les très jeunes animaux*. Il n'est pas nécessaire de pratiquer une incision à la trachée pour entretenir la respiration.

Rappelons ici quelques expériences bien démonstratives. M. Cl. Bernard opère par arrachement l'enlèvement des deux nerfs spinaux sur un jeune chat de trois semaines : la voix est abolie, la respiration reste parfaitement libre. Deux jours après il coupe les deux laryngés inférieurs (récurrents); l'animal meurt suffoqué. L'ablation des spinaux n'avait donc paralysé que les muscles constricteurs et non les dilatateurs. Autre expérience : on pratique une incision au cou d'un chat vivant, on attire au dehors le larynx et on le renverse en avant de manière à bien voir dans son intérieur. On constate que la glotte lar-

[1] La section intracrânienne du nerf spinal a été tentée sept fois par M. Bischoff. L'expérimentateur divisait la membrane occipito-atloïdienne et enlevait une portion de l'occipital. Dans une seule des expériences l'animal vécut assez pour qu'on pût constater la perte de la voix ; encore l'animal était tellement épuisé qu'il était assez difficile de rattacher l'aphonie à sa véritable cause. Dans les expériences de M. Longet, les animaux ont également succombé à l'hémorrhagie. M. Bernard, ayant préalablement lié les jugulaires, et coagulé le sang contenu dans les tissus du crâne en versant du persulfate de fer dans une ouverture pratiquée à l'aide d'une couronne de trépan au niveau du pressoir d'Hérophile, est parvenu à conserver trois chiens et un chat vivant pendant trois heures. Mais M. Cl. Bernard eut bientôt recours à une méthode beaucoup plus démonstrative.

[2] La méthode de M. Bernard donne des résultats complets sur les chats; moins complets sur les lapins. Elle échoue presque toujours sur le chien, ainsi qu'il le remarque lui-même.

gement ouverte est inspiratrice d'une manière continue; elle offre seulement de légers mouvements de dilatation à chaque inspiration. On pince alors l'animal, immédiatement la glotte se dispose pour la production du son (du cri); les cordes vocales se rapprochent et une expiration puissante les met en branle. Une fois ces faits bien observés, on arrache à l'animal un nerf spinal, puis on lui pince vivement la patte ou la queue : on voit alors une seule corde vocale se rapprocher du centre, l'autre reste immobile, et le cri aigu est remplacé par un son grave. Si on arrache l'autre nerf spinal, et qu'on excite de nouveau l'animal, la glotte ne se ferme plus, le cri est remplacé par une expiration soufflante. La respiration d'ailleurs continue à être libre. Si on coupe enfin à cet animal les deux nerfs récurrents, on voit à chaque mouvement d'inspiration les cordes vocales paralysées qui tendent à se rejoindre sous le poids de l'air, et l'asphyxie est menaçante.

Les filets du spinal qui entrent dans la constitution des nerfs laryngés ont donc sur les muscles du larynx une influence qu'avec M. Cl. Bernard nous appellerons *vocale*. Ils sont destinés à donner à l'ouverture de la glotte et à la tension des cordes vocales les conditions propres au son, au moment où la glotte devient organe de la voix par la volonté de l'animal. En d'autres termes, les muscles du larynx forment un système moteur qui peut réaliser deux fonctions distinctes (et, en quelque mesure, antagoniste), parce que les deux puissances nerveuses motrices qui l'animent sont distinctes et indépendantes dans la transmission de leur influence. Le larynx est tour à tour un organe de phonation et un organe de respiration; l'appareil musculaire laryngien est tantôt un appareil vocal, quand le spinal l'excite, tantôt un appareil respiratoire, quand le pneumogastrique seul l'influence (Voy. § 252).

La gène de la déglutition qui survient après l'ablation des nerfs spinaux s'explique naturellement par la suppression des filets nerveux que le spinal envoie aux muscles du pharynx (Voy. § 359). La déglutition n'est d'ailleurs pas abolie, à cause de la persistance des filets pharyngiens provenant du pneumogastrique et du glosso-pharyngien. Si on n'observe point la gêne de la déglutition après la section du nerf pneumogastrique au cou, là où le spinal a déjà fourni sa branche anastomotique, c'est que la section a lieu au-dessous de l'origine du rameau pharyngien.

§ 361.

Nerf hypoglosse. — Ce nerf se détache du bulbe rachidien sur le prolongement du sillon collatéral antérieur de la moelle. Le nerf hypoglosse vient d'un noyau allongé, situé sous le plancher du quatrième ventricule, au niveau du bec du calamus : ce noyau représente *la base* de la corne antérieure de la substance grise de la moelle ; d'autres filets viennent de plus loin, d'un point qui correspond à la *tête* de la corne antérieure de la moelle (Math. Duval).

Le nerf hypoglosse est le plus reculé des nerfs crâniens; il sort du crâne par le trou condylien antérieur. On peut arriver sur lui, en laissant l'encéphale dans son état d'intégrité, par l'intervalle qui sépare postérieurement l'occipital de la première vertèbre. On peut ainsi se convaincre qu'en l'excitant à son origine, il est insensible à l'excitation. Le nerf hypoglosse est toujours sensible au cou, au point où il est le plus accessible, c'est-à-dire au niveau de la corne de l'os hyoïde; mais, en ce point, d'autres fibres nerveuses se sont accolées au tronc principal, pendant son trajet. Le nerf hypoglosse s'anastomose, en effet, avec le pneumogastrique, et largement avec les deux premières branches du plexus cervical.

Le nerf hypoglosse est donc, par lui-même, un nerf moteur. Ce nerf anime les muscles de la langue (hyo-glosse, stylo-glosse, génio-glosse, et muscles propres de la langue). Par sa branche descendante, à la formation de laquelle concourent les deux premières paires cervicales, il anime les muscles omoplato-hyoïdiens, sterno-hyoïdiens, thyro-hyoïdiens.

Lorsqu'on coupe les nerfs hypoglosses sur un chien vivant, le mouvement de la langue est aboli. Si on lui présente à boire, il cherche en vain à *laper;* il ne peut plus sortir sa langue au dehors. Si on présente à l'animal un aliment solide, il le saisit, le promène dans sa bouche, le mâche; mais à peine divisé, l'aliment s'échappe au dehors; l'animal le saisit de nouveau, le divise encore, mais cherche en vain à l'avaler. Il n'y peut réussir que si on élève le museau dans la verticale (ou s'il l'élève lui-même par un mouvement instinctif), de sorte que l'aliment s'engage *par son poids*, à l'orifice du pharynx. Si on dépose sur la langue de l'animal un bol alimentaire formé de pain et de viande hachée, et tout préparé à la déglutition, on peut retrouver ce bol alimentaire entre les arcades dentaires et la langue au bout de quelques heures. L'animal n'a pas perdu la sensibilité de la langue; si on la pique, si elle se présente sous les arcades dentaires pendant la mastication (ce qui arrive souvent), il se plaint vivement. Il est difficile d'entretenir vivant un animal auquel on a coupé les deux nerfs hypoglosses, à moins de le nourrir soi-même et de porter directement les aliments solides et liquides dans le pharynx.

Quand on retourne la langue d'un chien auquel on a coupé les deux nerfs hypoglosses (la langue plate du chien se prête à l'expérience), il ne peut la remettre en place que par un mouvement brusque de la tête et du cou.

La sensibilité gustative est d'ailleurs absolument conservée, il est aisé de le constater à l'aide de l'extrait de coloquinte ou du sulfate de quinine.

Lorsque le nerf hypoglosse vient d'être coupé, et qu'on excite le bout périphérique du nerf, on fait naître des contractions dans les muscles de la langue et dans ceux que nous avons énumérés.

§ 361 *bis*.

Physiologie des nerfs crâniens. — Indications bibliographiques.

J.-F. Meckel, Dissertatio de quinto pare nervorum cerebri. *Göttingen*, 1748.

Ch.-S. Andersh, Tractatio anat. physiologica de nervis humani corporis aliquibus, *Kœnigsberg*, 1797.

J.-C. Legallois, Mémoire sur la section des nerfs de la 8e paire (nerfs pneumogastriques), *dans* Nouv. Bulletin de la Soc. philomatique, t. II, 1810.

J.-M. Provençal, Mémoire touchant l'influence que les nerfs des poumons exercent sur les phénomènes de la respiration, *dans* Bulletin des sciences médicales, t. V, 1818.

Dupuytren, Expérience touchant l'influence que les nerfs des poumons exercent sur la respiration, *dans* Biblioth. médicale, t. XVII, 1807.

C. de Blainville, Expérience sur l'influence de la 8e paire de nerfs (nerfs pneumogastriques), dans la respiration, *Th. Paris*, 1808.

D.-F. Eschricht, Diss. de functionibus nervorum faciei et olfactus organi, *Copenhague*, 1815.

S.-D. Broughthon, Experiments and remarks illustrating the influence of the eight pair of nerves over the organs of respiration and digestion, *dans* Quaterly Journal of the roy. Institution, *Londres*, 1821. — Extrait *dans* Journal de chirurgie, t. I, 1821.

DUPUYTREN. Effet de la compression des nerfs pneumogastriques sur la voix du cheval, *dans* Journal général de médecine, t. LXXV, 1821.

CH. HASTINGS, Observations on the effects of dividing the eight pair of nerves, *dans* Quarterly Journal of the roy. Institution, 1821.

JOHN SHAW, On the difference of the nerves of the face, *dans* Quarterly Journ. of science, 1821.

WILSON PHILIP, De l'influence du courant galvanique sur la digestion et la respiration après la section des nerfs pneumogastriques (Extrait des Transactions philosophiques, 1821), *dans* Archives gén. de médecine, t. III, 1823.

MAYO (HERBERT), Experiments to determine the influence of the portio dura of the seventh, and the facial branche of the fifth pair of nerves, *dans* Anat. and physiol. commentaries, *Londres*, 1822 (Traduc. *dans* Journ. de Physiologie de Magendie, t. III, 1823).

J. SHAW. On the effects produced on the human countenance by paralysis of the different systems of facial nerves, *dans* Quarterly Journ. of science, 1822.

BRESCHET, MILNE EDWARD et VAVASSEUR, Mémoire sur l'influence du système nerveux sur la digestion stomacale, *dans* Archives générales de médecine, t. II, 1823.

MAGENDIE, De l'influence de la 5e paire de nerfs sur la nutrition et les fonctions de l'œil *dans* Journal de physiologie, t. IV, 1824.

D.-F. ESCHRICHT, De functionibus septimi et quinti paris nervorum in facici propriis. — De functionibus primi et quinti paris nervorum in olfactorio organo propriis, *dans* Journal de physiologie de Magendie, t. VI, 1826.

MAYER (de Bonn), Neue Untersuchungen ueber die Folgen und ins besondere ueber die Ursache des Todes der Thiere nach Uuterbindung des Nervus vagus (*Recherches sur les conséquences de la ligature des nerfs pneumogastriques et sur la cause de la mort des animaux*), *dans* Zeitschrift für Physiologie de Tiedmann, t. II, 1826 (Traduit *dans* Journal complément. des sc. médic., t. XXVI).

F.-CH. BELLINGERI, De nervis facici, quinti et septimi nervorum functiones, *Turin*, 1818. (Traduction française *dans* Journal des progrès des sc. et inst. méd., t. IV, 1827.)

DUPUYTREN, Expérience sur la ligature et sur la section des nerfs pneumogastriques, *dans* Archives gén. de médecine, t. XXIV, 1827.

C. SÉDILLOT, Du nerf pneumogastrique et de ses fonctions, *Th. Paris*, 1829.

E.-B. Ware, Effets de la section des nerfs pneumogastriques sur la digestion (Extrait du North amer. and surgical Journal. 1828), Archives gén. de médecine, t. XIX, 1829.

BISCHOFF, Nervi accessorii Willisii anatomia et physiologia, *Heidelberg*, 1832.

B. GÆDECHENS, Nervi facialis physiologia et pathologia, *dissert. Heidelberg*, 1832.

WILSON PHILIP, Observation sur les effets de la section des nerfs pneumogastriques sur les poumons, et sur ceux du galvanisme appliqué à ces nerfs (Extrait des transactions physiologiques), *dans* Archiv. gén. de médecine, t. XXXIX, 1832.

PH. BÉRARD, Sur les fonctions du nerf facial, *dans* Journal des connaissances médico-chirurgicales, t. II et t. III, 1834-35.

A. ANDRIEU, Recherches sur les fonctions des nerfs pneumogastriques, *Th. Strasb.*, 1837.

PELLETAN (Gabriel), Mémoire sur la spécialité des nerfs des sens, *Paris*, 1837.

J. REID, On Experimental investigation into the functions of the eight pair of nerves of the glosso-pharyngeal pneumogastrical and spinal accessory, *dans* Edinburgh med. and surg. Journal, t. LVIII, 1838.

LONGET, Recherches expérimentales sur les fonctions des nerfs et des muscles du larynx, et sur l'influence du nerf accessoire de Willis dans la phonation, *dans* Gazette médicale de Paris, 1841.

GUARINI, Anatomical and physiological observation on the corda tympani *dans* London medical Gazette, *octobre*, 1842.

VAN KEMPEN, Essai Experimental sur la nature fonctionnelle du pneumogastrique, Thèse Louvain, 1842.

G. MORGANTI, Sopra il nervo detto l'accessorio di Willi, *Milan*, 1843.

CL. BERNARD, De l'altération du goût dans la paralysie du nerf facial, *dans* Archives gén. de médecine, *décembre* 1844.

CL. BERNARD, Recherches expérimentales sur les fonctions du nerf spinal, *dans* Archives gén. de médecine, 1844.

JAKSON, The physiology of the laryngeal nerves, *dans* London medic. Gazette, *janvier* 1844.

C. SPINELLI, Sulla funzione del nervo glosso-pharyngeo, *dans* Il Filiatre sebezio, *juillet* 1844.

BIFFI et MORGANTI, Sui nervi della lingua, ricerche anat. fisiolog. *dans* Annali universali di medicini, t. CIX, *août, septembre*, 1846.

TRAUBE, Die Ursachen und die Beschaffenheit derjenigen Veränderungen welche das Lungenparenchym nach Durschneidung der Nervi vagi erleidet (*De la nature et des causes des changements qui surviennent dans le parenchyme pulmonaire après la section des pneumogastriques*), *dans* Beitrage zur experimentellen Pathologie und Physiologie de Traube, *Berlin*, 1846.

BOUCHARD et SANDRAS, Expérience sur les fonctions des nerfs pneumogastriques, *dans* la Revue médicale, *février* 1847.

J. Budge, Ueber die anatomische Thätigheit der Kopfnerven (*Sur l'action des nerfs crâniens*), *dans* Revue medicin. chirurg. zeitung. n° 41, *octobre* 1847.

H. Jacobson, Quæstiones de vi nervorum vagorum in cordis motu, *Hale*, 1847.

Uterhardt, de functionibus nervi hypoglossi, rami lingualis nervi trigemini, nervi glosso-pharyngei, *Rostock*, 1847.

Stannius, Ueber die Function der Zungennerven (*Sur les fonctions des nerfs de la langue*), *dans* Müller's Archiv, 1848.

Longet, Sur la véritable nature des nerfs pneumogastriques et les usages de leurs anastomoses, *dans* Archives génér. de médecine, 1849.

H. Nuhn, Versuche über den Einfluss des N. facialis auf die Bewegungen des Gaummensegels (*Recherches sur l'influence du nerf facial sur les mouvements du voile du palais*), *dans* Nuhn's Untersuchungen aus dem Gebiete der Anat. Physiologie und Medicin, *Heidelberg*, 1849.

M. Schiff, Experimentelle Untersuchungen über die Nerven des Herzens (*Recherches expérimentales sur les nerfs du cœur*), *dans* Griesinger's Arch., t. VIII, 1849.

Hefft, Untersuchungen über die Natur des Nervus vagus (*Recherches sur la nature du nerf pneumogastrique*), *dans* Appenheim's Zeitschrift, 1850.

Hefft, Von der respiratorischen und arteriellen Bewegung des Gehirns (*Des mouvements respiratoires et circulatoires du cerveau*), même recueil, 1850.

Rosenberger, De centris motuum cordis disquisitiones anatomico-physiologicæ, Dorpat, 1850.

M. Schiff, Ueber den Einfluss der Vagusdurschneidung (*Influence de la section des pneumogastriques sur le tissu des poumons*), *dans* Archiv für physiolog. Heilkunde, t. IX, 1850.

M. Schiff, Der Modus der Herzbewegung (*Sur le mode des mouvements de cœur*). Même recueil, t. IX, 1850.

M. Schiff, Vermehrung des Herzschlagues durch electro-magnetische Reizung der Vagusnerven (*De l'augmentation des battements du cœur sous l'influence de l'excitation électro-magnétique des nerfs pneumogastriques*), *dans* Froriep's Tagesberichte, 1851.

L. Vella, Influence de la cinquième paire de nerfs sur la sécrétion salivaire, *dans* Gazette médicale de Paris, 1851.

J. Wallach, Zur Lehre von der Hezbewegung (*Sur la théorie des mouvements du cœur*), *dans* Müllers Archiv, 1851.

Ch. Billroth, De natura et causa pulmonorum affectionis quæ nervo utroque vago resecto exoritur, *Berlin*, 1852.

H. Bouley, Influence des nerfs pneumogastriques sur l'absorption de l'estomac, *dans* Bulletin de l'Acad. de médecine, t. XVII, *mars*, 1852.

J. Budge, De l'influence du système nerveux sur les mouvements du cœur, *dans* Comptes rendus, t. XXIV, 1852.

Clément, Analyse du sang d'un cheval auquel on avait coupé les nerfs pneumogastriques, et coloration rouge artérielle de ce même sang six heures après la section *dans* Comptes rendus, t. XXIV, 1852.

Davaine, Mémoire sur la paralysie générale ou partielle des deux nerfs de la septième paire, *dans* Gazette méd. de Paris, n° 48, 1852.

Genn. Barbarisi, Ricerche sulla corda del tympano et sul intermediario di Wrisbourg, *Naples*, 1853.

Genn. Barbarisi, Memoria pella triplice Potenza del nervo glosso-faringeo, *Naples*, 1853.

Robert, Paralysies du nerf trijumeau et du nerf facial, *dans* Journal l'Union médicale, n° 155, 1853.

Brown Séquard, Effets de la section des nerfs vagues, et de la galvanisation de ces nerfs sur le cœur, *dans* Gazette médicale, n° 9, 1854.

J. Budge, Sur la cessation des mouvements inspiratoires par l'irritation du nerf pneumogastrique, *dans* Comptes rendus de l'Acad. des sciences, t. XXXIX, 1854.

Kölliker et H. Müller, Versuche ueber den Einfluss des Vagus auf die Respiration (*Recherches sur l'influence du nerf pneumogastrique sur la respiraion*), *dans* Verhandlungen der phys. k. med. Gesellschaft zu Würzburg, 1854.

Velpeau et Philippeaux, Notes sur quelques expériences faites dans le but d'éclairer l'origine profonde des nerfs de l'œil, *dans* Gazette médicale, n° 30, 1854.

Nasse, Einige Versuche ueber die Wirkung der Durschneidung der Nervi vagi bei Hunden (*Quelques expériences sur les effets de la section des pneumogastriques chez les chiens*), *dans* Archiv des Vereins zur Förderung der Wissenschaft Heilkunde, t. II, 1855.

H. Snellen, Einfluss des Vagus auf die Athembewegungen (*Influence du nerf pneumogastrique sur les mouvements respiratoires*), Nederland, *Lancet*, 1854-55. Extrait par Theile, *dans* Prager Virteljahrschrift, 1855.

W.-C. Williamson, On the functions of the chorda Tympani, *dans* Med. Times and Gazette, *nov.*, 1855.

W. Wundt, Versuche über den Einflus der Durchschneidung des Lungenmagen Nerven auf die Respirations organe (*Expériences sur l'influence qu'exerce la section des nerfs pneumogastriques sur les organes respiratoires*), *dans* Müller's Archiv, 1855.

Arnsperger, Wesen, Ursache und pathologisch.-anatomische Natur der Lungenveränderung, nach Durchschneidung beider Lungenmagen nerven am Halse (*Essence, cause et nature des changements anatomo-pathologiques qui surviennent dans les poumons après la section des deux pneumogastriques au cou*), *dans* Archiv für pathologische Anatomie und Physiologie, t. IX, 1856.

Beck, Eine pathologische Beobachtung ueber die Verrichtungen des dritten, vierten, funften med sechsten Hirnnervenpaars (*Observation pathologiques pour éclairer les fonctions des troisième, quatrième, cinquième et sixième paires nerveuses crânienne*), *dans* Archiv für pathologische Anat. und Physiologie, t. X, 1856.

Roux et Fano, Résection d'un nerf pneumogastrique pratiquée accidentellement chez l'homme, *dans* Archives gén. de médecine, 1856.

Bernard, De l'influence qu'exercent différents nerfs sur la sécrétion de la salive, *dans* Gazette médicale, n° 44, 1857.

Bernard, Nouvelles expériences sur le nerf facial *dans* Gazette médicale, n° 29, 1858.

J. Czermak. Beiträge zur Kenntniss der Beihülfe der Nerven zur Speichel-Secretion (*Contribution à la connaissance de l'action des nerfs sur la sécrétion salivaire*), *dans* Sitzungsberichfte der Kais. Akad. d. Wissenschaften zu Wien, t. XXV, 1857.

E. Faivre, Du cerveau des Dytisques considéré dans les rapports avec la locomotion. — Études sur les fonctions et les propriétés des nerfs crâniens chez le dytisque *dans* Comptes rendus de l'Acad. des sciences, 1857.

F. Marfels, Zur Durschschneidung des N. trigeminus (*De la section du nerf trijumeau*), *dans* Untersuchungen zur Naturlehre des Menschen und der Thiere, t. II, 1857.

Paget, On the cause of the rhytmic motion of the heart. Croonian lectures *dans* Medical times and Gazette, 1857.

Stich, Beiträge zur Kenntniss der chorda Tympanic *dans* Annalem des Charité-Krankenhauses zu Berlin, 1857.

Valentin, Die Einflüsse der Vaguslähmung auf die Lungen-und Hautausdünstung (*Influence de la paralysie du nerf pneumogastrique sur l'exhalation pulmonaire et cutanée*), *Frankfurt*, 1857.

Von Bezold, Ueber den Einfluss der Wuralivergiftung auf die Rami cardiaci des Nervus vagus (*De l'Influence de l'empoisonnement par le curare sur les rameaux cardiaques du nerf pneumogastrique*), *dans* Allgmeine medicinische Centralzeitung, n°s 5, 49 et 59, 1858.

R. Heidenhain, Das Pfeilgift und die Herznerven (*Le curare et les nerfs du cœur*), *dans* Allgemeine medecinische Centralzeitung, n° 64, 1858.

Kölliker, Die Lähmung der Herzäste des Vagus durch Pfeilgift (*Paralysie des rameaux cardiaques du nerf pneumogastrique par le curare*), *dans* Allgemeine medicinische Centralzeitung, n° 58, 1858.

J. Budge, Ueber den Stillstand des Herzens durch Vagusreizung (*Sur l'arrêt du cœur par l'excitation du nerf vague*), Réclamation de priorité *dans* Archiv für Anat. und Physiologie (Müller's Arrchiv, 1860).

C.-E.-E. Hoffmann, Beiträge zur Anatomie und Physiologie des Nervus Vagus bei Fischen (*Contributions à l'anat. et à la physiol. du n. pneumogastrique dans les poissons*), *Giessen*, 1860.

L. Joseph, Beitrag zur Geschichte der Physiologie des vagus (*Contribution à l'histoire de la physiologie du nerf pneumogastrique*), *dans* Archiv für pathologische Anat. und Physiologie, t. XVIII. 1860.

J. Kritzler, Ueber den Einflus des Nervus vagus auf die Beschaffenheit der Secretion der Magensaftdrüsen und die Verdauung (*Influence du nerf pneumo-gastrique sur les qualités du suc gastrique et sur la digestion*), Dissert. Giessen, 1860.

Owsjannikow, Ueber den Stellstand der Athmungs processes während der Expirationsphasen, bei Reizung des centralen Eudes des Nervus vagus (*Sur l'arrêt du mécanisme respiratoire dans la période d'extirpation, par l'excitation du bout central du nerf pneumogastrique*), *dans* Archiv für physiologische Anat. und Physiologie, t. XVIII, 1860.

M. Schiff, Neue Untersuchungen ueber den Einfluss des Nervus vagus auf die Magenthätigkeit (*Nouvelles recherches relatives à l'influence du nerf vague sur l'activité de l'estomac*), *Berne*, 1860.

Chauveau, Recherches expérimentales sur l'origine apparente et l'origine réelle des nerfs moteurs crâniens *dans* Journal de Physiologie, 1862.

Paolini, Influence du système nerveux du cœur, *dans* Comptes rendus Acad. des sciences, 1861.

Van Kempen, Sur la nature fonctionnelle du nerf pneumogastrique, *dans* Journal de physiologie de Brown-Séquard, 1863.

Guttmann, De nervi trigemini apud ranam esculentam, *dans* Centralblatt f. d. medicin. Wissensch., 1864.

Oehl, Della influentza che il quinto pajo dispiega sulla pupilla. Firenze, 1863 et *dans* Ann. d'ocul. 1864.

Jolyet, Essai sur les nerfs qui président aux mouvements de l'œsophage, *Thèse, Paris*, 1866.

Hippel, Ernährungsstorungen der Augen bie Anesthesie des Trigeminus, *dans* Arch. f. Ophtalm. 1867.

Hippel et Grünhagen, même sujet, même recueil, 1868 et 1869.

Adamük, Zur Physiol. des Nerv. Oculomotorius, *dans* Centralbl. f. d. med. *Wissensch.*, 1870.
Althaus, Zur Physiol. und Pathol. des Trigeminus, *dans* Arch. f. Klin. Medicin, 1870.
Schech, Untersuchungen über die Functionen der Nerven des Kehlkopfs. *Würtzburg*, 1873 et *dans* Zeitsch. für Biolog., 1873.
Vulpian, Sur la distribution de la corde du tympan (*Recherches expérimentales*), *dans* Comptes rendus, Acad. des sc., 1872; même sujet, même recueil, 1873.
Merkel, Die trophische Wurzel des Trigeminus, *dans* Unters. a. d. Anat. Institut zu Rostock, 1874.
Hirschberg, Zur Beeinfluss des Augendruckes durch d. Nerven Trigeminus, *dans* Centralbl. f. d. med., Wissensch., 1875.
Voltolini, Welches Nervenpar innervirt den Tensor Tympani. d. Arch. f. pathol. An., *dans* Arch. f. path. Anat., 1875.
Frey, Die Lungenveränderungen nach Lähmung der Vagi, 1876.
Keen, Expér. sur les nerfs du larynx, *dans* Journ. de l'Anat. et de la Phys., 1876.
Politzer, Ueber die Innervat. d. M. Tensor tympani, *dans* Arch. f. Orenheilk, 1876.
F. Frank, Études sur les arrêts respiratoires, *dans* Journ. de l'Anat. et de la Physiol., 1877.
Duval (Math.), Relat. entre la troisième et la sixième paire, *dans* Comptes rendus, Soc. de biol., 1878.
F. Franck, Des réflexes du bout central des pneumogastriques, *dans* Trav. d. lab. de M. Marey, 1878-1879.
Gellé, Lésions de la muqueuse auriculaire à la suite de lésions bulbaires, *dans* Gaz. méd., 1878.
Graux, De la paralysie du mot : oc. externe, 1878.
Langendorf, Der Einfluss d. N. Vagi und der sensiblen Nerven auf die Athmung, *dans* Trav. du laborat. de Königsberg, 1878.
Michaelson, Einfluss beiderseitiger Vaguslähmung auf die Lungen, *dans* Trav. du laborat. de Königsberg, 1878.
V. Anrep, Ursache des Todes nach Vagusdurchschneidung bei Vögeln, *dans* Wurzb. Abhandl., 1879.
Blau, Zur Lehre von der Function der Corda Tympani, *dans* Berl. klin. Wochensch., 1879.
Bochefontaine, Procédé pour la sect. intra-crânienne du nerf facial chez le Chien, *dans* Comptes rendus, Soc. de biol., 1879.
Eichhörst, Die trophischen Beziehungen der Nervi Vagi, zum Hertzmuskeln, *Berlin*, 1879.
F. Franck, Sur le rôle de l'anastomose entre le laryngé supérieur et le récurrent, *dans* Comptes rendus, Acad. d. sc., 1879.
Högyes, Ueber Facialis extirpation, *dans* Arch. für exper. Pathol., 1879.
Laborde, Procédé d'arrach. du mot: ocul. commun, *dans* Comptes rendus, Soc. de biol., 1879.
Christiani, Ueber Athmungs Nerven und Athmungs Centren, *dans* Arch. f. Physiol., 1880.
Duval (Math.) et Laborde, De l'innervation et des mouvements associés des globes oculaires, *dans* Journ. de l'anat. et de la phys., 1880.

ARTICLE II

FONCTIONS DE L'AXE CÉRÉBRO-SPINAL

§ 362.

Composition. — Membranes. — Le système nerveux central, contenu dans le canal rachidien et dans la boîte encéphalique, contient un élément de plus que les nerfs : il renferme de la substance grise. La substance blanche des centres nerveux est constituée par des tubes primitifs qui ne diffèrent de ceux qu'on rencontre dans les nerfs que par l'absence des gaines de Schwann. La substance grise est formée par les cellules nerveuses et leurs prolongements, par les cylindres-axes des tubes nerveux, et par une substance fondamentale interposée (Voy. § 339). Les cellules nerveuses assemblées en masse donnent aux parties du système nerveux où on les rencontre une teinte grise, qui tient à ce que les cellules contiennent un pigment particulier. Cette teinte est plus ou moins prononcée, selon l'abondance plus ou moins grande des cellules relativement aux autres éléments, et suivant la teinte du pigment, qui varie suivant les régions, du jaune rosé au gris noirâtre.

Dans la moelle, la substance grise est rassemblée au centre. Elle se trouve placée plus particulièrement à la surface, dans le cerveau et le cervelet. Cependant, on la rencontre aussi dans la profondeur de l'encéphale, par exemple, dans l'épaisseur de la protubérance, dans celle des tubercules quadrijumeaux, dans la couche optique, dans le corps strié, etc. La substance grise paraît être partout *insensible* aux excitants mécaniques, chimiques et électriques[1], elle n'en joue pas moins dans le système nerveux central un rôle capital, quoiqu'il ne nous ait pas été donné jusqu'ici d'en pénétrer le mystère. Les nerfs, composés de conducteurs d'impressions sensitives et de conducteurs d'incitations motrices, se mettent en relation dans la substance grise, avec les cellules nerveuses ; quand ces communications sont rompues, toutes les propriétés des nerfs s'évanouissent.

La substance blanche de la moelle est formée par l'accolement des tubes nerveux en relations avec les cellules de la substance grise centrale. La substance blanche de l'encéphale est pareillement formée par l'accolement des tubes nerveux en relation avec les cellules des divers amas extérieurs et intérieurs de substance grise que renferme l'encéphale. La différence qui semble exister entre les proportions de la substance blanche dans l'encéphale et dans la moelle avait autrefois porté les anatomistes à supposer qu'il y avait dans le cerveau des fibres nerveuses propres, qui ne se continueraient pas avec celles de la moelle et des nerfs. C'est une supposition que rien ne justifie.

La substance grise n'est point *continue* dans son ensemble, comme la substance blanche ; les amas qui la constituent sont placés, tantôt au centre (moelle, protubérance, couches optiques, etc.), tantôt à la surface (hémisphères cérébraux, cervelet, corps striés, etc.). Mais s'il n'y a pas continuité des masses ou des amas, il y a continuité des éléments par l'intermédiaire des prolongements des cellules, et par l'intermédiaire des cylindres-axes, prolongements qui entretiennent entre les divers éléments du système nerveux des communications multiples.

L'axe cérébro-spinal est entouré par des membranes protectrices, ou *méninges*, qui sont, du dehors au dedans, la *dure-mère*, l'*arachnoïde* et la *pie-mère.*

La dure-mère, membrane fibreuse résistante, douée, en certains points, d'une faible sensibilité, forme dans la cavité du crâne des cloisons solidement fixées aux os. Ces cloisons soutiennent le cerveau dans les diverses attitudes et dans les ébranlements de la locomotion.

L'arachnoïde, membrane séreuse destinée à favoriser les mouvements obscurs du cerveau, ne contient dans sa cavité qu'une quantité très faible de liquide, ainsi d'ailleurs que les autres membranes séreuses (Voy. § 110). Le liquide dit *céphalo-rachidien*, liquide propre au système nerveux central, n'est pas contenu dans l'intérieur du sac représenté par la séreuse. Ce liquide est placé sous le feuillet viscéral de l'arachnoïde, entre ce feuillet et la pie-mère.

La pie-mère est une membrane cellulo-vasculaire, presque entièrement formée par des vaisseaux ; elle est, en quelque sorte, la membrane nourricière de l'axe cérébro-spinal. Les vaisseaux qui arrivent au système nerveux, au lieu de pénétrer immédiatement dans son épaisseur, se répandent à sa surface, se

[1] L'excitation de quelques parties de la substance grise des circonvolutions *à l'aide de l'électricité* peut produire, *indirectement*, sinon de la douleur, du moins des mouvements dans des points déterminés. C'est un point sur lequel nous reviendrons plus loin (V. § 372 *bis*).

divisent à l'infini dans la pie-mère, et pénètrent, à l'état capillaire, dans la substance délicate du cerveau et de la moelle. La pie-mère du cerveau peut concourir aussi, dans une certaine mesure, à la protection de l'organe, car elle offre quelque résistance à la déchirure. Quant à la pie-mère de la moelle, elle forme à cette partie de l'axe nerveux une enveloppe très résistante à la fois et très vasculaire qu'on pourrait comparer au névrilemme des nerfs.

§ 363.

Liquide céphalo-rachidien. — Lorsqu'on a coupé les muscles du dos à un animal vivant, enlevé les lames vertébrales, et mis ainsi à nu la moelle entourée de ses membranes, on constate qu'en pratiquant une piqûre sur les méninges, il s'écoule aussitôt une certaine quantité d'un liquide transparent. On peut également donner issue à ce liquide, en pratiquant une ponction sur les membranes, dans l'espace qui sépare la première vertèbre de l'occipital. Le liquide céphalo-rachidien a son siège, ainsi que nous venons de le dire, à la surface du cerveau et de la moelle, dans les mailles très lâches du tissu conjonctif sous-arachnoïdien, et il communique aisément de la boîte crânienne dans le canal rachidien, en suivant la voie de continuité du tissu conjonctif. Ce liquide communique également avec les ventricules du cerveau. Les ventricules latéraux du cerveau ne sont pas tapissés, comme on l'a cru, par une véritable membrane séreuse, comparable à un sac sans ouverture : ils ont pour revêtement une simple couche de cellules d'épithélium, et ils communiquent largement avec le tissu conjonctif sous-arachnoïdien, por l'intermédiaire du troisième et du quatrième ventricule.

L'axe cérébro-rachidien est donc, sur l'animal vivant, baigné par une couche de liquide, et ce liquide peut passer librement de la cavité crânienne dans la cavité rachidienne et réciproquement. M. Magendie, qui a attiré le premier l'attention des physiologistes sur ce liquide, estime que sur l'homme sain sa quantité doit être d'environ 60 grammes. Il peut augmenter dans des proportions considérables ; c'est ce qu'on observe dans l'hydrorachis et dans l'hydrocéphalie.

L'analyse du liquide cérébro-rachidien, extrait de la cavité rachidienne des animaux vivants, a été faite plusieurs fois. Ce liquide est très riche en eau (98 parties sur 100), il renferme surtout du chlorure de sodium, quelques autres sels, une très faible proportion d'albumine, et quelques matières extractives. On peut le comparer à du sérum du sang dans lequel la proportion d'albumine serait très diminuée. Les substances solubles injectées dans le sang passent avec facilité dans ce liquide. Il n'est pas impossible, ainsi que le fait remarquer M. Magendie, que les substances qui modifient ou qui suspendent les fonctions du système nerveux agissent par cette voie. L'action, en effet, doit ainsi se généraliser promptement à tout le système nerveux central.

Lorsqu'on a enlevé le liquide céphalo-rachidien, en faisant une ponction aux membranes de la moelle d'un animal vivant, les vaisseaux de la pie-mère cérébro-rachidienne laissent exhaler la partie liquide du sang au travers de leurs parois, et comme la pie-mère est très riche en vaisseaux, ce liquide se reproduit avec une grande rapidité. Au bout de vingt-quatre heures, il existe en aussi grande quantité qu'avant l'opération.

M. Magendie, après avoir retiré tout le liquide qui s'écoule après la ponction de la membrane interoccipito-atloïdienne et recousu la plaie, ponctionne de nouveau au bout de vingt-quatre heures et retire une quantité égale à la première. Il lui est arrivé de répéter plusieurs jours de suite cette opération, sur un même animal, avec les mêmes résultats.

Le liquide céphalo-rachidien de l'homme peut s'écouler par des voies diverses à la suite de lésions traumatiques. On l'a vu s'écouler par des fractures de la voûte du crâne (ce sont des cas rares); par les fosses nasales, à la suite de la rupture du plancher supérieur des fosses nasales; le plus souvent par le conduit auditif externe, parce qu'en effet les fractures de la base du crâne, au niveau du rocher, sont les plus fréquentes de toutes. Il s'écoule généralement plus de 60 grammes de liquide, parce que ce liquide se régénère au fur et à mesure de son écoulement. On a vu plus d'un litre de liquide s'écouler ainsi par le canal auditif externe en l'espace de 36 à 48 heures.

Lorsqu'on donne issue à ce liquide, par une piqûre pratiquée dans l'espace interoccipito-atloïdien, on remarque que le premier flot de liquide sort *en jet*. D'après M. Magendie, les centres nerveux seraient dès lors, dans l'état normal, soumis à une certaine pression de la part du liquide qui les baigne. C'est à la soustraction de cette *pression normale* que M. Magendie attribuait le trouble des facultés locomotrices, qui succède à l'issue au dehors du liquide céphalo-rachidien. Il avait en effet remarqué que les animaux, après cette opération, chancelaient sur leurs jambes comme s'ils étaient ivres, et qu'ils tombaient, tantôt d'un côté, tantôt de l'autre.

M. Longet, qui a répété ces expériences, a constaté que *la section des muscles de la nuque*, qu'on pratique pour mettre à nu l'espace occipito-atloïdien, *suffit* pour amener un trouble profond dans les mouvements[1]. Lorsqu'on détermine l'issue au dehors du liquide céphalo-rachidien par un procédé expérimental qui n'oblige pas à diviser les muscles de la nuque, la démarche des animaux ne présente aucune incoordination; l'animal éprouve seulement un grand affaiblissement, il a de la peine à se tenir sur ses jambes, et il reste couché[2].

Au lieu d'enlever le liquide céphalo-rachidien, on peut en augmenter artificiellement la quantité en injectant, par une ponction convenable, une certaine quantité d'eau faiblement salée ou plutôt de sérum étendu d'eau distillée et à la température de 37°. Les conséquences de cette injection sont toujours les mêmes ; on voit survenir des accidents de compressions, c'est-à-dire un *coma* plus ou moins profond et proportionné à la quantité du liquide introduit. Re-

[1] M. Magendie avait d'ailleurs renoncé de lui-même à sa première interprétation. Un jour, en effet, qu'il avait *sectionné les muscles de la nuque* pour mettre à nu l'espace interoccipito-atloïdien, il fut dérangé au cours de son expérience au moment où il se préparait à faire la ponction. A son retour, il trouva l'animal dans le même état d'*ivresse apparente* que si on lui avait soustrait le liquide.

[2] Pour arriver à donner issue au liquide céphalo-rachidien sans diviser les muscles postérieurs du cou, on peut enlever les lames postérieures d'une vertèbre dorsale. Dans une autre série d'expériences, M. Longet découvre l'espace interoccipito-atloïdien et attend que l'équilibre des mouvements se *soit rétabli*, ce qui a lieu au bout de quarante-huit heures environ. Alors il donne issue au liquide par ponction, et il ne remarque rien d'anormal dans les mouvements. M. Longet attribue la titubation des animaux, pendant les deux jours qui suivent la section des muscles postérieurs du cou, à la fixation angulaire de la tête sur l'atlas, flexion qui déterminerait sur les pédoncules du cervelet des tiraillements auxquels l'animal s'accoutumerait peu à peu. Il est plus probable que ce trouble des mouvements est la conséquence directe de la suppression *brusque* des points d'attache de la masse des muscles du dos, muscles qui jouent un rôle capital dans l'équilibre de la station.

marquons que chez les enfants atteints de spina bifida (tumeur de l'hydrorachis), il suffit de presser entre ses mains la tumeur lombaire pour déterminer des effets absolument semblables.

Le liquide céphalo-rachidien peut être considéré, suivant l'heureuse expression de M. Foltz, comme un *coussin protecteur* (ou, ainsi qu'il le dit, comme une sorte de ligament suspenseur des centres nerveux), en vertu duquel la substance nerveuse ne repose pas immédiatement sur les parois osseuses de la cavité encéphalo-rachidienne. L'encéphale et la moelle se trouvent, grâce à ce liquide, supportés dans une sorte de bain, où ils perdent la majeure partie de leur poids (principe d'Archimède). En tenant compte de la densité du liquide céphalo-rachidien et de celle de la masse nerveuse, on trouve, en effet, que cette dernière doit perdre ainsi les 98/100 de son poids. On conçoit dès lors comment le liquide céphalo-rachidien peut amortir, dans une proportion considérable, les ébranlements et les chocs transmis aux centres nerveux.

§ 364.

Des mouvements du cerveau. — Lorsque sur un animal on enlève une partie plus ou moins étendue de la voûte du crâne, on remarque (soit que la dure-mère reste intacte, soit qu'on l'enlève aussi avec les os) que la masse encéphalique éprouve un double mouvement. Elle est alternativement soulevée à chaque mouvement de respiration, et aussi à chaque pulsation artérielle. Ce double mouvement, on peut aussi l'observer sur l'enfant nouveau-né, au niveau des fontanelles, c'est-à-dire dans les espaces membraneux non encore comblés par l'ossification. Les mouvements d'ensemble de la masse encéphalique ont d'ailleurs peu d'étendue. Sur les individus qui ont subi l'opération du trépan, qui ont perdu, ou par accident ou par maladie, une portion plus ou moins étendue des os de la voûte du crâne, le tissu cellulo-fibreux qui remplace l'os absent permet aussi de constater, surtout par le toucher, les mouvements dont nous parlons.

Mais, de ce que l'impulsion due aux battements des artères et à l'influence des mouvements respiratoires se fait sentir sur le cerveau, lorsqu'il existe une ouverture anormale à la voûte crânienne, ou sur les points encore membraneux de cette voûte, en résulte-t-il que sur l'animal sain, ou sur l'homme adulte, chez lequel la voûte du crâne est complètement ossifiée, de semblables mouvements aient lieu ? La boîte close et inextensible du crâne ne constitue-t-elle pas un obstacle absolu à des mouvements de ce genre ?

Lorsque, après avoir pratiqué, à l'aide d'une couronne de trépan, une ouverture circulaire au crâne d'un animal, on fixe *hermétiquement* dans cette ouverture un tube de verre qu'on remplit d'eau, le liquide introduit dans ce tube s'abaisse à chaque mouvement inspiratoire, et s'élève, au contraire, à chaque mouvement d'expiration[1]. Conclura-t-on de cette expérience, comme quelques physiologistes l'ont fait, que sur l'animal vivant, dont le crâne *est intact*, la masse encéphalique s'abaisse sur elle-même, pendant l'inspiration, dans l'intérieur du crâne, et qu'au moment de l'expiration, elle comble le *vide* qui s'était formé entre sa surface et l'intérieur de la cavité crânienne. Mais pour

[1] Il y a aussi une légère oscillation correspondante au pouls.

qu'un pareil *vide* pût se former, il faudrait que le cerveau fût entraîné par en bas, au moment de l'inspiration, par une force tellement considérable, que la chose est évidemment impossible. Si on ajoute un robinet au tube de verre solidement fixé à l'ouverture du crâne, et qu'on ferme ce robinet après avoir complètement rempli d'eau le tube, la colonne liquide reste parfaitement immobile, et pendant l'inspiration et pendant l'expiration. On a, dans cette dernière expérience, substitué une colonne d'eau incompressible à un os inextensible ; on s'est donc mis en garde contre l'influence de la pression atmosphérique, et on a prouvé directement qu'il *ne se forme pas de vide* dans la cavité crânienne, au moment de l'inspiration.

Il convient donc de ne pas attacher à l'expression de mouvements du cerveau l'idée d'une *locomotion véritable*. Ce qui est vrai, c'est qu'il y a dans le système nerveux central, comme d'ailleurs dans la plupart des autres organes, des mouvements d'expansion et de resserrement alternatifs en rapport avec la quantité plus ou moins considérable de sang qu'il contient. Ces augmentations et diminutions alternatives de volume des organes en relations avec la respiration et la circulation, et que le pletysmographe met en évidence dans les membres (Voy. chap. *Circulation*), existent aussi pour le système nerveux central ; le liquide céphalo-rachidien *s'y accommode par ses déplacements*, c'est ce qu'il est aisé de concevoir.

Si nous comparons la moelle à l'encéphale, nous remarquerons d'abord que le cerveau remplit presque entièrement la cavité crânienne, et que tout ce qui n'est pas le cerveau (vaisseaux, sinus, replis fibreux), occupe peu de place. Du côté de la moelle, au contraire, il est aisé de voir que la masse nerveuse, le liquide qui l'entoure, et les membranes qui les contiennent ne remplissent pas entièrement le canal rachidien [1]. Il y a entre les parois osseuses du rachis et la moelle entourée de ses membranes, et tout le long du rachis, un espace rempli de tissu conjonctivo-adipeux en communication libre avec le tissu conjonctif extra-rachidien par l'intermédiaire des nombreux et larges trous de conjugaison, d'où il résulte qu'il serait tout à fait inexact de considérer la cavité rachidienne comme une cavité fermée.

La boîte crânienne, dont les orifices de la base sont à peu près bouchés par les nerfs et les vaisseaux, peut être considérée, il est vrai, comme sensiblement inflexible, mais elle contient, autour de l'encéphale et dans les cavités de l'encéphale, un liquide qui communique librement avec la cavité rachidienne, et qui par ses mouvements oscillatoires permet à des quantités variables de sang de pénétrer la masse encéphalique, et cela à chaque mouvement respiratoire et à chaque pulsation artérielle.

Ces mouvements oscillatoires du liquide céphalo-rachidien, de la cavité encéphalique dans la cavité rachidienne, et réciproquement, ces flux et ces reflux périodiques du liquide, peuvent être expérimentalement démontrés. M. Magendie avait autrefois constaté que de l'encre introduite à la partie inférieure du rachis dans le liquide sous-arachnoïdien apparaissait rapidement dans le liquide des ventricules du cerveau, et M. Quincke a fait plus tard la même observation à l'aide du vermillon. Plus récemment, M. Salathé a montré que sur un chien auquel on a enlevé deux rondelles osseuses à l'aide du trépan,

[1] Le diamètre de la moelle est au diamètre du canal rachidien :: 3 : 5.

l'une sur le crâne, l'autre sur une lame de vertèbre dorsale, et placé à frottement, dans ces ouvertures, deux tubes de verre, il a montré, dis-je, que le liquide introduit dans l'un des deux tubes apparaît dans l'autre et s'y met de niveau. Il a encore montré que quand on élève la région dorsale et qu'on abaisse la tête de l'animal le liquide s'abaisse à la région dorsale et s'élève à la région céphalique, qu'il se meut en sens contraire quand on élève la tête et qu'on abaisse le dos; qu'enfin si l'animal étant dans la position horizontale, on presse sur la colonne liquide en soufflant dans l'un des tubes, le niveau s'élève aussitôt dans l'autre tube. D'où il résulte que les tubes introduits dans la cavité rachidienne et dans la cavité crânienne forment, dans leur ensemble, un appareil où tout se passe comme dans des *vases communiquants.*

Au moment de la systole cardiaque, la quantité de sang que le cœur envoie au cerveau étant temporairement augmentée, une quantité de liquide céphalo-rachidien correspondant à l'excès sanguin abandonne la boîte crânienne pour se porter dans la cavité rachidienne.

On conçoit encore comment les mouvements respiratoires déterminent dans ce liquide un mouvement oscillatoire alternatif; de sorte qu'il y a ainsi entre les masses liquides (liquide encéphalo-rachidien et sang) des mouvements de compensation. Ces mouvements dus à la respiration, et dans lesquels les liquides se balancent exactement, peuvent ne pas apparaître quand tout se passe normalement, mais ils se montrent aussitôt que la respiration s'exagère, et aussitôt que l'animal fait effort; c'est ce qu'il est aisé de voir par les fontanelles des enfants, et aussi dans toutes les expériences dont nous avons parlé.

Ces mouvements oscillatoires, en rapport avec la circulation et avec la respiration, sont facilités par l'élasticité des ligaments jaunes, par les trous de conjugaison (qui sont en quelque sorte les fontanelles de l'adulte) et surtout par l'existence des *plexus veineux intra-rachidiens.* Outre le réseau vasculaire de la pie-mère rachidienne, réseau fin et peu variable dans ses dimensions, il y a, en effet, dans le rachis un système veineux spécial, très développé, très variable en capacité, et placé contre les parois osseuses du canal. Ce plexus veineux forme comme une sorte de coussinet continu qui occupe une grande place; c'est surtout en se remplissant et en se vidant alternativement qu'il met indirectement en mouvement le liquide céphalo-rachidien.

Au moment de l'aspiration déterminée par l'ampliation du thorax, le plexus veineux du rachis tend à se vider du côté des gros troncs veineux thoraciques qui exercent un appel sur toutes les veines voisines; le liquide céphalo-rachidien descend dans le rachis pour remplir la place. Au moment de l'expiration les plexus veineux du rachis se gonflent et le liquide céphalo-rachidien est refoulé dans la boîte crânienne (dans les ventricules et autour des hémisphères). Le liquide céphalo-rachidien est donc dans un état d'oscillation continuelle; il se porte du côté du rachis au moment de l'inspiration; et du côté de l'encéphale au moment de l'expiration[1]. On remarque en effet dans les fractures du crâne que l'écoulement du liquide céphalo-rachidien augmente à chaque mouvement d'expiration; c'est un signe précieux qui peut faciliter le diagnostic.

En résumé, les vaisseaux contenus dans la boîte crânienne et dans le canal rachidien éprouvent des changements de volume; l'encéphale ne se distingue

[1] L'oscillation sanguine est naturellement de sens contraire.

pas à cet égard des autres organes de l'économie. La quantité de liquide contenu dans la cavité crânienne de l'adulte est à tous les moments la même, mais des variations inverses se produisent entre la quantité du sang et celle du liquide céphalo-rachidien. La circulation et la respiration déterminent ainsi dans la masse nerveuse encéphalique non pas de véritables mouvements de locomotion, mais des *ébranlements* continus.

§ 365.

De l'excitabilité de la moelle épinière. — La moelle épinière envisagée comme conducteur. — La moelle épinière est *continue* avec le cerveau. Elle conduit au cerveau les impressions qui lui arrivent par les racines postérieures des nerfs : elle conduit du cerveau aux organes, par les racines antérieures des nerfs, les incitations du mouvement; elle est donc un organe de transmission. En outre, la moelle contient, dans toute sa longueur, une masse intérieure de substance grise; elle a donc aussi une action propre, elle est un centre d'innervation. Nous l'examinerons successivement à ce double point de vue.

Lorsque la moelle est coupée en travers sur un animal, ou lorsqu'elle est altérée ou détruite chez l'homme dans toute son épaisseur, les parties qui reçoivent leurs nerfs de la portion de moelle située au-dessous de la lésion sont paralysées du sentiment et du mouvement volontaire : les impressions ne sont plus senties, les mouvements ne sont plus voulus. Mais les mouvements dus à l'action propre ou réflexe de la moelle ne sont pas abolis (Voy. §§ 344 et 345).

Lorsque la moelle est divisée *au-dessus* des points d'où se détachent les nerfs qui se rendent aux muscles de la respiration, cette section devient beaucoup plus grave pour les animaux, de même que ses altérations sont alors aussi beaucoup plus funestes chez l'homme. Ainsi, la moelle étant divisée entre la dernière vertèbre cervicale et la première vertèbre dorsale, tous les muscles costaux sont paralysés, mais le diaphragme continue encore à se contracter, ainsi que les muscles supérieurs de la cage thoracique. Lorsque la moelle est coupée plus haut, tous les muscles respiratoires peuvent être successivement paralysés et l'asphyxie devient menaçante.

Tous ces faits, sur lesquels nous avons déjà insisté précédemment, révèlent l'action conductrice de la moelle ; mais quelle est la voie que suivent les impressions sensitives qui viennent des racines postérieures des nerfs pour remonter dans la moelle jusqu'à l'encéphale ? quelle est la voie que suivent les incitations motrices pour redescendre, par la moelle, dans les racines antérieures des nerfs? C'est ce que nous devons examiner.

Rappelons d'abord quelques notions d'anatomie.

La moelle, dans l'espèce humaine, offre une masse beaucoup moins considérable que celle de l'encéphale. Elle ne pèse moyennement que 25 à 30 grammes, tandis que le poids de l'encéphale (c'est-à-dire de la masse contenue dans la cavité crânienne) est de 1,200 à 1,400 grammes [1]. La moelle incomplète-

[1] Ce rapport est singulièrement différent dans les espèces animales.

Chez l'homme le poids de la moelle est au poids de l'encéphale	::	1	:	50
Chez les mammifères — — —	::	1	:	5
Chez les oiseaux — — —	::	1	:	8
Chez les reptiles — — —	::	1	:	1
Chez les poissons — — —	::	1	:	0,5

ment divisée dans toute sa longueur par deux sillons longitudinaux, le sillon médian antérieur, et le sillon médian postérieur, présente ainsi deux moitiés latérales réunies par deux commissures adossées, l'une blanche qu'on aperçoit au fond du sillon médian antérieur, l'autre grise qu'on aperçoit au fond du sillon médian postérieur. La ligne d'insertion des racines antérieures des nerfs à laquelle on donne, un peu arbitrairement, le nom de *sillon* collatéral antérieur, et la ligne d'insertion des racines postérieures des nerfs à laquelle on donne, assez arbitrairement aussi, le nom de *sillon* collatéral postérieur, partage chacune des moitiés de la moelle en trois *faisceaux* ou *cordons* : le faisceau antérieur compris entre le sillon médian antérieur et le sillon collatéral antérieur (Voy. 1, fig. 327); le faisceau latéral compris entre le sillon collatéral antérieur et le sillon collatéral postérieur (2, fig. 327); le faisceau postérieur compris entre le sillon collatéral postérieur et le sillon médian postérieur (3 et 4, fig. 327). On distingue dans ce dernier faisceau deux parties, l'une *interne* qui borde le sillon médian postérieur, l'autre *externe* qui s'étend jusqu'au sillon collatéral postérieur. L'interne (4, fig. 327) porte le nom de faisceau ou de cordon de Goll, ou encore de cordon cunéiforme; l'externe (3, fig. 327) porte le nom de faisceau ou de cordon de Burdach.

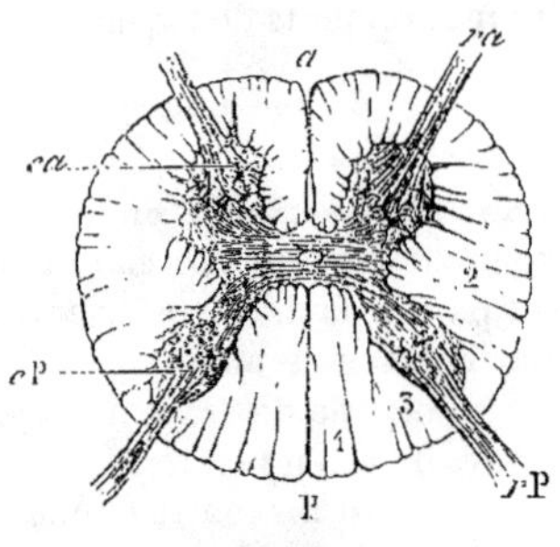

Fig. 327.

COUPE DE LA MOELLE CERVICALE.

a, sillon médian antérieur.
P, sillon médian postérieur.
ra, racine antérieure d'un nerf rachidien.
*r*P, racine postérieure d'un nerf rachidien.
ca, corne antérieure de la substance grise.
*c*P, corne postérieure de la substance grise.
1, faisceau ou cordon antérieur de la moelle.
2, faisceau ou cordon latéral.
3, faisceau ou cordon postérieur (partie externe).
4, faisceau ou cordon postérieur (partie interne ou cordon de Goll).

La substance grise centrale présente dans chaque moitié de la moelle une masse en croissant, réunie à celle du côté opposé par une commissure grise. Dans chaque moitié de la moelle la substance grise présente une corne antérieure (*ca*, fig. 327) et une corne postérieure (*cp*, fig. 327) en rapport, la première avec les racines antérieures des nerfs, la seconde avec les racines postérieures.

Au niveau de la région cervicale, et au niveau de la région lombaire, la moelle épinière présente deux légers renflements : cette augmentation de volume dépend non de la substance blanche corticale, mais de la substance grise intérieure et répond à l'innervation des membres supérieurs et des membres inférieurs.

Les connexions des racines des nerfs avec la moelle, d'une part; et d'autre part la disposition exacte des fibres nerveuses qui entrent dans la composition des faisceaux de la moelle ont exercé et exercent encore les patientes recherches des anatomistes. Beaucoup de points sont acquis ; quelques-uns restent encore obscurs. Voici comment on peut concevoir le trajet des fibres nerveuses d'après nos connaissances physiologiques.

Les racines postérieures, qui transmettent à la moelle les impressions sensitives périphériques, pénètrent dans la substance grise de la moelle et entrent en relations avec cette substance, c'est-à-dire avec les cellules des cornes postérieures. Dans leur trajet intra-médullaire, les filets des racines postérieures débordent et par en haut, et par en bas, le niveau du point où ces racines abordent la moelle ; il y a donc des filets *horizontaux*, des filets *obliques en bas*,

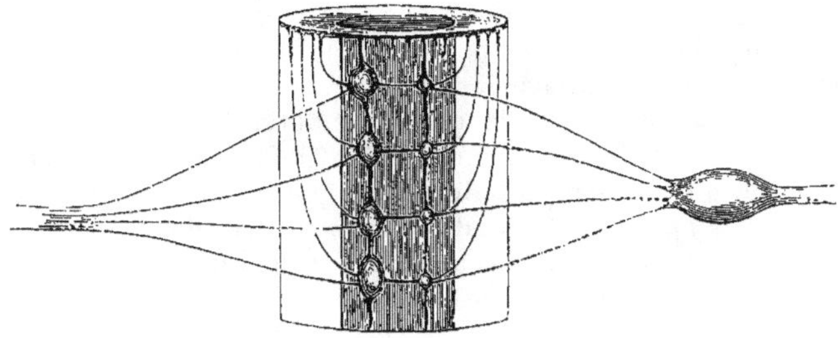

Fig. 328. — Schema.

des filets *obliques en haut* (Voy. fig. 328), de telle sorte que l'intervalle apparent qui existe à la surface de la moelle entre l'insertion de deux racines postérieures est beaucoup moindre dans la profondeur, c'est-à-dire là où les racines postérieures des nerfs abordent la substance grise (fig. 329). En d'autres termes les filets intra-médullaires de chaque racine qui trouvent, à la surface de la moelle, ce qu'on peut appeler leur première terminaison, divergent en gagnant la substance grise et ne sont plus isolément groupées. A partir de la substance grise, les fibres nerveuses abandonnent ensuite cette substance, par des voies très complexes et gagnent la moelle allongée en se groupant dans

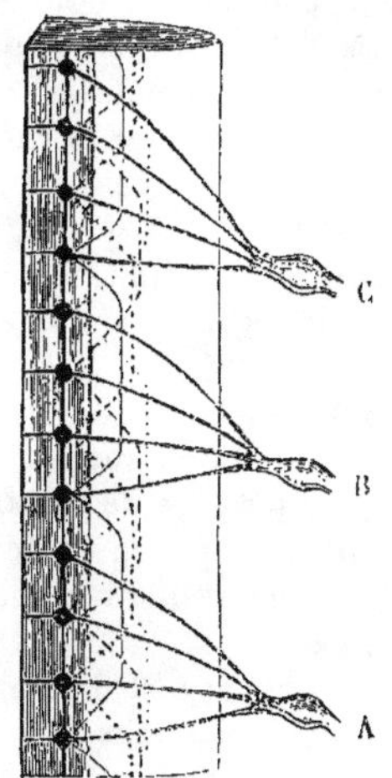

Fig. 329. — Schema.

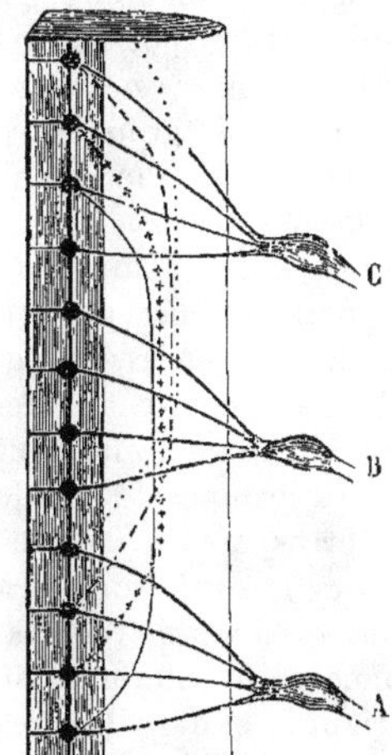

Fig. 330. — Schema.

les faisceaux de la moelle. Il est difficile de dire si les fibres nerveuses ascendantes qui procèdent des éléments des cornes postérieures de la moelle montent toutes par les faisceaux postérieurs de la moelle ; il est également impossible d'affirmer si, à partir du point où elles se sont mises en relation avec la corne postérieure, quelques-unes de ces fibres montent directement jusqu'à la moelle allongée. Mais ce qu'on sait mieux, c'est qu'une bonne partie d'entre elles décrivent des *commissures longitudinales*, c'est-à-dire que ces fibres unissent une région des cornes postérieures à une autre région de ces mêmes cornes située plus haut (Voy. les lignes pointillées de la fig. 329). Ces commissures longitudinales paraissent former la plus grande partie de la substance blanche des faisceaux postérieurs. Dans le cordon de Burdach (partie externe du faisceau postérieur) ces fibres sont courtes (Voy. fig. 329). Dans le cordon de Goll (partie interne du faisceau postérieur), ces fibres commissurales sont plus longues (Voy. les lignes pointillées de la fig. 330). Mais dans l'un comme dans l'autre de ces cordons les fibres commissurales dont il est question sont bien des fibres *ascendantes*, car après les sections de la moelle, elles subissent la dégénérescence ascendante [1].

Les racines antérieures qui conduisent à la périphérie les incitations motrices qui viennent du centre procèdent de la corne antérieure de la substance grise de la moelle ; elles succèdent à des fibres nerveuses qui descendent de l'encéphale et de la moelle allongée, et qui, groupées dans les faisceaux antérieurs et latéraux de la moelle, forment la substance même de ces faisceaux.

Les fibres nerveuses qui se détachent de la corne antérieure de substance grise pour former la racine antérieure du nerf rachidien correspondant, ne se rassemblent et ne se réunissent sous forme de racine qu'à la surface de la moelle. Dans leur trajet intra-médullaire (compris entre les cellules de la corne antérieure et la surface de la moelle), les filets radiculaires qui doivent former la racine sont d'abord très écartés et confinent aux filets radiculaires des racines voisines ; ce n'est qu'en approchant de la surface de la moelle que la convergence a lieu, cette disposition est analogue à celle des racines postérieures (Voy. fig. 328). Les fibres nerveuses, incitatrices des mouvements, qui descendent de l'encéphale, se groupent dans la partie antérieure de la moelle et forment la substance blanche du faisceau antérieur de la moelle et une bonne partie du faisceau latéral [2].

L'existence de fibres commissurales longitudinales, indiquée par quelques anatomistes, dans les faisceaux antérieurs et dans les faisceaux latéraux, n'est pas suffisamment démontrée. Ce qui l'est mieux, c'est que les fibres de la substance blanche de ces faisceaux descendent des parties supérieures et parcourent les faisceaux dans toute leur étendue, en se mettant successivement en rapport avec les groupes de cellules de la corne antérieure de substance grise, aux points correspondant aux racines antérieures ; ces communications avec les cellules et cette sortie sous forme de racine se renouvellent, de haut en bas, autant de fois qu'il y a de racines antérieures.

La substance grise intérieure de la moelle offre un aspect différent dans les cornes antérieures et dans les cornes postérieures. Il y a dans les cornes antérieures des cellules volumineuses qui sont visibles à l'œil nu sur les grands

[1] En vertu de la loi de Waller (Voy. plus haut). Les sections de la moelle et les dégénérescences qui en sont la conséquence ont permis de déterminer, *par l'étendue des dégénérescences*, l'étendue des commissures.

[2] La division des faisceaux de la moelle en faisceaux *antérieurs*, *latéraux* et *postérieurs* est surtout une division *descriptive*. Au point de vue physiologique, on pourrait dire qu'il y a de chaque côté de la moelle un faisceau postéro-latéral, et un faisceau antéro-latéral ; le premier en relation avec les racines postérieures des nerfs, le second en relation avec les racines antérieures.

animaux (et sur la limite des objets visibles à l'œil nu chez l'homme) ; ces cellules sont disposées en trois groupes (l'un au sommet, l'autre au bord interne, l'autre au bord externe) ; ces grosses cellules sont remarquables par le nombre de leurs prolongements (de 4 à 8). Les cellules de la corne postérieure sont beaucoup plus petites et pourvues de peu de prolongements (2 ou 3). Les cellules communiquent entre elles, à l'aide de leurs prolongements, dans le sens vertical, dans le sens antéro-postérieur et dans le sens transversal. Rappelons que chaque cellule possède un prolongement non ramifié (dit prolongement de Deiters), qui n'est autre que le cylindre-axe d'un tube nerveux. Ajoutons enfin que la substance grise intérieure de la moelle est riche en fibres nerveuses, c'est-à-dire en cylindres-axes [1] (M. Kölliker estime qu'ils forment au moins la moitié de la masse totale de la substance grise).

En somme, il résulte des recherches récentes sur la structure de la moelle, que nulle part les fibres des racines postérieures des nerfs ne se réfléchissent ou ne se coudent par en haut pour remonter immédiatement vers l'encéphale par la substance blanche de la moelle, comme on les a longtemps décrites ; que nulle part non plus les racines antérieures des nerfs ne se détachent directement des fibres blanches des faisceaux correspondants de la moelle. Les fibres nerveuses de la substance blanche, qui composent ce qu'on nomme les faisceaux postérieurs, les faisceaux antérieurs, et les faisceaux latéraux de la moelle, ne sont en rapport avec les fibres des racines des nerfs que par l'intermédiaire des cellules de la substance grise dans l'intérieur de laquelle plongent ces racines, ou de l'intérieur de laquelle elles émergent.

Les expériences physiologiques relatives à la transmission des impressions sensitives et à la transmission des incitations motrices par la moelle sont entourées de plus de difficultés encore que l'étude anatomique, et cela se conçoit aisément. La seule manière possible d'étudier le rôle des divers faisceaux de la moelle épinière consiste à les couper les uns ou les autres sur les divers points de leurs parcours et à examiner sur l'animal vivant les conséquences de ces sections. Mais il n'est guère possible de pratiquer la section *nette et isolée* des faisceaux, car les faisceaux ne sont pas des organes limités. Ils se confondent, au contraire, insensiblement les uns avec les autres, en formant à la substance grise de la moelle une enveloppe corticale *continue*. En outre, la substance grise elle-même se prolonge en avant (cornes antérieures) et en arrière (cornes postérieures) dans l'épaisseur même de la substance blanche, si bien qu'il est difficile, si ce n'est impossible, de couper transversalement la substance blanche (en arrière ou en avant) sans léser en même temps plus ou moins profondément la substance grise. Il y a là des difficultés expérimentales qu'on peut considérer comme insurmontables.

La difficulté d'exécuter des expériences parfaitement nettes, c'est-à-dire toujours identiques et comparables, explique suffisamment les résultats incomplets, douteux, contradictoires, obtenus par divers observateurs. Mais dans le nombre, aujourd'hui considérable, des expériences pratiquées, il est des résultats qui peuvent être considérés comme définitivement acquis à la science. Ces réserves faites, il n'en est pas moins vrai que les expériences tentées sur la moelle épinière depuis vingt-cinq ans, par MM. Brown-Séquard, Schiff, Van

[1] On voit sur les points de la substance grise, voisins de la substance blanche, beaucoup de cylindres-axes déjà entourés d'un manchon de myéline.

Deen, Van Kempen, Chauveau, Fick, Türck, Stilling, Vulpian, Charcot, Giannuzi, Huizinga, Ott, Meade, Smith, Wolski, etc., ont mis en lumière un grand nombre de faits importants.

Et d'abord, la moelle est-elle excitable ?

Pendant longtemps la question que nous posons a semblé résolue. On attribuait aux faisceaux les propriétés des racines correspondantes des nerfs. Ainsi, le faisceau postérieur était considéré comme sensible ; les faisceaux antérieurs et les faisceaux latéraux étaient regardés comme insensibles, mais on leur donnait le pouvoir excito-moteur, que l'on refusait aux précédents. Le problème est loin d'être aussi simple qu'on le supposait. Déjà nous avons indiqué la solution qu'il comporte dans l'état actuel de la science (Voy. § 343) ; c'est ici le lieu d'entrer dans quelques développements.

Un premier résultat d'expériences sur lequel tous les expérimentateurs s'accordent, c'est que la substance grise intérieure de la moelle est insensible, c'est-à-dire qu'elle paraît inerte quand on l'interroge à l'aide des excitants. L'expérimentation est ici délicate, la substance blanche formant autour d'elle un cylindre enveloppant. Mais toutes les fois qu'à la suite de sections partielles des faisceaux de la moelle, on a mis la substance grise à découvert, son insensibilité a pu être constatée. Chez les oiseaux, l'expérience se présente dans des conditions exceptionnellement favorables. A la région lombaire, la substance grise de la moelle est, chez eux, *à découvert*, en arrière, comme elle l'est sur le plancher du 4e ventricule des mammifères, à la face supéro-postérieure du bulbe et de la protubérance ; on peut donc l'exciter directement sans faire subir à la moelle aucune mutilation. L'inexcitabilité de la substance grise est d'autant plus remarquable que cette substance qui ne répond pas à l'excitation directe y répond vivement quand l'agent excitateur est appliqué aux fibres nerveuses excitables qui y aboutissent (*fibres qui ne sont excitables, elles-mêmes, qu'à la condition d'y aboutir*). La substance grise de la moelle a donc un mode physiologique d'excitation qui lui appartient ; nos excitants ne la mettent en jeu qu'à l'aide des fibres nerveuses sensitives, fibres qui semblent un intermédiaire nécessaire.

Au moment où on pratique la section des faisceaux postérieurs de la moelle, l'animal éprouve de la douleur ; quand on les pince, quand on les pique, quand on les irrite d'une manière quelconque, on obtient les mêmes résultats ; ils sont donc sensibles. Mais sont-ils sensibles dans la totalité de leurs éléments ?

Beaucoup de physiologistes (MM. Van Deen, Stilling, Brown-Séquard, Chauveau, etc.) ne considèrent comme sensibles, dans les faisceaux postérieurs, que les fibres transversales et obliques des racines postérieures des nerfs, qui vont du point d'implantation à la moelle jusqu'à la substance grise ; en d'autres termes, les parties sensibles du faisceau postérieur ne seraient autres que les filets radiculaires, intra-médullaires, des racines postérieures des nerfs. Si les filets des racines des nerfs, qui se rendent au travers de la substance blanche jusqu'à la substance grise, gagnaient horizontalement cette substance à leur niveau, on pourrait, en excitant la moelle précisément au milieu d'un espace inter-radiculaire, éviter l'excitation des filets des racines ; mais comme les éléments radiculaires divergent (Voy. plus haut fig. 328 et 329) pour gagner la substance grise, il est à peu près impossible, avec les excitations grossières de la pince et du scalpel, de ne pas intéresser quelques-unes d'entres elles quand on excite les faisceaux.

Les expériences à l'aide desquelles on a cru démontrer que les faisceaux postérieurs de la moelle jouissaient de la sensibilité *dans tous leurs éléments* sont loin d'être démonstratives, ainsi qu'il est aisé de s'en convaincre. Après avoir coupé en travers soit la moelle entière, comme le faisait M. Longet, soit seulement un faisceau postérieur (comme le représente la figure 331), M. Schiff excite la surface supérieure de coupe de ce faisceau au point *a*, et trouve, comme M. Longet, que l'animal donne des signes de sensibilité. Mais, si l'on songe à la divergence des filets radiculaires des racines postérieures des nerfs, qui vont gagner la corne de substance grise *à des hauteurs différentes*, ce résultat s'explique tout naturellement. M. Schiff, pour répondre à cette objection, dé-

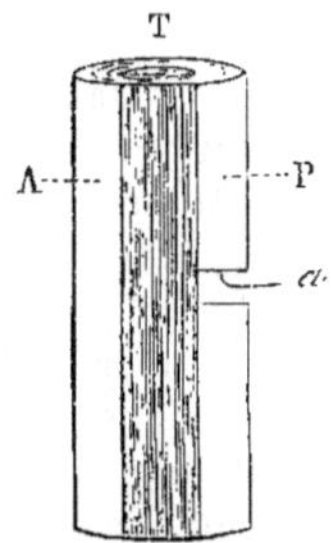

Fig. 331. — Schéma.
A, faisceau antérieur.
P, faisceau postérieur.

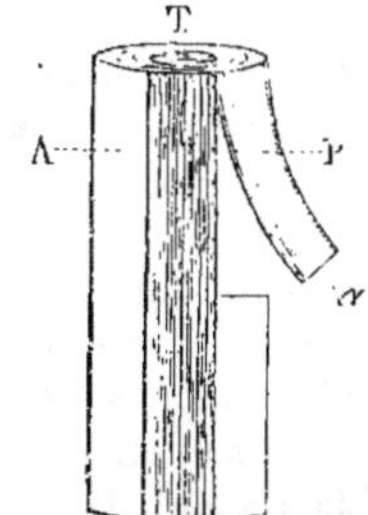

Fig. 332. — Schéma.
A, faisceau antérieur.
P, faisceau postérieur.

tache un faisceau postérieur dans une étendue de 3 à 4 centimètres, le soulève (Voy. fig. 332); puis, appliquant une excitation en *a*, il constate une sensibilité d'ailleurs très amoindrie. Cette expérience délicate donne, il faut le dire, des résultats divers. Si le lambeau est mince on n'obtient rien ; si le lambeau est plus épais on obtient, en effet, des signes non équivoques de sensibilité. Mais, le lambeau comprend alors, sur toute sa surface profonde, une partie de la corne de substance grise ; les fibres radiculaires des nerfs sont encore en relation avec la substance grise, de sorte que l'excitation du point *a* diffère peu dans cette expérience de ce qu'elle est dans l'expérience représentée figure 331. Remarquons d'ailleurs que si le faisceau était sensible dans son ensemble à la manière des fibres radiculaires intramédullaires des nerfs, en un mot si toutes les fibres des faisceaux postérieurs étaient sensibles, la sensibilité de ces faisceaux devrait être extrêmement vive : or, *il est constant que cette sensibilité est beaucoup moindre que celle des nerfs sensibles*.

M. Chauveau a fait, à cet égard, une remarque d'autant plus significative qu'elle a été faite sur de grands animaux, chez lesquels ces questions d'excitation de points plus ou moins circonscrits de la moelle ont une valeur bien supérieure à celle qu'ils peuvent avoir sur les petits animaux. Cette remarque est celle-ci : c'est que la sensibilité est beaucoup plus vive dans le voisinage de l'insertion des racines postérieures que partout ailleurs. Remarquons encore que si, à l'exemple de M. Wolski et de M. de Cyon, on excite les faisceaux postérieurs, non à l'aide d'une pince ou de la pointe d'un scalpel, mais à l'aide d'une aiguille fine et cela à égale distance des filets d'origine des racines postérieures, il arrive souvent qu'on ne détermine aucun signe de sensibilité.

Ajoutons enfin qu'il y a longtemps déjà, M. Schiff avait remarqué que l'excitation des faisceaux postérieurs de la moelle, à la région cervicale, chez un certain nombre d'espèces animales, ne donnait lieu, quand elle était pratiquée à égale distance de deux racines postérieures, à aucun signe de sensibilité. Ces résultats, qui parurent singuliers à cette époque, ne peuvent s'interpréter qu'en ce sens, à savoir que la divergence intramédullaire des racines postérieures des nerfs rachidiens est moins grande dans la région cervicale que dans les autres régions de la moelle.

En résumé, les faisceaux ou cordons postérieurs de la moelle sont sensibles; mais cette sensibilité ne paraît pouvoir être éveillée que dans les filets nerveux de ces faisceaux qui représentent les filets radiculaires des racines postérieures des nerfs.

Charles Bell, et plus tard M. Longet, regardèrent les faisceaux antérieurs et les faisceaux latéraux comme insensibles à l'excitation, mais doués comme les racines antérieures des nerfs du pouvoir excito-moteur [1]. Mais il résulte des expériences de M, Calmeil, de celles de M. Brown-Séquard, et surtout de celles de M. Chauveau (qui ont porté sur plus de quatre-vingts sujets : chevaux, vaches, ânes, moutons, etc., expériences qu'on peut vérifier facilement), qu'on ne produit ni phénomènes de sensibilité, ni phénomènes de mouvement, lorsqu'on touche, lorsqu'on pique ou lorsqu'on gratte les faisceaux antérieurs et latéraux de la moelle. Il faut pour déterminer, non de la sensibilité (ces faisceaux sont insensibles), mais des effets *excito-moteurs* dans les parties sous-jacentes à la portion de moelle excitée, procéder à la manière de M. Vulpian, c'est-à-dire, *saisir entre les mors d'une pince* une certaine masse de substance nerveuse. Il est donc permis de penser qu'ici, comme dans les faisceaux postérieurs de la moelle, il n'y a qu'une certaine portion des fibres nerveuses capables de répondre à l'excitation. Les fibres qui répondent ici à l'excitation (suivant le mode qui leur est propre, c'est-à-dire par une incitation motrice), ce sont très vraisemblablement les filets intramédullaires des racines antérieures des nerfs. Cela est d'autant plus vraisemblable que l'excitation électrique des faisceaux antérieurs et des faisceaux latéraux, qui diffuse facilement dans les parties voisines du point où elle est appliquée, produit toujours du mouvement, dans les parties sous-jacentes à l'excitation, quand son énergie est suffisante.

A une époque déjà éloignée, Bellingeri, Rolando, M. Calmeil avaient remarqué que la section des faisceaux postérieurs de la moelle non seulement n'entraînait pas la perte du mouvement volontaire, mais encore n'était pas suivie de la perte de la sensibilité dans les parties dont les nerfs se rendent à la portion de la moelle sous-jacente à la section (Voy. fig. 333). Ce résultat, plus tard contesté, a été reconnu de nos jours parfaitement conforme à l'observation. Les expériences peuvent être faites sur les grenouilles, les oiseaux, les mammifères de toute espèce. Les animaux auxquels on met la moelle épinière à nu pour pratiquer la section des faisceaux postérieurs de la moelle perdent, a-t-on objecté, une grande partie de leur sensibilité et de leur faculté locomotrice : de là, a-t-on ajouté, une grande incertitude dans l'appréciation exacte des

[1] Charles Bell, qu'on cite souvent, n'a pas été aussi explicite qu'on le dit quelquefois en ce qui touche à l'excitabilité des faisceaux de la moelle. Voici textuellement ce qu'il dit à ce sujet : « Sur un lapin qui vient d'être tué, les parties antérieures de la moelle, quand on les excite, entraînent plus fréquemment des mouvements que les parties postérieures. »

résultats. Cette objection n'est pas fondée. Il est vrai que les efforts violents de l'animal, pendant l'opération, l'hémorrhagie qui l'accompagne, la contusion involontaire de la portion de moelle mise à nu, entraînent immédiatement après l'opération, c'est-à-dire après l'ouverture du rachis, un épuisement momentané. Mais en laissant reposer l'animal, il recouvre en peu de temps et la sensibilité et l'intégrité des mouvements. On pratique alors la section des faisceaux postérieurs à l'aide d'un ténaculum (aiguille) courbe, à lame concave sur le tranchant, introduit d'un sillon collatéral postérieur à l'autre, et qu'on retire en coupant. Or, que cette section soit pratiquée à la région dorsale, à la région cervicale, ou à la région lombaire, on peut constater que la sensibilité est

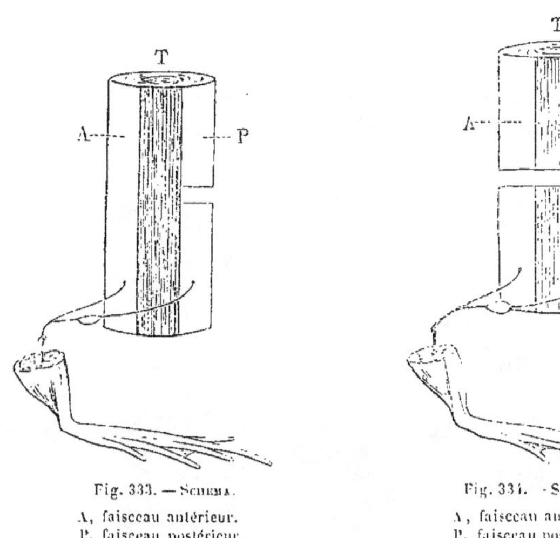

Fig. 333. — Schéma.
A, faisceau antérieur.
P, faisceau postérieur.

Fig. 334. — Schéma.
A, faisceau antérieur.
P, faisceau postérieur.

conservée dans les parties sous-jacentes. L'impression continue donc à arriver à l'encéphale quoique les faisceaux postérieurs soient coupés. Il y a plus, au bout de peu de temps, on constate que la sensibilité des parties sous-jacentes à la section (la sensibilité des membres postérieurs, par exemple) est augmentée. Cette augmentation de la sensibilité, signalée par M. Brown-Séquard, a été constatée depuis par tous les observateurs, et en particulier par MM. Schiff, Van Kempen, Sanders, Ott, Meade, Smith, etc. L'animal, d'ailleurs, peut guérir, et on remarque alors que cette hypéresthésie (ὑπὲρ, préposition qui indique excès; αἴσθησις, sensibilité), qui a été croissant pendant les premières heures, va peu à peu en déclinant dans les semaines qui suivent[1].

Lorsqu'à l'aide d'un ténaculum à lame convexe sur le tranchant, on pratique, en pressant de haut en bas, la section de toute l'épaisseur de la moelle, en respectant les faisceaux postérieurs (Voy. fig. 334), l'animal ne paraît point éprouver de douleur. Au moment de l'expérience, on remarque dans les membres

[1] L'hypéresthésie qui se déclare à la suite de la section des faisceaux postérieurs se montre aussi dans les autres lésions de la moelle ; ainsi, on l'observe après la section des faisceaux antérieurs ou des faisceaux latéraux. Elle paraît tenir à l'action de l'air sur la substance grise de la moelle. M. Brown-Séquard s'est assuré qu'elle disparaît quand on place la région opérée de l'animal dans une atmosphère d'hydrogène.

postérieurs des secousses convulsives qui durent quelques minutes. Après quoi, on constate que le train postérieur est paralysé du mouvement et du sentiment. Ainsi, non seulement la transmission sensitive persiste quand les faisceaux postérieurs sont coupés (schema, 333), mais la transmission sensitive n'a plus lieu quand les faisceaux postérieurs seuls persistent (schema, 334). Cette expérience très démonstrative a été faite, pour la première fois, par M. Brown-Séquard. Dans quelques expériences analogues, on a vu quelquefois persister des traces de sensibilité dans les membres postérieurs; mais on s'est assuré que, dans ce cas, une portion de la substance grise (celle des cornes postérieures) n'avait pas été comprise dans la section. Quand cette section était complète, toute sensibilité avait disparu.

Autre expérience. M. Brown-Séquard pratique la section de la *moitié* postérieure de la moelle, comprenant la totalité des faisceaux postérieurs, la moitié postérieure des faisceaux latéraux et la moitié postérieure de la substance grise (voy. fig. 335). La sensibilité est *diminuée* dans le train postérieur de l'animal.

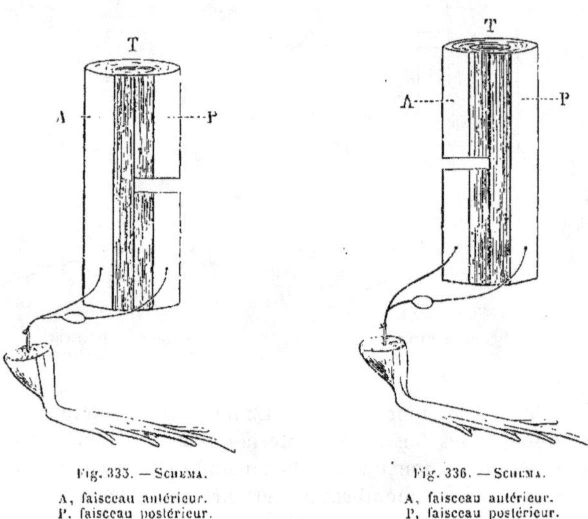

Fig. 335. — Schema.
A, faisceau antérieur.
P, faisceau postérieur.

Fig. 336. — Schema.
A, faisceau antérieur.
P, faisceau postérieur.

Autre expérience. Section de la *moitié* antérieure de la moelle, comprenant la totalité des faisceaux antérieurs, la moitié antérieure des faisceaux latéraux, la moitié antérieure de la substance grise (voy. fig. 336). Résultat : la sensibilité est *diminuée* dans le train postérieur de l'animal.

Autre expérience. M. Brown-Séquard fait pénétrer une petite aiguille en fer de lance au travers d'un faisceau latéral jusqu'au centre de la moelle et, par un mouvement de circumduction, détruit la substance grise (par ce procédé on ne peut la diviser qu'en partie). Résultat : la sensibilité est *extrêmement diminuée* dans toutes les parties sous-jacentes. Si on pouvait détruire *toute* la substance grise, il est probable que toute sensibilité disparaîtrait (voy. fig. 337).

Autre expérience. M. Schiff pratique la section des faisceaux postérieurs de la moelle au niveau de la dernière vertèbre dorsale, puis il coupe les faisceaux antérieurs et les faisceaux latéraux deux vertèbres plus haut. Le segment inférieur de la moelle n'est donc plus continu avec le segment supérieur que par la substance grise (voy. fig. 338). Dans cette figure les faisceaux postérieurs, antérieurs et latéraux, sont supposés coupés au même niveau, ce qui ne change rien au résultat, et encore les cornes de celle-ci ont été plus ou moins comprises dans la section. Après cette opération fort délicate à exécuter, la sensibilité des

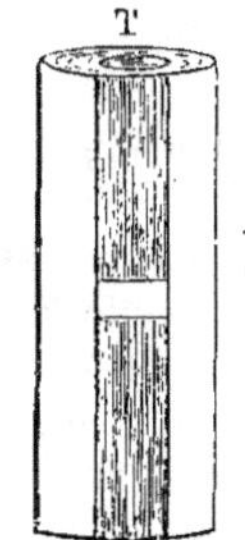

Fig. 337. — Schema.

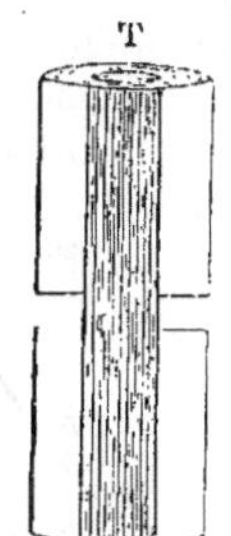

Fig. 338. — Schema.

membres postérieurs, d'abord un peu émoussée, reparaît bientôt et s'exalte jusqu'à l'hypéresthésie [1].

Si on coupe isolément les faisceaux antérieurs de la moelle, la sensibilité reste intacte dans les parties sous-jacentes. Il en est de même lorsqu'on coupe isolément les faisceaux latéraux (M. Brown-Sequard). Si on coupe toute l'épaisseur de la moelle, sauf les faisceaux antérieurs et les faisceaux latéraux, en ayant soin de sectionner complètement la substance grise (expérience d'ailleurs fort difficile à réaliser), il ne reste plus trace de sensibilité dans les parties sous-jacentes à la section.

M. Schiff a fait encore une remarque fort importante : c'est que les lésions incomplètes de la substance grise entraînent non pas des insensibilités locales et partielles, mais un affaiblissement général de la sensibilité, dans les parties sous-jacentes à la lésion. Il ajoute qu'il ne paraît pas y avoir de différence de conductibilité entre la partie centrale de la substance grise de la moelle et la substance grise des cornes antérieures et postérieures. M. Vulpian, de son côté, s'exprime ainsi ; « Dans l'état normal, quand la moelle épinière est intacte, les impressions suivent constamment une certaine route ; si cette route est coupée, ou rendue impossible par une lésion, la transmission se poursuit, sans doute, par des voies de traverse, jusqu'à ce que par l'intermédiaire de ces voies elles puissent regagner leur chemin ordinaire, à une distance plus ou moins grande du point où elles ont dû le quitter. »

De tous les faits qui précèdent, on peut conclure que les impressions sensitives sont transmises du côté de l'encéphale par l'axe gris de la moelle. De plus, en vertu des communications multiples qui existent entre les éléments de la substance grise, les impressions peuvent cheminer par des voies nombreuses et diverses ; et la sensibilité de toutes les parties du corps peut être conservée *partout*, bien qu'amoindrie, même avec un axe gris incomplet. Rappelons

[1] Les lésions traumatiques qui entourent le cylindre de substance grise agissent comme excitants physiologiques et expliquent cette exaltation de la sensibilité.

que les faisceaux postérieurs auxquels on a pendant longtemps attribué ce rôle conducteur sont surtout constitués par des fibres qui ne remontent pas directement jusqu'au cerveau, mais qui relient, *par un trajet en arc*, les divers étages de l'axe gris de la moelle.

Y a-t-il dans les faisceaux postérieurs, comme quelques physiologistes le supposent, des fibres non commissurales et jouissant d'une fonction propre qui consisterait à conduire vers le cerveau, non pas la *sensibilité douleur*, mais la *sensibilité tactile?* Lorsqu'on a isolé les faisceaux postérieurs et qu'on a coupé au même niveau les faisceaux antérieurs, les faisceaux latéraux et la substance grise (ainsi que le représente la figure 334. Voy. plus haut) ; quand, en un mot, le segment supérieur de la moelle ne communique plus avec l'inférieur que par les faisceaux postérieurs, l'animal, paralysé de la partie postérieure du corps, ne *ressent plus la douleur*. Quand on pince, quand on pique, quand on brûle le train postérieur, il ne crie ni ne s'agite. Mais il suffit, dit M. Schiff, de le toucher même très légèrement, sur la même partie, pour qu'il *ouvre les yeux* et *dresse les oreilles*, en un mot, pour que son attention soit éveillée ; d'où M. Schiff conclut que les faisceaux postérieurs conduisent les impressions du *tact ;* tandis que les sensations de *douleur* et celles de *température* sont transmises par la substance grise.

M. Schiff part de cette supposition qu'il y a des conducteurs divers pour les divers genres de sensibilité ; nous avons déjà montré que cette supposition est inacceptable (voy. chap. Toucher). L'expérience invoquée par M. Schiff est d'ailleurs peu démonstrative. M. Schiff dit bien que l'animal piqué, brûlé, *ne crie ni ne s'agite*, mais M. Schiff ne dit pas si son attention n'a pas été éveillée par les excitants violents, tout aussi bien que par le simple attouchement? Une portion de la substance grise, conservée dans les cornes postérieures (impossible à détruire entièrement quand on conserve les faisceaux postérieurs), ne suffit-elle pas à expliquer cette persistance d'une sensibilité rudimentaire ? La peau est de toutes les parties de l'animal la plus sensible ; on peut encore constater sur elle les derniers vestiges de la sensibilité quand celle-ci a disparu ailleurs. Ne savons-nous pas (§ 331) que la sensibilité qui s'éteint transforme les impressions les plus vives de la douleur en simples sensations tactiles? C'est ce qu'on peut voir chaque jour dans l'administration des anesthésiques.

Ajoutons encore que dans l'ataxie locomotrice, caractérisée anatomiquement par une atrophie progressive des éléments nerveux des faisceaux postérieurs de la moelle, la sensibilité est souvent conservée dans ses diverses expressions : douleur, toucher, température.

Quelle voie les impressions sensitives, parvenues à la substance grise de la moelle épinière, suivent-elles pour remonter vers l'encéphale ? Restent-elles dans la moitié latérale correspondante de la moelle, ou passent-elles de l'autre côté en totalité ou en partie ? En d'autres termes, les impressions sensitives, amenées dans un côté de la moelle par les racines postérieures du même côté cheminent-elles par en haut dans la même moitié de la moelle, ou bien passent-elles du côté opposé par les commissures de la moelle, ou bien sont-elles transmises à la fois par l'un et l'autre côté ? En un mot, cette transmission est-elle *directe, croisée*, ou à la fois l'un et l'autre, c'est-à-dire *mixte?*

Un grand nombre de tentatives ont été faites sur ce point. Elles peuvent être ramenées à deux expériences fondamentales. La première consiste à pratiquer une section transversale par laquelle on divise dans sa totalité toute une moitié latérale de la moelle. Cette section peut être faite sur la région dorsale, la région lombaire ou la région cervicale. La seconde, déjà exécutée par Galien, consiste à couper les commissures de la moelle dans une certaine étendue, c'est-à-dire à séparer la moitié droite de la moitié gauche de la moelle par une section longitudinale plus ou moins étendue, pratiquée au fond du sillon médian postérieur.

Lorsqu'on divise transversalement une moitié latérale de la moelle (voy. fig. 339) qu'arrive-t-il? On observe, chez l'animal auquel cette section a été pratiquée à la région dorsale, que la sensibilité est conservée dans le membre postérieur du côté de la section. Elle est *très affaiblie* dans le membre du côté

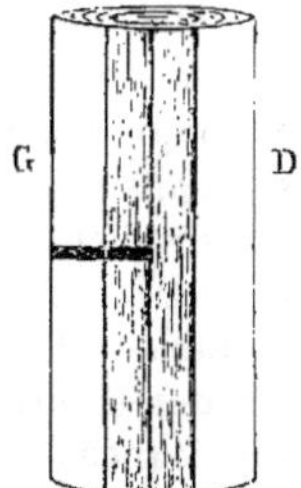

Fig. 339. — Schema.
G, côté gauche de la moelle.
D, côté droit de la moelle.

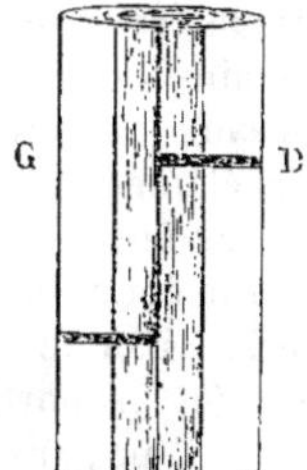

Fig. 340. — Schema.
G. côté gauche de la moelle.
D, côté droit de la moelle.

opposé à la section. Cette expérience peut être complétée de la manière suivante: l'animal étant dans cet état, on pratique plus haut ou plus bas, à la distance d'une à quatre vertèbres, une section transversale sur l'autre moitié de la moelle. La moelle a, dès lors, subi deux sections ; chacune de ses moitiés latérales se trouve divisée à des hauteurs différentes (voy. fig. 340). On constate immédiatement que toute sensibilité est anéantie dans le train postérieur de l'animal.

Lorsqu'on divise la moelle longitudinalement, à la région dorsale (voyez fig. 341), de manière à séparer, dans une certaine étendue, la moitié gauche de la moelle de la moitié droite, on constate que la sensibilité des *deux membres* postérieurs est *très affaiblie*. M. Brown-Sequard est parvenu à séparer ainsi la moelle en deux parties (une droite, une gauche) dans toute son étendue. Résultat : *anesthésie complète des deux côtés*.

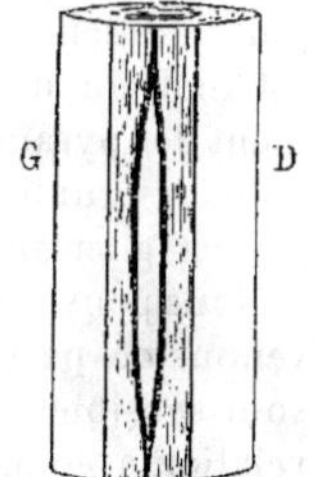

Fig. 341. — Schema.
G, côté gauche de la moelle.
D, côté droit de la moelle.

Nous conclurons de ces expériences, que les impressions sensitives cheminent à la fois dans le côté de la moelle qui reçoit l'impression et à la fois dans le côté opposé ; c'est-à-dire que la transmission est à la fois *directe* et *croisée*. Si nous tenons compte des divers résultats obtenus par les expérimentateurs, nous ajouterons, en ce qui concerne le degré, que la transmission est *surtout croisée*. Le croisement de la transmission des impressions sensitives a lieu dans toute l'étendue de la moelle. Les expérimentateurs ont remarqué, en effet, que l'affaiblissement de la sensibilité *augmentait avec l'étendue de la section longi-*

tudinale. Il résulte des expériences ingénieuses et délicates de M. Brown-Sequard que pour chaque paire nerveuse la décussation partielle dont nous parlons se fait au niveau du point d'émergence des racines, et dans une certaine étendue au-dessus et au-dessous [1].

— Les expériences, tentées sur les faisceaux antérieurs et sur les faisceaux latéraux de la moelle, sont moins nombreuses et moins variées que celles qui ont porté sur les faisceaux postérieurs; elles ont d'ailleurs soulevé moins de contestations. Les faits que nous venons d'analyser montrent déjà que ces faisceaux ne conduisent pas les impressions sensitives; mais quel est leur rôle relativement aux incitations motrices?

Les physiologistes sont à peu près unanimes à reconnaître que les incitations motrices venues de l'encéphale cheminent dans les faisceaux antérieurs et dans les faisceaux latéraux de la moelle [2]. Inexcitables par nos agents ordinaires d'excitation (ainsi que nous l'avons vu précédemment), les fibres conductrices de ces faisceaux ne deviennent excitables pour nous qu'après leurs connexions avec les éléments de la substance grise, dans la corne antérieure; c'est-à-dire quand ces fibres sont devenues les filets radiculaires (et intramédullaires) destinés à la constitution des racines antérieures. Toute interruption des faisceaux antérieurs ou des faisceaux latéraux entraîne l'interruption plus ou moins complète (et proportionnée à la lésion) des mouvements dans les parties sous-jacentes. Il ne paraît pas y avoir de suppléance dans la conduction des excitations motrices, comme il y a suppléance dans les phénomènes de la conduction sensitive: c'est-à-dire que l'interruption partielle (par sections) des faisceaux antérieurs ou des faisceaux latéraux paraît entraîner non un affaiblissement général du mouvement dans l'ensemble des parties, mais la suppression de l'incitation motrice dans certaines parties déterminées. Disons enfin que dans les lésions (expérimentales ou morbides) dont les faisceaux antérieurs et les faisceaux latéraux sont le siège, la dégénérescence nerveuse Wallérienne progresse dans les éléments nerveux, *dans le sens descendant*.

Quant à la question de savoir si les incitations motrices sont directes ou croisées, dans leur trajet le long de la moelle, on sait depuis longtemps que ces incitations cheminent du même côté de la moelle, c'est-à-dire qu'elles sont *directes*. Lorsqu'on divise la moelle par une hémisection, ainsi que le représente le schema (fig. 339, voy. plus haut), on remarque que le mouvement est aboli du même côté que la section. C'est *en haut*, en effet, à l'entre-croisement des pyramides et aussi dans le bulbe et la protubérance, que les incitations motrices qui partent de l'encéphale passent, dans le côté opposé de la moelle, pour gagner ensuite, directement, les organes contractiles.

Nous pouvons résumer en quelques mots les faits et les expériences que nous venons de passer rapidement en revue. 1° Les racines postérieures des nerfs sont sensibles dans l'épaisseur de la moelle jusqu'au point où elles entrent en relation avec les éléments (c'est-à-dire avec les cellules) de la substance grise;

[1] Dans les grands mammifères, la décussation partielle de chaque racine postérieure se fait dans une étendue de 5 à 6 centimètres au-dessus et au-dessous du point d'émergence de la racine (Brown-Séquard).

[2] Quelques expériences tendent à faire supposer que les incitations motrices d'*ordre réflexe* qui viennent des parties inférieures de l'encéphale descendent par la voie des faisceaux *antérieurs*. Les faisceaux *latéraux* conduiraient plus spécialement les incitations motrices qui descendent des parties supérieures de l'encéphale, c'est-à-dire les incitations motrices *volontaires*.

la sensibilité de ces racines explique la sensibilité apparente des fibres longitudinales (ou pour parler plus exactement *obliques* et *arciformes*) des faisceaux postérieurs ; 2° les racines antérieures des nerfs sont excito-motrices dans l'épaisseur de la moelle dès le moment où elles se séparent de la substance grise pour traverser les faisceaux correspondants de la moelle et se porter au dehors ; le pouvoir excito-moteur des faisceaux antérieurs ou latéraux de la moelle ne peut être mis en jeu par nos excitants, mécaniques ou chimiques, que sur les fibres intra-médullaires de ces racines et non sur les fibres longitudinales, ou propres, de ces faisceaux ; 3° la transmission des impressions sensitives et celle des incitations motrices est subordonnée à la liaison des racines des nerfs avec la substance grise de la moelle, laquelle est elle-même insensible.

Nous ne pouvons quitter ce sujet de la conduction des impressions sensitives et des incitations motrices, dans la moelle, sans rappeler quelques expériences de M. Van Deen. Ces expériences très démonstratives sont faciles à répéter.

M. Van Deen coupe la tête à une grenouille, puis, avec des ciseaux, il retranche toutes les parties latérales du corps, et il ne conserve que la colonne vertébrale (contenant la moelle) et le train de derrière de l'animal. Il plonge alors la colonne vertébrale dans de l'eau contenant 10 pour 100 de sel marin ; cette eau s'introduit dans l'intérieur du rachis et vient baigner la moelle : les cuisses de l'animal n'éprouvent aucun mouvement. Mais, s'il touche les nerfs de la cuisse avec cette eau, ou si les racines des nerfs qui vont à la cuisse sont touchées par cette eau, aussitôt les membres se contractent. De même, lorsque, sur une grenouille décapitée, la moelle a été isolée dans toute son étendue et qu'on a coupé toutes les racines des nerfs et conservé seulement les dernières paires rachidiennes et le train postérieur de l'animal, on peut exciter la moelle sans que le train de derrière exécute de mouvement. Ce n'est que quand on s'approche de l'extrémité inférieure de la moelle, c'est-à-dire dans les points correspondant *aux origines des racines nerveuses qui vont au train postérieur*, que les mouvements se manifestent. Quand le système nerveux de la préparation a été convenablement isolé, on peut répéter ces expériences en prenant comme excitant un courant électrique *très faible ;* les résultats sont les mêmes.

Mettez à mort un lapin, découvrez la moelle, coupez toutes les racines des nerfs, en respectant celles des membres postérieurs ; appliquez à la moelle, convenablement isolée, un courant très faible, les membres postérieurs n'éprouvent aucun mouvement. Appliquez le même courant aux nerfs mêmes des membres ou aux racines de ces nerfs, immédiatement les membres se contractent.

On peut donc concevoir l'ensemble de la moelle comme constitué par deux parties, je ne dirai pas à fonctions différentes, mais qui ne répondent pas de la même façon aux interrogations de nos excitants. Ces deux parties sont, d'une part, les *nerfs*, d'autre part, la moelle proprement dite. Par nerfs, nous entendons non seulement les cordons nerveux isolés et libres qu'on désigne généralement ainsi, mais encore l'ensemble des racines nerveuses profondes contenues dans l'épaisseur de la moelle, et comprises entre la surface de cet organe et le point où ces racines entrent en communication avec les cellules de la substance grise. Or, les nerfs (dans leur état de liberté, tout comme dans leur trajet intramédullaire) répondent aux diverses sources d'excitation dont nous disposons, soit par de la douleur, soit par des mouvements. La moelle épinière proprement dite est inexcitable pour nous [1].

En tenant compte des expériences que nous avons rapportées, voici, en somme, l'idée qu'on peut se faire du rôle des faisceaux de la moelle.

Examinons d'abord la transmission des impressions sensitives.

Ces impressions, nées dans les parties sensibles périphériques, cheminent dans les nerfs sensitifs suivant la direction centripète, et pénètrent dans la substance grise de la moelle épinière par l'intermédiaire des racines postérieures des nerfs. Dans cette substance, les filets nerveux sensitifs entrent en communication avec le réseau des cellules nerveuses. Des cellules de la substance grise naissent des filets nerveux, qui, dès ce moment, ne sont plus directement excitables, et qui forment, à proprement parler, la substance de la moelle elle-même. Ces filets sortent de la substance grise sous des angles très aigus et à des hauteurs variables, pour se porter dans les parties blanches de la moelle, dont ils forment les fibres longitudinales ou commissurales ascendantes, c'est-à-dire les faisceaux postérieurs [2]. Ajoutons que les fibres nerveuses conductrices des impressions sensitives, dans leur trajet ascendant, restent en partie du même côté de la moelle, et passent en grande partie dans le côté opposé.

La transmission des incitations motrices est analogue à la transmission des impressions sensitives, mais en sens opposé. L'incitation motrice, née dans l'encéphale, chemine dans la direction centrifuge sur les filets nerveux de la substance propre de la moelle épinière (filets nerveux non excitables, comme nous le savons). Ces filets nerveux forment les fibres longitudinales de la moelle, c'est-à-dire les faisceaux antérieurs et latéraux [3]. Arrivés à une certaine distance de la racine antérieure du nerf auquel correspondent ces filets, ils gagnent la substance grise de la moelle, entrent en communication avec le réseau des cellules nerveuses. Des cellules nerveuses de la corne antérieure de la substance grise naissent des filets nerveux, dès ce moment excitables, et qui constituent les filets radiculaires de la racine antérieure du nerf. L'incitation motrice chemine ainsi jusqu'aux organes contractiles correspondant à la distribution périphérique de cette racine antérieure [4].

[1] Dans son remarquable travail sur la physiologie de la moelle épinière, M. Chauveau a dit très justement : « La distinction, dans les faisceaux de la moelle, du siège propre du mouvement et du siège propre de la sensibilité, ne peut être faite dans le sens communément pris par les physiologistes. »

[2] Ces fibres, *désormais non excitables*, forment-elles seulement les faisceaux postérieurs ? nous l'ignorons. Ce qu'on peut dire de plus vraisemblable, c'est que ces fibres sont groupées dans la moitié postérieure de la substance blanche de la moelle.

[3] Ces fibres *non encore excitables*, et qui descendent de l'encéphale, constituent-elles exclusivement les faisceaux antérieurs et les faisceaux latéraux de la moelle? nous l'ignorons. Ce qu'on peut dire de plus vraisemblable, c'est que ces fibres sont groupées dans la moitié antérieure de la substance blanche de la moelle.

[4] La théorie de Charles Bell sur le rôle des faisceaux de la moelle dans la conduction des impressions sensitives et dans celle des incitations motrices ne peut donc plus être acceptée (nous parlons de la doctrine de Charles Bell relative aux fonctions des *faisceaux de la moelle*, et non de sa doctrine relative aux fonctions des *racines des nerfs rachidiens*. Cette dernière est absolument vraie, et il n'est pas de physiologiste qui n'en ait vérifié l'exactitude). Mais il est aisé d'interpréter, d'après ce qui précède, les résultats des expériences de M. Longet, qui s'était constitué en France le défenseur de la doctrine de Charles Bell, alors que celui-ci l'avait abandonnée.

Le procédé de M. Longet consistait à couper complètement la moelle (le plus souvent sur les chiens), de manière à obtenir deux segments, un segment *céphalique* et un segment *caudal;* puis

D'après les recherches de MM. François Franck et Pitres, la vitesse de transmission dans la moelle serait moindre que dans les nerfs : ils estiment que les incitations motrices parties de l'encéphale cheminent dans la moelle avec une vitesse moyenne de 10 mètres par seconde.

§ 366.

La moelle épinière envisagée comme centre nerveux. — On a longtemps regardé le cerveau comme le centre principal de l'action nerveuse. La moelle était considérée comme l'ensemble des conducteurs nerveux aboutissant au cerveau ou en partant : c'était beaucoup trop réduire le rôle de la moelle. Si on laisse de côté les actes de la vie psychique et sensorielle, on peut dire qu'au point de vue de la vie organique tout est soumis à la moelle et tout retentit sur elle. Tandis que du côté de l'encéphale nous voyons un système fractionné d'îlots gris, disséminés et reliés entre eux et aussi avec la substance grise de la moelle par de nombreuses commissures, du côté de la moelle (à laquelle on peut joindre le bulbe et la protubérance), nous voyons une masse centrale grise qui en occupe le centre, masse partout continue à elle-même. En outre les diverses régions de la substance grise de la moelle présentent des commissures, commissures qui établissent des communications transversales et surtout longitudinales entre ses divers étages. Aussi y a-t-il dans la moelle une sorte d'unité ou de solidarité qui n'existe pas au même degré du côté du cerveau. Nous avons vu déjà [1] que les divers tronçons de la moelle peuvent agir sur les parties correspondantes aux nerfs qui s'en détachent comme une moelle entière dont l'énergie serait seulement amoindrie. Nous avons vu aussi que les mouvements réflexes que fait naître une excitation suffisante, sur un animal dont le système nerveux central est réduit à la moelle épinière, peuvent atteindre tous les muscles du squelette et aussi les muscles de la vie organique, y compris l'iris et la tunique musculaire des vaisseaux.

En vertu d'une action qui paraît spontanée, mais dont le point de départ est sans doute d'ordre nutritif et qui, en tous cas, est subordonnée à l'irrigation sanguine, la moelle exerce une influence permanente sur l'ensemble d'un

il appliquait successivement le courant d'une pile de Wollaston, de six couples, à la surface de section des faisceaux de la moelle, soit sur le bout caudal, soit sur le bout céphalique. L'application de l'électricité au bout caudal déterminait des contractions des membres abdominaux, quand elle portait sur la surface de section des faisceaux antérieurs; quand elle portait sur la surface de section des faisceaux postérieurs, point d'effet. Sur le segment céphalique la stimulation de la surface de section des faisceaux postérieurs déterminait de vives douleurs; la stimulation de la surface de section des faisceaux antérieurs ne causait ni mouvements ni douleurs.

Et d'abord, remarquons que l'emploi de l'électricité est nécessaire pour obtenir ces résultats. M. Chauveau, qui a répété ces expériences un grand nombre de fois sur le cheval, *en employant comme stimulant l'action mécanique*, a constaté que, quand la section de la moelle a été faite à une égale distance de deux origines nerveuses, l'excitation du bout caudal et du bout céphalique donne constamment des résultats négatifs, c'est-à-dire ne détermine ni mouvement ni douleur, sur quelque point de la surface de section qu'elle ait lieu.

Lorsqu'on emploie à cette recherche une pile à forte tension, l'excitation franchit facilement les limites dans lesquelles on veut circonscrire son action, et cette excitation s'étend alors à un grand nombre de racines nerveuses *intramédullaires* comprises dans les points voisins, et même éloignés, de la surface excitée. Cette excitation des racines des nerfs (et non pas de la moelle proprement dite) entraîne naturellement de la douleur dans le bout céphalique et du mouvement dans le bout caudal.

[1] Voy. § 344 et § 345.

grand système, le système musculaire, et détermine dans la fibre contractile un état de tension intermédiaire entre le relâchement et la contraction, état qu'on désigne sous le nom de tonicité. Cet état de demi-activité disparaît aussitôt qu'on détruit le segment de moelle correspondant à la distribution nerveuse périphérique. Rappelons encore que la coordination des mouvements n'est pas détruite par la décapitation; que l'équilibre de la station et de la progression persiste, et que les *mouvements d'ensemble* s'exécutent encore comme par une sorte de fatalité. Ce que l'animal paraît surtout avoir perdu, c'est l'indépendance des divers groupes musculaires, c'est, en d'autres termes, la libre volonté de mouvoir certains d'entre eux à l'exclusion des autres [1].

A côté de ces actions d'ensemble la moelle peut exercer aussi des actes plus circonscrits. Ces actes, dont les centres de réflexion ne paraissent pas remonter au-dessus de la moelle, ont été depuis quelques années l'objet de nombreuses recherches. On s'est efforcé d'abord de déterminer les actes réflexes d'ordre manifestement médullaire, et ensuite de les localiser; on a cherché, en un mot, quels sont les divers centres réflexes de la moelle, et en quels points ils sont placés.

Énumérons rapidement les centres réflexes dont l'existence peut être considérée comme démontrée :

1° *Centre cardiaque*, occupant la fin de la région cervicale et le commencement de la région dorsale de la moelle. L'excitation de ce centre entraîne (par l'intermédiaire des filets cardiaques qui procèdent du ganglion cervical inférieur du nerf grand sympathique) l'accélération des mouvements du cœur [2] (Cl. Bernard);

2° *Centre cilio-spinal.* Il est assez difficile de le distinguer du précédent. Par la méthode des sections du grand sympathique cervical, et par l'étude des dégénérescences Wallériennes, on est arrivé à localiser le centre d'origine des filets nerveux qui président à la dilatation de la pupille (filets qui vont au muscle rayonné de l'iris), dans la portion inférieure de la moelle cervicale. D'après les expériences physiologiques, ce centre peut être plus nettement localisé. Il serait placé dans la portion de la moelle comprise entre la sixième cervicale et la deuxième dorsale; c'est-à-dire que l'excitation des *racines sensitives* des nerfs qui correspondent à ce tronçon de la moelle épinière peut entraîner la dilatation de l'iris (M. Chauveau);

[1] Le cerveau, comme on le dit souvent, exerce sur l'automatisme de la moelle une sorte de pouvoir de sélection, laissant le mouvement se produire ici, le supprimant là, par une sorte d'action *inhibitoire* (Voy. § 351 *ter*).

[2] A l'aide d'un stylet, Legallois détruit la moelle *lombaire* d'un lapin : cet animal succombe au bout de trois heures et demie; il détruit, par le même procédé, la moelle *dorsale* d'un second lapin, et celui-ci ne vit que quelques minutes; un troisième, auquel il détruit la moelle *cervicale, succombe plus rapidement encore*. Dans ce dernier cas, l'expérimentateur a soin d'entretenir artificiellement la respiration de l'animal pour remédier à la paralysie des muscles respiratoires. Sur d'autres mammifères, le même expérimentateur détruit la moelle dans toute son étendue, par le même procédé : la mort est presque instantanée. Les mouvements de contraction du cœur ne cessent pas subitement, car le cœur, même arraché de la poitrine, continue encore de battre pendant quelque temps; mais ces contractions, dit Legallois, sont des mouvements sans force, incapables d'entretenir la circulation.

Legallois s'est mépris sur les causes réelles de la mort après la destruction partielle ou totale de la moelle épinière : ces expériences n'ont été rapidement mortelles que parce qu'il ne s'est pas mis en garde contre l'hémorrhagie. Il n'en est pas moins vrai que s'il n'a pas localisé d'une manière suffisamment précise le centre d'action de la moelle sur le cœur, il avait indiqué que la moelle dorsale et *surtout la moelle cervicale* exercent une action manifeste sur le mouvement cardiaque.

3° Centre *génito-spinal*. La localisation précise de ce centre n'est pas encore nettement déterminée. M. Budge le place, sur le chien, au niveau de la quatrième vertèbre lombaire ; mais d'après un certain nombre de faits tirés de l'étude des lésions de la moelle chez l'homme, il est probable que ce centre est, chez lui, placé plus haut, dans la partie inférieure de la moelle dorsale. Le centre génito-spinal détermine du côté des conduits déférents et des vésicules séminales de l'homme, et du côté de l'appareil utérin (utérus et trompes) chez la femme, les mouvements réflexes en rapport avec les excitations génésiques ;

4° Centre *vésico-spinal*. On suppose qu'il correspond à la région lombaire de la moelle. M. Giannuzi le place entre la troisième et la cinquième vertèbre lombaire. Le centre vésico-spinal préside à la contraction des muscles de la vessie ;

5° Centre *ano-spinal*. Ce centre préside à la fois à la tonicité du sphincter et à la contraction réflexe de ce muscle. D'après M. Masius, il est placé à la partie inférieure de la moelle lombaire, entre la sixième et la septième vertèbre lombaire [1].

Il ne faudrait pas donner à cette expression de centre réflexe une extension qu'elle ne doit pas avoir. Ce nom sert à désigner dans la substance grise de la moelle un groupement anatomique déterminé entre certaines fibres nerveuses centripètes et centrifuges, de telle sorte que pour certaines excitations *modérées* le phénomène réflexe moteur reste circonscrit et localisé dans des fibres motrices déterminées. Mais il ne faut pas oublier que l'excitation d'un nerf sensitif quelconque peut ébranler toute la colonne grise de la moelle et agir sur les centres les plus divers : c'est ainsi, par exemple, que l'excitation vive d'un nerf sensitif inférieur (le nerf sciatique) peut déterminer la dilatation pupillaire, c'est-à-dire mettre en jeu un *centre moteur supérieur*.

Les *destructions partielles* de la moelle (*moelle lombaire* seule, ou moelle lombaire et moitié de la *moelle dorsale*) peuvent être supportées par les animaux pendant un très long temps. Chez les oiseaux en particulier, la vie peut durer indéfiniment et sans que l'animal paraisse en souffrir autrement que par la perte de la sensibilité et des mouvements des organes correspondants. M. Brown Séquard, auquel nous devons ces expériences, a conservé également, pendant plus de quatre mois, et dans un état de santé relativement bon, un jeune chat auquel il avait enlevé toute la *moelle lombaire*.

Lorsqu'il ne s'agit pas de *destructions*, mais de *sections* à des hauteurs diverses, la vie des animaux peut ne pas être compromise. Ainsi, la moelle peut être séparée de l'encéphale sans cesser de remplir ses fonctions : l'axe de substance grise qu'il renferme est, dans une certaine mesure, un centre d'innervation indépendant. La séparation peut être faite dans les parties supérieures de la moelle chez les animaux à sang froid (les reptiles par exemple), et ceux-ci survivent à peu près indéfiniment. Chez les animaux supérieurs, quand la séparation est faite assez bas pour que la mécanique respiratoire reste assurée, ceux-ci peuvent aussi survivre : on a vu des chiens vivre ainsi des années.

Remarquons, toutefois, que sur les animaux à sang chaud, la vie de la moelle (de la substance grise surtout), et par conséquent la vie de l'animal, n'est pos-

[1] Il faut dire que ces diverses localisations ayant été faites sur les chiens et sur les lapins doivent être appliquées à l'espèce humaine avec une certaine réserve.

sible qu'à la condition d'être en rapport continu avec l'irrigation sanguine. Quand on décapite un chien ou un lapin au-dessous du bulbe, on voit les réflexes du segment céphalique et les réflexes du tronc s'arrêter avec le sang. L'action propre de la moelle est donc intimement liée aux actions nutritives [1]; c'est un point sur lequel nous avons suffisamment insisté précédemment (Voy. § 346).

La suspension de l'abord du sang suspend donc l'action médullaire comme d'ailleurs l'action du cerveau. Si cette privation ne dure que peu d'instants, la fonction nerveuse abolie peut se rétablir. Chez les animaux supérieurs, il ne paraît pas que cette suspension puisse durer plus de dix minutes. D'après M. Mayer, lorsqu'on supprime la circulation pendant ce temps, jamais les fonctions encéphaliques (les mouvements volontaires et la sensibilité) ne reparaissent, tandis que la moelle et le bulbe peuvent recouvrer leurs fonctions, au moins pour un temps, et on peut voir reparaître les mouvements respiratoires et circulatoires. Il semble donc que la moelle et le bulbe peuvent résister plus longtemps que le cerveau à la privation du sang[2].

C'est ici le lieu de remarquer que le premier effet de la suppression sanguine sur le système nerveux central, et sur la moelle en particulier, consiste en une sorte d'excitation. Des convulsions et une agitation générale précèdent presque toujours la disparition de l'action réflexe. Quand on fait périr un animal d'hémorrhagie, la mort est ordinairement précédée de mouvements convulsifs; on a aussi remarqué depuis longtemps que, pour mieux étudier les phénomènes de la sensibilité chez les animaux, il convient de leur retirer d'abord un peu de sang. Ces effets ont lieu aussi bien pour le cerveau que pour la moelle. M. Brown Sequard, MM. Kussmaul et Tenner ont signalé les attaques épileptiformes qui accompagnent constamment la ligature simultanée des carotides et des vertébrales [3].

Un grand nombre de substances introduites dans le sein du système nerveux, par l'intermédiaire de la circulation, exercent sur l'action propre ou réflexe de la moelle une remarquable influence. La plus importante de toutes est la strychnine. Mais il faut remarquer ici, comme d'ailleurs pour les autres substances actives, que la dose à laquelle elle agit détermine des effets très divers. A faible dose l'excitabilité est légèrement augmentée; à dose moyenne elle est fortement surexcitée; à forte dose elle peut être absolument anéantie. Exemple: lorsqu'on empoisonne une grenouille avec 1/100 de milligramme elle est seulement un peu plus excitable; avec 1/10 de milligramme, elle entre en convulsion générale aussitôt qu'on la touche; avec 2 milligrammes la résolution est complète; tout mouvement réflexe est anéanti. On a cru, pendant quelque temps, que la noix vomique (strychnine) exerçait son action sur les filets nerveux de sensibilité: il est certain que cette action s'exerce directement sur la partie grise de la moelle, et porte son action à la fois sur les réflexes de la vie animale et sur ceux

[1] Chez les animaux qui viennent de naître (chats, chiens, lapins) les mouvements réflexes peuvent être exceptionnellement conservés (après la décapitation et l'*anémie qui en est la conséquence*), pendant dix minutes ou un quart d'heure.

[2] Telle paraît être chez les animaux à sang chaud la survie des divers organes de l'économie, après la privation du sang : le cerveau meurt le premier, puis la moelle, puis le bulbe, puis les nerfs, puis les muscles.

[3] Ces résultats ont conduit M. Brown-Séquard à considérer l'épilepsie comme la conséquence d'une anémie (cérébrale ou protubérantielle) intermittente.

de la vie végétative. L'action porte d'ailleurs et sur les muscles fléchisseurs et sur les extenseurs. Si l'extension domine dans les phénomènes convulsifs, c'est que les extenseurs ont une puissance supérieure et que dans la contraction des uns et des autres, ce sont eux qui l'emportent. Si on coupe les extenseurs, chaque convulsion devient un tétanos de flexion.

D'autres alcaloïdes tels que la brucine, la picrotoxine, la morphine, auxquels il faut joindre l'acide phénique, la caféine et l'ammoniaque, sont aussi, à dose convenable, des poisons convulsivants qui surexcitent le pouvoir réflexe de la moelle.

L'aconitine, l'acide cyanhydrique, l'éther, le chloroforme, le chloral, le bromure de potassium exercent sur la moelle un effet qu'on peut considérer comme opposé; ce sont des poisons non pas *convulsivants*, mais *paralysants*; ils diminuent la réflectivité de la moelle.

En ce qui touche au chloroforme, au chloral et à l'éther, dont on fait journellement usage, on peut dire qu'ils exercent une action toxique qui se produit d'abord sur l'encéphale, puis sur la moelle, puis sur le bulbe. Ce sont des agents précieux mais qui doivent toujours être maniés avec précaution. A une certaine période de l'action du chloroforme, il n'y a plus de réflexes de l'encéphale; les réflexes de la moelle persistent, et en particulier, les réflexes cardiaques; les patients se débattent inconsciemment. Le bulbe est encore intact, ou du moins, s'il est affecté (et il l'est certainement), son action persiste *heureusement* encore. Les mouvements respiratoires continuent de même que les mouvements cardiaques. Quand la sensibilité consciente a disparu, il faut donc se tenir sur ses gardes pour ne pas atteindre le point où les réflexes de la moelle et du bulbe peuvent être sérieusement atteints.

Le chloroforme exerce une action toxique sur toutes les cellules vivantes (vertébrés, invertébrés, plantes). La strychnine n'est réellement toxique que pour les animaux vertébrés; la plupart des invertébrés lui résistent; elle est sans action sur les plantes.

La moelle exerce, par l'intermédiaire du grand sympathique, sur les sécrétions et sur la nutrition une influence que nous étudierons plus loin. (Voy. § 377, et 377 *bis*.)

§ 366 *bis*.

Moelle épinière. — Actions réflexes. — Indications bibliographiques.

G.-J. Duverney, De la structure et du sentiment de la moelle, *dans* Mém. de l'Acad. des sciences de Paris, 1700.

Magendie, Examen de l'action de quelques végétaux sur la moelle épinière, *Paris*, 1807.

V. Bacchetti, Della struttura delle funzioni e delle malattie della midolla spinale, *Milan*, 1816.

Magendie, Note sur le siège du mouvement et du sentiment dans la moelle épinière. Note sur les fonctions des corps striés et des tubercules quadrijumeaux, *dans* Journal de Physiologie, t. III, 1823.

F.-Ch. Bellingeri, Experimenta in medullam spinalem. — Experimenta in nervorum antagonismum, *dans* Mémoires de l'Acad. roy. de Turin, t. XXX, 1824.

Velpeau, Observations d'une maladie de la moelle épinière tendant à démontrer l'isolement des fonctions des racines sensitives et motrices des nerfs, *dans* Journal de Physiologie, t. VI, 1826.

Calmeil, Recherches sur la structure, les fonctions et le ramollissement de la moelle épinière, *dans* Journal des progrès des sc. et inst. médicales, t. XI et XII, 1828.

L. Rolando, Sperimenti sui fascicoli del midollo spinale etc., *Turin*, 1828 (Traduit dans Journ. compl. des sciences, médicales, t. XXX, *avril* et *mai* 1828.

Backer, Commentatio ad quæstionem physiologicam ab academia Rheno-Trajectina, anno 1828 propositam (*Physiologie des faisceaux de la moelle épinière*), *Utrecht*, 1830.

Girard (Henri), Essai sur quelques points de physiologie et pathologie de la moelle épinière, *Paris*, 1837.

R.-D. Grainger, Observations on the structure and functions of the spinal cord. *Londres*, 1837.

A.-W. Volkmann, Ueber Reflexbewegungen (*Sur les mouvements réflexes*), *dans* Müller's Archiv, 1838.

Van Deen, Traités et découvertes sur la physiologie de la moelle épinière (Traduit du hollandais). *Leyde*, 1841.

Engelhardt, Ueber die verschiedene Function der obern und huntern Hälfte des Rückenmarks hinsichtlich der Beug-und Streckmuskeln der Gliedmaassen (*Des fonctions de la partie supérieure et de la partie inférieure de la moelle, sous le rapport de la flexion et de l'extension des membres*), *dans* Müller's Archiv, 1841.

Kürschner, Ueber die Function der hinteren und vorderen Stränge des Rückenmarks (*Des fonctions des cordons postérieurs et antérieurs de la moelle épinière*), *Leipzig*, 1841 et Müller's Archiv, 1841.

Longet, Recherches expérimentales et pathologiques sur les fonctions des faisceaux de la moelle épinière, *dans* Archives gén. de méd., *mars*, 1841.

Stilling, Untersuchungen über die Functionen der Rückenmarks und der Nerven (*Recherches sur les fonctions de la moelle épinière et des nerfs*), *Leipzig*, 1842 et *dans* Schmidt's Zahrbücher, 1842.

Marshal-Hall, New memoir on the nervous system, *London*, 1843.

Marshal-hall, On the functions of the spinal columna, *dans* The Lancett, *août* 1844.

Dupré, Expériences sur les fonctions de la moelle épinière et de ses racines, *dans* Comptes rendus Acad. des sciences, 1843.

Ségalas, Des lésions traumatiques de la moelle épinière considérées sous le rapport de leur influence sur les fonctions des organes génito-urinaires, *Paris*, 1844.

Brown-Séquard, Recherches et expériences sur la physiologie de la moelle épinière *Thèse*, *Paris*, 1846.

J. Budge, Die Abhängigkeit der Herzbewegung von Rückenmarke und Gehirne. Neue Untersuchungen (*Influence de la moelle et de l'encéphale sur les mouvements du cœur. Nouv. recherches*), *dans* Medicinische Vierteljahrschift, de *Roser* et *Wunderlich*, t. V, 1846.

E. Harless, Ueber die functionell verschiedenen Partien des Rückenmarks der Amphibien (*Sur les fonctions des diverses parties de la moelle épinière chez les amphibies*), *dans* Müller's Archiv, 1846.

Debrou, Mémoire sur les mouvements involontaires exécutés par les muscles de la vie animale, *dans* Archives gén. de méd., 4ᵉ sér., t. XV, 1847.

Marshal-Hall, Ueber retrograde reflex Thätigkeit in Frosche (*Du mouvement réflexe rétrograde chez les grenouilles*), *dans* Müller's Archiv, 1847.

Pappenheim, Sur la motricité et la sensibilité dans les faisceaux de la moelle épinière *dans* Comptes rendus de l'Acad. des sc., t. XXIV, 1847.

C. Eigenbrodt, Ueber die Leistungsgesetze in Rückenmarke (*Des lois de l'action nerveuse dans la moelle épinière*), *Giessen*, 1848.

Magendie, Influence des nerfs rachidiens sur les mouvements du cœur, *dans* Comptes rendus de l'Académie des sciences, t. XXVI, 1848.

E. Eckhard, Ueber Reflexbewegungen der vier letzten Nervenpaare des Frosches (*Des mouvements réflexes étudiés sur les quatre dernières paires de nerfs de la grenouille*), *dans* Zeitschrift für rationelle Medicin, t. VIII, 1849.

C. Eckhard, Ueber das Abhängigkeitsverhältniss der Bewegungen der Lymphherzen der Frösche vom Rückenmark. Même recueil, t. VIII, 1849.

E. Lee, The brain the sole centre of the human nervous system, *dans* Edinburgh med. and surg. Journal, 1849.

Brown-Séquard, De la transmission des impressions sensitives par la moelle épinière, *dans* Gazette médicale, 1850.

Brown-Séquard, Plusieurs cas de cicatrisation des plaies faites à la moelle et retour des fonctions perdues, *dans* Gazette médicale, n° 30, 1851.

Brown-Séquard, Conservation de la vie après la destruction partielle de la moelle. — De la survie des Batraciens après l'ablation de la moelle allongée. Même journal, n° 26, 1851.

E. Pflüger, Die psychischen Functionen der Medulla oblongata und spinalis (*Des fonctions psychiques de la moelle allongée et de la moelle épinière*), *dans* Müller's Archiv, 1851.

L. Türk, Ueber den Zustand der Sensibilität nach theilweiser Trennung des Rückenmarkes (*De l'état de la sensibilité après les sections partielles de la moelle*), *dans* Zeitschrift der Gesellsch. der Aertzte zu Wien, *mars*, 1851.

Türk. Beobachtungen über den Einfluss des centralen Nervensystems und des Nervenvagus auf die Herzbewegung (*Remarques sur l'influence du système nerveux central et du pneumo-gastrique sur les mouvements du cœur*), *dans* Zeitschrift der Gesellschaft der Aerzte zu Wien, *juin* 1851.

J. Budge, Ueber den Einfluss der Nervensystems auf die Bewegungen der Iris (*De l'influence du système nerveux sur les mouvements de l'iris*), *dans* Archiv für physiologische Heilkunde, 1852.

Türk, Ergebnisse physiologischer Untersuchungen über die einzelnen Stränge des Rückenmarkes (*Résultats d'expériences physiologiques sur les faisceaux de la moelle épinière*), *dans* Zeitschrift, d. Wien. Aertzte, *décembre* 1852.

L, Auerbach, Ueber psychische Thätigkeiten des Rückenmarkes (*Action psychique de la moelle épinière*), *dans* Gunzburg's medicinisch. Zeitschrift, t. IV, *Breslau*, 1853.

Budge, Ueber den Einfluss des Rückenmarkes auf die Körperwärme (*Influence de la moelle épinière sur la chaleur animale*). *dans* Arch. f. phys. Heilkunde, n° 32, 1853.

E. Pflüger, Die sensoriellen Funktionen des Rückenmarks der Wirbelthiere nebst einer neuen Lehre über die Leistungsgesetze der Reflexionen (*Des fonctions positives de la moelle épinière. Nouvelle doctrine du pouvoir réflexe*), *Berlin*, 1853.

Brown-Séquard, Nouvelle preuve de l'entre-croisement des fibres sensitives dans la moelle épinière, *dans* Gazette médicale, n° 9, 1854.

Oré, Recherches sur l'influence que la moelle épinière et le bulbe rachidien exercent sur la sensibilité et la motilité, *dans* Gazette médicale n° 22, et dans Comptes rendus de l'Acad. des sciences, t. XXXVIII, 1854.

M. Schiff, Sur la transmission des impressions sensitives dans la moelle épinière, *dans* Comptes rendus de l'Acad. des sciences, t. XXXVIII, 1854.

Brown-Séquard, Experimental researches on the physiology and pathol. of the spinal cord, in-8°, *Richmond*, 1855.

Marshall-Hall, Aperçu du système spinal, ou de la série des actions réflexes (*Ouvrage publié en français par son auteur*). *Paris*, 1855.

Philippeaux et Vulpian, Résultats des sections des cordons postérieurs de la moelle, *dans* Gazette médicale, n° 40, 1855.

L. Türk, Beobachtungen über Leitungswermögen des menschlichen Rückenmarks (*Observations sur le pouvoir conducteur de la moelle épinière de l'homme*), Wiener Zeitschrift für d. Gesellschaft der Aertzte, 1855.

Brown-Séquard, Recherches expérimentales sur la production d'une affection convulsive épileptiforme à la suite des lésions de la moelle épinière, *dans* Archives gén. de médecine, *février* 1856.

Brown-Séquard, Recherches expérimentales sur les voies de transmission des impressions sensitives, et sur des phénomènes singuliers qui succèdent à la section des nerfs spinaux, *dans* Gazette médicale, n°s 16, 17, 23, 1856.

Lockhart-Clarke, Remarks on the anatomy and physiology of the spinal cord, *dans* Medical Times and Gazette, *mai* 1856.

Marshal-Hall, The true spinal marrow the true sympathetic, *dans* Lancet, *juill.* 1856.

Brown-Séquard, Notes sur quelques points importants de la physiologie de la moelle épinière, *dans* Gazette médicale, n°s 32, 41, 48, 1857.

A. Chauveau, Étude experimentale des propriétés de la moelle épinière *dans* l'Union médicale, n°s 61, 62, 66, 68, 107, 1857, et *dans* Compte rendus de l'Acad. des sciences, 1857.

F. Kunde, Ueber den Einfluss der Wärme und Electricität auf das Rückenmark (*Influence de la chaleur et de l'électricité sur la moelle épinière*), *dans* Verhandlungen der physik. medic. Gesellschaft zu Würzburg, 1857.

Brown-Séquard, Note sur des faits nouveaux concernant l'épilepsie consécutive aux lésions de la moelle épinière, *dans* Journal de Physiologie, t. I, 1858.

Brown-Séquard, Nouvelles recherches sur la physiologie de la moelle épinière, *dans* Journal de Physiologie. t. I, 1858.

Brown-Séquard, Note sur l'influence qu'une moitié de la moelle épinière exerce dans certains cas sur la moitié correspondante de l'encéphale et de la face, *dans* Journal de Physiologie, t. I, 1858.

Brown-Séquard, Expérience montrant que les cordons antérieurs de la moelle épinière servent à la transmission des impressions sensitives, *dans* Journal de Physiologie, t. I, 1858.

Heidenham et Colberg, Versuche über d. Tonus des Blasenschliessmuskels, *dans* Arch. f. An. med. Phys., 1858.

E. Hohn, Einige Versuche ueber den Faserverlauf im Rückenmark (*Quelques recherches sur le cours des fibres nerveuses dans la moelle épinière*), *Würzburg*, 1858.

L. Jeittler, Wer ist der Begründer der Lehre von Reflexbewegungen? (*Quel est le fondateur de la doctrine des mouvements réflexes ?*) L'auteur désigne Prochaska, *dans* Prager Viertcijahrsschrift, t. IV, 1858.

Paolini, Fonctions de la moelle épinière, *dans* Gazette médicale, n° 24, 1858.

M. Schiff, Ueber die Function der hinteren Stränge der Rückenmarks (*Sur les fonctions des cordons postérieurs de la moelle épinière*), *dans* Untersuchungen zur Naturlehre des Menschen und d. Thiere, t. IV, 1858.

Brown-Séquard, Expériences nouvelles sur la transmission des impressions sensitives dans la moelle épinière, *dans* Journal de physiologie, t. II, 1859.

VAN KEMPEN, Expériences physiologiques sur la transmission de la sensibilité et du mouvement dans la moelle épinière *dans* Bulletin de l'Acad. roy. médecine de Belgique, 1859 et *dans* Gazette médicale, n° 36, 1860.

F. KUNDE, Der Einfluss der Wärme und Electricität auf das Rückenmark (*Influence de la chaleur et de l'électricité sur la moelle épinière*) *dans* Archiv für pathol. Anat. und Physiologie, t. XVIII, 1859.

SCHIFF, Sur les fonctions des cordons postérieures de la moelle épinière, *dans* Gazette hebdomadaire de médecine et de chirurgie, n° 16, 1859.

SCHRÖDER VAN DER KOLK, Bau und Functionen der Medulla spinalis und oblongata, und nächste Ursache der Epilepsie (*Structure et fonction de la moelle épinière et de la moelle allongée, et causes prochaines de l'épilepsie*), traduit du hollandais par *Theile, Braunschweig*, 1859.

STILLING, Neue Untersuchungun über den Bau des Rückenmarks (*Nouvelles recherches sur la structure de la moelle épinière*), voir Atlas. (Voir notamment les planches 29 et 30), *Cassel*, 1859.

J. VAN DEEN. Ueber die Gefüllosigkeit des Rückenmarks für fremde Einflüsse (*De l'insensibilité de la moelle sous l'influence des excitants non physiologiques*), *dans* Untersuchungen zur Naturlehre des Menschen und der Thiere, t. VI, 1860.

J. VAN DEEN, Die Unempfindlichkeit der Cerebrospinalcentra für electrische Reize (*De l'insensibilité du centre cérébro-rachidien sous l'influence de l'excitation électrique*), *dans* Untersuchungen zur Naturlehre des Menschen und der Thiere, t. VIII, 1860.

C.-F.-F. SCHMELTZ, De Medullæ spinalis textura et functionibus, *Iena*, 1860.

BROWN-SÉQUARD, Sur quelques points de physiologie de la moelle épinière et du cerveau. Journal de physiologie, 1861.

L. HERMANN, Bertrag zur Erledigung d. Tonus frage, *dans* Arch. f. An. und. Phys., 1861.

GIANUZZI et NAWROCKI, De l'influence des nerfs sur les sphincters de la vessie, *dans* Comptes Rend. Ac. des sc., 1863.

SETSCHENOW, Sur les modérateurs des mouvements réflexes, *dans* Comptes rendus Acad. des sciences, 1863.

BUDGE, Action du système nerveux sur les voies urinaires, *dans* Comptes rendus de l'Acad. des sciences, 1864.

CAYRADE, Recherches critiques sur les mouvements réflexes, *Thèse Paris*, 1864.

BUDGE, Einfluss des Nervensystems auf die Bewegung der Blase, *dans* Zeitschrift für rat. Med., 1865.

DANILEWSKI, Untersuchungen zur Physiologie des Centralnervensystems, *dans* Archiv für Anatomie, 1866.

COHNSTEIN, Exposé historique de la théorie du tonus musculaire, *dans* Mém. couronnés, Acad. roy. de Belgique, 1867.

SALKOWSKI, Ueber cilio-spinal Centrum, *dans* Zeitschrift für rat. Med., 1867.

SANDERS-EZN, Erforschung des Reflex mechanismus, *dans* Berichte d. sächs. Ges. d. Wissensch., 1867.

J. CAYRADE, Sur la localisation des mouvements réflexes, *dans* Journal de l'Anatomie, 1868.

J. CHÉRON, Conditions anatom. de la product. des act. réflexes, *dans* Comptes rendus Acad. des sc., 1868.

GOLTZ, Beiträge zur Lehre von d. Functionen d. Nervencentren d. Frosches, *Berlin*, 1869.

DITTMAR, Ein neuer Beweis für die Reizbarkeit der centripetalen Fasern des Rückenmarks, *dans* Sächsische Gesellsch. d. Wissensch., 1870.

ECKHARD, Physiologie des Rückenmarks, *dans* Handb. d. Physiol. de Hermann, 1879.

HUIZINGA, Die Unerregbarkeit der vorderen Rückenmarksstränge, *dans* Pfluger's Archiv, 1870.

MASIUS et VANLAIR, Centres réflexes de la moelle, *dans* Mém. de l'Acad. des sc. de Belgique, 1870.

MUMM, Ueber Reizbarkeit der vorderen Rückenmarksstränge, *dans* Berl. Wochenschr. klinische, 1870.

NAWROCKI, Beitr. zur Frage der sensiblen Leitung im Rückenmarke, *dans* Physiol. Anst. zu Leipzig, 1871.

STEINMANN, Ueber den Tonus der willkürlichen Muskeln, *dans* Bulletin de l'Acad. imp. de Saint-Pétersbourg, 1871.

WEIL, Die physiologische Wirkung d. Digitalis auf d. Reflexhemmungscentra d. Frosches, 1871.

WOLSKI, Ueber die Unempfindlichkeit des Rückenmarks, *dans* Pflüger's Arch., 1871.

FUBINI, Di alcuni Fenomeni che awengono durante la compressionne del midollo spinale, 1872, même sujet, *dans* Untersuch. zur Naturlehre, etc., de Moleschott, 1873.

J. GERLACH, Von dem Rüchenmark *dans* le Manuel d'histologie de S. Stricker, 1872.

GIANUZZI, Contrib. alla conosc. dell' eccitabilita del midollo spinale, 1872.

NAUMANN, Zur Lehre von den Reflexreizen, *dans* Pflügers Archiv, 1872.

TARCHANOW, Zur Physiologie d. thermischen Reflexe, *dans* Rudnow's Journ. f. Histologie, 1872.

FORSTER, On the effects of a gradual rise of temperature on reflex actions, *dans* Studies from Laborat. in the Univ. of Cambridge, 1873.

Rosenthal, Studien über Reflexe, *dans* Sitzungsb. d. Berlin. Akad., 1873-1875.
Schlesinger, Ueber Reflexbewegung der Uterus, *dans* Wiener med. Jahrbücher, 1873.
S. Exner, Ueber Reflexzeit und Rückenmarksleitung, *dans* Arch. f. d. ges. Physiologie, 1874.
Vulpian, Art. Moelle du Dict. encycloped. des sciences méd., 1874.
Woroschiloff, Der Verlauf der Motorischen und sensiblen Bahnen durch das Lendenmark, *dans* Sitzungsber. d. Sächs. Acad., 1871. Même sujet, *dans* Gesellsch. d. Naturforsch. in Kazan, 1878.
Freusberg, Kalte als Reflexreiz, *dans* Arch. für d. ges. Physiol., 1875, et *dans* Arch. für experim. Pathol., 1877.
Bufalini et Rossi, Dell' atrofia del midollo spinale per la recision delle radici nervose, *Siena*, 1876.
Langendorff, Ueber Reflexhemmung, *dans* Arch. für die gesam. Physiol., 1877.
Lüchsinger, Zur Kenntniss der Functionen des Rückenmarks, *dans* Arch. de Pflüger, t. XVI, 1877.
Weiss, Beitr. zur Lehre von den Reflexen im Rückenmarke, *dans* Medicin. Jahrbuch., 1878.
C. Eckhard, Physiologie des Rückenmarks, *dans* Hermann's Handbuch, 1879.
Ott, Observat. on the physiology of the spinal cord, *dans* Journ. of Physiol., 1879.
Röhrig, Untersuch. über die Physiologie der Uterusbewegungen, *dans* Arch. für path. Anat., 1879.
Schiff, Ueber die Leitung der Gefühlseindrucke im Rückenmarke, *dans* Wien. medicinisch. Zeitschr., 1879.
Weiss, Untersuchungen über die Leitungsbahnen im Rückenmarke, *dans* Sitzungsb. von d. R. Acad. d. Wissench. zu Wien, 1879.
Langendorff, Ueber gekreutzten Reflex *dans* Centralbl., 1880.
Schlössen, Untersuchungen über die Hemmung von Reflexen, *dans* Arch. für Physiol., 1880.

§ 367.

Bulbe rachidien. — Le bulbe rachidien, continuation immédiate de la moelle épinière, est, comme la moelle elle-même, un conducteur des impressions sensitives, et un conducteur des incitations du mouvement, dans le sens particulier qu'il faut attacher à ces expressions. Le bulbe est aussi un centre d'innervation, et d'autant plus important qu'il tient les phénomènes de la respiration sous sa dépendance.

Rappelons d'abord que la substance grise du bulbe est en continuité avec la substance grise de la moelle. Mais, comme les fibres des faisceaux latéraux de la moelle prennent part, de même que les fibres des faisceaux antérieurs, à la décussation des conducteurs des incitations motrices, les cornes antérieures de la substance grise se trouvent en partie séparées de la masse grise. C'est sur ces cornes antérieures refoulées en avant, que correspondent les noyaux moteurs du glosso-pharyngien, du pneumo-gastrique, du spinal et de l'hypoglosse [1]; c'est aux cornes postérieures que répondent les noyaux sensitifs du trijumeau, du glosso-pharyngien et du pneumo-gastrique ; ajoutons qu'il y a dans le bulbe un noyau gris spécial, celui de l'olive.

La substance blanche du bulbe présente à sa partie antérieure l'entre-croisement ou la décussation des *pyramides antérieures*, comprenant à la fois les faisceaux antérieurs et une partie des faisceaux latéraux. En arrière, la portion interne des faisceaux postérieurs, continuation des faisceaux de Goll, répond aux *pyramides postérieures;* la portion externe des faisceaux postérieurs, ou corps restiforme, se rend au cervelet sous le nom de pédoncules cérébelleux inférieurs (Voy. fig. 342). La portion non entre-croisée des faisceaux latéraux, grossie par la portion la plus externe des faisceaux antérieurs, porte le nom de *faisceau intermédiaire*.

Anatomiquement, le bulbe et la protubérance ne présentent pas de limites

[1] L'hypoglosse a un autre noyau d'origine dans la partie refoulée en arrière des cornes antérieures.

précises. Au point de vue physiologique on peut dire également que ces deux centres ont des fonctions très connexes.

L'excitation des diverses parties du bulbe a donné aux expérimentateurs des résultats très divers. Difficile à la moelle, l'expérimentation l'est plus encore dans le bulbe où les éléments sont plus divisés. On peut dire toutefois que l'excitation de la partie postérieure et celle de la partie antérieure du bulbe donnent des résultats analogues à ceux de l'excitation des parties correspondantes de la moelle. Les faisceaux antérieurs paraissent insensibles, quand on emploie des excitants qui ne franchissent pas les limites de l'excitation, lorsqu'on les pique avec une aiguille par exemple. Cette excitation peut, il est vrai, donner lieu à des mouvements; mais, comme pour la moelle, il est permis de penser que l'excitation a porté sur les racines intrabulbaires des nerfs nombreux qui naissent en cette région. Les faisceaux postérieurs du bulbe accusent aussi, sur beaucoup de points, de même que les faisceaux postérieurs de la moelle, une certaine sensibilité. Il est permis de penser que cette sensibilité est due aux racines intrabulbaires des nerfs sensitifs qui entrent dans le bulbe. Quant à la substance grise qui se montre à découvert sur le plancher du quatrième ventricule, elle est insensible à l'excitation.

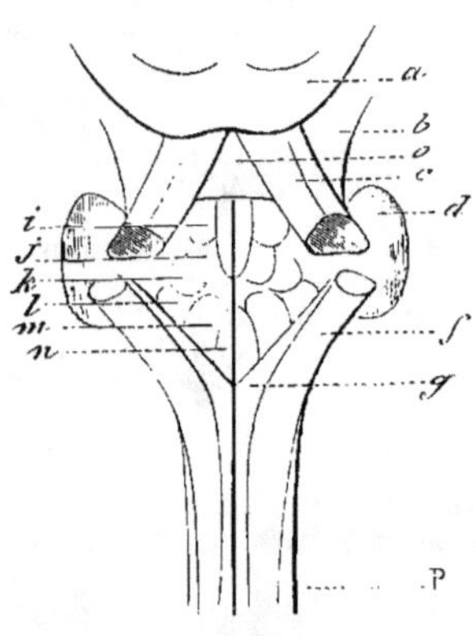

Fig. 342.

FACE POSTÉRIEURE DU BULBE ET DE LA PROTUBÉRANCE. — PLANCHER DU 4e VENTRICULE (Schéma d'après M. Huguenin).

a, tubes quadrijumeaux.
b, pédoncule cérébral (étage inférieur).
c, pédoncule cérébelleux supérieur.
d, coupe du pédoncule cérébelleux moyen.
f, corps restiforme (pédoncule cérébelleux inférieur).
g, funiculus gracilis.
h, éminence teres.
i, locus cæruleus (noyau du trijumeau).
i, noyau du facial et du moteur oculaire externe.
k, noyau de l'acoustique (les stries acoustiques superficielles ne sont pas indiquées).
noyau du glosso-pharyngien.
m, noyau du pneumogastrique et du spinal.
n, noyau de l'hypoglosse.
o, valvule de Vieusseus.
P, faisceaux latéraux de la moelle.

La transmission des impressions sensitives se fait dans le bulbe, comme dans la moelle, par la voie de la substance grise. Lorsqu'on pratique une demi-section du bulbe, c'est-à-dire quand on pratique une incision horizontale qui divise latéralement toute une moitié, la sensibilité persiste dans les deux côtés du corps (la sensibilité est amoindrie parce qu'une partie de la colonne grise intérieure a été divisée, mais elle n'est point abolie). Quand on divise le bulbe en deux parties l'une droite, l'autre gauche, par une incision longitudinale sur la ligne moyenne, la sensibilité générale est également amoindrie mais non abolie. Il est donc permis de penser que, de même que dans la moelle, a transmission des impressions sensitives est à la fois croisée et directe. De l'ensemble des expériences qui ont été faites, on peut dire qu'elle est plus croisée que directe.

Quant à la transmission des incitations motrices, on conçoit que si la décussation des pyramides (qui se fait à la partie inférieure du bulbe) était le seul point d'entre-croisement des conducteurs du mouvement, cette transmission serait directe dans le bulbe, au-dessus de l'entre-croisement dont nous parlons. Mais la décussation se continue dans le bulbe et la protubérance (non par des trousseaux de fibres mais d'une manière plus fine), aussi la transmission motrice est-elle croisée dans le bulbe, pour les troncs et les membres ; c'est-à-dire que si on coupe une des moitiés latérales du bulbe, ce sont les muscles du côté opposé qui sont paralysés du mouvement. Toutefois, quand on examine avec beaucoup d'attention les organes moteurs correspondant au côté de la section, on constate qu'ils n'ont pas, tant s'en faut, leur énergie habituelle Les résultats obtenus dépendent d'ailleurs beaucoup de la *hauteur* à laquelle on pratique les hémisections. Il est donc certain que, sur les animaux mammifères, la décussation des fibres incitatrices du mouvement n'est complète, ni au niveau des pyramides, ni au niveau du bulbe, ni au niveau de la protubérance (c'est-à-dire dans toute l'étendue des centres où elle a lieu). Les nombreuses expériences de M. Schiff et celles de M. Vulpian prouvent, de même, que la section *longitudinale médiane* du bulbe ne produit pas d'hémiplégies complètes du mouvement ni d'un côté du corps ni de l'autre : il y a seulement un grand affaiblissement. Chez l'homme, lui-même, bien qu'on puisse tirer de l'observation des faits pathologiques la conclusion générale que les incitations motrices volontaires qui descendent du cerveau, se croisent au niveau de la moelle allongée et des pyramides, il résulte néanmoins de l'étude plus approfondie des faits que, dans un certain nombre de cas (qui deviennent moins rares depuis que M. Charcot a appelé l'attention sur ce point), les phénomènes observés tendent à prouver que la décussation des conducteurs nerveux du mouvement n'est pas absolument complète.

Le bulbe n'est pas seulement un conducteur nerveux interposé entre la moelle et l'encéphale, il est aussi un foyer d'innervation, une sorte de point central à noyaux gris multiples, où viennent s'harmoniser divers actes fonctionnels auxquels président les nerfs nombreux auxquels il donne origine : il est d'abord un *centre respiratoire*.

L'influence qu'exerce le bulbe sur les mouvements respiratoires est des plus remarquables. Elle a surtout été mise en lumière par les travaux de M. Legallois et par ceux de M. Flourens. Ouvrez le crâne d'un animal vivant, appartenant aux degrés supérieurs de l'échelle animale, un mammifère par exemple ; faites par portions successives, et d'avant en arrière, l'ablation du cerveau, enlevez ainsi les hémisphères cérébraux, le cervelet, et même la protubérance : l'animal respire encore. Mais, lorsque l'opérateur arrive dans les environs de l'origine des nerfs pneumogastriques, la respiration cesse subitement, et l'animal expire. Ce n'est évidemment pas parce que l'origine des nerfs pneumogastriques est atteinte que la respiration est subitement arrêtée, car la section des nerfs pneumogastriques n'entraîne que des désordres lents et laisse survivre les animaux pendant des semaines (Voy. § 359).

L'incitation respiratoire transmise, dans l'état normal, par l'intermédiaire de la moelle cervicale et dorsale, aux nerfs qui vont se porter aux muscles respiratoires, se trouvant subitement anéantie par la section du bulbe *dans le point précité*, on en peut naturellement conclure que l'incitation du mouvement de contraction de ces muscles venait d'une partie des centres nerveux située *au-dessus* de la section. D'un autre côté, comme l'enlèvement des lobes cérébraux, y compris celui du cervelet et de la protubérance, laisse persister les mouvements respiratoires, il en résulte que la portion du système nerveux qui régit ces mouvements, c'est le bulbe lui-même, et encore un espace de très peu d'étendue à la partie supérieure du bulbe.

M. Flourens s'est appliqué à fixer le siège précis de ce point du système nerveux, et il lui a donné le nom de *nœud* ou de *collet vital*. Les recherches de M. Flourens ont montré que la partie du bulbe qu'on peut regarder comme le centre nerveux incitateur des mouvements respiratoires n'a guère plus d'un demi-centimètre d'étendue chez le lapin. Cette partie du bulbe correspondrait à une rondelle de la moelle, comprise entre une ligne qui couperait le bulbe immédiatement au-dessus de l'origine apparente des nerfs pneumogastriques, et une autre ligne qui couperait le bulbe à 5 ou 6 millimètres au-dessous de la première; c'est-à-dire à peu près au niveau du V du *calamus scriptorius*. Dans les grands animaux, le nœud vital aurait un peu plus d'étendue; il en aurait un peu moins dans les petits [1]. Ajoutons que cette portion de la substance nerveuse grise du bulbe est double, et qu'elle forme de chaque côté de la ligne moyenne une petite masse dont chacune peut suppléer l'autre, car les hémisections du bulbe n'arrêtent pas les mouvements respiratoires.

La section complète du bulbe, au niveau du *calamus*, rompt donc les liens qui relient avec le centre incitateur des mouvements respiratoires (ou nœud vital) les divers foyers nerveux échelonnés le long de la moelle et impliqués dans le mécanisme des mouvements respiratoires [2].

Lorsqu'on a mis à nu sur un animal la face postérieure du bulbe et qu'on se borne à le *piquer* dans la portion précitée, on remarque souvent un arrêt momentané des mouvements respiratoires qui peut durer plusieurs secondes et même une minute, et qui cesse bientôt par une respiration bruyante [3].

Y a-t-il, comme quelques-uns le pensent, deux centres respiratoires dans le bulbe : l'un qui présidrait à l'*inspiration*, l'autre à l'*expiration* ? C'est là une supposition qui aurait besoin d'être démontrée. Ce qui est certain, c'est que si les mouvements expiratoires sont gouvernés et harmonisés par un centre de même que les mouvements inspiratoires (qui sont les véritables mouvements de la respiration), ce centre nerveux expiratoire et *hypothétique* ne doit entrer en action que d'une manière intermittente, attendu que l'expiration n'est la plupart du temps que la cessation d'action des puissances inspiratrices, et s'accomplit d'une manière purement passive.

Le centre nerveux respiratoire est-il autonome, agit-il, en d'autres termes, en vertu des actes nutritifs moléculaires qui s'accomplissent en lui, ou est-il nécessairement commandé par des excitations périphériques telles que le contact de l'air sur toutes les surfaces sensitives ? Ce sont là des points obscurs. Ce qui paraît mieux démontré, c'est que les excitations sensitives violentes, c'est

[1] La rapidité de la mort après la section du bulbe rachidien dépend de plusieurs conditions : 1° Il faut abandonner l'animal à lui-même, si l'on veut qu'il succombe en peu de temps; car si l'on entretient une respiration artificielle, on peut singulièrement prolonger la vie, ainsi que nous l'avons dit plus d'une fois; 2° d'un autre côté, si la section du bulbe est rapidement mortelle pour les mammifères et pour les oiseaux, qui ne peuvent vivre au delà de une, deux, trois ou quatre minutes sans respirer, il n'en est pas de même des animaux hibernants et des animaux à sang froid, qui respirent aussi par la peau. Un crapaud, une grenouille peuvent vivre un mois après cette opération; un triton, une salamandre plus de quatre mois (quand on les maintient dans un milieu frais). Chez les animaux dont nous parlons, la respiration cutanée peut suppléer pendant longtemps la respiration pulmonaire.

[2] Ainsi que nous l'avons déjà fait remarquer, le bulbe tient aussi sous sa dépendance un certain nombre d'actions réflexes qui se rattachent au mécanisme respiratoire : la toux, l'éternuement, le baillement, le vomissement, etc.

[3] Cette expérience fait involontairement songer à l'accès de l'*angine de poitrine* chez l'homme.

que l'accumulation de l'acide carbonique dans le sang, agissent en sens contraire et paralysent son action.

Le bulbe est un *centre d'arrêt* pour les mouvements du cœur (V. § 359). Nous nous bornons à rappeler ici que l'excitation électrique du bulbe entraîne du côté du cœur exactement les mêmes effets que lorsque le courant passe par le tronc des nerfs pneumogastriques eux-mêmes, c'est-à-dire que le cœur suspend temporairement ses battements [1].

On regarde encore le bulbe, mais sans avoir déterminé le siège précis de cette action, comme le *centre* coordinateur des mouvements de déglutition. Quand on a enlevé sur un animal tout ce qui est au-dessus du bulbe, et qu'on place un bol alimentaire à l'isthme du gosier, la déglutition se produit encore par action reflexe. Si le bulbe est enlevé, l'aliment n'est plus avalé.

M. Van der Kolk place dans les olives le *centre* des mouvements qui concourent à l'*articulation* des *sons*, c'est-à-dire qu'il les regarde comme le centre coordinateur des mouvements combinés de la parole ou du langage articulé ; mais, ce n'est là qu'une hypothèse qui aurait besoin de démonstration.

Le bulbe rachidien exerce sur certaines fonctions une action mise en lumière par M. Bernard, relativement à l'action glycogénique du foie ; aussi est-il depuis longtemps considéré comme un *centre glycogénique*. Lorsque, à l'exemple de M. Bernard, on pratique, à l'aide d'un instrument piquant, une piqûre à la partie postérieure du bulbe rachidien d'un lapin, c'est-à-dire sur le plancher du quatrième ventricule, dans le voisinage de l'origine du pneumogastrique, l'urine des animaux, qui avant l'opération ne contenait pas trace de sucre, en renferme alors pendant un certain temps : cette piqûre produit donc une *glycosurie* temporaire. La piqûre est très efficace, lorsqu'on se renferme dans un espace compris entre 3 ou 4 millimètres carrés. Le sucre apparaît dans l'urine de une heure à une heure et demie après la piqûre ; il augmente jusqu'à la troisième heure et cesse vers la cinquième ou la sixième. L'apparition du sucre dans l'urine est due, très vraisemblablement, à une activité anormale du foie. L'activité anormale du foie augmente les proportions du sucre que les veines sus-hépatiques jettent dans la masse du sang ; et il est démontré que toutes les fois que le sang renferme plus de 2 ou 3 pour 1000 de sucre, il s'en débarrasse par la voie des sécrétions (Voy. § 78).

On a pensé que la piqûre du ventricule déterminait sur l'animal un trouble respiratoire, et par suite un trouble de nutrition qui pouvait expliquer l'apparition du sucre dans le sang et par suite dans l'urine. Les expériences suivantes de M. Schiff sur les grenouilles répondent à cette objection. M. Schiff pratique la piqûre du quatrième ventricule sur douze grenouilles [2]. Sur six d'entre elles les vaisseaux sanguins du foie avaient été liés, avant l'opération. Sur les six grenouilles dont les vaisseaux hépatiques n'étaient pas liés, le sucre s'est montré dans l'urine au bout de trois heures ; chez les six autres, il n'y avait pas trace de sucre dans ce liquide : mais il suffisait de défaire les ligatures des vaisseaux du foie pour voir le sucre apparaître dans l'urine au bout de trois heures également.

[1] Quand l'application du courant est *soutenue* pendant quelque temps, les contractions du cœur reparaissent, même pendant le passage du courant.

[2] L'expérience doit porter sur plusieurs grenouilles, afin d'obtenir une quantité d'urine suffisante pour les essais glycosimétriques.

Par quelle voie centrifuge s'exerce l'action du bulbe dans la glycogénie? La question présente encore quelques obscurités; il est toutefois à peu près démontré que l'action glycogénique du bulbe s'exerce sur le foie par la voie du grand sympathique et non par la voie du pneumogastrique. Les expériences de M. Cl. Bernard et celles de M. Eckard démontrent en effet qu'on obtient du côté du foie une stimulation qui peut aboutir à la glycosurie lorsqu'on excite le *bout central* du nerf pneumogastrique ; tandis qu'on n'obtient jamais ce résultat par l'excitation prolongé du bout périphérique du même nerf.

Du reste, la piqûre du quatrième ventricule, qui produit une glycosurie passagère quand elle est faite au point correspondant à l'origine des nerfs pneumogastriques, produit des résultats d'une autre nature lorsqu'elle est faite plus haut ou plus bas. Plus haut (du côté de la protubérance), il se produit non de la glycosurie, mais de l'albuminurie ; plus bas, il se produit une polyurie simple. Lorsque la piqûre a lieu plus haut encore, sur la protubérance même, on a remarqué sur les animaux une *salivation* exagérée.

On a aussi signalé la production exagérée de la *sueur* dans certaines lésions expérimentales du bulbe ou dans son excitation. Le bulbe paraît donc exercer sur diverses fonctions une action encore peu connue. On peut toutefois se demander si cette action secondaire n'est pas la conséquence des modifications des vaisseaux des glandes sous l'influence des nerfs vaso-moteurs (Voy § 377 *bis*). De concert avec la protubérance, le bulbe, nous allons le voir, exerce encore son action sur d'autres actes physiologiques. Ainsi que nous le faisions remarquer, la physiologie du bulbe et de la protubérance se confond en bien des points.

§ 367 *bis*.

Protubérance annulaire. — La protubérance qui fait suite par en haut au bulbe rachidien est formée par des fibres dirigées en deux sens distincts. Les unes représentent les fibres *transversales* du pont de Varoles ; ces fibres se portent sur les côtés, vers le cervelet, en constituant les pédoncules cérébelleux moyens, et relient entre eux les deux hémisphères latéraux du cervelet. Les fibres transverses n'existent pas chez les animaux dans lesquels le cervelet, manquant de lobes latéraux, est réduit à son lobe moyen. L'autre partie de la protubérance (placée au-dessus et aussi entre les fibres transverses du pont de Varole) est constituée par un amas de substance grise en continuité avec celle du bulbe, traversée, dans le sens postéro-antérieur, par les faisceaux du bulbe qui deviendront les pédoncules. La protubérance présente une masse plus considérable que le bulbe rachidien.

Lorsqu'on excite, sur un animal récemment tué, la partie antérieure de la protubérance, on ne fait naître chez l'animal aucun mouvement. Lorsque l'excitation porte sur la partie postérieure et superficielle du bulbe, l'animal ne donne pas de signes de sensibilité, à moins que le scalpel ou la pince ne pénètrent dans la profondeur qui renferme les filets intra-bulbaires des racines nerveuses. La protubérance se comporte, sous ce rapport, à la manière de la moelle et du bulbe.

La transmission des impressions sensitives paraît se faire dans la protubérance comme dans la moelle et le bulbe. La transmission motrice volontaire descend par les faisceaux blancs qui occupent la partie antérieure de la protubérance. Cette transmission, pour le tronc et les membres, est croisée. Les lésions unilatérales, expérimentales ou pathologiques de la protubérance déterminent, en effet, des paralysies du mouvement surtout accusées dans les muscles du tronc et des membres du côté opposé. Les muscles de la face, animés par les nerfs du côté correspondant et avant l'entre-croisement des faisceaux du bulbe et des pyramides, sont naturellement paralysés du côté de la lésion.

La protubérance jouit, comme le bulbe rachidien et comme la moelle, du pouvoir réflexe ou excito-moteur, c'est-à-dire qu'elle peut réagir, à la suite d'impressions non perçues, en provoquant des mouvements (Voy. §344). La démonstration directe n'est pas ici facile à isoler ; cependant il est bien certain que les mouvements réflexes ont beaucoup plus d'étendue et d'énergie lorsqu'on a seulement enlevé le cerveau et le cervelet, et conservé à l'animal toute la moelle allongée (c'est-à-dire la protubérance et ses prolongements cérébraux et cérébelleux), avec le bulbe et avec la moelle, que lorsque l'animal est réduit au bulbe et à la moelle, ou à la moelle seule.

On a cherché à établir que la protubérance annulaire était le centre de perception des impressions de la *sensibilité* générale, et, par conséquent, le point de départ de l'incitation des mouvements *volontaires* de la locomotion. Les expériences invoquées à ce sujet ne sont rien moins que démonstratives. Sans doute, les animaux exécutent encore des mouvements, lorsque les hémisphères cérébraux, les couches optiques, les corps striés et le cervelet sont enlevés ; ils peuvent même se dresser sur leurs pattes, changer de place, retirer la patte qu'on leur pince, etc. Mais sont-ce là des mouvements volontaires ? Rien ne le prouve, et, si ce sont des mouvements *involontaires*, nous rentrons dans l'*action réflexe*, action que la moelle et le bulbe partagent avec la protubérance. M. Longet a vu des animaux dont tout l'encéphale était enlevé, sauf la protubérance et le bulbe, *crier* encore quand on venait à pincer l'origine du nerf de la cinquième paire. Cette expérience ne résout pas la difficulté, et l'on ne sait pas si l'animal a réellement *perçu* la douleur et *voulu* le cri. Lorsqu'on voit l'homme plongé dans l'ivresse du chloroforme *crier* et *s'agiter* sous le couteau de l'opérateur, sans avoir *senti* la douleur ni *voulu* le mouvement, il est permis de douter de l'interprétation que M. Longet tire de ses expériences. Le cri est une expiration avec effort, accompagnée de la tension des cordes vocales : c'est un phénomène de mouvement. Ce mouvement peut être *involontaire*, de même que les divers mouvements déterminés par l'*action réflexe*. Chacun sait qu'il y a des cris involontaires.

La moelle allongée (bulbe et protubérance) peut être considérée comme un centre d'impressions émotives reflexes, c'est-à-dire comme le centre d'un certain ordre de phénomènes sensitivo-moteurs inconscients, par opposition aux phénomènes psycho-moteurs qui procèdent des parties supérieures du système encéphalique.

La protubérance et le bulbe (qui donnent naissance aux nerfs facial, trijumeau, acoustique, hypoglosse, spinal, moteur oculaire commun, moteur oculaire externe, pathétique, etc.) président à la fonction d'expression, fonction qui comprend à la fois la mécanique de la face ou le jeu de la physionomie, la mécanique du langage, et l'association du mouvement des yeux.

Le rire, les pleurs, beaucoup de cris de douleur (ceux en particulier dont parlent MM. Rouget et Vulpian, et qu'on obtient par une excitation violente chez les animaux auxquels on a enlevée tout l'encéphale sauf la protubérance et le bulbe [1]), sont de l'ordre de ces expressions émotives involontaires.

Il faut dire d'ailleurs que dans les conditions ordinaires (quand le système nerveux est intact, c'est-à-dire quand la moelle allongée n'est pas isolée et réduite à elle-même, comme dans les expériences dont nous parlons), leur rôle spécial n'est plus, la plupart du temps, qu'un rôle subordonné. Le centre nerveux supérieur impressionné par une cause excitatrice émotive ou passionnelle réagit (à l'aide des relations nerveuses qui existent entre tous les centres gris, sur les éléments nerveux de la moelle allongée, et c'est là que les mouvements de réaction s'enchaînent, se coordonnent et s'harmonisent.

Presque toujours, le geste, autre mode d'expression, accompagne les manifestations expressives de la face. Quand la parole (qui met en jeu le larynx, le pharynx, la langue, les lèvres), manifestation la plus haute et la plus achevée de la mimique humaine, vient s'ajouter à l'expression du visage et à celle du geste, la fonction est complète. Tout cet ensemble de mouvements est manifestement tributaire de la volonté et commandé par elle, mais l'exécution du mécanisme est de l'ordre des mouvements reflexes qui ont leur centre moteur dans la moelle allongée. Il n'est pas inutile de rappeler ici que dans leurs origines profondes le spinal (nerf des muscles du larynx), l'hypoglosse (nerf de la langue), le facial (nerf des muscles de la face et par conséquent des lèvres), ont la plus étroite solidarité. Comment se trouve constitué cet admirable mécanisme, comment ces mille mouvements à la fois précis et délicats se trouvent-ils enchaînés et systématisés, nous l'ignorons, et l'expérimentation est ici à peu près impossible puisque l'homme seul jouit du privilège de la parole. Tout ce que nous savons, c'est que la fonction du langage, dans ce qu'elle a d'essentiel, c'est-à-dire la mémoire des mots et la faculté de s'exprimer par la voie de l'écriture, peut être conservée, alors que la mécanique verbale est perdue par suite de la paralysie *glosso-labio-laryngée*. Il convient donc de distinguer la *faculté* du langage du *mécanisme* à l'aide duquel cette faculté se réalise, soit par la parole soit par les autres expressions mimiques. C'est ce mécanisme seul que gouverne la moelle allongée.

A ce genre d'action de la moelle allongée il convient d'ajouter l'influence qu'elle exerce sur les mouvements associés des yeux. Les mouvements des yeux peuvent être *asynergiques* par rupture d'équilibre et par incoordination du mouvement ; ces déviations dissociées (strabisme convergent ou strabisme divergent) sont de l'ordre *anormal* et peuvent être produites expérimentalement par des lésions cérébelleuses (Voy. plus loin). Il n'est question ici que des mouvements physiologiques des yeux, c'est-à-dire de leurs mouvements *synergiques* ou *conjugués*. Ces mouvements synergiques *associés* sont des mouvements réglés et fixes pour la vision binoculaire normale. Il est impossible de concevoir la possibilité de la déviation conjuguée sans l'intervention d'une influence nerveuse concordante agissant simultanément et solidairement sur le muscle droit interne d'un côté (par le nerf moteur oculaire commun), et sur le muscle droit externe (par le moteur oculaire externe) de l'autre. MM. Duval et Laborde ont expérimen-

[1] Le cri dont il est ici question est tout à fait spécial ; M. Vulpian le compare au son, *toujours le même*, qui rendent certains jouets d'enfants ; c'est un véritable cri réflexe produit par une expiration non voulue et sur des cordes vocales involontairement tendues.

talement démontré que ce centre coordinateur est placé au niveau du noyau d'origine du nerf de la sixième paire, vers le tiers supérieur du plancher du 4e ventricule, à droite et à gauche, contre le bord externe des éminences *teres* [1]. Les faits cliniques ont apporté une nouvelle preuve à cette démonstration.

Le point d'origine du nerf facial peut être considéré comme le centre moteur du mouvement de clignement, mouvement dont l'impulsion vient de plus haut (tubercules quadrijumeaux). Les fibres commissurales qui existent entre les deux noyaux d'origine du nerf facial de chaque côté semblent en rapport avec le synchronisme de ce mouvement dans les deux yeux.

La moelle allongée est encore le centre des mouvements involontaires d'ordre réflexe qui succèdent à une impression auditive et dans lesquelles ni la mémoire ni l'intelligence n'interviennent. On place encore dans la moelle allongée (plus particulièrement dans la protubérance), le centre coordinateur des mouvements de mastication et de succion. Quelques physiologistes regardent enfin la protubérance comme un centre de station et de locomotion, pour les animaux supérieurs, parce qu'après l'enlèvement de toutes les parties supérieures de l'encéphale sauf la protubérance et le bulbe, l'animal, bien que très affaibli, se tient encore debout, et peut progresser ; tandis que quand on a, en outre, enlevée la protubérance, il reste couché, et retombe quand on cherche à le mettre sur ses pattes.

§ 368.

Pédoncules cérébelleux. — Pédoncules cérébraux. — Les pédoncules *cérébelleux* sont au nombre de trois : les *inférieurs*, les *moyens*, les *supérieurs*. Les pédoncules cérébelleux inférieurs relient le cervelet avec la moelle ; les pédoncules cérébelleux supérieurs, ou *processus a cerebelli ad testes*, relient le cervelet au cerveau ; les pédoncules cérébelleux moyens relient le cervelet à la protubérance, ils constituent les fibres transverses de la protubérance (pont de Varole).

Au point de vue physiologique on peut considérer les pédoncules cérébelleux supérieurs comme procédant de l'écorce cérébrale, de points encore indéterminés. Ils passent sur la couche optique, sous les tubercules quadrijumeaux où ils s'entre-croisent, et pénètrent dans le cervelet. Au nom de processus *a cerebelli ad testes*, il conviendrait de substituer celui de processus *a testes ad cerebello*.

Les pédoncules moyens, continuation de chaque côté des fibres transverses du pont de Varole, peuvent être considérés comme une commissure transversale très épaisse entre les deux moitiés du cervelet [2].

Les pédoncules cérébelleux inférieurs, ou corps restiformes, peuvent être considérés non pas comme allant de la moelle au cervelet, mais bien plutôt comme descendant du cervelet vers la moelle.

Le groupement des éléments conducteurs dans ces faisceaux de fibres qui arrivent au cervelet et qui en partent, est encore peu connu.

En 1822 M. Magendie observa que la section de l'un des pédoncules cérébelleux moyens était suivie de mouvements de rotation suivant l'axe longitu-

[1] Quand on pratique une *excitation* en ce point on obtient une déviation du côté de l'excitation. Quand on procède *par section*, on obtient un effet de *paralysie* : la déviation a lieu du côté opposé.

[2] Parmi les fibres transversales dont il est question, les superficielles représentent évidemment, une commissure entre les deux lobes latéraux du cervelet. Les profondes, qui traversent les noyaux gris de la protubérance, ont avec la protubérance et le bulbe des relations encore peu connues.

dinal du corps; que ces mouvements, toujours de même sens, cessaient quand l'animal était arrêté par un obstacle, ou quand il était à bout de force, et qu'après quelques instants de repos ils recommençaient de nouveau. Ces phénomènes ont été observés depuis par tous les expérimentateurs, mais on n'a rien ajouté de bien essentiel à ce qu'en a dit M. Magendie. Ces phénomènes ont d'ailleurs une grande analogie avec ceux qu'on obtient après les lésions du cervelet, et ils sont vraisemblablement du même ordre.

Les mouvements giratoires qu'on peut obtenir par la section, ou plutôt par les lésions plus ou moins étendues, des pédoncules cérébelleux sont de diverses sortes.

Il peut y avoir un mouvement de *manège*, c'est-à-dire un mouvement giratoire autour d'un centre à rayon plus ou moins grand, dont le sens soit de gauche à droite (la droite de l'animal tournée du côté du centre), soit de droite à gauche (la gauche de l'animal tournée du côté du centre) est déterminé par le côté lésé. Il peut y avoir un mouvement de *roulement* autour de l'axe longitudinal. Pour s'entendre ici sur le sens de ce mouvement, il faut supposer que l'animal, placé sur ses pattes, est observé dans la direction de son axe longitudinal, la queue occupant la partie la plus rapprochée de l'observateur. Le mouvement sera de gauche à droite (*dextrorsum*) quand l'animal s'éloignera en roulant vers la droite, le mouvement sera de droite à gauche, (*sinistrorsum*) quand il s'éloignera en roulant vers la gauche. Il peut y avoir encore un mouvement de rotation qu'on appelle en *rayon de roue*; l'animal tourne alors autour du train de derrière à peu près immobile et qui sert de centre, la tête décrivant la circonférence du cercle.

Les effets obtenus dépendent du pédoncule intéressé, du point sur lequel il l'a été, et aussi de l'étendue de la lésion. Il s'agit d'ailleurs, dans ces expériences, qui offrent généralement peu de précision (car ces lésions sont pratiquées la plupart du temps au travers des parois du crâne sur les animaux vivants), bien plutôt d'effets résultant de la section des fibres nerveuses et par conséquent de la rupture des communications nerveuses, que d'effets d'excitation. Ces deux sortes d'effets peuvent d'ailleurs se combiner, aussi les résultats sont loin d'être toujours identiques. Voici cependant ce qu'on observe le plus souvent.

Quand la section porte sur le pédoncule cérébelleux *moyen*. L'animal éprouve un mouvement de *roulement* ou de rotation sur son axe longitudinal du côté de la lésion, c'est-à-dire (l'observateur étant placé comme nous venons de le dire) vers la gauche si la lésion est à gauche, vers la droite si la lésion est à droite.

Le mouvement est d'autant plus prononcé que la lésion est plus éloignée de la ligne moyenne du pont de Varole, c'est-à-dire qu'elle est plus rapprochée du cervelet. Le mouvement de rotation peut être d'une telle rapidité que l'animal exécute parfois plus de soixante tours à la minute. D'après M. Magendie, si l'on coupe l'autre pédoncule moyen, l'animal se remet sur ses pieds et marche droit, mais sa progression est chancelante.

Lorsque la lésion porte plus près du centre, on a observé le même mouvement gyratoire; mais il se ferait parfois, dans le sens opposé à la lésion. Il n'est pas démontré toutefois que dans ces dernières expériences la lésion n'ait pas dépassé les fibres commissurales transverses du pont de Varole.

Quand la lésion porte sur le pédoncule cérébelleux *inférieur* (corps restiforme), l'animal se courbe en une sorte d'arc dont la concavité est tournée du côté de la blessure; il ne se produit d'ailleurs, ainsi que l'a fait observer M. Brown-Sequard, aucun trouble du côté de la sensibilité.

La section d'un pédoncule cérébelleux *supérieur* entraîne également l'incurvation de l'animal du côté de la lésion : tel est tout au moins le résultat des nombreuses expériences de M. Lussana. La plupart des expérimentateurs avaient noté après la lésion de ces pédoncules un *mouvement de manège* dans lequel le côté lésé est tourné vers le milieu du cercle ; mais il semble démontré que le mouvement de manège ne se produit que quand la lésion atteint la portion sous-jacente du pédoncule cérébral.

Les lésions du pédoncule cérébelleux *moyen* sont généralement accompagnées d'un phénomène que nous retrouverons plus loin dans les lésions du cervelet; nous voulons parler du strabisme, en dehors et en bas, de l'œil correspondant au côté lésé, tandis que le globe oculaire du côté opposé éprouve des mouvements gyratoires convulsifs (*Nystagmus*).

Pédoncules cérébraux. — Les pédoncules cérébraux, qui prolongent en avant la protubérance, représentent cette portion des faisceaux de la moelle qui, après avoir traversé le bulbe et la protubérance, vont plonger en avant, à travers la couche optique et le corps strié, et s'irradier dans les hémisphères.

Au point de vue physiologique, on peut distinguer dans les pédoncules cérébraux deux étages de fibres, un étage supérieur noyé en quelque sorte dans la masse encéphalique, et un étage inférieur, plus détaché, visible à la face inférieure de l'encéphale; ces deux étages sont séparés par une couche grise (le locus niger). Dans l'étage *inférieur* il y a des fibres *centrifuges* qui viennent des hémisphères, dont les unes vont jusqu'à la moelle, et dont les autres semblent s'arrêter dans les divers renflements encéphaliques du mésocéphale. Dans ce même étage, et tout à fait à la partie externe, il y a des fibres ascendantes ou *centripètes* qui se rendent aux hémisphères. Dans l'étage *supérieur* il y a des fibres *centripètes* qui paraissent se terminer dans les tubercules quadrijumeaux, les couches optiques, et les corps striés, et des fibres *centrifuges* qui composent en grande partie le pédoncule cérébelleux supérieur et qui se rendent des hémisphères cérébraux au cervelet.

La physiologie des pédoncules cérébraux est encore assez obscure. Il est hors de doute qu'ils conduisent vers l'encéphale les impressions de la sensibilité, et de l'encéphale à la périphérie les incitations du mouvement volontaire. Ils établissent, d'ailleurs, une large voie de communication entre les divers centres gris encéphaliques et le centre gris médullaire, à la fois pour la sensibilité, le mouvement volontaire et les actes réflexes.

Sur les pédoncules cérébraux, il est relativement plus facile de distinguer les effets de *section* des effets de *lésions* partielles, parce que ces parties sont plus détachées que les pédoncules cérébelleux. Lorsqu'on pratique la section complète d'un pédoncule cérébral il se produit une paralysie du mouvement volontaire dans le côté opposé du corps; il ne paraît y avoir, de ce côté, qu'une diminution de la sensibilité [1].

[1] M. Wundt serait arrivé à une localisation plus précise. D'après lui, la section de l'étage *inférieur* des pédoncules cérébraux abolirait les *mouvements volontaires;* les mouvements réflexes d'ordre encéphalique pourraient encore se produire sous l'influence d'excitations périphériques. La section (qui paraît difficile à exécuter) de l'étage *supérieur* des pédoncules entraînerait la perte des *mouvements réflexes* cérébraux et laisserait subsister les mouvements volontaires.

Lorsqu'on pratique une simple lésion sur un des pédoncules cérébraux, il se produit le *mouvement de manège* dont nous avons parlé ; ce mouvement est d'un rayon plus ou moins grand et il est plus ou moins décrit. Ajoutons que ce mouvement de manège se produit de la même manière et dans le même sens, dans les lésions des corps striés et des couches optiques.

A quoi est dû le mouvement de manège? Probablement à ce que l'animal cherche à se soustraire à la lésion, c'est-à-dire qu'il cherche à fuir. Sa volonté ne gouvernant plus les deux côtés du corps au même degré ; il y a un défaut d'équilibre dans lequel le côté du corps qui obéit le mieux, décrit le grand cercle, et celui qui obéit le moins décrit le petit. Il y a, en d'autres termes, une tendance à la courbure en arc de l'un des côtés du corps, et c'est autour de ce côté, qui regarde le centre du cercle, que se produit le mouvement de manège.

Quand le mouvement en rayon de roue se produit, c'est que la lésion a déterminé une paralysie plus ou moins complète du train postérieur.

On a quelquefois attribué les mouvements gyratoires de l'animal à la déviation dissociée des yeux qui accompagne souvent les lésions dont nous parlons, mais cette déviation ne se produit pas nécessairement et les mouvements de manège se produisent encore quand on a pratiqué l'ablation des yeux (M. Vulpian).

En ce qui touche aux mouvements de rotation sur l'axe, il est assez difficile de les expliquer. Toutefois les expériences de M. Hitzig tendent a démontrer qu'ils tiennent à un trouble unilatéral de l'innervation cérébelleuse, c'est-à-dire à un défaut de relation entre les impressions sensitives et les centres moteurs correspondants. M. Hitzig a pu produire le mouvement de rotation sur l'axe par l'électrisation à l'aide d'un courant d'induction dirigée de la partie postérieure à la partie latérale de la tête.

Les animaux auxquels on a pratiqué une lésion qui entraîne le mouvement de manège, apprennent d'ailleurs à éviter ce mouvement, en appliquant leur corps contre un plan vertical résistant, contre lequel ils se glissent.

Ajoutons enfin que ces divers mouvements de manège ne s'observent pas chez l'homme (atteint de lésion du pédoncule cérébral, ou de la couche optique, ou des pédoncules cérébelleux); son mode de progression, à l'aide de ses membres inférieurs seuls, l'y soustrait nécessairement.

§ 369.

Tubercules quadrijumeaux. — Les tubercules quadrijumeaux de l'homme et des mammifères correspondent aux lobes optiques des autres vertébrés [1]; chez ces derniers on en voit se détacher les nerfs optiques d'une manière évidente. Chez l'homme, les nerfs optiques ne vont d'une manière apparente que jusqu'aux corps genouillés externes ; mais ceux-ci sont reliés aux tubercules quadrijumeaux par des prolongements nerveux, qui font saillie sur les couches optiques.

Si on pénètre plus profondément dans l'épaisseur des parties, on peut constater que les tubercules quadrijumeaux sont en relation: 1° avec les hémi-

[1] Chez les mammifères, il y a quatre tubercules *quadrijumeaux;* chez les oiseaux, les reptiles et les poissons il y a seulement deux tubercules *bijumeaux*, qu'on désigne sous le nom de lobes optiques.

sphères cérébraux par des fibres qui font partie de la couronne rayonnante de Reil; 2° avec les pédoncules cérébraux; 3° avec la bandelette optique [1].

Il résulte de nombreux faits pathologiques qu'une portion des fibres du nerf optique non entre-croisées au niveau du chiasma, chez l'homme, s'entre-croisent au niveau des tubercules quadrijumeaux antérieurs (M. Charcot).

Les tubercules quadrijumeaux sont insensibles aux excitations mécaniques et chimiques, à la condition toutefois que ces excitations ne pénètrent pas dans la profondeur des parties. L'excitation électrique superficielle peut provoquer de l'excitation et des mouvements du côté des yeux, mais ce mode d'excitation, nous l'avons dit déjà (nous y reviendrons plus loin), quand il a une certaine tension, dépasse les points excités. Il est vrai que l'excitation mécanique, *par piqûre*, peut déterminer des mouvements des yeux, mais elle n'agit ainsi qu'à la condition d'être profonde et de pénétrer jusqu'aux filets radiculaires d'origine des nerfs moteurs de l'œil [2].

Les lésions des tubercules quadrijumeaux peuvent entraîner des mouvements gyratoires, mais quand elles sont profondes et quand la lésion a atteint les pédoncules cérébelleux ou les pédoncules cérébraux.

Les tubercules quadrijumeaux sont en rapport avec l'exercice de la vision. Lorsqu'on enlève sur un animal les tubercules quadrijumeaux, l'animal perd la vue; l'iris reste immobile et dilaté. Mais, comme l'animal perd également la vue lorsqu'on opère la section du nerf optique sur un point quelconque de son trajet, on peut se demander si les tubercules quadrijumeaux ne sont pas seulement des renflements situés sur le *trajet* des impressions. On a voulu, il est vrai, les considérer comme l'aboutissant de la sensation visuelle, comme des centres de perception. Mais on ne peut pas dire qu'un animal privé de ses lobes cérébraux *voit* la lumière. Il n'est guère possible de le prouver, et d'ailleurs il se comporte alors comme s'il était aveugle: il se heurte à tous les obstacles.

Notons cependant ce point essentiel: lorsqu'on a enlevé les lobes cérébraux, et respecté les tubercules quadrijumeaux, la contractilité de l'iris persiste. L'animal *suit encore des yeux* la lumière qui se meut [3]. Les tubercules quadrijumeaux peuvent donc être considérés, d'une part, comme un centre de réflexion entre les impressions de la lumière et les contractions de l'iris, c'est-à-dire comme le centre réflexe qui détermine les mouvements de l'iris; et aussi, comme le centre coordinateur des mouvements des globes oculaires.

C'est ici le lieu de rappeler que lorsqu'on applique aux tubercules quadrijumeaux une excitation électrique énergique (par exemple un courant d'induction), on observe certains mouvements de l'iris et du globe de l'œil. On voit survenir généralement une dilatation de la pupille, ou plutôt des pupilles; c'est-à-dire que l'excitation électrique des tubercules quadrijumeaux d'un seul

[1] Il résulte des recherches de M. Gudden sur les suites de l'extirpation du globe de l'œil, que l'atrophie nerveuse qui en est la conséquence atteint les corps genouillés externes de la couche optique et les tubercules quadrijumeaux antérieurs (les corps genouillés internes et les tubercules quadrijumeaux postérieurs restent inaltérés).

[2] Les tubercules quadrijumeaux sont en relations de voisinage avec les origines des nerfs moteurs du globe oculaire.

[3] Cette observation a été faite souvent sur les oiseaux. D'abord, par M. Flourens, plus tard par M. Longet, et nous l'avons vérifié nous-même plus d'une fois; elle a été faite plus récemment sur le singe par M. Ferrier.

côté entraîne un mouvement d'abord dans la pupille opposée et bientôt dans la pupille du même côté ; phénomène confirmatif du rôle attribué à la rétine et qui tend à démontrer que *chaque* rétine transmet ses impressions, par les *deux* nerfs optiques, en arrière du chiasma (Voy. §§ 292 et 393). L'excitation électrique peut encore produire des mouvements d'élévation et d'abaissement des globes oculaires, des mouvements à droite quand on excite les tubercules gauches, des mouvements à gauche quand on excite les tubercules droits; des mouvements de convergence des deux globes oculaires quand on les excite tous ensemble (MM. Ferrier, Adamük, Beaunis, etc.).

Il faut dire, toutefois, que l'excitation électrique de la substance cérébrale sur des points voisins des tubercules quadrijumeaux, soit en avant du côté de la couche optique, soit en arrière du côté de l'aqueduc de Sylvius, produit identiquement les mêmes effets. Il n'est donc pas possible de savoir si les mouvements observés dépendent des tubercules quadrijumeaux eux-mêmes, ou s'ils ne tiendraient pas à des courants dérivés. Cette observation s'applique également aux mouvements des sourcils, des paupières, et même de la tête qui, dans ces expériences, accompagnent souvent les mouvements des yeux.

Disons enfin que les tubercules quadrijumeaux existent chez des animaux qui voient peu ou point (taupes, cécilies, myxines). Il est donc permis de penser que la physiologie de ces petits centres n'est pas encore complètement connue.

§ 370.

Couches optiques. — Corps striés, etc. — A mesure qu'on s'élève vers les étages supérieurs du système nerveux central, le nombre des notions positives que nous possédons diminue. Cette remarque s'applique tout particulièrement aux deux gros renflements que l'on désigne sous le nom de couche optique et de corps strié.

Rappelons d'abord que la substance propre des couches optiques, c'est-à-dire leur substance grise, se trouve reliée par en haut avec les hémisphères du cerveau, par les épanouissements pédonculaires ; et par en bas, également par l'intermédiaire des pédoncules avec les divers centres gris de la moelle allongée et de la moelle.

La plus grande obscurité règne encore sur la fonction propre des couches optiques. Lorsqu'on les touche, lorsqu'on les pique ou lorsqu'on les pince, c'est-à-dire lorsqu'on les sollicite à l'aide d'excitants mécaniques, l'animal ne paraît éprouver aucune douleur et on ne détermine aucun mouvement. Lorsqu'on pratique vers leur partie moyenne une incision qui les divise transversalement dans toute leur épaisseur, on détermine sur l'animal un mouvement de manège ; mais il est plus que probable que cet effet est déterminé par la section des fibres des pédoncules qui les traversent d'outre en outre.

Après l'ablation des lobes cérébraux, et la conservation des corps striés et des couches optiques les animaux se tiennent encore sur leurs pieds et peuvent se mouvoir. Quand on enlève à un chien à la fois les lobes cérébraux et les corps striés, il peut encore se tenir debout, et de plus, il peut encore courir en se servant de ses quatre membres quand on l'excite. Quand on enlève à un chien à la fois les lobes cérébraux, les corps striés et les couches optiques, il n'est pas complètement paralysé du mouvement, mais il est très affaibli ; il se tient difficilement sur ses jambes et reste volontiers couché sur le côté où on le place.

L'hypothèse ancienne de MM. Serres et Foville qui plaçaient dans la couche optique le siège des incitations du mouvement volontaire pour le membre thoracique, et dans le corps strié le siège des incitations motrices pour le membre abdominal, n'a été confirmée ni par la clinique ni par l'expérimentation. Mais il n'en est pas moins extrêmement probable que les couches optiques, sans qu'on puisse dire exactement dans quelle mesure, sont des *centres moteurs*.

M. Meynert et M. Wundt, dont l'opinion à cet égard est généralement acceptée en Allemagne, regardent la couche optique comme le centre réflexe supérieur des impressions tactiles et des mouvements de la locomotion. Les couches optiques seraient par rapport aux surfaces tégumentaires sensibles ce que sont les tubercules quadrijumeaux par rapport à la sensibilité du nerf optique, c'est-à-dire un lieu de réflexion pour les actes du mouvement.

En se basant plus particulièrement sur ses recherches anatomiques, M. Luys a émis une doctrine tout à fait opposée à la précédente, car il considère la couche optique comme un *centre de sensibilité*. M. Luys distingue d'abord dans la couche optique quatre noyaux gris distincts : un antérieur très petit, deux moyens beaucoup plus volumineux (un superficiel et un profond) et un postérieur. Il regarde le premier comme un centre sensitif pour les impressions olfactives ; celui des deux noyaux moyens qui est en connexion avec les corps genouillés comme un centre sensitif pour les impressions visuelles ; l'autre noyau moyen, le plus volumineux, comme un centre sensitif pour les impressions de la sensibilité générale ; enfin le noyau postérieur serait un centre sensitif pour les impressions acoustiques [1].

A l'aide d'une méthode qu'avait déjà employée M. Beaunis, M. G. Tournié a cherché par la voie expérimentale à éclairer les fonctions de la couche optique [2] : Il conclut également de ses recherches que les couches optiques sont des centres de perception ; que la destruction totale de ces couches entraîne une insensibilité complète ; que la destruction des parties antérieures est suivie de la perte de l'odorat, et la destruction des parties postérieures de la perte de l'ouïe. Mais il fait remarquer, d'une part, que les résultats de ces expériences n'ont pas été identiques dans tous les cas, et d'autre part, que les lésions, *dites localisées*, obtenues par la méthode expérimentale dont il est question, sont très diffuses ainsi que le reconnaît l'expérimentateur lui-même, si bien que les lésions de la sensibilité générale ou spéciale, ainsi que celles du mouvement, qu'on obtient par ce procédé, ne permettent guère d'arriver à des localisations précises.

[1] Dans la pensée de M. Luys, ces centres sensoriels seraient d'ailleurs d'une nature toute spéciale : ce seraient des centres sensitifs *qui ne sentiraient pas*, c'est-à-dire qu'ils seraient *inconscients ;* c'est tout au moins la seule conclusion qu'on puisse tirer du passage suivant, d'ailleurs passablement obscur : « Ces noyaux, dit-il, absorbent les impressions (olfactives, visuelles, sensitives, acoustiques), les travaillent en quelque sorte, en leur faisant subir une action métabolique, qui, en leur donnant une forme nouvelle, les rend plus perfectionnées et plus assimilables pour les éléments de la substance corticale où elles vont se répartir. »

[2] Le procédé expérimental dont il est question consiste à déterminer des altérations ou plutôt des destructions locales profondes et limitées à l'aide de liquides caustiques portés au moyen d'une seringue dans la profondeur du système nerveux central, après avoir enlevé une rondelle sur le crâne de l'animal à l'aide d'une couronne de trépan. L'injection se fait à l'aide de quelques gouttes d'une solution caustique de chlorure de zinc coloré au bleu d'aniline ou à l'aide d'une solution caustique de soude colorée au carmin.

— Les *corps striés*, placés en avant des couches optiques, sont composés de deux noyaux gris séparés l'un de l'autre par un large faisceau de fibres blanches, qui n'est que la continuation de l'étage inférieur des pédoncules cérébraux, et qui porte en ce point le nom de *capsule interne*.

Le noyau gris, placé en avant et en dedans de la capsule interne, porte le nom de noyau *antéro-interne* ou *intra-ventriculaire*, ou encore, à cause de sa forme, de *noyau caudé*.

Le noyau gris placé en dehors et en arrière de la capsule interne porte le nom de noyau *postéro-externe* ou *extra-ventriculaire*, ou encore, à cause de sa forme, de *noyau lenticulaire*. Ce dernier noyau est lui-même formé de trois segments diversement colorés, et limité en dehors et en arrière par ce qu'on appelle la *capsule externe*.

Le noyau caudé et le noyau lenticulaire sont en relation, d'une part avec les hémisphères cérébraux par l'intermédiaire de la couronne rayonnante de Reil, et d'autre part, par l'intermédiaire du pédoncule cérébral qui les traverse, avec la moelle allongée et la moelle.

L'excitation mécanique des corps striés ne paraît pas ressentie par les animaux ; elle ne donne naissance à aucun phénomène de mouvement. Quant à l'excitation électrique, elle produit du mouvement dans le côté opposé du corps. Comme l'excitant électrique appliqué aux éléments nerveux diffuse dans une étendue qu'il n'est guère possible aujourd'hui de déterminer, il n'est pas possible d'affirmer que cette excitati on est restée limitée sur les points des noyaux gris où on l'applique et qu'elle n'a pas porté son action sur les fibres de la capsule interne, par exemple, qui n'est que le prolongement du pédoncule cérébral.

L'extirpation des hémisphères et des corps striés sur un mammifère (un chien par exemple), nous l'avons vu, n'est pas suivie de la paralysie complète du mouvement. L'animal se tient sur ses pieds, et si on l'excite il peut encore se mouvoir, et c'est principalement pour cette raison qu'on a considéré les couches optiques comme un centre moteur réflexe. Quel est donc le rôle spécial des corps striés ? Peut-on les considérer comme le centre des mouvements volontaires ? Mais tout concourt à prouver qu'un animal privé des lobes cérébraux a perdu toute détermination volontaire. Il est donc vraisemblable que les corps striés sont non pas au point de départ, mais qu'ils se trouvent sur le trajet des fibres conductrices des mouvements volontaires, et que leur extirpation entraîne simplement la rupture des communications entre le centre des volitions et les organes contractiles. Nous ignorons donc absolument quel rôle spécial ils peuvent jouer dans les phénomènes du mouvement.

Les expériences de MM. Carville et Duret qui ont vu des chiens auxquels on avait enlevé le noyau caudé de l'un des corps striés pivoter sur eux-mêmes autour des pattes du côté opposé à la lésion ; celles de MM. Nothnagel et Beaunis qui ont remarqué que l'excitation électrique de certains points indéterminés des corps striés entraîne parfois un mouvement irrésistible en avant, ne sont pas de nature à résoudre le problème. Tout ce qu'on sait de positif en ce qui concerne les corps striés, c'est que leurs lésions chez l'homme (et ces lésions sont fréquentes dans les hémorrhagies cérébrales) entraînent la paralysie du mouvement volontaire dans le côté opposé du corps. La plupart du temps, et cela dépend de l'étendue et du siège de la lésion, il y a conservation de la sensibilité.

Il peut y avoir d'ailleurs des épanchements localisés et de peu d'étendue qui déterminent la paralysie d'un seul membre, la paralysie isolée des muscles de la face, etc.

Les fonctions du *corps calleux*, de la *voûte à trois piliers*, de la *glande pituitaire*, sont tout à fait inconnues.

§ 371.

Cervelet. — Le cervelet, placé à la partie postérieure et inférieure du cerveau, et en communication avec la moelle et avec le cerveau, par l'intermédiaire de la moelle allongée, constitue certainement une des parties les plus importantes de l'encéphale. Beaucoup de tentatives ont été faites pour déterminer sa part d'action dans les fonctions nerveuses; mais, malgré un grand nombre d'expériences et de déductions empruntées à la pathologie, le rôle spécial de cet organe est encore aujourd'hui fort obscur.

La substance superficielle du cervelet, c'est-à-dire la substance grise, est insensible à l'excitation; en cela, elle ne diffère pas de la substance grise des autres parties du système nerveux. Quant à l'intérieur du cervelet lui-même, il est également insensible aux excitations. Tout au plus obtient-on quelquefois des phénomènes de mouvement, quand on met en usage l'excitant électrique; à la condition, d'ailleurs, qu'il soit suffisamment énergique. Le cervelet est en rapport avec les hémisphères cérébraux par l'intermédiaire des pédoncules cérébelleux supérieurs et avec la moelle par l'intermédiaire des pédoncules cérébelleux inférieurs : quant aux pédoncules cérébelleux moyens ils représentent principalement une grosse commissure entre les deux lobes latéraux du cervelet, lobes latéraux plus développés chez les mammifères que chez les oiseaux où ils sont rudimentaires (le lobe moyen compose, à lui seul, la masse principale de leur cervelet), et plus développés encore chez l'homme que chez les mammifères.

La substance grise du cervelet peut être divisée histologiquement en trois couches : une *superficielle* qui renferme des cellules de petit volume pourvues de prolongements multiples; une couche *moyenne* qui renferme des cellules géantes allongées (cellules de Purkinje) et à prolongements multiples; une couche *profonde* de couleur *rouillée*, qui renferme de petites cellules qu'on croit être sans prolongements.

En outre de l'écorce grise, il y a encore dans le cervelet deux masses grises intérieures, de chaque côté, et près de la ligne moyenne : 1° le noyau dentelé, ou corps rhomboïdal, de couleur grise à bords plissés à la manière des olives du bulbe; 2° les noyaux de Stilling, de la grosseur d'un pois allongé, presque adossés sur la ligne moyenne. (M. Stilling les désigne, pour cette raison, sous le nom de *Dachkerne*, noyaux formant toit.)

Enfin, dans le cervelet, pénètrent des parties du nerf trijumeau et du nerf acoustique. Les fibres du nerf trijumeau se rendent au cervelet par le pédoncule cérébelleux supérieur; les fibres du nerf acoustique y pénètrent avec le pédoncule cérébelleux inférieur et entrent en rapport avec le noyau gris de Stilling.

Les mutilations ou l'excision du cervelet sur les animaux vivants donnent lieu à des phénomènes curieux, bien décrit par M. Flourens, et souvent observés depuis. Lorsqu'on enlève, à l'aide du scalpel, quelques tranches du cervelet d'un oiseau, il se manifeste immédiatement un manque d'harmonie dans les mouvements. Quand le cervelet a disparu complètement, l'animal se comporte, relativement aux mouvements, comme s'il était ivre. Lorsqu'on répète les expériences de M. Flourens sur les mammifères, les mêmes phénomènes se reproduisent. Le défaut d'équilibration, il est vrai, n'est pas aussi grand, mais les animaux ne perdent pas moins toute leur agilité; ils marchent en chancelant, reculent quand ils veulent avancer, et tombent aussitôt qu'ils cherchent à se déplacer avec trop de précipitation. Ce n'est pas à la gravité de la lésion encéphalique qu'on peut attribuer le désordre des mouvements, car, si l'on enlève à un lapin les deux hémisphères cérébraux, en respectant le cervelet, et si on enlève seulement une portion même assez restreinte du cervelet d'un autre lapin, le premier animal, d'abord étourdi par la blessure, ne tardera pas à se replacer sur ses pieds et s'avancera *régulièrement* (si on le pousse, pour remplacer les déterminations volontaires qui lui manquent); tandis que le second aura la démarche chancelante de l'ivresse. C'est pour cette raison que M. Flourens considère le cervelet comme l'organe *coordinateur des mouvements*.

Cette dénomination, il faut bien le dire, est loin de nous donner la clef de l'influence mystérieuse du cervelet; car, nous l'avons vu déjà, la protubérance, le bulbe, la moelle elle-même, dans une certaine mesure, paraissent concourir, dans l'ordre des mouvements, et en l'absence du cervelet, à des coordinations partielles et même à des coordinations qui ont manifestement un caractère d'ensemble.

Les lésions pathologiques du cervelet chez l'homme n'ont pas toujours donné lieu à des phénomènes identiques à ceux que cause la blessure de cet organe sur les mammifères. En général même, on peut dire que ce qu'il y a de plus frappant alors, c'est la perte du mouvement, absolument comme dans les lésions de l'encéphale lui-même.

Quelques auteurs sont tentés de considérer le cervelet comme un foyer de sensibilité. Dans un certain nombre de maladies du cervelet on a remarqué une agitation extraordinaire, qu'on pouvait rattacher à une exagération de la sensibilité. Quelques-uns ont pensé [1] que les phénomènes assez bizarres que présentent les animaux, après l'ablation du cervelet, tenait à la perte de la sensibilité musculaire. Les muscles, de même que la peau, sont doués de sensibilité (quoiqu'elle soit beaucoup plus obscure dans les muscles que dans la peau). Dans l'état normal, la sensibilité musculaire avertit l'animal de la résistance du sol : il *sent* le degré de contraction qu'il imprime aux muscles pour se maintenir dans l'équilibre de la station. Supposez qu'il ait perdu la conscience de l'état de contraction ou de relâchement de ses muscles, et tous les effets observés s'expliquent facilement. Mais il faut dire que cette hypothèse est condamnée par le fait que cette sensibilité d'ordre inconscient paraît répartie le long de l'axe gris de la moelle et de la moelle allongée. Quant à la sensibilité générale (sensibilité cutanée), il est certain qu'elle n'est pas abolie dans les lésions pathologiques du cervelet, lorsque la lésion ne dépasse pas cet organe.

Le cervelet peut être considéré non comme l'organe *coordinateur* des mouvements, mais comme l'organe de l'*équilibration*. Les mouvements, en effet, sont *coordonnés* en vertu de dispositions anatomiques sur lesquelles la volonté elle-même n'a pas de prise. La volonté, par exemple, est incapable de faire con-

[1] M. Lussana croit même l'avoir démontré par expérience.

tracter isolément *un* muscle fléchisseur ou *un* muscle extenseur. Quand elle commande, le groupe *associé* obéit tout entier. Cette association, cette coordination est en quelque sorte d'ordre anatomique et résulte très vraisemblablement du groupement particulier des cellules de la substance grise des divers départements du système nerveux central (couches optiques, corps striés, moelle allongée, moelle). Les mouvements *coordonnés* ne sont pas anéantis par les lésions, ni même par la soustraction du cervelet, ainsi qu'il est aisé de le voir sur les animaux. Ce qu'ils ont perdu, c'est la régularité du mouvement. Il semble y avoir une rupture d'équilibre entre les muscles fléchisseurs et les muscles extenseurs.

Chez l'homme on a vu aussi les lésions du cervelet, lorsqu'elles siégeaient dans l'un des hémisphères, déterminer des troubles de la station et de la marche, et on a pu comparer l'attitude des sujets atteints de ces lésions, à celle d'un homme en état d'ivresse.

La tendance au *recul*, signalée par beaucoup d'expérimentateurs, parmi les phénomènes qui succèdent aux lésions du cervelet, n'a rien de constant. D'autres animaux manifestent, au contraire, une tendance opposée. Les mouvements de rotation de l'animal sur l'*axe*, ou les mouvements de *manège*, notés par quelques expérimentateurs, parmi les phénomènes qui succèdent aux lésions profondes des hémisphères du cervelet, ne se montrent pas lorsque le lobe central du cervelet *seul* est lésé. Ces phénomènes paraissent ne se produire qu'autant que les fibres du pont de Varole (pédoncules cérébelleux moyens) le sont aussi.

Gall, ainsi que chacun le sait, localisait dans le cervelet l'instinct de reproduction. Il appuyait sa manière de voir sur ce que des lésions du cervelet (agissant comme excitants) avaient été accompagnées de priapisme ; sur ce que les compressions du cervelet, par hémorrhagies cérébelleuses ou par strangulation dans la suspension, amènent une érection accompagnée parfois d'éjaculation ; enfin sur ce fait, que le cervelet des animaux hongres ne suit pas le développement général de l'encéphale, et reste relativement plus petit que chez les animaux entiers, lorsque la castration a été opérée avant le développement complet de l'animal. Quelques faits signalés par M. Valentin, par M. Budge et par M. Lussana peuvent être aussi interprétés en ce sens. Mais l'absence congénitale du cervelet a été observée chez une jeune fille, qui n'en manifestait pas moins une tendance très prononcée à l'amour physique ; il paraît aussi, malgré l'assertion contraire de Gall, que les animaux châtrés ont le cervelet tout aussi développé que les étalons ; et, enfin, que la compression à la suite de la pendaison, ou à la suite des épanchements sanguins, agit tout aussi bien sur le bulbe et sur la moelle que sur le cervelet. M. Flourens parle d'un coq qui poursuivait encore sa femelle après l'ablation du cervelet ; M. Calmeil dit que l'instinct de l'accouplement survit chez les reptiles dans les mêmes circonstances, et beaucoup de physiologistes n'ont constaté rien de remarquable dans la sphère génitale chez un grand nombre de pigeons, conservés vivants pendant des mois, après l'enlèvement du cervelet.

Trois phénomènes ont été surtout notés par les expérimentateurs (MM. Wagner, Leven et Ollivier, Nothnagel, Ferrier) sur les animaux auxquels on enlève le cervelet : 1° une disposition marquée à l'extension dans les membres postérieurs, c'est-à-dire dans les pattes ; 2° une torsion particulière du cou et de la tête et par voie de conséquence des mouvements de déviation des globes oculaires[1]; 3° une sorte de tremblement spécial analogue à celui de la paralysie agitante, s'exagérant quand on touche l'animal. « En somme, dit M. Wagner, le cervelet ne paraît pas prendre part à la transmission des impressions sensitives venues des nerfs périphériques, ni à celle des mouvements moteurs volontaires ou réflexes; il n'est point l'appareil central de la sensibilité générale, et il ne prend point part à l'action des organes des sens ni à celle des fonctions cérébrales. La vie des hommes ou des animaux dont le cervelet est détruit ou enlevé peut se maintenir un temps indéterminé. Le cervelet régularise les mouvements de la locomotion, et peut-être ceux des muscles de la vie organique. » Les conclusions de M. Dalton sont analogues à celles de M. Wagner. Il a vu l'extirpation de grandes portions du cervelet être immédiatement suivie, chez les pigeons, d'incertitude dans la marche, dans la station, dans la position de la tête, dans les mouvements des ailes. Lorsque les animaux survivaient, tout cela disparaissait peu à peu (nous l'avons nous-même observé sur une poule conservée vivante pendant près d'une année, sans que pourtant la substance nerveuse se soit reconstituée. L'animal supplée sans doute par le sens de la vue et par le sens du toucher, à ce qui lui manque dans son système régulateur.

La conclusion la plus générale à tirer de tout ceci, c'est que les fonctions du cervelet sont en rapport avec les actes du mouvement. Mais il reste beaucoup à faire encore pour déterminer d'une manière tout à fait précise le rôle spécial qui lui appartient dans la motricité[2].

Quant à la relation qui peut exister entre les troubles du mouvement observés à la suite des lésions du cervelet, et les connexions du nerf acoustique avec cet organe, tout ce qu'on peut dire, c'est qu'une partie des effets observés rappelle ceux qu'on obtient par les lésions profondes des canaux semi-circulaires du labyrinthe auditif.

§ 372.

Hémisphères cérébraux ou lobes cérébraux ou cerveau proprement dit. — De l'action croisée dans le système nerveux. — Rappelons d'abord que les *hémisphères* ou *lobes cérébraux* représentent, chez l'homme, la masse la plus considérable de l'encéphale. Tandis que le poids moyen de l'encéphale de l'homme (l'homme de nos climats, l'homme *blanc*) est de 1300 grammes en moyenne[3], le poids du cerveau proprement dit, c'est-à-dire le poids des hémisphères (y compris les couches optiques et les corps striés, qui ne peuvent en être séparés) est d'environ 1200 grammes.

[1] M. Hitzig, dans des expériences tentées sur l'homme à l'aide de l'électricité appliquée à la région cérébelleuse, a observé des mouvements de la tête et des déviations des globes oculaires analogues à ceux qu'on observe sur les animaux. L'effet produit est le même que quand on électrise chez l'animal l'un des lobes cérébelleux. De plus l'individu qui peut exprimer ce qu'il éprouve, accuse une sensation de vertige : les objets extérieurs semblent tourner en sens opposé au mouvement de la tête et des yeux.

[2] Dire, avec M. Luys, que le cervelet est « l'*appareil dispensateur universel* de cette force nerveuse spéciale qui se dépense en quelque point que ce soit de l'économie, chaque fois qu'un effet volontaire se produit », ce serait supposer que la *dispensation* motrice disparaît avec le cervelet, or cela n'est pas tout à fait conforme à l'expérience.

[3] Le poids de l'encéphale du cheval est en moyenne de 650 grammes, celui du bœuf de 500 grammes. Il importe de remarquer que la masse du corps est chez eux huit ou dix fois plus forte que celle de l'homme.

Les hémisphères cérébraux sont composés d'une masse intérieure de substance blanche recouverte d'une couche ou écorce de substance grise. Ajoutons que les hémisphères sont sillonnés par des circonvolutions, qui augmentent beaucoup la surface réelle des hémisphères.

La substance blanche peut être considérée comme l'épanouissement des pédoncules cérébraux qui s'irradient en éventail de dedans en dehors et de bas en haut (couronne rayonnante de Reil), pour se terminer aux circonvolutions de la surface. Dans ce trajet, les fibres des pédoncules se trouvent en rapport avec les couches optiques et avec les corps striés et de telle sorte que la couche optique et le noyau coudé ou intra-ventriculaire du corps strié se trouvent d'un côté du plan rayonnant des fibres, tandis que le noyau lenticulaire ou extra-ventriculaire du corps strié se trouve de l'autre. On donne à l'épanouissement des fibres pédonculaires en ce point, le nom de *capsule interne*, et on décrit à la capsule interne deux parties : une partie *postérieure* et une partie *antérieure*. La partie postérieure est désignée aussi sous le nom de *lenticulo-optique*, la partie antérieure sous le nom de *lenticulo-striée*.

La substance grise ou l'écorce grise des circonvolutions a été divisée par les anatomistes en six couches qui sont de la surface à la profondeur : 1° couche hyaline composée de névroglie ; 2° couche de petites cellules pyramidales ; 3° couche de grandes cellules ou cellules géantes ; 4° couche granuleuse ; 5° et 6° couches de cellules volumineuses et fusiformes. Les cellules de ces diverses couches communiquent entre elles à l'aide de prolongements multiples et aussi avec les fibres nerveuses de la substance blanche sous-jacente par les cylindres-axes. On voit en effet dans les diverses couches de la substance grise des circonvolutions un réseau très riche de fibrilles.

Lorsqu'on met le cerveau à découvert sur un animal vivant, on peut piquer, inciser, dilacérer, brûler les hémisphères, soit à leur surface, soit dans leur épaisseur, sans faire naître sur l'animal aucun signe de douleur. On ne voit pareillement survenir alors aucun mouvement, ni dans les muscles de la vie animale ni dans les muscles de la vie organique. Les fonctions conductrices que nous avons reconnues dans les nerfs sont insaisissables à nos moyens *mécaniques et chimiques*[1] d'investigation dans les hémisphères cérébraux, de même que dans les autres parties du système nerveux central.

Les fonctions des hémisphères paraissent consister : 1° à recevoir les impressions : ils sont le centre ou l'aboutissant de la *sensibilité consciente* ; 2° à *inciter* les mouvements *volontaires*. Pour parler le langage de la psychologie, les lobes cérébraux peuvent être considérés comme le siège de la *perception* et de la *volonté*. Les divers ganglions encéphaliques (corps striés, couches optiques, protubérance, bulbe, et la moelle elle-même, peuvent, après l'ablation du cerveau, ainsi que nous l'avons vu, déterminer encore des mouvements involontaires ou *réflexes*, à la suite d'impressions diverses dont l'animal n'a pas conscience. On peut donc caractériser le rôle des lobes cérébraux en disant qu'ils sont le siège des impressions *perçues* et le point de départ des mouvements *volontaires*.

Lorsqu'on enlève les hémisphères cérébraux sur les animaux à sang froid, ces animaux, nous l'avons vu, conservent encore une certaine vivacité dans les

[1] Voyez le paragraphe suivant, où se trouve examinée la question relative à l'action de l'électricité sur les hémisphères, ainsi que les tentatives de localisations cérébrales.

mouvements. Si on les excite, ils se meuvent avec une régularité relative et ces mouvements provoqués et d'ordre réflexe peuvent durer pendant longtemps.

Parmi les animaux à sang chaud, les oiseaux, animaux dont le sang est très plastique, et auxquels on peut facilement enlever des portions plus ou moins étendues de l'encéphale sans produire d'hémorrhagies sérieuses, se prêtent tout particulièrement à ce genre d'expériences. C'est sur les poules et les pigeons que M. Flourens a entrepris autrefois ses expériences restées classiques. L'oiseau privé de ses lobes cérébraux se tient sur ses pattes, immobile et comme acroupi; il semble qu'on lui a enlevé la volonté. Tout mouvement volontaire a disparu ; il dort en quelque sorte éveillé. Si on le pique, si on le pousse, il se meut comme un animal qui s'éveille. Le mouvement est en quelque sorte en rapport avec le mode d'excitation ; il s'échappe sans but, et se heurte à tous les obstacles; si on le jette en l'air, il agite ses ailes, et ne se soutient un instant que pour retomber lourdement à terre, après quoi il rentre dans l'immobilité. Il semble que l'excitation produit une réaction qui, ne se combinant plus avec des perceptions antérieures dont la mémoire fait défaut, n'a plus le caractère raisonné. Un pigeon privé de ses lobes cérébraux meurt de faim devant un tas de graines (même quand on plonge son bec au milieu du tas) ; il n'a pas l'idée de les saisir [1]. Évidemment nous sommes en présence d'un ordre de mouvements déterminés par l'action réflexe des ganglions de la base du cerveau et de la moelle.

Les mammifères sont plus troublés par l'ablation des hémisphères ; ils n'ont généralement plus assez de force pour rester sur leurs pattes. Si on les place debout et qu'on les excite, ils font quelques pas et ils tombent bientôt. Au reste, jusqu'au moment de la mort, ils sont capables de mouvements, mais il faut solliciter ces mouvements par des excitants.

Les lésions les plus graves qu'on fait subir à leurs tissus paraissent à peine les affecter, et s'ils y répondent par des mouvements, il est impossible de dire qu'ils ont *ressenti* la douleur, l'action réflexe suffisant à les produire. Lorsqu'un bruit violent se passe dans le voisinage d'un chien auquel on a enlevé les hémisphères cérébraux, lorsqu'on décharge une arme à feu près de son oreille, on remarque quelquefois en lui une sorte d'agitation ou de frémissement; mais il n'est pas possible de dire que l'animal a entendu. Les vibrations de l'air peuvent agir sur l'enveloppe du corps ou sur les tissus, à la manière des excitants. La détonation du canon peut casser les vitres ; on conçoit que celle d'un pistolet puisse suffire à exciter une impression qui, conduite vers le centre par les nerfs périphériques, se *réfléchit* sans perception sur des nerfs de mouvement.

L'extirpation d'*un seul* lobe cérébral pratiquée sur les chiens, les chats, les lapins, les cochons d'Inde, ne détermine rien de remarquable. On n'observe chez ces animaux que ce qu'on remarque à la suite de toute plaie accompagnée d'une perte abondante de sang, c'est-à-dire un affaiblissement passager qui ne tarde pas à se dissiper. L'animal exécute tous les mouvements avec volonté et avec précision. Ces expériences rappellent certaines observations faites sur l'homme, et desquelles il résulte que la destruction *lente et progressive* d'un lobe

[1] Il suffit d'ailleurs de lui introduire ces grains au fond du bec, pour déterminer un mouvement involontaire de déglutition (c'est ainsi qu'on peut conserver les animaux vivants pendant des semaines, des mois et même des années).

cérébral peut passer inaperçue pendant la vie, et se révéler seulement après la mort [1].

— L'action exercée sur les mouvements volontaires par les hémisphères est gégéralement *croisée*, c'est-à-dire, en d'autres termes, que l'incitation qui descend de l'hémisphère droit, le long de la moelle allongée et de la moelle, pour se rendre aux nerfs, excite le mouvement dans les muscles de la partie gauche du corps ; et réciproquement, l'hémisphère gauche éveille la contraction des muscles placés à droite du plan médian du corps. Les lésions pathologiques (entre autres les épanchements cérébraux) prouvent aussi les effets croisés du mouvement de la manière la moins équivoque. Cet effet croisé dépend de l'entre-croisement des fibres nerveuses du mouvement dans la moelle cervicale, dans le bulbe rachidien et dans la protubérance annulaire.

L'excitation mécanique ou chimique des hémisphères ne déterminant point de contractions dans les parties musculaires, les effets croisés ne peuvent être directement démontrés à l'aide de ces excitants ; mais, d'une part, on peut le démontrer à l'aide de l'excitation électrique (voy. § 372 *bis*) , et d'autre part, lorsqu'on détruit un seul hémisphère cérébral sur un chien ou sur un lapin, on peut constater que les mouvements volontaires sont abolis dans les membres opposés à l'hémisphère enlevé. Il est vrai de dire que cette hémiplégie *n'est jamais durable*, et que les mouvements volontaires reparaissent d'abord dans le membre antérieur, puis dans le membre postérieur. D'où il résulte manifestement que l'action croisée des hémisphères dans le mouvement est loin d'être complète. On a d'ailleurs rapporté plus d'une observation dans laquelle la lésion cérébrale siégeait du même côté que la paralysie du mouvement. L'anatomie, la pathologie et l'expérimentation s'accordent donc pour démontrer que l'entre-croisement n'est que partiel. Les phénomènes observés, dans l'état pathologique, dépendent très certainement des *points lésés*, ceux-ci correspondant tantôt et le plus souvent à des éléments entre-croisés (les effets croisés étant de beaucoup les plus communs, il est présumable que la très grande majorité des conducteurs du mouvement subissent l'entre-croisement), tantôt, et par exception, à des éléments directs. Ajoutons que l'entre-croisement des fibres conductrices des incitations motrices, ayant lieu dans une assez longue étendue (les pyramides, le bulbe, la protubérance), il peut y avoir des parties dont les nerfs moteurs correspondent au-dessus ou au-dessous de la lésion ; c'est ainsi que s'expliquent ces paralysies alternes qui sont loin d'être rares et dans lesquelles la face est paralysée du mouvement d'un côté et les muscles des membres de l'autre [2].

[1] La destruction d'un lobe cérébral n'étant point nécessairement accompagnée de troubles dans la locomotion et la sensibilité, il s'ensuit qu'un seul lobe peut suffire, à la rigueur, aux deux côtés du corps.

M. Huppert admet, chez l'homme, la possibilité exceptionnelle et *anormale* d'un fonctionnement indépendant dans chacun des lobes cérébraux : de là l'intéressant phénomène du dédoublement de la personne chez les aliénés.

[2] L'anatomie du système nerveux est une étude hérissée de difficultés. Pour suivre les filets nerveux de la moelle d'un côté à l'autre (dans les commissures de la moelle, dans le bulbe et dans la protubérance), il faudrait les connaître *de visu* dans une longue étendue, ce qui n'est pas possible, au moins dans l'état actuel de la science. En second lieu, il faudrait savoir si l'entre-croisement ne se produit pas plusieurs fois, si un certain nombre de fibres ne s'entre-croisent pas dans la commissure blanche de la moelle d'abord, par exemple, et plus loin dans les pyramides au-dessous du bulbe, ce qui donnerait, en définitive, à ces fibres une *action directe*. Les faits pathologiques sont aujourd'hui le seul moyen d'élucider la question.

Les effets croisés de la *sensibilité* ont été observés par quelques expérimentateurs, mais ils ne sont ni constants ni complets, ce qui tend à prouver que l'entre-croisement des fibres sensitives est incomplet aussi. Lorsqu'on enlève un seul hémisphère à un animal, il conserve sa sensibilité, et on ne remarque pas de différence bien tranchée, sous ce rapport, entre les deux côtés du corps. Il faut dire que les degrés de la sensibilité sont moins faciles à apprécier chez les animaux que les phénomènes du mouvement. On peut dire qu'en général les altérations d'un seul hémisphère, chez l'homme, altèrent à des degrés divers le mouvement dans les parties opposées à l'altération, tandis que la sensibilité est conservée des deux côtés, mais non, sans doute, suivant la même mesure.

En résumé, les hémisphères cérébraux sont le siège organique des facultés intellectuelles et des déterminations volontaires. Chacun sait que les commotions cérébrales et les blessures graves du cerveau affaiblissent ou anéantissent, plus ou moins complètement, les manifestations de l'intelligence. Lorsque les lobes cérébraux sont enlevés sur les animaux, ils conservent les fonctions de la vie organique et aussi la faculté de se mouvoir ; mais, comme ils ont perdu toute conception, ils ne cherchent plus ni à fuir, ni à se défendre, ni à manger, et ils se laissent mourir sur les aliments qu'on leur donne[1].

On peut dire, d'une manière générale, que l'intelligence est d'autant plus développée que les hémisphères sont plus volumineux. Ainsi, à mesure qu'on descend dans l'échelle animale, on voit l'intelligence décroître comme la masse nerveuse encéphalique. Il ne faudrait cependant pas juger d'une manière trop rigoureuse du degré d'intelligence d'un animal d'après le volume de son cerveau. Il est vrai que l'encéphale s'accroît avec le corps, à mesure que l'intelligence se développe, et que le cerveau de l'adulte est plus volumineux, d'une manière absolue, que celui de l'enfant ; mais, tandis que sur l'homme adulte le cerveau est seulement la trentième ou la trente-cinquième partie du poids du corps, chez l'enfant il est *relativement* beaucoup plus grand, car il est la huitième ou la dixième partie du poids du corps.

Chez les animaux, le volume relatif du cerveau, quand on le compare au poids du corps, n'est pas toujours non plus l'indice du degré d'intelligence de l'animal. Beaucoup de petits animaux et d'oiseaux de petite taille sont très bien doués sous ce rapport, et cependant la plupart d'entre eux le cèdent aux mammifères pour le développement intellectuel[2]. Parmi les mammifères eux-mêmes, M. Colin a récemment publié un tableau d'où il résulte que le chat serait placé en première ligne, que le chien viendrait ensuite, puis le lapin, la chèvre, le bélier, l'âne ; le cheval ne viendrait qu'à la suite.

Ici, toutefois, intervient une considération qu'il ne faut pas perdre de vue. Lorsqu'on se propose de comparer entre eux les animaux, sous le rapport de la masse encéphalique, on pèse cette masse, c'est-à-dire qu'avec les *hémisphères cérébraux* proprement dits, on pèse d'autres organes dissemblables quant aux fonctions (cervelet, couches optiques, corps striés, moelle allongée, bulbe rachidien) ; il en résulte que ces pesées en masse ne sont ni rigoureuses ni

[1] M. Gratiolet a fait cette remarque que, dans les conditions les plus ordinaires, l'hémisphère gauche du cerveau est en avance sur le droit, dans la période du développement ; ce qui expliquerait, jusqu'à un certain point, la prédominance fonctionnelle des membres du côté droit.

[2] Chez les petits oiseaux, le cerveau est à peu près dans le même rapport avec le poids du corps que chez l'homme. Chez quelques oiseaux, le rapport est en leur faveur, chez le serin en particulier.

comparables, d'autant mieux que le rapport des *hémisphères cérébraux* avec le reste de l'encéphale est très différent chez les animaux et chez l'homme, et que ce qui distingue l'homme, c'est la masse *relativement considérable* des hémisphères eu égard aux autres renflements encéphaliques. En outre, il y a dans les hémisphères eux-mêmes deux substances : la substance blanche et la substance grise, et tout concourt à prouver que c'est cette dernière qui doit être envisagée comme le siège réel de l'intelligence ; il faudrait donc pouvoir peser isolément la couche corticale des hémisphères, chose à peu près impossible. Ajoutons encore que la couche corticale qui entoure les circonvolutions du cerveau peut avoir plus ou moins d'épaisseur, plus ou moins de surface ; par conséquent le même poids de matière pourrait être fourni par des circonvolutions nombreuses et minces, ou par des circonvolutions moins nombreuses et épaisses. Disons enfin (et c'est peut-être la cause qui s'opposera le plus longtemps à ce que la science puisse faire en ce genre des observations tout à fait fructueuses), disons que pour l'organe de la pensée, de même que pour les autres organes, la fonction dépend moins de la masse que de la composition, c'est-à-dire qu'à côté de la question de *quantité*, il y a la question de *qualité*.

La *composition* de la masse nerveuse devrait, en effet, toujours entrer en ligne de compte dans ces études comparatives. Voici un fait d'expérience qui suffira pour montrer toute l'importance de cette détermination. Prenez un fragment de cerveau sur un animal qu'on vient de mettre à mort, débarrassez-le de ses membranes, pesez-le et plongez-le dans l'eau. Le lendemain ou le surlendemain retirez de l'eau ce fragment de cerveau, et, après l'avoir essuyé, pesez-le de nouveau. Son poids a augmenté de 25, de 30, de 40 pour 100, bien que ses caractères physiques extérieurs ne paraissent pas changés. Il a donc absorbé une grande quantité d'eau dans son tissu. Or, le poids de l'eau et le poids du cerveau sont à peu de chose près les mêmes, en d'autres termes, ils ont à peu près la même densité. Lors donc que l'on pèse un cerveau, comment savoir que la quantité d'eau que contient son tissu est dans les proportions physiologiques, si l'analyse chimique ne vient en aide à la balance? Pour la balance, l'eau ou la substance cérébrale, c'est tout un ; et, de deux cerveaux de même poids, l'un possède peut-être un *tiers*, peut-être *moitié* moins de substance nerveuse que l'autre. De même, un cerveau, quoique plus pesant, peut être beaucoup moins riche en substance nerveuse qu'un cerveau plus léger.

Pour bien montrer les réserves qu'il y a lieu de faire en ce qui touche aux conclusions hasardées qu'on tire parfois de ces pesés comparatives, ajoutons encore qu'à côté de la composition chimique, il y a la composition anatomique, qui ne se laisse pas aisément pénétrer. Évidemment l'élément essentiel de la substance grise ce sont les cellules nerveuses : les autres éléments de cette substance, tels que névroglie, tissu conjonctif, tissu vasculaire, etc., n'ont qu'une importance tout à fait subordonnée : or, comment arriver au dénombrement des cellules ? et pourtant il le faudrait, sans doute, pour établir des comparaisons réelles et certaines.

La forme du cerveau, le nombre et surtout la profondeur des circonvolutions sont des éléments dont il faut aussi tenir compte. On a même cru pouvoir établir que l'*étendue* de la surface (supposée développée) du cerveau était la mesure de l'intelligence chez les animaux. Il est vrai que l'homme se distingue de la plupart des animaux par le nombre et la profondeur des circonvolutions; mais beaucoup d'animaux très bien doués ont des circonvolutions rudimentaires, et on les trouve relativement plus développées dans quelques animaux très obtus.

Au reste, il ne faut pas se dissimuler que, sur l'homme vivant, l'examen de l'encéphale ne peut guère fournir que des notions assez vagues. Ce qu'on peut apprécier ici, en effet, ce n'est pas le poids du cerveau, mais seulement son volume. Or, pour connaître même le volume, il faudrait tenir compte de l'épaisseur des parois du crâne (épaisseur variable) ; il faudrait tenir compte de la grandeur des ventricules, de la quantité de liquide qui les remplit, de la grandeur des sinus frontaux, etc., toutes choses impossibles. Beaucoup de grands crânes ne sont pas remplis de cervelle, et les hydrocéphales, qui se distinguent sous ce rapport, sont la plupart du temps des crétins.

Il ne peut donc pas être question, dans l'état actuel de la science, d'un rapport absolu entre le développement de l'intelligence et le volume ou le poids du cerveau. Mais ce serait se montrer trop dédaigneux de la science et méconnaître l'observation, que de conclure de ces difficultés qu'il n'y a aucun rapport entre ces deux choses. N'est-il pas certain que le développement plus ou moins considérable de la masse encéphalique marche de pair avec le développement intellectuel, et ne sait-on pas de la manière la plus positive qu'au-dessous d'un certain degré de développement des hémisphères cérébraux et de la boîte osseuse qui les contient, l'individu est nécessairement un idiot [1]?

L'encéphale est composé de parties diverses qui n'ont pas, si l'on peut ainsi parler, la même dignité. Parmi ces parties il en existe une (les hémisphères ou lobes cérébraux proprement dits), qui, à elle seule, est beaucoup plus pesante que toutes les autres réunies, et c'est celle qui est en rapport avec les facultés de l'entendement. On conçoit donc que, si des pesées comparatives sont faites sur un très grand nombre de cerveaux humains, les variations de volume des hémisphères exerceront plus d'influence sur le poids de l'encéphale pris en masse que les variations de volume des autres parties et que, par conséquent, le poids de l'encéphale variera dans le même sens que celui des hémisphères. M. Broca a réuni un grand nombre d'observations sur la capacité de la cavité crânienne, et il est résulté de ces documents, recueillis par lui et par divers observateurs, et suivant des procédés divers, qu'en moyenne, la masse de l'encéphale est plus considérable chez l'adulte que chez le vieillard, chez l'homme que chez la femme, chez les hommes éminents que chez les hommes médiocres, chez les races supérieures que chez les races inférieures.

Nous pourrions encore examiner le problème à d'autres points de vue ; mais toutes les questions de cet ordre sont plus aisées à poser qu'à résoudre. La symétrie dans la disposition des deux hémisphères est-elle une condition favorable au développement de l'entendement ? On sait, il est vrai, que des blessures, que des pertes de substance, que la suppuration et la destruction *lente* d'*un seul* hémisphère n'ont pas toujours entraîné la perte de l'intelligence. Mais en-

[1] Un cerveau qui pèse moins de 800 ou même moins de 1000 grammes est un cerveau d'idiot. On en a vu qui ne pesaient que 300 grammes. Le cerveau de Cuvier pesait 1829 grammes; celui de lord Byron 1807 grammes. On a comparé ces cerveaux à ceux d'autres hommes pris comme point de comparaison et on a trouvé que le mésocéphale (cervelet, protubérance, bulbe) avait un poids semblable. La différence de 500 grammes ou plus qu'ils présentaient appartenait aux *hémisphères*.

tre la conservation de l'intelligence et l'exercice plein et entier de ses facultés, il y a loin.

Un fait assez vraisemblable, c'est que le développement des parties antérieures des lobes cérébraux, se traduisant à l'extérieur par le développement de la partie antérieure du crâne, correspond au développement parallèle des plus hautes facultés de l'esprit. On a cru tirer de l'anatomie un argument décisif contre cette supposition. On a fait remarquer, par exemple, que les lobes postérieurs du cerveau laissent à découvert le cervelet chez les oiseaux ; que chez les mammifères une grande partie du cervelet n'est pas recouverte par les hémisphères ; qu'il n'y a guère que l'homme, enfin, dont les hémisphères cérébraux sont assez prolongés en arrière pour recouvrir complètement le cervelet d'où l'on a cru pouvoir conclure que les lobes postérieurs des hémisphères sont précisément les parties par lesquelles les hémisphères du cerveau de l'homme diffèrent le plus du cerveau des animaux. Mais cela prouve simplement que chez l'homme les hémisphères cérébraux ont acquis relativement à toutes les autres parties de l'encéphale un accroissement considérable. S'il est incontestable que les hémisphères se sont prolongés en arrière de manière à recouvrir le cervelet, il n'est pas moins incontestable qu'ils se sont développés encore davantage en avant. Il n'y a qu'à prendre comme centre et comme point de comparaison le mésocéphale, et à examiner la position des tubercules quadrijumeaux, par rapport à l'étendue antéro-postérieure des hémisphères, chez les oiseaux, chez les mammifères et chez l'homme, pour constater que l'accroissement des hémisphères se fait surtout en avant, à mesure qu'on remonte dans l'échelle animale.

La prédominance des parties antérieures et supérieures de la tête, associée à un certain aspect de la physionomie (c'est-à-dire à un degré convenable dans l'ouverture de l'angle facial), n'est-elle pas, depuis l'antiquité, le symbole de l'intelligence dans toutes les productions de la statuaire et de la peinture, et ne se confond-elle pas dans notre esprit avec l'idée de la perfection physique ?

Sans doute, il peut y avoir des hommes, et nous en avons connu, qui ont marqué leur place dans la politique, dans les sciences, dans les lettres ou dans les arts, parmi les intelligences les plus rares, et qui se sont fait remarquer par des conformations, en apparence, désavantageuses. Mais il ne faut pas oublier qu'à côté de la forme qui n'est, en somme, qu'une question de lieu ou de position, il y a la question de masse et *surtout de qualité*, dont l'importance est évidemment supérieure.

§ 372 *bis*.

Essais de localisations dans les hémisphères cérébraux. — Recherche des centres psycho-moteurs et psycho-sensoriels. — Il importe de bien distinguer, tout d'abord, la substance blanche ou centrale des hémisphères, de la substance grise corticale des circonvolutions.

Eclairé, depuis un certain nombre d'années, et par les faits tirés de la pathologie et par les résultats de l'expérimentation, on peut dire que le rôle de la substance blanche des hémisphères est aujourd'hui connu dans ce qu'il a d'essentiel. Cette substance jouit de propriétés conductrices. Des pédoncules cérébraux vers les circonvolutions, elle est conductrice des impressions sensitives ; des circonvolutions vers les pédoncules elle est conductrice des incitations motrices volontaires. Les faits pathologiques ont permis de préciser davantage. M. Turck de Vienne, MM. Charcot et Vulpian, et beaucoup d'autres depuis, ont recueilli et publié des observations accompagnées d'autopsies, qui démontrent que les lésions encéphaliques qui portent sur la partie postérieure ou *lenticulo-optique* de la *capsule interne* (voy. § 370 et § 372), sont accompagnées de l'anesthésie du côté opposé du corps, sans lésions du mouvement. L'altération pathologique est, il est vrai, rarement localisée d'une manière exclusive sur la partie postérieure de la capsule interne ; presque toujours la lésion touche à la fois, en dedans la couche optique, et en dehors le noyau lenticulaire. Mais comme dans les cas rares où la lésion n'interesse que la capsule interne, on a vu une hémianesthésie aussi complète que quand les couches optiques et les corps striés sont compris dans l'altération, il est certain que cette partie de la capsule interne représente l'ensemble des fibres nerveuses qui conduisent vers l'écorce grise des hémisphères les impressions de la sensibilité.

A l'aide d'un instrument particulier, sorte de trocart à ressort dont les dimensions et le degré de pénétration sont accommodés au volume de la tête de l'animal, M. Veyssière a pu couper profondément la partie postérieure de la capsule interne et déterminer une anesthésie localisée dans l'un des côtés du corps. Cette anesthésie était complète, quand la section avait été suffisante ; ce que démontrait d'ailleurs l'autopsie des animaux.

De faits du même genre, tirés de l'observation et de l'expérimentation, on est également fondé à conclure que la *région antérieure* de la capsule interne, ou région *lenticulo-striée*, renferme les trousseaux de fibres blanches, à fonctions centrifuges, qui conduisent vers les organes du mouvement les incitations motrices volontaires. Quand les lésions et les sections expérimentales ne dépassent pas cette partie antérieure, il y a une hémiplégie du mouvement sans troubles de la sensibilité. L'altération peut intéresser le noyau caudé et le noyau lenticulaire, car il est rare que les lésions soient absolument limitées à certaines régions anatomiques déterminées ; mais il suffit que la capsule interne seule soit altérée, d'une manière suffisante, dans sa région antérieure, pour que l'hémiplégie motrice volontaire soit complète.

Depuis la chute retentissante de la doctrine phrénologique de Gall, un discrédit complet s'est attaché à toutes les tentatives de localisation dans l'*écorce grise* des hémisphères. Il n'en faudrait pourtant pas conclure qu'un principe est absolument erroné parce qu'il n'a conduit qu'à de fausses applications. Partir d'une classification psychologique des facultés intellectuelles et affectives, facultés sur le nombre et sur la dénomination desquelles les psychologistes sont loin de s'entendre, découper ensuite sur la surface des hémisphères un certain nombre de compartiments représentant un ensemble de régions circonscrites, à propriétés distinctes, c'est-à-dire chercher à donner à une classification préconçue, contestable et d'ordre purement spéculatif, une précision anatomique, que les circonvolutions du cerveau, d'ailleurs, ne pouvaient fournir ; telle était la tentative du physiologiste allemand.

On conçoit aisément qu'une fois le premier attrait de la nouveauté passé, un pareil système, dont les prétentions, en quelque sorte divinatoires, avaient au plus haut point surexcité la curiosité publique, n'ait pas résisté à l'épreuve infaillible du temps.

Pour pénétrer dans cette masse encore mystérieuse des hémisphères, ce n'est pas la psychologie, c'est la physiologie qui doit marcher la première; et ici, comme toujours, celle-ci n'a pour diriger sûrement sa marche qu'une seule méthode, la méthode expérimentale.

Il faut bien le dire, nous n'avons encore sur ce point, malgré de nombreuses tentatives, plus ou moins applicable à l'espèce humaine, que des données expérimentales assez incertaines.

Rappelons d'abord, au point de vue de la topographie des circonvolutions cérébrales, qu'on divise la surface de l'écorce grise du cerveau en un certain nombre de départements dont les limites n'ont pas une bien grande précision. On admet d'abord que le cerveau peut être divisé en quatre lobes : 1° un lobe frontal qui occupe la partie antérieure des hémisphères, et qui est borné en bas par la scissure de Sylvius et en arrière par le sillon de Rolando; 2° un lobe pariétal borné en avant par le lobe frontal, en bas par le lobe temporal, en arrière par le lobe occipital; 3° un lobe temporal; 4° un lobe occipital (Voy. fig. 343).

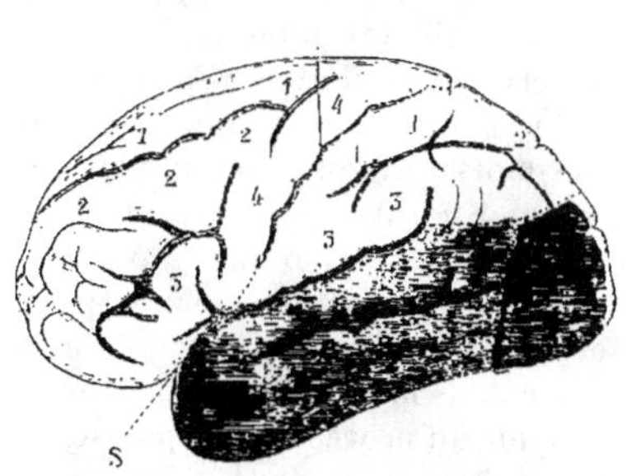

Fig. 343. — Schéma.

Lobe frontal (jaune). { 1. première circonvolution frontale. 2, deuxième circonvolution frontale. 3, troisième circonvolution frontale. 4, circonvolution frontale ascendante.

Lobe pariétal (blanc). { 1, circonvolution pariétale ascendante. 2, deuxième circonvolution pariétale. 3. troisième circonvolution pariétale.

Lobe temporal (rouge). { 1, première circonvolution temporale. 2. deuxième circonvolution temporale. 3, troisième circonvolution temporale.

Lobe occipital (bleu). { 1. première circonvolution occipitale. 2, deuxième circonvolution occipitale. 3. troisième circonvolution occipitale.

R, sillon de Rolando.
S, scissure de Sylvius.

Sur le lobe frontal on admet quatre circonvolutions, au nombre desquelles il importe de mentionner d'une manière spéciale : la quatrième qui borde *en avant* le sillon de Rolando, et qui porte aussi le nom de *circonvolution frontale ascendante* (Voy. fig. 343). Sur le lobe pariétal on admet trois circonvolutions, dont la première, qui borde *en arrière* le sillon de Rolando, porte aussi le nom de *circonvolution pariétale ascendante*.

Les essais scientifiques de localisation ont débuté par l'observation des faits cliniques; je veux dire par le rapprochement entre les lésions encéphaliques observés après la mort, et les lésions psychiques observées pendant la vie. C'est ainsi que M. Bouillaud avait cherché, il y a cinquante ans, à localiser dans la partie antérieure des lobes frontaux ce qu'il appelait la faculté du langage. Plus tard, des faits assez nombreux rassemblés par divers observateurs, et tout particulièrement par M. Broca et par MM. Dax, ont permis de déterminer d'une manière plus précise le siège de ce qu'on désigne communément aujourd'hui sous le nom de *centre des mouvements du langage articulé*. Ce centre, placé sur le bord supérieur de la scissure de Sylvius, correspondrait à la moitié postérieure de la troisième circonvolution frontale (Voy. fig. 343 et plus loin fig. 345).

L'abolition, ou le trouble plus ou moins profond de la faculté du langage articulé, résulterait de l'altération plus ou moins complète de cette portion très limitée de l'écorce cérébrale. Et, ici, il faut bien s'entendre. L'*aphasie* ou l'*aphémie* (on désigne ainsi la perte du langage) ne dépend pas de la paralysie des muscles qui entrent en jeu dans l'articulation des sons, car ces muscles fonctionnent normalement pour tout ce qui ne concourt pas à la phonétique, mais d'une impossibilité psychique ou mentale d'exprimer sa pensée au moyen de la parole, et parfois même au moyen de l'écriture, car dans lequel l'aphasie est dite compliquée d'*agraphie*. L'aphasie et l'agraphie pouvant ne pas exister ensemble, on a été conduit à admettre qu'il y a non pas un centre, mais deux centres coordonnés pour la faculté du langage.

Les aphasiques comprennent ce qu'on leur dit, et aussi ce qu'ils lisent; mais leur situation d'esprit est assez singulière et présente deux formes particulières que, malgré beaucoup d'efforts, on n'a pas encore réussi à rattacher à des lésions distinctes. Dans la première, la plus simple, le patient, qui a d'ailleurs conservé dans toute sa pleinitude le son laryngien avec ses modulations, a perdu le pouvoir d'exprimer sa pensée à l'aide des mots, ou s'il prononce quelques mots, presque toujours les mêmes, ces mots diffèrent de ceux qu'il veut exprimer, et qu'il peut exprimer en effet, avec une netteté suffisante, quand on met dans sa main une plume ou un crayon. Il semble qu'il y ait dans l'ensemble des agents musculaires qui mettent en jeu son instrument à parole une sorte d'ataxie locomotrice qui ne permet pas au malade de prononcer le mot qu'il a dans la mémoire et qu'il peut encore écrire. Il semble qu'il ait perdu le souvenir du procédé qu'il faut suivre pour articuler les mots. Dans la seconde forme, il y a perte de la mémoire des mots; le patient ne peut pas plus écrire que parler, mais cette perte est limitée à la mémoire des mots; le malade n'a perdu ni la mémoire des faits, ni celle des lieux, ni celle des personnes, ni même la mémoire de la chose qu'il veut exprimer; ce qui lui manque, c'est le nom par lequel on la désigne. Le patient n'est donc pas à proprement parler atteint *d'amnesie*, expression réservée à la perte de la mémoire envisagée sous tous ses aspects.

Il est aisé de voir, d'après ces quelques mots, combien la question est complexe, et on peut ajouter obscure, car nous abordons ici le domaine de l'entendement. Ce que l'on sait, et c'est beaucoup déjà, c'est que, dans les lésions intellectuelles dont nous parlons, les désordres anatomiques sont circonscrits dans un point déterminé de l'écorce cérébrale, c'est-à-dire dans la partie postérieure de la troisième circonvolution frontale [1]. Les résultats cliniques ont montré que, dans la grande majorité des cas, la lésion siégeait à gauche. Aussi M. Broca n'a-t-il pas hésité à placer le siège de la faculté du langage dans le lobe frontal gauche. Les circonvolutions frontale droites et gauches ont évidemment les mêmes propriétés, dit M. Broca, aussi les deux lobes cérébraux fonctionnent-ils d'abord symétriquement, comme nous le voyons d'ailleurs pour tout le reste de l'encéphale; mais peu à peu l'un des deux s'exercerait plus que l'autre, et arriverait bientôt à fonctionner seul. Le langage, dit-il encore, est une faculté artificielle, conventionnelle, produit de l'éducation et d'une longue habitude. Or la plupart des actes qui exigent de l'adresse

[1] Il convient de noter ici que chez les animaux supérieurs (chez lesquels l'expérimentation ne peut malheureusement nous fournir aucun renseignement sur ce point), l'excitation à l'aide de l'électricité des parties de l'encéphale correspondantes peut déterminer des mouvements de la langue et des lèvres (Voy. plus loin).

sont exécutés de préférence avec la main droite et dirigés par conséquent par l'hémisphère gauche du cerveau. De même qu'il y a quelques gauchers, ajoute M. Broca, de même il y a quelques droitiers pour le langage ; et les droitiers du langage ce sont précisément les gauchers [1].

Un certain nombre de faits ont paru donner gain de cause à cette interprétation. On a cité en effet des aphasiques chez lesquels la lésion encéphalique siégeait non dans le lobe frontal du côté gauche, mais dans le lobe frontal du côté droit, et il s'est trouvé que ces aphasiques étaient des gauchers. Ajoutons, de suite, que l'on a aussi publié des faits contraires. Enfin, et ceci ajoute encore à l'obscurité du sujet, on a vu des patients devenus aphasiques à la suite de lésions traumatiques profondes du côté gauche de l'encéphale, recouvrer au bout d'un temps plus ou moins long, et à la suite d'une éducation nouvelle, la faculté du langage qu'ils avaient perdu.

En somme, on peut dire qu'il existe dans l'encéphale (au niveau de la troisième circonvolution frontale), de l'un et de l'autre côté, un centre nerveux ou semble siéger cette faculté qui nous permet d'établir une relation déterminée entre l'idée et le signe qui la traduit, que ce signe soit un mot, un tracé graphique, ou un geste. Ce centre nerveux semble l'intermédiaire obligé entre les actes de la pensée, de la mémoire et de la volonté, d'une part, et l'appareil d'innervation préposé à l'exécution, d'autre part, appareil qui peut mettre en jeu soit les muscles de la langue, des lèvres, du pharynx, soit les muscles du langage mimique, c'est-à-dire les muscles du membre supérieur et d'autres encore.

Quand à la fréquence relative, dans les cas d'aphasie, des lésions encéphaliques dans le lobe cérébrale du côté gauche, c'est là un fait d'observation dont la raison nous échappe. On ne comprend guère, en effet, pourquoi le lobe gauche du cerveau associe son rôle phonétique à l'action musculaire du membre droit ; et si l'on était tenté de rattacher l'éducation de la troisième circonvolution frontale gauche à l'exercice du bras droit étroitement associé à l'éducation du langage écrit, on pourrait répondre d'abord que les enfants savent parler avant de savoir écrire, et ensuite que les gauchers qui sont, dit-on, des droitiers de l'encéphale, s'ils sont *gauchers* pour la plupart des actes qui exigent de l'adresse manuelle, restent toujours *droitiers* pour l'écriture.

On a dit aussi que dans la longue éducation du langage parlé, l'enfant contractait l'habitude de diriger de *préférence* avec l'un des côtés de l'encéphale, la gymnastique toute spéciale de l'articulation des sons. Mais la *préférence* dont il est question implique une sorte de choix (quelque peu raisonné qu'il soit), et on ne voit pas pourquoi le côté gauche serait toujours le côté choisi. Il semble donc qu'il s'agit non d'une *préférence* mais plutôt d'une spécialisation forcée.

A côté de cette localisation sur laquelle les physiologistes sont à peu près d'accord aujourd'hui, d'autres ont été proposées, qui évidemment ne sont pas du même ordre, et dont le *caractère psychique* peut être contesté, d'autant mieux que les faits sur lesquels on s'appuie ne sont pas tirés comme les précédents de l'observation de l'homme malade, mais pour la plupart empruntés à l'expérimentation sur les animaux.

[1] Il est assez malaisé de comprendre comment le lobe gauche associe sa fonction phonétique à l'action musculaire du membre droit.

M. Panizza, vers 1855, dans des expériences sur les centres nerveux, avait émis la supposition que les lobes postérieurs du cerveau pourraient bien être le siège des perceptions visuelles. M. Hitzig, vingt ans plus tard (1874), ayant rencontré des lésions du lobe occipital, accompagnées d'une cécité du côté opposé, entreprit sur les animaux avec le concours de M. Fritsch, une série d'expériences qui ont été le point de départ des nombreuses recherches tentées depuis par un grand nombre d'expérimentateurs, parmi lesquels il faut citer, en première ligne, M. Ferrier.

Les expériences dont nous parlons ont généralement été faites sur le chien (M. Hitzig les a répétées sur le singe); elles ont toutes consisté à mettre à nu l'encéphale et à exciter l'écorce cérébrale à l'aide de l'électricité[1]. MM. Fritsch et Hitzig se sont particulièrement servis des courants continus de la pile (avec ces courants les effets sont surtout prononcées au pôle positif); M. Ferrier a procédé à l'aide des courants d'induction, c'est-à-dire à l'aide des courants interrompus. MM. Franck et Pitres ont utilisé à ce genre de recherches les décharges de l'électricité de tension, c'est-à-dire celle des condensateurs.

Il importe de ne pas employer des courants trop forts lesquels déterminent des réactions générales ou même des convulsions épileptiformes. Il importe aussi que ces courants ne soient pas trop faibles, car alors on n'obtient rien. Il faut dont que les courants aient une énergie moyenne[2]. Ce n'est pas tout, il faut placer encore l'animal dans des conditions spéciales qui permettent seuls de bien localiser l'excitation. On l'insensibilise à l'aide de l'éther ou du chloforme; mais l'anesthésie doit être poussée seulement à ce point où la *sensibilité* est endormie et où la *motricité* est intacte.

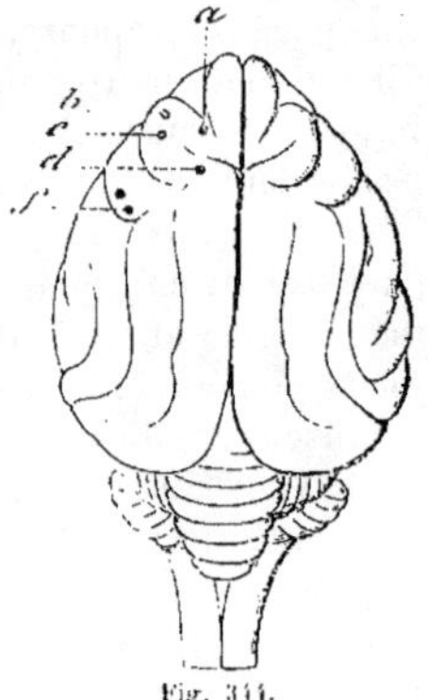

Fig. 344.
CERVEAU DU CHIEN.
a, centre moteur des muscles du cou.
b, centre moteur des muscles extenseurs du membre supérieur.
c, centre moteur des muscles fléchisseurs du membre supérieur.
d, centre moteur des muscles du membre postérieur.
f, centre moteur des muscles de la face.

Disons de suite que, si sous l'influence de l'excitation *électrique* la substance grise produit des phénomènes de mouvement, ce n'est pas en vertu de son excitabilité, mais en vertu de sa conductibilité qui permet à l'agent électrique d'exercer son action sur les parties sous-jacentes, véritablement excitables, du système nerveux central. Nous l'établirons dans un instant.

Lorsqu'on interroge, dans ces conditions quelque peu artificielles, l'écorce cérébrale du chien, on constate que l'excitation des parties antérieures des hémisphères cérébraux produit seule des mouvements; de plus il y a certains points déterminés, et circonscrits, dont l'excitation entraîne des mouvements isolés dans des parties toujours les mêmes : les membres, la queue, la gueule, la langue, les yeux (Voy. fig. 344); enfin ces actions sont généralement croisées.

[1] L'écorce cérébrale, c'est-à-dire la substance grise des circonvolutions, est *inexcitable* par les agents mécaniques et par les agents chimiques; j'ajoute qu'elle est également inexcitable par l'électricité, de même que la substance grise des autres parties du système nerveux central.

[2] Des courants d'induction de *force moyenne* ne peuvent pas être limités aux points touchés; ils diffusent nécessairement en largeur et en profondeur, ainsi qu'il est aisé de le constater à l'aide d'un galvanomètre sensible.

Le cerveau du chien diffère beaucoup de celui de l'homme ; mais le cerveau du singe offre plus d'analogie avec le cerveau de l'homme. C'est d'après les expériences faites par M. Hitzig sur le cerveau du singe qu'on a tracé la topographie probable des régions qu'occuperaient chez lui les points supposés homologues quant à leurs fonctions motrices (Voy. fig. 345).

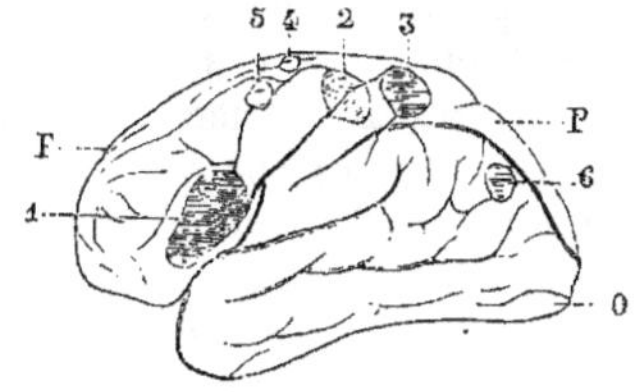

Fig. 345.
SITUATION (probable) DES CENTRES MOTEURS VOLONTAIRES CHEZ L'HOMME.
F, lobe frontal. — P, lobe pariétal. — O, lobe occipital.
1, centre du langage articulé.
2, centre du mouvement volontaire du membre supérieur.
3, centre du mouvement volontaire du membre inférieur.
4, centre des mouvements volontaires de la tête et du cou.
5, centre des mouvements volontaires des lèvres.
6, centre des mouvements volontaires des yeux.

D'après la figure 345, les centres moteurs dont l'existence a pu être constatée, et auxquels on donne aussi le nom de centres *psycho-moteurs* pour indiquer qu'il s'agit de centres moteurs *volontaires*, seraient situés au niveau, ou plutôt dans le voisinage, des deux circonvolutions ascendantes qui limitent le sillon de Rolando.

A côté des recherches de MM. Hitzig et Ferrier qui ont été faites à l'aide de l'excitant électrique, il convient de placer celles de MM. Carville et Duret qui ont été entreprises par un procédé différent. A l'aide d'une curette, MM. Carville et Duret enlèvent (sur des chiens et des chats) une certaine portion de la substance corticale dans les points considérés comme centres moteurs volontaires. Or, à la suite de ces soustractions ils ont observé des paralysies limitées à des groupes de muscles particuliers.

Il convient de rapprocher de ces expériences les résultats tirés de l'anatomie pathologique. M. Charcot s'est particulièrement appliqué à rechercher si les lésions observées dans l'encéphale de l'homme à la suite de paralysies partielles étaient en concordance avec les recherches de la physiologie expérimentale. Il a constaté, d'abord, que dans la plupart des altérations partielles du mouvement, les lésions siégeaient dans les parties antérieures des hémisphères ; que dans les convulsions des membres supérieurs, les lésions siégeaient dans la partie supérieure et postérieure de la première circonvolution frontale, dans le voisinage de la circonvolution frontale ascendante ; que dans plusieurs cas d'épilepsie partielle débutant par *la face*, la lésion a été trouvée à peu près dans le point indiqué par les recherches de M. Ferrier, comme centre des mouvements de la tête (vers le point 4, fig, 345). Ajoutons que les vaisseaux qui se portent à l'encéphale représentent deux systèmes principaux : le premier qu'on peut appeler *antérieur* ou carotidien, comprend avec les deux cérébrales antérieures, les deux cérébrales moyennes ou sylviennes ; le second, *postérieur* ou vertébral, comprend les vertébrales et le tronc basilaire qui leur fait suite, lequel donne naissance aux deux cérébrales postérieures [1]. L'oblitération du systéme artériel antérieur, qui produit le ramollissement des couches corticales adjacentes, entraîne comme conséquence des paralysies motrices, tandis que le ramollissement même très étendu des autres portions de l'écorce grise des

[1] Les artères communicantes, qui forment une sorte de polygone, établissent la communication entre ces deux systèmes.

hémisphères arrosés par le système vasculaire postérieur peut n'entraîner aucun effet paralytique.

Ces faits, qui permettent de localiser dans les circonvolutions qui avoisinent le sillon de Rolando les éléments corticaux dont l'excitation peut produire des convulsions partielles ou générales et dont les lésions profondes entraînent des paralysies motrices plus ou moins étendues, sont loin de dissiper l'obscurité qui entoure encore la localisation des centres *psycho-moteurs*, ou, autrement dit, des déterminations *psychiques volontaires.*

Le problème est encore bien plus obscur en ce qui concerne la recherche de centres dits *psycho-sensoriels.* D'après quelques physiologistes, ces centres seraient en quelque sorte surajoutés à des centres plus inférieurs (couches optiques, tubercules quadrijumeaux), dans lesquels la sensation *brute* serait possible. Les hémisphères seraient seulement la condition de la sensation *perçue.* Après l'enlèvement ou la destruction des centres *psycho-sensoriels* des hémisphères, l'animal sentirait, verrait, entendrait encore, mais il ne saurait ni ce qu'il sent, ni ce qu'il voit, ni ce qu'il entend. Voici, je suppose, un homme dont les yeux sont parfaitement sains ; ses pupilles se meuvent toutes les fois qu'il passe de l'obscurité à la lumière, et toutes les fois que l'intensité lumineuse varie ; il a même conservé le pouvoir d'accommodation comme on peut s'en assurer par l'observation du travail intérieur qui s'accomplit dans son œil pour la vision des objets éloignés ou rapprochés, lorsqu'on appelle son attention sur ce point, et que par un effort de volonté il se place dans les conditions demandées. Cet homme est cependant *complètement aveugle*[1]. Dire de cet homme qu'il n'est aveugle que *psychiquement*, mais qu'il est encore doué d'une vision brute, ou inconsciente, c'est, il faut bien le dire, une pure logomachie. Une seule chose est tout à fait certaine, c'est qu'il ne voit pas et qu'une *sensation qui n'est pas perçue, n'est pas une sensation.*

Bien qu'il ne soit pas douteux que l'écorce grise des hémisphères soit le siège des perceptions sensorielles, il n'y a pas lieu de s'étonner qu'on ne s'entende guère sur la localisation des centre dits psycho-sensoriels, puisqu'on ne s'entend même pas sur ce qu'il faut entendre sous ce nom. J'ajoute que les faits cliniques ne nous apprennent rien sur ce point.

Nous ne saurions abandonner ce sujet sans présenter quelques observations critiques sur les applications beaucoup trop hâtives, à notre sens, qui ont été faites de ces données expérimentales à la physiologie, ou plutôt à la psychologie, puisqu'il s'agit ici de l'espèce humaine.

Chacune des perceptions sensorielles étant l'aboutissant d'une impression venue du monde extérieur, et j'ajoute d'une impression d'une nature spéciale, il est vraisemblable que ces aboutissants, que ces points *terminus*, encore inconnus d'ailleurs, existent dans le système nerveux sensitif, *quelque part*, et non pas partout. On conçoit donc que les centres dits *psycho-sensoriels* puissent être localisés. Mais il est bien autrement difficile de localiser, et même de concevoir la possibilité de localiser ce qu'on appelle les centres *psycho-moteurs* ou, en langage plus simple, les centres des mouvements volontaires. Ici, en effet, nous nous trouvons en présence de phénomènes dont le point de départ est intérieur, phénomènes qui ne sont, à proprement parler, que des actes de

[1] M. Panas a signalé récemment des faits de ce genre.

la volonté. Or il est malaisé de concevoir que la volonté puisse se scinder ainsi. Si l'on admet, entre l'élément psychique et le processus organique incitateur du mouvement, les rapports étroits et partiels dont on parle, il faut admettre autant de volontés qu'il y a de centres dits psycho-moteurs ou de groupes musculaires à diriger. Les expériences faites sur les animaux à l'aide des courants ou des décharges électriques non seulement ne sont pas de nature à résoudre ces graves question, mais elles sont elles-mêmes passibles d'objections qui leur enlèvent la plus grande partie de leur valeur [1].

Une des objections les plus sérieuses qu'on puisse faire aux résultats de l'excitation électrique de l'écorce grise des hémisphères, c'est que la substance grise du cerveau paraît être inexcitable même par le courant électrique, et que les effets obtenus résultent en réalité de l'excitation des fibres nerveuses de la substance blanche sous-jacente. Tous les expérimentateurs conviennent, et il est aisé d'ailleurs de le démontrer, que les courants continus aussi bien que les courants d'induction diffusent ou dérivent, en surface et surtout en profondeur, autour des points touchés par les électrodes ; que ce soit par la substance grise elle-même (médiocrement conductrice) ou par l'intermédiaire des vaisseaux qui la pénètrent, le fait n'en est pas moins certain. Les uns limitent cette extension du courant excitateur à quelques millimètres ; les autres, à un ou plusieurs centimètres. Ce qui est certain, et nous l'avons observé plus d'une fois, c'est que le courant continu ou interrompu qu'on met en usage, doit, pour déterminer des effets appréciables (sur un chien de moyenne taille), avoir une énergie capable d'amener chez l'homme la contraction des muscles de la région postérieure de l'avant-bras quand on l'applique à la partie moyenne et postérieure du bras, c'est-à-dire quand on excite à distance le nerf radial à son passage dans la gouttière de torsion de l'humérus, au travers de la peau et au travers de la masse du muscle triceps brachial ; c'est-à-dire à travers une épaisseur de tissus de plusieurs centimètres. Mais il y a plus : si le courant dévie ainsi de la substance grise sur laquelle il est appliqué, dans la substance blanche sous-jacente, il devient à peu près impossible de déterminer le point précis où cesse son action. Nous savons en effet que l'électricité appliquée aux fibres nerveuses, et en vertu d'une propriété qui leur est particulière, change non seulement l'état de la fibre dans la portion comprise dans le courant, mais qu'elle exerce son influence à la fois *au-dessus* et *au-dessous* (Voy. § 348) ; si bien qu'il est impossible d'affirmer que les effets de ces courants (qui sont en réalité des courants forts), bien qu'appliqués à la surface des hémisphères, ne retentissent pas jusqu'au mésocéphale, c'est-à-dire jusqu'aux renflements de la base du cerveau. C'est, pour le dire en passant, la facile diffusion des courants au sein de la masse nerveuse encéphalique qui nous explique ce fait, d'ailleurs connu depuis lontemps, à savoir que le nombre des parties qui entrent en mouvement comme conséquence des excitations électriques de l'écorce cérébrale, augmente avec l'énergie du courant, si bien qu'il arrive un moment où les excitations entraînent des convulsions générales. C'est aussi en vertu de la diffusion des courants, qu'à l'aide de l'excitation des téguments du crâne d'un animal

[1] Nous parlons ici des localisations obtenues chez les animaux à l'aide du courant électrique, et non de la localisatiou du centre nerveux en rapport avec le langage articulé, localisation qui s'appuie sur un tout autre ordre de preuves, preuves empruntées à l'anatomie pathologique de l'homme.

intact on obtient aussi des mouvements musculaires dans les membres et plus ou moins localisés.

Il est d'ailleurs un nouvel ordre de faits qui concourent à prouver l'inexcitabilité de l'écorce grise des lobes cérébraux et qui tendent également à démontrer que les effets obtenus dépendent de la mise en jeu des parties blanches du système nerveux central, les seules, jusqu'à présent, dont l'excitabilité électrique soit clairement démontrée. Si on cautérise à l'aide d'un fer rouge, l'écorce grise du cerveau, dans l'un des points signalés comme centre psycho-moteur, et qu'on excite ensuite *l'eschare* produite par la cautérisation, à l'aide du même courant qui déterminerait sur l'animal sain certains mouvements déterminés, on obtient exactement les mêmes effets que quand la substance grise était intacte. Si, à l'exemple de M. Braun, on enlève la substance grise corticale sur l'un des points précités, et si, après l'avoir enlevée, on la remet en place, on obtient, par l'application des électrodes sur cette petite masse, dont la continuité anatomique est absolument interrompue, exactement les mêmes effets que sur l'écorce grise intacte.

L'expérience souvent citée de M. Goltz, et qui consiste à détruire sur de très jeunes chiens toute la substance grise de la surface des hémisphères à l'aide d'un filet d'eau (expérience à la suite de laquelle l'animal n'est point paralysé du mouvement), a une certaine analogie avec les précédentes, mais elle est moins démonstrative. L'état dans lequel se trouve l'animal est d'ailleurs tout à fait analogue à celui qui succède à l'ablation complète des hémisphères cérébraux (Voy. § 272), c'est-à-dire qu'il se tient immobile sur ses pattes comme s'il était endormi, et qu'il ne se meut que quand on le pousse.

Voici encore d'autres faits qui montrent bien que la substance grise qui coiffe les faisceaux de fibres blanches à fonctions déterminées, ne sauraient être considérés comme l'unique point de départ des mouvements que son excitation entraîne.

MM. Carville et Duret recherchent et circonscrivent à l'aide d'un courant d'induction, à la surface du lobe antérieur du cerveau du chien, le centre moteur de la patte antérieure, puis, au moyen d'une curette, ils enlèvent toute la substance grise corticale. Le résultat immédiat de cette lésion est la paralysie du mouvement volontaire de ladite patte ; mais cette impotence ne dure que deux ou trois jours, au bout desquels les mouvements ont repris leur physionomie ordinaire. On pourrait supposer peut-être que la fonction du centre gris cortical enlevé a été suppléé par un fonctionnement plus énergique des centres gris correspondant de l'hémisphère opposé. Mais lorsqu'on enlève, à son tour, ce centre gris cortical homologue, il se produit de nouveau une suspension temporaire du mouvement volontaire de la patte antérieure correspondante, laquelle disparaît encore au bout du même laps de temps. De telle sorte qu'un chien auquel on a ainsi retranché les deux masses grises qu'on regarde comme les centres psycho-moteurs des deux pattes antérieures, se sert tout aussi bien de ses deux muscles qu'avant la double opération dont il a été l'objet.

Des expériences de MM. Carville et Duret, il convient de rapprocher les résultats plus récents obtenus par M. Lussana sur les oiseaux. Chez ces derniers on peut enlever les prétendus centres psycho-moteurs sans déterminer aucun phénomène appréciable du côté du mouvement, c'est-à-dire pas même une paralysie temporaire du mouvement volontaire.

On peut conclure de tout ceci que, loin de prouver l'existence d'une délimitation matérielle des zones corticales, l'expérience démontre au contraire qu'il existe une continuité de texture, et même une corrélation réciproque entre les diverses parties de l'écorce, qui s'accommode malaisément avec la doctrine des localisations. Les circonvolutions, que quelques-uns regardent comme des centres moteurs à limites plus ou moins distinctes, paraissent être celles qui sont le plus rapprochées des noyaux cérébraux de la base du cerveau, et correspondent aux points où les courants appliqués à la surface corticale dérivent le plus facilement. Tout au plus peut-on tirer de ces recherches expérimentales que nous venons d'analyser, cette conclusion, qu'il y a dans la substance blanche des hémisphères cérébraux des groupes de fibres centrifuges ou conductrices des incitations motrices, dont l'excitation indirecte correspond à la mise en action de certains groupes musculaires probablement coordonnés dans leur action par les noyaux gris de la base. Les recherches, à l'aide de l'électricité, ont en effet, à ce dernier point de vue, une véritable supériorité sur les expériences à l'aide desquelles on porte l'excitation dans les parties profondes de l'encéphale en procédant par mutilations. L'électricité appliquée à la surface de l'écorce grise, sur un cerveau parfaitement intact, est en effet tout particulièrement propre à montrer que certaines parties *profondes* sur lesquelles retentit l'excitation, alors qu'elles ne sont aucunement modifiées par les préparatifs de l'expérience et qu'elles sont en pleine possession de leurs connexions naturelles, entraînent des mouvements dans certaines parties et non dans d'autres [1].

§ 372 *ter*.

Encéphale (bulbe, protubérance, tubercules quadrijumeaux, couches optiques, corps striés, hémisphères). — Cervelet. — Indications bibliographiques.

POURFOUR-DUPETIT, Trois lettres sur un nouveau système du cervean, *Namur*, 1710.

J.-M. LANCISI, Diss. de physiognomonia et cogitantis animæ, *Venise*, 1713.

H.-S. TECHMEYER, De cerebro cogitationum instrumento, *Iena*, 1727.

J.-G. ZINN, Diss. sistens experimenta quædem circa corpus callosum, cerebellum, duram meningem, in vivis animalibus instituta, *Göttingen*, 1749 (réimpr. *dans* LUDWIG. Script. nevrol., *Leipzig*, 1791-95).

J.-R. ZWINGER, Dissertatio de usu et functionibus cerebri humani indeque dependente inclinationum atque ingeniorum diversitate, *Bâle*, 1710.

[1] Déjà, à une époque relativement ancienne (il y a environ soixante ans), M. Flourens avait montré qu'on peut retrancher une grande partie des hémisphères sans déterminer de paralysies partielles du mouvement (ses expériences étaient faites sur les oiseaux). Une partie restreinte des hémisphères suffisait à l'exercice des fonctions du mouvement et de la sensibilité. A mesure que les portions enlevées étaient plus considérables, l'animal paraissait s'affaiblir graduellement et dans l'ensemble des parties. Aussi M. Flourens admettait l'homogénéité d'action des hémisphères cérébraux, et il avait conclu de ses longues et nombreuses recherches que les hémisphères concouraient par l'ensemble de leurs parties à l'exercice plein et entier de leurs fonctions.

M. Brown-Séquard, dont chacun connaît les beaux travaux sur le système nerveux, a beaucoup insisté dans son enseignement et dans ses ouvrages sur l'inanité des localisations cérébrales. « Je crois, dit-il, j'ai toujours cru, que chaque fonction distincte s'accomplit par l'action d'éléments distincts, mais je nie absolument qu'il existe des centres psychomoteurs formant une masse délimitée ayant une seule et même fonction.

« Les faits, dit-il encore, et ils sont nombreux, démontrent que les cellules répandues dans l'écorce grise des hémisphères, et qui président aux fonctions sensitives et motrices sont disséminées et reliées entre elles de telle sorte qu'une lésion peut détruire *une partie quelconque des hémisphères* sans altérer d'une manière notable l'une quelconque de ses fonctions. »

« Adopter les conclusions que les physiologistes ont tirées de ces expériences (il s'agit des expériences de MM. Hitzig et Ferrier), ce serait, dit enfin M. Brown-Séquard, vouloir considérer la plante du pied comme le *centre* du rire, parce que le chatouillement de cette partie le provoque. »

S.-G. DE LA PEYRONIE, Mém. contenant plusieurs observations sur les maladies du cerveau, par lesquelles on tâche de découvrir le véritable lieu du cerveau dans lequel l'âme exerce ses fonctions, *dans* Mém. de l'Acad. des sciences de Paris, 1741.

S. DE LAMURE, Mémoire sur la cause des mouvements du cerveau qui paraissent dans l'homme et les animaux trépanés, *dans* Mém. de l'Acad. des sc. de Paris, 1752.

LORRY, Sur les mouvements du cerveau et de la dure-mère, *dans* Mémoires de mathém. et de physique présentés à l'Acad. des sciences de Paris, 1760.

J. CH. MAYER, Anatomische und physiologische Abhandlung vom Gehirn Rückenmark und Ursprung der Nerven (*Dissertation anatomo-physiologique sur l'encéphale, la moelle et l'origine des nerfs, Berlin* et *Leipzig*, 1779.

A. RICHERAND, Mém. sur les mouvements du cerveau, *dans* Mém. de la Soc. méd. d'émulation t. III, an VII (1799).

CH.-S. BURDACH, Beitrage zur Kenntiss des Gehirns in Hinsicht auf Physiologie etc. (*Mémoires pour servir à la connaissance de la physiologie de l'encéphale*), *Leipzig*, 1806.

RAVINA, Specimen de motu cerebri, *dans* Mém. de l'Acad. de Turin pour 1811 et 1812, *Turin*, 1813.

LALLEMAND, Observations pathologiques propres à éclairer divers points de physiologie (*Absence complète de la moelle épinière et de l'encéphale, chez un fœtus arrivé à terme*; — Morgagni et Ruisch ont recueilli des faits analogues), Thèse, *Paris*, 1818.

CH. S. BURDACH, Vom Bau und Leben des Gehirns (*Structure et fonctions de l'encéphale*), *Leipzig*, 1819-26.

G. TREVIRANUS, Untersuchungen über den Bau und die Funktionen des Gehirns, der Nerven und der Sinneswerkzeuge in den verschiedenen Klassen des Thierreichs (*Recherches sur la structure et les fonctions du cerveau, des nerfs et des organes des sens dans les diverses classes du règne animal*), *Brême*, 1820. En extrait, *dans* Archives gén. de médecine, t. III, 1823.

GEORGET, De la physiologie du système nerveux et spécialement du cerveau, *Paris*, 1821.

F.-J. GALL, Sur les fonctions du cerveau et sur celles de chacune de ses parties, etc., *Paris*, 1822-25.

FOVILLE et PINEL-GRANDCHAMP, Recherches sur le siège spécial de différentes fonctions du système nerveux, *Paris*, 1823.

HERTWIG, Experimenta quædam de effectibus læsionum in partibus encephali, *Berlin*, 1826.

BOUILLAUD, Recherches expérimentales tendant à prouver que le cervelet préside aux actes de la station et de la progression, et non à l'instinct de la propagation, *dans* Archives gen. de médecine, t. XV, 1827.

E. SERRES, Anat. comparée du cerveau dans les quatre classes d'animaux vertébrés, appliquée à la physiologie, avec atlas, *Paris*, 1827.

GIROU de BUZAREINGUES, Mémoire sur les attributions des principaux organes cérébraux, *dans* Journal de physiologie de Magendib, t. VIII, 1828.

MAGENDIE, Mémoire physiologique sur le cerveau, *dans* Journal de physiologie, t. VIII 1828.

MARTIN SAINT-ANGE, Recherches anat. et physiologiques sur le cerveau, la moelle épinière et le liquide cérébro-spinal, *dans* Journal hebdomad. de médecine, 1830.

J. BOUILLAUD, Recherches expérimentales sur les fonctions du cerveau en général et sur celles de sa portion antérieure en particulier, *dans* Journal de Physiologie de Magendie, t. X, 1830.

FLOURENS, Expériences sur l'action qu'exercent certaines substances quand elles sont appliquées sur les diverses parties du cerveau, *dans* Ann. des sc. naturelles, t. XXII, 1831.

PARCHAPPE, Recherches sur l'encéphale, sa structure, ses fonctions, ses maladies, *Paris*, 1836-1838.

PÉTREQUIN, Sur quelques points de la physiologie du cervelet et de la moelle épinière, *dans* Gazette médicale, t. IV, 1836.

SAM. SOLLY, The human brain, its configuration, structure, development and physiology, *Londres*, 1836; 2e édition, 1847.

TADDEI DE GRAVINA, Nuevo tentativo diretto a fissare l'influenza di alcuni pezzi cerebrali, sopra le azione di certi muscoli, *dans* Ann. d'Omodei, t. LXXV, 1836.

MARSHALL-HALL, On the reflex function of the medulla oblongata and medulla spinalis. — On the spinal marrow, and the excito-motory system of nerves, *Londres*, 1837 (traduct. partielle *dans* Ann. des sc. naturelles, t. VII, 1837).

P.-M. GERDY, Recherches sur l'encéphale, *dans* Journal des connaissances médico-chirurg. 1838.

LAFARGUE, Essai sur la valeur des localisations encéphaliques, sensoriales et locomotrices, Thèse *Paris*, 1838.

J. BOUILLAUD, Exposition de nouveaux faits à l'appui de l'opinion qui localise dans les lobes antéreurs du cerveau le principe législateur de la parole, *dans* journal l'Expérience, n°s 123 124; le n° 126 renferme une réponse à ce mémoire par M. Gerdy, 1839.

LEURET et GRATIOLET, Anatomie comparée du système nerveux considéré dans ses rapports avec l'intelligence. 2 vol., atlas, *Paris*, 1839-1858.

MAGENDIE, Mémoire sur un liquide qui se trouve dans le crâne et le canal vertébral de l'homme et des animaux, *dans* Journal de physiologie, trois mémoires, t. V, 1825 ; t. VII, 1827 ; et plus tard sous ce titre : *Recherches physiologiques sur le liquide céphalo-rachidien, Paris*, 1842.

VOLKMANN articles NERVEN PHYSIOLOGIE et article GEHIRN (encéphale) *dans* R. Wagner's Handwörterbuch der Physiologie, t. I, et II, 1842-1844.

HASPEL, Études expérimentales sur l'encéphale des mammifères et des oiseaux, *dans* Recueil des mémoires de médec. militaire, 1843.

LÉLUT, Appréciation des idées de Gall sur les fonctions du cervelet, *dans* Ann. médico-psychologiques t. II, 1843.

SCHUSTER, Aphoristiche Bemerkungen über die Physiologie des Gehirns (*Remarques aphoristiques sur la physiologie de l'encéphale*), *dans* Rust's Magazin für die gesamm. Heilkunde, 1843.

BLAQUIÈRE, Lésion d'une partie des lobes antérieures du cerveau, sans altération des facultés intellectuelles, *dans* Comptes rendus de l'Acad. des sciences, t. XIX, 1844.

NICOLUCCI, Sulle funzioni del cerveletto, *dans* Il Filiatre sebezio, *mai* 1844.

J. SWAN, The principal office of the brain and other centres, *London*, 1844.

LONGET, Expériences relatives à la soustraction du liquide céphalo-rachidien et aux phénomènes qui résultent de la section des parties molles de la nuque *dans* Bulletin de l'Acad. de médecine, LX, *dans* Gazette méd., août, et *dans* Annales médico-psychologiques, *septembre* 1845.

REINBOLD, Bemerkungen über den Schlaf und die Ermüdung, etc. (*Remarques sur le sommeil et sur la fatigue*, etc. *dans* Oppenheim Zeitschrift für die gesamm. Medicin, t. XXX, 1845.

J. STARK, Researches on the brain spinal chord and ganglia, with remarks on the mode by which a continued flow of nervous agency is excited in and transmitted from these organs, *dans* Edinburgh med. and surg. Journal, *janvier* 1845.

BONNAFONT, Considérations physiologiques déduites de quelques blessures du cerveau qui tendent à faire placer la faculté du langage dans les lobes antérieurs du cerveau, *dans* Mém. de méd. et de chirurg. militaire, t. LX, 1846.

J. VAN DEEN, Beschreibung von einigen an der Medulla oblongata von Rana tempororia gemachten Versuchen (*Résultats d'expériences entreprises sur la moelle allongée de la grenouille*), *dans* Holländische Beiträge zu den anat. und phys. Wissenschaften de Van Deen, Douders et Moleschott. Utrecht et Dusseldorf. 1re livr., 1846.

J.-B. LIEBBECK, Ueber die Function des kleinen Gehirns (*Sur les fonctions du cervelet*) *Karlsruhe*, 1846.

LOTZE, Articles SEELE und SEELENLEBEN (*L'âme et la vie de l'âme*), *dans* Wagner's Handwörterbuch der Physiolog., t. III, 1846.

M. SCHIFF, Beitrag zur Kenntniss des motorischen Einflusses der im Sehhügel vereinigten Gebilde (*Mémoire sur l'influence motrice des divers éléments de la couche optique*), *dans* Medicin. Vierteljarschrift de Roser et Wunderlich., t. V, 1846.

HASPEL, Influence des lobes antérieurs du cerveau sur la faculté du langage, *dans* Gazette des hôpitaux, t. IX, 1847.

LÉLUT, De la Sensation et de son organe, dans Annales médico-psychologiques, *sept.* 1847.

RUMPELT, Sind durch Vivisectionen des Gehirns physiologische Aufschlüsse zu erlangen ? (*Peut-on tirer des conclusions des vivisections, en ce qui concerne la physiologie du cerveau*), *dans* Walther und Ammon's Journal, t. IV, 1846.

FLOURENS, Nouvelles Expériences sur les deux mouvements du cerveau, le respiratoire et l'artériel, *dans* Ann. des sc. naturelles 3e sér., t. XI, 1849.

MAYER et BUDGE, Ueber den Einfluss der Verletzungen der vierten Hirnhöle auf die Absonderung des Urins (*De l'influence des lésions du quatrième ventricule sur la sécrétion urinaire*), *dans* Rheinische Monatschrift, *déc.* 1849.

S. OSBORNE, Some considerations tending to prove that the choroid plexus is the organ of sleep, *dans* London med. Gazette, *juin* 1849.

RIZZI, Ramollissement partiel d'un lobe antérieur du cerveau avec perte de la parole, *dans* Gazette méd. de Paris, n° 46, 1849.

JOS. SWAN, On the uses of the white and grey matters of the brain, *dans* London medical Gazette, *mai* 1850.

J. BUDGE, Ueber den Einfluss einiger Gehirnorgane auf die Speiseröhre und den Magen (*De l'influence de quelques parties de l'encéphale sur le tube digestif et l'estomac*), *dans* Müller's Archiv, 1851.

L. FICK, Ueber die Hirn function (*Sur les fonctions du cerveau*), *dans* Müller's Archiv, 1851.

FLOURENS, Détermination du point vital (ou nœud vital de la moelle allongée), *dans* Comptes rendus de l'Acad. des sciences, t. XXXIII, 1851.

KILIAN, Einfluss der Medulla oblongata auf die Bewegungen des Uterus (*Influence de la moelle allongée sur les mouvements de l'utérus*), *dans* Zeitschrift für ration. Medicin, nouv. série, t. II, 1851.

PFLÜGER, Die psychischen fonctionem der medulla oblongata *dans* Müller's Archiv, 1850.

L. TÜRK, Ueber die sogenannten Zwangsbewegungen nach Trennung gewisser Theile des Gehirns

(*Sur les mouvements dits contraints, après la section de certaines parties de l'encéphale*), *dans* Zeitschrift d. Gesellsch, der Aerz. zu Wien, *janv.* 1851.

LOTZE, Medicinische Psychologie, oder Physiologie der Seele (*Psychologie médicale, ou physiologie de l'âme*), *Leipzig*, 1852.

BAILLARGER, De l'étendue de la surface du cerveau et de ses rapports avec le développement de l'intelligence, *dans* Annales médico-psychologiques, *janv.* 1853.

KOESTNER, De somno, *Hale*, 1853.

F. KUBEL, Ueber die Bewegung des Gehirns (*Des mouvements du cerveau*), *Tübingen*, 1853.

V. BIBRA, Vergleichende Untersuchungen über das Gehirn des Menschen (*Recherches comparées sur l'encéphale de l'homme*), *Manheim*, 1854.

J. CAPPIE, On the immediate cause of sleep, *dans* Edinburgh med. and surg. Journal, *oct.* 1854.

R. WAGNER, Die Menschschöpfung und Seelensubstanz (*La création de l'homme et la substance de l'âme*), *Göttingen*, 1854.

E. FOLTZ, Étude sur le liquide céphalo-rachidien, *dans* Gazette médicale, n° 10, 1855.

OWSJANNIKOW et JACUBOWITSCH, Recherches sur l'origine des nerfs de l'encéphale, *dans* Bulletin de l'Acad. des sciences de Saint-Pétersbourg, t. XIV, n° 323, 1855.

PARCHAPPE, Du siège commun de l'intelligence, de la volonté et de la sensibilité chez l'homme, *Paris*, 1856.

CZERMAK, Ideen zu einer Lehre vom Zeitsinn (*Idée d'une théorie sur le sens du temps*), *dans* Sitzungsberichte der k. Akad. der Wissenschaften zu wien, t. XXIV, 1857.

GUBLER, De l'hémiplégie alterne envisagée comme signe de lésion de la protubérance annulaire et comme preuve de la décussation des nerfs faciaux, *dans* Gazette hebdomadaire de méd. et de chirurgie, t. III, n°s 43, 45, 46, 1857.

MASCHI, Abozzo di nuove teorie sulle funzioni delle parti del cervello etc., *dans* Gazetta medica di Stati sardi, 1857.

P. RENZI, Reflessioni e sperimenti per servire di materiale alla fisiologia del cerveletto, *dans* Gazetta medica di Lombardia, 1857 et 1858.

BROWN-SÉQUARD, Recherches sur la physiologie et la pathologie de la protubérance annulaire, *dans* Journal de Physiol., t. I, 1858.

NOBLE, The human mind in its relations with the brain and nervous system., *London*, 1858.

R. WAGNER, Kritische und experimentelle Untersuchungen über die Hirnfunctionen (*Recherches critiques et expérimentales sur les fonctions de l'encéphale*), *dans* Nachrichten von der k. Gesellschaft der Wissenschaften zu Göttingen, 1858.

BROW-SÉQUARD, Recherches sur la Physiologie et la pathologie de la protubérance annulaire, *dans* Journal de Physiologie, t. II, 1859.

FLOURENS, Nouveaux éclaircissements sur le nœud vital, *dans* Gazette médicale, n° 28, 1859.

A.-C. GERLACH, die Seelenthätigkeiten der Thiere an sich, und im Vergleich zu denen des Menschen (*De l'âme des animaux considérée en elle-mêmes et dans ses rapports avec l'âme humaine*), *Berlin*, 1859.

A. KUSSMAUL, Untersuchungen über das Seelenleben des neugebornen Menschen (*Recherches sur la vie psychique de l'enfant nouveau-né*), *Leipzig* et *Heidelberg*, 1859.

E. BROWN-SÉQUARD, Recherches expérimentales sur la physiologie de la moelle allongée, *dans* Journal de Physiologie, t. III, 1860.

P. GRATIOLET, Mémoire sur la microcéphalie considérée dans ses rapports avec la question des caractères du genre humain, *dans* Journal de Physiologie de Brown-Séquard, t. III, 1860.

GRATIOLET ET LEVEN, Sur les mouvements de rotation sur l'axe, *dans* Comptes rendus, Académie des sciences, 1860.

A. MENNER, Ueber einige anatomisch-physiologische Verhältnisse des Gehirns (*Sur quelques rapports anatomo physiologiques de l'encéphale*), *dans* Allgemeine Zeitschrift fur Psychiatrie, 1860.

C. RECLAM, Geist und Körper in ihren Wechselbeziehungen mit Versuchen naturwissenschaftlicher Erklarung (*Le corps et l'âme, et leurs rapports; applications des données de la science*), *Leipzig*, 1860.

R. WAGNER, Kritische und experimentelle Untersuchungen über die Functionen des Gehirns (*Recherches critiques et expérimentales sur des fonctions du cerveau*), *dans* Nachrichten von der Universitat zu Göttingen, n°s 4, 6, 7 et 16, 1860.

R. WAGNER, Vorstudien zu einer wissenschaftlichen Morphologie und Physiologie des menschlichen Gehirns als Seelenorgan (*Introduction à une morphologie et à une physiologie du cerveau humain considéré comme organe de l'âme*), 1re partie, *Göttingen*, 1860.

DALTON, On the cerellum as the centre of coordination of the voluntary movements, *dans* American Journal of medic. sciences, 1861.

GRATIOLET, BROCA, AUBURTIN, etc., Discussion sur le volume et la forme du cerveau dans leurs rapports avec l'intelligence, *dans* Bulletin de la Société d'anthropologie de Paris, t. II, 1861.

HENKE, Hypothese ueber den Schlaf etc. (*Hypothèse sur les causes du sommeil*, *dans* Zeitschrift für rationelle Medicin, t. XIV, 1861.

VULPIAN, Mouvements de rotation sur les têtards, *dans* Gaz. méd., 1861.

R. Wagner, Kritische und experimentelle Untersuchungen über die Functionen des Gehirns (*Recherches critiques et expérimentales sur les fonctions du cerveau*), *dans* Zeitschift für rationelle Medicini, 1861.

Flourens, Détermination du nœud vital, dans les animaux à sang froid, *dans* Comptes rendus, Ac. des sc., 1862.

Leven et Ollivier, Recherches sur la physiologie et la pathologie du cervelet, *dans* Arch. gén. de Médecine, 1862.

Luys, Sur les phénomènes de l'innervation cérébelleuse, *dans* Journal de l'anatomie, 1862.

Vulpian, Recherches expérimentales relatives aux effets des lésions du plancher du 4e ventricule, *dans* Gazette médicale, 1862

R. Wagner, Kritische und experimentelle Untersuchungen über die Hirnfunctionen (*Recherches critiques expérimentales sur les fonctions de l'encéphale*), *dans* Nachrichten von der G. A. Universität zu Göttingen, 1862 et années suivantes.

Broca, Lésions du lobe antérieur du cerveau dans l'aphasie ou l'alalie, *dans* Bulletin de la Société anthropologique, 1863.

Lélut, Physiologie de la pensée, *Paris*, 1863.

Jaccoud, De l'aphasie ou de l'alalie, ou du siège cérébral des lésions de la parole, *dans* Gazette hebdomadaire, 1864.

Leven, Recherches sur la physiologie et la pathologie du cervelet, *dans* Comptes rendus de la Société de biologie, 1864.

Luys, Études sur l'anatomie, la physiologie et la pathologie du cervelet, *dans* Archives de médecine, 1864.

Bouillaud, Sur l'aphasie, *dans* Bulletin de l'Acad. de médecine, 1865, et Gazette hebdomadaire, 1865.

Dax père et fils, Sur les lésions de l'hémisphère gauche du cerveau dans l'aphasie mémoire et discussions académiques, *dans* Bulletin Acad. de médecine, 1865.

Leven, Nouvelles recherches sur la physiologie et la pathologie du cervelet, *Paris*, 1865.

Knoll, Beitr. zur Physiologie der Vierhügel, *dans* Eckard's Beitr., 1869.

Prevost, Recherches expérimentales sur le sens des mouvements de rotation, *dans* Gaz. méd., 1869.

Adamük, Ueber die Innervation der Augenbewegungen, *dans* Centralbl., 1870.

Afanasiew, Zur Physiologie der Pedonculi cerebri, *dans* Wien. med., *Wochenschrift*, 1870.

Hitzig et Fritsch, Ueber die elektrische Erregbarkeit des Grosshirns, *dans* Arch. f. Anat., 1870.

Schiff, Einfluss der verlangerte Marks auf die Athmung, *dans* Pflüger's Archiv, 1870.

Onimus, Recherches expérimentales sur les phénomènes consécutifs à l'ablation du cerveau, *dans* Journ. de l'anat., 1871.

Beaunis, Note sur l'application des injections interstitielles à l'étude des fonctions des centres nerveux, *dans* Gazette médic., 1872.

Forel, Beitr. zur Kenntniss des Thalamus opticus, *dans* Sitz-Berichte d. k. Acad. d. Wissensch. zu Wien, 1872.

Dittmar, Ueber die Lage des sogenannten Gefæsscentrum, *dans* Berich. d. sæchsichen Acad., 1873.

Dupuy, Examen de quelques points de la physiologie du cerveau, *Paris*, 1873.

Fournié, Recherches expérimentales sur le fonctionnement du cerveau, *Paris*, 1873.

Nothnagel, Die Extirpation beider Nuclei Lenticulares, *dans* Centralbl., 1873.

Exner, Ueber Trochlearis Kreuzung, *dans* Sitz-Berichte d. k. Acad. d. Wissensch. zu Wien, 1874.

Hitzig, Untersuchungen über das Gehirn, *dans* Arch. f. Anat., 1874.

Veyssière, Recherches cliniques et expérimentales sur l'hémianesthésie de cause cérébrale, *Paris*, 1874.

Bernhardt, Zur Frage von den Fonctionen einzelner Theile des Hinrinde des Menschen, *dans* Arch. f. Psychiatrie, 1874.

Betz, Anatomische Nachweiss zweier Gehirncentra, *dans* Centralbl., 1874.

Braun, Beitrage zur Frage über die electrische Erregbarkeit des Grosshirns, *dans* Eckard's Beitrage, 1874.

Eckhard, Ueber die Folgen der electrischen Reizung der Hirnrinde, *dans* Allgemeine Zeitschrift für Psychiatrie, 1874.

Putnam, Contribut. to the Physiology of the Cortex cerebri, *dans* Boston medic. and surgic. Journal, 1874. — Même sujet, *dans* Proceede of the Roy. Soc., 1874.

Schiff, Lezioni sopra il systema nervoso encephalico, *Fizenze*, 1874.

Brown-Séquard, Recherches sur l'excitabilité des lobes cérébraux, *dans* Arch. de Physiol., 1875.

Carville et Duret, Sur les fonctions des hémisphères cérébraux, *dans* Arch. de Physiol., 1875.

Chrichton Brown, The fonct. of the Thalami optici, *dans* the West Riding lunat. Asylum, 1875.

Ferrier, The localisation of fonction in te brain, *dans* Proceed. of the Roy Soc., 1875.

Ferrier, Experim. res. in cerebral physiology, etc., *dans* the West Riding lunat. Asylum.

Hitzig, Untersuchungen über das Gehirn, *dans* Arch. f. Anat., 1875.

Lépine, Influence de l'excitation du cerveau sur la sécrétion salivaire, *dans* Gaz. médic., 1875.

Rendu, Des anesthésies spontanées, *Paris*, 1875.

Soltmann, Zur electrischen Reizbarkeit der Grosshirnrinde, *dans* Centralblatt, etc., 1875.

Soltmann, Ueber die Functionen des Grosshirns der Neugeborenen, *dans* Jahrbücher für Kinderheilskunde, 1875.

Albertoni et Michieli, Sui centri cerebrali di movimenti, *dans* Journ. lo spermientale, 1876.

Bochefontaine, Sur quelques phénomènes déterminés par la faradisation de l'écorce grise du cerveau, *dans* Comptes rend. Ac. d. Sc., 1876. — Même sujet, Archives de physiologie, 1876.

Charcot, Leçons sur les localisations dans les maladies cérébrales, *Paris*, 1876-1880.

Ch. Feré, Sur quelques points de la topographie du cerveau, *dans* Arch. de physiol., 1876.

Giacomini, Experim. sui movimenti dell cervello nell' nomo, *dans* Arch. d. sc. médic. 1876.

Hitzig, Untersuchungen über das Gehirn, *dans* Arch. f. Anat., 1876.

Langendorff, Ueber die electrische Erregbarkeit der Grosshirnemisphären beim Frosche, *dans* Centralblatt, etc., 1876.

Luys, Le cerveau et ses fonctions, *Paris*, 1876.

Marcacci, Della zona eccitabile nell cervello pecorino, *dans* Labor. di fisiologia di siena, 1876.

Nothnagel, Zur Physiol. des Cerebellum, *dans* Centralblatt, 1876.

Salathé, Sur le mécanisme de la circulation dans la cavité céphalo-rachidienne, *dans* Trav. de labor. de M. Marcy, 1876.

Schiff, Sui centri motori degli emisferi cerebrali, *dans* Journ. lo sperimentale, 1876.

Vulpian, Destruction de la subst. grise du gyrus sygmoide sur un chien, *dans* Arch. de physiol., 1876.

Vulpian, Leçons sur les centres de l'écorce cérébrale, recueillis dans le journal l'Ecole de médecine, 1876.

Weliky et Schepowalow, Ueber die psychomotorischen Centra, *dans* Peterb, geselsch. der Naturforch., 1876.

E. Dupuy, Research. into the physiology of the brain, *dans* medic. Times and Gaz., 1877. — Publiées séparément en 1878.

Fr. Franck, Recherches expérimentales sur les mouvements alternatifs d'expansion et de resserrement du cerveau, *dans* Journ. de l'anat., 1877, et des Trav. du labor. de M. Marey, 1877.

Laborde et Duval, Recherches expérimentales sur quelques pionts de la physiologie du bulbe, *dans* Gaz. méd., 1877 et 1878.

Lussana et Lemoigne, Des centres moteurs encéphaliques, *dans* Arch. de physiol., 1877.

H. Munk, Zur Physiologie de Grosshirnrinde, *dans* Berlin. klinische Wochenschrift, 1877.

Stefani et Weiss. Physiologie du cervelet, *Paris*, 1877.

Couty, Sur la non-excitabilité de l'écorce grise du cerveau, *dans* Comptes rend. Ac. d. sc. 1878.

Doods, On the Localisation of the functions of the brain, *dans* Journ. of Anat., 1878.

Ferrier, Les fonctions du cerveau, trad. française, 1878.

Fr. Frank et Pitres, Sur l'inexcitabilité du noy. intra-ventriculaire du corps strié, *dans* Compt. rend. Soc. de biologie, 1878.

Fr. Frank et Pitres, Recherches graphiques sur les mouvements provoqués par les excitations du cerveau, *dans* Trav. du labor. de M. Marey, 1878.

Luciani et Tamburini, Sulle funzioni del cervello, 1878.

H. Munk, Zur Physiologie der Grosshirnrinde, *dans* Archiv. für Anat. und Physiol., 1878.

Obersteiner, Die motorischen Leistungen der Grosshirnrinde, *dans* Medicin. Jahrbuch., 1878.

Schwann, Ueber das Schielen nach Verletzungen in der Umgebung der kleinen Gehirns, *dans* Eckard's Beitr., 1878.

B. Stilling, Neue Untersuchungen über den Bau des kleinen Gehirn, *Cassel*, 1878.

Tarchanoff, Ueber psychomotorische Centren bei neugeborenen Thieren, *dans* Militærærtz. Journ., 1878.

Wernicke, Augenbewegungen bei Vierhügelerkrangung, *dans* Arch. f. An. und Phys., 1878.

Wetter, Ueber die neueren Experim. am Grosshirn, *dans* Deutsche Arch. für klin. Medicin, 1878.

Brissaud, Des dégénérations secondaires dans le pédoncule cérébral, *dans* Progrès méd., 1879.

Couty, Excitation de l'écorce grise sur le cerveau du singe, *dans* Arch. de physiol., 1879.

Sigm. Exner, Physiologie des Grosshirnrinde, *dans* Handb. der Physiol. de Hermann, 1879.

Ferrier, De la localisation dans les maladies cérébrales, trad. française, 1879.

Krawzoff et Langendorff, Zur electrischen Reizung des Froschgehirns, *dans* Arcg. f. Physiol., 1879.

Luciani et Tamburini, Sulle funzioni del cervello, *dans* Rivist. speriment. di fren., 1879.

Arloing, De la réapparition des mouvements après les lésions du manteau de l'hémisphère cérébral du chien, *dans* Compt. rend. Soc. de biologie, 1880.

Christiani, Ein Athmungscentrum am Boden des dritten Ventrikels, *dans* Centralbl., 1880.

Couty, Sur l'excitabilité mécanigue de l'écorce cérébrale, *dans* Compt. rend. Soc. de biol. 1880.

ARTICLE III

SYSTÈME DU GRAND SYMPATHIQUE

§ 373.

Composition du nerf grand sympathique. — Le nerf grand sympathique consiste en une chaîne ganglionnaire, ou long cordon noueux, profondément placé dans les cavités splanchniques et étendu de chaque côté de la colonne vertébrale. Cette double chaîne, réunie sur la ligne médiane, en haut dans les profondeurs de la face, et en bas dans l'intérieur du bassin, constitue un seul et même système, d'une forme *ovalaire allongée*. Cette chaîne envoie dans les viscères de nombreux filets qui s'anastomosent entre eux et forment des *plexus*. Ces plexus établissent de fréquents échanges entre la chaîne ganglionnaire située de chaque côté.

Le nerf grand sympathique n'est pas isolé : il est relié avec l'axe cérébro-spinal. Ce nerf communique en effet, au niveau des trous de conjugaison, avec le *tronc* des nerfs rachidiens. Les filets d'*union* dont nous parlons se détachent du tronc des nerfs rachidiens, et procèdent de l'une et de l'autre racine. Les filets d'union du grand sympathique, contiennent donc des fibres sensitives et des fibres motrices. A l'aide des filets d'union, se trouve constituée l'*unité* du système nerveux.

Les ganglions renfermés dans la cavité de la face, tels que les ganglions *ophthalmiques*, *sphéno-palatins*, *otiques*, *sous-maxillaires* et *sublinguaux*, reliés au système du grand sympathique par les filets de communication envoyés par le ganglion cervical supérieur, peuvent être envisagés comme la portion céphalique du grand sympathique. Ces ganglions, placés sur le trajet des nerfs crâniens moteurs et sensitifs, reçoivent des filets de communication de ces nerfs, et se trouvent ainsi *réunis* à l'axe cérébro-spinal, et par conséquent dans des conditions analogues à celles des ganglions *cervicaux*, *thoraciques* et *abdominaux* de la chaîne du grand sympathique.

Les ganglions du nerf grand sympathique contiennent de la substance grise, c'est-à-dire qu'on y trouve des cellules nerveuses à côté des tubes nerveux primitifs et en relation avec eux. Les connexions entre les tubes nerveux et les cellules, dans les ganglions du nerf sympathique, ont été bien vues et bien décrites par MM. Robin et Wagner [1]. Dans l'épaisseur des ganglions, les cellules nerveuses sont en relation avec les fibres du système qui établissent la connexion des ganglions entre eux, avec les filets qui proviennent de l'axe cérébro-spinal, enfin avec les filets qui vont aux organes splanchniques, c'est-à-dire les branches viscérales.

Les tubes nerveux primitifs, qui entrent dans la constitution du nerf grand sympathique, sont de deux ordres. Les uns sont semblables à ceux des nerfs qui se détachent de l'axe cérébro-spinal. Les autres sont des fibres minces, grisâtres, désignées sous le nom de fibres de Remak (Voy. § 339). Dans les filets *gris* du grand sympathique les fibres dites de Remak sont en grande propor-

[1] Ces connexions sont surtout faciles à constater sur les poissons. L'observation est moins facile sur les reptiles, les oiseaux et les mammifères.

tion ; on estime qu'il y a environ cinquante de ces fibres contre une fibre nerveuse ordinaire. Dans les filets *blancs* du grand sympathique la proportion des fibres grises est beaucoup moins considérable.

§ 374.

Le nerf grand sympathique considéré comme conducteur de sensibilité et de mouvement. — On a longtemps considéré le nerf grand sympathique comme insensible à l'excitation directe, et l'excitation comme incapable de susciter des contractions dans les parties où le nerf répand ses filets terminaux. Le doute n'est plus possible à cet égard. De même que les nerfs rachidiens, les filets du nerf grand sympathique sont des conducteurs d'impressions vers les centres nerveux et des conducteurs d'incitation motrice vers les organes. Il faut remarquer toutefois que les résultats ne sont pas, à beaucoup près, aussi évidents pour le nerf grand sympathique que pour les nerfs rachidiens.

Pour éveiller la sensibilité et déterminer la douleur sur un animal, en excitant les rameaux ou les ganglions du grand sympathique, il faut revenir plusieurs fois à la charge ; la transmission des impressions vers l'axe cérébro-rachidien n'a lieu qu'avec lenteur, mais elle est néanmoins manifeste. Pour pratiquer l'excitation et bien constater la sensibilité propre au grand sympathique, il est utile de ne pas expérimenter aussitôt après l'éventration de l'animal ; il faut attendre quelque temps, parce que les vives douleurs qui résultent de la section des nerfs rachidiens compris dans les parois de l'abdomen ne sont pas encore apaisées, et qu'elles masquent la sensibilité plus obscure du grand sympathique. Les branches d'union du grand sympathique avec le tronc des nerfs rachidiens sont les parties les plus sensibles ; ensuite viennent les ganglions, puis les branches viscérales [1].

Le grand sympathique est aussi un conducteur d'incitations motrices, c'est-à-dire que, si l'on excite mécaniquement, chimiquement ou galvaniquement ses ganglions ou ses rameaux, les parties contractiles dans lesquelles se terminent les rameaux viscéraux se contractent. Ici, comme dans les expériences précédentes, l'excitation doit être prolongée pendant quelque temps pour amener un résultat. De plus, nous l'avons déjà dit plus d'une fois, la contraction des muscles de la vie végétative est lente à se dessiner, et lente aussi à s'éteindre.

Nous avons établi précédemment que la moelle épinière, seule ou garnie du bulbe et de la protubérance, et séparée des lobes cérébraux, donnait encore aux nerfs en communication avec elle le pouvoir de *susciter le mouvement* dans les parties excitées. Ce pouvoir excito-moteur, qui n'est autre que l'*action réflexe*, n'existe pas seulement pour les nerfs sensitifs et moteurs de la vie animale, il existe aussi pour le nerf grand sympathique. Lorsque chez un animal décapité on vient à exciter le nerf grand sympathique, soit sur les ganglions, soit sur les filets, soit sur les viscères eux-mêmes, l'impression transportée à

[1] Les ganglions sympathiques ne sont pas également sensibles. Le plexus cœliaque, puis les ganglions thoraciques, sont plus sensibles que le ganglion cervical supérieur. Les branches viscérales sont peu sensibles. Il faut, pour mettre en évidence leur sensibilité, ou bien verser sur un plexus un acide concentré, ou bien y appliquer un fragment de potasse caustique, ou bien pratiquer la *ligature* d'un vaisseau sur les parois duquel se ramifient les filets du nerf grand sympathique : l'irritation porte alors sur un grand nombre de filets, et l'effet se multiplie.

la moelle se réfléchit sous forme de mouvement dans les parties correspondantes à l'excitation, ou même par irradiation, à des parties plus ou moins éloignées de celles sur lesquelles a porté l'excitation. Nous avons même vu que l'excitation des parties animées par le grand sympathique pouvait se réfléchir par action réflexe, c'est-à-dire par l'intermédiaire de la moelle, sur des muscles de la vie animale (Voy. § 344).

La persistance d'action du nerf grand sympathique, alors qu'il n'est plus en communication qu'avec la moelle épinière (lorsque les hémisphères cérébraux sont enlevés), prouve que le principe de son action émane de la moelle du bulbe et de la protubérance, et aussi que le point de départ des mouvements involontaires ne remonte pas jusque dans les lobes cérébraux.

L'expérience prouve encore que le système nerveux du grand sympathique n'a pas *en lui-même*, et indépendamment de ses connexions avec l'axe cérébro-spinal, le pouvoir de conduire les impressions et de renvoyer le mouvement. Lorsqu'on détruit complètement l'axe médullaire, y compris la moelle allongée, les fonctions sensitivo-motrices du nerf grand sympathique sont, non pas immédiatement, mais promptement abolies.

§ 375.

Influence du nerf grand sympathique sur les mouvements de la pupille. — Le ganglion cervical supérieur, on le sait, envoie, par sa partie supérieure, des filets du côté de la tête, filets qui, par l'intermédiaire du plexus carotidien, vont se mettre en communication avec les ganglions céphaliques annexés aux nerfs crâniens. On ne connaît pas encore très bien le rôle spécial de chacun de ces filets ; mais depuis les expériences déjà anciennes de Pourfour-Dupetit, tous les physiologistes savent que celui de ces filets qui va se porter au ganglion ophthalmique et de là à la pupille, par l'intermédiaire des nerfs ciliaires, tient sous sa dépendance les mouvements de dilatation de la pupille.

L'iris est constitué par des fibres musculaires lisses, dirigées en deux sens différents. Les unes groupées au centre, sous forme de sphincter, ont pour effet de resserrer l'ouverture pupillaire ; ces fibres ont pour nerf moteur le nerf moteur oculaire commum (Voy. § 353). Les autres fibres contractiles de l'iris sont disposées vers la grande circonférence, et affectent la direction rayonnée. En prenant leur point fixe à l'insertion de la grande circonférence de l'iris (au ligament ciliaire), elles sont les antagonistes de l'action du sphincter, sur la circonférence duquel elles s'insèrent. Lorsque le ganglion cervical supérieur est enlevé, ou bien lorsque la branche supérieure qui s'en détache est coupée, la pupille se contracte immédiatement, et elle reste ainsi pendant des semaines et même pendant des mois. Les fibres rayonnées, en effet, sont paralysées, et la tonicité du sphincter subsiste seule. Quand, au contraire, on irrite le ganglion cervical supérieur ou son filet supérieur, on détermine la contraction des fibres rayonnées de l'iris, et par conséquent l'agrandissement de l'ouverture pupillaire.

La dilatation de la pupille qu'entraîne l'excitation du ganglion cervical supérieur ou de la branche supérieure qui s'en détache a été notée par tous les observateurs. On s'est demandé quels sont les filets par lesquels cette action s'exerce. M. Adamucci, après avoir enlevé le ganglion ciliaire sur le chat, a vu l'excitation du ganglion cervical amener encore la dilatation de la pupille. Aussi, MM. Guttmann et Œhl ont-ils supposé que les filets nerveux du sympathique qui amènent la dilatation pupillaire entraient dans l'œil avec les filets de la cinquième paire par l'intermédiaire du ganglion de Gasser (qui reçoit un rameau anastomotique du grand sympathique). Mais des expériences de M. Schiff il résulte que si, en effet, le ganglion de Gasser transmet à l'œil des filets sympathiques, ce ne sont pas les seuls qui président aux mouvements pupillaires ; car, sur des grenouilles auxquelles il avait enlevé le ganglion de Gasser, l'excitation de la branche supérieure du grand sympathique entraînait encore la dilatation de la pupille.

Il est des substances qui, instillées dans l'œil, ont pour effet d'amener dans l'iris soit sa dilatation (l'*atropine*), soit son resserrement (la *calabarine*, à laquelle on peut joindre aussi la *nicotine*). Beaucoup de recherches ont été faites pour se rendre compte du mode d'action de ces divers agents.

M. Kuyper instille sous les paupières d'un animal de l'atropine. Cette substance pénètre dans le globe de l'œil, et on sait qu'elle a pour effet d'amener une dilatation de la pupille. Puis, lorsque la pupille est dilatée, il excite le filet supérieur du grand sympathique, qui se détache par en haut du ganglion cervical supérieur, la pupille s'élargit plus encore qu'elle ne l'était sous l'influence seule de l'atropine. Le même expérimentateur excite le nerf grand sympathique sur un animal sain ; la pupille s'élargit, et il mesure cet élargissement ; il instille ensuite de l'atropine dans l'œil, et excite de nouveau le grand sympathique : la pupille s'élargit plus qu'auparavant.

La belladone, dont l'atropine est la partie active, amène donc la mydriase (dilatation de la pupille) bien moins par l'action excitante qu'elle exercerait sur le nerf grand sympathique, que par la paralysie des filets nerveux qui animent le sphincter irien, c'est-à-dire la paralysie du nerf moteur oculaire commun. Telle est aussi la conséquence des nombreuses expériences de MM. Bezold, Blübaum et Grünhagen. Ce qui donne encore à cette manière de voir une plus grande probabilité, c'est que l'excitation intra-crânienne du nerf moteur oculaire commun ne détermine plus la contraction de la pupille dans un œil préalablement atropinisé (Bernstein).

D'un autre côté, les expériences de M. Rogow et de M. Donders sur la calabarine (extrait de la fève de Calabar) et sur la nicotine, tendent à faire supposer que ces substances agissent non pas en paralysant les filets sympathiques qui se rendent au muscle dilatateur de l'iris, mais en exerçant une action excitante directe sur le nerf moteur oculaire commun, par conséquent en provoquant la contraction du sphincter irien.

Si l'on applique un courant galvanique énergique sur la portion supérieure de la moelle dorsale, la pupille se dilate, c'est-à-dire qu'on fait contracter les fibres rayonnées de l'iris. Si on coupe la branche cervicale supérieure du nerf grand sympathique ou les branches d'union de la portion cervicale et dorsale du grand sympathique avec l'axe cérébro-spinal, l'excitation de la moelle ne détermine plus l'agrandissement de la pupille. Cette expérience est bien propre à démontrer que l'influence motrice du grand sympathique est puisée dans l'axe cérébro-spinal.

M. Budge plaçait entre la région cervicale et la région dorsale le point précis où le grand sympathique puiserait dans la moelle son action excito-motrice sur la pupille. Ce serait principalement avec la racine antérieure de la deuxième paire dorsale que les filets sympathiques dont il est question sortiraient de la moelle pour se porter dans le système du grand sympathique. M. Salkowski, dans de nombreuses expériences sur les lapins, a cherché aussi à localiser le point de la moelle d'où procède l'action pupillaire. Suivant lui, la partie de la moelle qui préside à la dilatation de la pupille correspondrait à la partie supérieure du bulbe rachidien. Les filets du grand sympathique qui procèdent des dernières paires cervicales et des deux premières dorsales, seraient ceux qui président aux phénomènes vasculaires qu'on observe dans l'oreille.

Les recherches récentes, dont les nerfs dilatateurs de la pupille ont été de nouveau l'objet, tendent à prouver que ces nerfs viennent de deux sources: de la moelle et du bulbe. Les filets *médullaires* proviendraient de la moelle cervicale et dorsale et gagneraient le grand sympathique par l'intermédiaire du plexus cervical profond ; du ganglion cervical supérieur du grand sympathique, ils cheminent ensuite vers l'œil avec les branches de la cinquième paire [1]. Les filets *bulbaires* paraissent arriver directement au ganglion de Gasser par l'intermédiaire des racines de la cinquième paire. Lorsqu'on a enlevé le ganglion cervical supérieur, on peut encore produire par action réflexe la dilatation de l'iris (M. Vulpian). Quand on coupe le nerf de la cinquième paire dans l'intérieur du crâne, en arrière du ganglion de Gasser, on produit la paralysie complète du dilatateur irien, car on coupe les deux sources nerveuses dont nous parlons ; la pupille est alors contractée, et reste contractée.

§ 376.

Influence du grand sympathique sur les mouvements du cœur. — Nous nous sommes suffisamment étendu sur ce sujet (§ 112). Nous n'y reviendrons pas. Nous rappellerons seulement que lorsqu'on excite les branches cervicales du grand sympathique qui concourent à la formation du plexus cardiaque, on observe généralement une accélération dans les mouvements du cœur. Lorsque l'excitation porte sur les filets de communication qui réunissent le grand sympathique à l'axe cérébro-spinal, les mêmes phénomènes se manifestent ; il en est de même lorsque le courant passe par la moelle *cervicale*.

Les phénomènes dont nous parlons ont lieu lorsqu'on applique le courant sur les nerfs cardiaques *intacts*, ou sur le *bout périphérique* des nerfs coupés.

L'action du nerf grand sympathique sur les mouvements du cœur s'exerce donc dans la direction centrifuge. L'arrêt du cœur déterminé par les fortes impressions qui gagnent les centres nerveux à la suite de la vive excitation d'un nerf de sensibilité ou d'une violente douleur, se produit donc par la suspension d'action du nerf grand sympathique.

L'expérience montre que le grand sympathique puise son principe d'action motrice dans la moelle ; mais la question de savoir pourquoi le cœur séparé du corps de l'animal continue à battre *spontanément* pendant quelque temps, ne peut être résolue que par des expériences portant sur les ganglions microscopiques situés dans l'épaisseur du cœur. La contractilité des fibres charnues du cœur est dans tous les muscles, une propriété de tissu ; mais le rhythme ou les

[1] M. François Franck a montré que les filets iriens sont nettement distincts des filets vasculaires qui composent le plexus carotidien.

mouvements rhythmiques du cœur sont sous la dépendance des ganglions cardiaques. (Voy. sur ce sujet le § 112.)

§ 377.

Influence du grand sympathique sur les fonctions de nutrition. — La partie supérieure du tube digestif (œsophage, estomac) est sous l'influence directe du pneumogastrique, mais les intestins sont manifestement animés par le nerf grand sympathique. Les excitations, qui portent sur les ganglions ou sur les filets viscéraux du grand sympathique, ou sur les filets d'union de ce nerf avec l'axe spinal, font naître des contractions évidentes dans ces parties. La vessie, l'utérus, les trompes, les conduits déférents, les vésicules séminales, la vésicule biliaire, etc., en un mot les réservoirs et les canaux excréteurs des glandes sont, comme les intestins, sous l'influence motrice du grand sympathique.

L'influence du nerf grand sympathique est donc incontestable dans les phénomènes de nutrition accompagnés de mouvements; mais cette influence n'est pas bornée à la couche musculeuse du tube intestinal, à celle de l'utérus, et à celle des réservoirs ou des conduits excréteurs des glandes : elle s'étend à l'ensemble tout entier du *système circulatoire*. Le nerf grand sympathique se dissémine et s'épanouit en nombreux plexus sur les vaisseaux de l'abdomen, de la poitrine et des cavités de la face. La portion cervicale alimente les vaisseaux du cou et les vaisseaux de la tête par l'intermédiaire du plexus carotidien ; La portion pectorale alimente les vaisseaux de la poitrine (contenant et contenu) et les membres supérieurs ; la portion abdominale fournit aux vaisseaux qui gagnent les viscères, la ceinture abdominale et les viscères abdominaux. la portion pelvienne forme, avec les branches sacrées de la moelle, un plexus mixte qui se répand non seulement sur les vaisseaux des organes pelviens, mais sur les vaisseaux qui vont se rendre aux membres inférieurs.

Les vaisseaux artériels et veineux, surtout les vaisseaux de moyen et de petit calibre, possèdent, au nombre de leurs tuniques, une couche composée de fibres musculaires lisses qui peuvent augmenter ou diminuer le calibre des voies que le sang parcourt, dans diverses conditions physiologiques. Quelques-unes de ces conditions sont connues de tous, telles que l'injection de la muqueuse stomacale au moment de la sécrétion du suc gastrique, l'injection des joues sous l'influence des émotions vives, sous celle de la chaleur et du froid, etc. Ajoutons que toutes les excitations qui partent du dehors, et ces excitations sont incessantes ; que d'autres qui partent des viscères et dont nous n'avons pas conscience, mais qui sont probablement incessantes aussi, modifient dans des sens divers, et dans des points plus ou moins étendus, les dimensions de la carrière vasculaire et, par voie de conséquence, la tension sanguine et les conditions générales ou locales de la circulation. Des phénomènes du même genre accompagnent, dans les diverses régions, les actes sécrétoires et nutritifs, et règlent ainsi l'activité variable des métamorphoses organiques. Le diamètre des vaisseaux est donc dans une liaison intime avec les filets nerveux qu'ils reçoivent. C'est pourquoi on désigne ces filets nerveux sous le nom caractéristique de nerfs *vaso-moteurs*. C'est sur les vaisseaux de petit calibre que cette influence a été surtout constatée. Sur les gros troncs vasculaires de l'abdomen sur lesquels le nerf sympathique se déploie avec une grande richesse, les changements temporaires de diamètre, dont on comprendrait beaucoup moins l'utilité, ne sont guère sensibles. L'anatomie montre, d'ailleurs, que la proportion des fibres musculaires lisses qui entrent dans la constitution des vaisseaux est beaucoup moindre, relativement aux autres éléments organiques, dans les gros vaisseaux que dans les vaisseaux de moyen et de petit calibre. Les gros vaisseaux servent donc surtout de support aux filets nerveux, destinés plus particulièrement aux branches et aux rameaux vasculaires.

L'action qu'exerce le nerf grand sympathique sur la tunique musculaire des vaisseaux a été pour la première fois expérimentalement démontrée par M. Cl. Bernard. Coupez, à son exemple, sur un lapin, le nerf grand sympathique au cou, au-dessus du ganglion cervical supérieur, et peu de temps après, vous verrez les vaisseaux de l'oreille du côté opéré se tuméfier, se dessiner nettement sous la peau, et la température de la partie s'élever. Les filets sympathiques qui animaient la tunique musculaire des vaisseaux étant séparés du système nerveux, les fibres musculaires de cette tunique sont paralysées, et le sang (qui exerce d'une manière permanente une certaine pression sur les parois intérieures des canaux élastiques qui le contiennent) amène promptement leur dilatation[1]. De là l'engorgement sanguin des parties, et leur élévation de température par suite de l'afflux anormal du sang.

Excite-t-on, maintenant, à l'aide d'un courant d'induction, le bout périphérique du nerf grand sympathique coupé qui correspond à l'oreille en expérience, on détermine dans la tunique musculaire des vaisseaux une contraction qui ramène les vaisseaux à leur diamètre normal ; l'injection disparaît, et avec elle l'élévation de température. Supprime-t-on la source d'excitation (qui a remplacé pour un instant l'influence nerveuse), la dilatation des vaisseaux reparaît, et avec elle l'élévation de température. Tous les physiologistes ont répété l'expérience de Cl. Bernard et en ont confirmé la justesse. Cette expérience fondamentale, qui remonte à une trentaine d'années, a été le point de départ de travaux considérables que nous allons brièvement résumer.

§ 377 *bis*.

Nerfs vaso-moteurs. — Rapport des nerfs vaso-moteurs avec la chaleur animale. — Nerfs dits sécrétoires. — Nerfs dits trophiques. — Les fibres musculaires qui entrent dans la composition des tuniques vasculaires et qui représentent leur élément contractile, peuvent, durant la vie, se présenter sous trois états :

1° État de repos, ou de *tonicité*, lequel n'est pas l'inertie, car il répond à une certaine tension, laquelle appartient à tous les muscles d'un animal vivant ; aussi bien aux muscles à fibres lisses qu'aux muscles à fibres striées (Voy. § 226).

2° État actif, ou état de contraction, dont la *diminution* du calibre du vaisseau est la conséquence ;

[1] Le système musculaire à fibres lisses qui entre dans la constitution des vaisseaux se comporte, eu égard à ses liaisons avec le système nerveux, comme le système musculaire de la vie animale ou de la locomotion. Tant qu'un muscle de la locomotion est relié au système nerveux central par les nerfs, il est, même pendant le repos, dans un état de *contraction tonique* ou de tension spéciale, qui disparaît par la section des nerf (Voy. § 227).

3° État de suspension temporaire, plus ou moins étendue et plus ou moins complète de la tonicité [1], et dont la *dilatation* du vaisseau est la conséquence.

Les petits vaisseaux peuvent donc, par leur changement de calibre, modifier à tous moments la quantité de sang qui traverse les organes, et exercer ainsi sur les actes sécrétoires et nutritifs une influence considérable.

Le mouvement de constriction est un état *actif* dû à la contraction musculaire; le mouvement de dilatation est un état *passif* [2], dû à la suspension ou à l'arrêt de l'action musculaire.

On parle souvent des nerfs *vaso-constricteurs* et des nerfs *vaso-dilatateurs*. L'expression de nerfs *vaso-constricteurs* attribuée aux filets nerveux qui conduisent l'incitation motrice aux tuniques musculaires des vaisseaux, se comprend d'elle-même; l'expression de nerfs *vaso-dilatateurs* a besoin d'être expliquée. Elle ne s'applique pas aux nerfs dans le même sens que la précédente; car ce que transmettent alors les conducteurs nerveux périphériques ce n'est pas une incitation contractile, mais une influence inverse.

Avant d'aller plus loin, rappelons l'expérience fondamentale de M. Cl. Bernard. On coupe au cou, sur un lapin, le grand sympathique au-dessus du ganglion cervical supérieur : les vaisseaux de l'oreille se dilatent. On excite le *bout périphérique* du nerf coupé : les vaisseaux de l'oreille se contractent. Voici une autre expérience, dans laquelle on peut constater d'une manière plus directe encore la dilatation et la contraction des vaisseaux, ceux-ci n'étant pas séparés de la vue de l'observateur par l'épaisseur des téguments de l'oreille. Sur un lapin auquel on a coupé le nerf grand sympathique au cou depuis quelques jours, on enlève la voûte crânienne, puis à l'aide d'un courant d'induction de force moyenne, on excite le *bout périphérique* du nerf grand sympathique : on voit alors les artérioles de la pie-mère diminuer de calibre dans une proportion telle qu'elles semblent se dilater ensuite du double ou du triple quand on supprime la cause excitatrice.

On comprend aisément, d'après cela, que la tension sanguine dans les vaisseaux peut être incessamment modifiée, dans des points plus ou moins étendus, sous l'influence d'excitations périphériques ou profondes, que ces excitations soient perçues ou non perçues [3]. Indépendamment en effet, des excitations du dehors qui atteignent les nerfs sensibles et qui peuvent modifier, par action réflexe, le rhythme des mouvements du cœur, celui des mouvements respiratoires, et aussi le changement de calibre des vaisseaux; il y a partout, dans les viscères (muqueuse gastro-intestinale, foie, rein, utérus, etc.) des excitations incessantes et inaperçues qui peuvent modifier la tension du sang, soit par dilatation, soit par contraction vasculaire, dans des points plus ou moins étendus ou plus ou moins localisés. Les actions psychiques elles-mêmes exercent,

[1] La tunique musculaire du vaisseau se comporte comme si les nerfs qui s'y rendent étaient coupés, et par conséquent comme si elle était paralysée du mouvement; aussi désigne-t-on souvent cet état sous le nom d'*état paralytique*.

[2] Nous ne nous arrêterons pas à discuter cette supposition tout à fait incompréhensible qui attribue la dilatation des vaisseaux à un *allongement actif* de la fibre musculaire. L'*activité* d'un organe contractile, tel qu'un muscle, et l'*allongement* d'un pareil organe sont deux expressions absolument *contradictoires*.

[3] Sur un animal faiblement curarisé, c'est-à-dire dont le système moteur volontaire est frappé d'inertie, l'action vaso-motrice restant intacte, on peut constater que toute excitation d'une partie sensible est accompagnée d'un changement dans la tension artérielle.

par l'intermédiaire de la moelle allongée, une influence tout à fait analogue aux excitations périphériques.

Les nerfs qui re rendent dans la tunique musculaire des vaisseaux sont donc manifestement les agents de la constriction et de la dilatation vasculaire. Mais s'il y a des nerfs (comme partout), qui sollicitent la contraction de la tunique musculaire des vaisseaux, qui par conséquent en amènent la constriction et qu'on peut appeler *vaso-constricteurs*, y a-t-il d'autres nerfs qui auraient pour effet d'amener dans la fibre musculaire un effet contraire et qu'on pourrait appeler *vaso-dilatateurs ?*

Ce qui est certain, c'est que dans certaines conditions, que nous ne connaissons pas encore complètement, les excitations appliquées, sur certains nerfs, déterminent non la constriction des vaisseaux, mais leur dilatation. Quelques physiologistes, M. Goltz entre autres, admettent qu'il y a dans tous les nerfs, (même dans ceux de la vie animale, tels que les nerfs mixtes des membres par exemple), à la fois des fibres vaso-motrices et des fibres vaso-dilatatrices ; ainsi s'expliquerait la variété des effets obtenus par l'excitation du bout périphérique des nerfs. Tantôt ce serait la constriction, tantôt ce serait la dilatation qui prédominerait. Le rôle des filets vaso-constricteurs et le rôle des filets vaso-dilatateurs s'exercerait par l'intermédiaire de *centres nerveux périphériques* ou ganglions microscopiques décrits autrefois par M. Stilling dans les tuniques vasculaires et signalés de nouveau par quelques micrographes. Les vaso-constricteurs seraient *excitateurs* de ces centres ; les vaso-dilatateurs seraient *arrestateurs* de ces mêmes centres ; de telle sorte que l'action des vaso-dilatateurs sur les vaissseaux ressemblerait à l'action que le pneumo gastrique exerce sur le cœur par l'intermédiaire des ganglions intra-cardiaques.

M. Goltz va plus loin, et il considère que la section d'un nerf qui entraîne la dilatation vasculaire agit non en paralysant les tuniques vasculaires, mais en excitant les vaso-dilatateurs au point sectionné et en déterminant ainsi une excitation vaso-dilatatrice qui dure plusieurs jours.

Voici une expérience facile à répéter et qui n'est guère favorable à cette supposition. A l'exemple de M. Vulpian, on curarise un chien, c'est-à-dire qu'on annihile les réflexes de la vie animale, et qu'on laisse intacts les réflexes végétatifs ; puis on enlève superficiellement la pulpe des doigts : immédiatement le sang coule abondamment. On excite alors le nerf sciatique mis à nu : immédiatement le sang s'arrête. On suspend l'excitation, le sang recommence à couler. Il n'est guère possible de tirer de cette expérience d'autre conclusion que celle-ci : l'excitation nerveuse a resserré les vaisseaux ; le calibre vasculaire ne s'est élargi que quand l'excitation a cessé.

MM. Kendall, Luchsinger, etc., admettent dans le nerf sciatique deux espèces de filets qui présideraient les uns à la constriction vasculaire, les autres à la dilatation. Dans les expériences qui consistent à exciter ce nerf, tantôt ce seraient les uns qui agiraient, tantôt ce seraient les autres, suivant la *nature*, et suivant l'*intensité* de l'excitant.

MM. Dastre et Morat, en excitant le nerf sympathique cervical, chez le chien, ayant observé la dilatation des vaisseaux des lèvres et des joues, admettent également dans cette portion du grand sympathique, à la fois des filets vaso-constricteurs et des filets vaso-dilatateurs. Comme d'un autre côté, MM. Jolly et Laffont avaient obtenu des résultats analogues à la suite de l'excitation du nerf maxillaire supérieur, on pourrait également en tirer la conclusion que ce dernier nerf contient aussi des filets constricteurs et des filets dilatateurs.

MM. Dastre et Morat après avoir répété sur le bout périphérique du nerf crural coupé (sur un chien curarisé) l'expérience de M. Vulpian sur le nerf sciatique (Voy. plus haut), et obtenu exactement les mêmes résultats qu'après l'excitation du sciatique, ont constaté ensuite qu'en appliquant le même excitant (courant électrique de moyenne intensité) sur la *partie inférieure* de la chaîne nerveuse du grand sympathique soulevée à l'aide d'un fil, on obtenait également la constriction des vaisseaux, c'est-à-dire la suspension de l'écoulement sanguin de la pulpe des doigts; mais si on excitait la chaîne du grand sympathique *au-dessus* de la seconde vertèbre lombaire, on observait une exagération de l'écoulement sanguin, c'est-à-dire un élargissement des vaisseaux. MM. Dastre et Morat tirent de ces expériences la conclusion que le membre inférieur est pourvu de nerfs vaso-dilatateurs, et que ces nerfs sont fournis par la chaîne du grand sympathique, au niveau de la partie de ce système qui avoisine le diaphragme; que les vaso-constricteurs en viennent aussi (de plus bas); que ces filets gagnent les parois vasculaires par l'intermédiaire des nerfs crural et sciatique, qui les contiennent les uns et les autres, et qu'enfin ce sont les ganglions du grand sympathique que traversent ces filets qui leur donnent leurs propriétés constrictives ou dilatatrices.

Ces expériences, tout au moins en ce qui touche à l'origine des nerfs vaso-moteurs, tendent à faire abandonner cette idée qui a été pendant quelque temps en faveur, à savoir, que les filets vaso-constricteurs seraient fournis par le système du grand sympathique, tandis que les filets vaso-dilatateurs seraient plus particulièrement fournis par les nerfs de la vie animale. Elles tendent, au contraire, à confirmer cette doctrine déjà ancienne, à savoir, que chez les animaux supérieurs, les nerfs des tuniques vasculaires proviennent, *tous* du système du grand sympathique; soit, *directement*, par l'intermédiaire des plexus sympathiques qui se déploient à l'origine des vaisseaux, dans les cavités splanchniques; soit, *indirectement*, par la voie des nerfs du tronc, des membres, et des nerfs crâniens.

Mais à côté de la question d'origine, il en est une autre, que les expériences physiologiques, il faut bien le dire, n'ont pas encore suffisamment éclaircie, celle de savoir s'il y a pour les vaisseaux des nerfs d'une nature spéciale qui n'existeraient que pour les muscles des vaisseaux et qu'on ne retrouverait nulle part ailleurs dans le système général des muscles; je veux parler des nerfs vaso-dilatateurs.

Il est clair que l'existence des nerfs vaso-constricteurs ne peut soulever le moindre doute; ces nerfs sont des nerfs moteurs ordinaires, tout à fait comparables à ceux qui se rendent aux tuniques charnues de l'intestin ou de la vessie. Quant aux nerfs dits vaso-dilatateurs, deux hypothèses sont possibles. Un grand nombre de physiologistes, sans se prononcer sur le mécanisme fort obscur des actions vaso-motrices, se bornent à comparer l'action nerveuse vaso-dilatatrice à celle qu'exerce le nerf pneumo-gastrique sur les mouvements du cœur, c'est-à-dire qu'ils la regardent comme une action nerveuse d'arrêt s'exerçant sur les nerfs constricteurs à l'aide de filets nerveux spéciaux et frappant en quelque sorte les constricteurs d'une paralysie temporaire; telle était en particulier la pensée de Cl. Bernard; ou bien, on peut admettre qu'il n'y a qu'une seule espèce de nerfs moteurs, et que les mêmes conducteurs centrifuges peuvent tantôt solliciter le mouvement et tantôt le suspendre suivant le mode suivant lequel les centres incitateurs sont sollicités à l'action [1]. Si l'on songe que l'action *tonique* vaso-motrice est continue, et que l'action vaso-dilatatrice est de sa nature temporaire, c'est-à-dire qu'elle ne s'exerce qu'à certains moments et sous certaines influences, il est permis de considérer cette dernière supposition comme la plus vraisemblable.

— Déjà (Voy. § 351) nous avons examiné le rôle que jouent le système nerveux central et le système nerveux périphérique dans les phénomènes de la chaleur animale ; nous n'y reviendrons pas. Il nous suffira d'ajouter ici que les mêmes lois paraissent présider à la caloricité dans les parties animées par les branches du grand sympathique.

Les phénomènes de la calorification sont de plusieurs ordres : 1° création de la chaleur; 2° répartition de la chaleur créée; 3° pertes de chaleur par contact, rayonnement et évaporation. La création de chaleur est d'ordre nutritif. C'est par la *répartition* de la chaleur créée par les métamorphoses de la nutrition (métamorphoses qui s'accomplissent à des degrés divers dans tous les tissus), que les nerfs vaso-moteurs exercent principalement leur action. Par leur changement de calibre, ils règlent l'irrigation sanguine, et peuvent ainsi augmenter, diminuer, égaliser la température des parties. Ils peuvent encore, quand l'action vaso-dilatatrice est plus particulièrement localisée dans le réseau vasculaire superficiel, tout en augmentant la température de l'enveloppe tégumentaire, favoriser en même temps les pertes de chaleur qui s'opèrent aux surfaces naturelles, et concourir ainsi au maintien de la température normale. Quand les vaisseaux de la peau sont dilatés, quand la peau est rouge et chaude, une grande masse de sang vient se refroidir au contact du milieu extérieur, retourne en suite vers le centre et concourt à abaisser la température profonde. Le corps ressemble à un appartement chauffé dont on ouvrirait les fenêtres. Quand la température du dehors est très abaissée, le réseau vasculaire superficiel se rétrécit, au contraire, et la source de refroidissement diminue. C'est l'impression extérieure du chaud ou du froid qui provoque par action réflexe l'activité ou l'action suspensive des vaso-moteurs. Ajoutons, enfin, que les vaso-moteurs exercent aussi sur la *production* de la chaleur une action qui pour être *indirecte*, n'en est pas moins efficace. En augmentant l'abord du sang dans les organes, ils créent ainsi au sein de ces organes un milieu nouveau et plus actif en ce qui touche aux échanges de la nutrition et à leurs conséquences chimiques et *thermiques*.

A côté de ces faits généraux nous rappellerons encore les résultats de quelques expériences qui établissent nettement le rôle du grand sympathique relativement à la température des parties.

M. Van der Becke-Callenfells a observé que l'élévation de température observée sur l'*oreille* du lapin, après l'extirpation du ganglion cervical supérieur, persiste encore au bout de 155 jours. Ce résultat montre bien nettement

[1] Les centres de tonicité et d'action constrictive sont vraisemblablement, comme les autres centres moteurs, échelonnés le long de la moelle et jusque dans la moelle allongée, où ils paraissent soumis à une sorte d'hégémonie. C'est en ce sens que témoignent les expériences de MM. Ludwig, Thiry, Goltz et Fredericq. Quant aux centres d'arrêt, on ignore s'ils sont les mêmes, ou même s'ils siègent dans la moelle ; peut-être y aurait-il lieu de les rechercher dans les ganglions du grand sympathique.

l'influence de l'*irrigation* sanguine. Pour prouver d'ailleurs que l'élévation de température que détermine ici la section des branches du grand sympathique est bien due à l'affluence anormale du sang et non à une influence spéciale du système nerveux sur la caloricité, on peut, ainsi que l'ont fait il y a longtemps déjà MM. Kussmaul et Tenner, après avoir pratiqué la section du grand sympathique au cou d'un côté, opérer la ligature des deux artères carotides. On peut alors constater deux choses : d'abord, que la température est abaissée des deux côtés, et en second lieu qu'elle y est sensiblement *égale*.

M. Van der Beke-Callenfels a également montré que des lapins auxquels on avait coupé le nerf sympathique des deux côtés du cou, et chez lesquels les deux côtés de la tête étaient plus chauds qu'à l'état normal, perdaient en un temps donné une plus grande quantité de chaleur que des lapins non opérés, chez lesquels la chaleur est *normalement distribuée*. Quand on soumet des lapins, dont les deux sympathiques sont coupés au cou, soit à l'inanition, soit à l'influence du froid, ils se refroidissent plus vite que les autres. Ces expériences ont été souvent reproduites soit sur le nerf grand sympathique, soit sur le nerf sciatique [1], et à côté de l'élévation locale de température les observateurs ont tous signalé leur moindre résistance aux abaissements de la température extérieure.

M. Gunning coupe sur des grenouilles le plexus ischiatique au point où il sort de la moelle (il coupe, par conséquent, en même temps des rameaux du grand sympathique de cette région). Parmi les résultats de cette section, il note une injection des vaisseaux du membre inférieur. Cette injection s'étend jusqu'à la membrane natatoire : il suffit d'une simple loupe pour le constater.

— Le système nerveux agit d'une manière manifeste sur les sécrétions. Il peut les augmenter, les suspendre, les modifier. A diverses reprises nous avons insisté sur ce point. Rappelons seulement ici quelques-uns des faits les plus saillants.

Lorsqu'on dépose sur la langue d'un animal une substance excitante, du vinaigre par exemple, on voit la salive couler abondamment par le conduit excréteur de la glande sous-maxillaire. Il s'agit là d'un acte nerveux réflexe dont le nerf lingual représente la voie centripète et la corde du tympan la voie centrifuge; ce dont on s'assure facilement par l'excitation comparée des bouts centraux et périphériques de ces deux nerfs convenablement préparés. Lorsqu'on excite le nerf sciatique, on peut voir la secrétion sudorale perler sur la pulpe digitale des chiens et des chats. L'excitation du bout périphérique du même nerf coupé produit des résultats analogues. On peut voir de plus que l'excitation du *bout central* d'un nerf sciatique coupé peut déterminer une sécrétion sudorale sur la patte *du côté opposé*. De même que la sécrétion de la salive, la sécrétion sudorale peut donc être sollicitée par une action nerveuse réflexe. Les expériences nombreuses et variées de MM. Luchsinger, Vulpian, Nawrocki ont mis ce point hors de toute contestation.

[1] Quand on a coupé le nerf sciatique sur un mammifère, on observe, nous l'avons vu, une augmentation de température du membre; mais cette augmentation de température est *transitoire*. Le membre inférieur n'est pas comparable à l'oreille du lapin, qui ne comprend guère que la peau et un cartilage, et dans laquelle l'*irrigation* sanguine tient plus de place que les *actions* nutritives. Le membre inférieur comprend une masse considérable de tissus, et les métamorphoses nutritives amoindries, principalement par la suppression du mouvement musculaire, retentissent bientôt sur le sang de retour, et se traduisent par un abaissement de température.

Lorsque sur un cheval on a sectionné le grand sympathique au cou, on remarque que l'encolure est peu après mouillée par un liquide abondant (MM. Dupuis et Colin).

Lorsqu'on a enlevé les ganglions cervicaux à un animal, on trouve le péricarde rempli de liquide (M. Schiff).

Lorsqu'à l'exemple de M. Budge on enlève le plexus solaire à un animal, il est bientôt atteint de diarrhée, et, si on l'ouvre, on trouve les dernières parties de l'intestin, le cœcum et le colon, remplis de liquide.

Lorsqu'à l'exemple de MM. Pincus, Samuel et Armand Moreau on a lié, puis énervé une anse intestinale, c'est-à-dire quand on a sectionné tous les filets nerveux qu'elle reçoit, en respectant les vaisseaux qui s'y rendent, on constate d'une part une hypérémie intestinale très accusée, et de plus l'intestin est rempli d'un liquide abondant. C'est ici le lieu de rappeler que, dans les expériences de MM. Meyer et Nitzelnadel, la galvanisation du grand sympathique chez l'homme peut produire (probablement suivant son intensité), tantôt la sudation, tantôt la suppression de la sueur dans le côté de la face et dans le bras correspondant à l'excitation.

L'action du système nerveux sur le pancréas est encore peu connue, malgré les expériences de MM. Claude Bernard, Afanasow et Pawlow. On peut en dire autant pour le rein; ce qu'on sait le mieux, c'est que la destruction des nerfs qu'il reçoit est suivie de la dilatation des vaisseaux, et d'une injection de la glande (Cl. Bernard), et, d'autre part, que l'excitation du grand splanchnique est suivie d'une action vaso-motrice constrictive dans les vaisseaux du rein (M. Vulpian). L'influence vaso-motrice peut être facilement constatée dans le foie. Lorsqu'on excite (à l'aide de l'électricité), dans le voisinage du canal cholédoque, les cordons nerveux sympathiques qui vont au foie, on voit le lobe droit du foie pâlir peu à peu et passer du rouge sombre qui est sa couleur habituelle à la couleur chamois; l'excitation des filets qui vont au lobe gauche produisent dans ce lobe les mêmes effets. La section de ces filets produit au contraire une hypérémie de l'organe et une activité circulatoire anormale, qui se traduit par une augmentation de la quantité du sucre hépatique versée dans le sang et par son apparition dans l'urine (M. Vulpian).

De ses expériences sur les trois nerfs de la mamelle de la chèvre M. Rörich tire ces conclusions: 1° que l'un de ces nerfs paraît sans action; 2° que la section du second entraîne le ralentissement de la sécrétion, et que l'excitation de ce nerf la favorise; 3° que la section du troisième augmente la sécrétion et que l'excitation de ce nerf la tarit.

L'influence qu'exerce le système nerveux sur la sécrétion du suc gastrique, bien que manifeste, est encore peu connue; on sait seulement que la galvanisation des nerfs splanchniques et du plexus cœliaque fait pâlir la muqueuse stomacale.

Il est aisé de voir par cette revue rapide combien il reste encore à faire ici dans la voie expérimentale.

Toutefois, il ne ressort pas moins de ces expériences diverses, quelque insuffisantes qu'elles soient, que le système nerveux, par l'intermédiaire des nerfs vaso-moteurs, règle et gouverne, à l'aide du changement de calibre des vaisseaux, l'irrigation sanguine avec toutes ses conséquences.

Mais, indépendamment des nerfs vaso-moteurs dont l'action est trop évidente pour être contestée, est-il vrai qu'il existe d'autres nerfs d'un ordre spécial qui agiraient directement sur les éléments sécrétoires des glandes, qu'on pourrait considérer comme les agents essentiels de la sécrétion et qui mériteraient le nom de *nerfs sécrétoires* que beaucoup de physiologistes leur donnent aujourd'hui?

Cette supposition, disons-le tout d'abord, ne nous paraît pas suffisamment démontrée; mais comme cette question est aujourd'hui fort débattue, elle mérite de nous arrêter un instant.

Sur un animal empoisonné par l'atropine, MM. de Wittich, Heidenhain, Keuchel, ont constaté que la vascularisation de la glande sous-maxillaire paraît normale et plutôt augmentée, et cependant l'excitation de la corde du tympan ne détermine pas la sécrétion salivaire, ainsi qu'on l'observe sur un animal sain. D'où cette conclusion, que l'atropine a respecté les fibres nerveuses vaso-motrices, mais qu'elle a paralysé d'autres fibres nerveuses qu'on peut considérer comme des fibres glandulaires spéciales. On suppose que ces fibres nerveuses se rendraient dans la partie essentiellement sécrétante de la glande, c'est-à-dire dans l'épithélium de revêtement ou épithélium *actif* des *acini* glanduleux. Mais l'existence de ces fibres nerveuses, admises pour la première fois par M. Pflüger [1], est contestée par la plupart des histologistes, et aucune preuve décisive n'a encore été fournie que les terminaisons des nerfs se montrent ailleurs que dans les tissus sensibles ou contractiles.

Cette expérience de l'atropine prouve que cette substance agit en arrêtant la sécrétion salivaire ; elle ne prouve pas autre chose.

Cette action de l'atropine peut d'ailleurs être mise en évidence de diverses façons, et, entre autres, de la manière suivante : quand sur un chien de moyenne taille on a injecté une dose suffisante de jaborandi, pour amener une salivation abondante, il suffit d'injecter 1 centigramme de sulfate d'atropine pour arrêter le flux salivaire et suspendre la sécrétion. Si on a injecté tout d'abord l'atropine, l'action antisécrétoire de cette substance est tellement prononcée, que le jaborandi est ensuite impuissant à amener la salivation et la sudation.

L'atropine n'est pas la seule substance qui agisse ainsi sur la sécrétion salivaire. Lorsqu'un animal est sous l'influence de la morphine, ni l'excitation de la muqueuse linguale ni l'excitation du bout central du nerf lingual ne déterminent plus par action réflexe la sécrétion salivaire, mais l'excitation de la corde du tympan sollicite encore la sécrétion de la glande sous-maxillaire. On peut dire de la morphine, en ce qui touche à la sécrétion salivaire, qu'elle agit sur la portion de l'arc réflexe qui comprend soit le conducteur nerveux centripète (nerf lingual), soit le centre nerveux encéphalique lui-même, mais qu'elle ne touche ni à la portion centrifuge de l'arc réflexe (corde du tympan) ni à la glande.

La différence qui existe entre la morphine et l'atropine, c'est que cette der-

[1] C'est en 1866, à Bonn, que M. Pflüger a décrit des nerfs qui, arrivés au fond des culs-de-sac glandulaires, traverseraient la membrane propre de la glande, avec ou sans réseau de cellules nerveuses multipolaires, et dont les cylindres-axes terminaux s'épanouiraient en fibrilles dans le protoplasma des cellules glandulaires. M. Langerhans et M. Cöyne ont aussi décrit des cylindres-axes qui pénétreraient dans les intervalles des cellules glandulaires. Mais les éléments étoilés, considérés comme des cellules nerveuses par M. Pflüger, paraissent appartenir à la membrane propre des culs-de-sac glandulaires, et la nature nerveuse des éléments fibrillaires interposés entre les parois des cellules glandulaires est plus que contestable.

nière, au contraire, paraît frapper d'inertie les éléments glandulaires eux-mêmes, de telle sorte que la glande n'exerce plus son action propre sur le milieu sanguin, quoique le sang continue à affluer au sein de ses éléments sécrétoires.

Le défaut de concordance entre la sécrétion de la sueur et l'état de la peau est également considéré comme l'un des arguments les plus décisifs en faveur de l'existence des nerfs sécrétoires. On sait depuis longtemps que certaines sueurs, celles en particulier qui surviennent à la suite d'émotions vives, loin de s'accompagner de la rougeur de la peau, peuvent coïncider au contraire avec la pâleur des téguments, de là le nom de *sueurs froides* qu'on leur a donné. D'un autre côté MM. Kendall, Luchsinger et Ostrumow, dans leurs expériences, ont vu perler la sueur sur la pulpe digitale des chats sous l'influence de l'excitation du nerf sciatique, alors que le membre inférieur était anémié par la ligature préalable de l'aorte abdominale. M. Ludwig avait déjà signalé la sortie de la salive par le canal excréteur de la glande sous-maxillaire, lorsqu'on excitait le nerf tympano-lingual après la ligature de l'artère carotide du même côté. De son côté M. Vulpian a montré que la galvanisation du nerf sciatique peut avoir pour conséquence, à la fois la suspension momentanée de l'écoulement du sang par la pulpe digitale, et à la fois la sortie de la sueur dans les espaces interdigitaires. Enfin MM. Kendall et Luchsinger ont pu faire poindre la sueur sur la patte d'un chat *après l'amputation du membre;* et M. Adamkiewicz a vu la sueur apparaître à la pulpe digitale des quatre membres d'un jeune chat, trois quarts d'heure après la mort, à la suite de l'excitation de la moelle allongée.

Toutes ces expériences laissent place au doute. On peut en effet se demander s'il s'agit ici d'une véritable sécrétion sollicitée par des nerfs spéciaux, ou s'il ne s'agirait pas simplement de l'*excrétion* d'un liquide déjà formé dans les éléments de la glande, excrétion déterminée par l'excitation des fibres musculaires lisses que MM. Ranvier et G. Hermann ont décrit récemment *au-dessous* de la couche épithéliale de sécrétion des glandes sudoripares.

Voici d'autres expériences dans lesquelles la question se montre sous un autre aspect. MM. Luchsinger, Vulpian, Nawrocki coupent le nerf sciatique à un chat, puis ils introduisent de la pilocarpine sous la peau de l'animal par une injection sous-cutanée; une sueur abondante se montre aux *quatre* pattes de l'animal. L'action de l'alcaloïde s'est exercée sur le membre dont le nerf sciatique est coupé comme sur les autres; mais cette action qui s'est exercée à la périphérie, a-t-elle été transmise à ces glandes par des nerfs glandulaires spéciaux? Ne s'est-elle pas plutôt exercée sur les éléments glandulaires eux-mêmes?

En rapprochant les résultats de la galvanisation du bout périphérique du nerf sciatique, qui amène la sudation des pulpes digitales, des résultats de la galvanisation du segment inférieur du grand sympathique (coupé à la région lombaire), laquelle amène un effet contraire, M. Vulpian a été conduit à admettre l'existence de nerfs sécrétoires de deux ordres : 1° nerfs excito-sécrétoires, 2° nerfs modérateurs de la sécrétion; les premiers, allant de la moelle aux membres par les racines antérieures des nerfs rachidiens; les seconds, traversant d'abord, avant de se rendre aux membres, le système du grand sympathique.

D'autres physiologistes vont plus loin, et semblent admettre encore une autre sorte de fibres nerveuses sécrétoires, car ils dédoublent les fibres nerveuses sécrétoires en celles qui provoquent la sécrétion liquide et en celles qui président à la sécrétion des matières organiques. Ainsi, par exemple, selon que certains filets contiennent l'un de ces ordres d'éléments en nombre prépondérant, l'excitation de ces filets produirait ou bien un écoulement rapide d'un liquide très dilué, ou bien un écoulement lent d'un liquide épais très riche en matériaux solides.

Ces interprétations diverses montrent bien que le sujet est encore entouré d'obscurité, et que l'existence de nerfs spéciaux qui présideraient à la sécrétion est au moins fort problématique. Répétons encore que jusqu'à ce jour l'existence des nerfs dans les éléments sécrétoires des glandes n'a pas été démontrée.

Ce qui est certain, c'est que l'acte de la sécrétion est soumis à l'influence nerveuse par l'intermédiaire des nerfs centripètes, c'est-à-dire des nerfs moteurs. De même que la *contractilité* des muscles est indépendante de l'innervation, de même l'irritabilité sécrétoire pourrait être considérée comme indépendante du système nerveux. Mais cette irritabilité sécrétoire il n'est pas facile de la mettre en jeu par des excitations directes, ainsi qu'on peut le faire pour l'irritabilité (ou contractilité) musculaire. « J'ai essayé, dit M. Cl. Bernard, d'agir directement sur les glandes pour les faire sécréter, et je n'ai pas réussi. »

On ne peut pas dire que la situation soit la même pour les glandes que pour les muscles. Lorsqu'un muscle répond à l'incitation nerveuse, lui seul intervient pour produire le mouvement. Lorsqu'une glande répond à l'incitation nerveuse, elle exécute la sécrétion par un acte qui lui est propre [1], mais elle n'agit pas seule. Cet acte est commandé par le milieu, c'est-à-dire par l'apport vasculaire; apport réglé par l'action nerveuse.

En somme, le système nerveux qui agit de deux manières sur les vaisseaux paraît agir aussi sur les glandes de deux manières : d'une part, il peut faire sortir du sein de la glande, par les canaux d'excrétion, le liquide déjà sécrété; d'autre part, son action est plus importante et plus profonde. En modifiant temporairement le calibre des vaisseaux et en réglant ainsi les circulations locales, il dispense la matière première sur laquelle s'exercera la cellule glandulaire, et quand certaines substances actives sont injectées dans le sang, il met en présence l'agent modificateur et l'élément anatomique sécréteur.

— Indépendamment des nerfs sécréteurs, quelques physiologistes admettent en outre l'existence d'autres nerfs spéciaux qui agiraient directement sur les éléments anatomiques et qui présideraient ainsi aux phénomènes de la nutrition. On a donné à ces nerfs le nom de nerfs *trophiques*. Ce que nous venons de dire au sujet des nerfs sécréteurs abrégera ce qui nous reste à ajouter.

Rappelons d'abord quelques faits. Lorsqu'on a coupé dans le crâne d'un animal la cinquième paire, à son origine, ou encore, quand la lésion expérimentale porte sur la racine descendante d'origine de ce nerf dans le bulbe, on

[1] « On ne saurait admettre, dit M. Cl. Bernard, que les nerfs exercent sur les phénomènes chimiques de l'organisme une action directe; ils ne les modifient qu'indirectement en vertu de leur influence sur les agents mécaniques de l'organe sécréteur ou des organes circulatoires qui s'y distribuent. »

observe du côté du globe de l'œil des troubles de nutrition sur lesquels nous avons précédemment insisté, c'est-à-dire une vascularisation de la cornée, puis son opacité, et parfois (non sur le chien, mais sur le lapin) l'ulcération de la cornée, et comme conséquence la fonte de l'œil. La membrane pituitaire, la muqueuse de la caisse du tympan présentent, dans les mêmes circonstances, une sorte d'état inflammatoire accompagné de suppuration. M. Laborde a depuis longtemps appelé l'attention sur la chute du poil de la partie inférieure du membre, sur la chute des ongles et même sur la nécrose des phalanges, comme l'une des conséquences éloignées de la section du nerf sciatique chez le lapin.

De ces faits et de beaucoup d'autres il résulte manifestement que le système nerveux tient jusqu'à un certain point sous sa dépendance les fonctions de nutrition. Il ne faut pas, toutefois, exagérer cette influence : les fractures se consolident sur les membres paralysés, et, d'un autre côté, les plaies des parties molles se cicatrisent parfaitement après la section des nerfs qui se rendent à ces parties. M. Snellen, par exemple, coupe à gauche sur un lapin la portion céphalique du grand sympathique; après quoi il enlève à ce lapin la moitié de chaque oreille : or l'oreille gauche est complètement cicatrisée en dix jours; l'oreille droite ne l'est qu'au bout quinze jours [1]. M. Brown-Séquard a également remarqué que la cicatrisation des plaies est accélérée par la section des filets du nerf grand sympathique qui se rendent aux parties lésées.

L'influence des sections nerveuses sur la nutrition paraît d'ailleurs s'exercer de façons diverses. Ainsi, par exemple, la section des nerfs du cordon chez l'homme (Nélaton), et chez le lapin (Oboleuski) entraîne ordinairement l'atrophie testiculaire. D'autre part M. Adelmann fait remarquer que quand on divise les nerfs dits trophiques, c'est souvent une hypernutrition qu'on observe plutôt qu'une diminution des actes nutritifs : témoin ce qui se passe du côté du sabot du cheval, après certaines sections nerveuses.

Voici d'autres faits signalés par MM. Donders et Snellen et qui montrent sous un nouveau jour l'influence que peut exercer le système nerveux dans le processus inflammatoire. On coupe à un lapin le nerf grand sympathique du *côté droit* à la région cervicale, puis on introduit, *dans chaque oreille*, par une plaie pratiquée à dessein, une petite perle de verre sur laquelle on recoud la plaie. La température de l'oreille droite est de 37, celle de l'oreille gauche n'est que de 20 degrés. Au bout de six jours, l'oreille droite n'est presque plus gonflée, l'oreille gauche est fortement tuméfiée. Au bout de douze jours, la plaie de l'oreille droite s'est ouverte par déchirure des bords de la plaie ; celle-ci est sèche, il n'y a point de gonflement et peu après la chute une mince eschare la cicatrisation est complète. Au bout du même laps de temps, le gonflement de l'oreille gauche a considérablement augmenté [2], et il s'est formé dans son épaisseur un vaste abcès purulent.

Voici d'autres résultats non moins curieux: on coupe *à droite*, sur un lapin, le grand sympathique au cou, et lorsque les vaisseaux du globe oculaire du même côté sont dilatés, on verse de l'acide acétique concentré sur les deux yeux (sur l'œil du côté sain comme sur l'œil du côté opéré). Les deux yeux se

[1] L'influence de la dilatation vasculaire et de l'irrigation sanguine augmentée est ici manifeste.

[2] Le gonflement œdémateux des parties a été souvent signalé par les expérimentateurs comme l'un des premiers effets de la section des nerfs qui s'y rendent.

troublent à l'instant, l'épithélium cautérisé ne tarde pas à se détacher, et une conjonctivite violente éclate. Pendant dix jours, on ne remarque aucune différence entre les yeux. Plus tard, on voit se dessiner nettement sur la conjonctive de *l'œil droit* des vaisseaux rayonnés qui se dirigent vers la cornée; celle-ci s'éclaircit et redevient transparente, et, au bout de quatre semaines, l'œil droit ne présente plus qu'un trouble à peine marqué, c'est-à-dire une dilatation limitée des vaisseaux de la conjonctive et de l'iris. Quant à l'œil gauche, au contraire, on ne voit pas apparaître les vaisseaux rayonnés, et la cornée est encore si trouble au bout de quatre semaines, qu'on n'aperçoit pas la pupille.

De ces observations et de ces expériences, si diverses dans leurs résultats, il n'est guère possible de tirer la conclusion qu'il existe dans le système nerveux un ordre spécial de filets nerveux qui mériteraient le nom de *trophiques*. Pour expliquer, par la création d'un ordre de nerfs doués d'attributs hypothétiques la nature des lésions qu'entraîne la rupture des communications nerveuses, encore faudrait-il que ces lésions présentassent une certaine uniformité.

En résumé, les actes nutritifs de même que les actes secrétoires, peuvent être modifiés par le système nerveux à l'aide des filets que ce système envoie aux tuniques des vaisseaux, c'est-à-dire à l'aide des nerfs vaso-moteurs, sans qu'il paraisse nécessaire d'admettre encore un nouvel ordre de filets nerveux. L'influence trophique est certaine, mais elle est commune à tout le système nerveux. Les troubles de nutrition qu'on observe dans les parties sont sous l'influence directe des modifications circulatoires, modifications qui ont pour agents directs les vaso-moteurs et qui peuvent avoir pour point de départ des phénomènes nerveux d'ordres très divers, tels que: perte ou exagération de la sensibilité entraînant des actes réflexes vaso-moteurs; rupture des communications nerveuses par les lésions du système nerveux central, ou du système nerveux périphérique.

§ 378.

Remarques sur le rôle spécial du nerf grand sympathique. — Bichat, auquel on doit principalement la division féconde des fonctions en fonctions de nutrition ou de la *vie organique*, et en fonctions de relation ou de la *vie animale* chercha à mettre cette division en harmonie avec le système nerveux. Il plaça les premières sous l'influence des nerfs cérébro-spinaux, et il rattacha les secondes à la chaine ganglionnaire du grand sympathique. De là, pour lui, deux systèmes nerveux : le système nerveux de la vie organique et le système nerveux de la vie animale ; le dernier ayant pour centre le cerveau et la moelle, et pour conducteurs les nerfs cérébro-rachidiens ; le premier ayant pour centres multiples les ganglions du grand sympathique, et pour conducteurs les filets de ce même nerf. La symétrie des organes des sens et des organes locomoteurs s'accommodait, dans sa doctrine, à la symétrie du système nerveux cérébro-rachidien et des nerfs qui en partent, tandis que l'insymétrie des organes intérieurs se trouvait en rapport aussi avec l'insymétrie du système nerveux correspondant. D'après la manière de voir de Bichat, les ganglions du grand sympathique seraient autant de petits centres ou de petits cerveaux recevant les impressions obscures des organes nutritifs, et réfléchissant vers eux le mouvement, sans l'intervention de la moelle ou du cerveau.

Quelques anatomistes ont cherché à mettre cette doctrine en rapport avec la constitution anatomique du grand sympathique. MM. Remak, Bidder et Volkmann, en particulier, partant de cette donnée qu'il existe dans la constitution anatomique du système nerveux deux éléments différents : les *fibres blanches* (tubes nerveux proprement dits) et les *fibres grises* (tubes de Remak), se basant aussi sur ce fait, que les dernières existent principalement dans le système du grand sympathique, ont donné pour attributs aux premières la sphère animale, c'est-à-dire les fonctions de sensibilité et de mouvement, en rapport avec les relations extérieures de l'être, et réservé aux secondes, désignées sous le nom de fibres organiques, la sphère végétative ou, en d'autres termes, les fonctions de nutrition.

La division du système nerveux en deux systèmes secondaires *indépendants* n'est pas conforme à l'expérience. Le grand sympathique perd ses propriétés, quand ses connexions avec l'axe cérébro-spinal sont détruites. A mesure que les recherches de la physiologie se sont multipliées, l'*unité* du système nerveux est devenue une vérité de plus en plus manifeste. Les impressions du grand sympathique sont ordinairement *non senties*; mais elles doivent *remonter jusqu'à la moelle* pour être réfléchies sous forme d'incitations motrices. D'un autre côté, ces impressions peuvent aussi donner lieu (physiologiquement et expérimentalement) à de la douleur. Donc elles remontent parfois jusqu'au cerveau et peuvent mettre, par conséquent, en jeu les foyers supérieurs de la sensibilité (*hémisphères*.)

Non seulement la sensibilité et le mouvement des parties animées par le grand sympathique se trouvent anéanties par la séparation du nerf grand sympathique d'avec l'axe cérébro-spinal, mais les nerfs vaso-moteurs eux-mêmes puisent leur action dans le système nerveux central, par l'intermédiaire des filets d'union du grand sympathique. Il y a longtemps déjà, M. Pflüger a constaté, dans une suite d'expériences délicates, que les artères de la membrane natatoire de la grenouille diminuent de calibre, quand on excite, à l'aide d'un appareil d'induction, les racines antérieures des nerfs rachidiens. Quant aux veines, dit le même expérimentateur, il en est de même ; mais leur contraction est si peu marquée, qu'elle échappe presque à l'observateur. Depuis cette époque un grand nombre d'expérimentateurs (MM. Schiff et Vulpian entre autres) ont montré que l'on peut paralyser la tunique musculaire des vaisseaux par des sections faites soit sur la moelle épinière, soit sur le bulbe, soit sur la protubérance.

§ 378 *bis*.

Nerf grand sympathique. — Vaso-moteurs. — Indications bibliographiques.

J. Johnston, Essay on the use of the ganglions of the nerves, *dans* Philosophical transactions, 1764 et 1778.

C. Vos, Dissertatio de nutritione imprimis nervosa, *Utrecht*, 1789 (reimprimé *dans* Ludwig, script., nevral. min., *Leipzig*, 1791-95).

J.-C. Reil, Ueber die Eigenschaften des Ganglien-Systems und sein Verhältniss (*Propriétés du système ganglionnaire, et de ses rapports avec le système cérébral*), *dans* Reil's Archiv, t. VII, 1807.

A.-S. Emmert, Einige Bemerkungen über den sympatischen Nerven bei Saugethieren, und Vögeln (*Quelques remarques sur le nerf sympathique chez les mammifères et les oiseaux*), *dans* Reil's Archiv, t. XI, 1812.

Dupuy, Observat. et exp. sur l'enlèvement des ganglions gutturaux des nerfs trisplanchniques sur les chevaux, *dans* Journal de médecine de Corvisart, t. XXXVII, 1816.

Broussais, Réflexions sur les fonctions du système nerveux en général et sur celles du grand sympathique en particulier, *dans* Journal universel des sc. médicales, t. XII, 1819.

J.-L. Brachet, Mémoire sur les fonctions du système nerveux ganglionnaire, *Paris*, 1823, 2e édition, 1837.

J.-S. Lobstein, De nervi sympathetici humani fabrica, usu et morbis, *Paris*, 1823.

F. Tiedmann, Mémoire sur la participation du grand sympathique aux fonctions sensoriales, *dans* Journ. complément. des sc. médicales, t. XXIII, 1825 et *dans* Journ. des progrès des sc. méd., t. IV, 1827.

M. Edwards et Vavasseur. De l'influence que les ganglions cervicaux moyens et inférieurs exercent sur les mouvements du cœur, *dans* Ann. des sc. natur., t. 1826.

F. Arnold, Der Kopftheil der vegetativen Nervensystems beim Menschen, in anatomische und physiologische Hinsicht bearbeitet (*De la partie encéphalique du système nerveux végétatif chez l'homme, au point de vue anatomique et physiologique*), *Heidelberg*, 1830.

J.-L. Brachet, Recherches expérimentales sur les fonctions du système nerveux ganglionnaire, *Paris*, 1830.

Van Deen, De differentia et nexu inter nervos vitæ animalis et vitæ organicæ, *Lugduni-Batavorum*, 1834.

Peipers, De nervorum in secretiones actione, *Berlin*, 1634.

W.-B. Carpenter, On the physiological inference to be deduced from the structure of the nervous system in the invertebrales classes of animals, *Edinburgh.*, 1839.

G. Valentin, De functionibus nervorum cerebralium et nervi sympathici, *Berne*, 1839.

Klenke, Untersuchungen und Erfahrungen im Gebote der Anatomie, Physiologie etc. n° 1er « Der Nervus sympathicus in seiner morphologischen und physiologischen Bedeutung » (*Recherches et expériences d'anatomie et de physiologie; le nerf sympathique sous le rapport anatomique et physiologique*). » *Leipzig*, 1843.

W. King, On reflex nervous act and their disturbances and the more probable parts of the doctrine of sympathies, *dans* The medical Times *août* et *septembre* 1844.

J.-L. Brachet, Considérations sur le système nerveux ganglionnaire, *dans* Journ. de méd. de Lyon, *décembre* 1845.

Earle, Influence of the nerves on secretion, *dans* London Medical Gazette, *janvier* 1845.

Biffi, Influenza que hanno sul occhio i due nervi grande simpatico e vago, *dans* Annli universal. di medic., 1846.

Budge, Article Sympatischer Nerv., *dans* R. Wagner's Handvörterbuch der Phys., t. III, 1846.

A. de Martino, Experienze sui movimenti riflessi del systema muscolare volontario determinati dalle irritazioni del gran simpatico, *Napoli*, 1846.

Piégu, Considérations sur la composition, la fonction et la signification du nerf trisplanchnique dans la série animale, *Paris*, 1846.

C. Axmann, De gangliorum systematis structura ejusque functionibus *Berlin*, 1847.

Hall (Radcliffe), An experimental inquiry into the functions of the ophtalmic ganglion, *dans* Edinburgh med. and surg. Journ., *avril* 1846.

Hall, On the ganglionic system of the nerves, même recueil, *juillet*, *octobre* 1847.

J. Budge, Article sympathischer Nerv., *dans* R. Wagner's Handwörterbuch., t. III, 1848.

H. Horn, Ueber den Einfluss des Nervensystems auf die Thätigkeit der Schlagadern (*De l'influence du système nerveux sur l'activité des vaisseaux*), *dans* Neue medicinisch chirurgische Zeitung, n° 40, *oct.* 1849.

Ludwig, Neue Versuche über die Beihülfe der Nerven zur Speichelabsonderung (*Nouvelles recherches sur l'influence des nerfs dans la sécrétion salivaire*), *dans* Zeitschrift für rationelle Medicin, n. ser., 1, 1851.

Cl. Bernard, Sur les effets de la section de la portion céphalique du grand sympathique, *dans* Gazette médicale de Paris, n° 5, n° 119, 1852. Union médicale. n° 10, même année.

Eichholtz, Das gangliöse Nervensystem. Même recueil, n° 24, 40, 41, 1852.

M. Schiff, Ueber den anatomischen Charakter gelähmter Nervenfasern und die Ursprungsquellen des sympathischen Nerven (*Caractère anatomique des fibres nerveuses après la paralysie, et des sources du nerf grand sympathique*), *dans* Arch. für physiologische Heilkunde de Vierordt, t. XI, 1852.

C. Axmann, Beiträge zur mikroskopischen Anatomie und Physiologie des Ganglien-Nervensystems des Menschen und der Thiere (*Pour servir à l'anatomie microscopique et à la physiologie du système nerveux ganglionnaire de l'homme et des animaux*), *Berlin*, 1853.

J. Budge, Ueber das Verhältniss des oberen Halsganglion zur Iris (*Des rapports du ganglion cervical supérieur avec l'iris*), *dans* Medicinisch. Vereins-Zeitung, n° 30, 1853.

W. Haffner, Neue Versuche über den Nervus splanchnicus major und minor (*Nouvelles recherches sur le grand et le petit nerf splanchnique*), *Zürich*, 1853.

M. Schiff, Ueber den Einfluss der Nerven auf die Gefässe der Zunge (*Influence des nerfs sur les vaisseaux de la langue*, *dans* Archiv für physiolog. Heilkunde, t. XII, 1853.

A.-W. Volkmann, Ueber den Ursprung des Sympathicus vom Rückenmarks (*Sur les origines du nerf sympathique dans la moelle épinière*), *dans* Archiv für physiolog. Heilkunde, t. XII, 1853.

Cl. Bernard, Recherches sur le grand sympathique et spécialement sur l'influence que la section de ce nerf exerce sur la température animale, *Paris*, 1854.

Brown-Séquard, Sur les résultats de la section et de la galvanisation du nerf grand sympathique au cou, *dans* Comptes rendus de l'Acad. des sciences, t. XXXVIII, 1854.

W. Haffner, Neue Versuche über den Nervus splanchnicus major (*Nouvelles expériences sur le grand nerf splanchnique*), *dans* Zeitschrift für rationnelle Medicin, t. IV, 1854.

M. Schiff, De l'influence du grand sympathique sur la production de la chaleur animale et sur la contraction musculaire, *dans* Gazette hebdomadaire de méd. et de chirurg., 1854.

M. Schiff, Ueber die Gefässnerven des Magens und die Function der mittleren Stränge des Rückenmarks (*Des nerfs vasculaires de l'estomac, et des fonctions des faisceaux latéraux de la moelle*), *dans* Archiv für physiologische Heilkunde, t. XIII, 1854.

M. Schiff, Recherches sur l'influence des nerfs sur la nutrition des os, *dans* Comptes rendus de l'Acad. des sciences, t. XXXVIII, 1854.

E. Pflüger, De nervorum splanchnicorum functione, *Berlin*, 1855.

R. Remak, Experimenteller Nachweis motorischer Wirkungen des N. sympathicus auf willkürliche Muskeln (*Preuve expérimentale de l'influence motrice du nerf grand sympathique sur des muscles volontaires*), *dans* Deutsche Klinik, 1855.

Aubert, Emploi de l'électricité localisée pour rappeler la sécrétion lactée, *dans* Gazette des Hôpitaux, n° 104, 1856.

Van der Beke Callenfels, Ueber den Einfluss der vasomotorischen Nerven auf den Kreislauf und die Temperatur (*De l'influence des nerfs vaso-moteurs sur la circulation et la température*), *dans* Zeitschrift für rationelle Medicin, t. VII, 1856.

Budge, De l'influence des ganglions semilunaires sur les intestins, *dans* Comptes rendus de l'Acad. des sciences, 1856.

J. Pincus, Experimenta de vi nervi vagi et sympathici ad vasa, secretionem, nutritionem, tractus intestinalis et renum, *Dissert. Breslau*, 1856.

E. Pflüger, Ueber die Einwirkung der vorderen Rückenmarkswurzeln auf das Lumen der Gefässe (*De l'influence des racines antérieures des nerfs sur le calibre des vaisseaux*), *dans* Allgemeine medicinische Centralzeitung, n° 32, t. XXV, 1856.

Samuel, Die Extirpation des plexus cœliacus, *dans* Wiener medicinische Wochenschrift, 1856.

Schiff, Neue Versuche über den Einfluss der Nerven auf die Gefässe und die thierische Wärme (*Nouvelles recherches relatives à l'influence des nerfs sur les vaisseaux et la température animale*), *dans* Comptes reudus de la Société des naturalistes de Berne, 1856.

A. Becquerel, Influence de l'électricité sur la sécrétion lactée, *dans* Gazette des hôpitaux, n° 7, 1857.

F. Linati, Intorno agli effetti della corrente elettrica continua sulle funzioni del gran sympatico, *Parme*, 1857.

Filippo et Pietro Lussana et C. Ambrosoli, Su le funzioni del nervo gran simpatico etc., *dans* Gazette medica Italiana, n° 25, 26, 27, 28, 29, 30, 32, 33, 1857.

H. Snellen, De invloed der Zenuwen op de Ontsteking proefondervindelijk getoetst (*De l'influence des nerfs dans les phénomènes de l'inflammation*), *dissert. Utrecht*, 1857.

Vulpian, De l'extirpation du ganglion cervical du grand sympathique chez les grenouilles, *dans* Gazette médicale, n° 39, 1857.

Budge, Ueber das Centrum genito-spinale des Nervus sympathicus, *dans* Archiv für pathologische Anat. und Physiologie, t. XV, 1858.

J.-C. Davey, The ganglionic nervous system, its structure, function and diseases, *Londres*, 1858.

Eckhard, Notiz über die Einwirkuug des gereizten N. sympathicus auf die Speichelsecretion *Note sur l'influence de l'excitation du nerf grand sympathique sur la sécrétion salivaire*), *dans* Zeitschrift für rationnelle Medicin, t. V, 1858.

P. Hauser, Nouvelles recherches relatives à l'influence du système nerveux sur la nutrition *Paris*, 1858.

J. Lister, Preliminary account of an inquiry into the function of the visceral nerves etc., *dans* Proceedings of the royal Society, t, IX, 1858.

Samuel, Ueber den Einfluss der Nerven auf den Entzündungsprocess (*De l'influence des nerfs sur les phénomènes de l'inflammation*); mémoire en deux parties, *dans* Königsberger medicinische Jahrbücher, t. I, 1858.

R. Wagner, Notiz über einige Versuche am Halstheil des sympathischen Nerven bei einer Enthaupteten (*Note sur quelques expériences entreprises sur la portion cervicale du grand sympathique chez une femme décapitée*), *dans* Zeitschrift für rationelle Medicin, 1858, et *dans* Journal de Physiologie de Brown-Séquard, t. III, 1860.

Brown-Séquard, Remarques sur le mode d'influence du système nerveux sur la nutrition *dans* Journal de Physiologie, t. II, 1859.

Bosse, De gangliorum spinalium vi in nutriendas radices posteriores nervorum spinalium, *diss Dorpat*, 1859.

J. Lister, An inquiry regarding the parts of the nervous systems which regulate the contractions of the arteries, *dans* Philosophical Transactions, 1859.

J.-N. Zengerle, Der Einfluss der Nervensystems auf die Verdauung, Anbildung, Rückbildung, so wie die Entwikelung der thierischen Wärme (*De l'influence du système nerveux sur la digestion, la formation et la déformation des tissus, et sur la chaleur animale*), *Freiburg* (en Brisgau), 1859.

Cl. Bernard, Sur le rôle des nerfs des glandes, *dans* Gazette médicale, n° 13, 1860.

Samuel, Principes fondamentaux de l'histoire du système nerveux nutritif (traduit de l'allemand), *dans* Journal de Physiologie, t. III, 1860.

W. Krause, Die Function der peripherischen Ganglienzellen (*Fonctions des ganglions nerveux périphériques*), *dans* l'ouvrage de Krause intitulé : *Anatomische Untersuchunge, Hannover*, 1861.

Schiff, Influence des centres nerveux sur la température, et des nerfs vasculaires des extrémités, *dans* Comptes rendus, Ac. des sc., 1862.

Schmidt, Ueber de Function des Plexus mesentericus. Grissen. 1862.

Cl. Bernard, Rôle des actions réflexes dans le phénomène des sécrétions, *dans* Journal de l'anatomie et de la physiologie (Brown-Séquard et Robin), 1864.

Jolyet, Essai sur la détermination des nerfs moteurs de l'œsophage, *Th. Paris*, 1866.

Mougeot, Sur quelques troubles de nutrition consécutifs aux lésions des nerfs, *Paris*, 1867.

E. de Cyon, Hemmung und Erregung im Centralsystem der Gafässnerven, *dans* Mém. Ac. des sc. de St-Pétersb., 1870,

Laborde et Leven, Des altérations de nutrition à la suite de la section et de la ligature des nerfs, *dans* Gaz. méd., 1870.

Sinitzin, Zur Frage über den Einfluss des Nerv. sympathicus auf das Gesichtorgan, *dans* Centralbl., etc., 1870.

Dogiel, Ueber den Einfluss des N. Ischiaticus und N. cruralis auf die Circulat. des Blutes, *dans* Arch. de Pflüger, 1871.

A. Moreau, Sur le rôle du filet sympathique cervical et du nerf grand auriculaire dans la vascularisation de l'oreille du lapin, *dans* Arch. de Physiol., 1872.

Pick, Ueber die durch sensible Reizung hervorgerufene Innervation der Gefässe, *dans* Reichert's Arch., 1872.

Weir Mitchell, Injuries of nerves and their consequences, *Philadelphie*, 1872; trad. franç. de Dastre, *Paris*, 1874.

V. Basch, Die Hemmung der Darmbewegung durch den Nerv. Sympathicus, *dans* Sitzungsber. d. k. Ac. der Wissensch. zu Wien, 1873.

Hayem, Des lésions cutanées consécutives à la section des nerfs, *dans* Arch. de Physiologie, 1873.

Legros, Les nerfs vaso-moteurs, *Thèse*, *Paris*, 1873.

Moleschott, Ueber den Blutdruck nach Vagusdurchschneidung, *dans* Untersuch. z. Nat. des Mensch. und der Thiere, 1873.

Schultz, Ueber den Einfluss der Nervendurchschneidung auf Ernährung, *dans* Centralbl., etc., 1873.

E. de Cyon, Zur Physiol. de Gefässnervencentrums, *dans* Pflüger's Arch., 1874.

Eckhard, Ueber die Centren der Gefässnerven, *dans* Eckhard's Beiträge, 1874.

Goltz. Ueber gefässerweiternde Nerven, *dans* Pflüger's Arch., 1874.

Putzeys et Tarchanoff, Ueber den Einfluss des Nervensystems auf den Zustand der Gefässe, *dans* Centralbl., etc., 1874.

Schlesinger, Ueber die Centra der Gefässnerven, *dans* Wien. medicinisch. Jahrb., 1874.

Vulpian, Leçons sur l'appareil vaso-moteur, *Paris*, 1874-1875.

Vulpian, Recherches sur la question de savoir si tous les nerfs vasculaires ont leur centre dans le bulbe, *dans* Compt. rend. Ac. d. Sc., 1874.

Vulpian, Expériences relatives à la physiologie des nerfs vaso-dilatateurs, *dans* Arch. de Physiologie, 1874.

Eckhard, Ueber die trophische Wurzeln des Trigeminus, *dans* Eckhard's Beiträge, 1875.

Fr. Frank, Recherches sur l'anatomie et la physiologie des nerfs vasculaires de la tête, *dans* Trav. du lab. de M. Marey, 1875.

Huitzinga, Untersuchungen über die Innervat. der Gefässnerven, *dans* Pflüger's Arch., 1875.

Schiff, Sulla temperat. locale delle parti paralitische, *dans* Lo Sperimentale, 1875.

Seuftleben, Ueber die Ursachen der nach der Durchschneidung des Trigemious auftretenden Hornhautaffection, *dans* Arch. für patholog. Anatomie, 1875.

Vulpian, Sur l'action vaso-dilatatrice du nerf glosso-pharingien, *dans* Compt. rend. Ac. d. Sc., 1875.

L. Couty, Étude relative à l'influence de l'encéphale sur les organes cardio-vasculaires, *dans* Arch. de Physiol., 1876.

Fr. Frank, Recherches expérimentales sur les effets cardiaques vasculaires et respiratoires des excitations douloureuses, *dans* Compt. rend. Ac. des Sc., 1876.

V. Frey, Ueber die Wirkungsweise der erschlaffenden Gefassnerven, *dans* Arbeit. d. physiol. Anstalt zu Leipzig, 1876.

Gergens et Werber, Ueber locale Gefässnerven-Centren, *dans* Pflüger's Arch., 1876.

Kendall et Luchsinger, Zur Innervat. der Gefässe, *dans* Arch. f. path. Anat., 1876, et Pflüger's Arch., 1876.

Ludwig, Die Nerven der Blutgefässe, *Wien*, 1876.

Sigm. Mayer, Die peripherische Nervenzelle und das sympathische Nervensystem, *Berlin*, 1876.

Ostroumoff, Versuche über die Hemmungsnerven der Hautgefässe, *dans* Pflüger's Arch., 1876.

Bærwinkel, Ueber gefässerweiternde Nerven, *dans* Deutsch. Arch. f. klin. Medic., 1877.

Bernstein, R.-F. Marchand et K. Schœnlein, Versuche zur Innervation der Blutgefässe, *dans* Arch. für die gesammte Physiologie, 1877.

L. Couty et A. Charpentier, Des effets cardio-vasculaires des excitations des sens, *dans* Arch. de Physiol., 1877.

E. Dupuy, On the seat of Vaso-motor Centres, dans Transact. of the Americ. neural. Association, 1877.

Exner, Ueber Lumen erweiternde Muskeln, *dans* Sitzungsber. der k. Ac. d. Wissensch. zu Wien, 1877.

P. Grützner et R. Heidenhain, — R. Heidenhain, C. Alexander et A. Gottstein, — Grützner et R. Heidenhain, Beiträge zur Kenntniss der Gefässinnervation, *dans* Arch. f. d. gesammte Physiol., 1877.

Kabierske, Versuche über spinale Gefässreflexe, *dans* Arch. f. d. ges. Pgysiologie, 1877.

Klein, Einfluss d. Nerv. Sympathicus auf die Circulation im Augengrunde, *dans* Wien. medic. Presse, 1877.

S. Mayer, Studien zur Physiologie des Herzens und der Blutgefässe, *dans* Sitzungsber. d. k. Acad. d. Wissensch. zu Wien, 1877.

Dastre et Morat, Sur le sympathique cervical, — sur les nerfs vaso-moteurs, *dans* Compt. rend. Ac. d. Sc., 1878.

Fr. Franck, Recherches expérimentales sur le nerf vertébral, *dans* Compt. rend. Soc. de Biologie, 1878.

H. Munk, Ueber d. experiment. Nachweis der centralen Natur der sympathischen Ganglien, *dans* Arch. für Anat. und Physiol., 1878.

Puelma et Luchsinger, Zum Verlauf der Gefässnerven im Ischiaticus der Katze, *dans* Arch. f. d. ges. Physiol., 1878.

S. Stricker, Untersuchung über die Ausbreitung der tonischen Gefässnervencentren im Rückenmarke, *dans* Sitzungsber. d. k. Ac. d. Wissensch. zu Wien, 1878.

Vulpian, Sur les phénomènes oculaires produits sur les mammifères, par l'excitation du bout central du nerf sciatique coupé, après l'excision préalable des ganglions cervical supérieur et thoracique supérieur, *dans* Compt. rend. Ac. des Sc., 1878.

Dastre et Morat, De l'innervation des vaisseaux cutanés, *dans* Arch. de Physiologie, 1879.

Fr. Franck, Effets réflexes produits par l'excitation des filets sensibles du pneumogastrique sur le cœur et les vaisseaux, *dans* Compt. rend. Ac. d. Sc., 1879.

F. Jolyet et Laffont, Recherches sur les nerfs vaso-dilatateurs contenus dans les divers rameaux de la cinquième paire, *dans* Compt. rend. Ac. d. Sc., 1879.

Laffont, Recherches sur la circulation de la mamelle, *dans* Compt. rend. Ac. d, Sc., 1879.

Ranvier, Des effets de la section intra-crânienne de la cinquième paire, *dans* Compt. rend. Soc. Biol., 1879.

Vulpian. Effets sécrétoires et circulatoires produits par l'existence des nerfs qui traversent la caisse du tympan, *dans* Compt. rend. Ac. d. Sc., 1879.

Vulpian et Journiac, Même sujet, même recueil, 1879.

Albertoni, Sull' eccitabilità dei nervi vaso-dilatatori nei neonati, *dans* Lo Sperimentale, 1880.

Dastre et Morat, Sur l'expérience du grand sympathique cervical. — Sur les nerfs vaso-dilatateurs des parois de la bouche, *dans* Compt. rend. Ac. d. Sc., 1880.

K. Dzierdziul, Zur Frage über gefässerweiternde Nerven, *dans* Militärärzl. Journal (journal russe), 1880.

Fr. Franck, Sur l'innervation des vaisseaux du poumon, *dans* Compt. rend. Soc. Biologie, 1880.

Katyschew, Ueber die Gefässverengernde Wirkung der Faradisation am Halse, *dans* Petersb. medic. Wochenschrift, 1880.

Laffont, Recherches sur l'innervation vaso-motrice, la circulation du foie et des viscères abdominaux, *dans* Compt. rend. Ac. d. Sc., 1880.

Sommerbrodt, Die reflectorischen Beziehungen zwischen Lunge, Herz und Gefässen, *dans* Medic. Centralbl., etc., 1880.

Vulpian, Des effets de l'arrachement de la partie intra-crânienne du glossopharyngien, *dans* Compt. rend. Ac. d. Sc., 1880.

Grünhagen, Manometrisches Verfahren zur Demonstration vasoconstrictorischer Centra im Rückenmark, *dans* Arch. f. die gesam. Physiologie, 1881.

Sommerbrodt, Die reflectorischen Beziehungen zwischen Lunge, Herz und Gefässen, *dans* Zeitsch. f. klin. Medic., 1881.

Tessier et Kaufmann, Sur les actions vaso-motrices symétriques, *dans* Compt. rend. Ac. d. Sc., 1881.

ARTICLE IV

INTELLIGENCE, INSTINCT. — SOMMEIL

§ 379.

Facultés intellectuelles. — Les organes des sens transmettent à l'encéphale les impressions du toucher, celle de la vue, de l'ouïe, de l'odorat et du goût ; mais la sensation n'est pas tout entière dans l'impression, ni dans la transmission de l'impression. Une pendule dont le timbre résonne, et qui fait entrer en vibrations les expansions du nerf acoustique, ne donne pas nécessairement la sensation du son, et il arrive très souvent qu'il passe inaperçu. L'*attention* seule est capable de compléter la sensation, en la transformant en *perception*.

La perception sensorielle, c'est-à-dire l'acte intellectuel ou psychique de la sensation ne se laisse pas pénétrer; elle est inconnue dans son essence, au même titre d'ailleurs que beaucoup d'autres actes organiques. Tout ce que nous savons c'est que la percetion ou sensation consciente, ce qui est tout un, est dans une liaison intime avec l'intégrité de la substance corticale des hémisphères cérébraux et, d'autre part, qu'elle ne s'exerce pas d'une manière continue, car elle est suspendue pendant le sommeil.

La sensation perçue devient une *idée*. L'idée considérée dans sa simplicité suppose seulement une sensation perçue par un cerveau ; elle est commune aux animaux et à l'homme. En appliquant leur attention, non seulement à des sensations actuelles, mais encore à des sensations passées (conservées par la mémoire), l'homme et aussi l'animal *comparent*, *jugent* et se *déterminent* ; c'est-à-dire que la sensation présente ou passée dont la source est extérieure se transforme ou se réfléchit sous forme d'actes ou de mouvements volontaires. Envisagé dans la succession des phénomènes, l'acte psychique présente donc une certaine analogie avec l'action réflexe. Mais, tout en comparant les actes intellectuels aux actes réflexes, il est impossible de ne pas reconnaître que si les phases successives de l'action réflexe sont en quelque sorte fatales, les phénomènes de l'ordre psychique ont précisément ce caractère d'échapper à un enchaînement nécessaire. Les deux problèmes ne sont donc pas de même ordre. C'est là, pour le dire en passant, ce qui distingue les démonstrations, relativement rigoureuses de la physiologie, des solutions incertaines et débattues de la psychologie.

Ce qui paraît le mieux distinguer l'homme de l'animal, c'est que le dernier n'a que des idées *concrètes*, tandis que le premier est capable de se former des idées *abstraites*. L'idée *concrète* ne sépare jamais le mode de l'être ; elle est la notion simple de ce qui existe par soi. Pour l'animal, qui n'a que des idées de ce genre, il n'existe que des corps ou des individus plus ou moins nombreux ; pour lui il n'existe ni *genres* ni *espèces*. L'idée *abstraite*, au contraire, sépare le mode de l'être; elle rapproche les qualités et les attributs d'une foule de corps, et en forme des notions distinctes des corps eux-mêmes. Pour l'animal, il y a des corps colorés, des corps sapides, des corps chauds ou froids, etc.; mais les idées de couleur, de saveur, de température, de forme, de pesanteur, de son, etc. (toutes choses qui expriment certains modes considérés *abstractivement* des corps), n'existent pas pour lui.

Par l'artifice du signe, de la parole et de l'écriture, l'homme a été plus loin, il a donné en quelque sorte un corps à ses abstractions ; il a *substantivé* une foule d'idées qui forment le fond commun de son langage et qui constituent en quelque sorte les éléments de sa pensée. Les substantifs *vice*, *vertu*, *impulsion*, *civilisation*, *navigation*, *expression*, *ressemblance*, *force*, *sagesse*, *beauté*, et tant de milliers d'autres mots dont les plus ignorants des hommes se servent chaque jour, correspondent évidemment à des idées que l'animal n'a point. L'homme a fait plus encore, il a donné l'être à ce qui n'existe pas, il a créé le *néant*, l'*infini*, le *passé*, l'*avenir*.

Nous ne rechercherons pas si toutes les idées de l'homme lui viennent par les sens, ou s'il en est quelques-unes dont il possède en lui le germe. Cette recherche est, suivant nous, tout à fait oiseuse. L'homme a en lui le pouvoir de créer des idées abstraites; qu'importe que ce soit l'*idée elle-même* ou le *pouvoir* qu'il a de les créer à l'aide des sensations qui préexistent en lui? Il est toutefois assez naturel de penser que si tous les modes de sentir lui faisaient défaut, et, avec les sensations, tous les *matériaux* de la réflexion et du jugement, le pouvoir qu'il a d'abstraire resterait à l'état de force latente. On conçoit difficilement qu'alors il pût avoir même l'idée mathématique, idée qui s'éloigne le plus des modes matériels. Il n'est pas possible d'affirmer, en effet, qu'en l'absence du sens de la *vue* et de celui du *toucher*, l'homme pût avoir la notion du *nombre* d'où naissent les idées de l'*étendue* et de l'*espace* [1].

La comparaison entre deux sensations présentes ou entre une sensation présente et une sensation passée, ou entre deux sensations passées, c'est-à-dire la réflexion et le jugement, suppose la *mémoire*. Chez l'homme, elle peut s'appliquer aux idées de toute sorte et aussi aux sentiments. Qu'on envisage la mémoire comme une trace insensible déposée par la sensation dans l'écorce grise du cerveau, ou qu'on avoue son ignorance sur la condition matérielle à laquelle elle est liée, il n'en est pas moins vrai que la mémoire est une faculté essentiellement organique. Lorsque les impressions sensitives ont donné lieu à l'acte mystérieux de la perception, elles présentent en effet ce caractère, qu'après avoir disparu comme sensations présentes, elles reparaîtront sous l'influence d'une excitation nouvelle de même nature ou de nature différente, extérieure ou intérieure [2].

[1] L'homme ne peut rien créer ni rien détruire ; il ne connaît des corps que leurs relations, et ces données lentement acquises sont les fondements même de la science expérimentale. Le quelque chose qui se meut ou qui est mû échappe absolument aux prises de notre sensibilité ; tout ce que nous en pouvons dire est du domaine de la science idéale, ce qui ne veut pas dire que l'homme puisse se désintéresser à jamais de ces problèmes. Depuis les premiers temps de l'histoire il n'a cessé de poursuivre ce fantôme si souvent exorcisé sous le nom de *métaphysique;* on l'a dit, avant nous, l'homme a été et sera éternellement un *animal métaphysicien*.

Il est une autre science, plus accessible, et dont la physiologie peut être, à bon droit, considérée comme l'introduction naturelle. Bornée à l'étude de l'homme elle a l'ambition plus modeste, et néanmoins très haute, de déterminer la nature et les limites de notre intelligence : telle est la *psychologie*. Rechercher à l'aide de la méthode objective tout ce qui peut être expérimentalement démontré, et monter vers la métaphysique au lieu d'en descendre, telle est la voie dans laquelle sont résolûment entrées, de nos jours, la plupart des écoles philosophiques de l'Europe.

[2] On peut se figurer ce qui se passe dans le cerveau de la manière suivante : 1° *perception* de l'impression sensitive ; 2° *fixation* de l'image perçue ; 3° pouvoir d'évoquer cette image emmagasinée.

La mémoire est commune aux animaux et à l'homme. Il est vrai que les premiers n'en tirent pas, comme lui, les fruits du jugement et de la raison; mais il est incontestable qu'elle n'est pas étrangère aux déterminations qui n'ont pas leur source dans l'instinct. La mémoire est, après la perception, la plus importante des facultés de l'entendement. Sans elle toutes les autres seraient à peu près inutiles. La mémoire est une faculté *variable*, suivant les espèces animales et suivant les individus de l'espèce humaine. Elle varie aussi avec la durée et la vivacité des impressions. Toute perception vive et répétée se grave pour longtemps dans l'encéphale. Les perceptions de la vue, celles de l'ouïe, celles des odeurs, ne se conservent pas au même degré dans la mémoire ; et il y a, sous ce rapport, des différences individuelles extrêmement nombreuses, qui tiennent évidemment à des conditions organiques. La mémoire de la vue, d'où résulte la mémoire des lieux et des choses, donne à l'homme qui la possède à un haut degré une prédisposition favorable aux sciences d'observation. La mémoire des sons, très développée chez quelques-uns, est presque nulle chez d'autres; à cette prédisposition organique s'allie le goût musical. La mémoire des odeurs, généralement faible chez l'homme, est extrêmement développée chez le chien, qui reconnaît son maître bien plus par l'odorat que par la vue, etc. La mémoire enfin se perfectionne par l'exercice, se ralentit et s'éteint comme la plupart des fonctions organiques, avec les progrès de l'âge.

D'après M. Dikson les souvenirs se reproduisent suivant un certain ordre, et cet ordre (qui est sans doute en rapport avec les communications des cellules ou des groupes de cellules entre elles) est toujours, plus ou moins, celui sous lequel nos impressions ont été acquises. C'est ainsi que l'odeur d'une rose, alors même que nous ne la voyons pas, nous rappellera en même temps la couleur et la forme de cette fleur, parce que les trois sensations, odorat, vue et toucher, se sont antérieurement produites ensemble.

Telle serait l'explication organique de l'*association des idées* par relations, surtout dans un cerveau peuplé d'innombrables impressions. Si au lieu d'être sain le cerveau était malade, il en pourrait résulter, par suite des interruptions dans les communications normales des cellules ou par la destruction de quelques-unes d'entre elles, soit un retard, soit une imperfection caractérisée par une incohérence caractéristique dans les idées. Quant à la perte de la mémoire ancienne ou récente, elle tiendrait à ce que les modifications imprimées aux cellules auraient disparu ou à ce qu'elles auraient perdu le pouvoir de recevoir désormais des impressions durables. Cette prédisposition dernière est d'ailleurs la règle chez le vieillard, chez lequel, suivant l'expression de M. Dikson, « les images passagères du présent ne trouvent plus de demeure dans l'esprit ».

§ 380.

Facultés affectives. — Instincts. — L'homme n'a pas seulement des idées, il a aussi des *sentiments*. La plupart des actions de l'homme, le plus grand nombre de ses déterminations, supposent une tendance ou une impulsion, dont le point de départ peut être ramené à des *besoins* organiques. L'homme, en un mot, a des *instincts* comme l'animal lui-même. Mais, tandis que chez l'animal l'instinct est une tendance aveugle ou un penchant irréfléchi, et qu'il effectue sans préméditation et sans choix; chez l'homme, l'instinct n'est qu'un *mobile* d'action que le jugement et la raison dirigent. En un mot, les instincts sont *perçus* par lui, et ils deviennent ainsi des *sentiments*.

Les instincts ont pour but, ou la conservation de l'individu, ou la conservation de l'espèce. Les instincts attachés au corps de l'animal, comme l'affinité l'est à la molécule minérale, sont la condition nécessaire de son existence. C'est par eux que l'animal cherche sa nourriture, qu'il se retire dans des abris pour échapper aux causes de destruction qui le menacent; c'est par eux qu'il recherche sa femelle, qu'il construit son nid, etc.

L'instinct de conservation, envisagé dans la série animale, est le point de départ d'actes très compliqués. Le castor arrache des branches, les place en travers du courant, enfonce des pieux, et forme ainsi une digue sur laquelle il asseoit solidement son habitation. La fourmi, laborieuse et guerrière, quitte le champ de bataille pour venir chercher des renforts à la fourmilière. L'abeille se décharge sur ses prisonniers de tous les travaux de la communauté. La mygale établit à l'entrée de sa retraite un couvercle *à charnière*. Ces actes si compliqués sont-ils le fruit de combinaisons raisonnées? Mais la fourmi, l'abeille, le castor n'ont point appris tous cela. L'individu, séparé de ses parents, dès sa naissance, se livre instinctivement aux mêmes actes; il fait de la même manière et jamais autrement. A peine l'abeille est-elle née, qu'elle s'envole, va chercher la fleur, y puise le suc, et sait retrouver sa ruche. Elle est aussi instruite le premier jour qu'elle le sera plus tard. Évidemment, ce sont là des actes irréfléchis, nécessaires, et qui méritent le nom d'instincts. Mais alors, que d'actions de l'homme, que nous qualifions souvent d'actes raisonnés et réfléchis, et qui ne sont chez lui que des impulsions instinctives!

L'instinct de reproduction n'est pas moins remarquable. A lui se rattachent, chez les animaux, la construction du nid et le choix des matériaux, *toujours les mêmes* pour les mêmes espèces. De cet instinct encore procède l'amour de la femelle pour ses petits, amour qui lui donne le courage de les défendre au péril de sa vie. L'amour maternel des animaux, qui nous paraît si tendre, nous donne bien la mesure de l'instinct. A peine, en effet, les petits peuvent-ils se suffire à eux-mêmes, que la tendresse des parents s'évanouit : l'instinct de conservation reprend le dessus; le père et la mère disputent les aliments à leurs petits ; les enfants sont devenus des ennemis ; la famille se disperse.

Le besoin de reproduction engendre dans l'espèce humaine le plus noble des *sentiments*, l'amour, et le plus touchant des instincts, l'amour maternel. L'amour maternel naît dans l'âme de la mère comme le lait dans sa mamelle pour nourrir son enfant, et il ne s'éteint plus qu'avec la vie.

Les instincts sont des besoins plus ou moins impérieux, qui ont pour sanction le plaisir et la douleur. Des instincts ou des sentiments dérivent les *passions* de l'homme, et quelques-unes aussi sont communes aux animaux. Mais, si le si le sentiment du bien, si le sentiment du juste, celui du beau, si la tendance constante de l'homme vers un idéal qu'il ne rencontre jamais et qu'il poursuit sans cesse sont des penchants instinctifs, ne lui appartiennent-ils pas en propre? L'homme qui se dévoue, l'homme qui donne sa vie pour une idée, obéissent-ils à l'instinct de conservation? Il semble que chez l'homme intellectuel et moral les actes instinctifs, tout-puissants chez les animaux, sont dominés, gouvernés, ou, pour parler le langage de la physiologie, *inhibés* par le système nerveux supérieur.

§ 381.

Sommeil. — Les fonctions du système nerveux sont soumises à une intermittence d'action ou à une périodicité d'où résultent la *veille* et le *sommeil*. Il est remarquable que les fonctions dites animales sont seules soumises à cette intermittence. Les fonctions de nutrition, la respiration, la digestion, les sécrétions, s'accomplissent pendant le sommeil comme pendant la veille [1].

Le besoin du sommeil se fait généralement sentir quand le soleil est descendu sous l'horizon. De même que l'homme, la plupart des animaux dorment la nuit. Le besoin du sommeil est, comme le besoin des aliments, un besoin de conservation ; lorsqu'il n'est pas satisfait, il devient impérieux, et, quels que soient l'heure et le moment, l'homme succombe à ses atteintes. Un adulte passe généralement le tiers de sa vie à dormir ; l'enfant plus de la moitié ; le nourrisson ne fait guère que manger et dormir.

Lorsque l'homme s'endort, il sent d'abord un engourdissement général dans les membres ; la station devient impossible par cessation d'action musculaire ; les bras tombent le long du corps ; les sensations, d'abord confuses, s'éteignent graduellement ; le sentiment de la faim et les autres besoins s'endorment aussi pour un temps.

Le besoin du sommeil est soumis à l'influence de l'habitude ; il reparaît et il cesse ordinairement aux mêmes heures ; il offre encore, sons ce rapport, une certaine analogie avec le besoin des aliments. Le silence et les ténèbres de la nuit favorisent l'établissement du sommeil, en supprimant les excitants des organes de l'ouïe et de la vue. Il est vrai que l'habitude peut rendre cette condition inutile et même la rendre défavorable. Le meunier s'endort au tic tac de son moulin, et se réveille quand il s'arrête ; quelques personnes, qui ne peuvent dormir sans lumière, se réveillent quand la lumière s'éteint.

On a beaucoup discuté sur l'état de la circulation encéphalique pendant le sommeil. Autrefois on pensait que le sommeil normal avait de l'analogie avec le *coma* pathologique, qu'il était accompagné (on disait même qu'il était causé) par une congestion sanguine temporaire produisant une sorte de compression par afflux du sang [2]. Cette doctrine ancienne a même été reproduite de nos jours. L'observation directe a montré qu'il n'en était rien, et que, pendant le sommeil, au contraire, la circulation encéphalique était ralentie.

Si à l'aide d'une couronne de trépan on a mis le cerveau d'un chien à découvert, on peut constater, ainsi que l'a indiqué M. Durham, qu'au moment où l'animal s'endort le cerveau qui était rose devient pâle, qu'il s'affaisse légèrement et que la plupart des petits vaisseaux qu'on distinguait très nettement deviennent invisibles. Lorsque l'animal se réveille on voit le cerveau reprendre sa couleur rosée et son aspect turgescent. On peut aussi constater à l'aide d'un levier amplifiant et d'un appareil enregistreur que les mouvements du cerveau pendant le sommeil diminuent d'amplitude. Lorsqu'un animal trépané est soumis aux inhalations du chloroforme on voit quelque chose de semblable. Quand les phénomènes d'excitation qui caractérisent la première période d'action du chloro-

[1] Il y a seulement ralentissement dans les diverses fonctions de nutrition pendant le sommeil.

[2] De là le nom de *pressoir d'Hérophile* donné au confluent des sinus veineux encéphaliques.

forme ont fait place à l'anesthésie confirmée, le cerveau s'affaisse et pâlit ; il ne reprend son aspect normal qu'au moment où l'animal se réveille.

L'état du cerveau est d'ailleurs tout à fait semblable à celui des organes au repos qui reçoivent moins de sang que les organes qui travaillent. M. Mosso, à l'aide du plethysphygmographe (Voy. Chap. *Circulation*) a constaté directement, par la diminution de volume du cerveau, que la quantité de sang qu'il reçoit pendant le sommeil diminue.

Quelques physiologistes ont dès lors pensé que le sommeil reconnaissait pour cause une sorte d'anémie cérébrale. Mais il n'est pas facile de démêler si l'on est ici en présence d'une *cause* ou d'un *effet ;* et si nous en jugeons par ce qui se passe dans d'autres organes où ces modifications de circulation se rencontrent aussi pendant le sommeil, la dernière supposition est la plus vraisemblable.

Les divers appareils de la vie animale sur lesquels le système nerveux exerce son action ne fonctionnent régulièrement qu'à la condition d'une intermittence périodique. Ce mode d'action n'est que la conséquence du travail intermittent des organes nerveux supérieurs. Avec MM. Obersteiner et Preyer, il est permis de supposer que le besoin du repos se fait sentir dans le cerveau comme dans les muscles, et qu'il coïncide avec un état d'épuisement déterminé par l'accumulation dans la masse encéphalique des produits de désassimilation [1]. Ce qui est certain, c'est que pendant le sommeil le volume d'oxygène absorbé l'emporte sur le volume de l'acide carbonique exhalé, dans une proportion qui peut être assez élevée, tandis que dans l'état de veille le rapport peut être renversé, surtout pendant la période du travail musculaire. D'où il ressort que pendant le sommeil l'assimilation domine la désassimilation, tandis que pendant la veille la désassimilation domine l'assimilation. La période du sommeil répondrait donc d'une part à une sorte d'encombrement des produits de l'action nerveuse, et, d'autre part, à un approvisionnement d'oxygène (générateur des oxydations, c'est-à-dire de la force) pour la période diurne qui suivra.

Pendant le sommeil, l'homme perd le sentiment de son existence, il est comme s'il était mort. La plupart du temps, cependant, quelque chose veille en lui : il *rêve*, il songe. L'engourdissement complet des organes des sens lui a enlevé la conscience du monde extérieur, et il attribue aux images de la mémoire la réalité des objets qu'elles représentent. Le rêve peut être considéré comme un *réveil partiel* dans lequel les images apparaissent dans la partie du cerveau qui ne dort pas. Ces images, le plus souvent incohérentes et plus ou moins bizarrement associées, sont au travail de la pensée ce que sont les convulsions aux mouvements coordonnés de la locomotion.

Au moment du réveil, les organes des sens rentrent en exercice, la vivacité de leurs impressions fait pâlir les notions de la mémoire, et la réalité supposée de ces notions s'évanouit par la comparaison. Qui n'a assisté au réveil des sensations et senti se dissiper peu à peu l'évidence accordée aux images de la mémoire, à mesure que les sens, s'ouvrant davantage, attirent à eux le sentiment de la réalité, c'est-à-dire la conscience du *moment présent ?* A qui n'est-il pas arrivé de contempler quelques instants encore, par un effort de volonté, le ta-

[1] M. Preyer considère le lactate de soude comme le type de ces produits. Il aurait remarqué chez les animaux auxquels il avait injecté une dissolution de ce sel, un état caractéristique de somnolence.

bleau changeant d'un songe, alors que le réveil des sens, en nous rappelant à la réalité, nous avait convaincu de sa non-existence?

Le sommeil nous plonge donc dans une existence factice, dont la réalité momentanée est pour nous complète, et que nous ne chercherions probablement jamais à mettre en doute, si les sens ne venaient nous détromper d'une erreur quelquefois si douce. Les *organes des sens*, en nous donnant la certitude de l'existence des *sensations actuelles*, nous donnent aussi celle de l'existence des corps extérieurs; et nous ne pouvons avoir d'autre certitude de l'existence des corps que celle-là. Aussi a-t-on quelquefois comparé la vie de l'homme à un rêve dont la mort serait le réveil.

L'éveil de la mémoire, pendant les songes, ne porte pas seulement sur l'image des choses ou des personnes, sur des *situations* ou des *actes divers*, mais encore sur des *idées*, et généralement sur celles qui nous ont le plus préoccupés pendant la veille. Le rêve revêt alors des caractères particuliers. La comparaison des idées, c'est-à-dire le jugement, peut s'accomplir avec une netteté remarquable, et il en résulte parfois des aperçus qui nous étonnent nous-mêmes par leur justesse et leur fécondité.

Le somnambulisme, naturel ou provoqué, est un mode de sommeil dans lequel le *rêve* est accompagné des mouvements de l'appareil locomoteur; mouvements commandés par l'idée ou par les idées sous l'empire desquelles se trouve le somnambule. Chez le somnambule, les organes des sens sommeillent; aussi, n'a-t-il pas le sentiment de la réalité; il saute par la fenêtre croyant enjamber une porte; il écrit sans lumière, etc. Il n'est rien moins que démontré que le somnambule réponde aux questions qu'on lui adresse, ni qu'il voie les objets qu'on place devant ses yeux. Quant au *magnétisme animal*, état dans lequel l'individu qui y serait plongé aurait la faculté de sentir les odeurs par le creux de l'estomac, de lire avec le front, avec le nez, avec les doigts ou avec la nuque, de voir à travers les corps opaques, de prédire l'avenir, de ressusciter le passé, de savoir les sciences sans les avoir jamais apprises[1], et de se livrer enfin à une foule d'exercices plus ou moins divertissants; quant au magnétisme animal, dis-je, et à ses prétendues merveilles, ce qu'il y a de plus surprenant, c'est la crédulité humaine. Il y a peu d'années, encore, n'avons-nous pas vu les *tables tournantes* et *frappantes*, réminiscence de la cabale et des influences occultes, se faire jour avec éclat, en plein dix-neuvième siècle, et menacer de prendre les proportions d'un événement scientifique!

§ 382.

Du système nerveux dans la série animale. — Dans tous les animaux vertébrés (mammifères, oiseaux, reptiles, poissons), le système nerveux consiste en un axe central cérébro-rachidien, contenu dans un canal osseux, et en prolongements périphériques ou nerfs. On trouve également chez eux une chaîne ganglionnaire (grand sympathique), située profondément le long de la colonne vertébrale et fournissant aux viscères de la poitrine et de l'abdomen.

Le système nerveux des *mammifères*, composé des mêmes parties fondamen-

[1] Les somnambules, qui parlent si volontiers de l'estomac, de la rate ou du foie, ne paraissent pas avoir pour les sciences physiques, chimiques et mathématiques la même prédilection que pour les sciences médicales.

tales que celui de l'homme, n'offre que des différences peu essentielles qui portent soit sur l'importance réciproque des renflements encéphaliques [1], soit sur le nombre des nerfs crâniens et rachidiens, soit sur le nombre des ganglions et des plexus du nerf grand sympathique.

Chez les *oiseaux*, les hémisphères ou lobes cérébraux sont encore, comme chez les mammifères, les parties les plus volumineuses de l'encéphale; mais ils n'offrent point de circonvolutions (Voy. fig. 346), et ils ne sont pas aussi complètement réunis entre eux, car le corps calleux fait défaut.

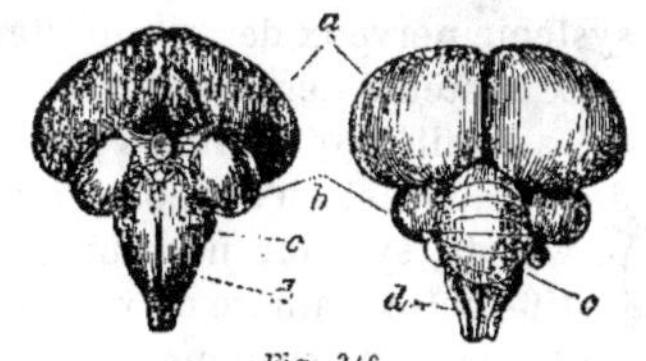

Fig. 346.
CERVEAU D'OISEAU (dindon).
a, hémisphères cérébraux.
b, tubercules bijumeaux (lobes optiques).
c, cervelet.
d, bulbe et protubérance.

Les tubercules quadrijumeaux, au nombre de quatre chez les mammifères, ne sont qu'au nombre de deux chez les oiseaux. Ces tubercules (tubercules bijumeaux) présentent ici un grand volume, et méritent le nom de *lobes optiques* (Voy. fig. 346). Cachés, chez les mammifères, entre le cervelet et la moelle allongée, ils débordent, chez les oiseaux, de chaque côté du cervelet. Les lobes optiques sont creux, comme les hémisphères cérébraux. Le cervelet des oiseaux est réduit à son lobe moyen (Voy. fig. 346, *c*); le cerveau le laisse complètement à découvert. Les hémisphères latéraux du cervelet manquent chez les oiseaux, le pont de Varole (c'est-à-dire les fibres transverses de la protubérance qui, chez les mammifères, servent de commissure aux hémisphères cérébelleux) manque également.

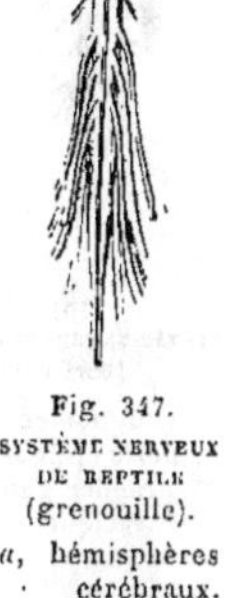

Fig. 347.
SYSTÈME NERVEUX DE REPTILE (grenouille).
a, hémisphères cérébraux.
b, lobes optiques et cervelet.
c, bulbe rachidien.
d, lobes olfactifs.

Dans les dernières familles des mammifères, on remarque une tendance très prononcée à la fusion du grand sympathique avec le pneumo-gastrique. Dans les oiseaux, la fusion est plus grande encore. Le grand sympathique est confondu supérieurement avec le pneumo-gastrique, quelquefois avec l'hypoglosse ou le glosso-pharyngien. Dans la portion inférieure du tronc, le grand sympatique est en grande partie remplacé par les nerfs du plexus lombo-sacré.

L'encéphale des *reptiles* et des *poissons* est peu développé. On n'y rencontre point de circonvolutions. La prépondérance des hémisphères n'est plus aussi marquée (Voy. fig. 347). Les lobules optiques et les lobules olfactifs sont généralement assez volumineux. Le cervelet, réduit au lobe moyen, est petit. La moelle des reptiles est très développée relativement à la masse de leur encéphale, et les nerfs qui en partent sont volumineux. Chez les reptiles, le nerf grand sympathique est confondu supérieurement avec le pneumogastrique. Inférieurement, ses portions lombaires et sacrées sont suppléées par les nerfs rachidiens. Chez les ophidiens et les sauriens, on ne trouve sur la chaîne incomplète du grand sympathique que des ganglions très petits. Il en est de même chez les poissons. Chez ces derniers, la partie inférieure du grand sympathique est également incomplète.

[1] Le renflement olfactif situé à l'extrémité du pédoncule olfactif acquiert chez les mammifères un assez grand développement. Il est souvent creux intérieurement.

Les *invertébrés* étant privés de vertèbres, et par conséquent de cavité rachidienne et de cavité crânienne, ne présentent pas la distinction qu'on peut établir chez les vertébrés entre le système cérébro-rachidien et le système nerveux du grand sympathique. Les invertébrés n'ont qu'un système nerveux étendu le long du corps et consistant en une série de renflements, communiquant entre eux et fournissant des nerfs à toutes les parties. Le système nerveux des invertébrés est constitué par les mêmes éléments anatomiques que le système nerveux des mammifères (Voy. § 339).

Le système nerveux des invertébrés, constitué par une série de ganglions, a été assimilé par quelques physiologistes au système du nerf grand sympathique des vertébrés ; on suppose, dans cette manière de voir, que les invertébrés sont privés du système nerveux correspondant à l'axe cérébro-rachidien. Rien ne justifie cette manière de voir. Le système central unique des invertébrés représente les deux systèmes des animaux supérieurs. Il préside et aux fonctions de sensibilité et de mouvement et aux fonctions de nutrition, ainsi que le prouve l'expérience.

Les *articulés* (insectes, annélides, crustacés) présentent un système nerveux très symétrique. Tantôt les ganglions qui le composent sont disposés par paires, de chaque côté de la ligne médiane du corps, et réunis en deux chaînes longitudinales, occupant une portion ou toute l'étendue du corps : les ganglions sont aussi réunis entre eux par des commissures transversales. Tantôt les ganglions sont confondus sur la ligne moyenne, et forment une chaîne simple (Voy. fig. 348). L'un des ganglions, généralement plus volumineux que les autres, occupe la tête, et peut être comparé au cerveau des vertébrés. C'est ordinairement de ce ganglion que procèdent les nerfs des organes des sens, quand ceux-ci existent.

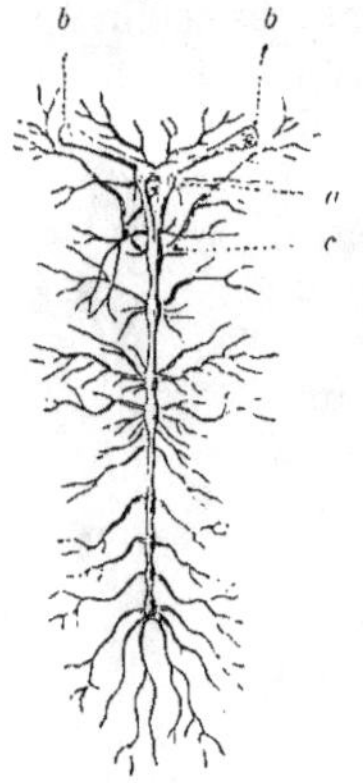

Fig. 348.
SYSTÈME NERVEUX D'INSECTE (cerf-volant).
a, ganglion céphalique.
b, nerfs optiques.
c, premier ganglion thoracique.

Le ganglion céphalique est situé au-dessus de l'œsophage, tandis que les autres portions de la chaîne ganglionnaire sont placées au côté ventral de l'animal, sous le tube digestif. Le ganglion céphalique est relié avec les autres ganglions par des cordons qui tournent autour de l'œsophage, et qui forment ainsi une sorte d'anneau ou *collier œsophagien*. Le nombre des ganglions est très variable ; il est, par exemple, de douze à quinze paires dans le perce-oreille et dans la sauterelle, tandis que dans la punaise des bois il n'y a que trois ganglions impairs et volumineux. On peut dire, d'une manière générale, que plus le nombre des ganglions est petit et plus les ganglions pairs ont de tendance à se fusionner sur la ligne moyenne. La centralisation peut être portée au point qu'il n'y ait plus que deux masses nerveuses, l'une sus-œsophagienne et l'autre sous-œsophagienne, réunies par un collier. C'est de ces deux masses que partent alors tous les filets nerveux du corps.

La chaîne ganglionnaire des *mollusques* est moins symétrique que celle des articulés et s'accommode, sous ce rapport, à la forme générale de leur corps (Voy. fig, 349). Cette chaîne consiste toujours en ganglions unis entre eux par des filets de communication, et fournissant aux divers organes de l'animal.

Généralement, il y a un ganglion dit cerveau, placé au côté céphalique de l'animal, et deux ganglions abdominaux, placés plus en arrière sous l'œsophage, reliés au précédent par un collier œsophagien. Il y a aussi parfois un ou plusieurs autres ganglions.

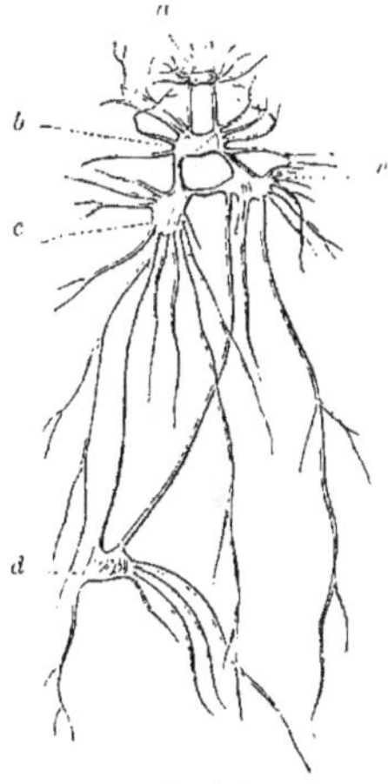

Fig. 349.
SYSTÈME NERVEUX DE MOLLUSQUE (aplisie).
a, ganglion buccal ou labial.
b, ganglion céphalique.
c, ganglion thoracique.
d, ganglion ventral.
e, ganglion œsophagien.

Chez les *zoophytes* ou rayonnés, le système nerveux n'existe plus qu'à l'état rudimentaire. Il consiste en une série de petits ganglions réunis entre eux sous forme de cercle, autour de l'ouverture, généralement unique, de l'intestin. De ce cercle partent des rameaux déliés, qui se rendent dans les tissus. Dans les zoophytes inférieurs, toute trace de système nerveux a disparu. Chez ces derniers animaux, les fonctions de nutrition s'accomplissent comme dans les végétaux. L'animal ne diffère alors de la plante que par ses mouvements ; il reçoit sans choix et sans instinct les aliments contenus dans le liquide ambiant.

M. Faivre et M. Yersin ont constaté, par de curieuses vivisections, des faits qui démontrent clairement que le système nerveux des animaux invertébrés représente l'ensemble du système nerveux des animaux supérieurs, et qu'il exerce son influence à la fois sur les fonctions de relation et sur les fonctions de nutrition. Le premier a opéré sur les *dytiques* (insectes coléoptères qui vivent dans l'eau), le second sur les *grillons* (insectes orthoptères).

Lorsqu'on enlève à ces animaux le ganglion céphalique *sus-œsophagien*, ils restent quelque temps immobiles, puis ils se meuvent bientôt, mais ils se dirigent toujours vers un point, et ne savent plus tourner les obstacles. La mastication et la déglutition sont conservées, la bouche est sensible et mobile ; mais les antennes sont privées de mouvement et de sensibilité. L'enlèvement du ganglion *sous-œsophagien* paralyse le sentiment et le mouvement des mâchoires et des mandibules ; mais ce qu'il y a de plus remarquable, c'est le trouble de la locomotion qui succède à cette ablation. L'animal s'agite irrégulièrement, sans pouvoir progresser dans l'air ou dans l'eau. Les membres sont pourtant encore sensibles et mobiles, car ils se meuvent spontanément et sous l'influence des excitants, mais ces mouvements sont désordonnés et sans coordination.

Les ganglions céphaliques, sus-œsophagiens et sous-œsophagiens, jouent donc chez les insectes un rôle d'ensemble qui s'étend par l'intermédiaire de la chaîne à toutes les parties de l'animal, et qui permettent d'assimiler le premier de ces ganglions au cerveau, et le second au cervelet des animaux vertébrés.

L'expérience de M. Yersin, qui consiste à couper complètement vers la partie moyenne du corps la chaîne nerveuse de l'animal dans la portion ventrale, et à séparer ainsi le système nerveux en deux portions égales, est très probante aussi et conduit aux mêmes conclusions. Sur un grillon ainsi opéré, les deux parties du corps correspondantes à chaque segment nerveux restent sensibles et contractiles, mais les mouvements de l'un ne correspondent pas aux mouvements de l'autre. Il n'y a plus d'entente en quelque sorte : le segment postérieur ne coordonne plus ses mouvements avec ceux du segment antérieur, et l'animal s'agite sans résultat. Un mâle en chaleur auquel on a pratiqué cette opération, s'agite en tous sens autour de la femelle, mais il ne peut plus se joindre à elle pour la féconder.

LIVRE III

FONCTIONS DE REPRODUCTION

(GÉNÉRATION)

§ 383.

Définition. — Divers modes de génération. — La génération est cette fonction par laquelle les animaux se reproduisent et donnent naissent à des individus semblable à eux.

Dans l'espèce humaine, la génération exige le concours des deux sexes.

Dans les degrés supérieurs de la série animale, les sexes sont également séparés, et concourent, chacun à leur manière, au résultat.

Un grand nombre d'animaux invertébrés sont hermaphrodites ; l'organe mâle et l'organe femelle se trouvent réunis sur le même individu, et les divers actes de la génération s'accomplissent dans l'intérieur même de l'animal. Ici le mode de reproduction a une grande analogie avec celui des végétaux, qui contiennent dans une même enveloppe florale les organes des deux sexes. Parmi les animaux hermaphrodites, quelques-uns ont néanmoins besoin du concours réciproque de deux individus de la même espèce pour la fécondation des germes.

D'autres animaux, plus imparfaits, ont un mode de génération analogue à celui des végétaux cryptogames. L'individu n'offre point d'organes de génération. Il se reproduit à l'aide de parties qui se détachent de lui, et qui possèdent la propriété de croître et de se développer. Tantôt le germe se détache de l'individu sous forme d'une vésicule qui parcourra ensuite toutes les phases du développement (*génération par spores*) ; tantôt on voit croître sur une partie du corps de l'animal, en dehors ou en dedans, une sorte de bourgeon qui, après avoir acquis sur place un développement plus ou moins complet, se sépare de l'individu et continue à s'accroître après sa séparation (*génération gemmipare*) ; tantôt, enfin, l'animal nouveau procède d'une partie de l'animal ancien, partie qui se détache par une sorte de scission. Après la séparation, la partie détachée s'accroît et forme un animal nouveau, tandis que l'animal ancien répare la partie qu'il a perdue (*génération par scission*, ou *scissipare*).

Dans tous les animaux pourvus d'organes de génération (que ces organes soient portés par des individus distincts ou qu'ils se trouvent réunis sur un même individu), la génération présente ce caractère fondamental, savoir, l'organe femelle produit un *œuf*, et l'organe mâle produit un liquide qui féconde cet œuf et lui donne le pouvoir de se développer. Tantôt le liquide mâle ne se met en rapport avec l'œuf que quand cet œuf a été pondu au dehors par la femelle (poissons, etc.) ; tantôt le liquide mâle féconde l'œuf avant sa sortie, et celui-ci parcourt ultérieurement les diverses périodes de son développement (oiseaux, etc); tantôt enfin l'œuf, fécondé par le liquide mâle dans l'intérieur de la femelle, se fixe, après la fécondation, dans une cavité ou *matrice* dans laquelle il subit les premières phases du développement, et se détache *vivant* du corps de la femelle (mammifères, espèce humaine, etc.). Quelque différents que paraissent ces modes de génération, l'essence du phénomène ne cesse pas d'être la même. D'une part, production d'un œuf ; de l'autre, production d'une liqueur fécondante : il n'y a de différent que le lieu de la fécondation et le milieu dans lequel se développe l'œuf.

L'homme naît d'un œuf. Cet œuf, formé dans l'ovaire de la femme, et auquel on donne le nom d'*ovule*, se détache à certaines époques. Tantôt il sort de l'ovaire sans être fécondé, se dérobe par sa petitesse à l'observation et disparaît par dissolution dans le mucus des parties génitales; tantôt la liqueur mâle, sécrétée par l'homme et introduite dans l'intérieur des organes de la femme, féconde l'ovule; celui-ci s'arrête alors dans l'utérus, s'y développe, s'y accroît et donne naissance au nouvel être.

Nous étudierons successivement : 1° la formation de l'œuf dans l'ovaire et sa sortie de l'ovaire, c'est-à-dire l'*ovulation*, et comme accessoire la *menstruation;* 2° la liqueur fécondante ou le *sperme;* 3° le rapprochement des sexes, *copulation* ou *coït;* 4° la *fécondation;* 5° le *développement* de l'œuf dans l'utérus; 6° les *fonctions* de l'embryon ou fœtus ; 7° les phénomènes de la *gestation* et de la *lactation;* 8° les principaux modes de génération dans la *série animale;* 9° le développement du nouvel être après la naissance.

CHAPITRE I

OVULATION ET MENSTRUATION

§ 384.

Ovaires. — Vésicules de Graaf, ou ovisacs. — L'appareil génital de la femme (Voy. fig. 350) se compose des *ovaires*, dans lesquels se forment les *ovules;* des *trompes*, dont le pavillon reçoit l'ovule pour le conduire dans l'utérus ; de l'*utérus*, qui retient l'ovule pendant un temps déterminé; du *vagin* et de la *vulve*, qui donnent issue au produit de la conception et qui sont aussi des organes de copulation.

Les ovaires, placés dans l'excavation pelvienne, et retenus vers le fond de l'utérus par les ligaments de l'ovaire, sont en quelque sorte les testicules de la femme (*testes muliebres*). Dans l'espèce humaine, l'ovaire, il est vrai, n'est pas continu avec son canal d'excrétion (trompe), et ce n'est qu'à intervalles plus ou moins éloignés que l'extrémité évasée de la trompe s'applique sur l'ovaire pour recevoir l'ovule formé dans son intérieur. Mais, dans un grand nombre d'animaux invertébrés, les ovaires consistent, comme les testicules, en un ou plusieurs tubes ramifiés et repliés sur eux-mêmes, et qui viennent s'ouvrir par un canal excréteur (trompe ou oviducte) sur la membrane muqueuse du cloaque.

L'ovaire des mammifères femelles et de la femme, constitué par une base de tissu conjonctif contenant des fibres musculaires lisses, parcourue par un grand nombre de vaisseaux, recouvert par une membrane propre et par un feuillet du

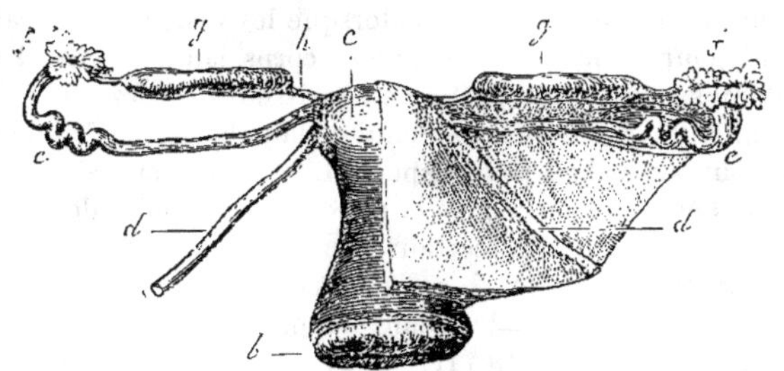

Fig. 350.

b, col de l'utérus.
c, utérus (matrice).
d, *d*, ligaments ronds.
e, *e*, trompes utérines.
f, *f*, pavillon de la trompe.
g, *g*, ovaires.
h, ligament de l'ovaire.
NOTA. Les rapports de l'ovaire, de la trompe et du ligament rond avec le *ligament large* (repli du péritoine) sont conservés à droite.

péritoine [1], contient dans son épaisseur des vésicules de grandeurs diverses. auxquelles on donne le nom de *vésicules* ou *follicules de Graaf* [2]. Ces vésicules elles-mêmes contiennent dans leur intérieur un corps plus petit, qui n'est autre que l'*ovule*.

L'ovaire se compose de deux éléments : l'un, extérieur, qu'on peut désigner sous le nom de *substance corticale;* l'autre intérieur, auquel on a donné le nom de *portion bulbeuse*.

La *substance corticale* de l'ovaire, quoique n'ayant guère qu'une épaisseur de 1 à 2 millimètres, est cependant la partie fondamentale de la glande. Elle forme autour de l'organe une couche continue qui l'enveloppe comme une sorte de membrane. C'est dans l'épaisseur de cette couche que se forment les vésicules de Graaf; on peut l'appeler *couche ovigène*.

Les *vésicule de Graaf*, ou *ovisacs*, existent en nombre considérable dans la substance corticale de l'ovaire, et elles présentent un volume très variable qui correspond aux diverses périodes de leur évolution; elles existent en germe dans l'ovaire même avant la naissance. D'après les calculs de M. Henle, il y aurait environ 36,000 vésicules de Graaf dans chaque ovaire, sur la petite fille, avant l'âge de la puberté. Ce chiffre considérable constitue une réserve véritablement inépuisable; un grand nombre de ces vésicules n'arriveront jamais à leur complet développement.

Lorsque la femme cesse d'être féconde, c'est-à-dire aprprès la ménopause, la substance corticale de l'ovaire change d'aspect. Les éléments vésiculeux qui sont le point de départ de l'évolution des vésicules de Graaf d'atrophient, et au bout de quelques années on n'en rencontre plus vestiges.

La *portion centrale* ou *bulbeuse* de l'ovaire forme la plus grande masse de la

[1] La tunique péritonéale qui recouvre l'ovaire est d'une finesse extrême. Elle n'est représentée que par une simple couche d'épithélium pavimenteux.

[2] Reynier de Graaf, anatomiste hollandais, n'est pas le premier qui ait observé ces vésicules, mais il est le premier qui les ait étudiées avec soin. Il ne leur assigna cependant pas leur rôle véritable, car il les considéra à tort comme les *ovules* eux-mêmes.

glande; on y trouve du tissu conjonctif, du tissu musculaire lisse, des vaisseaux et des nerfs ; mais point de vésicules de Graaf. Lorsque ces vésicules se développent, comme leur volume est assez considérable, celles qui arrivent à maturité dépassent les limites de la substance corticale et *font saillie* dans la portion bulbeuse de l'ovaire. De même, lorsque les vésicules de Graaf rompues se cicatriseront pour donner naissance aux corps jaunes, ceux-ci occuperont pendant longtemps une grande partie de l'épaisseur de l'organe.

Entre le moment de la naissance et celui de la puberté, les follicules de Graaf ne changent pour ainsi dire pas d'aspect. Elles consistent alors en vésicules de $0^{mm},02$ de diamètre environ. Après la puberté les follicules de Graaf augmentent peu à peu de volume. Un certain nombre atteignent $0^{mm},08$ à $0^{mm},1$ de diamètre. Parmi ces dernières, il en est, à un moment donné, un certain nombre, qui s'accroissent dans le même temps et se vascularisent; un liquide apparaît dans leur intérieur. Elles refoulent, en se développant, les tissus environnants, viennent faire saillie à la surface de l'ovaire, soulèvent ses tuniques et forment des tumeurs transparentes. Chez la chienne et la lapine ces follicules ont souvent au moment de la maturité un demi-centimètre à un centimètre de diamètre. Chez la femme, une, quelquefois deux vésicules se développent chaque mois et peuvent atteindre le volume d'une noix ou même plus encore. Le nombre des vésicules de Graaf qui s'accroissent ensemble n'est pas le même dans toutes les espèces animales; cela dépend de la fécondité de l'animal et du nombre des petits qu'il peut produire dans une même portée.

Les vésicules de Graaf ou ovisacs sont formées par deux tuniques : l'une externe, résistante, peu vasculaire ; l'autre interne, plus épaisse et très vasculaire.

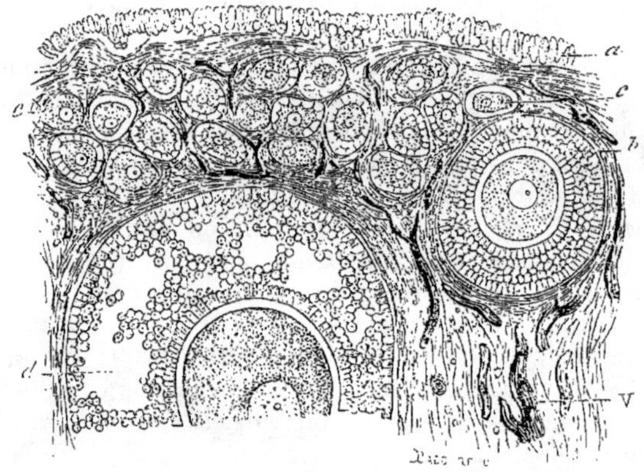

Fig. 351.

VÉSICULES DE GRAAF DE LA CHATTE (d'après M. Cadiat).

a, épithélium péritonéal.
b, vésicule de Graaf (moyenne) contenant l'ovule.
c,*c*, vésicules de Graaf (premier degré).
d, vésicule de Graaf (très développée) renfermant un liquide : au centre est l'ovule.
V, vaisseaux.

D'après MM. Rouget, Klebs, His et Aeby, la membrane externe, dite fibreuse, renferme des faisceaux de fibres musculaires lisses (fibres cellules contractiles) et est appelée à jouer un rôle actif au moment de la sortie de l'ovule.

L'intérieur de la vésicule de Graaf contient un liquide transparent, jaunâtre, tenant en suspension des granulations élémentaires, et coagulable par la chaleur et l'alcool. On distingue encore dans le contenu une couche de cellules appliquée à toute la surface intérieure de la vésicule (fig. 351). Cette couche de cellules forme comme un épithélium intérieur : on lui a donné le nom de *membrane granuleuse*. Cette couche de cellules est plus épaisse autour de l'ovule et représente une masse de cellules agglomérées à laquelle on a donné le nom de *cumulus proliger* ou de *disque proligère*.

§ 385.

De l'ovule. — Au milieu du disque proligère, une des cellules a pris un développement plus considérable et est devenue l'*ovule* (Voy. fig. 352).

Lorsque la vésicule de Graaf est arrivée à son entier développement, l'ovule, entouré par les cellules du cumulus proliger, est maintenu par ces cellules contre la paroi de la vésicule, dans le point où celle-ci fait saillie sous les tuniques de l'ovaire. Aussi, lorsque la vésicule de Graaf et les enveloppes de l'ovaire se rompront, l'ovule s'échappera facilement au dehors.

Lorsqu'on ouvre une lapine ou une chienne à l'époque du rut, on aperçoit souvent l'ovule à l'œil nu, aux travers des enveloppes amincies et transparentes de l'ovaire et de la vésicule de Graaf. L'ovule se détache sur la masse liquide, qui distend la vésicule comme un petit point blanc moins transparent. L'ovule, au moment du développement maximum de la vésicule de Graaf qui le contient, n'a guère, chez les mammifères et dans l'espèce humaine, plus de un dixième à un cinquième de millimètre de diamètre. C'est sous ce petit volume qu'il abandonnera l'ovaire pour se porter à l'utérus par la trompe, et y subir, s'il est fécondé, les métamorphoses du développement. On a rencontré, exceptionnellement, deux ovules dans une même vésicule de Graaf.

L'ovule ou l'œuf des mammifères, au moment où il sort de l'ovaire, offre donc un volume très petit, quand on le compare à l'œuf des oiseaux; mais cette différence de volume, qui est réellement énorme, n'a rien de surprenant ; elle tient au mode de développement ultérieur. L'œuf de l'oiseau doit trouver en lui-même les substances nécessaires à sa première évolution ; pendant que ses tissus se forment, pendant qu'il devient un oiseau vivant, il est séparé de l'organisme maternel. L'œuf humain et l'œuf des mammifères, au contraire, à peine sortis de l'ovaire, se fixent dans la cavité utérine, et puisent, à l'aide des connexions qui s'établissent au moment même de leur arrivée, les sucs nécessaires à leur accroissement et à leurs métamorphoses.

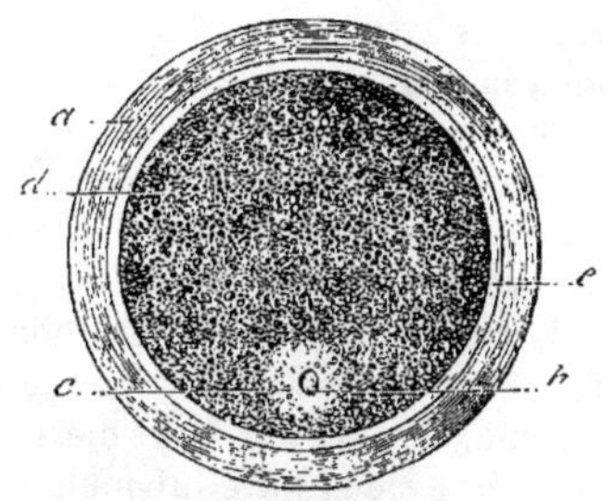

Fig. 352.

OVULE DE LA FEMME (d'après M. Robin).

a, membrane vitelline (ou zone transparente).
d, vitellus (ou jaune).
c, vésicule germinative.
b, tache germinative.
e, espace entre le jaune et la membrane vitelline.

L'ovule est composé d'une enveloppe transparente et d'un contenu (Voy. fig. 352). L'enveloppe, ou membrane *vitelline*, offre, relativement au volume de l'ovule, une assez grande épaisseur (Voy. fig. 352, *a*).

Lorsqu'on examine par transparence un ovule au microscope, on voit le *profil* de la membrane vitelline se dessiner autour du contenu, comme un anneau large et transparent, d'où le nom de *zone transparente* que quelques auteurs lui ont donné.

Le contenu de l'ovule est le *jaune*, ou *vitellus* (Voy. fig. 352, *b*). Il est composé par un amas de granulations élémentaires. Ces granulations sont rassemblées et unies entre elles par un liquide visqueux. Le vitellus forme ainsi une masse semi-liquide [1].

Dans l'intérieur du vitellus existe une vésicule arrondie, remplie d'un liquide transparent (Voy. fig. 352). Cette vésicule, dite *vésicule germinative*, est très délicate ; elle se détruit avec une grande facilité, et se dérobe parfois ainsi à l'observation microscopique. On désigne quelquefois la vésicule germinative sous le nom de vésicule de Purkinje, du nom de l'anatomiste qui l'a découverte dans l'œuf des oiseaux. C'est M. Coste qui a signalé plus tard sa présence dans l'œuf des mammifères.

La vésicule germinative se montre de bonne heure. On l'a toujours rencontrée dans les plus petits ovules qu'on ait observés. Dans le principe cette vésicule remplit presque entièrement l'ovule. Lorsque l'ovule se développe, elle reste stationnaire. Quand l'ovule est complètement développé, c'est-à-dire quand il a un dixième à un cinquième de millimètre, la vésicule germinative mesure à cette époque environ un trentième de millimètre de diamètre.

La vésicule germinative contient elle-même dans son intérieur un petit amas granuleux moins transparent, qui forme en quelque sorte *tache* sur la transparence de la vésicule, lorsqu'on examine l'œuf au microscope. C'est à cet amas granuleux que M. Wagner a donné le nom de *tache germinative* (Voy. fig. 352).

§ 386

Evolution des vésicules de Graaf. — Sortie de l'ovule. — Corps jaunes. — Les vésicules de Graaf ou ovisacs constituent l'élément essentiel de l'ovaire, car elles contiennent l'ovule dans leur intérieur. Leur évolution a pour but final la sortie de l'ovule qu'elles contiennent. C'est ainsi que, microscopiques d'abord, elles augmentent peu à peu de volume ; l'ovule se montre alors distinctement dans leur intérieur. Un liquide s'accumule en elles, les distend, amincit leurs parois ; elles éclatent enfin, de telle sorte que le contenu de l'ovisac s'échappe entraînant l'ovule au milieu des débris du disque proligère.

Les vésicules de Graaf ont donc un commencement, une période d'état et une fin. On distingue de très bonne heure les vésicules de Graaf dans l'ovaire de la femme, comme d'ailleurs dans l'ovaire des mammifères femelles. Elles apparaissent avec l'ovaire lui-même. On les trouve non seulement dans l'ovaire de la petite fille avant la puberté, mais encore dans les premiers linéaments de l'ovaire pendant la période fœtale. L'ovule se forme également de très bonne heure dans l'intérieur de ces vésicules. Dès la période fœtale et pendant toute la durée de l'enfance, on trouve des ovules dans les vésicules de Graaf. A cette époque les vésicules de Graaf sont peu développées, et les ovules qu'elles renferment ne se trouvent séparées de leurs parois que par un très petit espace.

[1] Il ne faut pas assimiler le *jaune* de l'œuf des mammifères au *jaune* de l'œuf de l'oiseau. Le jaune de l'œuf des mammifères c'est la *cicatricule* du jaune de l'œuf des oiseaux. Chez les ovipares la masse principale du jaune est une provision alimentaire.

Jusqu'à l'époque de la puberté, les vésicules de Graaf représentent des *cellules*, dont l'ovule, alors incomplet, est le noyau, et elles vivent de la vie obscure des cellules. Mais aussitôt que les premiers signes de la puberté se déclarent, un ou plusieurs follicules de Graaf augmentent rapidement de volume et refoulent autour d'eux la gangue de l'ovaire. Pendant ce temps, l'ovule a suivi le développement du follicule qui l'entoure : un liquide s'est accumulé entre la membrane vitelline et la vésicule germinative ; dès lors l'œuf ou l'ovule se trouve complet. Les vésicules de Graaf continuent à s'accroître, et, par les progrès du développement, viennent faire saillie à la surface de l'ovaire. Leurs parois deviennent plus vasculaires, le liquide qu'elles contiennent augmente de quantité. L'ovaire tout entier devient, au moment de la période menstruelle, le siège d'une turgescence ou d'une sorte d'érection. Cette turgescence déterminée par les éléments musculaires et vasculaires de l'ovaire entraîne la rupture de la vésicule arrivée à maturité. La paroi de la vésicule et les membranes amincies de l'ovaire se déchirent, l'ovule, situé vers la partie la plus proéminente de la vésicule de Graaf, s'échappe aussitôt, entraînant avec lui la petite masse, ou *cumulus*, qui l'entoure. Les fibres musculaires de la membrane externe de la vésicule jouent probablement un rôle actif dans la rupture et déterminent un jet de liquide à l'aide duquel l'ovule se trouve plus sûrement expulsé au dehors.

Sur quelques mammifères, et en particulier sur la truie, les vésicules de Graaf forment, au moment où elles ont acquis tout leur développement, de petites masses sphériques qui soulèvent les tuniques propres de l'ovaire, et proéminent à la surface d'une manière beaucoup plus marquée que dans l'espèce humaine. La figure 353 représente, d'après M. Pouchet, un fragment de l'ovaire d'une truie, sur lequel deux vésicules de Graaf se sont ouvertes et ont laissé échapper l'ovule. Sur l'une de ces vésicules (*a*), la déchirure est circulaire ; sur l'autre (*b*), elle présente l'aspect d'une fente. D'autres fois, la déchirure est entourée de lambeaux irréguliers.

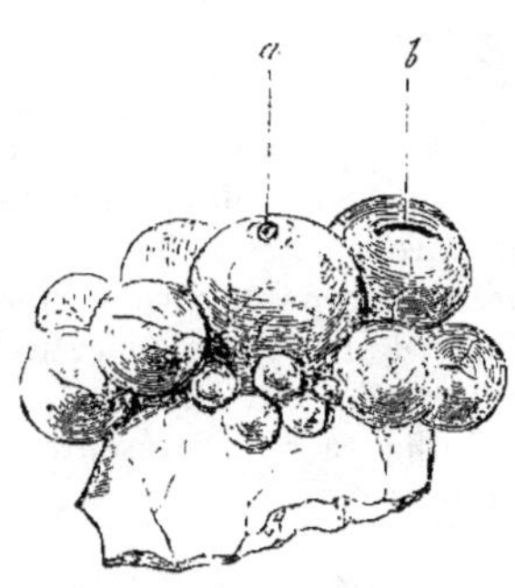

Fig. 353.

FRAGMENT D'OVAIRE DE TRUIE (d'après Pouchet).

On voit sur ce fragment des vésicules de Graaf à divers états de développement.

L'évolution de la vésicule de Graaf (c'est-à-dire son accroissement, sa proéminence à la surface de l'ovaire et l'accumulation de liquide dans son intérieur) a pour but sa rupture, c'est-à-dire la sortie de l'ovule. Une fois l'œuf sorti, son rôle est terminé, et elle disparaît par un travail de cicatrisation.

La cicatrisation de la vésicule de Graaf déchirée s'opère peu à peu. Tant qu'elle n'est point terminée, il existe dans le point de l'ovaire qu'elle occupait une petite masse à laquelle on a donné le nom de *corps jaune*, et dont la signification n'a été bien connue que de nos jours. Les corps jaunes représentent une phase transitoire de la cicatrisation des vésicules de Graaf. Lorsqu'en effet cette vésicule s'est rompue, ses tuniques, alors très vasculaires, ont donné lieu à une légère hémorrhagie qui remplit la cavité et s'y coagule. Les bords de la déchirure se rapprochent comme les bords d'une plaie et emprisonnent le caillot. Au bout de quarante-huit heures les bords de la déchirure sont déjà réunis, mais il est encore facile de les séparer. La membrane externe de la vésicule revient sur elle-même, tandis que la membrane interne, refoulée au dedans et hypertrophiée par une prolifération de cellules (cellules de l'ovariule de M. Robin), enserre le caillot, qui peu à peu se résorbe. A une certaine période, la membrane interne hypertrophiée forme un tissu qui a quelque analogie avec les circonvolutions cérébrales. Ajoutons que chez la femme, l'épanchement sanguin qui se produit après la rupture de l'ovisac n'a jamais la même abondance que chez la truie.

Les figures 354 et 355 montrent le rôle que joue la membrane interne des vésicules de Graaf dans la formation des corps jaunes.

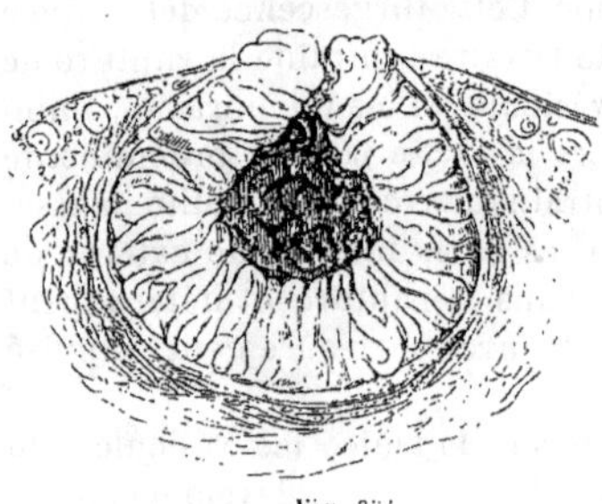

Fig. 354.
CORPS JAUNE.
Peu après la rupture de la vésicule de Graaf.

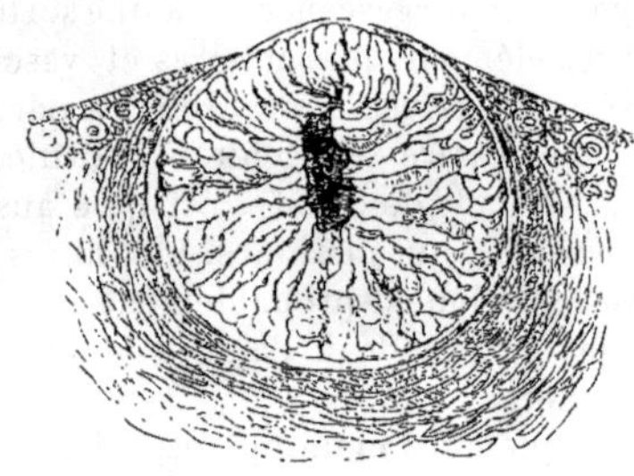

Fig. 355.
CORPS JAUNE.
Période plus avancée de la cicatrisation de la vésicule de Graaf.

Les corps jaunes, d'abord rouge-noirâtre (caillot hémorrhagique), puis couleur de rouille, deviennent jaunes (cette teinte dure le plus longtemps) et enfin grisâtres. Lorsque le caillot central a disparu par le rapprochement de la membrane interne, le corps jaune diminue peu à peu par résorption ; il forme d'abord un tubercule cicatriciel et finit par ne plus laisser à la surface de l'ovaire qu'une cicatrice linéaire.

La figure 356 représente les phases successives de la cicatrisation des vésicules de Graaf.

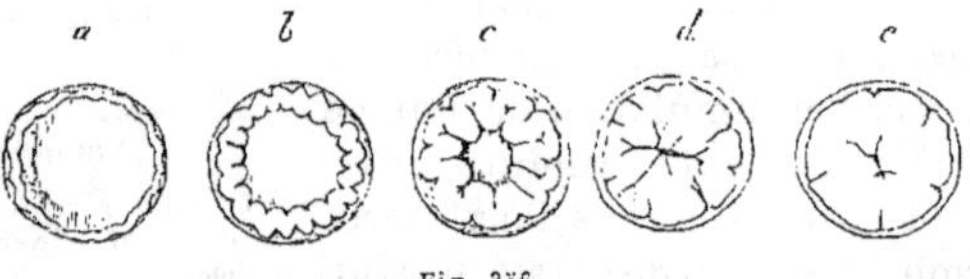

Fig. 356.
FORMATION DES CORPS JAUNES.

Pendant toute la période de la vie de la femme comprise entre la puberté et l'âge de retour, les mêmes phénomènes s'accomplissent. Aussi, lorsqu'on examine les ovaires pendant toute cette période de la vie, on y trouve des vésicules de Graaf à divers états de développement, et aussi les diverses phases du travail de cicatrisation des vésicules rompues. On estime, généralement, que les corps jaunes sont transformés en cicatrices linéaires trois ou quatre mois après la rupture de la vésicule.

Le travail de la cicatrisation peut être cependant plus long dans certains cas. Lorsque l'ovule a été fécondé et qu'il se développe dans l'utérus, l'ovisac rompu devient le siège d'une sorte de congestion; le travail hypertrophique qui précède la cicatrisation prend un grand développement, et peut encore être aperçu à la fin de la grossesse. On a donné à ces corps jaunes le nom de *vrais* ou de *corps jaunes de fécondation*, par opposition aux corps jaunes qui se forment dans l'ovaire, à la suite de la rupture des vésicules de Graaf, en dehors de la fécondation, et auxquels on a donné le nom de *faux* ou de *corps jaunes de menstruation*. Cette distinction, qui ne porte que sur la durée et le mode de cicatrisation, n'est pas essentielle.

§ 387.

Des époques de la chute de l'œuf. — Le développement de la vésicule de Graaf et sa rupture ne surviennent, avons-nous dit, qu'à l'époque de la puberté, c'est-à-dire à l'époque qui coïncide, chez la femme, avec l'apparition de l'écoulement menstruel. Le développement des vésicules de Graaf et la rupture qui en est la conséquence disparaissent avec les signes de la fécondité, c'est-à-dire avec les règles. Cette simple considération montre déjà qu'il y a entre ces deux phénomènes une liaison intime.

Il y a longtemps, d'autre part, qu'on a observé sur l'ovaire des jeunes filles nubiles et *vierges* des *corps jaunes*, c'est-à-dire les phénomènes consécutifs à la rupture des vésicules de Graaf. Cette observation, autrefois passée inaperçue, a été vérifiée de nos jours par MM. Négrier, Raciborski, Coste, et depuis par beaucoup d'autres. Les vésicules de Graaf peuvent donc se rompre, et les ovules s'engager dans les trompes, en dehors de la fécondation, en dehors du rapprochement des sexes.

M. Bischoff a tenté à cet égard, sur les animaux, des expériences qui mettent ce fait en pleine lumière. Il extirpe l'utérus à une chienne en chaleur, et lie l'extrémité utérine des trompes. Les ovaires et les trompes sont conservés intacts. Au bout de quelques jours, la chienne reçoit les approches du mâle, et, bien que la liqueur spermatique n'ait pu parvenir jusqu'à l'ovaire, on trouve les vésicules de Graaf rompues et les ovules engagés dans la partie libre des trompes. Cette expérience, plusieurs fois répétée, a donné les mêmes résultats. De ces faits on peut conclure que le contact du sperme sur l'ovaire, n'est pas nécessaire à la rupture des vésicules de Graaf.

Dans une autre série de recherches, le même observateur enferme des chiennes et des truies pendant la période de chaleur ; il les ouvre quand cette période est passée, et il trouve des vésicules rompues, d'autres près de se rompre et des ovules engagés dans les trompes. Ici, non seulement la rupture des vésicules de Graaf ne peut être attribuée à l'action directe du sperme sur l'ovaire, mais on ne peut pas l'attribuer non plus aux approches du mâle. La rupture des vésicules de Graaf et l'issue des ovules dans la trompe coïncident donc, chez les animaux, avec la période du rut, et elles s'opèrent *spontanément* pendant cette période. La ponte des œufs, chez les mammifères, offre donc une grande analogie avec celle des poissons (animaux chez lesquels la ponte a lieu avant la fécondation) et avec celle des oiseaux qui pondent des œufs *inféconds*, quand ils sont séparés du mâle.

Y a-t-il aussi chez la femme une ponte spontanée? A quelle période correspondraient la maturité et la rupture d'une vésicule de Graaf?

La période du rut chez les animaux est caractérisée, ainsi qu'on le sait, par la sensibilité exaltée et par la congestion sanguine des organes de la génération, phénomènes souvent accompagnés d'un écoulement mucoso-sanguin par les parties externes de la génération. Cette époque est d'ailleurs caractérisée par l'évolution et le développement des vésicules de Graaf. La période menstruelle de la femme présente avec le rut des animaux une analogie que, plus d'une fois déjà, on avait pressentie. Mais voici qui rend l'analogie plus frappante. L'examen des ovaires des femmes qui succombent soit pendant la période menstruelle, soit à la suite de cette période, a montré qu'en aucun temps les vésicules de Graaf ne sont plus développées à la surface de l'ovaire, on a même été assez heureux parfois pour constater la rupture de la vésicule de Graaf. On a également constaté plus d'une fois cette rupture sur les ovaires de filles *vierges*. D'où on a été amené à conclure qu'une vésicule de Graaf se développe à chaque période menstruelle, qu'elle arrive spontanément à maturité, qu'elle se rompt spontanément et donne issue à l'ovule qu'elle renferme. Il y a donc chez la femme une ponte ou ovulation mensuelle, en dehors de toute excitation sexuelle.

Ce qu'on ne sait pas d'une manière absolument positive, c'est l'époque précise à laquelle la rupture a lieu. Cette rupture a-t-elle lieu au *début*, au *milieu*, à la *fin* des règles? D'après les expériences de M. Bischoff et les recherches de M. Pouchet, il est extrêmement probable que c'est à la fin de la période menstruelle que la chute de l'œuf a lieu.

Si la rupture d'une vésicule de Graaf et la ponte de l'œuf sont liées d'une manière intime au flux menstruel, et s'il est vrai que le moment le plus favorable à la conception est celui qui suit immédiatement cet écoulement, on ne peut pas affirmer pourtant qu'il n'y a pas d'autres causes capables de hâter la rupture d'une vésicule de Graaf et de déterminer la chute de l'ovule.

Si la ponte de l'œuf ne pouvait se faire qu'à la suite du travail hémorrhagique des règles, il s'ensuivrait que la fécondation ne serait possible que dans les premiers temps qui suivent l'évacuation menstruelle. Il est vrai que la fécondation, qui consiste essentiellement dans la rencontre de l'ovule et du sperme, peut s'accomplir dans des points divers des organes internes de la génération, et qu'on ne sait pas, d'une manière certaine, combien de temps un ovule détaché de l'ovaire et engagé dans la trompe ; combien de temps, dis-je, il peut rester intact et conserver le pouvoir d'être fécondé. Mais on sait que sur les animaux qu'on a ouverts après le rut, et qui n'ont pas été soumis aux approches du mâle, *toutes* les vésicules de Graaf, arrivées à maturité, n'étaient pas rompues. On a même observé chez quelques-uns que les vésicules de Graaf, quoique très développées, n'étaient pas ouvertes, et on sait enfin, d'autre part, qu'il y a des vésicules de Graaf qui, quoique parvenues à leur développement, ne s'ouvrent pas pour donner issue à l'ovule qu'elles renferment, mais s'atrophient et avortent. Il est donc présumable que l'accouplement n'est pas sans influence sur la rupture des vésicules. On sait que chez les animaux la présence du mâle hâte le retour du rut, et, par conséquent, la maturation des vésicules ; que, dans l'état de domesticité, certaines espèces animales, sous l'influence d'un régime abondant, entrent plus souvent en chaleur qu'à l'état de liberté, et font un plus grand nombre de portées, etc.

En résumé, dans l'état actuel de la science, on peut dire que la période menstruelle est pour l'espèce humaine, comme le rut pour les animaux, l'époque correspondante au développement et à la maturation des vésicules de Graaf. Les œufs peuvent être expulsés spontanément à cette époque, lorsque la maturation des vésicules est complète ; mais certaines conditions accessoires peuvent contribuer à la rupture des vésicules, lorsqu'elle n'a pas eu lieu à cette époque, comme aussi ces vésicules peuvent parfois rester stationnaires, ou même avorter quand ces conditions font défaut.

Dans l'espèce humaine, une seule vésicule de Graaf arrive généralement à maturité dans le même temps, et laisse échapper son ovule dans la trompe. Chez les mammifères, le nombre des vésicules de Graaf qui arrivent en même temps à maturité est plus considérable, la plupart d'entre eux faisant plusieurs petits à chaque portée. Les grossesses multiples de la femme sont dues, comme celles des animaux, à la maturation et à la rupture simultanée de deux ou d'un plus grand nombre de vésicules. Dans quelques cas, assez rares d'ailleurs, on a vu, sur les animaux, des vésicules de Graaf qui contenaient dans leur intérieur deux ovules. Ce fait a été exceptionnellement observé dans l'espèce humaine, et on conçoit qu'il en puisse résulter des grossesses gémellaires.

§ 388.

Menstruation. — On donne le nom de *menstrues* ou de *règles* à cet écoulement périodique du sang qui survient chez la femme, par l'orifice externe des organes de la génération, depuis le moment où elle est pubère jusqu'à l'époque où elle cesse d'être féconde. La menstruation est une hémorrhagie utérine, physiologique, périodique, coïncidant avec la maturité et la rupture d'une et, exceptionnellement, de plusieurs vésicules de Graaf.

Les menstrues sont propres à l'espèce humaine. Ajoutons cependant que quelques femelles de singes présentent un écoulement analogue, et que, d'une autre part, les femmes de certaines peuplades sauvages n'ont pour ainsi dire point d'écoulement menstruel.

L'écoulement des règles, quoique soumis à des intervalles périodiques, n'est cependant pas toujours très régulier. Il se manifeste souvent tous les mois, et jour pour jour ; mais on remarque que les époques menstruelles ont généralement une certaine tendance à avancer. Des observations prises sur un grand nombre de femmes permettent de fixer ce retour périodique à vingt-huit jours en moyenne[1].

[1] M. Clos a publié l'observation d'une femme qui a noté les époques de ses règles pendant une période consécutive de 27 ans, soit 295 menstruations. Sur ce total général il y eut

2	intervalles	de 24 jours,
13	—	de 25 jours,
29	—	de 26 jours,
52	—	de 27 jours,
72	—	de 28 jours,
36	—	de 29 jours,
26	—	de 30 jours,
8	—	de 31 jours,
7	—	de 32 jours,

La moyenne générale est de 28 jours.

M. Schweig donne comme moyenne générale de 500 menstruations observées chez 60 femmes le chiffre de 27 jours 1/2.

A l'époque où l'on se préoccupait plus qu'aujourd'hui de l'influence des astres, on n'a pas manqué de faire remarquer que le retour du flux menstruel se reproduisait suivant le même laps de temps que la révolution lunaire. Mais s'il y a coïncidence entre la durée d'une période menstruelle et celle d'une révolution lunaire, on ne voit pas trop ce qu'on peut en conclure. Il est certain, d'ailleurs, que le retour de l'écoulement survient chez les femmes aux époques les plus diverses du mois.

Il y a un grand nombre d'exceptions à la moyenne que nous avons posée. Quelques femmes sont réglées tous les quinze jours, d'autres ne le sont guère que toutes les six semaines.

L'époque à laquelle la menstruation s'établit chez la femme, c'est-à-dire, en d'autres termes, le moment de la puberté, varie dans des limites assez étendues. Quelques jeunes filles sont réglées à onze ou douze ans, d'autres ne le sont pas encore à dix-sept ou dix-huit ans.

Le climat exerce à cet égard une action accélératrice ou retardative, à laquelle on a souvent accordé une influence exagérée. Il est certain, néanmoins, que dans les climats chauds l'apparition des règles est un peu plus précoce que dans les climats froids. En France, l'âge moyen de la première éruption menstruelle peut être fixé à quatorze ans. Dans les pays du Nord et dans les climats très chauds, cet âge moyen est d'un an ou de deux ans supérieur ou inférieur.

Les jeunes filles des villes ont une menstruation plus précoce que les filles de la campagne. Une cause plus active que la latitude, le climat et l'habitation, ce sont les conditions individuelles et le milieu hygiénique. Une constitution chétive, la misère et les privations retardent la première éruption menstruelle; une constitution forte, une alimentation substantielle, une bonne hygiène, l'accélèrent.

L'époque à laquelle la menstruation cesse chez la femme, ou l'âge de la *ménopause*, est plus variable encore, et on ne peut guère établir de moyenne à cet égard. Tout ce qu'on peut dire, c'est que la femme cesse généralement d'être réglée entre quarante-cinq et cinquante ans. On a vu, dans quelques cas exceptionnels, des femmes de soixante ans, et même de soixante et dix, conserver leurs règles et leur fécondité.

Lorsque la menstruation a cessé, l'activité de l'ovaire diminue; le volume de l'organe décroît; les vésicules de Graaf disparaissent peu à peu de la couche ovigène. L'aptitude à la fécondation a disparu, mais la sensation voluptueuse du rapprochement des sexes persiste.

La durée de l'écoulement menstruel est des plus variables. Tantôt cet écoulement ne dure que deux ou trois jours, tantôt il se prolonge pendant une semaine.

Les règles ne sont pas accompagnées de phénomènes réellement morbides; le mouvement fébrile qui les accompagne parfois n'est qu'exceptionnel. Les règles sont généralement précédées par quelques symptômes généraux, tels que pesanteurs ou douleurs de reins, dégoût, abattement, légère altération des traits du visage, gonflement et sensibilité du mamelon et des organes de la génération, etc. Le premier liquide qui s'écoule par la vulve est un mucus vaginal plus ou moins coloré par le sang; peu à peu ce liquide se colore davantage, et le lendemain ou le surlendemain il est composé de sang à peu près pur. La quantité du liquide diminue bientôt d'abondance; sa couleur devient moins foncée, et le flux menstruel se termine ordinairement par l'écoulement d'un mucus plus ou moins épais.

La quantité de sang rendue par la femme à chaque période menstruelle varie beaucoup ; elle dépend principalement de la constitution et du régime. Généralement l'écoulement est plus abondant chez les femmes bien constituées, chez les femmes ardentes, et chez celles qui sont bien nourries, que chez les femmes d'une constitution faible, froides de tempérament, ou soumises à une alimentation insuffisante. On peut évaluer en moyenne cette quantité à 250 grammes, elle peut s'élever beaucoup au-dessus, ou rester beaucoup au-dessous.

Le sang des règles est analogue au sang qui coule dans les vaisseaux, et il est aussi riche en globules. Il ne présente d'autre différence qu'une proportion un peu moindre de fibrine.

Le sang des règles est plus ou moins mélangé de mucus, et c'est là surtout ce qui rend son coagulum moins solide que celui du sang extrait par une large ouverture de vaisseau.

Le sang des règles provient des vaisseaux de la membrane muqueuse utérine très tuméfiée en ce moment[1] ; il se fait jour, non pas au travers des parois vasculaires (les globules du sang ne traversent nulle part les parois des vaisseaux), mais par de petites déchirures ou gerçures microscopiques. La sortie du sang a lieu à la surface de l'utérus, de la même manière qu'elle s'opère dans toutes les hémorrhagies spontanées.

La menstruation est intimement liée avec les modifications qui s'accomplissent dans les organes internes de la génération de la femme. Ainsi que nous l'avons vu, leur éruption et leur retour périodique coïncident avec le développement périodique d'une vésicule de Graaf.

Pendant la période menstruelle, les phénomènes de congestion sanguine qui ont lieu du côté des ovaires (§ 386) se montrent en même temps du côté de l'utérus. Il y a au pourtour des orifices des trompes, et vers le fond de l'utérus un plexus veineux qui communique largement avec les plexus ovariques. Ces plexus veineux sont alimentés par des bouquets d'artères en spirale ; ajoutons que l'utérus, les ovaires et les trompes sont en quelque sorte compris dans l'épaisseur d'une vaste membrane musculaire qui double partout les replis péritonéaux, et dont les faisceaux enveloppent et pénètrent les plexus vasculaires.

A chaque développement périodique de la vésicule de Graaf et de l'ovule, qu'accompagne la congestion des vaisseaux de l'ovaire et de l'utérus, vient se joindre la mue épithéliale de la muqueuse utérine ; phénomène qu'on observe également à l'époque du rut chez les animaux. Cette rénovation de l'épithélium utérin se maintient dans les limites physiologiques tant qu'il n'y a pas fécondation ; elle devient le point de départ d'une prolifération spéciale quand l'œuf fécondé se fixe dans l'utérus. On a aussi remarqué que la desquamation épithéliale de la muqueuse vaginale s'observe tout particulièrement pendant la période menstruelle.

Dans quelques cas, l'écoulement du sang ne s'effectue pas par la surface utérine ; le flux hémorrhagique se fait jour par d'autres vaisseaux. C'est ainsi qu'on

[1] Lorsqu'on injecte les vaisseaux dont nous parlons, l'utérus du cadavre se redresse suivant l'axe du bassin, comme par une sorte d'érection.

voit des femmes, dont l'écoulement menstruel est supprimé, avoir, à l'époque de leurs règles, des hémorrhagies nasales, pulmonaires, intestinales, etc.

La menstruation est liée d'une manière intime aux phénomènes de la chute de l'œuf; elle indique dans l'organisme de la femme une tendance à fournir au développement du nouvel être les matériaux de son développement. Quand la fécondation a eu lieu, la menstruation se supprime, et elle reste suspendue pendant tout le temps de la grossesse; elle reste généralement suspendue aussi pendant tout le temps que la femme allaite son enfant.

La femme est-elle privée de ses ovaires, et, par conséquent, de vésicules de Graaf et d'ovules, par un vice de conformation originel, la menstruation ne s'établit pas chez elle. La science renferme plusieurs observations d'où il résulte qu'à la suite de l'extirpation des ovaires la menstruation s'est peu à peu supprimée.

§ 389.

Passage de l'ovule dans la trompe. — Dans l'espèce humaine, comme aussi chez les mammifères et chez les oiseaux, le canal par lequel s'échappe l'œuf pour être conduit, soit dans la matrice, soit au dehors, n'est pas continu avec l'ovaire, comme il l'est chez un grand nombre d'invertébrés. La trompe (qui représente chez les mammifères l'*oviducte* des oiseaux) est un canal flexueux, de 10 à 12 centimètres de longueur, continu avec l'utérus dans le fond duquel il s'ouvre par un orifice très petit (1/2 millimètre de diamètre). La trompe s'élargit en dehors, et se termine, du côté de l'ovaire, par une dilatation en entonnoir ou *pavillon*, bordée tout autour par des replis frangés (Voy. fig. 350). L'ouverture du pavillon est libre dans la cavité abdominale. Cette ouverture n'est maintenue dans le *voisinage* de l'ovaire que par une des franges du pavillon, ordinairement plus longue que les autres, et qui adhère sur un des points de l'ovaire. La trompe présente d'ailleurs, parfois, dans le voisinage du pavillon, d'autres pavillons supplémentaires plus petits, groupés vers sa terminaison, et qui paraissent destinés à assurer le rôle que le conduit vecteur de l'ovule est appelé à jouer.

Au moment où la vésicule de Graaf, arrivée à maturité et distendue par le liquide qui s'est accumulé dans son intérieur, se déchire pour donner issue à l'ovule, le pavillon de la trompe qui partage la turgescence commune à tous les organes internes de la génération s'applique sur l'ovaire en vertu d'un mouvement automatique déterminé par l'action musculaire, et lié à la déhiscence de la vésicule [1].

L'ovule, en sortant de l'ovaire, après la déchirure de la vésicule de Graaf et des tuniques amincies de l'ovaire, entraîne avec lui la petite masse de cellules qui l'entoure (*cumulus proliger*), et aussi une partie du liquide de la vésicule de Graaf. Grâce à ce liquide qui lui sert de menstrue, et qui offre une certaine prise au mouvement vermiculaire des tuniques charnues, l'ovule s'engage bientôt dans le canal même de la trompe, de la même manière que les liquides passent

[1] L'adaptation du pavillon est de l'ordre de ces mouvements organiques qu'on observe dans la plupart des appareils de l'économie et dont le mécanisme nous échappe. Cette adaptation a été contestée, et on a fait jouer aux cils vibratiles du ligament qui relie le pavillon de la trompe à l'ovaire (ligament tubo-ovarique) un rôle prépondérant dans la migration de l'ovule, de l'ovaire à la trompe. Mais ces cils vibratiles, n'ont pas toujours été constatés, et il faut admettre qu'ils se développeraient au moment de l'évolution menstruelle.

du pharynx dans l'œsophage, pendant la déglutition. Une fois parvenu dans la trompe, l'ovule, qui n'a guère alors que de 1/10 à 1/5 de millimètre de diamètre, continue son trajet du côté de l'utérus. Ce trajet s'effectue très lentement. Les mouvements des cils vibratiles des trompes contribuent à sa progression.

Le temps que met l'ovule à parcourir la trompe de la femme pour arriver jusqu'à l'utérus n'est pas connu. En examinant les trompes de la femme après la mort, on n'a pu, jusqu'à présent, y saisir l'ovule au passage que dans quelques occasions très rares (Voy. la note qui termine le § 400). Les expériences sur les animaux peuvent fournir à cet égard des données plus certaines, mais qui ne peuvent être qu'approximatives dans leur application à l'espèce humaine. Il est certain d'abord que, chez les oiseaux, le passage de l'ovule dans les diverses parties de l'oviducte est assez lent. C'est, en effet, dans ce canal que l'œuf des oiseaux, qui, à la sortie de l'ovaire, est exclusivement constitué par le jaune et la membrane vitelline, se revêt successivement de sa couche albumineuse, et s'entoure de son enveloppe calcaire : il faut un certain temps pour l'accomplissement ces métamorphoses. L'œuf de la poule met au moins vingt-quatre heures à parcourir l'étendue des oviductes avant d'arriver au cloaque. Chez les mammifères, l'ovule éprouve aussi, dans son passage au travers des trompes, une série de modifications ; il s'entoure d'une couche albumineuse ; des changements profonds s'accomplissent dans son intérieur quand il a été fécondé ; et, quand il arrive à l'utérus, il est *préparé* au développement. On estime que l'ovule met de quatre à huit jours à parcourir le trajet des trompes chez les chiennes, les lapines et les brebis. Ce sont là, il est vrai, des déterminations un peu arbitraires, attendu que cette durée est estimée (pour les animaux chez lesquels on a trouvé les œufs dans les trompes) d'après l'époque présumée à laquelle a eu lieu la rupture des vésicules de Graaf. Or, le simple examen des vésicules déchirées ne suffit pas pour établir nettement combien de temps s'est écoulé depuis la déchirure, et, d'autre part, ni l'époque du rut, pendant laquelle on a ouvert l'animal, ni le moment de l'accouplement ne peuvent fournir d'indications positives sur le *moment précis* de la rupture des vésicules de Graaf. Cela est si vrai, qu'en ouvrant un animal à des époques variées du rut, on trouve à la fois des ovules dans les trompes et des ovules dans les vésicules de Graaf non encore déchirées. Quoi qu'il en soit, ce qui paraît constant, et ce qui concorde d'ailleurs parfaitement avec les notions tirées de l'anatomie comparée, c'est que le cheminement de l'ovule au travers de la trompe est très lent, beaucoup plus lent peut-être qu'on ne le suppose. Cette lenteur, en rapport avec les premières métamorphoses de l'œuf, a sans doute pour but de multiplier les chances de fécondation.

§ 389 *bis*.

Ovulation et menstruation. — Indications bibliographiques.

De Graaf, De mulierum organis generationi inservientibus, fig. Lugduni Batavorum, 1672, et *dans* Biblioth. anatom. de Manget, t. Ier.

Brugnone, De ovariis eorumque corpore luteo observationes anatomicæ, *dans* Mém. de l'Académie de Turin, 1878.

Power, Essai sur l'économie de la femme, 1821.

Moquin-Tandon, Mémoires sur l'ovologie. *Paris*, 1824, et Bullet. de Férussac, t. II, 1824.

Purkinje, Symbolæ ad ovi avium historiam ante incubationem, *Breslau*, 1825.

Ch. E. von Baer, Epistola de ovi mammalium et hominis genesi. *Leipzig*, 1827 (traduct. franç. de Breschet, *dans* Répert. gén. d'anat. et de physiol. pathologiques), *Paris*, 1829.

E. Weber et H. Weber, Disquisitio anatomica uteri et ovariorum puellæ septimo a conceptione die defunctæ instituta, *Halle*, 1830.

J. Roberton, An inquiry into the natural history of the menstrual function, *dans* Edinburgh med. and surg. Journal, t. XXXVIII, 1832.

A. Bernhardt, Symbolæ ad ovi mammalium historiam, *Breslau*, 1834.

C.-G. Carus, Auffindung des ersten Ei oder Dotterbläschens in sehr frühen Lebensperioden des weiblichen Körpers (*Découverte de l'ovule ou de la vésicule du jaune dans les premiers temps de la vie de la femme*), *dans* Müller's Archiv, 1837.

Wharton Jones, On the ova of man and mammiferous, as they exist in the ovaries before impregnation, *dans* The London medical Gazette, nouv. sér., t. I, 1837-1838 et t. II, 1838-1839.

Le même, On the first changes of the ova of the mammifera, in consequence of impregnation and on the mode of origin of the chorion, *dans* Philosoph. Transactions, 1837.

Coste, Études ovologiques, *dans* Ann. franç. et étrang. d'anat. et de physiologie, t. II, 1838.

Valentin, Ueber die Entwickelung der Follikel in dem Eierstocke der Säugethiere (*Sur les développements des follicules de Graaf dans l'ovaire des mammifères*), *dans* Müller's Archiv, 1838.

Gendrin, Traité philosophique de médecine pratique. Chap. Menstruation, *Paris*, 1839.

Warton-Jones, Practical observations on diseases of women (*Formation des corps jaunes*), *London*, 1839.

Lee (Robert), On the structure of the corpus luteum, *dans* London medic. chirurg. Transactions, t. XXII, 1839.

Négrier, Recherches anatomiques et physiologiques sur les ovaires dans l'espèce humaine, considérés spécialement dans leurs rapports avec la menstruation, *Paris*, 1840.

Paterson, Observations on *Corpora lutea*, *dans* Edinburgh med. and surg. Journal, t. LIII, 1840.

Brierre de Boismont, De la menstruation dans ses rapports physiologiques et pathologiques, *Paris*, 1842.

J. Roberton, On the period of puberty in negro-females, *dans* Edinburgh med. and surg Journal, t. LVIII, 1842.

Parchappe, La lune exerce-t-elle une influence appréciable sur la menstruation, *dans* Comptes rendus, Acad des sciences, 1843.

C. Ritchie, Contributions to the Physiology of the human ovary, *dans* London medical Gazette, *décembre*, 1843, *février*, *mars*, *mai*, 1844.

J. Roberton, Early Marriages so common in oriental countries no proof of early puberty, *dans* Edinburgh med. and surg. Journal, t. LX, 1843.

Bischoff, Recherches sur la maturation et la chute périodique de l'œuf de l'homme et des mammifères, *dans* Ann. des sciences nat. Zool., 3e sér., t. II, 1844.

Raciborski, De la puberté et l'âge critique chez la femme, *Paris*, 1844.

Schweig, Untersuchungen über Periodicität (Menstruation) (*Recherches sur la périodicité*), *dans* Medicinischer Vierteljahrschrift, de Roser et Wunderlich, 1844.

Warton-Jones, On the corpus luteum, *dans* The London med. Gazette, *janvier*, 1844.

R. Lee, On the state of the ovaries during menstruation, *dans* The Lancet, 1845.

H. Letheby, Microscopical and chemical examination of menstrual fluid, *dans* The Lancet, 1845.

C. Ritchie, Contribution to the physiology of the human ovary, *dans* London medic. Gazette, *mai*, *juin*, *août*, *sept. oct.*, 1845.

S. Purple, On the corpus luteum, *dans* New-York Journ of med., *nov.* 1846.

F. Voss, De menstruatione, *Berlin*, 1846.

Janzer, Untersuchung der inneren Geschlechtstheile eines kurz nach der Menstruation ermordeten Mädchens (*Recherches sur les organes génitaux d'une jeune fille suicidée après la menstruation*), *dans* Heidelberger Annalen, t. XIII, 1847.

Pouchet, Théorie positive de l'ovulation spontanée et de la fécondation des mammifères et de l'espèce humaine, *Paris*, 1847.

W. Steinlin, Ueber die Entwickelung der Graafschen Follikel und Eier der Säugethiere (*Sur le développement des follicules de Graaf et des ovules chez les mammifères*) *dans* Mittheilungen der Zürcher naturforschenden Gesellschaft, 1847.

A. Hannover, Om menstruationens betydning (traduit du hollandais en anglais sous ce titre An Essay on menstruation, par Hausew), *Londres*, 1851.

Letheby, An account of two cases, in which ovules or their remains were discovered in the fallopian tubes of unimpregnated women, who had died during the period of menstruation, *dans* Philosophical Transactions, 1852 et *dans* Edinb. med. and. surg. Journal, *juillet*, 1852.

F.-H. Ramsbotham, The final cause of menstruation (en quatre parties) *dans* The med. Times, 1852.

Allen Thompson, Article Ovum, *dans* Todd's Cyclopædia of An. Suppl., 1852.

F. Bittner, De corporis luteis, *Wratislaviæ*, 1853.

Aubert, Ueber Menstruation und Befruchtung (*Menstruation et fécondation*), *dans* Jahresbericht d. schless. Gesellschaft, 1856.

Serres, Note sur les développements primitifs; formation de l'œuf, vésicule ovogène et germinative, *dans* Comptes rendus de l'Acad. des sciences, t. I, nos 22 et 23, 1856.

Tyler Smith, Lecture on the Menstruation, *dans* The Lancet, *février*, 1856.

F. Szukitz, Ueber die Menstruation in Oesterreich (*De la menstruation en Autriche*), *dans* Zeitschrift der k. k. Gesellschaft der Aertzte zu Wien, t. XIII, 1857.

Valenciennes et Fremy, Recherches sur la composition des œufs dans la série des animaux, *dans* Annales de chimie et de physique, t. L, 1857.

Aubert, Ueber die Neuern Untersuchungen in Bezug auf Menstruation und Befruchtung (*Sur les nouvelles recherches relatives à la menstruation et à la fécondation*), *dans* Allgemeine medicinische Centralzeitung, n° 98, 1858.

J.-A. Clos, De l'influence de la lune sur la menstruation, *dans* Bulletin de l'Acad. de Belgique, 1858.

Giraudet, Sur la menstruation, *dans* Gazette des hôpitaux, 1858.

Rouget, Recherches sur les organes érectiles de la femme, et sur l'appareil musculaire tubo-ovarien dans leurs rapports avec l'ovulation et la menstruation, *dans* Journal de physiologie, t. I, 1858.

Van Beneden, Sur la résistance des œufs des animaux inférieurs contre la dessiccation, *dans* Comptes rendus de l'Acad. des sciences, t. XLVIII, 1859.

Gygas, De ovulo humano non fecundato, *Berlin*, 1859.

L. Gagnard, De la menstruation dans ses rapports avec la puberté. *Thèse Paris*, 1860.

O. Spiegelberg, Die Entwickelung der Eierstoksfollikel und des Eies der Säugethiere (*Développement des vésicules ovariennes, et de l'œuf chez les mammifères*), *dans* Anzeigen Gelehrt. zu Göttingen, n° 20, 1860.

E. Stroul, De la menstruation et des phases de la lune, *dans* Gazette méd. de Strasbourg, 1861.

O. Schrön, Beitrag zur Kenntniss der Anatomie und Physiol. des Eierstocks der Säugethiere (*Contribution à l'étude anatomique et physiol. des ovaires chez les mammifères*), *dans* Zeitschrift für Wissensch. Zoologie, t. XII, 1862; et *dans* Untersuchungen zur Naturlehre des Menschen, etc., 1863.

Pflüger, Ueber die Eierstöcke der Säugethiere und des Menschen (*De l'ovaire dans les mammifères et dans l'espèce humaine*), in-4°, fig. *Leipzig*, 1863.

Pflüger, Ueber die Bedeutung der Menstruation, *dans* Untersuch. aus d. physiol. Laborat. zu Bonn, 1865.

His, Untersuchungen über die erste Anlage des Wirbelthierleibes, *Leipzig*, 1868.

Racidorski, Traité de la menstruation, *Paris*, 1868.

Hannover, La menstruation en Danemark, *dans* Bullet. acad. de méd. de Belgique, 1869.

Krieger, Die Menstruation, etc., *Berlin*, 1869.

Gusserow, Ueber Menstruation, *dans* Sammlung klin. Vorträge *de* Volkmann, 1874.

Ludwig, Ueber die Eibildung im Thierreich, *Würzburg*, 1874.

De Sinety, Ovulation malgré l'absence de menstruation, *dans* Gazette méd. de Paris, 1877.

Leopold, Nachweis der ausseren Ueberwanderung des Eies, *dans* Archiv für Gynekologie, 1879.

Parsenow, Beiträge zur Ueberwanderung des Eies, 1879.

Van Beneden, L'ovaire des mammifères. Des phénomènes de maturation, *dans* Arch. de Biol., I, 1880.

CHAPITRE II

DU SPERME

§ 390.

Testicules. — La liqueur fécondante, ou le sperme, se forme chez l'homme dans les testicules. Le sperme est l'élément générateur mâle, comme l'ovule est l'élément générateur femelle. Le testicule est pour l'homme ce que l'ovaire est pour la femme. Le testicule existe chez le jeune garçon, comme l'ovaire existe chez la jeune fille; mais pendant toute la durée de l'enfance, la fonction du testicule sommeille comme celle de l'ovaire. Quand la puberté se déclare, les testicules de l'enfant se développent par une transition peu ménagée, et la sécrétion du sperme révèle une aptitude nouvelle.

Une fois que la fonction spermatique est établie, elle s'accomplit chez l'homme d'une manière continue. Elle diminue d'activité avec les progrès de l'âge; la tendance au rapprochement des sexes s'affaiblit progressivement aussi.

Quoique ralentie et languissante dans la vieillesse avancée, la sécrétion du sperme persiste néanmoins toute la vie durant [1].

Les testicules, placés dans les bourses, sont entourés d'une coque fibreuse résistante (tunique albuginée), pourvue de prolongements ou de lamelles celluleuses, qui partagent l'intérieur du testicule en un certain nombre de loges incomplètes et en forment pour ainsi dire la charpente. C'est dans l'épaisseur de ces prolongements, ou lamelles celluleuses, que s'engagent et circulent les vaisseaux et les nerfs de l'organe, et c'est dans les loges incomplètes, circonscrites par elles, qu'est renfermée la substance propre de la glande. Cette substance, qui remplit les loges, est constituée par les *canaux séminifères*, tubes cylindriques d'environ $0^{mm},1$ de diamètre [2], enlacés les uns aux autres et formant, par leurs circonvolutions, autant de lobules aux testicules qu'il y a de loges celluleuses. Les canaux séminifères, sont très nombreux ; on en compte environ un millier dans chaque testicule. Ils se présentent sous forme de tubes à parois minces, presque entièrement remplis par un épithélium de revêtement polyédrique. Accolés entre eux par un tissu conjonctif très fin et très lâche, ils peuvent être facilement séparés les uns des autres. On peut les injecter assez facilement au mercure ; mais comme leurs parois sont élastiques, leur diamètre est généralement augmenté ; alors il peut aller jusqu'à $0^{mm},3$.

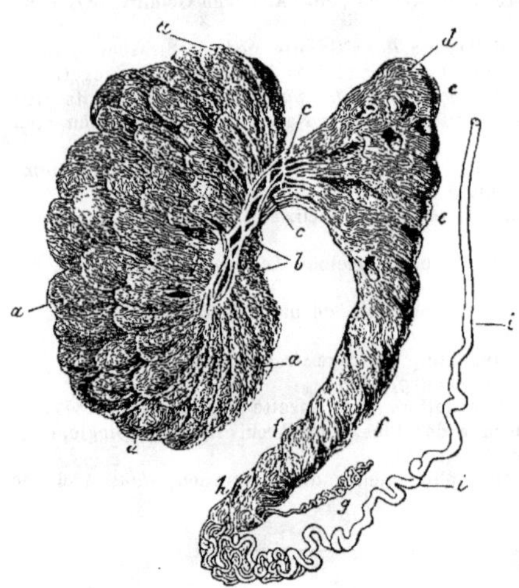

Fig. 357.

TESTICULE DE L'HOMME (injecté au mercure).

a,a,a,a, lobules formés par les circonvolutions des canaux séminifères.
b, *canaux droits* résultant de l'anastomose des canaux séminifères.
cc, *rete vasculosum* faisant suite aux canaux droits, et donnant naissance aux *canaux efférents*.
ee. ff. *épididyme* faisant suite aux canaux efférents.
d, tête de l'épididyme.
h, queue de l'épididyme.
ii, *canal déférent*.
g, *vas aberrans*.

Les lobules du testicule (Voy. fig. 357, *a*), au nombre de trois ou quatre cents, sont formés par deux ou trois canaux séminifères repliés sur eux-mêmes, terminés en cul-de-sac à leur extrémité et venant s'aboucher, à la sortie du lobule, avec les canaux du lobule ou des lobules voisins [3]. En sortant des lobules, les canaux séminifères se dirigent vers le bord postérieur du testicule, là où converge le cloisonnement celluleux. Durant ce trajet, ils deviennent moins flexueux, s'anastomosent entre eux, diminuent en nombre, augmentent de diamètre. Ils

[1] Généralement le sperme des vieillards ne perd pas sa vertu fécondante par les progrès de l'âge. D'après les recherches récentes de M. Duplay, le sperme d'un grand nombre de vieillards de 60 à 80 ans contenait des *spermatozoïdes* dans les 3/4 des cas.

[2] C'est le diamètre d'un cheveu ordinaire.

[3] En supposant qu'il y ait dans chaque testicule, environ 1,000 mètres de conduits, on arrive à établir, en tenant compte de la longueur et du diamètre des conduits séminifères que la *surface sécrétante* des reins est à celle des testicules comme 60 est à 1.

portent alors le nom de *canaux droits* (fig. 357, *b*). Les canaux droits perforent la tunique albuginée, en s'anastomosant entre eux, et forment un réseau connu, depuis la description de Haller, sous le nom de *rete vasculosum* (Voy. fig. 357, *c*). Après sa sortie du testicule, le *rete vasculosum* se résout en dix ou douze conduits (*canaux efférents*), dont les circonvolutions anastomosées forment, sur la surface extérieure du testicule, l'*épididyme* (Voy, fig. 357, *e*, *f*). L'épididyme se termine par un canal excréteur unique, qui est le *canal déférent*. De cette succession de canaux et d'anastomoses résulte le mélange intime des produits de sécrétion qui arrivent des divers départements de la glande. Les deux canaux déférents remontent enfin des testicules vers l'abdomen, s'engagent dans le canal inguinal, pénètrent dans l'abdomen, gagnent les côtés de la vessie, s'unissent au canal excréteur des vésicules séminales, et vont s'ouvrir dans la portion prostatique de l'urèthre, sous le nom de *canaux éjaculateurs* (Voy. fig. 357, *m*). On trouve vers les dernières circonvolutions de la queue de l'épididyme un prolongement en forme de *cæcum* (Voy. fig. 357, *g*), *vas aberrans* qui, s'ouvrant à l'origine du canal déférent, est sans doute destiné à la sécrétion d'une humeur additionnelle; il représente le vestige persistant des appendices du corps de Wolf (Voy. § 410).

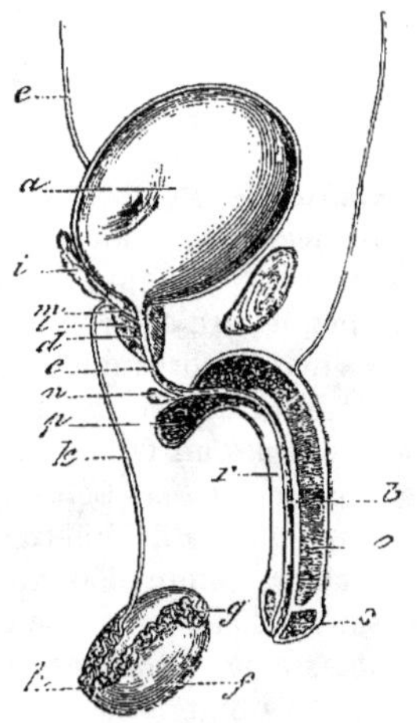

Fig. 358.
SCHÉMA DE L'APPAREIL GÉNITAL DE L'HOMME.

a, vessie.
b, portion spongieuse de l'urèthre.
c, portion membraneuse de l'urèthre.
d, portion prostatique de l'urèthre.
e, uretère ou canal excréteur du rein.
f, testicule.
g, tête de l'épididyme.
h, queue de l'épididyme.
k, canal déférent.
i, vésicule séminale.
m, canal éjaculateur.
n, glande de Cooper.
o, corps caverneux de la verge.
p, bulbe de l'urèthre.
r, corps caverneux de l'urèthre.
s, corps caverneux du gland.
t, prostate.

Les testicules ne sont pas placés, dès l'origine, dans les bourses. Les testicules se développent primitivement dans l'abdomen, sur les côtés de la colonne vertébrale, dans la région lombaire : ils y restent jusqu'au septième mois de la vie intra-utérine. A cette époque, le testicule descend dans le scrotum (les bourses), guidé par un cordon fibreux sous-péritonal, adhérant d'une part au testicule et de l'autre au canal inguinal. Ce cordon fibreux, auquel on a donné à tort la texture musculaire, se nomme *gubernaculum testis*. En déprimant les bords réunis des muscles petit oblique et transverse, pendant son passage au travers du canal inguinal, le testicule, pourvu déjà de son enveloppe séreuse, se coiffe d'une enveloppe musculaire (crémaster). A la naissance, les testicules sont généralement parvenus dans le scrotum. Il arrive assez souvent cependant que la descente du testicule ne se fait que plus tard. D'autres fois, un seul testicule descend dans le scrotum, et l'autre reste pendant toute la vie soit dans l'abdomen, soit engagé dans le canal inguinal. Il arrive même quelquefois qu'aucun des deux testicules ne se porte au dehors. Dans ce dernier cas, les testicules rudimentaires ne donnent qu'un sperme infécond, c'est-à-dire privé de spermatozoïdes.

La castration, qu'on pratique d'une manière régulière chez certaines espèces animales, soit pour adoucir le caractère et faciliter la domestication, soit pour favoriser l'engraissement, entraîne nécessairement la stérilité, en supprimant l'organe sécréteur du sperme. La castration s'est longtemps opérée et s'opère encore aujourd'hui sur l'homme. Cette opération, qu'une coutume barbare a perpétuée jusqu'à nos jours, a lieu en général dans l'enfance, c'est-à-dire à l'époque où la fonction des testicules n'est pas encore éveillée. Elle constitue alors, comme chez les animaux, une opération à peu près sans danger. L'enfant privé de testicules n'appartient plus, pour ainsi dire, à aucun sexe. En avançant en âge, il n'acquiert ni les masses musculaires nettement dessinées, ni les traits accusés de l'homme. Homme fait, il a la voix de la femme, dont il n'a cependant ni la grâce ni les formes.

§ 391.

Sperme. — Composition chimique. — Le sperme est un liquide blanchâtre, épais, légèrement alcalin, filant à la manière de l'albumine de l'œuf, d'une odeur *sui generis* qui rappelle celle de la fleur de sureau. Lorsqu'on dessèche le sperme, il perd environ 90 parties d'eau. Il reste, après l'évaporation, 10 p. 100 d'une matière organique jaunâtre, analogue à de la corne. Lorsqu'on met cette matière sur des charbons ardents, elle répand une odeur de corne brûlée, et il reste ensuite un faible résidu salin. La matière organique du sperme a reçu le nom de *spermatine*. Cette matière a beaucoup d'analogie avec les substances albuminoïdes. Elle diffère de l'albumine en ce qu'elle ne se coagule point par la chaleur. Comme l'albumine, elle se coagule par l'alcool, et le coagulum se dissout à chaud dans une lessive de potasse ; mais lorsqu'on neutralise ensuite la potasse par l'acide azotique, la spermatine ne se précipite plus, comme il arrive à l'albumine.

La spermatine correspond vraisemblablement aux matières organiques tenues en suspension dans le sperme (*spermatozoïdes, spermatoblastes*) ; mais il est difficile cependant de l'affirmer, attendu que le sperme, lorsqu'il est évacué au dehors, est mélangé avec des produits de sécrétion multiples, tels que le liquide prostatique, celui des glandes de Cooper, le mucus uréthral. Toutefois la spermatine paraît n'exister que dans le sperme de l'homme pubère, ou dans le sperme des animaux à l'époque du rut. Dans le jeune âge, et dans les époques intermédiaires au rut chez les animaux, la matière organique du liquide qu'on trouve dans les voies spermatiques ressemble, sous le rapport chimique, à peu près complètement à de l'albumine.

L'analyse quantitative du sperme a été faite rarement. Voici l'analyse de Vauquelin :

ANALYSE DU SPERME (Vauquelin).

Eau	90
Spermatine	6
Phosphate calcaire et autres sels	3
Soude	1

Le sperme *tel qu'il sort par le canal de l'urèthre*, est un liquide assez complexe renfermant le produit de la sécrétion testiculaire, celui des vésicules séminales, de la prostate, des glandes de Cooper et des glandes de Littre : ces divers liquides accessoires paraissent destinés à rendre le sperme plus fluide et à en favoriser la projection.

§ 392.

Spermatozoïdes. — Spermatogenèse. — Lorsqu'on examine du sperme frais au microscope, on remarque une multitude considérable de petits filaments qui se meuvent dans le liquide avec une certaine vivacité. Ces filaments découverts en 1677 par Louis Hamm de Dantzig, élève de Leuwenhoeck, ont reçu des noms divers; on les a successivement désignés sous les noms de : *animalcules spermatiques*, *zoospermes*, *filaments spermatiques*, *spermatozoïdes*. Ce dernier semble le plus convenable, attendu que ces petits corps, malgré leur mobilité, ne peuvent pas être regardés comme des animaux proprement dits. Ils sont constitués par une substance homogène, et n'ont aucunement cette organisation compliquée dont l'imagination s'est plu à les douer. Ils représentent des éléments organiques analogues, par leur mobilité, aux cellules vibratiles (Voy. § 218).

Indépendamment des spermatozoïdes, on remarque encore dans les canaux séminifères des cellules, dites *cellules spermatiques*. Ces cellules, de volume très variable, ne sont autres que des cellules épithéliales plus volumineuses que les autres et représentent les diverses phases du développement des filaments spermatiques. Elles existent en grand nombre dans le sperme *contenu dans les canaux séminifères* du testicule. En outre des spermatozoïdes et des cellules spermatogènes, on trouve encore dans le sperme, comme dans tous les liquides de sécrétion, des granulations élémentaires et des lamelles d'épithélium détachées des parois des conduits excréteurs, et particulièrement de l'urèthre.

Les spermatozoïdes se développent dans les cellules dont nous venons de parler. Jusqu'à l'époque de la puberté, l'épithélium polyédrique qui remplit les tubes séminifères ne présente rien de particulier. Mais vers l'âge de 14 à 15 ans, quelques-unes de ces cellules deviennent plus volumineuses et deviennent cellules mères, c'est-à-dire qu'elles prolifèrent, soit par multiplication endogène soit par bourgeonnement; c'est à ces cellules mères qu'on donne le nom d'*ovules mâles*.

Les jeunes cellules, engendrées par les cellules mères, portent le nom de *spermatoblastes ;* chacune d'elles deviendra un spermatozoïde. C'est le noyau du spermatoblaste qui ormera la tête ou le segment céphalique ; la queue du spermatozoïde se développe ensuite aux dépens du protoplasme de la jeune cellule. Tandis que ce travail se produit, chaque génération de spermatoblastes est groupée et forme des sortes de grappes dans lesquelles les spermatozoïdes disposés parallèlement représentent des sortes de faisceaux dans lesquels les têtes se correspondent, et d'où émergent, sous forme d'une sorte de bouquet, les queues qui se développent. Quand le développement en est arrivé à ce point, le faisceau se détache complètement de la cellule mère à laquelle il était resté jusque-là adhérent.

Ce n'est toutefois que dans l'épididyme que les faisceaux de spermatozoïdes se dissocient et qu'on trouve les spermatozoïdes à l'état de liberté [1]. Les spermatozoïdes existent, à plus forte raison, dans le canal déférent et dans les vésicules séminales. Quand l'éjaculation est trop fréquente, l'évolution complète

[1] On trouve quelquefois des spermatozoïdes qui présentent entre la tête et la queue une sorte de *collerette*, qui n'est autre qu'un débris du spermatoblaste.

du spermatozoïde peut n'avoir pas le temps de se produire ; c'est alors qu'on peut retrouver dans le sperme des spermatoblastes et des faisceaux de spermatozoïdes non encore dissociés.

Les spermatozoïdes de l'homme (Voy. fig. 359) sont formés par une partie renflée, ovoïde, qu'on nomme tête, et par un appendice long et grêle, qu'on nomme queue. La tête est un peu aplatie, car on la voit plus large ou plus étroite suivant que le spermatozoïde se présente de face ou de profil. Dans les mouvements spontanés que le spermatozoïde exécute dans la liqueur séminale, c'est toujours du côté de la tête que la progression a lieu. La tête a environ 0^{mm},005 dans son diamètre longitudinal; la queue est relativement beaucoup plus longue; elle a environ 0^{mm},05 de longueur.

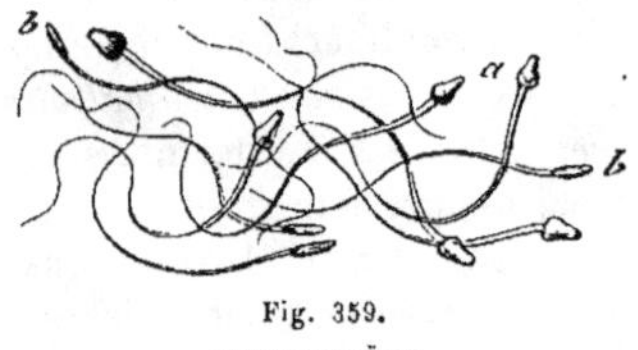

Fig. 359.
SPERMATOZOÏDES.
a, vu de face.
b, vu de profil.

Les spermatozoïdes exécutent des mouvements qui paraissent très rapides au microscope, et d'autant plus rapides, on le conçoit, que le grossissement est plus grand. M. Henle a calculé qu'en trois secondes ils peuvent parcourir un espace de 0^{mm},1. Leur mouvement de progression est analogue à celui des serpents, et, *relativement à leur longueur*, il est à peu près aussi vif, car les serpents ne mettent guère moins de trois secondes à franchir un espace égal à leur propre longueur. Les spermatozoïdes continuent à se mouvoir après la mort de l'animal dans le liquide des canaux spermatiques. Au bout de vingt-quatre heures, on les retrouve encore mobiles. Quand l'animal a succombé à une mort violente, on peut les trouver encore mobiles cinq ou six jours après la mort. Quand ils ont été portés par le coït dans les organes génitaux de la femme, ils conservent leurs mouvements plus longtemps encore. M. Bischoff a retrouvé les spermatozoïdes du lapin encore animés de mouvements spontanés dans les trompes utérines de la lapine, une semaine après l'accouplement.

Lorsque le sperme est abandonné au contact de l'air, la durée des mouvements des spermatozoïdes n'est que de quelques heures, et encore faut-il maintenir le liquide à la température du corps de l'animal et s'opposer aussi aux effets du dessèchement. Les spermatozoïdes perdent leurs mouvements quand on étend d'eau le sperme ; ils les perdent également sous l'influence du froid, d'une température élevée, des acides, des alcalis, de l'opium, de la strychnine, de la bile, et aussi, d'après M. Donné, sous l'influence de certaines qualités du mucus vaginal de la femme (acidité et alcalinité). Les spermatozoïdes conservent leurs mouvements dans l'urine, à peu près aussi longtemps que dans le sperme abandonné au contact de l'air.

Les spermatozoïdes des mammifères et de la plupart des autres vertébrés ont aussi la forme de filaments, avec une partie renflée à l'une des extrémités. En général, les spermatozoïdes des animaux ont des dimensions plus considérables que ceux de l'homme. Les principales différences que présentent les spermatozoïdes dans les animaux portent sur la tête. Ainsi, chez la taupe, cette tête représente une ellipse très allongée ; chez le chien, elle ressemble à une sorte de poire dont la grosse extrémité serait tournée en avant ; chez le rat, elle ressemble à un fer de lance, ou plutôt à la figure d'un pique de carte à jouer, etc. Dans les oiseaux, la tête des spermatozoïdes est très allongée et se distingue moins nettement de la queue; elle a une forme analogue au pas de vis d'une vrille.

C'est à la présence des spermatozoïdes que le sperme doit ses propriétés fécondantes. L'homme adulte, qui peut féconder la femme en toute saison, présente en tout temps des spermatozoïdes dans le liquide séminal. Le sperme des animaux n'en contient qu'à l'époque du rut : dans les intervalles, l'évolution des cellules à spermatoblastes et la formation des spermatozoïdes sont suspendues; ceux qui existaient dans les organes mâles disparaissent peu à peu, à mesure que la dernière période du rut s'éloigne.

Le sperme se forme plus lentement que les autres liquides de sécrétion. Sa viscosité en rend le cheminement assez lent, dans le long parcours des canaux séminifères du testicule et de l'épididyme. A la suite de pertes spermatiques répétées, on remarque aussi que le sperme est moins riche en spermatozoïdes; ce qui indique clairement qu'il faut un certain temps pour que la spermatogenèse s'accomplisse.

§ 392 *bis*.

Sperme. — Spermatogenèse. — Indications bibliographiques.

GLEICHEN, Abhandlungen über die Saamens-und Infusionsthierchen (*Mémoire sur les animalcules spermatiques et sur les infusoires*), *Nuremberg*, 1778.

J. PREVOST et DUMAS, Essai sur les animalcules spermatiques de divers animaux, *dans* Mém. de phys. et d'hist. nat. de Genève, t. 1, 1821.

LES MÊMES, Nouvelle théorie de la génération, première partie : examen du sperme et des animalcules spermatiques, *dans* Annales des sciences nat. 1re série, t. I, 1824.

LES MÊMES, Rapports de l'œuf avec la liqueur fécondante, même recueil, t. II, 1824.

LES MÊMES, Des premiers indices du développement de l'embryon, même recueil, t. III, 1824.

CZERMAK, Beiträge zur Lehre von den Spermatozoen (*Contribution à l'étude des spermatozoaires*), *Vienne*, 1833.

LALLEMAND, Observations sur l'origine et le mode de développement des zoospermes, *dans* Ann. des sciences natur. Zool., 2e sér., t. XV, 1841.

J.-C. MAYER, Ueber die Bestimmung der Samenthiere (*De la destination des spermatozoïdes*), *dans* Froriep's Notiz., t. XIX, 1841.

DONNÉ, Nouvelles expériences sur les animalcules spermatiques. *Paris*, 1827, et *dans* Cours de microscopie, *Paris*, 1844.

A. KÖLLIKER, Die Bildung der Samenfäden in Bläschen, etc. (*Du développement des spermatozoïdes dans des cellules*, etc., *Neuenbourg*, 1846

WENZEL-GRUBER, Untersuchung einiger Organe eines Castraten (*Recherches sur quelques organes d'un castrat*), *dans* Müller's Archiv, 1847.

R. WAGNER et LEUCKART, Article SAMEN, *dans* Todd's Cyclopædia of Anat. and physiol., *Londres*, 1849.

J.-G. WILL, Ueber die Secretion des thierischen Samens (*Sur la sécrétion du sperme*), *Erlangen*, 1849.

DUPLAY, Recherches sur le sperme des veillards, *dans* Archives génér. de médecine, *déc.*, 1852.

ANKERMANN, de motu et évolutione fibr. spermat. ranæ dissert. Regiomont. 1854.

FOLLIN et GOUBAUX, De la monorchidie et de la cryptorchidie, *dans* Mém. de la Soc. de biologie, 1855.

KÖLLIKER, Physiologische Studien über die Samenflüssigkeit (*Études physiologiques sur le sperme*), *dans* Zeitschrift für Wissenschaftliche Zoologie, t. VII, 1855.

ANKERMANN, Einiges über die Bewegung und Entwickelung der Samenfäden des Frosches (*Note sur les mouvements et le développement des spermatozoïdes de la Grenouille*), *dans* Zeitschrift für Wissenschaftliche Zoologie, t. VIII, 1856.

SERRES, Parallèle de l'œuf mâle et de l'œuf femelle chez les animaux. Développement spontané de l'œuf mâle, *dans* Comptes rendus, Acad. des sciences, t. II, no 2, 1856.

GODARD, Études sur la monorchidie et la cryptorchidie chez l'homme, fig., 1857.

O. F. EICHSTEDT, Aufnahme des Sperma in den Uterus (*Absorption du sperme dans l'utérus*), *dans* Froriep's Notizen a. d. Gebiete der Natur- und Heilkunde, 1860.

J. LEVY, Nonnulla de vesiculis seminalibus in homine, *Gryphiæ*, 1860.

ROBIN, Sur les spermatophores des hirudinées, *dans* Comptes rendus, Acad. des sciences, 1861.

LOEB, Beiträge zur Bewegung der Samenleiter. Diss. *Giessen*, 1866.
DIEU, Recherches sur le sperme des vieillards, *dans* Journ. de l'anat., 1867.
MANTEGOZZA, Sur le sperme de l'homme, *dans* Journ. de l'anat., 1868.
CAMPANA, Sur la vie et la survie des spermatozoïdes, *dans* Comptes rend. Ac. des Sc., 1876.
HAUSMANN, Ueber d. Verhalten d. Samenfäden in d. Geschlechtsorganen des Weibes, *Berlin*, 1879.

CHAPITRE III

DE LA COPULATION

(ACCOUPLEMENT OU COÏT)

§ 393.

De l'érection chez l'homme. — L'érection est caractérisée, chez l'homme, par l'augmentation de volume et de consistance, et par le changement de direction du membre viril. L'érection facilite l'introduction du pénis dans les organes génitaux de la femme, et lui permet de porter dans la profondeur du vagin le liquide destiné à la fécondation. Mais ce n'est pas là le but principal de l'érection. D'une part, ce phénomène accompagne aussi chez la femme l'acte du coït; et, d'autre part, la sortie du sperme peut avoir lieu sans érection, ainsi que cela se rencontre quelquefois. L'érection met les organes mâles et femelles dans un état de turgescence tel, que ces organes, doués en ce moment d'une sensibilité exaltée, s'appliquent intimement l'un sur l'autre : elle augmente ainsi dans les deux sexes la sensation voluptueuse, sensation par laquelle se trouve assurée, dans toute la série animale, la reproduction de l'espèce. Telle est surtout sa destination.

L'appareil de l'érection consiste en un tissu spongieux dit érectile, qui constitue à lui seul la masse presque entière de la verge (Voy. fig. 360). Le tissu érectile de la verge est formé : 1° des deux *corps caverneux* (Voy. fig. 360, *a*, *b*), qui, attachés en arrière aux branches ascendantes de l'ischion et descendantes du pubis, s'adossent l'un à l'autre et ne sont plus séparés en avant que par une cloison incomplète ; 2° par la portion spongieuse de l'urèthre (corps caverneux de l'urèthre), tissu érectile à mailles plus fines que le précédent, formant autour de l'urèthre une gaine complète (Voy. fig. 360, *c*), et venant se loger, avec l'urèthre qu'elle entoure, au-dessous des corps caverneux de la verge, contre lesquels elle est intimement appliquée. La portion spongieuse de l'urèthre présente en arrière un renflement ou bulbe (Voy. fig 358, *p*), et en avant un autre renflement, ou gland (Voy. fig. 358, *s*).

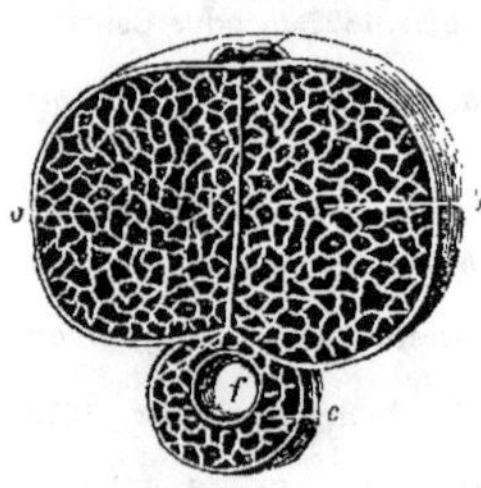

Fig. 360.
a, *b*. corps caverneux de la verge.
c, corps caverneux de l'urèthre.
f, canal de l'urèthre.

Les corps caverneux de la verge, et la gaine spongieuse de l'urèthre renflée en avant sous forme de *gland*, et en arrière sous forme de *bulbe*, sont constitués par les lamelles entre-croisées d'un tissu fibreux, dans lequel on trouve aussi des fibres musculaires lisses. Ces lamelles circonscrivent des espaces irréguliers ou cellules, communiquant largement les unes avec les autres, et communiquant aussi avec les veines. Les capillaires artérielles, qui arrivent au tissu caverneux, se divisent et se subdivisent sur les parois des cellules où elles présentent une disposition contournée, qui leur a valu le nom d'artères *hélicines*, disposition en rapport avec les changements de volume du tissu dont elles font partie. Le tissu érectile peut être considéré comme un système capillaire très dilaté, interposé entre les artères et les veines, et constituant ainsi une sorte de réservoir tout spécial, pouvant, dans certains moments, recevoir une grande quantité de sang et augmenter beaucoup de volume. C'est ce qui arrive toutes les fois que le retour du sang par les veines se trouve suspendu ou ralenti, alors que les artères continuent toujours à apporter le sang poussé par la tension artérielle. Tel est, en effet, le mécanisme de l'érection, comme nous allons le voir.

Les corps caverneux de la verge et le tissu averneux de l'urèthre sont entourés et isolés les uns des autres par des gaines fibreuses élastiques, qui permettent les changements de volume de l'organe tout en les limitant à un degré déterminé. Les corps caverneux de la verge et le tissu caverneux de l'urèthre reçoivent principalement leur sang par des vaisseaux distincts, et leur érection n'est pas toujours simultanée. Cependant il existe entre eux quelques communications, et le sang qui les distend peut passer des uns aux autres ; mais l'érection de chacun d'eux est amenée d'une manière bien plus directe et surtout bien plus complète par leurs vaisseaux respectifs.

L'érection peut être déterminée par des causes diverses. Tels sont, le contact de la femme, les excitations mécaniques du pénis et surtout du gland, les lectures érotiques, la vue ou le souvenir du coït. La continence, c'est-à-dire la réplétion des voies spermatiques par un sperme riche en spermatozoïdes, donne à ces diverses causes une grande activité. Certaines émotions vives peuvent, au contraire, y porter plus ou moins complètement obstacle.

L'érection peut être déterminée aussi par d'autres causes, telles que le décubitus dorsal dans le lit, la réplétion de la vessie par l'urine, la présence d'un calcul dans la vessie, etc.

En somme, l'érection est un acte d'origine nerveuse qui se produit par une action réflexe, dont le point de départ est, ou dans l'imagination, ou sur les surfaces sensibles les plus diverses ; c'est l'excitation de la muqueuse du gland qui la porte au plus haut degré.

L'érection se produit par l'*accumulation* du sang, à forte tension, dans les mailles du tissu érectile de la verge. On peut amener l'érection *sur le cadavre*, en injectant à l'aide d'une masse solidifiable les vaisseaux du pénis. On peut aussi, à l'exemple de J. Müller, déterminer l'érection du pénis, sur l'animal vivant, en fixant un long tube à l'aide d'une ligature, dans une ouverture pratiquée à l'un des corps caverneux de la verge, en remplissant d'eau ce tube maintenu dans la verticale, et en exerçant une pression convenable sur les organes du bassin pour s'opposer au retour de l'eau par les veines. Lorsque le liquide infiltré dans le tissu caverneux supporte ainsi une colonne d'eau de 2 mètres, l'érection est complète. Cette expérience démontre, en outre, que la tension du sang accumulé dans le pénis, au moment de l'érection, est précisément celle à laquelle le sang est soumis dans le système artériel (15 centimètres de mercure) (Voy. § 95).

Au moment de l'érection, le sang s'accumule donc dans les mailles du tissu érectile de la verge. Cette accumulation est déterminée : 1° par la dilatation ou paralysie vasculaire des petites artères qui amènent le sang ; 2° par obstacle à la sortie du sang veineux. Le retour du sang par les veines est-il suspendu *complètement* au moment où l'érection s'établit? on l'ignore ; mais il est probable cependant qu'il n'y a qu'un ralentissement dans la circulation veineuse; quand l'érection est établie, la tension artérielle transportée dans les mailles du tissu érectile en vertu de la *dilatation vaso-motrice* des petites artères, fait progresser dans les veines, pendant tout le temps que dure l'érection, une certaine quantité de sang. L'obstacle à la sortie du sang veineux n'a pas besoin, en effet, d'être absolu, il suffit qu'il fasse équilibre dans une certaine mesure à la tension artérielle, pour que le réservoir multiloculaire, représenté par le tissu érectile, reste bandé.

L'obstacle au retour du sang veineux, au moment de l'érection, est déterminé par la contraction musculaire des fibres lisses qui entrent dans la constitution des lamelles du tissu caverneux, et aussi par les couches de fibres musculaires lisses qui doublent l'aponévrose moyenne du périnée, aponévrose que traversent les veines émissaires des corps érectiles. Certains muscles du périnée (l'ischio-caverneux et le bulbo-caverneux) y contribuent aussi pour leur part; ils agissent principalement pour porter l'érection au maximum.

L'existence des fibres musculaires lisses dans les lamelles du tissu caverneux est démontrée par l'observation microscopique, et l'on peut mettre la propriété contractile de ce tissu en évidence, en appliquant les réophores d'un appareil d'induction sur le pénis d'un animal récemment tué. La contraction des fibres musculaires du tissu caverneux entraîne dans chaque point où les cellules communiquent avec les veines, une diminution du calibre veineux correspondant ; et ces effets, se produisant dans toute l'étendue des corps caverneux, s'additionnent. Le sang, toujours versé par les artères, en ce moment dilatées par la paralysie des vaso-moteurs, amène progressivement l'augmentation de volume, les changements de forme et de direction subordonnés à l'état de réplétion des mailles du tissu érectile.

L'action vaso-motrice qui dilate les petites artères, et la contraction musculaire qui fait obstacle au retour du sang veineux, agissent à peu près seules au commencement de l'érection. Les muscles du périnée rendent l'érection plus complète. Pendant le coït, et alors surtout que la verge est agitée par des saccades ou battements convulsifs, on constate manifestement les contractions involontaires de ces muscles. L'ischio-caverneux, né à la face interne de la tubérosité de l'ischion, se porte sur la racine des corps caverneux et s'entrecroise, au-dessous du bulbe, avec celui du côté opposé. Le bulbo-caverneux, né du raphé commun au sphincter et au transverse du périnée, contourne le pénis et vient se terminer près de son ligament suspenseur. Ces deux muscles, par leur contraction, agissent surtout sur le bulbe. Le bulbe comprimé chasse le sang de la partie postérieure de la portion spongieuse de l'urèthre vers la partie antérieure, c'est-à-dire vers le gland. C'est à ces contractions répétées qu'est due la turgescence exagérée du gland, dans les moments qui précèdent l'éjaculation. Chez la plupart des animaux, le gland acquiert en ce moment un développement très supérieur à celui qu'il avait au moment où le pénis a pénétré dans les organes génitaux de la femelle, ainsi qu'on peut le remarquer quand il sort immédiatement après l'éjaculation.

La contraction de ces muscles agit aussi pour compléter et pour pousser à ses dernières limites la réplétion des corps caverneux de la verge. Le bulbo-caverneux, en pressant de bas en haut la verge contre la symphyse pubienne, comprime, en effet, les veines dorsales du pénis ; et l'ischio-caverneux, en pressant la portion des corps caverneux adhérente aux surfaces ischio-pubiennes, chasse aussi le sang vers la portion libre de la verge. Le sphincter et le transverse du périnée, se contractant dans le même temps, donnent plus de fixité aux insertions postérieures du bulbo-caverneux, et concourent indirectement aussi au phénomène de l'érection.

§ 394.

De l'érection chez la femme. — La femme possède aussi un appareil érectile, qui s'érige dans les mêmes conditions que celui de l'homme. De même qu'on voit parfois le phénomène de l'érection manquer ou ne se produire que très incomplètement chez l'homme, au moment de l'éjaculation ; de même l'érection peut manquer chez la femme, et la fécondation s'opérer néanmoins. Le phénomène de l'érection n'est donc, pas plus chez la femme que chez l'homme, lié absolument à la fécondation ; mais il est destiné à exciter chez elle le désir du rapprochement des sexes, et à soustraire à l'indifférence ou au dégoût la fonction la plus essentielle de l'animalité.

L'appareil érectile de la femme se compose de deux parties principales. 1° Le clitoris (2, fig. 361), organe situé à la partie supérieure du vagin, corres-

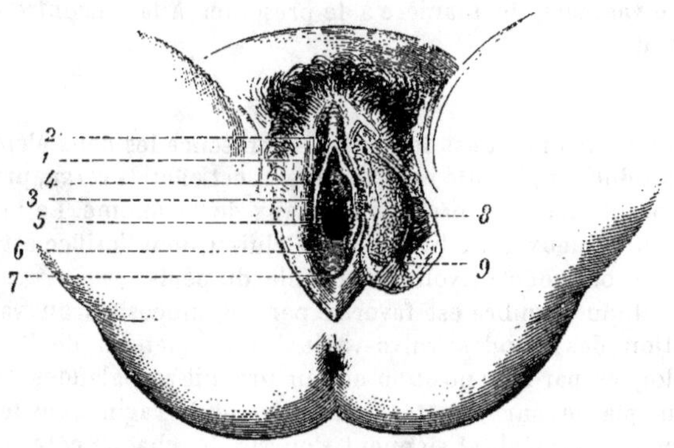

Fig. 361.
ORGANES EXTÉRIEURS DE LA GÉNÉRATION (femme).

1, grandes lèvres.
2, clitoris.
3, petites lèvres.
4, méat urinaire.
5, orifice du vagin.
6, membrane hymen.
7, fourchette.
8, bulbe du vagin, prolongement descendant mis à découvert par la dissection de la grande lèvre.
9, muscle constricteur du vagin.

pond exactement aux corps caverneux de la verge de l'homme. C'est un pénis en petit, moins le canal de l'urèthre ; l'urèthre s'ouvrant, chez la femme, isolément, en dessous de lui. Le clitoris présente en arrière deux racines qui, comme celles des corps caverneux de la verge, vont se fixer sur les branches descendantes du pubis et ascendantes de l'ischion. Les deux racines du clitoris convergent, l'une vers l'autre, et forment, en se dirigeant en haut, le corps du clitoris. Celui-ci se recourbe bientôt en bas, et se termine par un petit tubercule imperforé, appelé le gland du clitoris. Le clitoris est généralement recouvert par la jonction supérieure des petites lèvres qui font office de prépuce. 2° Le bulbe du vagin (8, fig. 361), placé à l'orifice du vagin, sous les racines des corps caverneux du clitoris, correspond au bulbe de l'urèthre de l'homme. Placé entre les racines du clitoris et le méat urinaire, il envoie des prolongements qui descendent de chaque côté du vagin et forme ainsi à l'entrée de la vulve et dans l'épaisseur des grandes lèvres, un coussinet érectile, destiné à embrasser le pénis.

Le clitoris et le bulbe du vagin sont constitués par un tissu analogue à celui de la verge. Le mécanisme de l'érection est le même chez la femme que chez l'homme. Le gonflement du clitoris, déterminé d'abord par l'action vaso-motrice des petites artères du corps caverneux, et par la contraction des trabécules musculaires lisses qui compriment les veines émissaires, peut être porté au maximum au moment du coït, par l'action du constricteur du vagin (bulbo-caverneux de la femme). Ce muscle double le bulbe en dehors, le comprime, et augmente ainsi la turgescence du clitoris, dont le tissu caverneux communique avec celui du bulbe.

Le clitoris, lorsqu'il s'érige, augmente de volume et de consistance, mais il ne change pas de direction, comme la verge de l'homme. Sa partie libre, coudée vers le bas, ne se relève point du côté de l'abdomen au moment de l'érection. Son augmentation de volume tend, au contraire, à le faire prédominer du côté de l'ouverture vaginale, de manière à le présenter à la rencontre du pénis, au moment du coït.

§ 395.

Du coït. — Le but du coït est de mettre en présence les deux éléments essentiels de la reproduction, l'ovule et le sperme. A cet effet, la verge, préalablement érigée, s'introduit dans les organes génitaux de la femme. Le membre viril, devenu plus volumineux, remplit le vagin. Celui-ci, dont l'orifice est plus rétréci que le fond, s'accommode au volume variable du pénis.

Le glissement du membre est favorisé par les mucosités du vagin, surtout par la sécrétion des glandes vulvo-vaginales ou glandes de Bartholin. Ces glandes, analogues par leur position et leur produit aux glandes de Cooper de l'homme, sont placées sur les côtés de la vulve et du vagin, dans le tissu cellulaire du plancher périnéal, et viennent s'ouvrir de chaque côté par un canal excréteur, à un centimètre environ en arrière de l'orifice vulvaire. Le liquide fourni par ces glandes est visqueux, filant, assez analogue à de la salive, et doué d'une odeur vive et caractéristique, qui éveille chez l'homme les désirs vénériens. La sécrétion des glandes vulvo-vaginales augmente au moment de l'excitation génésique, et l'excrétion du liquide sécrété accompagne l'érection des tissus érectiles qui garnissent l'entrée du vagin. Lorsque le désir du coït est vif, l'issue du liquide a lieu parfois sous forme de jet, par les contractions spasmodiques du canal excréteur. C'est ce jet de liquide, assez analogue à celui qui a lieu par les canaux excréteurs des glandes salivaires, à la vue ou au souvenir des aliments savoureux, qu'on a quelquefois désigné sous le nom d'*éjaculation* de la femme. Mais ce liquide n'a rien de commun avec le liquide éjaculé par l'homme, c'est-à-dire avec le sperme ; il précède le coït et ne le termine point : il n'est qu'un liquide destiné à lubrifier le vagin, à favoriser l'introduction du pénis, à adoucir les frottements, et à rendre plus vives et plus exquises les impressions du toucher.

Le vagin est essentiellement l'organe de la copulation. Il présente à l'intérieur et sur la ligne médiane, en avant et en arrière, des saillies longitudinales de la membrane muqueuse (colonnes du vagin), et aussi, dans le voisinage de la vulve, des plis ou des rides transversales qui augmentent les contacts voluptueux. Les grandes et les petites lèvres de la vulve, très riches en vaisseaux et en nerfs, n'éprouvent pas une érection comparable à celle du bulbe et du clitoris, mais elles se gonflent néanmoins au moment de l'excitation du coït, et concourent à embrasser étroitement le pénis.

Les frottements du gland de la verge contre les surfaces muqueuses, lubrifiées et gonflées, de la vulve et du vagin, entraînent, par action réflexe, la contraction des muscles bulbo-caverneux et ischio-caverneux de l'homme. L'érection des corps caverneux de la verge et celle du gland se trouvent ainsi portées à leurs dernières limites (Voy. § 393). Le frottement du dos de la verge contre le clitoris et contre l'ouverture de la vulve, douée en ce moment d'une vive sensibilité, amènent également, par action réflexe, la contraction du constricteur du vagin et de l'ischio-caverneux, contraction qui augmente la turgescence de l'appareil érectile de la femme, ou qui la détermine, si elle n'avait pas eu lieu au commencement du coït. L'appareil érectile de la femme, distendu par le sang, réagit à son tour sur le membre viril, et ainsi de suite. Enfin, lorsque la sensibilité développée sur le gland du pénis et sur celui du clitoris par les frottements réitérés de l'organe mâle contre l'organe femelle est arrivée à un certain degré d'exaltation, il survient dans tout l'organisme une sensation indéfinissable, accompagnée d'un sentiment de chaleur le long de l'axe cérébro-spinal, de l'accélération du pouls et d'efforts convulsifs d'expiration.

Du côté de l'homme la contraction des voies d'excrétion du sperme, et de tous les muscles du périnée, survient par action réflexe, et l'éjaculation a lieu.

Du côté de la femme, l'orgasme vénérien est accompagné, non seulement de la contraction spasmodique des muscles du périnée, mais encore de la sécrétion d'un liquide clair et visqueux qui sort du col utérin et qui mériterait mieux le nom d'*éjaculation* de la femme. D'après M. A. Desprès, ce liquide, qui se répand dans le vagin, serait destiné à fournir aux spermatozoïdes un véhicule qui leur permet de gagner plus sûrement le col de l'utérus.

La sensation voluptueuse qui accompagne le coït n'est pas indispensable à la fécondation. Des femmes ont pu devenir grosses sans l'avoir ressentie, de même que l'homme peut quelquefois émettre la liqueur spermatique sans éprouver l'ébranlement nerveux qui accompagne généralement l'éjaculation ; mais il n'est pas moins certain que l'orgasme vénérien est l'un des plus puissants et des plus sûrs mobiles de la procréation. Les animaux ressentent vivement cette sensation. Quelques insectes accouplés ne se séparent pas quand on les transperce d'outre en outre, et on peut mutiler les grenouilles mâles, au moment de la fécondation, sans qu'elles cessent d'embrasser la femelle. Il semble qu'en ce moment l'instinct de la conservation individuelle a disparu pour faire place à celui de la reproduction de l'espèce.

Le premier coït de la femme est souvent douloureux. L'orifice vaginal de la fille vierge est pourvu, en arrière des petites lèvres, d'un diaphragme membraneux incomplet, ou *hymen* (6, fig. 361), qui, fermant en partie l'entrée du vagin, est généralement déchiré par les premières approches. La déchirure de cette membrane, pourvue de vaisseaux et de nerfs, est ordinairement accompagnée d'une légère effusion de sang. Lorsque l'hymen a été rompu, ses lambeaux se rétractent, deviennent plus épais et constituent les caroncules myrtiformes.

Le plus ordinairement l'hymen a la forme d'un croissant, dont l'ouverture regarde en haut, du côté du méat urinaire ; d'autres fois il constitue un diaphragme complet, percé d'une ouverture ou de plusieurs ouvertures ; d'autres fois encore, mais beaucoup plus rarement, ce diaphragme est tout à fait imperforé et ferme complètement le vagin. La solidité de l'hymen est le plus souvent médiocre, et cette membrane cède facilement, non seulement à l'introduction du pénis, mais aussi à celle d'autres corps étrangers. Parfois l'hymen offre une mollesse et une laxité telle, qu'il prête sans déchirure. Rarement il est assez solide pour résister aux efforts naturels qui doivent en amener la rupture.

La présence de l'hymen est une probabilité, mais non pas un signe certain de virginité ; car, s'il était lâche, il a pu céder et permettre l'introduction du pénis sans se rompre, et, d'autre part, il peut y avoir eu copulation incomplète à l'orifice externe de la vulve, et même fécondation, le jet du sperme ayant traversé l'ouverture circonscrite par lui. Il existe dans la science des observations de femmes qui présentaient encore la membrane hymen au moment de l'accouchement. L'absence de l'hymen n'est pas non plus la preuve du coït. Il n'est pas probable, il est vrai, que l'écartement forcé des cuisses, la danse ou l'équitation puisse le rompre, mais il est évident que l'introduction de tout autre corps que le pénis a pu en déterminer la déchirure.

§ 396.

Éjaculation. — L'éjaculation ou l'excrétion du sperme est déterminée par la contraction des vésicules séminales, celle des canaux déférents, et probablement aussi celle de l'épididyme. A ces contractions viennent se joindre celle des muscles des bourses (*dartos*, *cremaster*), celle des muscles du périnée et celle des couches musculaires multiples qui entourent de toutes parts la portion membraneuse de l'urèthre.

L'éjaculation est involontaire ; elle survient par action réflexe, lorsque l'excitation du gland est poussée à un certain degré.

La réalité de la contraction des canaux déférents peut être mise en évidence par l'excitation directe de ces canaux sur les animaux fraîchement tués, ou par l'excitation galvanique des nerfs qui s'y rendent (portion lombaire du grand sympathique). Nous avons vu précédemment que la stimulation directe de la moelle épinière peut conduire au même résultat. Les canaux éjaculateurs qui traversent la portion prostatique de l'urèthre, malgré leur nom, jouent seulement le rôle de conducteurs.

L'éjaculation qui accompagne souvent la pendaison est déterminée par la compression et par les tiraillements de la moelle épinière ; et le sperme qu'on trouve ordinairement dans le canal de l'urèthre des guillotinés y a été amené par les contractions des voies de l'excrétion du sperme, en vertu de la stimulation nerveuse déterminée par la section de la moelle épinière.

Les vésicules séminales (Voy. fig. 358), placées sur le trajet des voies d'excrétion du sperme, entre les canaux déférents et les canaux éjaculateurs, sont tout autant des organes glanduleux que des réservoirs du sperme [1]. Lorsqu'on examine au microscope le liquide qu'elles contiennent, on y trouve des animalcules spermatiques ; mais, après la castration, ces organes se développent et atteignent le même volume que chez les animaux entiers. Il est donc probable que les vésicules séminales ne sont pas seulement les réservoirs du sperme et qu'elles fournissent une humeur particulière, qui se mélange au sperme au moment de l'éjaculation.

La prostate (Voy. fig. 358) dont les canaux excréteurs viennent s'ouvrir dans l'urèthre, fournit un liquide transparent et filant ; les glandes de Cooper (Voy. fig. 358) sont dans le même cas. La membrane muqueuse de l'urèthre elle-même fournit un mucus qui vient encore compliquer la composition du sperme éjaculé. Ces divers liquides paraissent avoir pour but de lubrifier le canal de l'urèthre, au moment de l'éjaculation, de manière que le liquide visqueux du sperme se trouve entraîné au dehors, en masse, et sans adhérer aux parois du canal qu'il parcourt. Ce sont ces liquides qui s'écoulent au dehors du canal, avant l'éjaculation, sous la forme d'une humeur transparente, lorsque le pénis est vivement excité ; c'est aussi le liquide non fécondant fourni par la prostrate, par les glandes de Cooper et par les vésicules séminales, qui s'écoule, après l'érection, au dehors de l'urèthre de l'homme ou des animaux qui ont subi la castration.

Dans l'état de repos de l'appareil génital, le sperme progresse du testicule vers les vésicules séminales en vertu de la *vis a tergo* et des mouvements péristaltiques de l'appareil déférent. Au moment de l'éjaculation, la contraction des voies de l'excrétion du sperme est assez brusque et assez énergique. Ce jet, chez l'homme continent, peut aller à plus d'un demi-mètre de hauteur.

Au moment de l'éjaculation, l'urine ne s'écoule point en dehors de la vessie. En ce moment le col de la vessie reste fermé. En dehors même de l'excitation génésique, le col de la vessie oppose aussi un obstacle à peu près insurmontable à la miction, toutes les fois que le pénis se trouve à un degré prononcé d'érection [2].

Dans l'état ordinaire, le sperme ne s'écoule pas avec l'urine, quoique la miction soit accompagnée, surtout vers la fin, par la contraction des muscles du périnée : ce qui montre bien le rôle spécial des voies spermatiques dans l'éjaculation. Chez les individus continents, la contraction des muscles du périnée entraîne assez souvent cependant, à la fin de l'urination et dans les efforts de la défécation, la sortie d'un liquide muqueux mélangé de sperme et provenant des vésicules séminales.

[1] Les vésicules séminales manquent chez beaucoup d'animaux ; chez le chien par exemple. Les vésicules séminales, représentent, de même que le *vas aberrans*, des vestiges persistants du corps de Wolf.

[2] La difficulté et même l'impossibilité d'uriner au moment de l'érection, malgré les efforts les plus énergiques, tient peut-être aussi au gonflement du *veru montanum*, saillie placée sur la portion inférieure de la portion prostatique de l'urèthre.

Le sperme qui est évacué au dehors des voies spermatiques, au moment de l'éjaculation, provient des vésicules séminales, du canal déférent et de l'épididyme. Lorsque l'éjaculation se répète un certain nombre de fois en peu de temps, l'évolution du sperme peut n'être pas complète. On rencontre dans le liquide moins de spermatozoïdes et à côté d'eux des faisceaux de spermatozoïdes encore adhérents à la cellule mère.

§ 397.

Hermaphrodisme. — L'hermaphrodisme, c'est-à-dire la réunion des organes mâles et des organes femelles sur le même individu, existe dans les plantes et chez un certain nombre d'animaux invertébrés, qui tantôt se fécondent réciproquement et tantôt se fécondent eux-mêmes. On rencontre parfois chez l'homme les apparences extérieures de l'hermaphrodisme, c'est-à-dire une vulve, conduisant dans un canal intérieur ou vagin, avec des testicules et un pénis; mais, dans ce cas, les organes intérieurs femelles, c'est-à-dire les ovaires et l'utérus, font défaut. D'autres fois, on trouve une vulve, un vagin, un utérus, des ovaires et un pénis; mais alors les testicules font défaut, et le pénis n'est que l'exagération du clitoris. Quelquefois, avec un clitoris très développé et un méat urinaire se continuant sous le clitoris (comme dans la verge de l'homme), les ovaires, au lieu d'être placés dans le ventre, sont engagés dans les anneaux, comme les testicules, ou même descendus dans les bourses, figurées alors par les grandes lèvres dilatées. Mais l'hermaphrodisme, qui paraît ici complet *extérieurement*, n'est qu'apparent et non réel.

L'hermaphrodisme réel, caractérisé par la *présence simultanée des testicules produisant du sperme, et des ovaires produisant des ovules*, n'a point encore été constaté d'une manière positive dans l'espèce humaine. Dans l'hermaphrodisme de l'espèce humaine, il y a toujours prédominance du sexe masculin, ou prédominance du sexe féminin; et c'est l'existence des testicules ou celle des ovaires qui détermine cette prédominance. Nous verrons plus loin (Voy. § 410) à quoi tiennent ces anomalies d'organisation. Les prétendus hermaphrodites de l'espèce humaine ne peuvent se féconder eux-mêmes; ils ne peuvent non plus féconder à la fois la femme et être fécondés par l'homme. Ils sont donc exclusivement homme ou femme [1].

[1] Le fait d'hermaphrodisme en apparence le plus complet est celui qui a été observé à Lisbonne en 1807. L'individu dont il est question avait alors vingt-huit ans, la taille svelte, le teint brun, un peu de barbe, la voix d'une femme. Cet individu présentait un pénis développé et des testicules (ou du moins des tumeurs dans les bourses, qu'on désignait ainsi); une vulve avec grandes et petites lèvres très bien conformées; une menstruation régulière. La grossesse eut lieu deux fois, mais elle se termina par deux avortements, à trois et à cinq mois. Durant la copulation, le pénis entrait en érection. Cet individu n'avait aucun penchant pour les femmes.

Il est évident que cet hermaphrodite était une femme. Les prétendus testicules n'étaient que des ovaires anormaux situés au dehors, dans l'épaisseur des grandes lèvres. Le pénis n'était qu'un clitoris développé capable d'exercer la copulation, mais non la fécondation. Lorsqu'on voulait sonder le canal dont il était perforé, on arrivait bientôt à un cul-de-sac. La vessie venait s'ouvrir à la partie supérieure du vagin par un méat urinaire conformé comme chez la femme.

CHAPITRE IV

FÉCONDATION

§ 398.

En quoi consiste la fécondation. — La fécondation est l'acte le plus mystérieux de la génération. La fécondation consiste dans la rencontre de l'ovule et du sperme ; mais nous ignorons comment l'ovule puise dans son contact avec le sperme le pouvoir de se développer ensuite, soit en dehors du corps de la femelle, aux dépens des matériaux de nutrition entraînés avec lui (ovipares), soit dans l'intérieur même de la cavité utérine (vivipares), en empruntant aux organes sur lesquels il se fixe les éléments de ses tissus. Ce que nous savons, ce que l'expérience nous apprend, c'est que la fécondation n'est possible qu'autant que le sperme entre en contact matériel avec l'ovule, et qu'autant que le sperme se trouve dans ses conditions de composition normale, c'est-à-dire qu'il contient des spermatozoïdes. Les spermatozoïdes en sont, en effet, les agents indispensables.

Autrefois on supposait que la fécondation pouvait s'opérer par une influence en quelque sorte dynamique. On pensait que le sperme n'était pas porté lui-même jusqu'à l'ovaire ; et comme on croyait, à cette époque, que la fécondation pouvait seulement s'accomplir dans l'intérieur de l'ovaire, on admettait que les parties les plus déliées de la semence absorbée après le coït, dans les organes de la génération, étaient portées dans toutes les parties de l'organisme femelle, et que la fécondation s'opérait à l'aide d'une sorte de vapeur à laquelle on donnait le nom d'*aura seminalis*. Cette supposition n'est plus admissible aujourd'hui. Non-seulement, à l'aide de l'observation microscopique, on a pu rencontrer le sperme dans tous les points des voies génitales internes, depuis le vagin jusqu'à l'ovaire, mais encore on sait que la rupture des vésicules de Graaf s'opère le plus souvent d'une manière spontanée. On sait, d'autre part, que le contact direct du sperme et de l'ovule est indispensable à la fécondation.

La fécondation artificielle des œufs de poisson et de ceux d'un certain nombre de reptiles, chez lesquels la ponte a lieu avant la fécondation, en est la preuve la plus évidente. Si on place, immédiatement après la ponte, des œufs de poisson ou de grenouille dans deux vases différents contenant de l'eau, et dans les mêmes conditions de température, les œufs se développeront seulement dans celui des deux vases à l'eau duquel on aura ajouté la liqueur séminale du mâle.

Dans les phénomènes de la génération, tout ce qui précède et accompagne la fécondation est accessoire : le but est la fécondation elle-même. L'érection, la copulation, le sentiment instinctif qui pousse à l'union des sexes, sont destinés à en assurer l'accomplissement. Sur une chienne, on peut, au moment du rut, injecter le sperme du mâle dans les organes génitaux femelles, et amener le développement d'un nouvel être. Hunter et beaucoup d'observateurs de nos jours ont rapporté dans l'espèce humaine des exemples du même genre.

Pour que la fécondation ait lieu, le sperme doit contenir des spermatozoïdes. Le sperme des animaux, en dehors de la période du rut, ne contenant point de spermatozoïdes, n'est pas fécondant. Si, à l'exemple de MM. Prévost et Dumas, on *filtre* du sperme de grenouille, la portion qui a passé à travers le filtre ne contient point de spermatozoïdes; elle ne féconde plus les œufs avec lesquels on la met en contact. La portion qui est restée sur le filtre contient les spermatozoïdes, et elle féconde les œufs. On peut encore varier autrement l'expérience : on prend un certain nombre d'œufs de grenouille, on en place une moitié dans un vase, et l'autre moitié dans un autre vase; on extrait des voies génitales du mâle une certaine quantité de sperme, qu'on divise aussi en deux portions : l'une de ces portions est soumise au passage du courant électrique, qui a pour effet de détruire la *mobilité* des spermatozoïdes. La portion du sperme restée intacte, mélangée à l'eau dans laquelle on a placé une partie des œufs, a le pouvoir de féconder ces œufs, car ils donnent bientôt naissance à des *têtards*. La portion du sperme soumise à l'action du courant électrique, et mélangée à l'eau du second vase, n'effectue aucune fécondation dans les œufs : au bout de quelques jours ces œufs se gâtent.

Voici une autre expérience de M. Coste, dont la grenouille est aussi le sujet. Le sperme de la grenouille mâle est constitué par deux liquides qui se forment dans des organes distincts et qui ne se mélangent qu'à la sortie du corps de l'animal, par suite de la disposition de l'appareil séminal. L'un de ces liquides, abondant et transparent, dépourvu de spermatozoïdes, est tout à fait infécondant; l'autre, pris dans le testicule même, possède des spermatozoïdes et jouit de la propriété fécondante.

L'intégrité du sperme est donc nécessaire à la fécondation. L'intégrité de l'œuf ne l'est pas moins. Lorsqu'on laisse séjourner dans l'eau, pendant huit ou dix heures après la ponte, les œufs de grenouille, on a beau mettre les œufs en contact avec le sperme et les agiter avec la liqueur fécondante, la fécondation n'a plus lieu. Les échanges qui se sont opérés entre le contenu de l'œuf et l'eau dans laquelle ils ont séjourné ont modifié le contenu de telle façon que les phénomènes du développement sont devenus impossibles.

L'effet de l'eau sur l'œuf non fécondé, pendant les heures qui suivent la ponte, se révèle d'ailleurs extérieurement par un gonflement considérable de la matière albumineuse qui l'entoure, et il est possible que ce gonflement apporte aussi un obstacle à l'action *directe* du sperme sur le contenu de l'œuf. Dans les animaux aquatiques, qui pondent leurs œufs avant la fécondation, le mâle doit donc répandre sa liqueur spermatique sur ces œufs aussitôt après la ponte, ou tout au moins très peu de temps après la ponte, sans quoi ceux-ci ne tardent pas à s'altérer promptement. On remarquera que les espèces aquatiques pondent généralement un nombre considérable d'œufs (quelquefois des millions), et que la plus grande partie d'entre eux avortent, par suite des causes nombreuses de destruction qui les entourent (action endosmotique de l'eau, agissant pour soustraire les œufs à l'action fécondante de la semence, etc.). Chez les animaux dans lesquels la fécondation est intérieure (l'homme est de ce nombre), l'œuf échappé de l'ovaire se trouve contenu, jusqu'au moment de la fécondation, dans un milieu qui l'altère beaucoup moins rapidement. Il est probable qu'il conserve pendant plusieurs jours sa constitution normale, et qu'il peut être fécondé assez longtemps après avoir été expulsé de l'ovaire.

§ 399.

Rôle du sperme dans la fécondation. — La présence des spermatozoïdes dans la semence, et aussi leur intégrité ou leur *mobilité*, sont, nous l'avons dit, la condition indispensable de la propriété fécondante du sperme. Mais quel est le mode d'action des spermatozoïdes? Leur rôle dans la fécondation a été longtemps méconnu. Longtemps on a cru qu'ils n'étaient que les conducteurs de la liqueur séminale et qu'ils étaient simplement destinés à faciliter par leurs mouvements la progression du sperme et à le mettre en contact avec l'ovule. Nous savons aujourd'hui que la pénétration des spermatozoïdes dans l'ovule est la condition même de la fécondation.

Dans les mammifères et dans l'espèce humaine, où la fécondation est intérieure, le sperme introduit dans la profondeur du vagin, au moment de l'éjaculation, est ensuite porté plus loin. Si l'on ouvre des lapines ou des chiennes, à des époques inégalement distantes du moment de la copulation, on constate qu'il faut de dix à vingt minutes avant que les spermatozoïdes commencent à se montrer dans le col de l'utérus [1]; on constate encore qu'il faut de douze à vingt-quatre heures pour que les spermatozoïdes parviennent jusqu'à l'extrémité des trompes, dans le voisinage du pavillon. Le mouvement de progression des spermatozoïdes dans l'utérus et dans les trompes n'est pas sous l'influence des mouvements vibratiles des cils dont est garni l'épithélium qui recouvre l'intérieur de ces organes ; car, nous l'avons vu, ce mouvement est dirigé du dedans au dehors, et favorise la progression en sens opposé de l'ovule. Les spermatozoïdes, par leurs mouvements en tous sens, progressent dans l'utérus et dans les trompes du côté de l'ovaire. Les mouvements des spermatozoïdes, il est vrai, n'ont pas plus de tendance à les conduire du côté de l'ovaire que du côté de la vulve ; mais dans le nombre prodigieux de ces filaments mobiles, il en est toujours quelques-uns qui arrivent aux extrémités des trompes. Il est probable d'ailleurs que l'utérus et les trompes concourent par leurs mouvements au cheminement du sperme.

La quantité de sperme nécessaire pour la fécondation doit être extrêmement petite, si nous nous en rapportons aux expériences de Spallanzani. Cet expérimentateur délaye 15 centigrammes de sperme de crapaud dans plus de 500 grammes d'eau ; puis, prenant une goutte de ce liquide, il trouve que cette goutte suffit pour opérer la fécondation d'un certain nombre d'œufs, et que le développement des œufs n'est ni plus rapide ni plus complet, quand la quantité de sperme employé est plus considérable. Il cherche ensuite, par le calcul, à fixer la quantité absolue de semence nécessaire pour féconder un œuf, et il la fixe à moins d'un millionième de grain. MM. Prévost et Dumas ont constaté également, dans leurs expériences, que des quantités très petites de sperme suffisent pour féconder de grandes quantités d'œufs, et ils concluent de leurs recherches que la liqueur fécondante employée, alors même qu'elle est très étendue d'eau, contient toujours plus de spermatozoïdes qu'il n'y a d'œufs de fécondés.

Il est certain que les spermatozoïdes entrent en contact avec les ovules. On

[1] Les glandes ramifiées du col sécrètent un liquide qui dilue le sperme et facilite les mouvements des spermatozoïdes.

les a trouvés à leur surface ; on les a trouvés dans la masse albumineuse qui entoure l'œuf des animaux inférieurs, et dans la mince couche albumineuse dont l'œuf des animaux supérieurs s'entoure pendant son trajet à travers la trompe.

L'action des spermatozoïdes sur l'ovule est plus intime encore. *Les spermatozoïdes entrent dans l'intérieur même de l'ovule.* Le fait avait été signalé en 1840 par M. Barry, et contesté d'abord par la plupart des physiologistes. Mais, des faits en très grand nombre ont démontré la justesse de l'observation de M. Barry. En mars 1854, M. Meissner, travaillant dans le cabinet de M. R. Wagner, trouva sur une lapine qui venait d'être sacrifiée dans un autre but quelques ovules fécondés dans la portion utérine des trompes. Ayant placé les ovules sous le microscope, il vit dans plusieurs de ces ovules des spermatozoïdes *au dedans de la zone transparente, et en contact immédiat avec le jaune.* M. Wagner, qui revenait de sa leçon, MM. Henle, Baum, Müller, T. Weber, Schrader, furent témoins de ce fait, ainsi que plusieurs étudiants. M. Coste, dans la livraison de son grand ouvrage (*Histoire du développement*) dans laquelle il traite de la fécondation, rapporte qu'il a été témoin de cette pénétration sur l'ovule du lapin (1858). L'entrée des spermatozoïdes dans l'ovule a été vue dans l'œuf de la grenouille par M. Newport et plus tard par MM. Bischoff et Leuckart. M. Meissner a constaté le même fait dans l'*ascaris marginata*, dans l'*ascaris megalocephala*, dans le *strongylus armatus*, dans le lombric et dans beaucoup d'insectes ; M. Nelson, dans l'*ascaris mystax ;* M. Keber, dans l'œuf de la moule ; M. Van Beneden, dans le distome.

Depuis cette époque, la pénétration des spermatozoïdes dans l'ovule a pu être constatée par un très grand nombre d'observateurs. Chez les vertébrés, cette pénétration se fait suivant deux modes distincts. Chez les poissons osseux, l'ovule entouré d'une coque résistante présente en un point un très petit orifice, le *micropyle ;* c'est par ce conduit extrêmement délié que s'introduisent, à la file, les spermatozoïdes. Chez les mammifères, où il n'existe pas de coque autour de l'ovule, la pénétration des spermatozoïdes se fait par un point quelconque de la membrane vitelline, laquelle n'est guère, au moment de la fécondation, qu'une couche semi-fluide et perméable. Ce n'est que quand les spermatozoïdes ont pénétré dans l'œuf que la couche périphérique de l'ovule se condense, et qu'elle devient imperméable aux corpuscules figurés.

Que deviennent le spermatozoïde ou les spermatozoïdes après leur entrée dans l'ovule ? C'est un point que nous examinerons plus loin (Voy. § 402) ; nous verrons que leur entrée et leurs métamorphoses sont le prélude des premières phases du développement de l'œuf (Voy. § 402).

§ 400.

Lieu de la fécondation. — Époques de la fécondation. — L'endroit où s'opère la fécondation, c'est-à-dire le lieu de rencontre de l'ovule et du sperme, ne paraît pas circonscrit en un point spécial. Cette rencontre peut avoir lieu sur l'ovaire et dans la partie supérieure ou externe des trompes. Les chances de fécondation se trouvent ainsi multipliées.

Il n'est pas vraisemblable que la fécondation puisse s'opérer tant que l'ovule est encore contenu dans l'ovaire. Les faits allégués en faveur de cette opinion ne sont pas probants. Mais ce qui est certain, c'est que la fécondation s'opère souvent *sur* l'ovaire lui-même. Souvent on a trouvé du sperme en ce point chez les animaux ouverts le lendemain ou le surlendemain du coït. Les grossesses extra-utérines le démontrent également. Comme il faut aux spermatozoïdes un temps assez long pour parvenir jusqu'à l'ovaire (Voy. § 399), et que, d'autre part, ils peuvent rester intacts dans les organes femelles, c'est-à-dire y conserver leurs mouvements et leurs propriétés fécondantes pendant plusieurs jours (Voy. § 392), on conçoit que la fécondation puisse s'opérer alors même que l'ovule est encore contenu dans l'ovaire, au moment précis où l'accouplement a lieu. On conçoit même que la fécondation puisse s'accomplir plusieurs jours seulement après le coït, et au moment où la vésicule de Graaf, arrivée à maturité, se rompra [1].

Lorsque l'ovule, déjà sorti de la vésicule de Graaf, était engagé dans la trompe, au moment de l'accouplement, la fécondation a pu s'opérer dans la trompe elle-même, et à des hauteurs diverses, suivant que l'ovule (femme) ou les ovules (chiennes, lapines, etc.) étaient plus ou moins avancés dans leur trajet vers l'utérus. En tenant compte du temps, relativement assez long, employé par les ovules pour franchir la trompe (Voy. § 389) ; en tenant compte du temps qu'il faut au sperme pour arriver jusqu'à l'ovaire, on en conclura que la rencontre du sperme et de l'ovule peut avoir lieu dans des points différents.

On peut ajouter, avec M. Coste, que ce doit être dans la partie la plus reculée des trompes, dans le voisinage de l'ovaire, que la fécondation s'opère le plus souvent. D'une part, l'ovule dans son passage à travers la trompe s'entoure d'une couche albumineuse (chez les animaux mammifères) qui paraît s'opposer plus ou moins absolument à l'introduction du spermatozoïde dans l'ovule, dans les portions de la trompe, voisines de l'utérus ; d'autre part, l'ovule qui s'engage dans la trompe sans être fécondé paraît se modifier assez rapidement pour qu'il arrive dans le voisinage de l'utérus déjà altéré, et dès lors stérile. Enfin, dans beaucoup d'animaux, ainsi que le remarque M. Coste, l'accouplement a lieu avant la maturité de l'œuf [2].

La fécondation peut-elle s'opérer dans l'intérieur même de l'utérus, alors que le coït aurait eu lieu à une époque où l'ovule serait déjà arrivé dans cette cavité ? Il résulte de ce qui précède que ce fait n'est pas probable ; en tous cas, il n'est pas démontré. L'œuf non fécondé séjourne peu dans la cavité relativement très grande de l'utérus ; il est promptement entraîné au dehors par les voies externes de la génération, ou dissous par les mucosités utérines. D'ailleurs, lorsque l'ovule n'a pas été fécondé durant sa migration assez lente par le canal de la trompe, il est déjà ou détruit, ou probablement infécondable, quand il arrive dans la cavité utérine. M. Coste renferme des lapines en cha-

[1] La propriété que possèdent les spermatozoïdes de féconder l'ovule au bout d'un temps plus ou moins long, cette propriété, disons-nous, est bien remarquable chez les insectes. Chez beaucoup d'entre eux il existe une cavité (*bursa copulatrix*) dans laquelle le sperme peut se conserver *un mois ou deux* jusqu'au moment du passage de l'ovule dans le canal avec lequel communique cette cavité.

[2] Un seul accouplement peut féconder sur la poule de cinq à sept œufs. Or, l'évolution de ces œufs est *successive*, ainsi que leur sortie de l'ovaire. La fécondation doit s'accomplir, ici, sur l'ovaire lui-même, et au moment même de la sortie de l'ovule. M. Coste suppose même que, dans ce cas, la fécondation se fait dans l'ovaire lui-même. Cette supposition n'est pas nécessaire, attendu que les spermatozoïdes conservent dans la femelle leur pouvoir fécondant pendant un temps assez long, temps dont la durée extrême n'est pas connue.

leur, et il ne les laisse s'accoupler que quand la chaleur est passée, c'est-à-dire lorsque les vésicules de Graaf sont rompues depuis quelque temps. Les lapines sont mises à mort dix-huit heures après l'accouplement. On trouve encore, il est vrai, des ovules dans la partie des trompes voisine de l'utérus, mais ces ovules, bien qu'entourés par des myriades de spermatozoïdes, ne sont pas fécondés, mais en voie de décomposition ou de destruction.

Il n'est plus possible aujourd'hui de soutenir que la fécondation s'opère d'une manière *instantanée* au moment du coït, comme on le croyait autrefois. En admettant, ce qui n'est pas vraisemblable, que la sensation particulière éprouvée par certaines femmes au moment du coït puisse correspondre, parfois, avec la rupture d'une vésicule de Graaf arrivée à maturité, il n'est pas moins certain que la fécondation, c'est-à-dire le contact du sperme et de l'ovule, ne peut se faire qu'après le temps nécessaire à la progression des spermatozoïdes du côté de l'utérus. Les fécondations les plus promptes seraient celles dans lesquelles le coït aurait lieu peu avant ou peu après la sortie de l'ovule.

Quant aux époques de la fécondation, elles sont en rapport, dans les espèces animales, avec le retour périodique du rut, puisque c'est à cette époque seulement que les vésicules de Graaf arrivent à maturité chez la femelle, et que les spermatozoïdes se développent dans la semence du mâle. Ce retour n'a pas lieu aux mêmes époques dans toutes les espèces. En général, il coïncide avec la saison chaude; cependant il survient parfois en automne (chats, crapauds, grenouilles, etc.), ou même en hiver (loups, renards, etc.). Dans quelques espèces animales, le rut a lieu plusieurs fois par an : les lapins se distinguent surtout sous ce rapport, car ils font sept ou huit portées dans l'espace d'une année. La domestication, une nourriture abondante, et aussi le contact habituel du mâle et de la femelle, ont une grande influence sur le retour du rut et le rendent plus fréquent.

La liqueur séminale de l'homme contient en toute saison des spermatozoïdes. L'homme jouit du privilège de pouvoir féconder la femme en tout temps. Quant à la femme, la menstruation étant pour elle l'époque naturelle de l'évolution et de la maturation des œufs, les moments qui suivent l'écoulement menstruel sont *les plus favorables* à la fécondation. Mais, comme des influences accessoires peuvent retarder ou accélérer la maturité ou la rupture des vésicules de Graaf, il en résulte qu'on ne peut pas affirmer, comme quelques physiologistes l'ont fait, que la fécondation n'est possible que dans les huit à dix jours qui suivent les règles. Si cela était, il s'ensuivrait qu'il y aurait une période de deux semaines environ pendant laquelle le coït serait *toujours* infécond. L'expérience de tous les jours dément cette supposition [1].

[1] M. le professeur Hyrtl, de Vienne, a observé l'ovule chez la femme dans la deuxième portion de la trompe, cinq jours après le début des règles. Il s'agit d'une jeune fille *vierge*, de dix-sept ans, morte dans le service de M. Oppolzer. M. Letheby dit également avoir rencontré deux fois l'ovule dans les trompes de la femme, peu de temps après l'éruption des règles. Il est donc probable que l'ovule abandonne l'ovaire vers la fin des règles, et que, d'une autre part, il est fécondable pendant plusieurs jours. On peut donc dire d'une manière générale que la période *la plus favorable* à la fécondation est comprise dans les quinze jours qui suivent le début de l'éruption menstruelle.

Les observations décisives en pareille matière ne sont pas aussi faciles à faire qu'on pourrait le penser. Il faudrait, pour qu'elles ne laissassent aucun doute dans l'esprit, que la fécondation ne pût être rapportée qu'à un seul coït et non à plusieurs. Or, tous les faits de ce genre se compli-

§ 401.

Des fécondations multiples. — De la superfétation. — Du sexe des enfants. — Les animaux ne peuvent rien sur le nombre des petits, pas plus que l'homme lui-même. Ce nombre tient à des conditions organiques et non à la volonté. Tandis que les animaux mettent ordinairement au jour un nombre plus ou moins considérable de petits, la femme n'en engendre ordinairement qu'un seul à la fois. Lorsqu'elle en produit deux, ce qui est assez rare, lorsqu'elle en produit trois ou quatre, ce qui est beaucoup plus rare encore, cela tient à la maturation et à la rupture de plusieurs vésicules de Graaf, et à l'engagement, dans le même temps ou à de très courts intervalles, de plusieurs ovules dans les trompes[1]. Les grossesses doubles, triples ou quadruples, tenant à la fécondation simultanée ou à peu près simultanée de plusieurs ovules, ne sont donc pas du fait de l'homme, mais bien de celui de la femme. Certaines femmes présentent une disposition aux grossesses multiples, qui les rapproche des femelles des animaux. On rapporte dans la science des exemples de femmes dont toutes les grossesses ont été multiples. Le paysan russe qui avait eu quatre-vingt-dix enfants, et que l'impératrice Catherine se fit présenter, ne méritait guère la curiosité dont il fut l'objet. Il est vrai qu'il avait eu la singulière chance de rencontrer des femmes dont toutes les grossesses avaient été quadruples, triples ou doubles, et qu'à ce titre il était une véritable rareté.

De la conception gémellaire à la *superfétation*, il n'y a qu'un pas. Ce qu'on appelle la *surconception* n'est vraisemblablement qu'une double fécondation survenant, presque au même moment, chez une femme dont plusieurs vésicules de Graaf, arrivées simultanément à maturité, se sont rompues en même temps, ou presque en même temps.

Une négresse donne naissance à deux jumeaux, dont l'un est noir et dont l'autre est blanc (ou tout au moins sang mêlé); une blanche donne naissance à deux jumeaux, dont l'un est blanc et l'autre mulâtre : ces deux femmes avouent avoir eu des rapports presque simultanés avec un blanc et un nègre. Ici point de difficulté.

Mais lorsqu'une femme, après être accouchée d'un enfant à terme, donne naissance, au bout de deux, trois, quatre ou cinq mois, à un autre enfant également à terme, il est plus difficile de se rendre compte de la manière dont la seconde fécondation a pu s'opérer. Il est vrai qu'on peut supposer que dans ces cas, d'ailleurs très rares, la femme présentait un utérus double, ainsi que cela se rencontre dans quelques espèces animales, et ainsi qu'on l'a quelquefois

quent, dans l'espèce humaine, d'un élément extrascientifique que chacun conçoit. On peut arriver à une probabilité plus ou moins grande, mais très difficilement à la certitude.

La remarque qui précède s'applique aux faits signalés par les observateurs qui rapportent des exemples de fécondation qui auraient eu lieu, seize, dix-huit, vingt-deux, vingt-quatre jours après le début de la période menstruelle. Cette remarque s'applique également aux registres de la clinique de la Faculté de médecine de Paris qui paraissent établir que la fécondation peut avoir lieu pendant tous les jours intermédiaires à la période menstruelle.

Il est probable néanmoins que ce n'est pas là la règle, et l'on peut présumer que les cas où la fécondation a lieu plus de quinze jours après l'éruption menstruelle doivent être rattachés à un retard exceptionnel soit dans la sortie de l'ovule, soit dans son cheminement à travers les trompes, ou bien à la résistance exceptionnelle des spermatozoïdes.

[1] Les grossesses gémellaires pourraient tenir aussi à ce qu'*une seule* vésicule de Graaf contiendrait anormalement plusieurs *ovules* dans son intérieur.

observé aussi dans l'espèce humaine. Lorsque l'examen anatomique a pu être pratiqué, et que l'utérus a été trouvé simple, il est probable que le second enfant n'est venu plus tard au monde que par suite d'un arrêt de développement. On remarque en effet, dans ces cas, que l'un des enfants est toujours moins développé que l'autre; et, le plus souvent, l'un des deux arrive mort. Or, on sait qu'un enfant mort peut séjourner des mois entiers dans l'utérus sans se putréfier.

Dans tous les cas de superfétation, il est donc extrêmement probable que la double fécondation remonte à la même époque ou à deux époques très rapprochées l'une de l'autre. La rencontre du sperme et d'un *nouvel* ovule ne paraît guère possible, en effet, lorsque l'utérus est distendu par le produit de la conception. La tuméfaction considérable de la membrane muqueuse utérine, qui survient peu de temps après la fécondation (Voy. § 416) et qui oblitère l'orifice utérin des trompes, et en outre la cessation des menstrues et le *repos* de l'ovaire, ne permettent pas non plus de l'admettre.

Le *sexe* de l'enfant dépend-il de l'ovule? c'est-à-dire les œufs sont-ils *mâles* ou *femelles* dès l'instant où ils se détachent de l'ovaire? L'action fécondante du sperme a-t-elle le pouvoir de déterminer le sexe? Le sexe est-il déterminé par la puissance relative de l'homme ou de la femme? La science est à peu près muette sur ce point [1].

L'art de procréer les sexes à volonté n'est qu'une chimère, dont quelques auteurs se sont plu à tracer arbitrairement les règles. Donner à l'ovaire droit la faculté de développer des ovules mâles ; placer dans l'ovaire gauche les ovules femelles et faire jouer à la *position* de la femme, au moment de la copulation, une influence décisive sur le résultat, ou bien attribuer au testicule droit le pouvoir de procréer des garçons, et au testicule gauche celui de donner naissance à des filles, ce sont là des fables que rien ne justifie, que les faits démentent suffisamment [2], et qui n'ont d'autre but que de piquer la curiosité du lecteur.

§ 401 *bis*.

Copulation. — Fécondation. — Segmentation. — Indications bibliographiques

BOERHAAVE, Conceptioni aptissimum tempus quod? au chapitre *Morbi virginum*, *dans* Commentaires de Van Swieten sur Boerhaave, t. IV, *Paris*, 1765.

GRASSMEYER, De fecundatione et conceptione humana, *Göttingen*, 1789.

CRUIKSHANK, Experiments in which on the third day after impregnation, the ove of rabbits were found in the fallopian tubes, etc., *dans* Philosophical transactions, 1797.

J. HAIGHTON, An Experimental inquiry concerning animal impregnation, *dans* Philosophical transactions, 1797.

MONTGOMERY, Exposition of the signs of pregnancy, etc. *London*, 1837.

BARRY (Martin), Researches in Embryology (trois séries publiées), *dans* Philosophical transactions de 1838 à 1840.

LE MÊME, Researches in Embryology ; first series, *London*, 1839.

[1] MM. Thury et J. Cornaz (de Genève) ont remarqué qu'il y a plus de femelles que de mâles dans les produits de la saillie chez la vache, quand le rapprochement a eu lieu au commencement du rut, et plus de mâles que de femelles lorsqu'il a eu lieu à la fin du rut. Ils supposent que les ovules arrivés à complète maturité donnent naissance aux mâles : les femelles proviendraient des ovules non arrivés à leur complet développement.

[2] Les hommes privés d'un testicule n'en ont pas moins le pouvoir de procréer des enfants de l'un et de l'autre sexe. Les recherches de M. Godard ont confirmé ce fait bien établi depuis longtemps. On sait aussi que des femmes auxquelles on avait enlevé un ovaire, et qui avaient survécu à cette grave opération, ont pu donner naissance à des enfants mâles et à des enfants femelles.

RUSCONI, Ueber kunstliche Befrüchtung (*De la fécondation artificielle*), il s'agit des poissons et des grenouilles. Lettre à M. E.-H. Weber, *dans* Müller's Archiv, 1840.

BISCHOFF, Ueber das drehen des Dotters im Säugethiere während dessen Durchgang durch den Eileiter (*De la rotation du jaune dans l'œuf des mammifères pendant leur passage dans les trompes*), *dans* Müller's Archiv, 1841.

REICHERT, Ueber den Furchungs-Process der Batrachier-Eier (*Des phénomènes de la segmentation dans l'œuf des Batraciens*), *dans* Müller's Archiv, 1841.

BARRY (Martin), Spermatozoa observedw ithin de mammiferous ovum, *dans* Philosophical transactions, 1843.

BISCHOFF, Lettre à M. Breschet sur le détachement et la fécondation des œufs humains et des œufs des mammifères, *dans* Comptes rendus de l'Acad. des sciences, 1843.

J. PANCK, Entdeckung der organischen Verbindung zwischen Tuba und dem Eierstocke beim menschlichen Weibe baldnach der Conception (*Découverte de la liaison temporaire qui s'effectue entre le pavillon de la trompe et l'ovaire peu après la conception, chez la femme*). *Dorpat* und *Leipzig*, 1843.

REICHERT, Der Furchungsprocess (*De la segmentation*), *dans* Müller's Archiv, 1846.

E. STROHL, De la fécondation, *Th. Strasbourg*, 1846.

BISCHOFF, Theorie der Befrüchtung und ueber die Rolle welche die Spermatozoïden dobei spielen (*De la fécondation et du rôle que jouent dans cette fonction les spermatozoïdes*), *dans* Müller's Archiv, 1847.

COSTE, Du lieu ou s'opère la fécondation dans l'espèce humaine, *dans* Gazette médicale, nº 8, 1847.

BIRNBAUM, Ueberschwängerung und Ueberfrüchtung (*De la superfétation et de la superfécondation*), *dans* Medicinische Vereinszeitung, nºs 44 et 45, 1848.

KOBELT, L'appareil du sens génital. Paris, 1851.

HELFFT, Ueber superfötation, *dans* Beilage zur Berliner medicin. Zeitung, nºs 41, 42, 43, 1850.

G.-A.-F. KEBER, Ueber den Eintritt der Samenzellen in das Ei (*De l'entrée des cellules spermatiques dans l'œuf*), *Kœnigsberg*, 1853.

BISCHOFF, Beiträge zur Lehre von der Menstruation und Befrüchtung (*Mémoire pour servir à l'histoire de la menstruation et de la fécondation*), *dans* Zeitschrift für rat. Medicin, nouv. série, t. IV, 1854.

LE MÊME, Bestätigung des von Dr Newport bei den Batrachiern und von Dr Barry bei dem Kaninchen behaupteten Eindringens der Spermatozoïden in das Ei (*Confirmation de la doctrine de Newport et de Barry sur l'entrée des spermatozoïdes dans l'œuf vue par le premier dans les Batraciens et par le second dans les Lapins*), *Giessen*, 1854.

G. MEISSNER, Ueber das Eindringen der Samenelemente in den Dotter (*Entrée des spermatozoïdes dans le jaune de l'œuf*), *dans* Zeitschrift für wissensch. Zoologie, t. VI, 1854.

R. WAGNER, Eindringen der Spermatozoen in dem Ei (*De l'entrée des spermatozoïdes dans l'œuf*), *dans* Zeitschrift für rat. Medicin, t. IV, 1854.

C. BRUCH, Ueber die Befruchtung des thierischen Eies und über die histologische Deutung desselben (*De la fécondation de l'œuf animal et de sa signification histologique*), *Mainz*, 1855.

MAYER, Ueber das Eindringen der Spermatozoiden in das Ei (*De l'entrée des spermatozoïdes dans l'œuf*), *dans* Verhandlungen des naturhistorischen Vereins der preuss. Rheinlande und Westphalens, t. XIII, 1857.

RADLKOFER, Der Befruchtungsprocess im Pflanzenreiche und sein Verhaltniss zu dem im Thierreiche (*Les procédés de la fécondation dans le règne végétal, de leur rapport avec la fécondation dans le règne animal*), *Leipzig*, 1857.

SCHWEGEL, Zur Frage über die Conceptionsfahigkeit der Frau, über die Dauer der Schwangerschaft, etc. (*Sur cette question : du moment où la conception est possible chez la femme; et sur cette autre : de la durée de la grossesse*), *dans* Wiener medicinische Wochenschrift, nº 44, 1857.

VAN BENEDEN, Pénétration des spermatozoïdes dans l'œuf observé sur un distome, *dans* Bulletin de l'Académie de Belgique, 1858.

NASSE, Ueber den Einfluss des Alters der Eltern auf das Geschlecht der Früchte (*De l'influence de l'âge des parents sur le sexe des enfants*), *dans* Archiv für wissenschaftliche Heilkunde, t. IV, 1858.

PLOSS, Ueber die Geschlechtsverhältnisse der Kinder bedingenden Ursachen (*Des causes qui déterminent le sexe des enfants*), *dans* Monatsschrift für Geburtskunde und Frauenkrankheiten, t. XII, 1858.

J.-B. THOMSON, On the comparative influence of the male and female parent upon the progeny, *dans* Edinb. med. Journal, 1858.

A. KUSSMAUL, Von der Wanderung des menschlichen Eies (*Des migrations de l'œuf humain*), *dans* Froriep's Notizen an d. Gebiete der Natur-und Heilkunde, 1860.

C. L. PREUSSNER, Ueber die geschlechtsbestimmenden Ursachen (*Les causes qui déterminent le sexe*), *Göttingen*, 1860.

BRUCH (Édouard), De la fécondation, *Thèse Strasbourg*, 1861.

ECKHARD, Ueber die Erection *dans* Königsgb. med. Jahrbücher, 1861.

THURY, Mémoire sur la loi de production des sexes chez les plantes, les animaux et l'homme, in-8°. *Genève*, 1863 et *dans* Biblioth. universelle de Genève, section des sciences, 1863.
HENLE, Ueber den Mechanismus der Erection, *dans* Zeitsch. f. ration. Medicin, 1863.
AUG. MÜLLER, Beobachtungen über d. Befruchtungserscheinung im Eie der Neunaugen. Festschrift, *Kœnigsberg*, 1864.
ECKHARD, Zur Lehre von der Erection der Penis, *dans* Eckhard's Beiträge, 1867.
ROUGET, Des mouvements érectiles, *dans* Comptes rend. Ac. d. Sc., 1868.
ECKHARD, Ueber die Erection der Vögel, *dans* Eckhard's Beiträge, 1874.
SELENKA, Beobachtungen über d. Befruchtung und Theilung des Eies Toxopneustes, *Erlangen*, 1877.
KUPFER et BENECKE, Der Vorgang der Befruchtung am Ei d. Neunaugen. Gratulationsschrift, *Kœnigsberg*, 1878.
SCHENK, Künstlich Befruchtung ausserhalb des Mutterthieres, *dans* Embryol. Instit. d. Univ. zu Wien, 1878.
SELENKA, Zoolïgische Studien, *Leipzig*, 1878.
ED. STRASBURGER, Ueber die Befruchtung und Zelltheilung, *Iéna*, 1878.
H. SOL, Recherches sur la fécondation, *Genève*, 1879.
NIKOLSKY, Zur Physiologie der Nervi erigentes, *dans* Arch. f. Physiol., 1879.
HENNEGUY, Des phénomènes qui accompagnent la fécondation de l'œuf, 1880.
PLANTEAU, Spermatogenèse et fécondation, 1880.

CHAPITRE V

DÉVELOPPEMENT DE L'ŒUF

§ 402.

Des phénomènes de maturation de l'œuf qui précèdent la fécondation. — Des phénomènes de la fécondation dans l'œuf. — Développement de l'œuf depuis le moment de la fécondation jusqu'à l'apparition du blastoderme. — Les premières phases du développement de l'œuf n'ont pas encore été suivies dans l'espèce humaine. Mais la possibilité de sacrifier les animaux, à tous les moments de la fécondation, a permis d'étudier chez eux ces premiers phénomènes avec beaucoup de précision. Un grand nombre de recherches ont été faites dans ces dernières années sur les premières phases du développement de l'œuf, par MM. Auerbach (1874), Van Beneden (1875), Hensen (1875), Selenka (1877), Calberla (1878), Kupfer et Benecke (1878), Hertwig (1878), Fol (1879). Entreprises pour la plupart sur les animaux invertébrés [1], ces recherches ont été reprises plus récemment sur l'œuf de la chauve-souris (MM. Eimer et Fries, 1879), sur l'œuf de la lapine (M. Van Beneden, 1880), sur l'œuf de la lapine et du cochon d'Inde (M. G. Rein, 1882). Les premières métamorphoses du développement se sont montrées sensiblement les mêmes dans toutes les espèces. Il est donc permis d'appliquer à l'espèce humaine les résultats obtenus, d'autant mieux que le développement ultérieur de l'œuf humain suit exactement la même marche que le développement de l'œuf des mammifères.

Des phénomènes de la maturation de l'œuf avant la fécondation. — Avant de sortir de la vésicule de Graaf et de s'engager dans la trompe, l'ovule subit quelques

[1] Les recherches de M. Hertwig ont été faites sur l'œuf de l'oursin ; celles de M. Fol sur l'œuf de l'oursin et de l'étoile de mer : ce sont les plus complètes qui aient été faites sur les métamorphoses qui précèdent la fécondation.

changements qui le préparent à la fécondation. Le premier changement qui se montre consiste dans la disparition de la vésicule germinative [1]. Ce premier changement s'accomplit soit lorsque l'ovule est encore contenu dans la vésicule de Graaf, soit lorsqu'il est engagé dans la trompe ; il n'est pas sous l'influence de la fécondation, car la vésicule germinative disparaît spontanément dans les œufs des animaux qui pondent avant la fécondation, et aussi dans l'œuf des femelles des oiseaux, qui pondent en l'absence du mâle. La vésicule germinative disparaît aussi chez les animaux dont la fécondation est extérieure, et dont l'œuf recevra l'imprégnation fécondante.

Cette *disparition* est donc un phénomène régulier et un signe de maturation. Hâtons-nous d'ajouter que cette disparition n'est qu'apparente. Il s'agit, en effet, non d'une dissolution, comme on l'a cru longtemps, mais d'une *migration*, et d'une *transformation*. D'abord placée en un point de la périphérie de l'œuf, la vésicule germinative, devenue plus claire par suite de la disparition de la tache germinative, abandonne alors le point qu'elle occupait pour gagner le centre de l'œuf; en même temps elle change de forme et elle prend l'apparence d'un fuseau allongé, aux extrémités duquel apparaissent bientôt des sortes d'étoiles (des *asters*, ainsi que les désigne M. Fol).

L'une des extrémités du fuseau se rapproche de la périphérie de l'œuf, l'étoile qui termine le fuseau repousse une partie du protoplasma de l'ovule, le soulève et forme une protubérance transparente qui s'étrangle à la base, et donne naissance à ce qu'on appelle le premier *globule polaire* [2], lequel se dissout et disparaît. Après une courte période de repos, les mêmes phénomènes se reproduisent, c'est-à-dire que sur la portion restante du fuseau (ou de la vésicule germinative transformée), se développe un nouveau globule polaire qui se détache et disparaît comme le premier. Ces globules polaires, dont la signification précise n'est pas connue, sont considérés par M. Fol comme des parties devenues inutiles, et comme une sorte d'excrétion ; il leur donne le nom de *globules de rebut*. Toujours est-il que la portion restante du fuseau, ou que le reliquat de la vésicule germinative gagne le centre de l'œuf et devient un noyau arrondi qu'on désigne sous le nom de *pronucleus femelle* (ou aster femelle) ou *pronucleus central*. Tout est alors disposé, dans l'œuf, pour la fécondation ; et l'instant qui succède à la formation du *pronucleus femelle* peut être considéré comme le moment le plus favorable.

Des phénomènes de la fécondation dans l'œuf. — Au moment où le pronucleus femelle vient de se constituer, la couche extérieure qui limite l'ovule offre une consistance molle ; ce n'est pas encore à proprement parler une véritable membrane vitelline. Les spermatozoïdes se répandent à sa surface et l'entourent. Parmi eux il en est généralement un qui devance les autres. Quand il est arrivé à la périphérie du vitellus, il semble exercer en ce point une sorte d'attraction ; le vitellus se soulève sous forme d'un petit cône (*cône d'attraction*), sur lequel se fixe la tête du spermatozoïde qui semble ensuite attirée vers l'intérieur. Quant à la queue du spermatozoïde, elle perd sa mobilité, reste dans la couche mucila-

[1] L'ovule, ou l'œuf, qui sort de la vésicule de Graaf, est composé, on se le rappelle (Voy. § 335), d'une enveloppe (*membrane vitelline* ou *zone transparente*), d'un contenu granuleux (ou *vitellus*), et d'une vésicule incluse dans l'œuf (*vésicule germinative*, présentant un point plus foncé, ou *tache germinative*).

[2] Les globules polaires ont été vus pour la première fois en 1828, par Carus, sur l'œuf du Limnée.

gineuse qui enveloppe l'ovule et disparaît comme un organe de locomotion devenu inutile. Dès que la tête du spermatozoïde a pénétré dans le vitellus, la couche molle périphérique de ce dernier ce condense et forme rapidement une véritable membrane vitelline, qui ferme désormais l'accès à tous les spermatozoïdes.

Là où le spermatozoïde est entré, on voit une tache claire qui, au bout de quelques minutes, s'entoure de rayons constitués par les granules vitellins disposés en rayons. Cette tache que M. Fol désigne sous le nom d'*aster mâle* ou de *pronucleus mâle*, que M. Van Beneden (sur l'œuf du lapin) a désignée sous le nom de *pronucleus périphérique*, et M. Hertwig sous le nom de *noyau spermatique*, paraît n'être autre chose que la tête, ou tout au moins le segment emprisonné, du spermatozoïde modifié. Le *pronucleus mâle* se rapproche rapidement du centre de l'œuf en se dirigeant du côté du *pronucleus femelle*. Quand les deux pronucleus ne sont plus qu'à une faible distance ils s'attirent l'un l'autre.

Le pronucleus mâle se dépouille des rayons qui l'entourent et arrive au contact du pronucleus femelle sous forme d'un noyau assez nettement circonscrit. Le noyau femelle se creuse alors en une sorte de croissant qui embrasse le noyau mâle dans sa concavité, et enfin tous deux se fusionnent et se confondent en un seul noyau dans lequel on ne voit plus aucune trace de séparation : ce noyau de fusion, c'est le *noyau vitellin* qui présidera à l'évolution du nouvel être [1].

Développement de l'œuf fécondé, jusqu'à l'apparition du blastoderme. — En sortant de l'ovaire, l'ovule avait entraîné avec lui la petite masse de cellules (disque proligère) qui l'entourait ; ces cellules se dissolvent peu à peu et disparaissent. L'ovule, qui a été fécondé (généralement dans le tiers supérieur de la trompe), continue à progresser dans ce conduit et s'entoure d'une couche albumineuse. Cette couche n'a, chez les animaux mammifères, qu'une faible épaisseur ; chez l'oiseau, elle forme la masse épaisse du *blanc* de l'œuf. La couche albumineuse dont s'entoure l'œuf des mammifères dans son passage au travers de la trompe n'a point la même importance que dans l'œuf des oiseaux. Chez ceux-ci, le développement étant extérieur, cette couche doit servir d'*aliment* à l'oiseau qui se développera. Chez les mammifères, cette couche n'a qu'une existence éphémère ; elle a à peu près complètement disparu quand l'ovule arrive dans l'utérus, où il doit se fixer pour se développer. Chez quelques mammifères, la couche albumineuse est si peu épaisse qu'elle semble manquer : elle sert probablement au premier développement de l'œuf, car celui-ci s'accroît pendant son passage au travers de la trompe. Lorsqu'on examine l'ovule extrait de la trompe d'un mammifère, on constate un nombre assez considérable de spermatozoïdes, englués en quelque sorte dans la couche albumineuse qui entoure l'ovule (Voy. fig. 362).

Segmentation du vitellus. — Le premier résultat de la fécondation se manifeste dans l'œuf par la segmentation du vitellus. Cette métamorphose remarquable est le prélude du développement embryonnaire. Voici comment elle se produit.

Au milieu de la masse du vitellus, on distingue un point un peu plus clair ;

[1] Il peut arriver que plusieurs spermatozoïdes pénètrent dans le vitellus. Il se forme alors un certain nombre de *pronucleus mâles*. Tous ces pronucleus se fusionnent avec le *pronucleus* femelle pour former le *noyau vitellin*. Mais il est à remarquer que la segmentation qui s'empare de ce *noyau vitellin* est le plus souvent irrégulière, et que le développement s'arrête.

ce point un peu plus clair est le noyau vitellin (résultat de la fusion des deux pronucleus). C'est ce noyau qui donne le signal de la segmentation en se divisant en deux. Aussitôt que ce partage s'est effectué, les noyaux nouveaux agissent comme centre d'attraction sur la masse vitelline, et celle-ci se divise

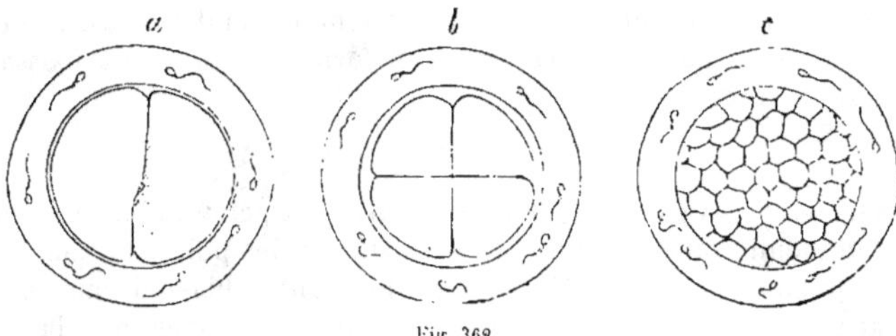

Fig. 362.
SEGMENTATION DE L'ŒUF DES MAMMIFÈRES.

bientôt en deux masses juxtaposées (Voy. fig. 362 et 363, *a*). Les noyaux contenus dans ces deux masses se divisent à leur tour, et les sphères de segmentation se groupant autour des noyaux nouveaux, ces sphères sont bientôt au nombre de quatre (Voy. fig. 362 et 363, *b*). La multiplication des noyaux et des sphères de segmentation continue de la même manière, jusqu'à ce qu'il se soit formé huit, seize, trente-deux, et enfin un nombre considérable de petites sphères qui remplissent bientôt la cavité entière de l'œuf (Voy. fig. 362 et 363, *c*).

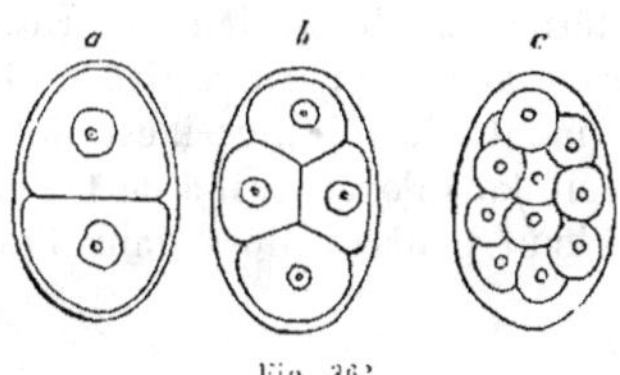

Fig. 363.
SEGMENTATION DE L'ŒUF (invertébrés).

Le phénomène que nous venons de décrire constitue la *segmentation complète*, parce que toute la masse du jaune a pris part à la métamorphose. Dans quelques animaux, dans les oiseaux en particulier, le jaune ne concourt pas tout entier au phénomène de la segmentation; il n'y a qu'une partie du jaune, celle qu'on désigne sous le nom de *cicatricule*, qui se segmente après la fécondation. Au reste, le phénomène est essentiellement le même. On ne doit donc comparer au vitellus de l'œuf des mammifères que la partie du jaune de l'œuf d'oiseau qui prend part à la segmentation. Les autres parties du jaune de l'œuf d'oiseau sont, de même que l'albumine, destinées à fournir l'aliment nécessaire au nouvel être qui procédera de la cicatricule.

Lorsque la segmentation du jaune de l'œuf est arrivée à ses dernières limites, chacune des sphères de segmentation est devenue une véritable *cellule*.

Les premières cellules embryonnaires, une fois formées, se groupent à la périphérie, contre la surface interne de la membrane vitelline, refoulées vers ce point par le liquide qui s'accumule dans le centre de l'œuf, liquide dont la quantité augmente par suite du développement. Appliquées les unes contre les autres, les cellules se déforment, deviennent polygonales, se soudent entre elles, et finissent bientôt par former une membrane sphérique, incluse dans la membrane vitelline. L'œuf se trouve dès lors constitué par la membrane vitelline et par une membrane intérieure de nouvelle formation, sorte de *membrane germe* à laquelle on donne le nom de *vésicule blastodermique*, ou, par abréviation, *blastoderme*.

Appliqué contre la membrane vitelline, le blastoderme renferme dans son intérieur un liquide albumineux dans lequel nagent des granulations. Cette membrane nouvelle a une importance extrême en embryologie : elle est le substratum embryonnaire qui par ses transformations donnera naissance au fœtus et à ses annexes.

§ 403.

Blastoderme. — Apparition de l'embryon. — A peine le blastoderme a-t-il pris la forme membraneuse, qu'il *s'obscurcit* sur un des points de son étendue ; c'est-à-dire qu'en ce point, les éléments qui forment le blastoderme acquièrent plus d'épaisseur et se laissent moins facilement traverser par la lumière, lorsqu'on observe l'œuf à la loupe ou au microscope. Cette sorte d'épaississement ou de bourgeonnement du blastoderme est le premier vestige de l'embryon ; on lui donne le nom d'*aire germinative* (*area germinativa*).

Pendant que les phénomènes dont nous avons parlé jusqu'ici s'accomplissent, l'œuf fécondé poursuit son trajet à travers la trompe. Lorsqu'il arrive dans l'utérus, vers le huitième jour qui suit la fécondation, non seulement le blastoderme et l'aire germinative sont visibles, mais encore l'œuf dans son entier a augmenté de volume ; il est alors quatre ou cinq fois plus volumineux qu'il ne l'était dans l'ovaire ; il a de 1/2 millimètre à 1 millimètre de diamètre.

L'œuf pénètre alors dans l'utérus par l'orifice étroit de la trompe (Voy. fig. 364, *d*). La muqueuse utérine, tuméfiée par un travail qui a débuté dès le moment de la fécondation de l'œuf, a acquis, au moment où l'œuf arrive dans l'utérus, un développement tel, qu'elle forme des circonvolutions tomenteuses qui comblent toute la cavité utérine. Lorsque l'œuf arrive, il est arrêté par une des circonvolutions ou anfractuosités de la membrane muqueuse : il s'y loge et s'y arrête. La membrane vitelline de l'œuf développe autour d'elle des prolongements, ou *villosités* nombreuses, qui s'implanteront dans la muqueuse utérine, et, d'autre part, celle-ci forme autour de l'œuf une sorte de bourrelet circulaire, qui, augmentant peu à peu, ferme à l'œuf une capsule qui, s'accroissant sans cesse, finit par se joindre au-dessus de lui et par l'emprisonner dans une enveloppe complète, enveloppe qui n'est autre que la membrane caduque (Voy. § 416). Nous reviendrons plus loin sur les changements qui s'accomplissent ensuite dans l'utérus. Continuons à suivre l'œuf dans les diverses périodes de son développement.

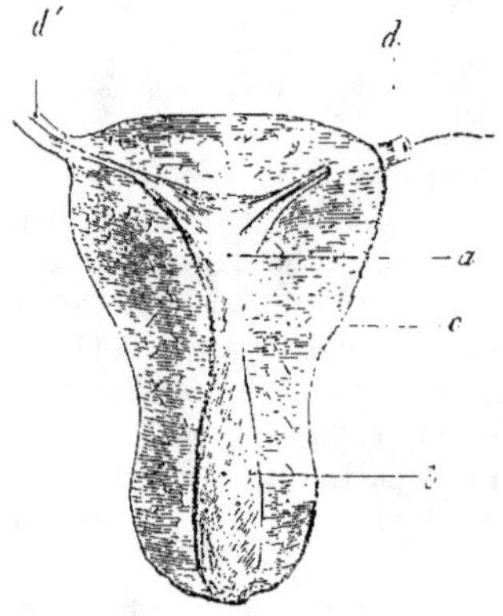

Fig. 364
UTÉRUS A L'ÉTAT DE VACUITÉ
(grandeur naturelle chez la femme vierge).
a, cavité utérine.
b, cavité du col utérin.
c, tissu de l'utérus.
dd', ouverture des trompes. La trompe *d'* est fendue suivant sa longueur.

L'œuf a été vu dans l'utérus de la femme, vers le douzième jour après le coït, par conséquent, très peu de temps sans doute après son arrivée.

Les changements qui s'opèrent dans le blastoderme, lorsque l'œuf des mammifères est parvenu dans l'utérus, s'accomplissent avec une grande rapidité. L'aire germinative, d'abord circulaire, s'allonge et prend une forme elliptique; elle s'éclaircit vers le centre (*aire transparente*). Dans le milieu de la partie claire se dessine bientôt une ligne, *nota primitiva*, premier indice du système nerveux central. A ce moment, le blastoderme ne représente déjà plus une vésicule *simple* : il s'est dédoublé en *deux* feuillets, appliqués l'un sur l'autre, de sorte que l'œuf est alors composé de trois tuniques emboîtées : une tunique extérieure, ou membrane vitelline ; une tunique moyenne, ou *feuillet externe du blastoderme;* une tunique interne, ou *feuillet interne du blastoderme.*

Ces deux feuillets (feuillet externe du blastoderme et feuillet interne du blastoderme) correspondront plus tard, quand l'embryon sera développé : le feuillet externe, à l'*épiderme*, ainsi qu'aux différents organes qui en dérivent; le feuillet interne, à l'épithélium du futur canal intestinal ainsi qu'aux nombreuses glandes annexes de ce canal.

Au niveau de l'épaississement ou bourgeonnement qui deviendra le corps de l'embryon, on voit aussi de très bonne heure entre le feuillet externe et le feuillet interne qui se forment par la différenciation des cellules embryonnaires primitivement semblables, une couche de cellules intermédiaire qui forme ce qu'on appelle le *feuillet moyen*, cellules qui deviendront par leurs transformations : les globules sanguins, les globules ou cellules nerveuses, les cellules du cartilage et celles des os ; les fibres musculaires, nerveuses, conjonctives, élastiques.

Des vaisseaux se développeront de bonne heure dans le blastème primitif interposé entre le feuillet interne et le feuillet externe du blastoderme, et préluderont à l'organisation du système vasculaire de l'embryon.

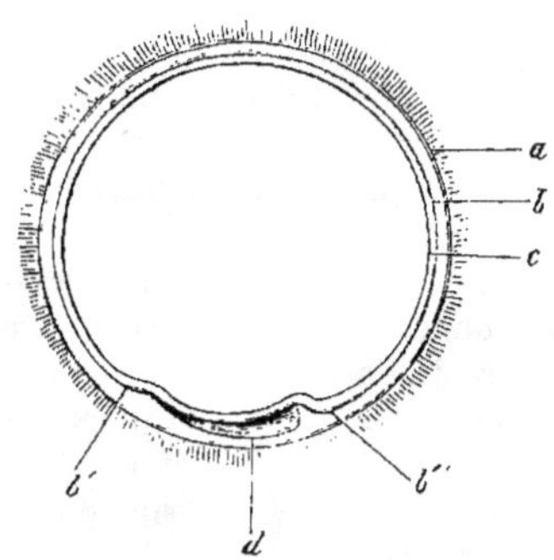

Fig. 365.

L'ŒUF (au 12e jour environ de son développement).

a, membrane vitelline avec ses villosités naissantes.
b, feuillet externe du blastoderme (*feuillet séreux*).
b'b'', premier soulèvement céphalique et caudal du feuillet externe du blastoderme.
c, feuillet interne du blastoderme (*feuillet muqueux*).
d, corps de l'embryon.

Pendant que le blastoderme se dédouble en trois feuillets, la tache embryonnaire, qui s'est allongée, devient en même temps plus épaisse; elle forme saillie à la surface du blastoderme. Ses extrémités, et aussi ses bords, s'incurvent du côté du centre de l'œuf, de manière que le corps de l'embryon ressemble bientôt à une petite *nacelle*, dont la concavité regarde du côté du centre de l'œuf. Les bords de la nacelle, auxquels on a donné le nom de lames ventrales, se rapprocheront de plus en plus les uns des autres, de manière à ne plus circonscrire qu'une ouverture beaucoup plus petite, correspondant à l'ombilic. Pendant que l'embryon s'incurve ainsi sur lui-même, l'une de ses extrémités se renfle beaucoup plus que l'autre : l'extrémité renflée correspond à la tête de l'embryon. On peut déjà distinguer, dans l'intérieur de la masse formée par l'embryon, les vestiges de la moelle, ceux du cerveau, ceux des vertèbres (Voy. § 410).

A mesure que l'embryon s'incurve en forme de nacelle, la partie du feuillet externe du blastoderme placée sur les limites de l'embryon se soulève tout autour de lui (Voy. fig. 365, *b'*, *b'*). Ce soulèvement est plus apparent, d'abord, vers l'extrémité céphalique et vers l'extrémité caudale. Aussi, dans les premiers temps, la portion soulevée du feuillet externe du blastoderme forme, du côté de la tête et du côté de la queue, en se portant sur la partie convexe de l'embryon, deux replis, qui portent les noms de *capuchon céphalique* et de *capuchon caudal*. Ces capuchons, et aussi les replis formés sur les côtés du corps de l'embryon, par le feuillet externe du blastoderme, marchent rapidement à la rencontre les uns des autres, et finiront plus tard par se rejoindre (Voy. fig. 366, *b'*, *b'*).

Quant au feuillet interne du blastoderme, ou feuillet muqueux, il subit, à mesure que le corps de l'embryon s'incurve en dedans, un étranglement qui correspond à l'ombilic, et la cavité que formait ce feuillet (Voy. fig. 365, *c*, et fig. 366, *c*) se trouve bientôt partagée en deux parties inégales, communiquant ensemble, par la portion étranglée, à l'ombilic. La portion enserrée dans l'intérieur du corps de l'embryon formera plus tard la cavité intestinale; la portion avec laquelle elle communique, et qui représente en ce moment la plus grande partie de la cavité intérieure du blastoderme, prendra le nom de vésicule ombilicale.

§ 404.

Les enveloppes ou annexes du fœtus. — De ce que nous venons rapidement d'esquisser, il résulte que, vers le douzième jour du développement, on peut reconnaître dans l'œuf deux parties désormais distinctes : 1° le corps du fœtus ou l'embryon ; 2° les *annexes du fœtus*, c'est-à-dire toutes les parties qui ne font pas partie constituante de sa masse, mais qui n'en sont pas moins nécessaires à son évolution, soit en établissant des moyens de connexion avec la mère, soit en concourant à son développement. Ces annexes sont : 1° la membrane extérieure de l'œuf, ou membrane vitelline, à laquelle on donne désormais le nom de *chorion;* 2° les replis du feuillet externe du blastoderme qui, en se réunissant du côté de la partie dorsale du fœtus, formeront l'*amnios;* 3° la portion extra-fœtale du feuillet interne du blastoderme, qu'on désigne dès lors sous le nom de *vésicule ombilicale*.

Les annexes du fœtus se composent encore d'autres parties, qui naîtront plus tard aux dépens du feuillet interne du blastoderme, sur lequel les vaisseaux ont pris naissance; tels sont : 1° la *vésicule allantoïde;* 2° le *placenta* et le *cordon ombilical*.

Enfin, il faut rapprocher des annexes du fœtus la *membrane caduque*, qui n'est autre chose que la membrane muqueuse de l'utérus, laquelle, profondément modifiée dans sa structure, entoure l'œuf qui se développe, lui forme son enveloppe la plus externe, et est expulsée avec lui au moment de l'accouchement. Mais la membrane caduque, quoique entourant l'œuf, ne lui appartient pas : nous l'examinerons plus loin (§ 416).

A partir du douzième jour du développement, les métamorphoses ultérieures ont pu être suivies directement sur l'œuf humain lui-même.

§ 405.

De l'amnios. — Les replis du feuillet externe du blastoderme qui se soulèvent tout autour du corps de l'embryon, en se portant vers le côté dorsal, marchent à la rencontre les uns des autres, et finissent enfin par se rejoindre (Voy. fig. 366, *b'*, *b'*). Cette jonction a lieu du vingtième au vingt-cinquième jour du développement de l'œuf, et la cloison qui existe d'abord au point de jonction ne tarde pas à disparaître[1]. En se repliant ainsi au-dessus du dos de l'embryon, le feuillet externe du blastoderme offre deux feuillets : l'un qui regarde l'embryon, l'autre qui est en rapport avec la membrane vitelline (Voy. *b'*, *b'*, fig. 366 et 367). Lorsque la jonction a eu lieu, le feuillet de ce repli, qui regarde la membrane vitelline, ne tarde pas à s'accoler à cette membrane; il se confond bientôt avec elle, la double, se substitue à elle par les progrès du développement et la remplace, et devient ainsi l'enveloppe la plus extérieure de l'œuf ou *deuxième chorion*. Quant au feuillet de ce repli, qui est du côté de l'embryon, c'est lui qui forme l'*amnios*. Il est d'abord appliqué sur le dos de l'embryon, puis il s'en sépare peu à peu ; un liquide s'amasse entre lui et l'embryon, et la *cavité* de l'amnios se trouve constituée.

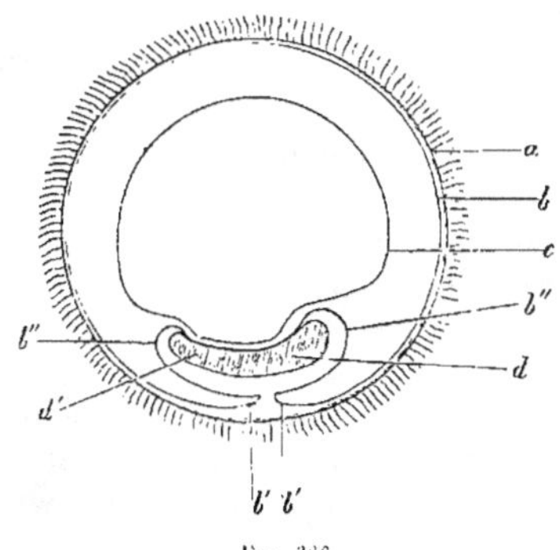

Fig. 366.

a, membrane vitelline (chorion).
b, feuillet externe du blastoderme.
b'b', replis du feuillet externe du blastoderme marchant à la rencontre l'un de l'autre.
b"b", capuchon *céphalique* et capuchon *caudal* formés par ces replis.
c, feuillet interne du blastoderme, s'écartant du feuillet externe et devenant la vésicule ombilicale.
dd', corps de l'embryon.

Dans le principe, c'est-à-dire au moment de sa formation, l'amnios forme une enveloppe qui n'entoure l'embryon que du côté de sa face dorsale et de ses extrémités céphaliques et caudales. Mais, à mesure que l'orifice ombilical se rétrécit par le rapprochement des lames ventrales, l'amnios, entraîné avec elles, se rapproche de plus en plus du pédicule de la vésicule ombilicale, et bientôt l'embryon est complètement entouré par l'amnios, sauf le point où la cavité abdominale du fœtus communique avec la vésicule ombilicale. En ce point, l'amnios se réfléchit sur le pédicule de la vésicule ombilicale, sur celui de l'allantoïde, sur le cordon ombilical (qui a pris naissance), et forme à ce cordon une gaine qui s'allonge avec lui.

L'amnios est une des membranes persistantes de l'œuf. Elle augmente peu à peu d'épaisseur et de densité; et, vers le troisième mois, alors que la vésicule ombilicale et la vésicule allantoïde ont disparu, elle s'est appliquée à la surface

[1] Du côté de la portion céphalique de l'embryon et du côté de la portion caudale, ce soulèvement du feuillet externe du blastoderme constitue deux capuchons (*capuchon céphalique* et *capuchon caudal*); ces deux capuchons répondent à la portion soulevée du blastoderme qui correspond à la tête et à la queue ; mais ce soulèvement, ce repliement a lieu, il ne faut pas l'oublier, *tout autour* du corps de l'embryon.

du premier chorion, et de leur fusion est résultée un deuxième chorion qui n'est pas plus vasculaire que le premier. C'est dans son intérieur que s'accumule peu à peu le liquide connu sous le nom d'*eaux de l'amnios*, eaux qui s'écoulent au moment de l'accouchement, après la rupture des membranes qui entourent le fœtus arrivé à son complet développement.

L'amnios offre avec les membranes séreuses une grande analogie. Sa surface intérieure, celle qui est en contact avec le liquide, est lisse et recouverte d'un épithélium pavimenteux, comme les membranes séreuses. Le liquide qui s'accumule dans son intérieur y est probablement exhalé par elle comme le liquide des membranes séreuses splanchniques. Le liquide amniotique est une sérosité d'abord limpide, qui devient ensuite légèrement jaunâtre, et dans laquelle on trouve des débris épithéliaux. Ce liquide, légèrement salé au goût, renferme 99 parties d'eau sur 100, de l'albumine et des sels, parmi lesquels du chlorure de sodium, du phosphate et du sulfate de chaux. Ce liquide s'accumule dans l'amnios, jusque vers le cinquième mois; à cette époque, le poids du liquide amniotique est sensiblement le même que celui du fœtus. Plus tard, le fœtus continue à s'accroître, et la quantité du liquide reste stationnaire. Au moment de la naissance, la cavité de l'amnios contient de 1/2 kilogramme à 1 kilogramme de liquide.

§ 406.

De la vésicule ombilicale. — La vésicule ombilicale se forme de très bonne heure. Dès que le feuillet interne de la vésicule blastodermique commence à s'étrangler par l'incurvation de l'embryon, la portion extrafœtale du feuillet interne de la vésicule blastodermique constitue la vésicule ombilicale elle-même (Voy. fig. 367, *c*, et 366, *c*). Peu à peu cette vésicule, qui communiquait largement avec la cavité ventrale de l'embryon, ne communique plus avec cette cavité que par un *collet* qui, en s'allongeant, forme bientôt une sorte de pédicule creux. C'est à cette communication canaliforme entre la vésicule ombilicale et l'intestin commençant de l'embryon, qu'on a donné le nom de conduit *omphalo-mésentérique* (conduit *vitello-intestinal*). Le point du corps de l'embryon où ce conduit se continue avec l'intestin se resserrera peu à peu et formera plus tard l'ombilic.

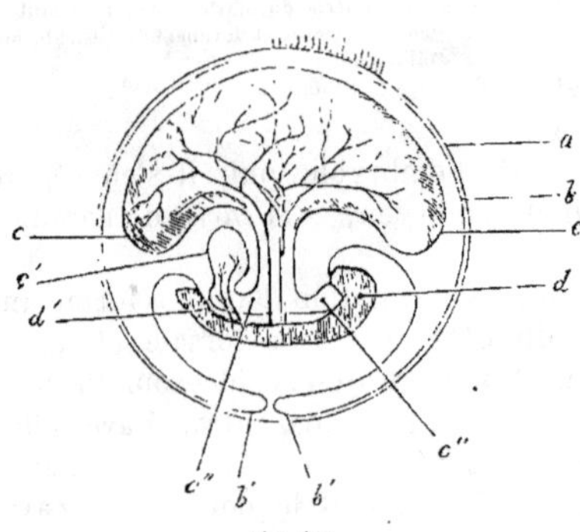

Fig. 367.

ŒUF DE VINGT OU DE VINGT-CINQ JOURS.

a, chorion.
b, feuillet externe du blastoderme, qui va se confondre avec le chorion.
b′b′, feuillet externe du blastoderme, qui va former l'amnios.
cc, vésicule ombilicale (*portion extra-fœtale du feuillet muqueux du blastoderme*) avec ses vaisseaux.
d, portion céphalique de l'embryon.
d′, portion caudale de l'embryon.
c′, vésicule allantoïde avec ses vaisseaux.
c″c″, premiers vestiges de l'intestin (*portion fœtale du feuillet muqueux du blastoderme*).

Sur les parois de la vésicule ombilicale se sont développés des vaisseaux (omphalo-mésentériques) qui communiquent avec ceux du corps de l'embryon.

La vésicule ombilicale n'est qu'un organe transitoire, qui disparaît promptement. Un peu avant la fin du premier mois du développement elle remplit en grande partie l'intérieur de l'œuf. A cette époque le pédicule par lequel la vésicule communique avec l'intestin s'étrangle ; la communication n'existe plus, et la vésicule disparaît peu à peu par résorption, à mesure que l'œuf s'accroît. Pendant les trois ou quatre premiers mois de la vie intra-utérine du fœtus, on peut encore constater l'existence de cette vésicule sous forme d'une petite poche aplatie, entre la portion placentaire du cordon et la face externe du sac amniotique. Quelquefois même, on peut encore découvrir ses vestiges dans les membranes de l'œuf, au moment de l'accouchement.

La vésicule ombilicale si importante chez les oiseaux à cause de la provision alimentaire qu'elle renferme et dont le jeune poulet se nourrit pendant toute la durée de l'incubation, contient aussi chez les mammifères et chez l'homme un liquide albumino-graisseux destiné à fournir les premiers matériaux de la nutrition. Les vaisseaux omphalo-mésentériques qui circulent à la surface de la vésicule ombilicale les transportent dans la masse du sang. Le rôle nutritif de la vésicule ombilicale, chez les mammifères, n'a d'ailleurs qu'une durée très courte, puisqu'au bout de la quatrième semaine elle tend à s'atrophier.

§ 407.

Allantoïde. — La vésicule allantoïde se développe sur le feuillet interne de la vésicule blastodermique, aux dépens de la portion de ce feuillet emprisonné par le fœtus, et qui doit former l'intestin. Dès le deuvième ou le quinzième jour, vers le moment où la vésicule ombilicale se limite nettement par la formation de l'ombilic du fœtus, on voit naître sur la partie du feuillet interne du blastoderme, qui correspond à la portion caudale de l'intestin du fœtus, un petit mamelon vasculaire, qui va s'accroissant, et qui forme bientôt une vésicule visible (Voy. fig. 367, c'). Le développement de la vésicule allantoïde est très rapide (Voy. fig. 368). Au moment où l'étranglement ombilical du fœtus réduit la communication entre l'intestin et la vésicule ombilicale à un canal, la vésicule allantoïde, déjà développée à cette époque, se trouve étranglée par la formation de l'ombilic du fœtus, et est ainsi divisée en deux parties renflées, séparées par une portion intermédiaire plus étroite.

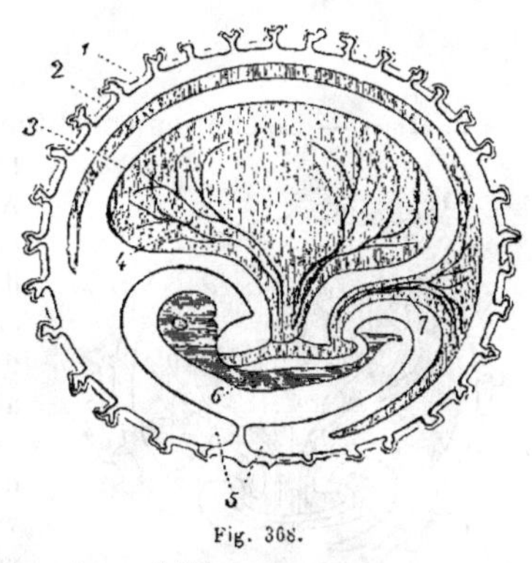

Fig. 368.

1, membrane vitelline.
2, feuillet externe du blastoderme.
3, vésicule ombilicale.
4, vaisseaux de la vésicule ombilicale.
5, convergence des capuchons céphalique et caudal formant une sorte d'ombilic dorsal.
6, embryon.
7, vésicule allantoïde en voie d'accroissement.

La partie de la vésicule comprise en dedans de l'étranglement, et située, par conséquent, dans l'abdomen du fœtus, formera plus tard la vessie urinaire; la partie de l'allantoïde, extérieure au fœtus, très riche en vaisseaux, constitue l'allantoïde proprement dite. Les vaisseaux qui circulent à sa surface, et qu'on désigne à cette époque sous le nom de *vaisseaux allantoïdiens*, deviendront plus tard les vaisseaux du cordon (artères et veine ombilicale).

L'allantoïde s'accroît rapidement, gagne bientôt l'enveloppe extérieure de l'œuf, s'étale à sa face interne (Voy. fig. 370), et, s'y appliquant et s'y soudant de toutes parts, va concourir à la formation du troisième chorion ou chorion définitif (Voy. § 408). De plus, en gagnant ainsi l'enveloppe extérieure de l'œuf, l'allantoïde sert, en quelque sorte, de conducteur aux vaisseaux qui la recouvrent. Les villosités des deux premiers chorions, jusqu'alors invasculaires, deviennent vasculaires ; des communications s'établissent avec les prolongements des vaisseaux allantoïdiens ; aussi a-t-on quelquefois donné à la fusion de l'allantoïde avec l'enveloppe extérieure de l'œuf le nom de chorion vasculaire.

D'abord pourvu de vaisseaux sur tous les points (Voy. fig. 270), le troisième chorion ou chorion allantoïdien perd successivement sa vascularité. Les anses vasculaires des villosités choriales s'atrophient, le chorion définitif ne reste pourvu de vaisseaux que sur la portion qui correspond au placenta, c'est-à-dire à la muqueuse inter-utéroplacentaire ou caduque sérotine (Voy. § 409).

Aussitôt que la vésicule allantoïde a rempli son rôle vasculaire conducteur, et que les vaisseaux qui rampent sur elle ont été portés à la périphérie, pour établir entre le fœtus et la mère les liens nécessaires à l'accroissement, sa communication avec la vessie urinaire s'oblitère au niveau de l'ombilic. Cette oblitération a lieu vers le quarantième jour. Le pédicule, creux d'abord, se transforme en un cordon fibreux qui, accolé aux vaisseaux du cordon, représentera, plus tard, ce qu'on appelle l'*ouraque*.

§ 408.

Chorion. — Le chorion constitue l'enveloppe la plus extérieure de l'œuf (en faisant abstraction de la membrane caduque). Au moment où l'œuf arrive dans l'utérus, le chorion est formé par la membrane vitelline, déjà modifiée, et accrue peut-être par l'application d'une partie de la couche albumineuse dont l'œuf s'est entouré pendant son passage au travers de la trompe. Quelques jours plus tard, le feuillet externe de la vésicule blastodermique s'applique contre la membrane vitelline et se confond avec elle. Nous avons vu que, dans le point de l'œuf correspondant à l'embryon, le feuillet externe de la vésicule blastodermique se repliait autour de l'embryon et formait l'amnios ; le feuillet de ce repli qui regarde la membrane vitelline s'applique et se confond avec cette membrane, comme dans tous les autres points. Le chorion se trouve dès lors constitué, dans toute son étendue, par le feuillet externe de la vésicule blastodermique et par la membrane vitelline, confondus ensemble (Voy. fig. 369).

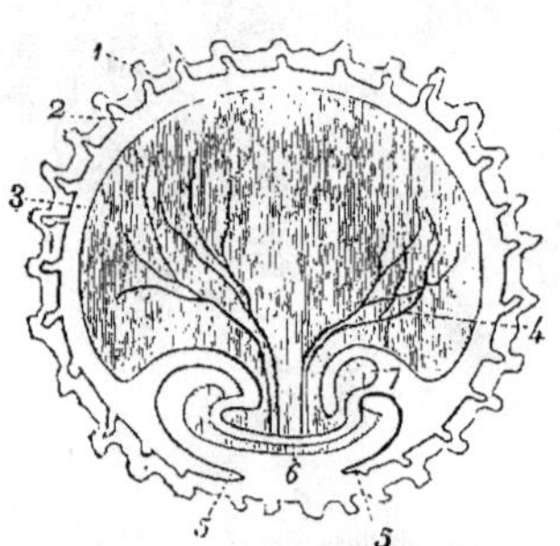

Fig. 369.

1, villosités de la membrane vitelline.
2, feuillet externe du blastoderme constituant le second chorion, avec ses villosités.
3, vésicule ombilicale.
4, vaisseaux de la vésicule ombilicale.
5, capuchons céphalique et caudal.
6, embryon.
7, vésicule allantoïde.

Le chorion est encore renforcé vers le trentième jour par l'application des deux feuillets de la vésicule allantoïde, dont le liquide intérieur diminue et disparaît, et dont le prolongement périphérique vient recouvrir toute la face intérieure de l'œuf (Voy. fig. 370).

Quelques auteurs pensent que, dans la formation du chorion, il n'y a pas seulement *fusion* des diverses membranes dont nous venons de parler, mais que chacune s'atrophie tour à tour. Ainsi, d'après M. Coste, le *premier* chorion correspondrait à la membrane vitelline ; le *second* chorion serait formé par le feuillet externe du blastoderme, qui, d'abord incorporé avec le précédent, finirait par le remplacer ; le *troisième* chorion, définitif ou permanent, se trouverait constitué seulement par les parois adossées et confondues de la vésicule allantoïde, après que le deuxième chorion aurait disparu en s'atrophiant.

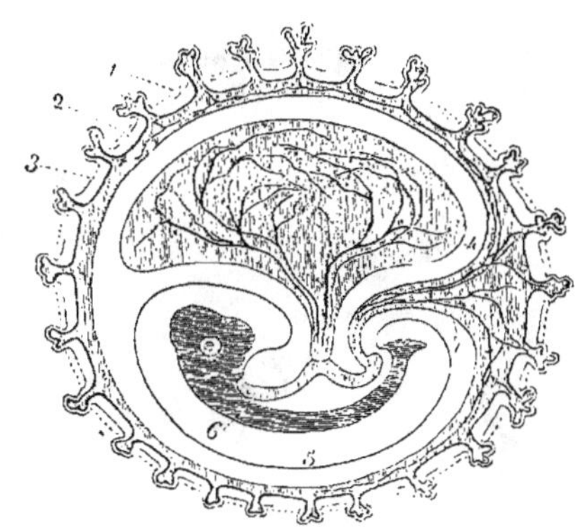

Fig. 370.

1, premier chorion ou membrane vitelline presque disparu
2, feuillet externe du blastoderme, second chorion.
3, allantoïde qui a pénétré dans les villosités.
4, vésicule ombilicale.
5, les capuchons céphalique et caudal se sont fusionnés ; la cavité de l'amnios est formée.
6, embryon.
7, allantoïde.

Qu'il y ait fusion de ces divers éléments en un seul ou qu'ils se substituent les uns aux autres dans le cours du développement, toujours est-il que le chorion n'offre pas le même aspect aux diverses périodes de la gestation.

Peu après que l'œuf est arrivé dans l'utérus, le chorion présente à sa surface externe une foule de petits prolongements ou de villosités, qui s'enfoncent dans la membrane muqueuse utérine, et servent à fixer l'œuf, en même temps qu'ils agissent à la manière du chevelu de la racine des plantes, en absorbant dans les parois vasculaires de l'utérus les liquides de la nutrition. Voyez toutes les figures précédentes et notamment les figures 368, 369, 370. On voit sur ces figures : 1° la part que prend successivement à leur formation le bourgeonnement de la membrane vitelline, 2° celui du feuillet externe du blastoderme, 3° la vésicule allantoïde.

Les villosités du chorion commencent à se vasculariser vers le trentième jour, c'est-à-dire au moment où la vésicule allantoïde vient s'appliquer contre le chorion. Dans le principe, et avant que les liens circulatoires entre le fœtus et la mère se soient localisés dans le placenta, c'est-à-dire sur un point circonscrit du chorion, la plupart des villosités du chorion présentent des vaisseaux, et cela sur tous les points de la surface de l'œuf. Plus tard, les villosités, vasculaires ou non, situées dans les points autres que le placenta, s'atrophient peu à peu, et la surface du chorion devient glabre dans tous les points autres que ceux qui correspondent au placenta. En ce dernier point, au contraire, les villosités s'accroissent et prennent un développement considérable. Vers la fin du troisième mois, ce travail est terminé : la partie du chorion qui correspond au placenta est seule demeurée vasculaire.

§ 409.

Placenta. — Cordon ombilical. — Au point où les villosités du troisième chorion, ou villosités *chorio-allantoïdiennes*, restent vasculaires (au niveau de la caduque *sérotine*), ces villosités s'accroissent par une sorte de bourgeonnement ou de prolongement arborescent, et elles forment bientôt des touffes réunies entre elles par un tissu cellulaire lâche. Ces touffes vasculaires, ou *cotylédons*, constituent le *placenta fœtal*; elles s'enfoncent dans l'épaisseur de la muqueuse utérine modifiée (caduque sérotine), tandis que du côté de l'utérus lui-même poussent des productions vasculaires beaucoup moins saillantes, qui vont à la rencontre des premières (Voy. fig. 371). C'est au développement de ces parties nouvelles à la surface de l'utérus qu'on donne le nom de *placenta maternel*. Il résulte de ce travail simultané une sorte d'engrènement réciproque qui multiplie les contacts vasculaires entre la mère et l'embryon. Mais à aucun moment il n'y a de communication directe entre les vaisseaux des cotylédons du placenta fœtal et les vaisseaux des productions vasculaires de l'utérus. Les échanges entre le sang de la mère et celui du fœtus s'opèrent au travers des parois des vaisseaux.

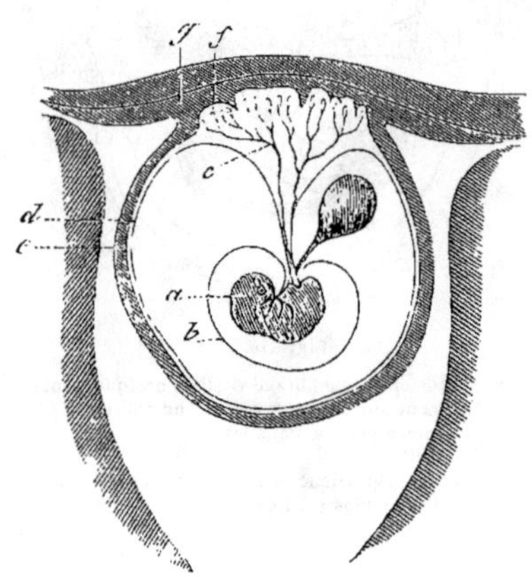

Fig. 371.
FORMATION DU PLACENTA (d'après M. Cadiat).

a, embryon.
b, amnios.
c, vaisseaux du placenta.
d, allantoïde.
e, membrane caduque.
f, villosités placentaires.
g, muqueuse inter-utéro placentaire, se continuant avec la caduque.

Le placenta fœtal augmente de volume à mesure que le fœtus s'accroît, et entretient entre la mère et l'enfant des liens de plus en plus nombreux. A l'époque où il se sépare de l'utérus, après l'accouchement, le placenta offre un développement assez considérable ; il représente une sorte de masse spongieuse à peu près circulaire, continue sur sa circonférence avec le chorion, et appendue au cordon des vaisseaux ombilicaux, dont il n'est, en quelque sorte, que l'épanouissement terminal. Il a alors 15 à 20 centimètres de diamètre, et de 1 à 2 centimètres d'épaisseur au centre : cette épaisseur va en diminuant vers la circonférence. La surface qui regarde du côté de l'intérieur de l'œuf est lisse, recouverte qu'elle est par l'amnios, tandis que la surface externe, généralement mélangée avec des fragments des productions vasculaires de l'utérus, qui se sont détachées avec lui, est lobée, molle, tomenteuse et sanguinolente.

Dans les grossesses multiples, il y a autant de placentas qu'il se développe d'enfants dans l'utérus de la femme.

Le *cordon ombilical*, par l'intermédiaire duquel sont établis les liens vasculaires entre le fœtus et le placenta, commence à se former de bonne heure. Sa formation débute à l'instant où la vésicule allantoïde, *qui porte les vaisseaux allantoïdiens*, atteint les enveloppes de l'œuf, pour se confondre avec le chorion qu'elle vient renforcer. C'est au point où la jonction s'est opérée, là où les vaisseaux allantoïdiens vont d'abord s'épanouir, que correspondra le placenta. A mesure que le fœtus se développe et que le placenta s'accroît, le pédicule de la vésicule allantoïde se resserre, et n'est bientôt plus représenté que par un cordon fibreux.

Dans le principe, le col allongé de la vésicule allantoïde et celui de la vésicule ombilicale (Voy. fig. 369 et 370), y compris leurs vaisseaux, représentent ce qui deviendra plus tard le cordon. Puis la vésicule ombilicale s'atrophie et disparaît, et le col allongé de la vésicule allantoïde se transforme en un ligament fibreux. Le cordon ombilical n'est plus représenté alors que par les vaisseaux de l'allantoïde et par le ligament fibreux, qui remplace la communication de l'allantoïde avec l'intestin. Les éléments du cordon sont entourés par l'amnios, dès le moment où cette membrane s'étant développée s'est portée du côté ventral de l'embryon (Voy. § 405). L'amnios arrivé au pourtour du cordon s'y est accolé et y forme une gaine qui persiste jusqu'à la fin.

Au moment de la naissance, le cordon a, en moyenne, 50 centimètres de longueur sur une épaisseur de 1 centimètre ; il est constitué : 1° par l'enveloppe fournie par l'amnios ; 2° par les vaisseaux du cordon ; 3° par les vestiges de l'allantoïde ; 4° par une matière albumineuse d'une consistance épaisse, qui infiltre les interstices, et qui donne au cordon sa forme arrondie (*gélatine de Warthon*) ; 5° quelques anatomistes ont aussi décrit des filets nerveux dans le cordon de l'enfant naissant. Ces filets, provenant du plexus hépatique du grand sympathique du fœtus, n'ont pu être poursuivis qu'à quelques centimètres en dehors de l'ombilic.

Les artères du cordon, auxquelles on donne d'abord le nom d'*artères allantoïdiennes*, prennent le nom d'*artères ombilicales*, quand la vésicule allantoïde a subi ses métamorphoses. Les artères ombilicales communiquent du côté du fœtus avec les artères iliaques de l'embryon, dont elles ne sont que la prolongation. Quant aux veines, désignées aussi dans le principe sous le nom de *veines allantoïdiennes*, elles se réduisent bientôt à une seule qui, sous le nom de *veine ombilicale*, se met du côté de l'embryon en communication avec la veine porte et la veine cave inférieure. Les artères et la veine ombilicale, arrivées au placenta, s'y divisent et se résolvent en un réseau capillaire, ce réseau pénètre par l'intermédiaire des cotylédons du placenta fœtal dans les anfractuosités du placenta maternel ; les deux systèmes sanguins se trouvent ainsi en rapport, et les échanges de la nutrition peuvent s'opérer (Voy. §§ 412 et 413).

§ 410.

Développement de l'embryon ou fœtus. — Développement des tissus. — Pendant que les enveloppes ou annexes du fœtus, dont nous nous sommes jusqu'à présent exclusivement occupé, parcourent les diverses phases de leur évolution, l'*aire germinative*, devenue le corps de l'embryon, s'accroît en même temps ; les divers tissus et les divers organes prennent naissance et se développent. Au bout de neuf mois, l'enfant expulsé au dehors de l'utérus, par l'acte physiologique de l'accouchement, continuera et achèvera son accroissement durant la période de l'enfance et de l'adolescence.

L'étude du développement embryonnaire a été de nos jours l'objet de recherches nombreuses, et elle forme aujourd'hui à elle seule une branche considérable de l'anatomie, sous le nom d'*anatomie du développement*. Les limites de cet ouvrage ne nous permettent que de rappeler d'une manière rapide et sommaire l'origine et la formation des principaux organes.

Formation du système nerveux. — Le système nerveux céphalo-rachidien est le premier système organique qui se dessine sur l'*area germinativa*, ou aire germinative de l'embryon.

Cette tache allongée, qui ressemble par sa forme à une *semelle*, présente bientôt, dans son centre, un épaississement (*ligne primitive*), qui se creuse bientôt en gouttière et que circonscrivent deux soulèvements longitudinaux du feuillet externe du blastoderme. Ces deux soulèvements végètent en arrière et se rejoignent en circonscrivant le canal médullaire. C'est dans ce canal ou tube médullaire que se développeront les éléments histologiques propres au système nerveux central[1]. A son extrémité supérieure, le tube médullaire primitif présente d'abord un léger renflement, premier vestige du cerveau. Sur ce renflement qui s'accroît, se dessinent bientôt trois bosselures désignées sous le nom de *cellules cérébrales*, *antérieure*, *moyenne* et *postérieure*, et qui, en s'accroissant très inégalement, donneront naissance aux diverses parties de l'encéphale.

La cellule cérébrale antérieure augmente considérablement de volume, et se divise en deux parties dont la plus antérieure forme en recouvrant la suivante les hémisphères cérébraux, les ventricules latéraux, le corps calleux, la voûte à trois piliers, etc., et dont la postérieure forme les couches optiques et le troisième ventricule. Ces changements commencent vers la fin du premier mois; vers le quatrième, toutes les parties sont nettement dessinées, et les lobes cérébraux, qui continuent à croître, recouvrent bientôt en arrière les portions de l'encéphale, qui ont pris naissance aux dépens des deux autres cellules. Ainsi, au cinquième mois, les tubercules quadrijumeaux sont recouverts par l'accroissement des hémisphères cérébraux, et le cervelet l'est au septième mois. Les circonvolutions commencent à se dessiner sur les hémisphères vers le quatrième mois.

La cellule cérébrale moyenne était la plus considérable des trois dans l'origine, mais elle augmentera beaucoup moins que les autres : elle donne naissance aux tubercules quadrijumeaux et à l'aqueduc de Sylvius. La division sur la ligne moyenne de la cellule cérébrale moyenne (pour former les tubercules quadrijumeaux) ne se dessine nettement que vers le cinquième ou le sixième mois de la vie intra-utérine.

La cellule cérébrale postérieure donnera naissance à la protubérance, au bulbe et au cervelet. Ce dernier se forme vers le troisième mois. Sur les confins du bulbe et de la protubérance on voit s'élever deux lames qui, se recourbant l'une vers l'autre, se rejoignent et représentent un pont nerveux, formant la paroi supérieure du quatrième ventricule et l'origine première du cervelet. Les feuillets superficiels du cervelet n'apparaissent que vers la fin de la vie intra-utérine.

[1] Les anatomistes sont encore partagés sur la question de savoir si les éléments du système nerveux (cellules nerveuses et tubes nerveux) procèdent de la partie du *feuillet externe* du blastoderme qui a été ainsi englobée dans le canal médullaire, ou s'ils ne procèdent pas du *feuillet moyen*, comme la plupart des tissus : le feuillet externe ne fournissant ici, comme ailleurs, que l'épithélium du canal central de la moelle et des ventricules cérébraux.

Les méninges qui entourent la moelle et le cerveau se développent en même temps que le système nerveux. Vers le troisième mois, on les aperçoit distinctement sur l'encéphale. La pie-mère est celle qui apparaît la première ; on peut la distinguer au bout de la huitième semaine.

Les nerfs rachidiens naissent, partout où nous les trouvons, aux dépens des éléments du feuillet moyen du blastoderme : il en est de même du système du grand sympathique. On a dit autrefois, et on le répète aujourd'hui, qu'ils se développent de la moelle et du cerveau par une sorte de bougeonnement analogue à la pousse des végétaux. S'il est vrai que le nerf optique et la rétine se développent ainsi ; s'il est vrai que dans les régénérations nerveuses, à la suite des plaies des nerfs, il y a des réparations par bourgeonnement, on n'a pas encore démontré que les nerfs de l'embryon procèdent du système nerveux central comme les branches et les rameaux de la tige d'un arbre.

Formations des organes des sens. — Le développement de l'organe de la vue, de l'organe de l'ouïe et de l'organe de l'odorat est en connexion intime avec celui de l'encéphale. L'organe se forme autour de la portion essentielle du sens, qui est l'expansion périphérique du nerf de sensation, et cette expansion périphérique n'est elle-même, dans le principe, qu'une sorte de prolongement des cellules cérébrales.

Les deux yeux résultent de la subdivision d'une cellule, d'abord unique, sorte de prolongement creux de la cellule cérébrale antérieure. Lorsque les deux cellules oculaires sont une fois formées, leur paroi antérieure, de nature nerveuse comme la paroi postérieure, se réfléchit au dedans de l'œil ; c'est de l'adossement de ces parois que résulte la formation de la rétine. Le cristallin est un bourgeon épidermique. Au niveau de la vésicule oculaire qui commence à se réfléchir, on voit l'épiderme qui s'épaissit et qui se déprime vers le centre oculaire de manière à former une sorte de bourgeon intérieur qui finira par rester isolé au milieu du globe oculaire. Les autres parties de l'œil se développent ensuite en dehors et en dedans, aux dépens du blastème environnant. Ainsi se trouvent constitués, d'une part, la sclérotique et la cornée, et, de l'autre, la choroïde, l'iris et les milieux transparents de l'œil. La choroïde est d'abord continue, et l'iris est, par conséquent, imperforé : au septième mois, la portion de choroïde correspondante à la pupille (*membrane pupillaire*) disparaît.

Jusqu'au commencement du troisième mois, la peau couvre les yeux. A partir de ce moment, elle s'amincit et prend l'apparence de la conjonctive. Au commencement du troisième mois également, les paupières apparaissent, au-dessus et au-dessous du globe de l'œil, sous forme de petits bourrelets cutanés, qui vont se développant, et finissent vers le quatrième mois par recouvrir le globe de l'œil.

L'organe de l'olfaction consiste dans une excroissance de la cellule cérébrale antérieure qui forme le nerf et le renflement bulbaire olfactif, creux dans l'origine ; l'autre partie de l'appareil, c'est-à-dire la membrane muqueuse nasale, procède du système cutané, dont une portion se trouve emprisonnée dans la face par le développement des os de cette région.

L'organe de l'ouïe procède de la cellule cérébrale postérieure, d'abord sous forme de cellule auditive. Cette cellule formera l'oreille interne nerveuse et membraneuse, et autour d'elle se développeront les parties osseuses qui la contiennent. Vers le troisième mois, on distingue déjà les canaux semi-circulaires et le limaçon, et aussi les vestiges du conduit auditif externe et du pavillon. Mais ce conduit, ainsi que la cavité du tympan, sont formés par la croissance et le développement des diverses parties de la face.

Développement du système osseux, du système musculaire, des diverses parties de la face et des parois du tronc; développement de la peau. — Le *système osseux* se développe de très bonne heure. A peine le système nerveux est-il apparu, au milieu de l'aire germinative, sous forme d'une gouttière allongée, qu'on aperçoit en dehors d'elle et de chaque côté une série de petites plaques quadrilatères très rapprochées, qui, se soudant vers la partie moyenne et en avant de la moelle épinière, forment les corps des vertèbres. Un peu plus tard, les lames vertébrales se dessinent dans le blastème postérieur à la moelle; elles se réunissent entre elles sur la ligne moyenne et sur les côtés avec les corps des vertèbres, et le canal rachidien se trouve constitué. Les côtes et le sternum apparaissent plus tard que la colonne vertébrale. Lorsque les cavités ventrales et pectorales se sont formées, par l'incurvation des bords de l'embryon et que l'ombilic est nettement formé, on voit apparaître les lignes costales et la plaque sternale, dans le blastème interposé entre la paroi cutanée et la paroi muqueuse de l'embryon. Les côtes et le sternum apparaissent vers la sixième semaine.

Le crâne n'est qu'un développement plus considérable des vertèbres supérieures de la colonne vertébrale. A une certaine période du développement, on reconnaît que ses premiers vestiges correspondent à trois centres principaux, qu'on a désignés sous les noms de *vertèbre occipitale* ou *basilaire*, *vertèbre sphénoïdale postérieure*, *vertèbre sphénoïdale antérieure*. Les divers os du crâne se forment ensuite par les progrès du développement, et par des formations ultérieures qui restent à l'état d'os distincts ou qui se soudent aux précédents.

Les diverses parties de la face, celles du cou, celles du tronc, se développent aux dépens du feuillet intermédiaire du blastoderme. Tandis que les côtés de l'embryon se recourbent vers le centre de l'œuf, en formant des lames continues, pour circonscrire les cavités ventrales et pectorales. Les lames qui correspondent aux côtés du cou et de la face ne sont pas réellement des lames, mais des tubercules au nombre de quatre, qui, en se développant et en se portant vers la partie centrale de l'œuf, interceptent entre eux des fentes. Dans les parties pleines ou tuberculeuses, désignées sous le nom d'*arcs branchiaux*, se développent les mâchoires avec les dents, la langue, les parties molles de la face, l'os hyoïde, le larynx, les parties molles du cou. Les cavités naturelles de la face sont formées par la persistance des fentes, diversement configurées après le développement des tubercules faciaux. La première fente branchiale forme d'abord une sorte de cloaque, commun à la bouche et aux fosses nasales, qui se délimite bientôt par le développement des os maxillaires et de la cloison nasale. De la seconde fente dérivent, par la soudure antérieure des tubercules qui la bordent, la cavité du tympan et le conduit auditif externe. L'espace qui séparait les tubercules branchiaux dans la région du cou disparaît sans laisser de trace.

Les os du bassin apparaissent, comme ceux du tronc, du crâne et de la face, dans le blastème intermédiaire aux feuillets interne et externe du blastoderme.

Les membres se montrent vers la fin du premier mois, sous la forme de petits tubercules, de chaque côté du tronc. A cette époque, on peut déjà distinguer une partie aplatie et terminale, qui correspondra au pied et à la main. A la sixième semaine, les membres se sont allongés, et la partie aplatie et terminale présente quatre échancrures, qui indiquent la séparation des doigts et des orteils. Déjà, à cette époque, on peut distinguer les vestiges des os, ou plutôt, comme presque partout, des cartilages temporaires qui vont bientôt être envahis par l'ossification.

Les membres supérieurs se développent plus rapidement que les inférieurs.

Les *muscles* se dessinent dans le blastème du tronc et des membres, et dans les points qu'ils doivent occuper, vers la huitième semaine. On aperçoit d'abord les muscles des gouttières vertébrales, un peu plus tard ceux du cou, puis les muscles du ventre, un peu plus tard ceux des membres, et plus tard ceux de la face.

La peau se développe à la fois aux dépens du feuillet externe et aux dépens du feuillet moyen (feuillet intermédiaire) du blastoderme. L'épiderme représente en effet le feuillet externe du blastoderme ; c'est plus tard que le derme se développe et s'organise aux dépens du feuillet moyen. Les glandes sudoripares ne sont qu'une végétation qui s'enfonce dans l'épaisseur du derme et qui procède de la couche de Malpighi, c'est-à-dire du feuillet externe ou épidermique. Dès le deuxième mois de la vie intra-utérine, on distingue à la surface tégumentaire les cellules aplaties et polygonées de l'épiderme ; vers le troisième mois, on distingue dans son épaisseur les glandes qui lui sont propres, et les ongles commencent à apparaître à l'extrémité des doigts. Les papilles de la peau se font voir vers le quatrième mois. Le système pileux se montre vers la même époque, sous forme d'un duvet lanugineux, qui fait place, vers le sixième mois, aux sourcils, aux cils et aux cheveux.

Développement du tube digestif, du foie, du pancréas, des poumons. — Le tube digestif communique d'abord largement avec la vésicule ombilicale et, un peu plus tard, avec la vésicule allantoïde (Voy. §§ 406 et 407). Lorsque l'embryon représente une sorte de nacelle, le tube digestif se présente d'abord sous la forme d'une gouttière ouverte. Quand l'ombilic s'est formé, le sac intestinal, enserré dans le corps de l'embryon, représente un canal terminal en cul-de-sac du côté céphalique et du côté caudal de l'embryon, et communiquant avec la vésicule ombilicale et avec la vésicule allantoïde. La communication de l'intestin avec la vésicule ombilicale a lieu dans un point de l'intestin qui correspond à peu près à la terminaison de l'intestin grêle; quant à la communication avec la vésicule allantoïde, qui se développe plus tard, elle a lieu avec la portion anale de l'intestin (Voy. § 407). Plus tard les communications de l'intestin avec les deux vésicules précédentes s'oblitèrent, et l'intestin représente un tube fermé de toutes parts. D'abord rectiligne, ce tube se soulève bientôt et ne tarde pas à former des anses maintenues en arrière par un feuillet de nouvelle formation qui constituera le mésentère en se développant. Le cul-de-sac du tube intestinal, correspondant à l'extrémité céphalique de l'embryon, se renfle et forme l'estomac.

La membrane muqueuse de l'intestin n'est autre que le feuillet interne de la vésicule blastodermique, qui se modifie dans sa structure. A sa surface apparaît l'épithélium cylindrique, et, dans son épaisseur, les villosités et les glandes. Les muscles qui doublent la muqueuse du tube digestif, la membrane séreuse qui recouvre l'intestin, ainsi que la cavité abdominale qui se forme, proviennent du blastème qui s'est accumulé entre les deux feuillets externe et interne du blastoderme.

C'est aux dépens du feuillet intermédiaire du blastoderme que se développe l'œsophage, lequel, terminé d'abord par deux extrémités closes, s'ouvre bientôt, d'une part, dans l'estomac, et de l'autre dans la bouche. La continuité entre la muqueuse intestinale et l'enveloppe cutanée externe se trouve établie par en haut. Du côté de son extrémité inférieure, le tube digestif se trouve en rapport avec une dépression de l'enveloppe cutanée (dépression rectale); bientôt la cloison qui sépare le fond de cette dépression de l'extrémité inférieure de l'intestin disparaît. La continuité entre la muqueuse intestinale et l'enveloppe cutanée se trouve établie par en bas.

Les glandes de Lieberkühn, les glandes de Brunner, le pancréas, le foie (au moins en partie) se développent aux dépens du feuillet interne du blastoderme par un bourgeonnement complexe sur les parois correspondantes.

La trachée et les poumons, c'est-à-dire la muqueuse respiratoire, résultent d'un bourgeonnement de la partie susdiaphragmatique du tube digestif. La première trace du poumon est une végétation de l'épithélium de la paroi antérieure du pharynx.

Développement des organes génitaux urinaires. — Le développement des organes génitaux urinaires s'accomplit, comme celui de presque toutes les parties dont nous avons parlé jusqu'ici, aux dépens du feuillet moyen du blastoderme. Les parties génitales externes et les parties génitales internes se développent à peu près simultanément, mais isolément, et leur réunion n'a lieu qu'ensuite. Vers la fin du premier mois, les organes génitaux urinaires internes commencent à se montrer, les organes génitaux urinaires externes apparaissent environ une semaine plus tard.

Le long de la colonne vertébrale, on voit d'abord apparaître de chaque côté une petite masse à laquelle on a donné le nom de *germe uro-génital*. A cette petite masse succède rapidement un canal (canal de Wolf) sur lequel se développe une série de bourgeons creux; ce sont les corps de Wolf. Ces organes mesurent bientôt toute la longueur de la cavité thoraco-abdominale. Ces corps sont des organes transitoires destinés sans doute à jouer un rôle dans les premières périodes de la nutrition; mais ce rôle n'est pas très bien connu. Les corps de Wolf, essentiellement formés de faisceaux de tubes, terminés en cul-de-sac, représentent de véritables glandes. Ils sont pourvus d'un canal excréteur, qui s'ouvre à l'extrémité inférieure de l'intestin. Vers la fin du second mois ils s'atrophient. Sur leur surface avait déjà commencé à se développer la glande génitale qui deviendra soit le testicule de l'homme soit l'ovaire de la femme. Quand les corps de Wolf ont disparu, ceux-ci s'accroissent rapidement.

L'ovaire de la femme et le testicule de l'homme ont, dans l'origine, la même position et la même apparence. Si la glande sexuelle doit devenir testicule, l'épithélium germinatif cesse de proliférer et on observe la formation de tubes qui seront les tubes séminifères. Le canal de Wolf devient le canal déférent. Si la glande sexuelle doit devenir ovaire, l'épithélium germinatif prend un développement considérable, les ovules primordiaux s'accumulent; le canal de Müller devient la trompe utérine. Plus tard, le canal déférent se joint au testicule, tandis que la trompe reste indépendante du côté de son pavillon.

Tandis que la région *supérieure* des corps de Wolf a donné naissance à la partie *génitale*, la région *inférieure* a donné naissance à la partie *urinaire*. Le rein est apparu; l'uretère s'est également développé de son côté, et s'est promptement réuni avec le rein d'une part et avec la vessie d'autre part.

La vessie, ainsi que nous l'avons dit plus haut (Voy. § 407), n'est dans l'origine qu'un simple renflement du pédicule de l'allantoïde. Lorsque ce pédicule s'est partiellement tranformé en un cordon fibreux, la vessie est constituée; elle tient encore à l'ombilic et y tiendra d'une manière permanente, par l'intermédiaire de l'ouraque. La vessie, n'étant qu'un renflement de l'allantoïde, communique, dans le principe, avec le rectum dans ce qu'on appelle le cloaque, point dans lequel viennent aussi aboutir les trompes et les canaux déférents. Plus tard, il s'établit un cloisonnement entre le rectum et la vessie; la portion prostatique et la portion membraneuse de l'urèthre prennent naissance; la portion membraneuse s'abouche avec la portion spongieuse et l'urèthre, qui s'est formée de son côté, en même temps que les autres parties externes des organes de la génération.

Les deux trompes de la femme se réunissent par l'extrémité opposée au pavillon; le point de jonction se renfle, une cloison se développe entre le rectum et cette partie renflée, et l'utérus se trouve constitué; l'utérus communique bientôt avec le vagin, qui s'est développé isolément.

Les canaux déférents de l'homme ne se réunissent point ensemble : il se forme aussi une cloison entre eux et l'intestin; bientôt ils ne s'abouchent plus dans le cloaque, mais dans la portion prostatique de l'urèthre qui s'est développée pendant le cloisonnement; les vésicules séminales, qui ont pris naissance dans le blastème voisin, se sont réunies à eux.

Les *organes externes* de la génération se développent dans le feuillet intermédiaire du blastoderme. Leur développement marche de pair avec celui des organes génitaux internes. On aperçoit d'abord un petit soulèvement au-dessous de la région caudale de l'embryon. Cette éminence ovalaire se développe ensuite davantage sur les côtés, de manière que le centre présente bientôt une dépression (*dépression anale*). Le fond de cette dépression communique promptement avec l'extrémité inférieure de l'intestin par résorption de la cloison qui les sépare (Voy. plus haut), et le cloaque est constitué. Les deux éminences qui bordent la dépression anale continuent à s'accroître; elles formeront plus tard les corps caverneux de la verge de l'homme, et, chez la femme, le clitoris, les racines du clitoris et les petites lèvres. A ce moment, les organes de la génération et l'extrémité du tube digestif communiquent largement. Plus tard, les éminences qui forment les corps caverneux de la verge de l'homme se soudent d'abord du côté de la face dorsale, et il en résulte une gouttière allongée, dont les bords se recourbent en-dessous et se joignent sur la ligne médiane pour former un canal qui deviendra la portion spongieuse de l'urèthre. La portion membraneuse et la portion prostatique de l'urèthre se sont formées dans le même temps, et ont établi la séparation de l'appareil intestinal et de l'appareil urinaire, et en même temps la continuité de la vessie avec l'urèthre. Chez la femme, les corps caverneux se développent beaucoup moins : ils ne se soudent que par la partie dorsale pour former le clitoris; la gouttière inférieure persiste et correspond aux petites lèvres.

A mesure que les corps caverneux de la verge de l'homme se développent, ils tendent à remonter du côté de l'ombilic; la fente du cloaque se soude en partie, forme le périnée, et l'anus se trouve isolé. Lorsque les bords de la gouttière que forment les corps caverneux se rejoignent en dessous pour former l'urèthre, la fente assez étendue qui existe encore en avant du périnée se soude et forme le scrotum. Les corps caverneux de la femme, indépendamment de ce qu'ils se développent beaucoup moins, n'ont pas de tendance à se porter par en haut. La cloison périnéale se forme et en même temps la cloison recto-vaginale ; le vagin se trouve dès lors isolé du cloaque. Quant à la portion qui correspond au scrotum de l'homme, elle persiste à l'état de fente et constitue l'ouverture vulvaire.

Il résulte de ce mode de développement des organes externes de la génération de l'homme et de la femme, qu'à une certaine période du développement, il est impossible de distinguer nettement les sexes. Tant que les deux corps caverneux ne sont pas réunis en dessous pour former l'urèthre, et tant que la fente scrotale ne s'est pas soudée pour former la poche des bourses, la confusion est possible. Lorsque, par suite d'un arrêt de développement, la formation de la portion spongieuse de l'urèthre n'a pas lieu, c'est-à-dire lorsque la soudure inférieure des corps caverneux fait défaut, et lorsqu'en même temps la fente scrotale persiste chez l'homme, celui-ci offre les apparences de l'hermaphrodisme. Lorsque, chez la femme, les corps caverneux, très développés, ont donné naissance par la soudure inférieure des bords de leur gouttière à la portion spongieuse de l'urèthre, celle-ci présente également les apparences de l'hermaphrodisme. Mais l'hermaphrodisme est apparent et non réel. Ce sont les testicules ou les ovaires qui déterminent le sexe, et donnent à l'ensemble général de l'individu les caractères qui lui sont propres. Le véritable hermaphrodisme serait celui où non-seulement les organes externes de la génération, mais aussi les testicules, les ovaires, les canaux déférents et les trompes existeraient sur un seul et même individu, ce qui ne s'est jamais vu (Voy. § 397).

§ 411.

Dimensions et poids du fœtus aux diverses époques du développement. — L'activité du mouvement de nutrition est d'autant plus grande qu'on se rapproche davantage de l'époque de la conception. Haller observe qu'à la fin du premier jour de l'incubation, l'embryon d'oiseau est quatre-vingt-dix fois plus pesant qu'il ne l'était au commencement de ce jour ; tandis qu'au vingt et unième jour de l'incubation (c'est-à-dire au dernier), l'accroissement de l'animal est six cents fois moins considérable que celui du premier jour, car il n'a guère augmenté, durant les dernières vingt-quatre heures, que d'un sixième de son poids. Il en est de même pour les mammifères. Les premières formations embryonnaires s'accomplissent avec une extrême rapidité, et c'est là surtout ce qui rend difficile l'étude des premières phases du développement.

L'œuf n'a pas 1 millimètre de diamètre au moment où il arrive dans l'utérus. Quinze ou vingt jours plus tard, c'est-à-dire à la fin du premier mois du développement, l'embryon a déjà près de 1 centimètre de longueur, et l'œuf est par conséquent mille fois plus volumineux, au moins, qu'il ne l'était à son arrivée dans l'utérus. Au bout de la cinquième semaine, l'embryon a environ 1 centimètre 1/2, et sa tête, alors bien distincte, mesure à peu près la moitié de sa longueur. Le fœtus de six semaines a 2 centimètres ; il s'isole nettement de ses annexes, et le cordon qui commence à établir ses rapports avec le chorion et avec l'utérus a déjà 1 centimètre de longueur. Le fœtus de deux mois a près de 3 centimètres ; celui de deux mois et demi a 4 centimètres 1/2 et pèse près de 50 grammes. Le fœtus de trois mois a 10 centimètres de longueur et pèse 80 grammes ; celui de quatre mois a 18 centimètres de longueur et pèse 200 grammes ; celui de cinq mois a 25 centimètres de longueur et pèse 400 grammes ; celui de six mois a 35 centimètres de longueur et pèse 700 grammes ; celui de sept mois a 40 centimètres de longueur et pèse de 1,200 à 1,300 grammes ; celui de huit mois a 45 centimètres de longueur et pèse de 2 kilogrammes à 2 kilogrammes 1/2 ; celui de neuf mois a 48 ou 50 centimètres de longueur et pèse 3 ou 4 kilogrammes.

Les nombres que nous venons de transcrire n'ont rien d'absolu et ne sont que des *moyennes ;* ils peuvent varier aux diverses périodes de l'évolution. L'enfant qui vient au monde peut mesurer 60 centimètres de longueur et peser jusqu'à 5 ou 6 kilogrammes, comme aussi il peut être beaucoup plus petit et ne peser que 2 kilogrammes ou 2 kilogrammes 1/2.

CHAPITRE VI

FONCTIONS DE L'EMBRYON

§ 412.

Circulation du fœtus. — Pendant que les organes et les tissus de l'embryon apparaissent, l'appareil vasculaire sanguin se développe également. Nous aurions pu étudier l'évolution de ce système dans le chapitre précédent. Il nous a paru préférable de rapprocher cette étude de celle de la circulation fœtale, celle-ci variant aux diverses périodes du développement, à mesure que l'appareil dans lequel circule le sang se modifie et se perfectionne.

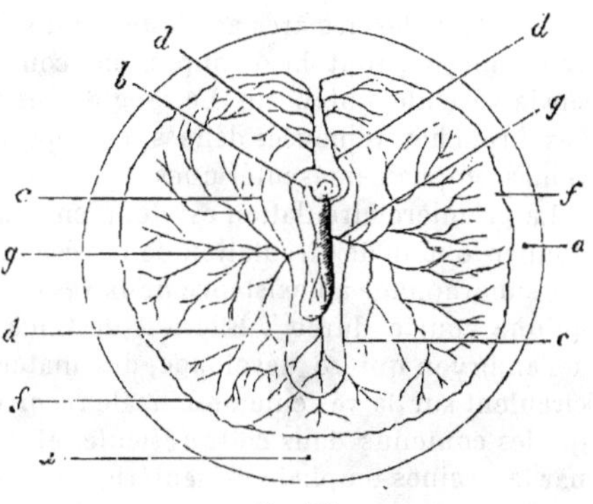

Fig. 372.

PREMIÈRE CIRCULATION DE L'EMBRYON.

a, a, vitellus. b, cœur. c, c, amnios. f, f, vésicule ombilicale. d, d, d, veines omphalo-mésentériques. g, g, artères omphalo-mésentériques.

Première circulation. — Les premiers vestiges de l'appareil vasculaire sanguin se montrent de très bonne heure et presque aussitôt que la moelle épinière. Ces vestiges se développent dans le feuillet moyen du blastoderme qu'on désigne souvent pour cette raison sous le nom de feuillet vasculaire, et sur les confins de l'aire germinative. C'est vers le quinzième jour que se montrent les premiers rudiments de la circulation. Ils consistent d'abord en vaisseaux formant un cercle à peu près complet (sinus terminal), d'où partent, d'un côté des rameaux qui communiquent avec le corps de l'embryon, et, de l'autre, d'autres rameaux qui recouvrent toute la surface externe du feuillet interne de la vésicule blastodermique, lequel devient bientôt la vésicule ombilicale. Du côté de l'embryon, ces vaisseaux se mettent en rapport avec le cœur, qui s'est développé simultanément dans la région céphalique. Ces vaisseaux ainsi que le cœur se développent sur place, dans le lieu qu'ils occupent, et non pas par la poussée du liquide chassé par le cœur, comme quelques auteurs l'ont pensé. Le cœur, formé par une cavité unique, ne tarde pas à s'allonger et à s'incurver en forme de S.

Dès le moment où la *première circulation* s'établit, le sang se meut dans cet appareil circulatoire élémentaire, sous l'influence des contractions du cœur (*punctum saliens*), et voici quel est son trajet. Chacune des extrémités du cœur donne naissance à deux vaisseaux. Les vaisseaux qui se détachent de la partie supérieure du cœur représentent les artères : on les nomme aortes ou *arcs aortiques*. Les arcs aortiques se recourbent vers le bas dès le moment de leur origine, et, appliqués contre la colonne vertébrale, se réunissent en un seul tronc vers la partie moyenne du corps de l'embryon et se partagent de nouveau en deux troncs (les vertébrales postérieures qui représenteront plus tard les artères iliaques). Des vertébrales postérieures naissent des rameaux qui vont aux tissus de l'embryon, qui se développent et parmi lesquels deux artères (Voy. fig. 373, *t*), remarquables par leur développement, sortent par l'ombilic qui se dessine, et vont se ramifier sur la vésicule ombilicale et par l'intestin. Ces deux artères portent le nom d'artères *omphalo-mésentériques*. Après avoir fourni sur la vésicule ombilicale l'*area vasculosa*, leurs rameaux se rendent au sinus terminal. Du sinus terminal naissent les veines, sous le nom de veines *omphalo-mésentériques* (Voy. fig. 373, *q*). Ces veines se réunissent en deux troncs terminaux, rentrent dans le corps de l'embryon par l'ombilic, et vont se terminer à l'extrémité inférieure du cœur rudimentaire. Les ramifications artérielles des arcs aortiques, qui se sont distribuées dans le corps même de l'embryon, sont beaucoup moins considérables que celles qui se répandent sur la vésicule ombilicale. Le sang de ces fines artères est ramené au cœur par des branches veineuses déliées, qui opèrent leur jonction avec les troncs des veines omphalo-mésentériques.

La première circulation est donc en grande partie extrafœtale : on peut lui donner le nom de circulation de la vésicule ombilicale. La première circulation est subordonnée à l'existence de la vésicule ombilicale, et elle n'a, comme elle, qu'une courte durée [1]. Elle est destinée à fournir, dans les premiers temps, à l'embryon qui se développe, des matériaux de nutrition. Les vaisseaux qui circulent sur la vésicule ombilicale reçoivent, par absorption, les matériaux liquides contenus dans cette vésicule, et ces matériaux sont portés à l'embryon par les veines omphalo-mésentériques. La vésicule ombilicale et les vaisseaux qui la recouvrent jouent, en quelque sorte, le rôle d'un premier placenta. Chez les oiseaux, la vésicule ombilicale persiste jusqu'au terme du développement de l'embryon, et même encore après qu'il est sorti de la coquille; la masse du jaune, qui est considérable chez lui, sert, en effet, à la nourriture

[1] Les vaisseaux omphalo-mésentériques s'atrophient en même temps que la vésicule ombilicale. Il ne reste plus que la portion intra-fœtale d'une artère mésentérique et d'une veine mésentérique (future veine porte).

du jeune animal pendant toute la période de l'incubation et pendant les quelques jours qui suivent.

Deuxième circulation. — La seconde circulation de l'embryon commence quand la communication de l'intestin avec la vésicule ombilicale disparaît. Au moment où nous sommes arrivé, c'est-à-dire à la fin du premier mois, la seconde circulation avait déjà été préparée par l'apparition et par la croissance de la vésicule allantoïde (Voy. § 407).

A peine cette vésicule s'est-elle montrée, par bourgeonnement, sur la partie inférieure de l'intestin de l'embryon, qu'on aperçoit à sa surface des ramifications vasculaires ; cette vésicule croît rapidement et gagne la surface interne

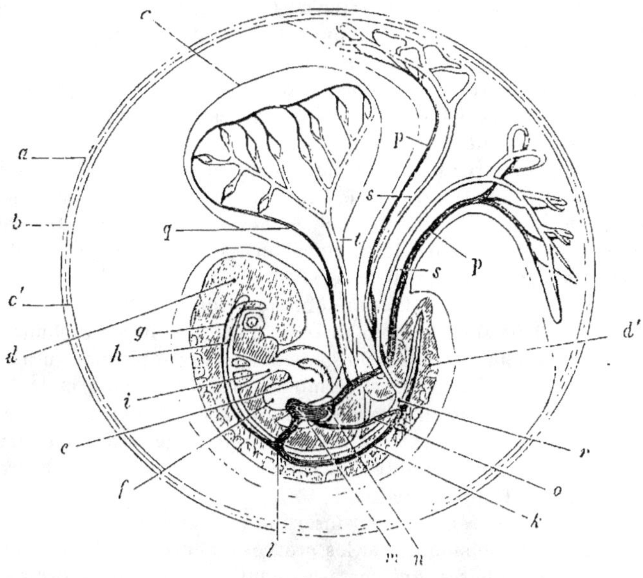

Fig. 373.

PASSAGE DE LA PREMIÈRE A LA SECONDE CIRCULATION.

abc', chorion résultant de la fusion de la membrane vitelline, du feuillet externe de la vésicule blastodermique, et de la transformation de la vésicule allantoïde.
c, la vésicule ombilicale qui diminue.
d, portion céphalique de l'embryon.
d', portion caudale de l'embryon.
e, cavité ventriculaire du cœur.
f, cavité auriculaire du cœur.
i, tronc aortique formant les arcs aortiques.
h, tronc représentant l'aorte thoracique.
g, tronc qui deviendra la veine cave supérieure.
k, tronc de la veine azygos.
l, confluent des deux troncs veineux *g* et *k*.
m, confluent de toutes les veines à leur entrée dans la cavité auriculaire du cœur.
n, tronc résultant de la réunion des veines allantoïdiennes *p*, *p* et de la veine omphalo-mésentérique *q*.
o, veine cave inférieure.
p, *p*, veines allantoïdiennes.
q, veine de la vésicule ombilicale (veine omphalo-mésentérique.
r, aorte abdominale.
s, *s*, artères allantoïdiennes.
t, artère de la vésicule ombilicale (artère omphalo-mésentérique.

de l'œuf. Les vaisseaux qu'elle porte s'anastomosent promptement à la périphérie, avec les ramifications vasculaires qui se développent dans les villosités du chorion. Les communications de l'embryon avec la mère se trouvent donc établies dès le commencement du second mois. A la fin du premier mois, il y a par conséquent une période où la circulation fœtale comprend en même temps la circulation de la vésicule ombilicale, qui disparaît, et la circulation de la vésicule allantoïde, qui s'établit, et qui n'est que le début de la circulation placentaire. La figure 373 représente cette période de transition.

Les vaisseaux de la vésicule allantoïde sont d'abord au nombre de quatre: deux artères et deux veines (Voy. fig. 373, *s*, *s*, *p*, *p*). Quand la vésicule allantoïde a rempli son rôle, une des veines s'atrophie, et il ne reste plus que deux artères et une veine. Ces deux artères et cette veine persistent jusqu'à la naissance, et forment les vaisseaux du *cordon ombilical*. Les deux artères communiquent avec les iliaques, branches de l'aorte descendante. L'aorte descendante, double dans l'origine, s'est promptement transformée en un seul tronc. La veine du cordon se réunit à la fois avec la veine porte (formée comme nous l'avons vu) et avec la veine cave, qui s'est développée dans le même temps.

Pendant le second mois, le système vasculaire du fœtus se complète. Au commencement du troisième mois, la seconde circulation, qui doit persister jusqu'à la naissance, est tout à fait établie. Voici, en peu de mots, comment les divers vaisseaux se constituent.

Le cœur d'abord rectiligne se courbe de plus en plus et prend la forme d'un S; la partie supérieure, qui fournissait les artères, devient inférieure; la partie inférieure, qui recevait les veines, devient supérieure. On voit bientôt apparaître trois renflements: le premier, ou auriculaire, correspond aux oreillettes; le second, ou ventriculaire, correspond au ventricule droit; le troisième, placé à l'endroit où l'aorte (devenue unique à son insertion) s'abouche avec le cœur, a été désigné sous le nom de *bulbe* aortique; il correspondra plus tard au ventricule gauche, quand le cloisonnement des ventricules aura eu lieu. Ce cloisonnement est précoce; il est terminé à la fin du second mois. Le cloisonnement des oreillettes est plus tardif; il n'est guère prononcé avant le troisième ou le quatrième mois: alors il reste encore une large communication (*trou de Botal*) entre les deux oreillettes, et cette communication persistera pendant toute la vie intra-utérine du fœtus.

Les arcs aortiques, réunis à leur insertion au cœur en un seul tronc, se sont multipliés du côté céphalique, par les progrès du développement, en un certain nombre d'arcs secondaires, qui correspondent aux tubercules formateurs de la face et du cou (Voy. § 410). Ces arcs, en se modifiant, donnent naissance à la crosse de l'aorte, à l'artère pulmonaire, aux artères sous-clavières, aux artères carotides et à leurs branches. Ce qu'il faut surtout noter ici, c'est que de cette transformation des vaisseaux il résulte, entre l'aorte et l'artère pulmonaire, une large communication par l'intermédiaire d'un canal, qui ne s'oblitérera qu'après la naissance. Ce canal est le *canal artériel*.

Les deux aortes descendantes, nous l'avons dit, se sont fusionnées en une seule; les iliaques ont pris naissance, et c'est sur ces dernières que s'implantent les artères du cordon (artères ombilicales). Ces artères (Voy. fig. 374, *l*, *l*), qui établiront, pendant toute la vie intra-utérine, une communication vasculaire entre le fœtus et le placenta, disparaîtront après la naissance, et se transformeront en cordons fibreux.

Les veines se sont développées en même temps que les artères. Les veines du tronc et des membres, de même que les artères, prennent naissance sur place. D'abord connues sous le nom de *cardinales*, et au nombre de quatre, les veines qui se jettent dans les cavités auriculaires du cœur seront bientôt réduites à deux (veine cave inférieure, veine cave supérieure), et recueilleront le sang des diverses veines du corps qui ont pris naissance.

Quand la seconde circulation est établie, le sang qui vient du placenta se dirige vers le fœtus par la veine ombilicale du cordon, et il retourne du fœtus au placenta, par l'intermédiaire des artères ombilicales. L'existence du *canal veineux*, celle du *canal artériel*, et celle du *trou de Botal* introduisent dans la circulation du fœtus certaines différences avec la circulation de l'adulte. Voici comment les choses se passent.

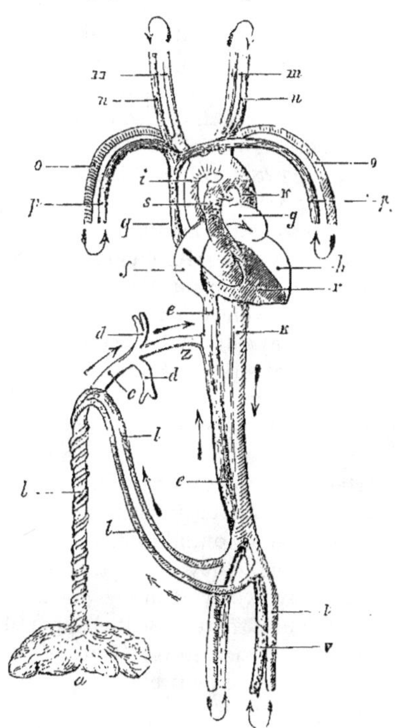

Fig. 374.

CIRCULATION FŒTALE JUSQU'AU MOMENT DE LA NAISSANCE.

a, placenta.
b, cordon ombilical.
c, veine ombilicale.
d, *d*, portion de la veine ombilicale qui va au foie. L'autre portion, qui gagne la veine cave inférieure, porte le nom de *canal veineux*.
e, *e*, veine cave inférieure.
f, oreillette droite.
g, oreillette gauche.
h, ventricule gauche.
i, aorte ascendante.
k, *k*, aorte descendante.
l, *l*, artères ombilicales.
m, *m*, artères carotides.
n, *n*, veines jugulaires.
o, *o*, artères sous-clavières.
p, *p*, veines sous-clavières.
q, veine cave supérieure.
r, ventricule droit.
s, artère pulmonaire fournissant deux rameaux (coupés sur la figure) qui vont au poumon. Après avoir fourni ces deux rameaux, l'artère pulmonaire se jette dans l'aorte et porte le nom de *canal artériel*.
t, artère iliaque.
v, veine iliaque.
z, canal veineux.

Le sang, arrivé du placenta à l'ombilic par la veine ombilicale (Voy. fig. 374, *c*), se divise en deux parties. Une portion pénètre dans le foie par les branches *d*,*d*, qui communiquent avec la veine porte. L'autre partie de la veine ombilicale, désignée sous le nom de *canal veineux* (*z*), gagne directement la veine cave inférieure *e*. Le sang qui s'est introduit dans le foie est d'ailleurs destiné à rejoindre la veine cave inférieure, par les veines sus-hépatiques [1]. Le sang engagé dans la veine cave inférieure arrive à l'oreillette droite *f*. La disposition de la valvule d'Eustachi, placée à l'orifice de la veine cave inférieure, et l'existence du trou de Botal, font que la plus grande partie du sang passe de l'oreillette droite dans l'oreillette gauche *g*. De l'oreillette gauche le sang passe dans le ventricule gauche *h*, par l'orifice auriculo-ventriculaire; puis les contractions du cœur le font passer dans l'aorte *i*, et dans toutes les branches de l'aorte, telles que les carotides *m*, *m*, les sous-clavières *o*, *o*, l'aorte descendante *kk*. Le sang qui descend par l'aorte descendante s'engage en partie dans les iliaques *t*, et en partie dans les artères ombilicales *l*, qui le ramènent au placenta.

Le sang veineux, qui revient des parties supérieures de l'embryon, par les veines jugulaires *n*, *n*, par les sous-clavières *p*, *p*, et, en résumé, par le tronc de la veine cave supérieure *q*, arrive à l'oreillette droite *f*. Le sang veineux, qui

[1] Ces veines ne sont pas représentées sur la figure. Elles procèdent du foie et vont se jeter dans la veine cave inférieure, à l'embouchure même du *canal veineux*.

revient des parties inférieures de l'embryon, par l'intermédiaire des veines iliaques *v*, arrive également à l'oreillette droite, par le tronc de la veine cave inférieure *e*. C'est également dans l'oreillette droite qu'arrive le sang des intestins et du foie, par l'intermédiaire de la veine porte et des veines sus-hépatiques. Le sang veineux, qui arrive dans l'oreillette droite par la veine cave supérieure *q*, a plus de tendance à passer dans le ventricule droit *r* qu'à passer dans l'oreillette gauche, avec le sang qui arrive du placenta, bien qu'il se mêle cependant en partie avec lui. Du ventricule droit *r*, le sang s'engage dans l'artère pulmonaire *s*, qui le transmet dans la crosse de l'aorte par le canal artériel [1]. Le sang veineux, continuant son trajet dans l'aorte descendante *kk*, est en partie reporté au placenta par les artères ombilicales *l*, *l*, pour y subir l'hématose.

Le sang qui arrive du placenta par la *veine* ombilicale est le sang artériel du fœtus ; celui qui y retourne par les *artères* ombilicales est le sang veineux. Il est aisé de voir qu'en aucun point du système vasculaire de l'embryon, le sang artériel ne se trouve à l'état de pureté parfaite. Cependant le sang qui parvient à la tête et aux extrémités supérieures, quoique mélangé dans l'oreillette droite du cœur avec une certaine proportion de sang veineux, est plus hématosé que celui qui se répand dans les extrémités inférieures et dans la partie inférieure du tronc. La tête et les extrémités supérieures, en effet, reçoivent le sang des artères carotides et sous-clavières avant la jonction du canal artériel, tandis que les extrémités inférieures reçoivent le même sang que celui qui est entraîné par les artères ombilicales vers le placenta, pour être soumis à l'hématose. Il en résulte que le développement des parties supérieures l'emporte, au moment de la naissance, sur celui des parties inférieures du corps.

La figure 375 représente l'appareil circulatoire de l'enfant, pendant le dernier mois de la vie intra-utérine : les organes étant en place, l'ensemble du trajet circulatoire ne peut plus être saisi d'un coup d'œil comme dans la figure schématique 374.

§ 413.

Nutrition du fœtus. — Jusqu'au moment où les vaisseaux apparaissent dans l'œuf, celui-ci n'a pas cessé de s'accroître. Son volume a déjà beaucoup augmenté, comparativement à ce qu'il était dans la vésicule de Graaf et dans la trompe. Il n'avait originairement que 1/7 de millimètre, et il a, au moment où les vaisseaux apparaissent, la grosseur d'un petit pois. L'œuf s'est donc assimilé des matériaux plastiques venus du dehors, et ces matériaux, qu'il a puisés dans les trompes et dans l'utérus, au travers de ses enveloppes, ont contribué à augmenter les dimensions de la vésicule blastodermique, ainsi que la masse de blastème accumulée entre les feuillets du blastoderme : blastème aux dépens duquel se forment les premiers rudiments du système nerveux, ceux du cœur et ceux des vaisseaux.

La première nutrition s'opère donc au travers de l'épaisseur des membranes de l'œuf, par voie d'imbibition et d'osmose. L'absorption se trouve favorisée par les appendices ou villosités dont est recouvert le chorion initial.

Quand la première circulation est établie, la nutrition de l'œuf s'opère à l'aide des vaisseaux qui se sont développés. Ces vaisseaux agissent par absorption sur

[1] Une petite partie du sang s'engage dans les poumons par les artères pulmonaires ; mais, jusqu'à la naissance, les poumons ont peu de volume, ainsi que les artères pulmonaires.

les liquides contenus dans la vésicule ombilicale, de la même manière que les veines mésentériques de l'adulte absorbent, au travers de leurs parois, les produits digestifs déposés à la surface intestinale.

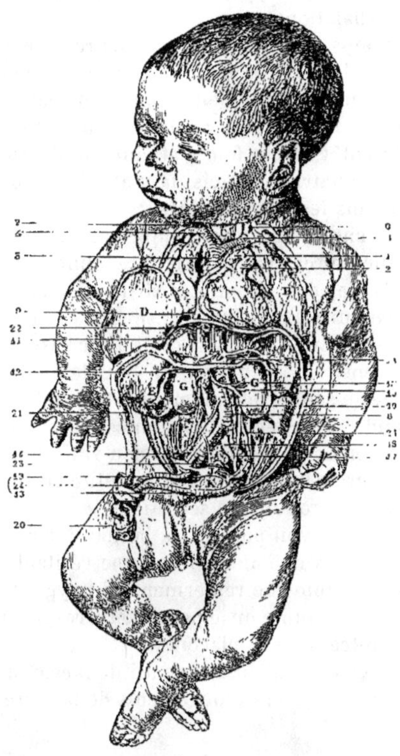

Fig. 375.

A, cœur. — B, B, poumons. — C, corps thyroïde. — D, foie. — E, vésicule biliaire. — F, rate. — G, G, reins. — J, utérus. — K, vessie.

1, aorte à son origine.
2, artère pulmonaire.
3, veine cave supérieure.
4, veine brachio-céphalique droite.
5, veine brachio-céphalique gauche.
6, veine jugulaire interne.
7, carotide primitive droite.
8, aorte abdominale.
9, veine cave inférieure.
10, artères mésentériques.
11, canal veineux.
12, veine porte. — Sa réunion avec la veine splénique et la grande mésentérique.
13, 13, artères ombilicales.
14, artère et veine ovariques droites.
15, tronc cœliaque se détachant de l'aorte.
16, veine iliaque primitive gauche.
17, uretère gauche.
18, veine rénale gauche.
19, artère rénale gauche.
20, cordon ombilical (vaisseaux réunis).
21, veine ombilicale.
22, diaphragme (coupe du).
23, rectum.
24, ouraque.
25, artère ovarique gauche.

Quand la seconde circulation a fait place à la première, les échanges de nutrition s'opèrent par l'intermédiaire du placenta. Les vaisseaux du placenta fœtal, intimement appliqués et mélangés avec les vaisseaux des parois utérines, entretiennent entre le sang maternel et le sang fœtal un contact médiat, d'où résulte une série continue d'échanges. Les parties dissoutes, ainsi que les gaz du sang de la mère, entrent dans le sang du fœtus et le rendent propre à la nutrition, tandis que les parties devenues impropres à entretenir la vie du fœtus rentrent dans le sang de la mère et s'échappent ensuite, chez elle, par les diverses voies des sécrétions et des exhalations.

Dans les premiers temps de la vie embryonnaire, le placenta du fœtus renferme une substance analogue à la matière glycogénique qu'on trouvera plus tard dans le foie. La peau et les muqueuses du fœtus paraissent aussi contenir, dans les premiers temps, une matière analogue dans les cellules des épidermes et des épithéliums. Aussitôt que le foie a atteint son développement histologique, c'est-à-dire vers le quatrième mois, la matière glycogène se localise dans son tissu et disparaît dans les autres points.

Le *placenta* est tout ensemble, pour l'embryon, un organe de *respiration* et de *nutrition :* un organe de respiration, car il redonne au sang, devenu impropre à l'entretien de la vie, des propriétés vivifiantes nouvelles; un organe de nutrition, car c'est par lui principalement, si ce n'est uniquement, que sont fournis les matériaux du développement et de l'accroissement.

L'embryon étant suspendu au milieu du liquide de la poche amniotique, pendant toute la durée de son développement, et jusqu'au moment de la naissance, on s'est demandé si les eaux de l'amnios ne constitueraient pas pour l'embryon un liquide nourricier. Cela est peu vraisemblable. Le liquide de l'amnios, en effet, renferme une très petite quantité de substances organiques, et il contient souvent des produits de sécrétions [1].

On a cru aussi que l'embryon pouvait, à la manière des poissons, absorber les gaz dissous dans les eaux de l'amnios par une véritable respiration aquatique. Mais les eaux de l'amnios ne renferment ni oxygène, ni air atmosphérique, ni acide carbonique, comme on le pensait. La respiration du fœtus (c'est-à-dire l'hématose) est limitée dans le placenta.

Les eaux de l'amnios ont, d'ailleurs, une utilité mécanique incontestable, en protégeant l'enfant dans les divers mouvements de la mère.

§ 414.

Sécrétions du fœtus. — Les corps de Wolf, dont nous avons précédemment parlé (§ 410), se développent rapidement au commencement de la vie embryonnaire et prennent un développement relativement considérable, eu égard au petit volume de l'embryon. Leur canal excréteur communique avec l'extrémité inférieure du tube digestif, et par conséquent avec la cavité de la vésicule allantoïde qui en constitue pour ainsi dire le réservoir. Plus tard, la portion renflée du pédicule de la vésicule allantoïde, qui doit seule persister et devenir la vessie, se mettra en connexion avec le rein, qui prend peu à peu la place d'une portion des corps de Wolf.

Chez les oiseaux et aussi chez quelques mammifères, la vésicule allantoïde a une plus longue durée que dans l'espèce humaine ; et, à diverses reprises, on

[1] Le liquide amniotique contient, indépendamment de quelques principes salins (Voy. § 505), environ 1 p. 100 d'albumine. M. Schlossberger a trouvé dans les eaux de l'amnios du fœtus de la vache 1 gramme de sucre pour 1,000 grammes de liquide (fœtus de sept à huit semaines). Plus tard, les eaux de l'amnios contiennent de l'urée. Ce liquide renfermait des *cristaux d'urée* chez un fœtus de vache de dix-huit semaines.

a signalé, dans le liquide qu'elle renferme, la présence de l'acide urique; d'où on a tiré la conclusion que le liquide de l'allantoïde est le produit d'une sécrétion des corps de Wolf, sécrétion qui aurait avec la sécrétion urinaire une grande analogie. La manière dont se développe la vésicule allantoïde, laquelle procède réellement de l'embryon (et non, comme la vésicule ombilicale, d'une simple modification du feuillet interne du blastoderme), tend à faire penser, en effet, que le liquide qui la remplit est bien un produit de sécrétion d'origine fœtale.

Le liquide allantoïdien, d'abord transparent, contient une grande quantité d'eau, un peu d'albumine et quelques sels [1]. Il se trouble ensuite, à mesure que la vésicule allantoïde s'atrophie; il devient jaune orangé; on y trouve des grumeaux plus ou moins consistants. Plus tard, il disparaît; les parois de la vésicule s'adossent à la surface interne de l'œuf (Voy. § 408), et son pédicule se transforme en un cordon fibreux.

Le liquide qui s'accumule dans la vésicule allantoïde a des usages mécaniques importants. Il distend la vésicule, et la met bientôt en rapport avec la surface interne de l'œuf, de manière à établir, entre les vaisseaux de l'embryon et ceux de la mère, les communications d'où résulteront le placenta et le cordon ombilical (Voy. § 409). La vésicule allantoïde et le liquide allantoïdien disparaissent quand la connexion vasculaire entre la mère et le fœtus est établie.

Quand la vésicule allantoïde a disparu, quand les reins ont fait place aux corps de Wolf, et quand les uretères, qui se sont développés dans le même temps, ont complété la continuité du système urinaire, la sécrétion urinaire s'établit. L'enfant, suspendu dans le liquide amniotique, émet par l'urètre une certaine proportion d'urine qui se mélange avec les eaux de l'amnios [2].

Dès la fin du troisième mois de la vie intra-utérine, on trouve dans l'intestin les produits de la sécrétion biliaire. A la fin du sixième mois, cette matière, connue sous le nom de *méconium*, est répandue dans toute l'étendue de l'intestin; la vésicule biliaire, qui s'est formée, en contient aussi. Le foie du fœtus sécrète donc de la bile. Il est évident que, dans cette période de la vie, la sécrétion biliaire n'est point en rapport avec les phénomènes de la digestion intestinale, car le fœtus ne digère point : ses aliments lui arrivent tout préparés par les vaisseaux du cordon, et sont immédiatement portés aux organes par les voies de la circulation. Le foie agit comme le rein : il élimine du sang une partie des matériaux devenus impropres à la nutrition. Le méconium, accumulé dans le gros intestin de l'enfant naissant, est généralement évacué par l'anus, peu après la naissance. Quelquefois cette évacuation se fait en partie pendant la vie intra-utérine, dans les eaux de l'amnios.

Vers le cinquième ou le sixième mois de la vie intra-utérine, le corps du fœtus se couvre d'une substance grasse adhérente à la peau (vernis caséeux). Cette substance, produit des glandes sébacées, est une matière de sécrétion, et non un dépôt des eaux de l'amnios, car on n'observe rien de semblable à la face interne de la membrane amnios. Le vernis caséeux est destiné à faciliter le passage du fœtus par les voies de la génération au moment de l'accouchement.

[1] Le liquide allantoïdien du fœtus de vache renferme, vers la septième ou huitième semaine, 4 grammes de sucre pour 1,000 grammes de liquide (Schlossberger).

[2] Le vice de conformation congénital, consistant dans l'imperforation de l'urètre, est accompagné d'une distension énorme de la vessie et quelquefois de sa rupture.

§ 415.

Mouvements du fœtus. — Les phénomènes de la vie de relation du fœtus sont bornés à des mouvements automatiques. Chez le fœtus, de même que chez l'adulte, les mouvements sont déterminés par la contraction des muscles. Mais, pendant la période embryonnaire, les muscles de la vie animale, de même que les muscles de la vie organique, ne se contractent que par action réflexe (Voy. § 344). C'est vers le milieu du cinquième mois, quand les muscles et les leviers du mouvement ont acquis un certain développement, que la femme sent généralement remuer son enfant.

Quant aux mouvements respiratoires du fœtus, qu'on aurait observés sur les chiens et sur les chats encore contenus dans les membranes et les liquides de l'œuf, ce sont des mouvements passagers et irréguliers, analogues aux mouvements des membres et de tous les autres muscles du corps. Ces mouvements n'ont point pour but d'introduire dans les bronches et dans les poumons les eaux de l'amnios et de les expulser ensuite, car le fœtus ne trouve point dans ce liquide les gaz de la respiration. Nous en dirons autant des mouvements des lèvres et des mouvements de déglutition, qu'on a parfois observés dans les mêmes circonstances : le fœtus ne se nourrit point aux dépens des eaux de l'amnios, mais par l'intermédiaire des vaisseaux du cordon.

La couche musculeuse de l'intestin, des parois de la vessie, etc., éprouve aussi des mouvements pendant la vie intra-utérine. Au moment de la naissance, en effet, le méconium est arrivé à l'extrémité inférieure du tube digestif, et d'un autre côté, une certaine quantité d'urine a été évacuée dans les eaux de l'amnios.

CHAPITRE VII

GESTATION ET LACTATION

§ 416.

L'utérus pendant la grossesse. — De la membrane caduque. — A mesure que l'œuf fixé dans l'utérus se développe, la cavité utérine se développe avec lui. L'excavation du bassin ne peut bientôt plus contenir la matrice, qui s'élève vers la cavité abdominale. Vers la fin du troisième mois, le fond de l'utérus dépasse le niveau du pubis ; au sixième mois, il s'élève jusqu'à l'ombilic ; au neuvième mois enfin, il est parvenu au creux de l'estomac, c'est-à-dire au niveau du côlon transverse.

Pendant que la cavité utérine s'accroît, les parois de l'utérus, qui dans l'état de vacuité ne laissaient que difficilement reconnaître leur nature musculeuse, à l'œil nu tout au moins, deviennent plus distinctement musculaires. Les artères et les veines utérines augmentent de volume, leurs flexuosités deviennent plus nombreuses. La membrane muqueuse surtout se modifie profondément, et finalement, quand l'œuf développé remplit la cavité utérine, cette membrane l'entoure en lui formant une enveloppe, qu'on désigne sous le nom de *membrane caduque*. La membrane muqueuse de l'utérus, transformée en membrane caduque et appliquée sur le chorion de l'œuf, se détache peu à peu de l'utérus et est expulsée au moment de l'accouchement, avec les autres enveloppes de l'œuf dont elle forme la tunique la plus extérieure.

A une époque encore peu éloignée de nous, on croyait que la membrane caduque était une membrane de nouvelle formation, développée à la surface utérine, au moment de la fécondation, par l'intermédiaire d'une sécrétion de lymphe plastique. On croyait que l'œuf fécondé, arrivant dans l'utérus, trouvait cette membrane nouvelle, formant alors dans la cavité utérine une sorte de sac sans ouverture ; on supposait que l'œuf la refoulait et s'en coiffait ; d'où formation d'une caduque soulevée par l'œuf, ou *caduque réfléchie*. Cette caduque réfléchie, refoulée de plus en plus par le développement de l'œuf vers le feuillet de la caduque appliqué à la paroi de l'utérus (*caduque directe*), finissait, disait-on, par se fondre avec ce feuillet, pour n'en plus former qu'un seul. On supposait que ces deux feuillets, réunis par fusion, enveloppaient l'œuf sur tous les points par lesquels l'œuf n'adhérait point à l'utérus. On admettait encore que, par suite d'une sécrétion plastique secondaire, il se formait entre la paroi utérine et l'œuf (dans le point correspondant à l'insertion de l'œuf) une *caduque tardive*, qui venait compléter l'enveloppe de l'œuf.

Aujourd'hui, de nombreuses observations faites à toutes les périodes du développement ont clairement démontré que la membrane caduque n'est autre que l'épithélium de la muqueuse utérine qui prolifère à chaque grossesse, se détache, s'échappe au dehors avec les enveloppes de l'œuf, et se reproduit.

Rappelons que la membrane muqueuse de l'utérus est essentiellement composée par un épithélium cylindrique vibratile presque directement appliqué sur l'élément musculaire dont il n'est séparé que par un substratum conjonctif de peu d'épaisseur. Les glandes ou tubes (de $0^{mm},1$ de diamètre) qu'elle contient en grand nombre sont également constituées par un revêtement épithélial appliqué presque directement sur l'élément musculaire, et d'un réseau vasculaire très abondant. Rappelons encore que ces divers épithéliums muqueux et glandulaires qui prolifèrent avec tant d'abondance pendant la gestation, sont à chaque période menstruelle soumis à une mue périodique.

Tandis que l'ovule fécondé parcourt la trompe, l'épithélium utérin acquiert une sorte de vitalité nouvelle, forme de vastes bourgeons et s'hypertrophie. L'œuf, en arrivant dans l'utérus, trouve la cavité de cet organe à peu près effacée par la muqueuse tuméfiée; il se fixe dans une des anfractuosités de cette membrane et en un point généralement voisin de la trompe. Il est rare que l'ovule descende dans la cavité utérine, jusque dans le voisinage du col de l'utérus, avant de se fixer[1].

Pendant que les villosités du chorion (Voy. § 408) établissent les premières connexions de l'œuf avec l'utérus, la muqueuse se soulève autour de l'œuf, et lui forme d'abord un chaton. Puis l'œuf est bientôt complètement entouré par

[1] Lorsque cela a lieu, les liens vasculaires que l'embryon contractera plus tard avec sa mère peuvent s'étendre sur le col de l'utérus, et donner lieu à une implantation vicieuse du placenta. Cette implantation, quand elle existe, donne lieu à des hémorrhagies graves, qui compliquent la grossesse et l'accouchement.

la muqueuse, dont les bords soulevés se réunissent au-dessus de lui, de la même manière qu'on voit parfois les bourgeons plastiques d'un cautère se renfermer au-dessus du pois placé dans la petite cupule du derme. Le très petit volume de l'œuf rend cet *emprisonnement* très rapide. La muqueuse utérine qui enveloppe l'œuf est devenue la *caduque*.

Une fois qu'il est ainsi entouré de toutes parts par la membrane muqueuse utérine, l'ovule continue à s'accroître. La portion de muqueuse qui le recouvre, et à laquelle on donne le nom de *caduque fœtale*, représente ce qu'on désignait autrefois sous le nom de *caduque réfléchie*. La muqueuse modifiée qui tapisse l'utérus, et à laquelle on donne le nom de *caduque utérine*, représente ce qu'on appelait la *caduque directe*. Enfin le point de la muqueuse où l'œuf utérin est venu s'attacher à l'utérus, a reçu le nom de *caduque sérotine* et répond à l'endroit où la caduque fœtale se continue avec la caduque utérine. On conçoit d'ailleurs que par les progrès du développement, la caduque fœtale se rapproche de plus en plus de la caduque utérine et finit par s'y adosser. Les deux feuillets, d'abord juxtaposés, finissent bientôt par se confondre, leur épaisseur devient de moins en moins grande : au septième mois de la grossesse, les deux feuillets réunis de la caduque n'ont guère plus de 1 millimètre d'épaisseur. Dès le quatrième mois de la grossesse, les adhérences de la portion utérine de la caduque, c'est-à-dire de celle qui est en rapport avec la tunique musculeuse de l'utérus, commencent à devenir moins intimes. Sous ce feuillet, qu'on peut alors arracher par lambeaux plus ou moins étendus, on voit le travail de régénération de la muqueuse utérine qui commence à s'établir. Lorsque, au moment de l'accouchement, la membrane caduque sera expulsée avec les membranes de l'œuf, le travail de régénération sera déjà très avancé et presque terminé.

Tandis que les feuillets fœtal et utérin de la caduque s'amincissent et se confondent, le point de la muqueuse sur lequel l'œuf s'est primitivement fixé continue, au contraire, à augmenter d'épaisseur et à s'hypertrophier. Loin de disparaître, comme dans les autres points de la caduque, les vaisseaux prennent ici un développement considérable. Dans cette partie de la membrane caduque (*caduque sérotine*, *caduque inter-utéro-placentaire*), le développement vasculaire va croissant, et on voit apparaître l'ensemble ramifié des vaisseaux auxquels on donne le nom de *placenta maternel*. C'est dans cette portion de la caduque utérine que s'engrènent les cotylédons du placenta fœtal développés aux dépens du chorion (Voy. § 403).

§ 417.

Phénomènes généraux et signes de la grossesse. — Les commencements de la grossesse s'annoncent ordinairement par un trouble nerveux, caractérisé par des nausées et des vomissements. L'appétit est diminué ; quelquefois il existe un profond dégoût pour les aliments. Les époques plus avancées de la grossesse offrent parfois des perversions singulières du goût, qui font désirer à la femme les substances les plus indigestes, parfois même les plus dégoûtantes.

A mesure que l'utérus se développe et gagne la cavité de l'abdomen, il refoule et comprime les organes contenus dans le bassin et dans le ventre (Voy. fig. 376). Dans le principe, il presse sur le canal de l'urètre, et occasionne parfois des rétentions d'urine qui nécessitent l'emploi de la sonde. Plus tard, l'utérus comprime la vessie et le rectum. La capacité du réservoir urinaire et celle du réservoir fécal étant diminuées, on voit survenir des envies fréquentes d'uriner et d'aller à la garde-robe, et les évacuations n'ont lieu, la plupart du temps, qu'avec

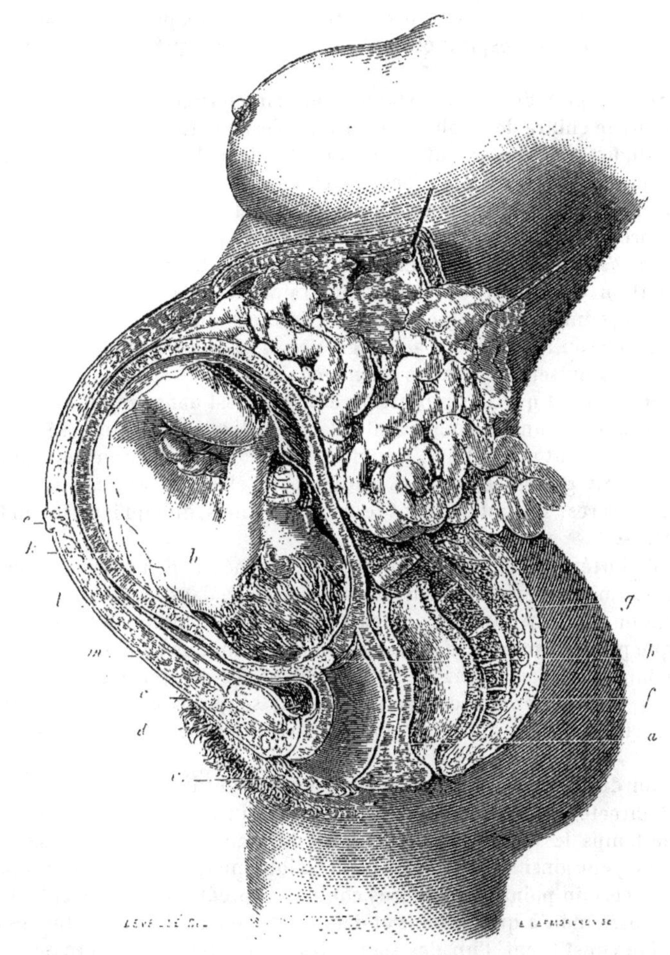

Fig. 376.

a, vagin (coupe du).
b, le fœtus contenu dans l'utérus.
c, symphyse pubienne.
d, la vessie presque vide.
e. ombilic.
f, le rectum.
g, sacrum.
h, le col de l'utérus.
k, les membranes du fœtus.
l, coupe des parois de l'utérus.
m, coupe des parois abdominales.
v, la vulve.

une certaine difficulté. La compression que l'utérus exerce sur les vaisseaux du bassin peut déterminer des dilatations variqueuses des veines, et aussi une infiltration plus ou moins prononcée des membres inférieurs et des parties extérieures de la génération. La compression des nerfs pelviens et cruraux explique les crampes ou les engourdissements des membres abdominaux, qui tourmentent souvent les femmes dans les dernières périodes de la grossesse.

La matrice, en s'élevant et en refoulant la masse intestinale et les organes contenus dans l'abdomen, exerce une influence marquée sur les phénomènes respiratoires, en rendant les contractions du diaphragme moins étendues. La gêne de la respiration est surtout très marquée dans les derniers mois.

Les dernières périodes de la gestation sont caractérisées par une diminution notable dans le chiffre des globules du sang. C'est à cette diminution qu'est dû l'état de fatigue et d'épuisement dans lequel tombent les femmes dans les dernières semaines qui précèdent l'accouchement. Les troubles qui surviennent alors ont été souvent, mais à tort, attribués à un état pléthorique. Le chiffre de la fibrine présente aussi une légère augmentation.

Les *signes de la grossesse* peuvent être tirés en partie des changements que l'augmentation de volume de l'utérus entraîne dans la santé générale de la femme; mais, comme le développement de l'utérus peut tenir à d'autres causes qu'à la présence du fœtus, il n'y a de signes *certains* de grossesse que ceux qu'on peut tirer de la présence du fœtus lui-même.

Notons cependant que la suppression des règles est dans l'immense majorité des cas, chez la femme bien portante, la première présomption sérieuse de grossesse. Il ne faut pas oublier, toutefois, que les règles peuvent se supprimer sans qu'il y ait grossesse, et que, d'autre part, elles peuvent persister, dans quelques cas rares, surtout pendant les premiers mois, quoiqu'il existe un fœtus dans l'utérus.

Le col de l'utérus participe à la tuméfaction générale de l'utérus, et, comme on peut l'examiner par l'intérieur du vagin, il peut, dans les premiers mois de la conception, fournir quelques indications sur la probabilité de la grossesse. A une époque plus avancée de la grossesse, le vagin diminue de hauteur, par suite du développement par en bas de l'utérus. Dans les dernières semaines, l'ouverture du col s'agrandit, et l'accouchement se prépare. Bientôt cette ouverture devient aussi grande que l'aire du vagin, et les lèvres du col disparaissent.

Vers la fin du troisième mois, l'utérus, en dépassant le niveau du pubis, peut être senti directement par la dépression de la paroi abdominale. En introduisant en même temps le doigt dans l'intérieur du vagin et en soulevant le col de l'utérus, on peut ainsi sentir une sorte de ballottement qui peut faire présumer, jusqu'à un certain point, que l'utérus contient le produit de la conception. Plus tard (de quatre mois à quatre mois et demi), les mouvements du fœtus ressentis par la mère constituent l'un des signes les plus certains de la grossesse. A la même époque, les battements du cœur du fœtus commencent à être distinctement entendus, à l'aide du stéthoscope appliqué sur l'abdomen de la femme, et viennent donner plus de certitude au diagnostic [1]. Cet examen fournit d'ailleurs, sur la *position* du fœtus dans le sein de sa mère, des notions précieuses.

[1] Les battements du cœur du fœtus sont beaucoup plus fréquents que les battements du cœur de la mère. Vers la fin de la vie intra-utérine, on en compte environ 150 à 160 par minute, c'est-à-dire à peu près le double des pulsations maternelles. On ne peut donc confondre les pulsations du cœur du fœtus avec les battements artériels de la mère.

§ 418.

Grossesses extra-utérines. — Il arrive quelquefois, par exception, que l'ovule, en se détachant de l'ovaire, au lieu de s'engager dans la trompe et de parvenir dans l'utérus pour s'y développer, s'échappe dans la cavité abdominale, ou bien s'arrête dans l'intérieur de la trompe et subit, dans le point où il est anormalement fixé, les phases de son développement.

On peut diviser les grossesses extra-utérines en trois groupes : tantôt l'œuf se fixe et se développe dans l'abdomen (*grossesses abdominales*) ; tantôt il se développe dans un point variable de la trompe (*grossesses tubaires*) ; tantôt, au lieu de tomber dans l'intérieur de l'utérus, il s'arrête dans la portion de la trompe qui traverse le tissu utérin, et l'œuf semble se développer dans l'épaisseur même des parois utérines (*grossesses interstitielles*). Chacun de ces groupes présente des variétés nombreuses, suivant les parties déprimées par les progrès du développement fœtal.

Les grossesses extra-utérines, dites *grossesses ovariques*, c'est-à-dire celles où l'œuf paraît se développer dans l'épaisseur de l'ovaire lui-même, ne sont que des grossesses abdominales. Seulement, ici, l'ovule fécondé après rupture de la vésicule de Graaf s'est développé sur l'ovaire lui-même. Le kyste, dont l'œuf s'entoure par les progrès du développement, et les membranes de l'œuf lui-même, ont pu faire croire quelquefois que l'ovule s'était développé dans l'intérieur même de la vésicule de Graaf, sans rupture préalable.

Dans les grossesses extra-utérines, qui ont pour siège des points variables de la trompe, la fécondation a pu s'opérer dans la trompe elle-même ; mais, dans les grossesses abdominales, la fécondation a eu lieu nécessairement sur l'ovaire lui-même. Nous savons que chez les animaux, bien que la fécondation ait lieu souvent dans la partie supérieure de la trompe, elle peut cependant s'opérer aussi sur l'ovaire ; on a trouvé souvent, en effet, quelques jours après l'accouplement, du sperme sur l'ovaire, alors que les vésicules de Graaf, arrivées à maturité, n'étaient pas encore rompues (Voy. § 400). Les ovules qui s'échappent de l'ovaire dans ces conditions peuvent donc être fécondés immédiatement à leur sortie. Si, maintenant, en vertu de causes qui nous échappent[1], le pavillon ne s'applique pas convenablement sur l'ovaire, pour recevoir dans son intérieur l'ovule qui sort de la vésicule de Graaf, on conçoit que l'ovule *fécondé* puisse s'échapper dans la cavité abdominale, s'y fixer par développement du chevelu du chorion, et lier bientôt, par l'intermédiaire des vaisseaux allantoïdiens, des communications vasculaires avec le point de la cavité abdominale correspondant à l'œuf, point dans lequel les vaisseaux maternels s'accroissent dans le même temps.

On ignore également les causes en vertu desquelles l'œuf, normalement engagé dans le pavillon de la trompe, s'arrête en ce point, ou dans d'autres points de la trompe, pour y suivre les phases de son développement.

Il est rare, au reste, que la grossesse extra-utérine parcoure la durée de la grossesse normale et le développement du fœtus ne s'étend guère au delà du

[1] On a souvent fait intervenir les impressions morales vives, telles que la frayeur, la colère, ou des chutes coïncidant avec la rupture des vésicules de Graaf. On ne sait rien de bien positif à cet égard.

cinquième mois. L'embryon meurt souvent avant cette époque. Il subit alors des transformations particulières, et ordinairement la femme succombe à une péritonite. D'autres fois il se forme un vaste abcès autour du fœtus ; cet abcès se fait jour soit par la cavité de la vessie, soit par la cavité vaginale, soit même à la région abdominale, dans le voisinage de l'ombilic, et le fœtus est expulsé par fragments, avec la suppuration.

Dans les cas très rares de grossesse extra-utérine, où le fœtus est arrivé au terme de son développement complet, on a pu quelquefois l'extraire vivant du corps de la mère par une opération chirurgicale.

§ 419.

Accouchement. — Lorsque le fœtus a acquis le développement compatible avec l'existence nouvelle dont il doit vivre désormais, il est expulsé du corps de sa mère par un travail particulier, qui constitue l'accouchement. L'époque à laquelle arrive l'expulsion du fœtus est de neuf mois dans l'espèce humaine, ou à peu près 275 jours après le moment de la fécondation. Il arrive que les femmes se trompent souvent sur l'époque présumée de l'accouchement, parce qu'elles rapportent le moment de la fécondation au rapprochement des sexes. Nous avons vu que ces deux choses ne sont point simultanées, et qu'elles peuvent être séparées l'une de l'autre par un intervalle de plusieurs jours.

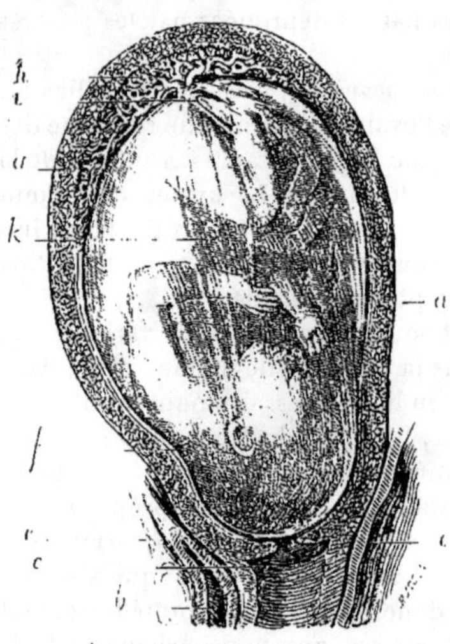

Fig. 377.

POSITION DU FŒTUS DANS L'UTÉRUS.

a, les parois de l'utérus.
b, la vessie. On voit en avant la symphyse des pubis.
c, la partie supérieure du vagin. Au-dessus, le col de l'utérus.
d, un fragment de l'intestin rectum.
e, la coupe de la paroi antérieure de l'abdomen.
f, la membrane caduque et le chorion. La première appliquée contre la paroi utérine, la seconde appliquée sur l'amnios.
h, le placenta.
i, endroit où le cordon ombilical s'insère sur le placenta.
k, le fœtus enveloppé dans l'amnios, et baigné dans le liquide amniotique.

Quelquefois la durée de la grossesse est moindre, et l'expulsion du fœtus peut avoir lieu à huit mois ou à sept mois. Dans ces cas, l'enfant naît encore *viable*, mais sa naissance est dite *précoce*, et les premiers moments de sa vie sont entourés de périls. Lorsque l'accouchement a lieu avant cette époque, l'enfant n'est plus *viable*, et la naissance prématurée prend le nom d'*avortement* [1]. L'avortement peut d'ailleurs être naturel, ou avoir été provoqué soit par des violences extérieures, soit par des manœuvres coupables.

Au moment de l'accouchement le fœtus est entouré de ses membranes qui sont de dehors en dedans : 1° la caduque ; 2° le chorion ; 3° l'amnios. Baigné par les eaux de l'amnios, le fœtus présente le plus ordinairement une position telle, que l'utérus offre, dans son ensemble,

[1] Quelques enfants nés à six mois et demi, et même à six mois, ont pu vivre à force de précautions ; mais ce sont des cas exceptionnels.

la forme d'un ovoïde à petite extrémité dirigée en bas. Cette forme, accommodée aux dimensions respectives du bassin et de l'abdomen, tient à ce que l'enfant a la tête dirigée par en bas, le siège tourné en haut, et les membres fléchis dans leurs articulations. Les cuisses sont appliquées contre l'abdomen ; les jambes, légèrement croisées, sont fléchies sur les cuisses ; la plante du pied, dirigée en haut, se trouve au même niveau que le siège ; les membres antérieurs, également fléchis, sont appliqués contre la poitrine (Voy. fig. 377).

Quelquefois la tête est tournée par en haut et le siège par en bas, ou bien encore le fœtus est placé transversalement dans la cavité utérine, de manière à se présenter par le côté à l'ouverture utérine : ce sont là des cas rares, qui appartiennent à la pathologie obstétricale, et qui rendent souvent nécessaire l'intervention de l'art.

L'accouchement est généralement annoncé, quelques jours avant le travail, par des douleurs dans les reins. Ces douleurs se font sentir par accès et reviennent à des intervalles plus ou moins rapprochés et plus ou moins réguliers; puis les douleurs changent de siège ; elles se rapprochent du bassin : ce sont les premières contractions de l'utérus. Ces douleurs, d'abord assez légères, deviennent de plus en plus fortes et de plus en plus rapprochées, et le travail de l'accouchement commence. La sécrétion muqueuse du vagin augmente et lubrifie le canal que doit parcourir le fœtus. Par l'ouverture dilatée du col de l'utérus on sent distinctement les membranes de l'œuf (poche des eaux), qui font une sorte de hernie. Les membranes de l'œuf cèdent bientôt sous l'effort des contractions utérines ; elles se rompent et laissent écouler au dehors les eaux de l'amnios.

La rupture de la poche des eaux peut avoir lieu prématurément, à l'époque où le col n'est pas suffisamment dilaté pour donner passage à l'enfant ; il en résulte généralement un certain retard dans l'accouchement. D'autres fois la rupture est tardive, et entraîne seulement la sortie de quelques gouttes de liquide, parce que la tête du fœtus, qui s'engage immédiatement dans l'ouverture du col, fait obstacle à son écoulement ; dans ce cas, les eaux s'écoulent soit après la sortie de l'enfant, soit avec l'enfant, aussitôt que la tête est passée.

Les eaux, en s'écoulant, lubrifient les parois du vagin et le préparent au passage de l'enfant. Les douleurs de la femme deviennent extrêmement violentes. Aux contractions de l'utérus viennent se joindre celles des muscles abdominaux et aussi celles de tous les muscles du tronc. La contraction puissante des muscles entraîne tous les effets des efforts violents (Voy. § 240). Des inspirations saccadées se succèdent rapidement pour consolider la cage thoracique et fournir des points fixes à la contraction des muscles ; la face s'injecte, le cœur bat avec force, la tête de l'enfant franchit le col de l'utérus et s'avance dans le vagin. La vulve, plus rétrécie que le vagin, présente un nouvel obstacle, accompagné, surtout chez les primipares, de nouvelles et très vives douleurs. Enfin, la tête franchit l'ouverture vulvaire, dont l'agrandissement se trouve favorisé par le relâchement qu'ont éprouvé, vers la fin de la grossesse, les ligaments de la symphyse pubienne. Quand la tête a franchi l'ouverture de la vulve, le reste du corps sort rapidement.

Au moment où l'enfant apparaît au dehors, toutes les parties de l'œuf ne l'accompagnent point, excepté dans des cas très rares. Les membranes de l'œuf et le placenta sont encore dans l'utérus, et l'enfant tient au placenta par le cordon ombilical. Quoique entièrement sorti du corps de la mère, l'enfant y tient encore par le cordon. L'art intervient alors : on sépare l'enfant de sa mère par la ligature et la section du cordon, pratiquées à quelques centimètres de l'ombilic. L'intervention de l'art ne serait pas, à la rigueur, absolument indispensable ici, car l'accouchement est une fonction naturelle. L'enfant, dont la respiration commence aussitôt qu'il est né à la lumière, pourrait rester entre les cuisses de sa mère, continuer à vivre et à respirer jusqu'au moment où les membranes et le placenta se détachent de l'utérus. Le cordon, qui ne livre plus passage au sang, se dessécherait, s'atrophierait ensuite au niveau de l'ombilic, s'en détacherait par un travail analogue à la chute des escarres, et le fœtus se trouverait enfin débarrassé de ses annexes. Mais la séparation artificielle du fœtus présente des avantages incontestables, qui en ont fait un précepte universellement suivi. Indépendamment de ce que la sortie du *délivre* (membranes et placenta) peut être quelquefois assez tardive, on soustrait, d'une autre part, l'enfant au contact des liquides qui se sont écoulés des organes de la mère pendant l'accouchement, et on peut plus commodément le préserver du froid, auquel il est alors extrêmement sensible.

Peu de temps après la sortie de l'enfant et la section du cordon, c'est-à-dire au bout d'un quart d'heure environ, ou d'une heure au plus, le *délivre*, devenu inutile, se détache généralement de lui-même, par un travail de séparation, qui a commencé dès les premiers temps de l'accouchement. Lorsque la sortie des membranes et du placenta se fait trop attendre, le chirurgien intervient, et hâte cette sortie par des tractions légères sur la portion du cordon restée dans les organes maternels. Cette manœuvre doit être pratiquée avec de grands ménagements, afin de ne point déterminer d'hémorrhagie grave ou de renversement de matrice.

Aux violentes douleurs et aux efforts de l'accouchement succède un profond abattement. L'utérus revient sur lui-même et diminue rapidement de volume. Au moment de la séparation du placenta, il s'est écoulé une assez grande quantité de sang; le décollement du placenta, qui entraîne avec lui des lambeaux de la caduque inter-utéro-placentaire, ne se fait pas sans déchirure des vaisseaux. L'écoulement sanguin continue encore pendant quelques jours, mélangé de caillots dont l'expulsion ne se fait pas toujours sans douleurs. Puis, l'écoulement de sang diminue d'abondance; il se transforme d'abord en une mucosité roussâtre, puis en un liquide albumineux, ordinairement peu coloré. Cet écoulement, désigné sous le nom de *lochies*, cesse généralement au bout de dix à quinze jours. L'utérus est alors assez revenu sur lui-même pour ne pas dépasser le pubis. Ce n'est guère qu'au bout de six semaines ou deux mois qu'il a repris ses dimensions premières : c'est aussi à ce moment que l'écoulement menstruel se rétablit.

§ 420.

Lactation. — Durant la seconde moitié de la grossesse, les seins ont graduellement augmenté de volume, et se sont peu à peu préparés à la sécrétion du lait. Vers le deuxième ou le troisième jour qui suit l'accouchement, les seins deviennent durs et douloureux, et il s'établit quelquefois un léger mouvement fébrile, auquel on donne le nom de fièvre de lait. Vers le quatrième jour la sécrétion du lait est établie. Les seins, moins durs, restent volumineux. Ils fournissent d'abord un liquide peu riche en matériaux nutritifs (colostrum). Ce liquide revêt peu à peu les qualités du lait.

Les mamelles, qui sécrètent le lait, appartiennent à la classe des glandes en grappes (Voy. fig. 378). Elles consistent essentiellement dans le groupement de grains ou *acini*, jaunâtres, ou rosés, sphériques, de 2 millimètres de diamètre, donnant naissance à de petits conduits qui s'unissent entre eux et forment, par des réunions successives, quinze ou dix-huit canaux excréteurs. Ces canaux

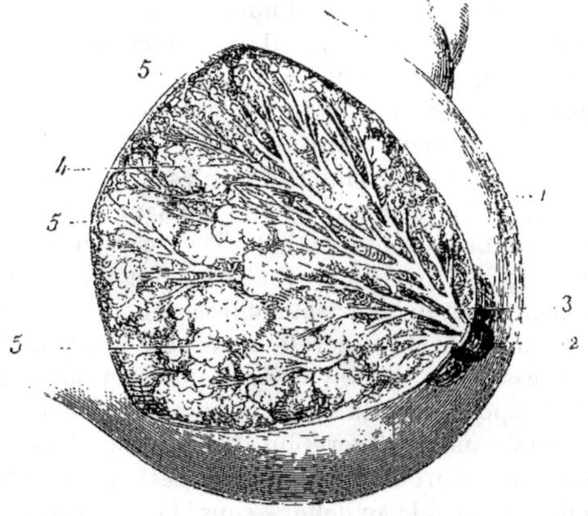

Fig. 378.

MAMELLE.

1, peau de la mamelle.
2, mamelon.
3, canaux galactophores.
4, canalicules procédant des lobules et se terminant dans les canaux galactophores.
5. lobules de la glande.

(canaux *galactophores*) convergent vers l'aréole mammaire, forment un faisceau qui occupe le centre du mamelon, et qui, après avoir parcouru sa longueur, s'ouvrent à son sommet par des orifices étroits, cachés par les inégalités du derme. Les éléments glandulaires de la mamelle ou *acini* se réunissent en groupes et forment des lobules. Un certain nombre de lobules réunis entre eux par le tissu conjonctif forment les lobes de la glande [1]. Ils sont réunis entre eux par un tissu conjonctif, infiltré de tissu adipeux, qui prend souvent un grand développement. La mamelle est parcourue par des vaisseaux dont le développement augmente pendant la gestation. Les mamelles volumineuses ne sont pas toujours le signe d'un grand développement de la partie *glandulaire*.

La glande mammaire présente quelque chose de particulier dans la disposition de ses canaux excréteurs. Ces canaux, avant d'atteindre l'aréole du mamelon, offrent des dilatations nombreuses, qui constituent des réservoirs multiples, dans lesquels s'accumule le lait sécrété pendant les intervalles de l'excrétion. Ces petits réservoirs ont souvent plus de 1/2 centimètre de diamètre. Les canaux qui traversent l'épaisseur du mamelon sont beaucoup plus fins, et n'ont guère qu'une fraction de millimètre d'épaisseur. Les parois de ces canaux,

[1] En dehors de la lactation et de la gestation, les lobules de la glande mammaire sont blanchâtres et forment de petites masses confondues les unes avec les autres. Les *acini* sont moins volumineux et à peine distincts.

comme celles de tous les canaux excréteurs des glandes, contiennent des fibres musculaires lisses. Ces fibres représentent des sortes de sphincters qui s'opposent à l'écoulement continu du lait.

Le mamelon est formé par un tissu cellulo-fibreux, parsemé de fibres musculaires lisses et parcouru par un grand nombre de vaisseaux ; il peut s'ériger ou s'allonger, c'est-à-dire changer de forme mais non de volume. Le mamelon s'érige chez la femme dans les mêmes conditions que les corps caverneux des organes de la génération, et aussi sous l'influence des excitations, mais par un mécanisme différent de celui des tissus érectiles. C'est par la contraction seule de ses muscles qu'il change de forme, et non, comme les tissus érectiles, par la distension d'un appareil vasculaire spécial. Des mamelons très peu développés, et qui, au premier abord, paraissent insuffisants pour l'allaitement, prennent, sous l'influence des efforts de succion de l'enfant, des dimensions qui leur permettent d'atteindre parfaitement leur but.

Les mamelles sécrètent le lait comme toutes les autres glandes sécrètent leur produit de sécrétion, c'est-à-dire aux dépens du sang apporté à la glande par les artères mammaires. La sécrétion du lait présente cependant quelques caractères particuliers. Elle est périodique, c'est-à-dire qu'elle ne se manifeste qu'après l'accouchement, et qu'elle a une durée subordonnée à celle de l'allaitement [1]. L'évacuation du produit sécrété ne s'opère que sous l'influence d'une action extérieure, pression ou succion ; tandis que les produits de sécrétion des autres glandes s'échappent sous la seule influence des contractions de leurs réservoirs ou de leurs canaux d'excrétion. Lorsque les *sinus* dont nous avons parlé sont distendus par les produits sécrétés, il n'est pas rare cependant qu'une petite proportion de lait s'écoule au dehors, sous l'influence de leurs contractions spontanées. C'est ce qu'on observe principalement dans les premiers temps, lorsque la femme, quoique mère, ne nourrit pas son enfant.

Pendant l'allaitement, et tant que la sécrétion du lait s'accomplit, les règles de la femme sont généralement suspendues, et elles ne reprennent leur cours que quand l'allaitement est terminé, époque qui arrive vers le dix-huitième ou le vingt-quatrième mois de la vie de l'enfant. Lorsque la femme n'allaite point, la sécrétion du lait diminue peu à peu, et elle se supprime tout à fait vers la sixième semaine, époque à laquelle reparait alors le flux menstruel.

Il arrive parfois que les règles se rétablissent chez la femme pendant la période de l'allaitement. Lorsque la femme qui allaite est une nourrice à gage, elle dissimule la plupart du temps la réapparition des menstrues. On a remarqué, en effet, que pendant l'écoulement menstruel, le lait diminue souvent de quantité. Cependant ce n'est point là une règle sans exceptions, et celles-ci sont nombreuses. D'ailleurs, la diminution de sécrétion porte principalement sur l'eau du lait. Toutes les fois que les règles apparaissent chez une nourrice, il faut donc non lui retirer son nourrisson, car il est possible qu'elle puisse encore le conduire à bonne fin, mais surveiller de près l'enfant pour voir si sa santé se maintient.

La femme qui allaite est dans une situation peu favorable pour être fécondée, car le travail de la menstruation est suspendu. Les exemples de concep-

[1] On rapporte dans la science quelques faits exceptionnels de femmes qui, n'ayant jamais conçu, ont eu du lait au point de pouvoir allaiter. La sécrétion du lait s'est même montrée parfois chez l'homme. Chez l'enfant nouveau-né de l'un et l'autre sexe, il y a une sécrétion lactée rudimentaire qui dure quelques jours.

tion pendant l'allaitement ne sont pas rares cependant ; et la disposition à être fécondée coïncide généralement avec la réapparition hâtive des menstrues. Quand une grossesse survient ainsi au milieu de l'allaitement, le lait diminue généralement de quantité ; cette diminution va croissant, à mesure que le nouveau fruit prend un plus grand développement ; dans les dernières périodes de la grossesse, le lait ne suffit plus, ordinairement, à la nourriture du premier enfant. Quelques femelles d'animaux allaitent et portent en même temps, et l'on en a conclu que ces deux états pouvaient s'allier aussi chez la femme : une foule d'exemples prouvent qu'il est loin d'en être toujours ainsi.

§ 421.

Lait. — Le *lait* est la première nourriture de l'enfant : il doit faire la base de son alimentation pendant toute la durée du premier âge.

Le lait est un liquide blanc, d'une saveur douce et agréable, d'une densité peu supérieure à celle de l'eau (la densité de l'eau étant 100, celle du lait est 103). Lorsqu'on l'abandonne à lui-même, il se sépare en trois parties principales. L'une vient à la surface former la *crème;* l'autre, d'abord en dissolution dans le lait, se concrète et forme le *caséum* (fromage). La troisième portion du lait, ou *sérum* (petit-lait), est un liquide jaunâtre, limpide, constitué par de l'eau tenant en dissolution des matières salines, et une substance particulière nommée *sucre de lait.*

Quand on examine le lait au microscope, on constate qu'il est constitué par un véhicule liquide, tenant en suspension des parties solides ou globules du lait. La partie liquide contient l'eau, les sels, le caséum à l'état de dissolution et le sucre de lait. Cette dernière substance (sucre de lait) se transforme spontanément, au bout de quelques jours, en un principe acide (acide lactique), lequel détermine la coagulation du caséum et la séparation du petit-lait. La coagulation du caséum peut être obtenue artificiellement dans le lait frais, par l'addition des acides faibles.

Les globules du lait sont de petites masses sphériques de volume très variable. Les uns ont les dimensions des globules du sang ($0^m,005$) ; les autres ont un volume deux, trois ou quatre fois plus considérable. Les globules contiennent la matière grasse du lait, c'est-à-dire le beurre. Lorsque, par le battage, on *sépare* le beurre du lait, les globules ne se retrouvent plus dans le liquide caséeux qui reste après l'opération. Le battage a rassemblé les globules sous forme d'une masse commune qui n'est autre que le beurre.

L'analyse du lait de la femme a été souvent pratiquée. Voici quelques-unes de ces analyses.

ANALYSE DU LAIT DE LA FEMME.	D'APRÈS M. LEHMANN.	D'APRÈS M. REGNAULT.	D'APRÈS MM. VERNOIS et BECQUEREL.
Eau	88,9	88,6	88,9
Sucre de lait et sels solubles	3,5	3,9	7,5
Beurre	2,9	2,6	3,9
Caséum et sels insolubles	4,7	4,9	2,4
	100,0	100,0	100,0

Ainsi de l'eau, du caséum, du beurre, du sucre de lait et des sels, telle est, en somme, la constitution chimique du lait. Le lait résume donc les qualités d'un *aliment complet*. L'aliment azoté est représenté par le caséum. Le beurre et le sucre de lait représentent les aliments non azotés. L'eau et les sels, dont le besoin n'est pas moins impérieux dans l'alimentation de l'enfant, y sont également représentés.

Les proportions des divers principes qui entrent dans la composition du lait sont assez variables non seulement suivant l'espèce de l'animal [1], mais encore suivant quelques autres conditions que nous allons rapidement passer en revue.

Le lait que sécrètent les mamelles, dans les premiers jours qui suivent l'accouchement, n'offre ni les caractères physiques, ni les caractères chimiques qu'il présentera plus tard. Ce premier lait, désigné sous le nom de *colostrum*, offre un aspect jaunâtre ; il renferme peu de caséum, peu de beurre ; en revanche, il contient de l'albumine. Aussi les acides le coagulent à peine, tandis qu'il se prend en grumeaux par la chaleur. Les globules du colostrum sont irréguliers, souvent ils sont accolés ensemble par petites masses. Le colostrum ne se transforme pas en lait parfait immédiatement après l'accouchement. Cette transformation n'est guère complète qu'au bout du premier mois. Ce premier lait, moins nourrissant, agit en même temps sur l'enfant comme un léger purgatif et concourt à l'expulsion du méconium.

L'influence de la traite sur la composition du lait se fait sentir d'une manière très remarquable chez les vaches, les ânesses et les chèvres. Dans une même traite, ou dans deux traites successives, le lait qui s'écoule d'abord est moins riche en crème (par conséquent en beurre) que le dernier ; il y a souvent, à cet égard, des différences de plus du double. Le lait, *déjà sécrété*, s'accumule, en effet, dans les mamelles de la vache, de l'ânesse et de la chèvre, comme dans une sorte de vase, et la crème y prend, en vertu de sa légèreté, la position qu'elle prendrait dans tout autre récipient. Il n'en paraît pas être de même chez la femme. Les réservoirs du lait (*sinus*), qui sont bien moins développés chez la femme, et aussi la station verticale, expliquent pourquoi il n'y a chez elle, sous ce rapport, que des différences insignifiantes.

Le régime et en général toutes les conditions hygiéniques ont une grande influence sur la composition du lait. L'insuffisance habituelle de la nourriture ou sa mauvaise qualité donnent un lait séreux et peu nourrissant.

Le régime végétal ou le régime animal ont-ils sur la composition ou sur l'abondance du lait une influence marquée ? On a souvent prétendu que le régime végétal, offrant de l'analogie avec celui des animaux qui nous donnent du

[1] Composition moyenne du lait de la femme, comparée à celle du lait de quelques espèces domestiques (Regnault) :

	VACHE.	ANESSE.	CHÈVRE.	FEMME.
Eau	87,4	90,5	82,0	88,6
Caséum, etc	3,6	1,7	9,0	3,9
Beurre	4,0	1,4	4,5	2,6
Sucre de lait, etc	5,0	6,4	4,5	4,9

lait, devait être préféré. Cette opinion est sans fondement : il faut que le régime des nourrices, comme celui de tout le monde, soit suffisant à l'entretien de la bonne santé. « La nature des aliments consommés, dit M. Boussingault, n'exerce pas d'influence marquée sur la quantité et la constitution chimique du lait pourvu que les animaux reçoivent les équivalents nutritifs de ces divers aliments. »

Beaucoup de femmes s'imaginent que leur principal soin doit être de beaucoup manger, et elles se flattent ainsi d'augmenter la quantité de leur lait. Mais il arrive souvent qu'elles surchargent leur estomac d'une trop grande quantité d'aliments ; les fonctions digestives se dérangent, et elles arrivent à un résultat opposé à celui qu'elles se proposaient.

Les diverses périodes de la lactation introduisent quelques différences dans la constitution du lait. On remarque que les parties solides augmentent peu à peu en quantité (surtout le caséum et le beurre) pendant les trois ou quatre premiers mois. Pendant les six mois suivants, les proportions restent sensiblement stationnaires. Du dixième au vingt-quatrième mois, les matériaux solides commencent à diminuer ; il est vrai qu'à cette époque, les dents de l'enfant, qui ont poussé, lui permettent de diviser et de digérer d'autres aliments.

Le lait présente encore des différences qui tiennent à la sécrétion elle-même et dont les effets se font sentir sur le nourrisson. Il est des femmes qui ont beaucoup de lait, une très bonne santé, et qui pourtant ne peuvent allaiter leur enfant ou d'autres enfants, sans les rendre malades. Cela tient à l'augmentation de certains principes du lait et le plus souvent à celle du beurre.

On a enfin remarqué depuis longtemps que les principes volatils de quelques végétaux passent dans le lait et lui communiquent leur odeur. Des substances salines variées, administrées aux nourrices, ont été quelquefois retrouvées dans ce liquide, comme dans les produits de la sécrétion urinaire. On a, d'après cela, conseillé de faire prendre à la mère ou à la nourrice certaines substances médicamenteuses qu'on veut faire parvenir dans les voies digestives du nouveau-né.

§ 121 *bis*.

Développement de l'œuf. — Développement et fonctions de l'embryon. — Gestation et lactation. — Indications bibliographiques.

MALPIGHI, De formatione pulli in ovo. *London*, 1673; appendix London, 1675.

RÉAUMUR, Sur la reproduction des pattes dans les écrevisses, les homards, les crabes, etc. *dans* Mém. de l'Acad. des sc. de Paris, 1712 et 1718.

MOREAU, Essai sur la disposition de la membrane caduque. *Thèse Paris*, 1814.

PANDER, Dissertatio sistens historiam metamorphoseos quam ovum incubatum prioribus quinque diebus subit. *Würzburg*, 1817, traduction *dans* Archives gén. de médecine, t. 1, 1823.

LE MÊME, Beiträge zur Entwickelungsgeschichte des Hühnchens im Eie (*Contribution à l'histoire du développement du poulet dans l'œuf*). *Würzburg*, 1817.

PHILIPPE BÉCLARD, Embryologie ou essai anatomique sur le fœtus humain. *Thèse Paris*, 1820.

BAER, Entwickelungsgeschichte der Thiere (*Histoire du développement des animaux*), *Königsberg*, 1826-1837.

RATHKE, Abhandlungen zur Bildungs und Entwickelungsgeschichte des Menschen (*Traité de la formation et du développement de l'homme*), *Leipzig*, 1832-1833.

SEILER, Die Gebärmutter und das Ei des Menschen, in den ersten Schwangerschaftsmonaten (*De l'utérus et de l'œuf humain dans les premiers mois de la grossesse*), *Dresde*, 1832.

VELPEAU, Ovologie et embryologie, *Paris*, 1833.

BAER, Die Metamorphose des Eies der Batrachier, und Folgerungen aus ihr für die Theorie der Erzeugung (*Les métamorphoses de l'œuf des Batraciens, leurs conséquences pour la théorie du développement*), *dans* Müller's Archiv, 1834.

Coste et Delpech, Recherches sur la génération des mammifères, suivies de recherches sur la formation des embryons, *Paris*, 1834.

Schwann, Dissertatio de necessitate aeris atmospherici ad evolutionem pulli in ovo incubato. *Berlin*, 1834.

Valentin, Handbuch der Entwickelungsgeschichte des Menschen (*Manuel de l'histoire du développement de l'homme*), *Berlin*, 1835.

Rusconi, Ueber die Metamorphosen des Eies der Fische vor der Bildung des Embryo (*Des métamorphoses de l'œuf des poissons avant l'apparition de l'embryon*) (lettre à M. E.-H. Weber), *dans* Müller's Archiv, 1836.

Coste, Embryogénie comparée, *Paris*, 1837.

Eschricht, De organis quæ respirationi et nutritioni fœtus mammalium inserviunt, *Copenhague*, 1837.

Reichert, Visceralbogen der Wirbelthiere im allgemeinem und deren Metamorphosen (*Des intestins des vertébrés en général et de leurs métamorphoses*), *dans* Müller's Archiv, 1837.

Jacquemier, Recherches anat. et physiol. sur le syst. vasculaire de l'utérus humain, et plus spécialement sur les vaisseaux utéro-placentaires, *dans* Archives gén. de méd., t. III, 1838.

Rees, Analysis of the liquor amnii, *dans* London medical Gazette, 1838-1839.

Thomson (Alex.), Contributions to the history of the structure of the human ovum and Embryo, etc., *dans* Edinburgh med. and surg. Journal, t. LII, 1839.

Volkmann, Einige Notizen ueber ein menschliches Ei aus der frühesten Periode (*Quelques remarques sur un œuf humain des premières périodes du développement*), *dans* Müller's Archiv, 1839.

Reichert, Das Entwickelungsleben im Wirbelthierreich (*Histoire du développement chez les vertébrés*), *Berlin*, 1840.

Valentin, Zur Entwickelung der Gewebe des Muskel des Blutgefass und des Nervensystems (*Du développement du tissu musculaire, des vaisseaux, et du système nerveux*), *dans* Müller's Archiv, 1840.

Bergmann, Die Zerklüftung und Zellenbildung im Froschdotter (*De la segmentation du jaune et de la formation des cellules dans l'œuf de la Grenouille*), *dans* Müller's Archiv, 1841.

R. Wagner, Histoire de la génération et du développement (Traduction de l'allemand par Habets). *Bruxelles*, 1841.

Bergmann, Zur Verständigung über die Dotterzellenbildung (*Comment il faut concevoir la formation des cellules aux dépens du jaune*), *dans* Müller's Archiv, 1842.

J. von Berres, Efahrungen über die Zeugung bei dem Menschen (*Recherches sur le développement dans l'espèce humaine*) (en trois parties), *dans* Medicinische Jahrbücher des k. k. Œsterreichischen staates, t. XLIII et XLIV, 1843.

Bischoff, Entwickelungsgeschichte der Säugethiere und des Menschen (*Traité du développement de l'homme et des mammifères*). *Leipzig*, 1842 (Traduction française de Jourdan), *Paris*, 1843.

Coste, Développement de l'allantoïde chez l'homme, *dans* Comptes rendus de l'Acad. des sciences, 1843.

Hunter (William), Anatomia uteri gravidi tabulis illustrata. *Birmingham*, 1774 et *dans* Œuvres complètes de John Hunter (Traduction Richelot), *Paris*, 1843.

F. Renaud, Observations on the placenta with contributions to the physiology of fœtal respiration and nutrition, *dans* Lond. and Edinburgh monthl. Journ. of med. sc., 1843.

Serres, Recherches sur les développements primitifs de l'embryon, *dans* Comptes rendus de l'Acad. des sc., 1834.

Le même, De l'allantoïde de l'homme, deux communications même recueil, 1843.

Alquié, Recherches ovologiques sur les fonctions de la matrice pendant la gestation, sur le développement et la respiration du fœtus, *dans* journal la Clinique de Montpellier, *septembre*, 1845.

Bischoff, Entwickelungsgeschichte des Hundeeis (*Histoire du développement de l'œuf de poule*), *Brounschweig*, 1845.

Courty, De l'œuf et de son développement dans l'espèce humaine, *Montpellier*, 1845.

Grynfeldt, Recherches sur la nutrition du fœtus, *dans* Revue médicale, *octobre*, 1845.

Hotès, Ueber die Lactation in physiologischer und diätetischer Hinsicht in Beziehung auf Mutter und Kind (*De la lactation sous le rapport physiologique et diététique, et au point de vue de la mère et de l'enfant*), *Heidelberg*, 1845.

Mayer, Kritik der Extrauterinalschwangerschaften vom Standpunkte der Physiologie, etc. (*Des grossesses extra-utérines au point de vue physiologique*), *Giessen*, 1845.

Rainard, Traité complet de la parturition des principales femelles domestiques. *Lyon*, 1845.

Ridge, Physiologie of uterus, placenta and fœtus, etc. *London*, 1845.

Mack, Einige Beiträge zur Kenntniss der Amniosflüssigkeit (*Contributions à la connaissance du liquide amniotique*), *dans* Heller's Archiv für physiologische und pathologische Chemie, t. II, 1845.

Bischoff, Ueber die Glandulæ utriculares des Uterus des Menschen und ihren Antheil an der Bildung der decidua (*Des glandes utriculaires de l'utérus de la femme et de la part qu'elles prennent à la formation de la caduque*), *dans* Müller's Archiv, 1846.

WÖHLER, Harnstoff im Fruchtwasser (*De l'urée dans l'eau de l'amnios*), *dans* Journal für praktische Chemie, t. XXXVIII, 1846.

B. SIMON, Nonnulla de ovi hominum et mammalium evolutione, *Berlin*, 1846.

RIVELLI, Nuovi studii ovologici ed embriologici, *dans* Annali universali di medicina d'Omodei, *août* et *septembre* 1846, *juillet*, 1847.

DESCHAMPS, Recherches d'anatomie comparée sur la membrane interne de l'utérus et sur la membrane caduque, *dans* Gazette médicale, *septembre*, 1846.

A. DUMÉRIL, L'évolution du fœtus. Thèse de Concours, 1846.

P. ERDL, Die Entwickelung des Menschen und des Hühnchens im Eie zur gegenseitigen Erlauterung (*Le développement de l'homme expliquée par celui de la poule dans l'œuf*), *Leipzig*, 1846.

F. ADAMS, On the construction of the placenta and the mode of communication between the moder and the fœtus in utero, *dans* London medic. Gazette, cinq articles, 1847.

COSTE, Note sur la nature de la membrane caduque dans l'espèce humaine, *dans* Comptes rendus de l'Acad. des sciences, 1847.

LE MÊME, Histoire générale et particulière du développement des corps organisés, 1861 (en cours de publication).

COURTY, Mémoire sur la structure et les fonctions des appendices vitellins de la vésicule ombilicale (*Chez le poulet*), *dans* Ann. des sciences nat. Zool., 3e sér., t. IX, 1848.

REICHERT, Ueber die Bildung der hinfälligen Häute der Gebärmutter und deren Verhältniss zur Placenta uterina (*Sur la formation de la membrane caduque et sur ses rapports avec le placenta utérin*), *dans* Müller's Archiv, 1848.

ROBIN, Mém. pour servir à l'hist. anat. et pathol. de la memb. muqueuse utérine, *dans* Archives gén. de méd., 4e série, t. XVII, XVIII, 1848.

SCHERER, Chemische Untersuchung der Amniosflüssigkeit (*Recherches chimiques sur le liquide amniotique*), *dans* Zeitschrift für wissenschaftl. zoologie de Siebold et Kölliker, t. I, 1848.

CARUS, Zur näheren Kenntniss des Generationswechsels (*Pour servir à la connaissance des métamorphoses de la génération*), *Leipzig*, 1849.

J. VAN DEEN, Beitrag zur Entwickelungsgeschichte des Menschen und der Saugethiere (*Contribution à l'histoire du développement de l'homme et des mammifères*), *dans* Zeitschrift für wissensch. Zoologie de Siebold et Kölliker, t. I, 1848-1849.

S. GUTHERZ, Die Respiration und Ernährung im Fœtalleben. Gekrönte Preisschrift (*La respiration et la nutrition du fœtus. Mémoire couronné*). Iéna, 1849.

F. MÜLLER, Ueber das Verhalten des Nabelblaschens bei Pferde-Embryonen (*De la vésicule ombilicale dans l'embryon des polypèdes*), *dans* Müller's Archiv, 1849.

REMAK, Ueber die genetische Bedeutung und Entwickelung des oberen Keimblattes im Eie der Wirbelthiere (*Sur la signification et le développement du feuillet externe du blastoderme*), *dans* Müller's Archiv, 1849.

SCHERER, Chemische Untersuchungen der Amniosflüssigkeit des Menschen (*Recherches chimiques sur le liquide amniotique dans l'espèce humaine*), *dans* Zeitschrift für wissenschaftliche Zoologie, t. I, 1849.

K. WILD, Einige Beiträge zur Physiologie der Placenta (*Quelques contributions à la physiologie du placenta*), *Würzburg*, 1849.

BAUDRIMONT et MARTIN SAINT-ANGE, Du développement du fœtus, fig., *Paris*, 1850.

COSTE, Recherches sur la gestation dans l'espèce humaine, *dans* Comptes rendus de l'Acad. des sciences, t. XXXI, 1850.

J. REGNAULD, Note sur le liquide amniotique de la femme, *dans* Comptes rendus de l'Acad. des sciences, t. XXXI, 1850.

REMAK, Untersuchungen über die Entwickelung der Wirbelthiere (*Recherches sur le développement des vertébrés*), *Berlin*, 1850-51.

J. REGNAULT, Sur le liquide amniotique de la femme (*L'auteur y signale la présence de l'urée*), *dans* Comptes rendus de l'Acad. des sciences, t. XXXI, 1850.

BARKOW, Ueber die Enstehung der Membrana decidua reflexa (*Du développement de la caduque réfléchie*), *dans* Anatomische Abhandlungen de Barkow, *Breslau*, 1851.

C. BERNARD, De la présence du sucre dans l'urine du fœtus, et dans les liquides amniotique et allantoïdien, *dans* Gazette médicale, no 13, 1851.

SCHERER, Ueber die Entstehung der Amniosflüssigkeit (*De la formation du liquide amniotique*), *dans* Verhandl. d. phys. med. Gesellsch. in Würzburg, 1851.

J. DRUMMOND, Researches into the mode of development of the tissues in the Mammalien embryo, *dans* Monthly Journ. of med. science. *février* 1852.

J. MOLESCHOTT, Chemische und microskopische Notizen über die Milch (*Notice chimique et microscopique sur le lait*), *dans* Archiv für physiologische Heilkunde, t. XI, 1852.

ENGEL, Die ersten Entwickelungsvorgänge im Thiere und Fœtus (*Des premiers phénomènes du développement dans les animaux et le fœtus humain*), *dans* Sitzungsberichte d. kk. Acad. der Wissenschaften zu Wien, t. XI, 1853.

LEUCKART, Art. ZEUGUNG (*Génération*), *dans* Wagner's Handworterbuch der Physiologie, t. IV, 1853.

VERNOIS et BECQUEREL, Du lait chez la femme dans l'état de santé et de maladie, *Paris*, 1853.

BOEDEKER, Ueber die normale Aenderung der Kuhmilch, in den verschiedenen Tagesperioden (*Des modifications normales dans le lait de la vache aux divers moments de la journée*), *dans* Annalen der Chemie und Pharmacie, t. XCVII, 1856.

DARESTE, Recherches sur l'influence qu'exerce sur le développement du poulet, l'application partielle d'un vernis sur la coquille de l'œuf, *dans* Gazette médicale, n° 9, 1856.

JOLY et FILHOL, Recherches sur le lait, *dans* Mémoires de l'Académie royale de Belgique, t. III, 1856.

WILD, Ueber den Wasser und Fettgehalt der Ziegenmilch zu verschidenen Tageszeiten (*Des diverses proportions d'eau et de beurre dans le lait de la chèvre aux divers moments de la journée*), *dans* Annalen der Chemie und Pharmacie, t. XCVIII, 1856.

DELAFOND, Observations sur certains phénomènes physiologiques se rattachant à la parturition et à l'allaitement chez des chiennes qui n'ont pas été fécondées au moment du rut, *dans* l'Union médicale, n° 61, 1857.

FAHRE, Beschreibung und Abbildung menschlicher Eier aus der dritten und vierten Woche (*Description et représentation d'un fœtus humain de la troisième à la quatrième semaine*), *dans* Schmidt's Jahrbücher, t. XCVII, 1857.

R. MAIER, Beiträge zur Physiologie und Pathologie des Uterus, *dans* Verhandlungen der Gesellschaft für Beförderung der Naturwissenschaften zu Freiburg (en Brisgaw), n° 21, 1857.

ROBIN, Note sur les connexions anatomiques et physiologiques du placenta avec l'utérus, *dans* Gazette médicale, n° 19, 1857.

RÜBSAM, Ueber den Zussammenhang des mutterlischen Kreislaufs mit dem der Frucht (*De la liaison de la circulation maternelle avec celle de l'embryon*), *Marburg*, 1857.

NEUGEBAUER, Morphologie der menschlichen Nabelschnur (*Morphologie du cordon ombilical chez l'homme*), *Breslau*, 1858.

PIGNATORI, Recherches et considérations sur l'origine du sucre de lait, *dans* Gazette médicale, n° 26, 1858.

REMAK, Ueber Theilung der Blutzellen beim Embryo (*Sur la division des cellules sanguines chez l'embryon*), *dans* Archiv für Anatom. und Physiologie (*Müller's Archiv*), 1858.

SCHLOSSBERGER, Beiträge zur chemischen Kenntniss des Fötus-Lebens (*Contributions à l'étude chimique de la vie fœtale*), *Leipzig*, 1858.

LE MÊME, Menschliche Milch von ganz enormen Fettgehalt (*Lait humain renfermant une énorme proportion de beurre*), *dans* Annalen der Chemie und Pharmacie, t. CVIII, 1858.

J. HOPPE, Untersuchungen über die Bestandtheile der Milch und ihre nächsten Zersetzungen (*Recherches sur la composition du lait et sur les premiers phénomènes de décomposition*), *dans* Archiv für pathologische Anat. und Physiologie, t. XVII, 1859.

J. SIMPSON, On the causes of the spiral direction of the umbilical vessels in the human fœtus, *dans* Edinb. med. Journal, t. V, 1859.

W.-K. SULLIVAN, On the change of caseine into albumen with some observations on lactic fermentation, *dans* The Atlant. Journal medic. und surgical, *juillet*, 1859.

ALBERS, Ueber den Uebergang von Arzneien von dem Mutterthier auf den Fœtus (*Du passage des médicaments du corps de la femelle dans celui du fœtus*), *dans* Verhandlungen des naturhistorischen medicinischen Vereins zu Heidelberg, t. XVI, 1860.

BÖDECKER, Die Zusammensetzung der Frauenmilch (*Composition du lait de la femme*), *dans* Zeitschrift für rationelle Medicin, 3e série, t. X, 1860.

KÖLLIKER, Entwickelungsgeschichte des Menschen und der höheren Thiere (*Histoire du développement de l'homme et des oiseaux supérieurs*), 1re partie, *Leipzig*, 1860.

P. REYNÈS, Du lait, *Thèse Montpellier*, 1860.

ROBIN, Mémoire sur la structure de la vésicule ombilicale des mammifères, *dans* Comptes rendus de l'Acad. des sciences, 1860.

LE MÊME, Particularités sur la structure du cordon et sur les phénomènes dont il est le siège, *dans* Gazette médicale, n° 24, 1860.

SCHRÖDER von der KOLK, Over de Allantois en hare Vorming en Veranderingen in den Mensch (*De l'allantoïde et des changements qu'elle éprouve chez l'homme*), *Amsterdam*, 1860.

BAUMGARTNER, Der Athmungsprocess im Eie., 1861.

G. MILLET, Recherches sur quelques points d'anatomie, de physiologie et de pathologie placentaire, *Paris*, 1861.

HOLLARD, Du placenta des rongeurs *dans* Ann. des sc. nat. Zoologie, 1862.

JOULIN, Recherches sur la circulation placentaire, *dans* Archives génér. de méd., 1865.

LE MÊME, Traité complet d'accouchements, t. 1er, partie physiologique de la page 100 à la p. 394, *Paris*, 1866.

SCHULTZ, Die Placentarespiration *dans* Jenaische Zeitschrift, 1868.

BARLEMONT, Modifications de la nutrition pendant la grossesse, *Paris*, 1869.

DE SINETY, Rech. sur les globules du lait, *dans* Arch. de physiol., 1874.

DASTRE, L'allantoïde et le chorion chez les mammifères. Doctorat ès sciences, *Paris*, 1876.

RÖHRIG, Ueber die physiologie der milchabesonderung *dans* Wirchow's Archiv, 1876.

Bischoff, Ueber die Lebenszähigkeit des Fœtus *dans* Pflüger's Arch., t. XV, 1877.
Pflüger, Die Lebenszähigkeit des menschlichen Fœtus *dans* Pflüger's Archiv, t. XIV, 1877.
Dareste, Sur la suspension des phénomènes dans l'embryon *dans* Compt. rend. Acad. des sc., 1878.
Fehling, Zur physiologie des Placentarenstoffverkehrs *dans* Arch. f. gynecol., 1878.
Haro, Rech. expériment. sur l'écoulement du lait *dans* Revue méd. de l'Est, 1879.
Laffont, Recherches sur la sécrét. et l'innervat. vaso-motr. de la mamelle *dans* Gaz. méd., 1879.
Fehling, Ueber die Bedeutung des Fruchtwassers *dans* Arch. f. gynecol., 1879.
Rawitz, Ueber Lebenszähigkeit des Embryons *dans* Arch. f. physiol., 1879.

CHAPITRE VIII

DE LA GÉNÉRATION DANS LA SÉRIE ANIMALE

§ 422.

Génération des vertébrés. — La génération des vertébrés (mammifères, oiseaux, reptiles et poissons) s'accomplit par le concours des sexes. Les organes sexuels mâles et les organes sexuels femelles sont portés par des individus différents [1]. Dans les mammifères et les oiseaux, la fécondation a lieu dans l'intérieur des organes femelles, et elle nécessite l'accouplement. La plupart des reptiles s'accouplent aussi; cependant, chez quelques-uns d'entre eux, la fécondation est extérieure, c'est-à-dire que la femelle pond des œufs *mous*, sur lesquels le mâle répand presque aussitôt sa liqueur fécondante. Ce dernier mode de fécondation est celui des poissons.

Mammifères. — Dans la classe des mammifères, ou *animaux à mamelles*, classe à laquelle l'homme appartient, l'animal femelle nourrit ses petits, dans le principe, à l'aide du lait sécrété par les mamelles. Les divers actes de la génération diffèrent peu chez les mammifères de ce qu'ils sont chez l'homme. Les principales différences portent sur le nombre des petits, sur la durée de la parturition, sur la fréquence des actes de reproduction, et sur certaines particularités anatomiques relatives au mode d'adhérence du fœtus ou des fœtus avec la cavité utérine.

Parmi les mammifères, il en est quelques-uns qui ne font qu'un petit à la fois ; tels sont : la vache, la jument, la biche, le femelle du chameau, celle de l'éléphant, l'ânesse, la femelle du singe, etc. L'ours, le chevreuil et la chauve-souris mettent bas deux petits ; le lièvre, le castor, la taupe, la marmotte, le cochon d'Inde, en font trois ou quatre. Le lion, le tigre, le léopard, en font quatre ou cinq. Le chien, le renard, le loup, le chat, la belette, l'écureuil, en font cinq ou six. Le lapin, le rat d'eau, le mulot, le furet, en font six ou huit. La souris en fait jusqu'à dix, et le cochon et le rat gris jusqu'à quinze.

La durée de la parturition est de trois semaines chez la souris et le cochon d'Inde ; de quatre semaines, chez le lapin, le lièvre, l'écureuil; de cinq semai-

[1] Quelques poissons, entre autres le *serranus cabrilla* et le *serranus scriba*, portent à la fois les organes mâles et les organes femelles, et sont par conséquent hermaphrodites, comme la plupart des insectes. L'individu pond des œufs et répand ensuite sur eux la liqueur fécondante sécrétée dans ses testicules (M. Desfossés).

nes, chez le rat, la marmotte et la belette ; de six semaines, chez le furet ; de huit semaines, chez le chat ; de neuf semaines, chez le chien, le renard, le putois ; de dix semaines, chez le loup et chez les grandes races de chiens ; de quatorze semaines, chez le lion ; de dix-sept semaines, chez le castor et le cochon ; de vingt et une semaines, chez les brebis ; de vingt-deux, chez la chèvre ; de vingt-quatre, chez le chevreuil ; de trente, chez l'ours ; de trente-six, chez le cerf ; de quarante et une chez la vache[1] ; de quarante-trois, chez la jument, l'ânesse et le zèbre ; de quarante-cinq, chez le chameau ; de cent, chez l'éléphant.

Le nombre des portées des mammifères est assujetti à certaines conditions. Les animaux qui, dans l'état de nature, ne s'accouplent qu'une fois par an peuvent, lorsqu'ils sont réduits à l'état de domesticité, entrer de nouveau en chaleur, et s'accoupler peu de temps après la terminaison de la portée antécédente, ce qui tient sans doute à l'abondance de la nourriture.

La jument peut entrer en chaleur dix ou douze jours après la mise bas ; la vache, au bout de vingt jours ; les brebis et les chèvres, seulement au bout de sept mois.

Le nombre annuel des portées des mammifères est principalement subordonné à la durée de la gestation. Les petits mammifères qui portent peu de temps font, en général, plus de portées que ceux dont la gestation a une plus longue durée. La souris, le mulot, le rat d'eau, le cochon d'Inde, mettent bas quatre, cinq ou six fois par an, suivant les conditions dans lesquelles ils se trouvent placés. Un rat, qui produit six fois par an de quinze à dix-huit petits, donne naissance à une centaine de rejetons, qui pullulent bientôt à leur tour.

Dans la plupart des mammifères, l'utérus n'est pas, comme chez la femme, constitué par une cavité simple[2]. Cette cavité se prolonge plus ou moins sur les côtés, et forme ce qu'on appelle les cornes de l'utérus. Quelquefois, comme chez les carnassiers, la division de l'utérus se prolonge jusqu'à l'orifice vaginal de l'utérus. Cette division de l'utérus en deux cornes ou en deux corps plus ou moins distincts n'entraîne pas, au reste, de différence dans le mode d'union de l'œuf ou des œufs avec la muqueuse utérine.

Chez les carnivores et les rongeurs, la membrane muqueuse de l'utérus est, comme dans l'espèce humaine, adhérente au corps de l'organe et sa séparation est des plus difficiles. Chez les solipèdes (cheval) et chez les pachydermes (cochon) la muqueuse utérine est peu adhérente au tissu sous-jacent : elle forme même parfois des plis.

Dans les femelles des ruminants à cornes frontales, telles que la vache, la brebis, la chèvre et la biche, le mode d'union de l'œuf avec la muqueuse utérine présente une particularité remarquable : le placenta fœtal se dispose en cotylédons *isolés les uns des autres*. Ces cotylédons formés d'ailleurs, comme dans l'espèce humaine, par des houppes vasculaires, s'implantent sur des parties très vasculaires de la membrane muqueuse utérine, qu'on désigne sous le nom de cotylédons utérins. Les cotylédons utérins existent chez les femelles des animaux, même avant le part, et ils persistent après la séparation du fœtus et

[1] A peu près comme chez la femme.

[2] La cavité utérine des quadrumanes et des tardigrades est unique, et ressemble beaucoup à celle de la femme.

de son placenta multiple. Les cotylédons utérins ont tantôt la forme d'une coupe à bords renversés, tantôt celle d'un tubercule aplati et arrondi sur les bords. Les cotylédons existent dans le corps et les cornes de l'utérus ; on en compte ordinairement de quatre-vingts à cent.

Lorsque l'animal mammifère met son petit au monde, les membranes de l'œuf se déchirent au moment de l'accouchement, et souvent aussi le cordon ombilical. D'autres fois, la femelle divise les membranes et le cordon avec ses dents. La plupart des animaux carnivores dévorent le délivre qui s'échappe ensuite de l'utérus. Chez les ruminants à cornes (vaches, brebis, chèvres), l'adhérence des cotylédons du placenta fœtal avec les cotylédons utérins est assez intime. Le délivre n'est souvent détaché et expulsé des organes maternels qu'au bout de quelques jours. Chez ces animaux, il y a inconvénient à hâter la sortie du délivre par des tractions intempestives : on risque ainsi d'arracher une partie des cotylédons utérins, et, indépendamment de ce qu'il peut survenir alors des hémorrhagies graves ou une inflammation utérine, la fécondité à venir de l'animal peut être gravement atteinte par cet arrachement. Lorsque l'animal est multipare, le délivre (membrane et placenta) de chaque petit sort successivement, après le petit auquel il appartient.

Dans quelques espèces de mammifères, les petits qui viennent au monde sont peu développés, et ne peuvent faire usage de leurs membres. Ces petits s'attachent aux mamelles maternelles, placées dans une poche ou bourse, que forme sous le ventre un repli de la peau. Cette poche, qu'on rencontre dans les animaux de la famille des marsupiaux, représente, en quelque sorte, une seconde matrice que l'animal n'abandonne que quand il peut marcher. Pendant les premiers temps, le petit s'y réfugie encore à la moindre apparence du danger.

Oiseaux. — Chez les oiseaux, le produit de la génération sort des organes femelles à l'état d'œuf : c'est pour cela qu'on les appelle quelquefois *ovipares*. Mais il ne faut pas oublier que l'homme et les mammifères sont aussi des ovipares, dans l'acception rigoureuse du mot. Seulement, chez eux, l'œuf ne sort du corps de l'animal qu'après son développement complet. Chez les mammifères, l'œuf fécondé parcourt les trompes et s'arrête dans l'utérus ; il s'y fixe, y est en quelque sorte soumis à une incubation *intérieure*, et s'y développe aux dépens des connexions vasculaires, qui s'établissent avec la mère. Chez les ovipares, l'œuf fécondé parcourt les oviductes (analogues des trompes), s'y entoure d'une couche albumineuse épaisse et d'une coquille calcaire, et est, à cet état, expulsé au dehors. Il porte en lui les matériaux nécessaires à son développement : aussi est-il beaucoup plus volumineux que celui des mammifères. Cet œuf se développera ensuite par incubation *extérieure*, c'est-à-dire sous l'influence d'une température convenable.

Les oiseaux manquent d'organes de copulation. Les testicules sont placés près des reins. Les canaux spermatiques ou déférents, qui servent à l'excrétion du sperme, s'ouvrent à l'extrémité inférieure du tube digestif dans le cloaque. C'est par l'application de l'anus du mâle contre l'anus de la femelle que s'opère la fécondation. L'autruche, le canard, l'oie ont cependant un pénis rudimentaire. Ce pénis, placé dans le cloaque, à la rencontre des canaux déférents, consiste en un tubercule plus ou moins saillant, susceptible d'une sorte d'érection et creusé d'un sillon vecteur du sperme.

La partie fondamentale de l'œuf, ou le jaune, se forme dans l'ovaire de la femelle. Lorsque le jaune est arrivé à son développement complet, la capsule ovarienne (ou l'ovisac) qui le contient se rompt, et le jaune, entouré de la membrane vitelline, passe dans la trompe. Là, il rencontre la liqueur séminale [1], et s'enveloppe, chemin faisant, d'une couche d'albumine épaisse. Dans le principe, le jaune éprouve un mouvement de rotation au milieu de la couche albumineuse qui l'entoure: ainsi se forment, aux extrémités du jaune (suivant le grand axe de l'œuf), des sortes de ligaments albumineux, ou *chalazes*. La couche d'albumine augmente, et lorsque l'œuf est arrivé au tiers inférieur de l'oviducte (c'est-à-dire environ six heures après sa sortie de l'ovaire chez la poule), la couche albumineuse s'enveloppe d'une membrane, d'abord transparente, qui se dédouble bientôt en deux feuillets. Le feuillet adhérent à l'albumine restera à l'état de membrane; le feuillet le plus externe s'incrustera de cristaux calcaires et formera la coque. La formation de la coque est plus lente que celle de l'albumine: ce n'est guère qu'au bout de vingt-quatre heures que l'œuf complet est expulsé de la partie inférieure de l'oviducte dans le cloaque, et du cloaque au dehors. Le petit bout de l'ovoïde que représente l'œuf sort le premier. Telle était, d'ailleurs, sa position dans l'oviducte, dès l'époque où la membrane de l'albumine et la coquille se sont formées.

Lorsque l'œuf est arrivé au dehors, il se forme du côté du gros bout, entre la coquille et la membrane de l'albumine, un espace dans lequel l'air s'accumule, et qu'on appelle la *chambre à air*. La coquille, quoique solide, est néanmoins poreuse, et il se produit, non seulement au point dont nous parlons, mais encore par toute la surface de l'œuf, un échange de gaz, qui devient bien évident pendant le développement, c'est-à-dire pendant toute la durée de l'incubation.

Alors que le jaune de l'œuf était encore contenu dans l'ovaire, on pouvait voir manifestement, dans son intérieur et dans un point voisin de sa surface, la vésicule germinative. Celle-ci, comme dans l'ovule des mammifères, se transforme peu après que l'œuf est sorti de l'ovaire. C'est aussi pendant le passage de l'œuf au travers de la trompe que la segmentation du jaune s'opère. Seulement, dans l'œuf de l'oiseau, la segmentation n'est que partielle; elle ne s'opère qu'aux dépens d'une très petite portion du jaune, qu'on désigne sous le nom de *cicatricule*. Cette petite portion du jaune est l'analogue de la masse entière du jaune de l'œuf des mammifères. Après des segmentations successives, la cicatricule donne naissance à l'aire germinative d'où procéderont ensuite toutes les formations fœtales.

La masse du jaune qui n'a point pris part à la segmentation doit servir à la nutrition de l'oiseau; elle remplit l'intérieur de la vésicule ombilicale et communique, par conséquent, avec l'intérieur de l'intestin de l'oiseau qui se développe (Voy. § 406). Chez l'oiseau, la vésicule ombilicale persiste pendant tout le temps de l'incubation; elle existe encore quand l'oiseau sort de la coquille; seulement, les parois abdominales qui se sont formées font qu'elle est alors contenue dans la cavité abdominale; plus tard la portion restante du jaune sera entièrement résorbée par l'absorption intestinale, et la vésicule ombilicale, devenue inutile, disparaîtra.

[1] Lorsque le mâle fait défaut, les oiseaux de nos basses-cours peuvent pondre encore, quoique moins souvent. Les œufs sont alors inféconds. Les oiseaux qui ne sont pas domestiqués ne pondent que pendant une certaine époque de l'année, à l'époque du rut.

La chaleur est nécessaire au développement de l'œuf; à cet effet, l'oiseau s'applique sur ses œufs et les couve. Chacun sait qu'on peut remplacer la chaleur naturelle de l'oiseau par une température convenable (35 à 40 degrés), et faire ce qu'on appelle des *incubations artificielles*. La chaleur du soleil suffit pour faire éclore les œufs de quelques oiseaux des régions intertropicales[1].

Des vaisseaux qui s'établissent promptement dans le feuillet moyen du blastoderme de l'oiseau ne tardent pas à mettre le corps de l'embryon naissant en relations vasculaires avec l'albumine et avec le jaune; les vaisseaux puisent dans ces deux substances les matériaux nécessaires à la formation des tissus. Aux dépens du jaune et de l'albumine, et surtout aux dépens de l'albumine (car une portion du jaune existe encore à la naissance), se développeront tous les organes de l'oiseau, nerfs, os, muscles, plumes, etc.

Dès le troisième jour de l'incubation, on voit naître par exsertion, sur la partie caudale de l'intestin, la vésicule allantoïde, qui, se développant rapidement, entourera bientôt entièrement l'embryon, et constituera, à l'aide des nombreux vaisseaux qu'elle porte, une sorte de poumon, destiné à la respiration de l'œuf[2].

Mais ces phénomènes ne peuvent s'accomplir qu'autant que l'œuf est entouré par l'air atmosphérique. L'œuf ne se développe, en effet, qu'à la condition d'un échange avec l'oxygène de l'air. L'œuf, qui croît, respire à travers la paroi calcaire qui l'entoure. Lorsqu'on le place dans des gaz irrespirables (acide carbonique, hydrogène, azote), ou qu'on l'entoure d'un vernis imperméable, on a beau le soumettre à une température de 35 à 40 degrés centigrades, le développement ne s'opère pas, ou tout au moins il s'arrête au bout de peu de temps, et l'œuf avorte.

Nous avons dit que, peu de temps après la ponte, il se développe, du côté du gros bout de l'œuf, un espace rempli de gaz. Cet espace, qui renferme de l'air atmosphérique un peu plus riche en oxygène que l'air (22 à 26 pour 100 d'oxygène), augmente avec les progrès de l'incubation. Tandis que l'air entre dans l'œuf, il s'en échappe de l'acide carbonique. Lorsqu'on soumet un œuf à l'incubation, dans un espace limité, on constate, par analyse, que la quantité d'oxygène disparue a été remplacée par une quantité sensiblement équivalente d'acide carbonique. Il s'opère donc des combustions dans l'œuf, et ces combustions sont nécessaires à la transformation du jaune et de l'albumine en les divers tissus de l'animal; en même temps, l'œuf perd de son poids, non-seulement parce qu'il expire de l'acide carbonique, mais aussi parce qu'il perd une certaine quantité de vapeur d'eau. Lorsque le développement de l'oiseau est achevé, et que la pointe cornée qui s'est formée au bout du bec va permettre à l'oiseau de fendre la coquille, l'œuf a généralement perdu 1/4 de son poids[3].

[1] La durée de l'incubation varie suivant les espèces. Elle est généralement moins longue que la durée de la gestation des mammifères. Elle est de quinze à dix-huit jours pour les serins, de vingt et un jours pour les poules, de vingt-cinq jours pour les canards, etc.

[2] L'allantoïde de l'œuf de poule, examiné du dixième au douzième jour de l'incubation, est manifestement *contractile*. La contractilité peut être mise en évidence, même une heure après que l'œuf est cassé. Examiné au microscope, le tissu de l'allantoïde révèle dans son épaisseur la présence des fibres musculaires lisses (fibres cellules). C'est en vain qu'on y cherche des nerfs (Remak, Vulpian). Ce fait constitue un argument de plus en faveur de l'indépendance de la contractilité musculaire (Voy. § 222).

[3] Pendant les 20 jours de l'incubation, l'œuf de poule qui pesait 40 grammes perd en poids 10gr,7. — Il y a d'absorbé 2gr,52 d'oxygène; il y a d'exhalé 3gr,23 d'acide carbonique et 10 grammes d'eau en vapeur (Baumgartner).

Reptiles. — Chez les reptiles, comme chez les oiseaux, le produit de la génération sort des organes femelles à l'état d'œuf. Chez la plupart d'entre eux, la fécondation précède la ponte, de même que chez les oiseaux, et l'œuf, au moment de sa sortie, est entouré d'une enveloppe solide. Cette enveloppe, incrustée de matières calcaires, est généralement moins résistante que celle des oiseaux.

Quelques reptiles de l'ordre des batraciens (crapauds et grenouilles) pondent leurs œufs avant la fécondation. Ces œufs sont mous et dépourvus d'enveloppe calcaire. Le mâle embrasse étroitement la femelle au moment où celle-ci émet ses œufs, et il les féconde au moment de leur sortie.

Chez quelques reptiles, dont la fécondation est intérieure, la sortie des œufs au dehors n'a lieu qu'assez longtemps après leur détachement de l'ovaire. L'œuf, retenu dans l'oviducte, se développe sous l'influence de la chaleur maternelle, et il n'est expulsé que lorsqu'il est sur le point d'éclore. Chez quelques serpents, l'incubation intérieure a souvent lieu d'une manière complète dans les oviductes : les petits brisent les enveloppes de l'œuf et sont expulsés vivants au dehors (couleuvre, vipère).

Les reptiles ne couvent généralement pas leurs œufs, ils les déposent dans le sable ou dans l'eau (reptiles amphibies), et la chaleur extérieure les fait éclore [1]. Quelques serpents cependant se replient en rond au-dessus de leurs œufs, et emprisonnent au-dessous d'eux une couche d'air dont la température s'élève généralement de quelques degrés au-dessus de celle du milieu environnant.

Les reptiles femelles ont deux ovaires et deux oviductes qui s'ouvrent séparément dans le cloaque. Chez les reptiles, comme chez les oiseaux et les mammifères, les oviductes (trompes des mammifères) ne sont pas continus avec l'ovaire; ils présentent, du côté de l'ovaire, un orifice évasé semblable au pavillon.

Les organes mâles diffèrent suivant les espèces. Dans l'ordre des batraciens il n'y a point d'organes de copulation. Les canaux spermatiques, qui font suite aux testicules, s'ouvrent dans le cloaque, et la fécondation a lieu, comme chez les oiseaux, par l'application des anus, lorsque la fécondation précède la ponte. Dans les autres ordres de reptiles, il y a un véritable accouplement. Les canaux spermatiques viennent s'ouvrir dans une verge, laquelle acquiert un grand développement.

Le développement de l'œuf des reptiles écailleux (chéloniens, ophidiens, sauriens) a lieu suivant les mêmes lois que celui de l'œuf des oiseaux; la segmentation primitive du jaune n'a lieu que dans un point circonscrit (cicatricule). Dans les batraciens, la segmentation du jaune est complète : le jaune de l'œuf, pris dans sa totalité, concourt à la formation du blastoderme, comme dans l'œuf des mammifères.

De tous les reptiles, les batraciens sont les plus féconds. Les tortues pondent quatre ou cinq œufs; les serpents de dix à vingt; les grenouilles et les crapauds (batraciens), plusieurs centaines.

Les batraciens qui sortent de l'œuf ne sont généralement pas arrivés à leur complet développement, et ils subissent pendant les premières semaines une véritable métamorphose : tels sont les grenouilles et les crapauds. Ces animaux

[1] Les reptiles sont des animaux à sang froid, comme ceux dont il nous reste à parler. Leur température ne diffère guère de celle du milieu ambiant.

naissent à l'état de *têtards*. Ils n'ont point de membres ; ils ont une queue, et respirent par des branchies situées sur les côtés du cou sous la peau. L'eau entre par la bouche, passe sur les branchies et sort en dehors par une ou deux ouvertures placées sur les parties latérales du cou. Les pattes de derrière se développent presque à vue d'œil ; celles de devant se développent dans le même temps, mais sous la peau, et elles la percent ensuite. La queue s'atrophie progressivement, ainsi que les branchies, et l'animal respire bientôt par les poumons, qui se sont simultanément développés [1].

Poissons. — Dans la plupart des poissons, le produit de la génération sort à l'état d'œuf, et la fécondation n'a lieu qu'après la ponte, et à une époque plus ou moins éloignée. Les œufs sont déposés par la femelle dans des endroits abrités : généralement le long du rivage ou sur des bas-fonds. Le mâle répand ensuite sur ces œufs (enveloppés, comme ceux des batraciens, par une membrane molle) sa liqueur fécondante, désignée sous le nom de *laite*. Les causes de destruction sont nombreuses, et, en général, une grande quantité d'œufs échappent à la fécondation. Le nombre considérable des œufs pondus par les poissons est destiné sans doute à remédier à ces conditions défavorables. Le nombre des œufs, ordinairement de plusieurs milliers, peut s'élever dans quelques espèces jusqu'à plusieurs millions pour une seule ponte.

Les ovaires des poissons femelles sont deux glandes volumineuses qui remplissent en grande partie l'abdomen au moment de la ponte. Dans la plupart des poissons osseux, les oviductes sont *continus* avec les ovaires, et forment un canal excréteur, analogue à celui des glandes. Chez beaucoup de poissons cartilagineux, l'extrémité abdominale de la trompe est libre, comme chez les mammifères, les reptiles et les oiseaux. Les deux oviductes s'ouvrent dans le cloaque, ou bien se réunissent entre eux et viennent aboutir à une ouverture placée en arrière de l'anus.

Les testicules forment, chez le mâle, deux glandes également très volumineuses. Les canaux spermatiques s'ouvrent, soit dans le cloaque, soit, par une ouverture spéciale, dans le voisinage de l'anus.

Chez quelques poissons cartilagineux, la fécondation est intérieure, et il y a un véritable accouplement, analogue à celui des oiseaux. Chez ces poissons (squales, marteaux, scies), l'œuf fécondé sort recouvert d'une enveloppe cornée solide. Chez quelques autres (raies), les œufs fécondés séjournent dans l'intérieur des oviductes, s'y développent, et l'animal produit des petits vivants.

Dans les poissons cartilagineux dont nous parlons, la segmentation du jaune n'est pas complète ; elle n'a lieu, comme chez les reptiles écailleux et les oiseaux, que dans le point de l'œuf qui correspond à la cicatricule.

§ 423.

Génération des invertébrés. — La génération des invertébrés présente des modes très divers.

Un grand nombre d'entre eux se reproduisent, comme les vertébrés, à l'aide de véritables œufs ; et l'on trouve ce mode de génération non seulement dans les

[1] Les salamandres sont dans le même cas que les grenouilles et les crapauds, mais elles ne perdent pas leur queue. Les sirènes, les tritons et les protées ne perdent point leurs branchies.

invertébrés placés en tête de la série, tels que les articulés (insectes, arachnides, crustacés) et les mollusques, mais même dans l'embranchement des zoophytes.

D'autres invertébrés se reproduisent par génération scissipare ou gemmipare ; et si l'on trouve ce mode de génération plus répandu dans les espèces inférieures que dans les espèces supérieures, il est vrai de dire que les articulés eux-mêmes le présentent parfois : témoin les annélides.

Génération des invertébrés à sexes séparés, à l'aide d'œufs. — Les *insectes*, les *arachnides* et les *crustacés* ont des sexes séparés, et la fécondation s'opère par accouplement. Les ovaires consistent généralement en tubes plus ou moins longs, simples ou ramifiés, occupant souvent une grande partie de l'abdomen. C'est dans ce tube ou dans ces tubes, qui se continuent avec les oviductes, que se forment les œufs. Les oviductes se terminent à l'extérieur par une ouverture située dans des points variés. Le testicule du mâle consiste également, le plus souvent, en tubes simples ou ramifiés, et offre avec l'ovaire une grande ressemblance. Seulement ces tubes, au lieu de sécréter les œufs, sécrètent le sperme, c'est-à-dire un liquide fécondant pourvu de spermatozoïdes. D'autres fois, au lieu de tubes, le testicule est constitué par de petites capsules adossées, arrondies ou allongées, et s'ouvrant dans le canal spermatique.

Le sperme du mâle est porté dans les organes femelles, soit par le renversement au dehors de la partie terminale du canal spermatique, renversement qui fait fonction d'organes copulateurs (crustacés), soit par un véritable pénis (insectes). Le pénis des insectes est souvent entouré de pinces ou de crochets qui, se redressant dans l'intérieur des voies génitales de la femelle, rendent l'adhérence si intime, qu'on ne parvient guère à les séparer sans arrachement. Quelques insectes femelles présentent, vers l'extrémité inférieure de l'oviducte, une poche dite *poche copulatrice*, dans laquelle s'accumule le sperme du mâle. Le sperme conserve dans cette poche ses propriétés fécondantes pendant des mois, et peut ainsi féconder plusieurs générations d'œufs. Dans quelques espèces, le sperme n'acquiert ses propriétés fécondantes (c'est-à-dire la *mobilité* des spermatozoïdes) que dans la poche copulatrice.

Chez quelques insectes (abeilles et fourmis), il existe des femelles stériles, dites *neutres*. Les femelles stériles des abeilles, connues sous le nom d'ouvrières, ont des organes tubuleux, correspondant aux ovaires ou aux testicules, mais elles ne produisent pas d'œufs, et ne sécrètent point de sperme. Cependant, chose singulière, si, peu après leur naissance, on leur donne une nourriture abondante, ou si on les place dans certaines cellules de la ruche, plus grandes que les autres, on peut les transformer en mâles ou en femelles. Les femelles stériles des fourmis sont dépourvues d'ailes.

Un grand nombre de vers intestinaux, principalement parmi ceux de la classe des *nématodes*, ont des organes sexuels séparés : tels sont les ascarides, les strongles, les oxyures, les trichocéphales, etc. Chez quelques-uns d'entre eux, les organes sexuels ne consistent pas seulement en un ovaire ou un testicule rameux, mais il y a aussi, à l'extrémité terminale du canal spermatique, un véritable pénis, et la fécondation précède la ponte.

On rencontre parmi les *mollusques* un certain nombre d'espèces à sexes séparés, principalement parmi les pectinibranches et les lamellibranches. Les méduses, qui appartiennent à l'embranchement des zoophytes, seraient (au moins quelques-unes d'entre elles) dans le même cas.

Chez les insectes, le nouvel être qui sort de l'œuf n'est pas toujours arrivé à son développement complet, et il doit subir encore de nouvelles métamorphoses. Les insectes ailés passent généralement par une forme intermédiaire avant de prendre leurs ailes. Le nouvel être se nomme *larve*, et les larves des lépidoptères ont reçu le nom spécial de *chenilles*. Les larves ou chenilles, après différentes mues ou changements de peau, s'entourent d'une coque ou *cocon* plus ou moins résistant et passent à l'état de *chrysalide* ou de mort apparente. C'est dans ce cocon que les chrysalides ou nymphes se métamorphosent, aux dépens de leur propre substance, car elles ne prennent point de nourriture. Lorsque les ailes ont poussé, et qu'en même temps les organes de la génération ont acquis un développement complet, la chrysalide, devenue insecte parfait, perfore sa coque, et devient apte à se reproduire.

Génération des invertébrés à l'aide d'œufs, avec hermaphrodisme.— Presque tous les annélides (embranchement des articulés) qui se reproduisent à l'aide d'œufs sont hermaphrodites; beaucoup d'helminthes et de mollusques sont dans le même cas. On rencontre aussi, dans la classe des échinodermes et dans celle des acalèphes (embranchement des zoophytes), des individus qui se reproduisent de la même manière.

L'hermaphrodisme consiste dans la réunion, sur le même individu, des ovaires et des testicules. Ces deux glandes, placées dans l'abdomen, se présentent généralement sous l'apparence de tubes plus ou moins ramifiés. Dans les uns sont sécrétés les ovules, et dans les autres la liqueur fécondante. Les canaux excréteurs de ces glandes communiquent souvent vers leur extrémité terminale, de telle sorte que, quand l'œuf est expulsé de l'ovaire, le sperme, chassé en même temps du testicule, rencontre l'œuf dans le canal terminal, et le féconde avant qu'il s'échappe au dehors. D'autres fois le testicule et l'ovaire s'ouvrent séparément au dehors; les produits de l'ovaire (œufs) et le produit du testicule (sperme) sont expulsés simultanément dans l'eau au sein de laquelle vit l'animal, et la fécondation s'opère au dehors, comme chez les poissons.

Chez quelques mollusques hermaphrodites (limaçons, limnées, etc.), il existe des organes de copulation, et l'accouplement est réciproque, c'est-à-dire que l'individu est à la fois mâle et femelle par rapport à un autre individu de la même espèce. Le pénis de l'un s'engage dans les organes femelles de l'autre, et l'organe femelle du premier reçoit le pénis du second. Tantôt il y a double fécondation simultanée; les animaux hermaphrodites forment souvent ainsi de longues chaînes, au moment de l'accouplement. Tantôt l'un joue le rôle de mâle et l'autre le rôle de femelle, et plus tard celui qui a joué le rôle de mâle sera à son tour fécondé. Quelques animaux hermaphrodites (parmi les vers) s'appliquent les uns contre les autres, sans qu'il y ait un véritable accouplement. L'application mutuelle n'a ici d'autre but que d'exciter la sortie du sperme au dehors, et sa rentrée dans les oviductes du même animal ; l'ouverture extérieure du canal spermatique et celle de l'ovaire étant très rapprochées ou confondues.

§ 424.

Génération gemmipare ou par bourgeons. — Ce mode de génération se rencontre principalement dans l'embranchement des zoophytes. Dans la classe des acalèphes, dans celle des spongiaires et des infusoires, la génération gemmipare consiste en ce que, sur un certain point du corps, la plupart du temps au même endroit, il se forme une sorte de tubercule arrondi. Ce tubercule, d'abord plein, se creuse ordinairement d'une cavité, puis il se transforme peu à peu en un individu semblable à celui qui lui a donné naissance, s'en détache et se reproduira à son tour de la même manière.

Quelques annélides, tels que les naïs (animaux très rapprochés des vers de terre), les syllis, les myrianides, etc., se reproduisent aussi par génération gemmipare. A une certaine période, on voit, à la partie postérieure du corps, se développer un individu nouveau. L'individu nouveau, après avoir formé successivement ses anneaux et sa tête, se sépare de l'individu mère par étranglement et par division. Quelquefois il se forme en même temps plusieurs bourgeonnements les uns sur les autres, et la séparation n'a lieu que quand cinq ou six individus se sont formés. Ce qu'il y a de bien remarquable dans les annélides qui présentent ce mode de division gemmipare, c'est que l'individu chez lequel on l'observe manque d'organes de reproduction, tandis que les produits de la gemmiparité en sont pourvus. Les produits de la gemmiparité sont donc destinés à pondre des œufs, et de ces œufs naissent des individus non sexués.

Ce mode de génération, en quelque sorte en partie double, et auquel on a donné le nom de génération *alternante*, paraît être beaucoup plus répandu qu'on ne le supposait dans le principe.

§ 425.

Génération scissipare. — Lorsqu'on coupe un ver de terre en deux parties, la partie antérieure du corps donne naissance à un animal entier. Il en est de même de la partie postérieure; elle se complète, quoique plus lentement. Le même fait s'observe sur beaucoup d'entozoaires, sur les hydres, sur les actinies (zoophytes). Chez ces animaux, il suffit généralement d'un fragment peu considérable du corps pour reproduire l'animal entier. Tremblay coupe une hydre en petits fragments dans toutes les directions : chaque fragment reproduit une hydre complète.

Des phénomènes du même genre se montrent aussi chez les mollusques : les limaçons peuvent reproduire leurs tentacules enlevés; les céphalopodes leurs bras, etc. Chez les reptiles, elle est également très remarquable : les salamandres peuvent reproduire leurs pattes; il en est de même pour les grenouilles et les crapauds très jeunes, et chacun sait avec quelle facilité la queue des lézards repousse lorsqu'on la leur a arrachée. Dans les animaux supérieurs, non seulement la régénération ne se montre plus sur des organes entiers, mais elle est très restreinte pour les tissus eux-mêmes, et elle ne se montre guère que pour les tissus placés aux surfaces : épiderme, poils, ongles, laine, crins et plumes.

Mais, si les animaux inférieurs reproduisent des parties plus ou moins considérables de leur corps lorsqu'ils ont été divisés artificiellement, il faut dire que la *scission spontanée*, comme *mode de génération*, est assez rare, et qu'on est loin de la rencontrer chez tous les animaux qu'on peut multiplier par *section artificielle*. Les polypes hydraires, en particulier, ont un mode de génération régulier qui appartient à la gemmiparité, c'est-à-dire que les bourgeons naissent dans un diverticulum de la cavité gastro-vasculaire.

La génération scissipare s'observe principalement dans les infusoires. Elle a été constatée aussi dans quelques hydres et dans une espèce de planaire. Quelques animaux pourvus d'organes sexuels, c'est-à-dire d'ovaires et de testicules, et se reproduisant par des œufs, peuvent aussi, à certaines périodes de leur développement, se multiplier par scission : tels sont les méduses (zoophytes acalèphes) et quelques vers plats intestinaux (sous-embranchement des annélides).

Dans la génération scissipare naturelle, la division s'opère dans des directions déterminées, toujours les mêmes chez le même animal : tantôt en long, tantôt en travers. Chez les infusoires, où on l'observe le plus communément, elle commence par un étranglement, ou constriction, bientôt suivi de l'isolement des deux parties placées de chaque côté de l'étranglement.

Les méduses, et quelques vers plats intestinaux, donnent naissance à des œufs qui nagent quelque temps dans le liquide, puis se fixent à un corps étranger, se développent, se partagent en un certain nombre de parties renflées, séparées par des étranglements ; au bout d'un temps plus ou moins long, chaque segment renflé devient libre et donne naissance à un nouvel être. La période comprise entre la naissance et la scission n'est en quelque sorte qu'un état transitoire ou de larve, en vertu duquel un seul œuf peut donner naissance à plusieurs individus.

§ 426.

Génération spontanée. — Lorsqu'on met dans l'eau des substances animales ou végétales, et qu'on abandonne le vase qui les contient à l'air libre, il se développe bientôt dans la macération des animalcules microscopiques (bactéries, vibrions, monades, kolpodes, trachélies, enchélides, paramécies, etc.). D'où proviennent ces animaux, auxquels on donne souvent le nom d'*infusoires?* Malgré un très grand nombre d'expériences, la question de savoir si ces animaux élémentaires peuvent naître *spontanément*, par la désagrégation et l'organisation de débris animaux ou végétaux, partage encore aujourd'hui les naturalistes.

Ce qui est certain, c'est que leur développement ne s'opère qu'à l'air libre et sous l'influence d'une certaine température. Lorsqu'on place la substance organique dans de l'eau, après avoir soumis le tout à une température suffisamment élevée pour détruire tous les germes d'animalcules qu'elle pourrait contenir, et que le renouvellement de l'air se trouve supprimé par la fermeture hermétique du vase, il ne se développe pas d'infusoires.

D'un autre côté, lorsqu'à l'exemple de M. Schultz on place la matière organique dans de l'eau, et qu'après l'avoir soumise à une température suffisamment élevée, on la laisse au contact d'une couche d'air qui n'arrive dans l'appareil qu'après avoir traversé un flacon d'acide sulfurique, les animalcules n'apparaissent pas dans la macération. Si la couche d'air qui est en rapport avec le liquide en macération a traversé d'abord un tube chauffé au rouge (Schwann), les animalcules ne se développent pas non plus.

Dernièrement, M. Pouchet, dans un livre rempli d'aperçus ingénieux, et dans plusieurs mémoires, a cru prouver d'une manière définitive la doctrine des générations spontanées. Suivant lui, le *penicilium glaucum*, le *trachelius trichophorus*, la *monas elongata*, le *vibrio lineola*, etc., peuvent prendre ainsi naissance. Mais les expériences de M. Pouchet en ont suscité de nouvelles. MM. Milne Edwards, Payen, de Quatrefages, Bernard, Dumas, et enfin M. Pasteur, ont appelé l'attention sur un certain nombre de conditions qui peuvent expliquer ces résultats. Il ne suffit pas, en effet, de faire chauffer jusqu'à l'ébullition le liquide sur lequel on opère, pour détruire en lui tous les éléments germinatifs qu'il peut renfermer. Déjà M. de Mirbel avait montré, dès 1841, qu'il ne suffit pas de chauffer à 100 et même à 120 degrés les spores de l'*oidium aurantiacum* pour leur enlever le pouvoir de germer, mais qu'il fallait pousser l'élévation de température jusqu'à 140 degrés.

Lors donc qu'on se propose de procéder à des expériences de cette nature, il faut placer l'infusion dans un tube, qu'on ferme d'abord à la lampe, et qu'on expose ensuite dans un bain d'huile, à une température de 140 à 150 degrés. (Les expériences de M. Dumas ont démontré qu'il suffit d'une température de 130 degrés.) Des matières organiques ainsi traitées et qui ne reçoivent ensuite de l'air qu'à travers un tube chauffé au rouge, ne donnent jamais naissance ni à des mousses ni à des infusoires.

Les recherches récentes sur les rotifères et les tardigrades, ou animaux *ressuscitants*, ont également montré qu'une température de 100 degrés ne suffit pas pour enlever à ces petits animaux la faculté de revivre. On peut, après les avoir progressivement desséchés et portés à la températare de 110 et 120 degrés, leur rendre ensuite la vie, quand on les humecte. Les animalcules de ce genre, convenablement desséchés et conservés dans un milieu parfaitement sec, peuvent sans doute résister ainsi un temps indéfini et reprendre la vie quand les conditions d'humidité nécessaires à l'existence et au mouvement leur sont restituées.

De ces diverses expériences on peut conclure que les infusoires qui se développent dans les infusions *à l'air libre* proviennent, soit d'animalcules amenés par l'air atmosphérique et multipliés ensuite dans le liquide par scission, soit de *spores*, c'est-à-dire d'œufs microscopiques provenant d'êtres semblables. Dans toutes les expériences dont nous parlons, les *microbes ne se sont point montrés quand on a opéré avec une rigueur expérimentale suffisante*, c'est-à-dire *quand on s'est mis en garde contre les apports de l'air atmosphérique.*

Il est certain qu'il y a dans l'air une multitude innombrable de germes microscopiques ou de spores végétaux et animaux. Les poussières qui se déposent à la surface des corps sont capables, quand elles se trouvent dans des conditions convenables d'humidité et de température, de donner naissance à des *mousses végétales* ou moisissures, et à des *infusoires*.

Les vers intestinaux ou entozoaires, animaux d'une organisation généralement assez compliquée et pourvus d'organes génitaux distincts, ne se développent jamais par génération spontanée dans le corps des animaux vivants, ainsi qu'on l'a quelquefois supposé. Ceux qui se trouvent dans le tube digestif ou dans les bronches des animaux y ont été introduits par les voies naturelles, soit à l'état de développement plus ou moins avancé, soit à l'état d'œuf. Quant à ceux qui existent dans l'intérieur même des organes, ils y ont été portés soit par leurs migrations, soit par les voies de la circulation[1].

[1] Les recherches de MM. de Siebold, Kuckenmeister, van Beneden, Leuckart, Humbert (de Genève) démontrent jusqu'à l'évidence que les helminthes proviennent toujours du dehors, et que les différences qu'ils paraissent présenter dans les divers animaux, c'est-à-dire dans leurs divers *habitats*, tiennent à ce qu'ils n'achèvent pas leurs métamorphoses et leurs développements dans le corps des mêmes animaux. Exemple : les cysticerques deviennent des tænias; les filaires ne sont que les larves des nécrines, etc.

Des auteurs, amis du merveilleux, font naître des animaux microscopiques dans des infusions de marbre et de granit, dans des dissolutions de sel marin et de salpêtre. Il serait superflu de réfuter ces erreurs : on peut affirmer aujourd'hui que les animaux provenaient du dehors. Quand on s'est prémuni contre les apports de l'air atmosphérique, les infusoires n'ont plus reparu.

§ 426 *bis*.

Génération dans la série animale. — Indications bibliographiques.

HARVEY, Exercitationes de generatione animalium, *London*, 1651.

J. VAN HORN, Prodromus observationum circa partes genitales in utroque sexu, *Leyde*, 1668.

REDY, Esperienze intorno alla generazione degl' insecti, 1668.

LE MÊME, Osservazioni intorno ali animali viventi que si trovano negli animali viventi, 1684.

VALLISNIERI, Istoria della generazione dell' uomo e degli animali, *Venise*, 1721.

TREMBLEY, Mémoire pour servir à l'histoire d'un genre de polypes d'eau douce, etc. (*Multiplication des polypes par section*), avec fig., *Leyde*, 1744.

G.-F. WOLF, Theoria generationis, *Halle*, 2e édit., 1774.

CH. BONNET, Considérations sur les corps organisés; où l'on traite de leur origine, de leur développement de leur reproduction. 2 vol., *Amsterdam*, 1762.

WRISBERG, De animalculis infusoriis, etc., *Göttingen*, 1765.

OTTO Fried. MÜLLER, Anamalium infusorium historia, *Copenhague* et *Leipzig*, 1773.

SPALLANZANI, Expériences pour servir à l'histoire de la génération, *Paris*, 1787.

TREVIRANUS, De la génération spontanée, *dans* Biologie oder Philosophie der lebenden Natur, t. II, *Göttingen*, 1802-1806.

FRAY, Essai sur l'origine des corps organisés et inorganisés, *Paris*, 1817.

GIROU de BUZAREINGUES, De la génération, *Paris*, 1828.

GEOFFROY SAINT-HILAIRE (Isidore), Traité de tératologie, *Paris*, 1832.

R. WAGNER, Prodromus historiæ generationis, *Leipzig*, 1836.

BURDACH, les deux premiers volumes de son traité de Physiologie (traduct. française de Jourdan), *Paris*, 1838.

SCHWANN, Mikroskopische Untersuchungen über die Uebereinstimmung in der Structur und im Wachsthum der Thiere und Pflanzen (*Recherches microscopiques sur l'identité de structure et de développement des animaux et des plantes*), *Berlin*, 1839.

J. REID, On the anatomical relations of the bloodvessels of the mother to those of the fœtus in the human species, *dans* Edinb. med. and surg. Journal, t. LV, 1841.

DOYÈRE, Mémoire sur les tardigrades, *dans* Ann. des sc. nat. Zool., 2e série, t. XVIII, 1842.

LAURENT, Recherches sur l'hydre et l'éponge d'eau douce (*Activité reproductrice de leurs diverses parties*), *Paris*, 1844.

R. OWEN, Considérations sur le plan organique et le mode de développement des animaux, *dans* Ann. des sc. natur., 3e sér., t. II, 1844.

DE QUATREFAGES, De la génération des syllis (*gemmiparité*). Rapport de M. Milne Edwards, *dans* Ann. des sc. nat. Zool., 3e sér., t. I, 1844.

BRESCHET, Recherches sur la gestation des Quadrumanes, *dans* Mémoires de l'Institut, t. XIX, 1845.

DUJARDIN, Mémoire sur le développement des méduses et des polypes hydraires (*De la fissiparité*), *dans* Ann. des sc. nat. Zool., 3e série, t. IV, 1845.

MILNE EDWARDS, Observat. sur le développement des Annélides (*gemmiparité*), *dans* Ann. des sc. nat. Zool., 3e sér., t. III, 1845.

R. LEUCKART, Ueber Metamorphose, ungeschlechtige Vermehrung, Generationswechsel (*Sur les métamorphoses de génération et la multiplication sans l'intervention des parents*), *dans* Zeitschrift für wissenschäftliche Zoologie, t. III, 1851.

C. P. SIEBOLD, Expériences sur la transformation des Cysticerques en Ténias, *dans* Ann. des sc. nat. Zool., 3e sér., t. XVII, 1852.

VAN BENEDEN, De la génération alternante et de la digénèse. Plusieurs mémoires, *dans* Bulletin de l'Acad. de Bruxelles, 1853.

O. KOHLRAUSCH, Zur Anatomie und Physiologie der Bekenorgane (*Anat. et physiol. des organes contenus dans le bassin*), *Leipzig*, 1853.

KÜCHENMEISTER, Développement des vers intestinaux, *dans* Gazette méd. de Paris, n° 8, 1854.

DUFOSSÉ, De l'hermaphroditisme chez certains Vertébrés, *dans* Annales des sciences naturelles. Zoologie, t. V, 1856.

D'UDEKEM, Recherches sur le développement des infusoires, *dans* Mémoires de l'Acad. de Belgique, t. XXX, 1857.

BALBIANI, Note relative à l'existence d'une génération sexuelle dans les infusoires, *dans* Journal de Physiologie, t. I, 1858 et Comptes rendus, 1858.

VAN BENEDEN, De l'homme et de la perpétuation des espèces dans les rangs inférieurs du règne animal, *dans* Bulletins de l'Acad. royal de Belgique, 1858.

P. BROCA, Des phénomènes d'hybridité, *dans* Journal de physiologie, t. I et II, 1858-1859.

CIENKOWSKY, Ueber meinen Beweis der Generatio primaria, *dans* Bulletin phys. math. de l'Acad. des sciences de Saint-Pétersbourg, t. XVII, 1858.

C. CLAUS, Generationswechsel und Parthenogenesis im Thierreich (*De la génération alternante et de la parthénogénèse dans le règne animal*), *Marburg*, 1858.

COHN, Ueber das Wiederaufleben der durch Austrocknen in Scheintod versetzten Thiere und Pflanzen (*De la résurrection des animaux et des plantes mis en état de mort apparente par la dessiccation*), *dans* Jahresbericht der schles. Gesellschaft, etc., für 1857-1858.

LEUCKART, Zur Kenntniss des Generationswechsels und der Parthenogenesis bei den Insecten (*Pour servir à l'histoire des générations alternantes et de la parthénogénèse chez les insectes*) *dans* Untersuchungen zur Naturlehre des Menschen und der Thiere, 4e livraison, 1858.

BERNARD, DUMAS, QUATREFAGES, PAYEN, Observations sur la question des générations spontanées, *dans* Comptes rendus de l'Acad. des sciences, t. XLVIII, 1859.

DARWIN (Charles), On the origin of species, etc., *London*, 1859.

DAVAINE, Recherches sur les conditions de l'existence, ou de la non-existence de la reviviscence chez des espèces appartenant aux mêmes genres, *dans* Comptes rendus, t. XLVIII, 1859.

DOYÈRE, Sur la revivification et sur les animalcules ressuscitants, *dans* Comptes rendus, t. XLVIII, 1859 et *dans* l'Union médicale, 1859.

GAULTIER de CLAUBRY, Note relative aux générations spontanées des animaux et des végétaux, *dans* Comptes rendus, t. XLVIII, 1859.

GAVARRET, Expériences sur la reviviscence, *dans* Moniteur des sciences médicales, n° 42 et 43, *novembre* 1859, et *dans* Ann. des sc. natur. Zoologie, t. XI, 1859.

M. EDWARDS, Remarques sur la valeur des faits considérés par quelques naturalistes comme propres à prouver l'existence de la génération spontanée, *dans* Comptes rendus Acad. des sciences, t. XLVIII, 1859.

POUCHET, Étude des corpuscules en suspension dans l'air, *dans* Comptes rendus de l'Acad. des sciences, t. XLVIII, *mars* 1859.

LE MÊME, Corps organisés recueillis dans l'air par la neige, *dans* Comptes rendus, t. XLVIII, 1859.

LE MÊME, Nouvelles expériences sur les animaux pseudo-ressuscitants, *dans* Comptes rendus, t. XLIX, 1859.

LE MÊME, Expériences sur la résistance vitale des animalcules pseudo-ressuscitants, *dans* Comptes rendus, t. XLIX, 1859.

LE MÊME, Recherches et expériences sur les animaux ressuscitants faites au Muséum de Rouen, *Paris*, 1859.

LE MÊME, Hétérogénie ou traité de la génération spontanée, *Paris*, 1859.

E. REGEL, Die Parthenogenesis im Pflanzenreiche, *dans* Mém. de l'Acad. des sciences de Saint-Pétersbourg, n° 2, 1859.

SERRES, Principes d'embryogénie, de zoogénie et de tératogénie, in-4°, avec planches, *Paris*, 1859.

C. TINEL, Expériences sur la revivification des rotifères et des tardigrades, trois communications, *dans* l'Union médicale, 1859.

BALBIANI, De la fissiparité chez les infusoires ciliés, *dans* Journal de physiologie, t. III, et *dans* Comptes rendus de l'Acad. des sciences, 1860.

BROCA, Rapport de la commission de la Société de biologie sur la question des reviviscences, *Paris*, 1860.

COSTE, Observations relatives à l'hérédité, *dans* Comptes rendus de l'Acad. des sciences, t. L, 1860.

C. GIGON, Coup d'œil sur la doctrine de la génération spontanée chez les anciens suivi de quelques considérations sur la philosophie médicale, *Paris*, 1860.

N. JOLY et Ch. MUSSET, Nouvelles expériences sur l'Hétérogénie, *dans* Comptes rendus de l'Acad. des sciences, quatre communications, 1860.

R. KAEPPELIN, Des différents modes de reproduction des êtres vivants, *Paris*, 1860.

J. LEMAIRE, Considérations sur le rôle des Infusoires et des matières albuminoïdes dans la fermentation, la germination et la fécondation, *dans* Moniteur des sciences médicales, n° 26, *octobre*, 1860.

G. OGILVIE, Observations on the genetic cycle in organic nature, etc., *dans* Edinburgh new phil. Journal, t. XI, 1860.

L. PASTEUR, Expériences relatives aux générations dites spontanées, et remarques sur les ferments, *dans* Comptes rendus de l'Acad. des sciences, cinq communications, 1860.

J. PHILLIPS, Life on the earth its origin and succession, *Cambridge*, 1860.

POUCHET, Recherches sur les corps introduits par l'air dans les organes respiratoires des animaux, *dans* Comptes rendus, t. L, 1860.

LE MÊME, Genèse des protoorganismes dans l'air calciné et à l'aide des corps putrescibles portés à la température de 150°, *dans* Comptes rendus de l'Acad. des sciences, 1860.

BALBIANI, Recherches sur les organes sexuels des Infusoires, *dans* Journal de Physiologie, treize mémoires, 1861.
JOLY et MUSSET, Expériences sur l'hétérogénie, *dans* Comptes rendus Acad. des sciences, 1861.
LES MÊMES, Origine, germination et fructification de la levûre de bière, même recueil, 1861. Réponse à M. Pasteur, même recueil, 1861.
PASTEUR, Mémoire sur les corpuscules organisés qui existent dans l'atmosphère, *dans* Ann. des sciences nat. Zoologie, 1861.
Ch. MUSSET, Nouv. recherches sur l'hétérogénie ou génération spontanée. Thèse de doctorat ès sciences. *Toulouse*, 1862.
PASTEUR, Mémoire sur les corpuscules organisés qui existent dans l'atmosphère. Examen de la doctrine des générations spontanées, *dans* Annales de physique et de chimie, 3e série, t. LXIV, 1862.
POUCHET, Études expérimentales sur la genèse spontanée des Ann. des sc. nat. Zoologie, 1862.
SIEBOLD, Ueber Parthenogenesis. Séance publique annuelle de l'Académie des sciences de Munich, 1862.
PASTEUR, FLOURENS, QUATREFAGES, DEVILLE, REGNAULT, MILNE EDWARDS, Remarques sur l'hétérogénie, *dans* Comptes rendus Acad. des sciences, *novembre* 1863.
POUCHET, Résumé des travaux sur les générations spontanées, in-8°, *Rouen*, 1863.
POUCHET, JOLY et MUSSET, Expériences sur l'hétérogénie exécutées aux glaciers de la Maladetta (*Pyrénées*), *dans* Comptes rendus Acad. des sciences, 1863.
BALARD, Rapport sur les expériences relatives à la génération spontanée, *dans* Compt. rend. Ac. des Sc., 1865.
MILNE EDWARDS, Coup d'œil sur les progrès et l'état actuel de la Physiologie concernant la génération spontanée, *dans* Ann. des Sc. nat., 1865.
JOLY, Note sur les progrès de l'hétérogénie, *dans* Mém. Acad. de Toulouse, 1868.
CH. BASTIAN, Some heterogenetic mode of origin of flagellated monads, etc., *dans* Proceed. of th. Roy. Soc., 1872. — Même sujet. Plusieurs mémoires, *dans* Lancet, 1876.
CH. BASTIAN, Evolution and the origin of Life, *London*, 1875.
FREMY, Sur la génération des ferments. — Sur la génération intracellulaire du ferment alcoolique, *dans* Compt. rend. Ac. des Sc., 1875.
HUIZINGUA, Zur Abiogenesisfrage, *dans* Pflüger's Arch., 1875.
PASTEUR, De l'origine des ferments organisés. — Note sur la fermentation des fruits, *dans* Compt. rend. Ac. des Sc., 1875.
BEALE, On the germ. theory and spontaneous generation, *dans* British med. Journal, 1876.
D. MÜLLER, Ein Beitrag zur Archebiosis, *dans* Centralblatt, etc., 1877.
W. PREYER, Kritische über die Urzeugung, *dans* Kosmos, 1877.
J. TYNDALL, Note on the development of organisme in organic infusion, *dans* Proceed. of the Roy. Soc., 1877.
J. TYNDALL, La génération spontanée, *dans* Revue scientifique, 1878.
BALBIANI, Cours d'embryologie comparée; leçons sur la génération des vertébrés, *Paris*, 1879.

CHAPITRE IX

DU DÉVELOPPEMENT APRÈS LA NAISSANCE

§ 427.

Naissance. — Mort. — Au bout de neuf mois, l'enfant naît à la lumière. Dès le moment où les liens qui attachaient l'enfant à sa mère se rompent, des changements importants s'accomplissent. Ces changements mettent le nouveau-né en harmonie avec le milieu nouveau dans lequel il est appelé à vivre.

Le phénomène essentiel et caractéristique de la naissance, c'est l'établissement de la respiration. L'enfant, jusque-là contenu dans un liquide, change tout à coup d'atmosphère. Les puissances inspiratrices dilatent la poitrine, l'air se précipite pour la première fois dans les poumons. Ceux-ci, naguère rouges et condensés, augmentent rapidement, non seulement de volume, mais de poids : ils deviennent roses, mous et crépitants; ils tombaient au fond de l'eau, et maintenant ils surnagent. Cependant, souvent, après plusieurs jours de respiration, la totalité du poumon n'est pas perméable. La gravité des accidents qui accompagnent ou suivent la naissance de l'enfant se rattache en grande partie à la difficulté que la première respiration éprouve quelquefois à s'établir. Il en résulte un état de mort apparente qui se présente avec des aspects divers, et qu'on a désignés sous les noms d'*apoplexie*, d'*asphyxie* ou de *syncope* des nouveau-nés.

En même temps que s'établit la respiration, la circulation fœtale se modifie. La direction du courant sanguin est changée par l'afflux du sang vers les poumons. Le sang, qui traversait le *canal artériel* (Voy. § 412), se coagule; les parois de ce canal se rapprochent et se transforment en un cordon fibreux. Le trou de Botal et le *canal veineux* cessent de donner passage au sang et s'oblitèrent : la circulation s'établit suivant le type qu'elle doit conserver. Ces changements s'accomplissent dans les trois ou quatre jours qui suivent la naissance.

Dans le même temps survient la dessiccation de la portion du cordon ombical adhérente à l'abdomen du nouveau-né. Cette dessiccation, qui commence vers le sommet, s'avance vers la base, et elle est suivie de la chute du cordon, laquelle a lieu du quatrième au sixième jour. A cette chute succède un petit enfoncement (nombril), dont la cicatrisation est complète vers le dixième jour. C'est aussi dans les premiers jours qui suivent la naissance que le méconium, accumulé dans l'intestin de l'enfant, est expulsé au dehors.

Après que ces principaux changements se sont accomplis, le nouveau-né, alimenté par le lait maternel, s'accroît chaque jour; ses dents poussent, et il peut faire usage bientôt d'une nourriture nouvelle; plus tard, la puberté se déclare par des changements internes et des signes extérieurs; plus tard, la croissance s'arrête, l'homme est dans toute la plénitude de son développement et de ses fonctions. Puis enfin, au bout d'un temps variable, les fonctions languissent et s'éteignent, et la mort survient, comme le terme fatal et inévitable de la vie.

L'homme n'arrive pas toujours au terme naturel de la vie : la mort le saisit à tous les âges. Les causes de destruction entourent l'homme de toutes parts. La famine, la guerre, les épidémies, les maladies, les accidents mettent presque toujours fin à l'existence avant l'époque naturelle. La durée moyenne de la vie humaine, calculée sur des millions de décès, est de trente-cinq à quarante ans. Les vieillards qui atteignent à cent et cent dix ans ne sont que de rares exceptions.

La mort arrive par la cessation d'action du cerveau, des poumons et du cœur. Les organes des sens deviennent obtus; les yeux cessent de voir, les oreilles d'entendre, la peau de sentir; la respiration se ralentit; les mouvements respiratoires deviennent de plus en plus lents et cessent par une dernière expiration; le cœur, qui ne bat plus que faiblement, fait encore sentir à l'oreille quelques frémissements, qui bientôt s'éteignent : la mort est confirmée. Alors survient la rigidité cadavérique (§ 230) et enfin la putréfaction. Les divers tissus passent à des combinaisons chimiques nouvelles, dont le terme est de l'eau, de l'acide carbonique et de l'ammoniaque. L'eau, l'acide carbonique et l'ammoniaque s'évaporent, et les parties salines, fixes, qui composent la charpente solide des os, et qui entrent aussi dans la composition des liquides et des tissus, représentent seules, plus tard, le corps qui a cessé d'exister.

La putréfaction est par excellence le signe de la mort; on peut même dire qu'il n'y a guère que celui-là. La cessation apparente de l'action du cerveau et la suspension des mouvements respiratoires peuvent se rencontrer parfois, sans que la vie ait nécessairement cessé ou tout au moins sans qu'il soit impossible de la rappeler. La cessation *complète* des mouvements du cœur, constatée, non sur le trajet des artères, mais directement par l'auscultation précordiale, pourrait être regardée aussi comme un signe à peu près constant de mort, si l'on ne concevait la possibilité de mouvements fibrillaires du cœur, trop faibles pour être perçus à l'oreille, au travers des parois pectorales, et coexistant chez l'individu avec le pouvoir d'être rappelé à la vie. La science a enregistré quelques faits qui commandent, sous ce rapport, une grande circonspection. Il n'est pas rare, en effet, de rencontrer sur les animaux plongés dans le sommeil d'hiver une véritable mort *apparente*, avec impossibilité de distinguer les battements du cœur.

§ 428.

Des âges. — Toute division numérique des âges souffre de nombreuses exceptions : une foule de causes peuvent accélérer le cours de la vie ou le retarder. Les phénomènes de la vie sont trop dépendants des influences extérieures pour que le temps écoulé puisse en mesurer, à un moment donné, le mouvement accompli. On peut cependant partager la durée de la vie humaine en trois périodes assez naturelles, qui correspondent à la jeunesse, à l'âge viril, à la vieillesse. Pendant la jeunesse, les organes s'accroissent et les facultés se développent. Lorsque le développement est achevé, survient une période pendant laquelle l'homme est en pleine possession de lui-même. Cette période de virilité dure plus ou moins longtemps, suivant le milieu dans lequel il se trouve placé, et aussi suivant les conditions individuelles. Après ce temps, l'homme commence à décroître, et la vieillesse commence.

La jeunesse elle-même se partage en deux périodes assez nettement tranchées par l'établissement de la puberté. La première période ou l'enface s'étend de la naissance jusqu'au moment où les fonctions de reproduction commencent à s'éveiller; la seconde comprend l'adolescence, c'est-à-dire cet intervalle pendant lequel l'homme, qui n'est plus un enfant, n'est pas encore un homme.

Enfance. — L'enfant naissant offre une remarquable activité de toutes les fonctions de nutrition; la vie semble marcher avec d'autant plus de rapidité qu'on se rapproche davantage de la naissance. L'augmentation en dimensions est d'autant plus rapide que l'enfant est plus jeune, et chaque année qui s'écoule ajoute moins à la stature que celle qui l'a précédée. Un enfant de trois ans a atteint la moitié de la hauteur totale de l'individu adulte; il a acquis dans l'espace de trois ans (et neuf mois) autant que dans les quinze ou dix-huit années qui vont suivre. Ce qui a lieu pour le développement du corps en hauteur a lieu aussi pour chacun des éléments qui le composent. Cette loi peut être vérifiée facilement sur le système osseux[1].

[1] M. Falck a dernièrement publié un mémoire intéressant sur ce sujet. Il a pris le poids du corps et des différents organes du chien pendant le premier mois du développement (*Archives de Wirchow*, t. VII, p. 37, 1874).

La circulation du nouveau-né est plus active que celle de l'adulte. Le nombre des pulsations artérielles, pendant le premier et le second mois, est de 140 par minute; il est encore de 128 au sixième mois; de 120 au douzième; de 110 à la fin de la seconde année, et il ne descendra que peu à peu à 70 ou 80, chiffre normal de l'âge adulte.

La respiration est également plus accélérée. Tandis que le nombre des respirations de l'adulte est de 15 à 17 par minute, celui des enfants nouveau-nés est de 30 à 40, et il s'abaissera peu à peu, comme celui des pulsations du cœur.

L'enfant, respirant davantage, produit plus de chaleur, mais sa petite masse l'expose facilement au refroidissement (Voy. §§ 140 et 166).

Le lait est la première nourriture de l'enfant, et c'est celle qui doit faire la base de son alimentation pendant toute la durée du premier âge, c'est-à-dire pendant les quinze ou dix-huit mois qui suivent la naissance. Vers le huitième ou le dixième mois, on associe généralement au régime de l'enfant de petites bouillies claires, faites avec la farine de froment, ou avec la mie de pain séchée et pulvérisée; on y joint bientôt la semoule, la fécule, la crème de riz, etc. Plus tard, vers la fin de la première année, on ajoute à ce régime du bouillon de poulet, de veau, de bœuf, coupés d'abord et purs ensuite. Enfin, vers quinze ou dix-huit mois, les premières dents, presque toutes sorties, permettent à l'enfant de diviser les aliments.

La transition entre l'allaitement et le régime nouveau doit être bien ménagée. Il est important que les enfants soient peu à peu accoutumés au régime nouveau, au moment où on les sèvre.

Dans le cours de la première enfance, les dents sortent en dehors de l'épaisseur des maxillaires qui les contiennent. Cette éruption est souvent accompagnée de perte d'appétit, d'agitation, de salivation, de vomissements, de diarrhée, parfois de fièvre, de convulsions, etc.; mais elle peut se faire aussi sans trouble, et sans que les enfants s'en aperçoivent. La sortie des dents commence ordinairement du sixième au neuvième mois, et elle est généralement terminée vers la fin de la seconde année ou vers le trentième mois. Voici leur ordre d'apparition : les incisives moyennes de la mâchoire inférieure paraissent les premières, vers le septième mois; puis viennent les supérieures; ensuite les incisives externes de la mâchoire inférieure; puis les incisives externes de la supérieure; puis, vers le quinzième ou le dix-septième mois, les premières molaires, d'abord à la mâchoire inférieure, ensuite à la supérieure; à peu près à la même époque, ou un peu plus tard, les canines; enfin les deux dernières molaires d'en bas et d'en haut complètent la série des dents de lait, qui sont ainsi au nombre de vingt.

Pendant que ces changements s'accomplissent, les autres parties du tube digestif se modifient aussi. L'estomac se rapproche de l'horizontale et acquiert une plus grande capacité, ainsi que le gros intestin. Le foie et le rein croissent moins que le corps, et paraissent diminuer de volume. La vessie descend dans le bassin, par suite du développement des os coxaux. L'urine, d'abord excrétée dix ou douze fois par jour, le devient de moins en moins avec le progrès de l'âge. Il est remarquable qu'elle ne renferme que des traces d'urée chez les enfants à la mamelle.

Pendant la première enfance, l'accroissement n'est pas réparti d'une manière uniforme sur l'ensemble du corps. En général, les parties qui, à l'époque de la naissance, étaient les plus développées sont celles qui après la naissance se développent le moins rapidement. Dans le sein de la mère, les membres supérieurs croissent plus rapidement que les inférieurs ; après la naissance, le développement des membres inférieurs l'emporte sur celui des supérieurs. La tête, remarquable par son volume, ne croît plus que lentement. Elle forme presque le quart de la hauteur du corps à la naissance ; elle n'en forme plus que le cinquième à trois ans, et le huitième seulement quand l'accroissement est achevé.

Enfin, indépendamment des changements dans la proportion des organes, les tissus eux-mêmes se modifient. Le système osseux continue à se solidifier par le dépôt des matières calcaires dans la trame du squelette ; le tissu musculaire se fonce en couleur et devient plus solide ; le tissu fibreux acquiert plus de résistance ; le système nerveux devient plus blanc et plus consistant ; les cheveux, d'abord rares, augmentent en épaisseur, les ongles deviennent durs, etc.

Pendant que les organes de l'enfant s'accroissent, il se passe au dedans de lui une série de phénomènes qui le préparent à la connaissance du monde extérieur. L'enfant ne sent d'abord que le plaisir et la douleur ; tout ce qui l'impressionne douloureusement lui arrache des cris et des larmes. Vers la fin du second mois, l'enfant, qui voyait tout confusément, commence à regarder ; il répond au sourire de sa mère ; la parole attire son attention. L'éducation des sens est commencée, et l'enfant est tout entier aux sensations qui doivent lui fournir les matériaux de ses connaissances. Il regarde tout ce qui attire fortement ses yeux ; la lumière et les couleurs éclatantes captivent son attention, peu active d'ailleurs et bientôt distraite par d'autres impressions. Il veut tout manier, tout saisir. Il allonge le bras pour prendre les choses qui le touchent aussi bien que celles qui se dérobent à sa portée ; mais il n'a pas encore la notion des distances, et un long apprentissage seul la lui fournira. L'enfant balbutie bientôt quelques mots, et l'intelligence, obtuse jusque-là, se révèle. L'enfant commence à parler et à marcher seul.

Vers l'âge de sept ou huit ans, les premières dents disparaissent pour faire place aux dents définitives. Le thymus (Voy. § 193) s'est peu à peu atrophié, et il n'en reste plus alors que des vestiges. Huit grosses molaires, qui n'avaient pas encore paru, se développent et prennent place dans les maxillaires, dont les dimensions ont augmenté. Déjà les formes plus accusées du sexe masculin se dessinent, ainsi que les manifestations différentes du sentiment.

Adolescence. — Vers l'âge de quinze ans chez l'homme, et vers l'âge de quatorze ans chez la femme, apparaissent les premiers signes de la puberté.

Chez l'homme, les testicules deviennent plus volumineux, ainsi que les organes de la copulation ; les spermatozoïdes apparaissent dans le liquide spermatique ; les parties génitales se couvrent de poils. Chez la femme, les ovaires et l'utérus augmentent de volume ; les vésicules de de Graaf commencent leur évolution périodique, et les règles s'établissent.

Les différences extérieures entre les sexes se prononcent de plus en plus. Le visage de l'adolescent se couvre de barbe ; la femme conserve les formes arrondies qui lui sont propres, tandis que les saillies osseuses et musculaires de l'homme, recouvertes par une couche adipeuse moins abondante s'accusent à l'extérieur.

Les cartilages du larynx augmentent rapidement de volume et le timbre de la voix se modifie.

En même temps que les organes de la reproduction se développent et donnent à l'homme et à la femme une aptitude nouvelle, les sentiments affectifs se transforment et l'amour apparaît ; l'amour, la passion la plus noble et la plus pure qu'il soit donné à l'homme de ressentir.

Virilité. — Vers l'âge de vingt-cinq ans, le développement de l'homme est complètement achevé ; il a cessé de croître en hauteur depuis quelques années déjà, mais à cette époque seulement l'ossification a complètement envahi la trame du squelette, restée longtemps cartilagineuse en quelques points. L'équilibre s'établit entre les fonctions de l'assimilation et les fontions de sécrétion.

Les facultés intellectuelles de l'homme ont atteint toute leur perfection. A l'imagination passionnée, aux illusions et aux rêves brillants de la jeunesse succèdent peu à peu la maturité de la raison et du jugement.

Les fonctions de génération, qui s'exercent d'abord dans toute leur énergie, vont peu à peu en s'affaiblissant ; à l'amour succèdent des passions moins nobles tempérées par l'amour des enfants. Vers l'âge de soixante ans, la plupart des fonctions commencent à diminuer d'énergie ; l'homme touche à la fin de sa période active, il commence à décliner, et la vieillesse s'établit.

Vieillesse. — Le vieillard a rempli sa tâche ; il vit encore de la vie individuelle, il est mort à la vie de l'espèce.

La faculté de procréer se perd dans les deux sexes. Si chez l'homme, le sperme conserve encore, la plupart du temps, ses vertus prolifiques, la sécrétion en est très ralentie, et l'excrétion devient de plus en plus rare ; chez la femme, la menstruation a cessé, et avec elle l'évolution des ovules.

Les tissus deviennent plus mous. Le visage se ride, les cheveux blanchissent, les dents s'ébranlent et tombent. La digestion devient plus laborieuse : elle est moins prompte et moins complète. La circulation se ralentit, et les ossifications qui envahissent les tuniques des petits vaisseaux rendent l'assimilation moins complète.

Les organes des sens s'affaiblissent : la vue se trouble, l'ouïe devient dure. Les mouvements ne s'exécutent qu'avec lenteur ; les muscles, devenus moins irritables, se contractent moins facilement. Les tissus fibreux tendent à s'ossifier ; les os deviennent plus denses et plus fragiles. La voix perd son éclat ; elle devient moins pure : elle se casse. A mesure que les années se succèdent, la décadence fait des progrès continus, et la mort vient mettre un terme à une existence devenue inutile.

§ 429.

Des tempéraments. — Les tempéraments sont des manières d'être particulières, constantes chez un même individu, compatibles avec la conservation de la santé, et dues à une diversité de proportion entre les divers systèmes organiques. On a beaucoup disserté et on dissertera longtemps encore sur les tempéraments.

La division ancienne des tempéraments en *flegmatiques, bilieux, sanguins* et *mélancoliques* reposait sur l'hypothèse des qualités élémentaires de Galien, et sur la prédominance supposée de quatre humeurs principales : le sang, la pituite, la bile et l'atrabile. La doctrine des quatre humeurs a disparu depuis longtemps de la science, et cependant la division ancienne des tempéraments nous est restée.

La pituite et l'atrabile, créations fantastiques des anciens, ont disparu, il est vrai, et avec elles les tempéraments flegmatique et mélancolique; mais le tempérament lymphatique, qu'on leur a substitué, ne vaut guère mieux.

Des quatre tempéraments, dont il est fait mention dans la plupart des traités d'hygiène (sanguin, nerveux, bilieux, lymphatique), les deux premiers seuls méritent d'être conservés. Ce sont les seuls dont il soit possible de donner ou plutôt de rechercher les caractères anatomiques. Sous ce rapport, presque tout est encore à faire.

Les caractères tirés des dispositions affectives, des passions ou des facultés intellectuelles, caractères sur lesquels s'appuient la plupart de ceux qui ont voulu justifier cette classification, ne sont ni du ressort de l'hygiène ni de celui de la physiologie. Celle-ci ne peut baser ses classifications que sur des conditions organiques.

Le tempérament nerveux et le tempérament sanguin sont caractérisés par la prédominance relative du système nerveux ou de l'appareil circulatoire. D'où résulte soit la prépondérance des fonctions dites animales sur les fonctions de la vie organique, soit, au contraire, la prépondérance des fonctions de nutrition sur celles de la vie animale.

L'appareil circulatoire ne doit pas être envisagé, d'ailleurs, seulement sous le rapport de son développement relatif; il faut tenir compte aussi des qualités du sang qui circule dans son intérieur. La proportion des globules ne peut augmenter ou diminuer dans le sang, même pendant un temps peu considérable sans entraîner dans l'ensemble général de l'individu des changements profonds.

Le tempérament sanguin ou végétatif devrait sans doute aussi être divisé en deux sous-embranchements, suivant la prédominance du mouvement nutritif vers le tissu adipeux ou vers le tissu musculaire (Voy. §§ 209 et 210).

Le tempérament lymphatique appartient vraisemblablement à la prédominance adipeuse. Jamais on n'a pu fournir la preuve que le système lymphatique fût plus développé chez les individus qu'on désigne ordinairement sous le nom de lymphatiques. Le tempérament bilieux n'est qu'un tempérament nerveux enté souvent sur un état pathologique du foie.

Quant aux conditions en vertu desquelles certains tissus acquièrent une prédominance relative sur d'autres, de manière à amener des différences qui se traduisent par le tempérament, s'il est vrai qu'elles soient inhérentes en partie à la transmission héréditaire, il est certain aussi que les conditions au milieu desquelles l'homme se développe et s'accroît sont loin d'être sans influence sur le résultat. Dans des expériences autrefois pratiquées dans un autre but sur le développement des poulets, nous avons remarqué que dans les incubations artificielles, précipitées par une température élevée (45 à 50 degrés), les jeunes poulets arrivés à éclosion présentaient une tête volumineuse, presque monstrueuse, tandis que les tissus étaient peu colorés et le cœur peu volumineux. Lorsque, au contraire, l'incubation était conduite de manière que l'évolution du poulet s'accomplît sur les limites inférieures de température compatibles avec le développement (35 à 40 degrés), la tête, et par conséquent le système nerveux des jeunes poulets, étaient peu développés, tandis que le cœur était volumineux et les tissus gorgés de sang. En comparant d'une manière générale les peuples du Nord avec les peuples du Midi, on peut constater une différence dans le même sens. Les premiers sont plus massifs, plus développés, la vie nutritive a plus d'activité que la vie nerveuse. Chez les peuples du Midi, le système nerveux prédomine et imprime à la physionomie une vivacité caractéristique. Les différences beaucoup plus marquées entre les systèmes sanguin et nerveux, obtenues sur les animaux qui se développent d'un œuf, se conçoivent sans peine, car elles ont porté sur les *premières* formations embryonnaires. Chez l'homme, les influences du dehors n'agissent sur lui qu'à une époque où il a déjà subi la plupart de ses évolutions dans le sein maternel, et l'on sait que la température de l'homme est sensiblement identique sous toutes les latitudes.

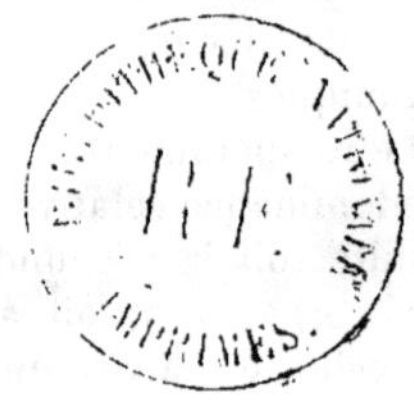

TABLE DES MATIÈRES

LIVRE II

FONCTIONS DE RELATION

LIVRE III

FONCTIONS DE REPRODUCTION. — GÉNÉRATION

FIN DE LA TABLE DES MATIÈRES.

TABLE ALPHABÉTIQUE

(Les chiffres indiquent les pages.)

A

B

C

D

E

F

G

H

I

J ET K

L

M

N

O

P ET Q

R

S

T

U

V

W ET Z

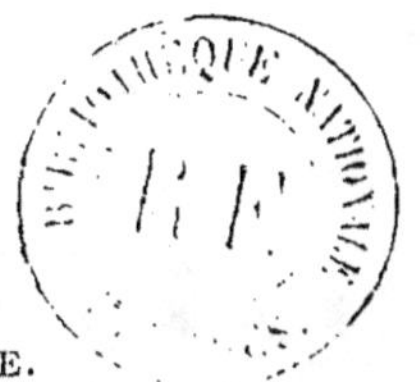

FIN DE LA TABLE ALPHABÉTIQUE.

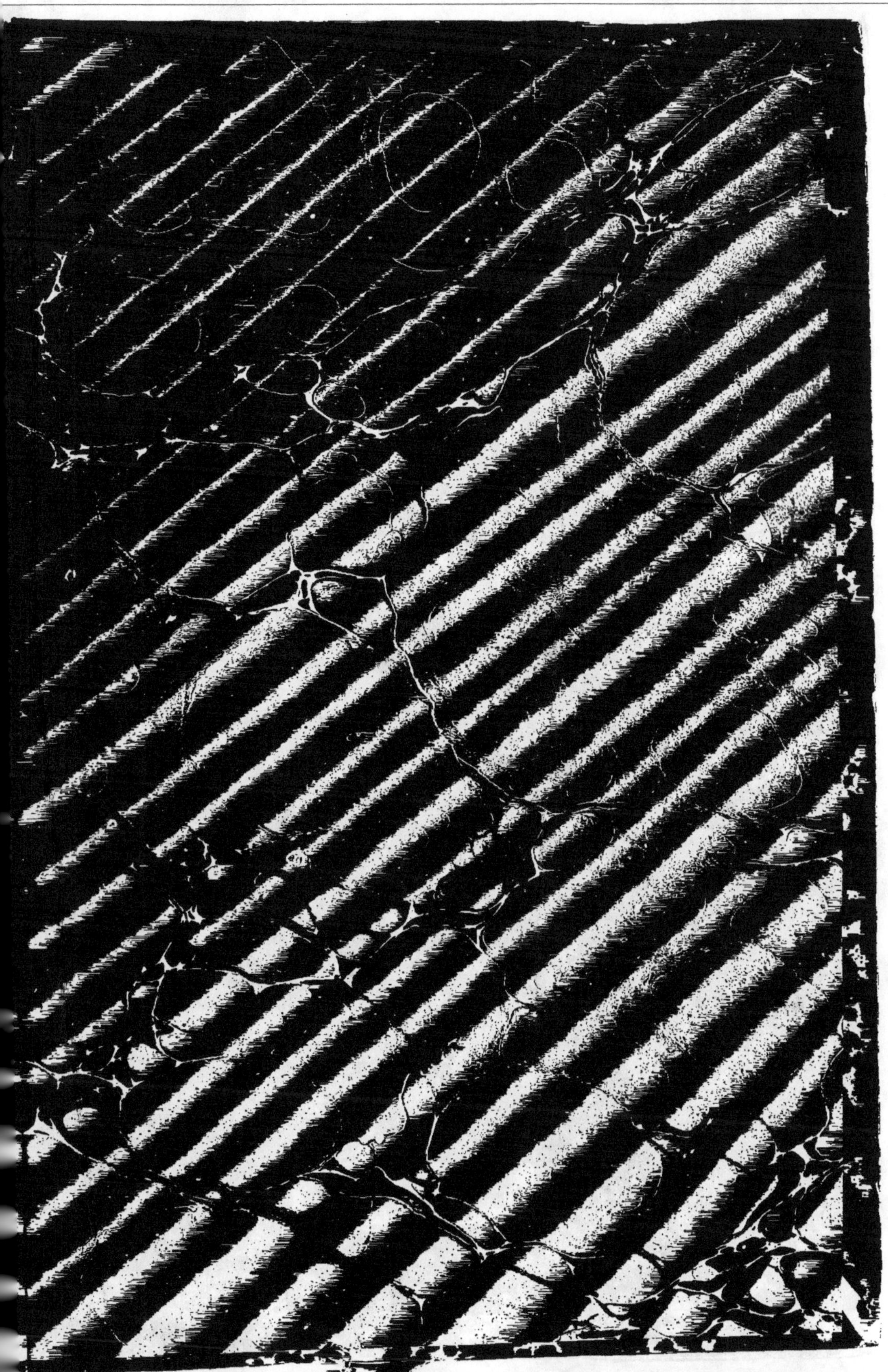

BIBLIOTHEQUE NATIONALE DE FRANCE
3 7531 03287969 5

www.ingramcontent.com/pod-product-compliance
Lightning Source LLC
Chambersburg PA
CBHW061941220326
41599CB00014BA/1812

* 9 7 8 2 0 1 9 5 4 7 0 0 4 *